Léon Wurmser

Das Wesen des tragischen Charakters

Das Anliegen der Buchreihe BIBLIOTHEK DER PSYCHOANALYSE besteht darin, ein Forum der Auseinandersetzung zu schaffen, das der Psychoanalyse als Grundlagenwissenschaft, als Human- und Kulturwissenschaft sowie als klinische Theorie und Praxis neue Impulse verleiht. Die verschiedenen Strömungen innerhalb der Psychoanalyse sollen zu Wort kommen, und der kritische Dialog mit den Nachbarwissenschaften soll intensiviert werden. Bislang haben sich folgende Themenschwerpunkte herauskristallisiert: Die Wiederentdeckung lange vergriffener Klassiker der Psychoanalyse – wie beispielsweise der Werke von Otto Fenichel, Karl Abraham, Siegfried Bernfeld, W. R. D. Fairbairn, Sándor Ferenczi und Otto Rank – soll die gemeinsamen Wurzeln der von Zersplitterung bedrohten psychoanalytischen Bewegung stärken. Einen weiteren Baustein psychoanalytischer Identität bildet die Beschäftigung mit dem Werk und der Person Sigmund Freuds und den Diskussionen und Konflikten in der Frühgeschichte der psychoanalytischen Bewegung.

Im Zuge ihrer Etablierung als medizinisch-psychologisches Heilverfahren hat die Psychoanalyse ihre geisteswissenschaftlichen, kulturanalytischen und politischen Bezüge vernachlässigt. Indem der Dialog mit den Nachbarwissenschaften wiederaufgenommen wird, soll das kultur- und gesellschaftskritische Erbe der Psychoanalyse wiederbelebt und weiterentwickelt werden.

Die Psychoanalyse steht in Konkurrenz zu benachbarten Psychotherapieverfahren und der biologisch-naturwissenschaftlichen Psychiatrie. Als das ambitionierteste unter den psychotherapeutischen Verfahren sollte sich die Psychoanalyse der Überprüfung ihrer Verfahrensweisen und ihrer Therapie-Erfolge durch die empirischen Wissenschaften stellen, aber auch eigene Kriterien und Verfahren zur Erfolgskontrolle entwickeln. In diesen Zusammenhang gehört auch die Wiederaufnahme der Diskussion über den besonderen wissenschaftstheoretischen Status der Psychoanalyse.

Hundert Jahre nach ihrer Schöpfung durch Sigmund Freud sieht sich die Psychoanalyse vor neue Herausforderungen gestellt, die sie nur bewältigen kann, wenn sie sich auf ihr kritisches Potenzial besinnt.

BIBLIOTHEK DER PSYCHOANALYSE
HERAUSGEGEBEN VON HANS-JÜRGEN WIRTH

Léon Wurmser

Das Wesen des tragischen Charakters

Psychoanalytische Betrachtungen zu Narzissmus und Masochismus

Mit einem Vorwort
und herausgegeben von Beate Steiner

Psychosozial-Verlag

Bibliografische Information der Deutschen Nationalbibliothek
Die Deutsche Nationalbibliothek verzeichnet diese Publikation
in der Deutschen Nationalbibliografie; detaillierte bibliografische Daten
sind im Internet über http://dnb.d-nb.de abrufbar.

Originalausgabe

Gesetzlich vertreten durch die persönlich haftende Gesellschaft Wirth GmbH,
Geschäftsführer: Johann Wirth
Walltorstraße 10, 35390 Gießen, Deutschland
06 41 96 99 78 0
info@psychosozial-verlag.de
www.psychosozial-verlag.de

Umschlagabbildung: Franz von Stuck, *Wilde Jagd*, 1899
Umschlaggestaltung und Innenlayout nach Entwürfen von Hanspeter Ludwig, Wetzlar
Druck und Bindung: Druckhaus Bechstein GmbH
Willy-Bechstein-Str. 4, 35576 Wetzlar, Deutschland
Printed in Germany

ISBN 978-3-8379-3424-3 (Print)
ISBN 978-3-8379-6285-7 (E-Book-PDF)

Inhalt

Teil II Allgemeinere Betrachtungen
Das Verstehen der Seele in der tragischen Weltsicht

Vorwort

Beate Steiner[1]

Léon Wurmser starb am 15. Februar 2020. Nach einem Schlaganfall vier Jahre zuvor war er nicht mehr im Stande zu arbeiten, hatte aber bereits 2015 Heidrun Jarass, einer langjährigen Wegbegleiterin, und mir einzelne Kapitel eines Buches gesandt, an dem er arbeitete: *Der tragische Charakter und seine Heilung? Psychoanalytische Betrachtungen zu Narzissmus und Masochismus.* Fertiggestellt waren neben den noch nicht redigierten Kapiteln die Konzeption, es fehlten ein vorgesehener Prolog, der Epilog und die Literaturliste.[2]

Léon Wurmser war mir seit 1992 ein wichtiger Supervisor, Lehrer und Analytiker. Zusammen mit dem Institut Rhein-Eifel veranstalteten Ulrich Bahrke und ich ein Symposium zu Ehren seines 80. Geburtstages (Steiner & Bahrke, 2013). Darüber hinaus habe ich für ihn zwei Reisen von Kollegen und Kolleginnen nach Israel organisiert. Aus dieser Verbundenheit war ich in Absprache mit seinen Söhnen und dem Psychosozial-Verlag gerne bereit, sein Nachlasswerk publikationsreif zu machen.

Im nun vorliegenden Buch *Das Wesen des tragischen Charakters* bündelt Léon Wurmser sein umfassendes psychoanalytisches, philosophisches und

---

1 Auf Wunsch von und in Absprache mit dem Verlag wurde der gesamte Buchtext einschließlich aller Zitate nach der neuen Rechtschreibung, wie sie der Duden vorgibt, abgefasst. Das Literaturverzeichnis wurde soweit möglich auf dem Hintergrund bisheriger Veröffentlichungen Wurmsers und durch Internetrecherchen erstellt.

2 Sowohl im Text als auch im Literaturverzeichnis werden Angaben vorkommen, die unvollständig sind, der Vollständigkeit halber aber übernommen wurden. Manchmal fehlt das Erscheinungsjahr. Viele der Fallbeispiele, die Léon Wurmser dargelegt hat wurden von ihm in englischer Sprache durchgeführt und aufgezeichnet und bei der Erstellung des Buches ins Deutsche übersetzt und manchmal zusätzlich Originalsätze eingefügt. Die Nummer hinter den einzelnen Sitzungen der Fallbeispiele verweisen darauf, um die wievielte Therapiestunde es sich gehandelt hat. Er hat zudem viele Zitate aus wissenschaftlichen und literarischen Originalquellen selbst ins Deutsche übersetzt, da die Originalübersetzungen, wie er begründete, teilweise ungenau bzw. unzutreffend gewesen seien.

literarisches Wissen, an dem er uns auch zu Lebzeiten immer wieder in Veröffentlichungen, Vorträgen und Seminaren teilhaben ließ.

Aus der Verbindung von Psychoanalyse, Philosophie, Kulturwissenschaft, Dichtung, Literatur und Religion – vor allem der jüdischen Mystik – generiert er *sein spezielles Werkzeug,* um die Geheimnisse unseres Seins und der menschlichen Seele auszuleuchten. Dabei gilt sein Hauptinteresse dem Menschen mit tragischem Charakter und dem Tragischen generell, das – unterschiedlich konstelliert – von und in uns zu finden ist. Diagnostisch: Die masochistisch-narzisstische Persönlichkeitsstörung mit paranoiden Zügen.

In seinen Analysen vertritt Wurmser konsequent den psychoanalytischen Grundsatz von der umfassenden Bedeutung der Konflikte in unser aller Leben und darüber auch in Gesellschaft und Kultur.

Dabei erweist er sich als großer Denker, als umfassend interessierter Mensch mit einer fundierten humanistischen Bildung und breiten Sprachkenntnissen.

So las er nicht nur Cervantes *Don Quijote* im Original, das er im 8. Kapitel des vorliegenden Buches analysiert. Literarisch und analytisch präsent waren ihm auch alle zentralen Werke Dostojewskis. In Kapitel 9 können wir verfolgen, dass er teilweise Textstellen korrigierend übersetzte, wenn er die vorhandenen Übersetzungen nicht stimmig fand.

Léon Wurmsers gedankliche Tiefe, seine Analysen und Reflexionen sind nicht im Schnelldurchlauf zu haben. Sie werden uns nicht als leicht konsumierbare Häppchen serviert, sondern fordern fortwährend unser Nach- und Mitdenken. Am Ende jedes Kapitels tauchen wir jedoch immer als Bereicherte aus diesem Erkenntnisprozess auf. Sich darauf einzulassen lohnt sich!

Das vorliegende Buch ist thematisch zweigeteilt.

Teil I »Das Auge ist's, was die Taten verwandelt. Das neugeborene Auge verwandelt die alte Tat« – Psychoanalytische Beobachtungen von Narzissmus und Masochismus bei schweren Beziehungstraumata

Léon Wurmser konzentriert sich in diesem Teil auf die Züge von Menschen mit tragischem Charakter. Er sieht dessen ausgeprägtes Charaktermerkmal in einer Absolutsetzung allen Erlebens und Denkens, hinter der sich jedoch eine existenzielle Verwundung verbirgt. Diese ist das Resultat tiefer chronischer Traumatisierung.

In Kapitel 1 des I. Teils veranschaulicht Wurmser die sich hinter dem tragischen Charakter verbergende Tiefendynamik anhand eigener Falldarstellungen und von ihm supervidierter Fälle. Er sucht Konflikte zu entschlüsseln, die das Leben der Patienten und Patientinnen beherrschen. Dabei beschreibt er die Grundkonflikte menschlichen Seins, an denen der tragische Charakter zu zerbrechen droht: Hauptsächlich der Konflikt zwischen Liebe und Bemächtigung, der alle intimen Beziehungen in sadomasochistischer Weise durchdringt. In dieser Tragik wird Liebe oft zum Totalanspruch in der Sexualität, der die ihr innewohnende Aggression freisetzt, die besitzergreifende Eifersucht und in der Folge die Scham.

Diese tragische Beziehungskonstellation verweist auf die Grunddialektik menschlichen Seins, die eigene Würde zu verteidigen. Doch entstehen darüber hinaus aus schwerer Traumatisierung extrem zwanghafte Formen rücksichtsloser Bemächtigung und Aggression gegen den Anderen. Für die Liebe und das Liebesobjekt höchst zerstörerisch. Der tragische Charakter stecke – so Wurmser – in unlösbaren Über-Ich-Konflikten. Er bekämpft, verurteilt und bestraft sich unerbittlich, insbesondere seine Sexualität und die damit einhergehende Aggression. Eine derart gnadenlose Selbstverurteilung verlangt Buße, in der Endkonsequenz mitunter bis zum Suizid.

Verstrickt in unlösbare Konflikte ist das (Selbst-)Erleben und Dasein des tragischen Charakters überschattet von unlösbaren Gewissens-, Wert- oder Loyalitätskonflikten. Diese werden angefacht durch das übersteigerte Verfolgen eines Ideals und der damit einhergehenden Missachtung anderer Ideale. Die tragische Wahl führt genau das herbei, was vermieden werden soll.

Wurmser beschließt das erste Kapitel mit der Frage: Warum uns das Tragische in der Kunst so anspricht? Und beschäftigt sich darüber auch mit dem Antitragischen.

Kapitel 2 »Triumph durch Niederlage: Der Zwang zu enttäuschen und die Verleugnung der Zeit« vertieft die beschriebenen Phänomene des tragischen Charakters des ersten Kapitels praktisch und spezifisch. Unter anderem anhand einer längeren Fallbeschreibung. Darin arbeitet Wurmser die massiven Übertragungs-Gegenübertragungs-Probleme und die negativen therapeutischen Reaktionen heraus.

Er beschreibt die großen technischen und emotionalen Herausforderungen, vor die er sich gestellt sah, als seine Patientin Fiona der Veränderung ihrer Situation einen enormen Widerstand entgegensetzte. Er beschreibt und analysiert die Auswirkungen der Doublebind- und Loyalitätskonflikte, die vor allem die Familiendynamik der Patientin beherrschten. Manifester Hintergrund ihres Zwangs zu enttäuschen, sich selbst zu demütigen und sich als Betrügerin zu fühlen. Hier verdeutlicht Wurmser, wie daraus ihr ödipaler Konflikt, ihre Geschwisterrivalität, ihre Selbststilisierung als Märtyrerin und ihr Neid geprägt wurden. Bezogen auf den ödipalen Konflikt diskutiert er in Anlehnung an neuere Arbeiten, den Neid des Mädchens auf die übermächtige, fruchtbare und sich vor allem während der Schwangerschaft enorm verwandelnde Muttergestalt. Für Wurmser bezieht sich Fionas Neid auf den Uterus. Als Bestrafung verunmöglicht ihr dieser Neid, selbst fruchtbar zu sein und als Sublimation ihre Doktorarbeit abzuschließen. Das Kapitel endet mit der Diskussion technischer Erwägungen: Die Relevanz der Über-Ich-Analyse, Durcharbeiten von Massivität und der Irrationalität des »inneren Richters«, die Übertragungsanalyse dieser schwer traumatisierten Patienten.

In Kapitel 3 »Gib dein Herz dir selbst zurück – Ressentiment und Verzeihung« betrachtet Wurmser die Bedeutungen, die dem Sehen und Gesehenwerden, dem *guten* und dem *bösen Auge* beim Entstehen des Ressentiments und des Gefühls tiefer Scham zukommen.

Neid, Eifersucht und Rachsucht sind gefühlte Leitmotive des tragischen Charakters und aller tragischen literarischen Werke. Auflösung und Heilung sind nur möglich durch Verzeihen und Versöhnung.

Wurmser beschäftigt sich hier mit der Vieldeutigkeit des archaischen Blickes, mit dem guten und bösen Auge, seiner Symbolisierung, seiner Verbindung zu einem archaisch strengen Über-Ich und dessen Projektionen.

Er führt aus, wie innig das Auge und das damit verbundene Sehen und Gesehen-Werden, mit Liebeserfahrung einhergehen. Gleichzeitig aber auch mit chronischer Seelenblindheit des Nicht-gesehen-Werdens, mit tiefer Scham und Identitätskonflikten bis hin zum Identitätsverlust. Denn die Seelenblindheit bis hin zum Seelenmord spaltet das eigene Selbst- und Welterleben und bedingt ein Um-sich-Greifen von Leere und Sinnlosigkeit.

Bei der Erörterung des Konflikts zwischen verschiedenen Identitäten und Gedanken zur Vielfalt des Selbst, diskutiert Wurmser unter anderem die prominente Bedeutung der Dissoziation und der Affektregression. Ein Kernmerkmal des Traumas und seiner globalen Abwehrformen ist vor allem die Spaltungen in verschiedene Selbstgestalten, die Morphologie des Über-Ichs in Gestalt von durchdringenden, verinnerlichten und globalen Schuld- und Schamgefühlen.

In gewohnter Weise stellt Wurmser das theoretisch Diskutierte sowie die Probleme von Übertragung- und Gegenübertragung auch hier wieder klinisch anhand ausführlicher Fallbeispiele dar.

In Kapitel 4 »Das Aufheben der Grenzen – Zum Konzept der Charakterperversion« beschäftigt sich Wurmser ebenso wie im folgenden Kapitel mit besonders schwierigen Fällen der Charakterperversion.

Unter verschiedenen theoretischen und technischen Fragestellungen beleuchtet er die eigenen klinischen Erfahrungen bei der Behandlung dieser Persönlichkeitsstörung. Speziell die Frage, »wie [...] diese massiven Verleugnungsvorgänge kausal mit der Über-Ich-Dynamik verbunden« sind? Und in der Folge: »Wie sind [...] die beobachtbaren Ausnahmezustände, Trance-, Verwirrtheits- oder Hypnoidzustände mit der Über-Ich-Pathologie verknüpft? Inwiefern überschneidet sich dieses Thema mit dem der Sucht? Wie bezieht sich bewusstes chronisches Lügen, das Verstecken und ein Leben von Geheimhaltung [...] auf massive zugrunde liegende Verleugnung? Und wie weisen sie weiter auf Probleme von Scham, Schuld und Ressentiment, also stark durch das Über-Ich bestimmte Affekte zurück«?

Des Weiteren bringt er auch behandlungstechnische Fragen einer Beantwortung näher:

Zum Beispiel: »Wie können wir mit dem massiven Agieren umgehen, wenn dieses sowohl mit der Analyse oder Therapie interferiert und das Leben der Patienten selbst bedroht«? Wie können wir, wenn paranoide Verkennungen des Patienten massiv sind, die unausweichlichen Gegenübertragungsprobleme für die Arbeit nutzbarer machen?

Wie im Kapitel zuvor beschäftigt Wurmser sich auch hier mit den stark im Vordergrund stehenden Spaltungsphänomen. Dem Nebeneinanderbestehen von Verleugnung und Anerkennung als zentrales Kriterium der Charakterperversion, in der positive und negative Erfahrungskomplexe aktiv auseinandergehalten werden, um unerträgliche Angst zu vermeiden.

In der Behandlung solcher Spaltungen sei – so Wurmser – eine sorgfältige Abwehranalyse unerlässlich. Nur so ließen sich die »komplexen Vorgänge«, die sich hinter der Spaltung verbergen, in beharrlicher Arbeit aufdecken und im weiteren Therapieverlauf nutzen.

Kapitel 5 »Agieren und Gegenagieren – Über-Ich-Probleme in der Behandlung des tragischen Charakters« befasst sich mit Deutungsfragen innerund außerhalb der Übertragung in der analytischen Arbeit mit schwerkranken Patienten.

Hier hebt Wurmser eine wichtige Form des Übertragungs-Gegenübertragungsagierens bei der Behandlung der Charakterperversion hervor: die fetischistische Umgestaltung der therapeutischen Beziehung, die Nutzung des Analytikers als magisches Gegenmittel und Fetisch.

Dazu betrachtet er eine seiner wichtigsten dynamischen Erfahrungen: die

Prädominanz von Opfer-Täter-Beziehungen, die eine massive Über-Ich-Problematik verbergen. Er stellt dazu fest: »Im Kern der Misshandlung durch den inneren Richter steckt dann umgekehrt die Sexualisierung traumatischer Erlebnisse«. Wurmser schildert in diesem Kapitel drei Fälle. Darunter auch einer, der ihm besondere Behandlungsschwierigkeiten machte. Ein beispielhaft »tragischer Charakter« mit einer Charakterperversion der sadomasochistischen Variante. Besonderes Augenmerk widmet Wurmser hier den Allmachtsüberzeugungen, die als Antwort auf Zusammenbrüche der Wirklichkeit fungieren, um sich gegen Traumata zu schützen. Es wird anschaulich, wie feindselige Abwehr mittels Stagnation und Blockade der therapeutischen Beziehung den Analytiker an seine Grenzen bringen können. Genauso wie das aktive Suchen nach Schmerz und Leiden des Patienten und sein repetitives, unbeeinflussbares, selbstzerstörerisches Verhalten Gefühle tiefer Hilflosigkeit in der Gegenübertragung erzeugen.

Trotz allem bleibt auch hier das Ziel, dass der Patient dahin kommt, sich und andere zunehmend realistischer wahrzunehmen. Eine Neubildung von Kompetenz und Effektivität, die sich aus respektvollen und lustbringenden Beziehungen entwickelt.

Verbunden mit zunehmender Offenheit gegenüber inneren und äußeren Erfahrungen, als Quell der Kreativität im Leben und in der Arbeit.

Teil II: Allgemeinere Betrachtungen: Das Verstehen der Seele in der tragischen Weltsicht

In diesem Teil setzt Wurmser sich mit dem Tragischen als Wertverabsolutierung und Verleugnung in der Kultur auseinander. Sowohl beim Einzelnen in der psychoanalytischen Behandlung, als auch in Tragödie, Mystik und Literatur. Wurmser stellt diesem II. Teil einen Prolog voraus und konstatiert, dass die tragische Sicht des menschlichen Daseins oft in einem flachen Pragmatismus untergehe. In der Verleugnung unlösbarer Konflikte und des Fakts, dass Unrecht und Leiden einerseits zum Wesen des Menschseins gehören, man manche Grenzen aber nicht ungestraft überschreiten könne.

Hinter diesem flachen Pragmatismus stehen für ihn in der psychoanalytischen Arbeit aber die tiefen Fragen zum Wesen des Seelischen, Fragen die viel mit Mythos, mit mythisch-magischem Denken, mit Religion und Mystik zu tun haben.

Sowohl beim Einzelnen als auch in der Kultur wendet sich die Macht der Verleugnung – so Wurmser – immer wieder gegen die Wahrnehmung des

Tragischen im Lebensverlauf, gegen Vergänglichkeit, unentrinnbare Schuld und die inneren Konflikte. Kurz: Gegen die Tiefendimension des Seelischen. Im Kapitel 6 unternimmt Wurmser dann einen »Rückblick auf Wesen und Struktur der Seele in der westlichen Geistesgeschichte«. Dabei stellt er die Frage nach dem Wesen der Psychoanalyse. In Anlehnung an Ernst Kris lautet für Wurmser die Antwort: »Psychoanalyse ist die Naturwissenschaft der Seele, ... die Psychologie der innersten geistig-seelischen Vorgänge des Menschen im Konflikt.«

Um der psychologischen und historischen Vielschichtigkeit Rechnung zu tragen, verweist Wurmser einerseits auf die Struktur- und dynamischen Modelle der Psychoanalyse, verbindet sie aber auch mit Aspekten jüdischer Mystik, dem Seelenbegriff von Aristoteles und Platon sowie der Philosophie der Tragödie. Psychoanalyse als Behandlungsmethode, die als Theorie und Philosophie sich in erster Linie darauf beruft, das Seelische durch systematische Untersuchung von inneren Konflikten zu verstehen und im permanenten Prozess daran arbeitet, wie dies in der Behandlung konsequent umgesetzt werden kann. In seinem Rückblick nimmt Wurmser auch Bezug auf die Entstehung der Metapher des inneren Richters und sein geschichtliches Werden. Parallel dazu blickt er auf den »äußersten Konflikt« in Platons Bild der Seele, Aristoteles' Begriff der Entelechie und das sich daraus ergebende Wesen des Tragischen.

Teil seiner psychoanalytischen Darlegung ist der Fall einer Patientin, die er als »tragischen Charakter« beschreibt.

Darüber hinaus vermittelt Wurmser, wie sich – zwischen hohen Werten, großen Idealen und Pflichten – in der antiken Tragödie das allgemein menschliche Problem von Konflikten darstellt. Konflikte die nicht zu lösen sind, wenn sie absolut gesetzt werden. Dabei untersucht er die Dynamik der tragischen Hauptgestalten als Platzhalter menschlicher Konflikthaftigkeit sowie die Rolle des Chores für das Prinzip der Mäßigung.

Im 7. Kapitel »Mythos, Mystik und Midrasch« schlägt Wurmser eine Brücke zwischen der Psychoanalyse als Vertreterin der Moderne und dem Zohar als Vertreter einer tiefen jüdisch-kabbalistischen Vergangenheit, die letztlich auf die Dreiteilung der Seele verweisen.

Er geht auf die Bedeutung des Mythos als »elementarer Glaube an die konkrete Gültigkeit einer metaphorischen Erzählung« ein und versteht diesen vor allem als Spiegel des archaischen Gewissens. Wobei der Wiederholungszwang das Mythische mit dem Neurotischen verbindet, da Gewissenskonflikte die dynamische Notwendigkeit der Wiederholung erzwingen. Mythisches Denken, das sich auf eine ganze Weltanschauung bezieht, ist nach

Wurmser getragen von den logischen Grundkategorien des Primärprozesses im Freud'schen Sinn.

Je massiver dabei die zugrunde liegenden kollektiven Traumata sind, desto schwerer sind auch die zu bewältigenden Konflikte und Ausprägungen mythischen Denkens – sowohl beim Individuum als auch in der Kultur. Letztlich befriedige das mythische Denken die Fantasie, es gebe trotz allen Leids eine absolute Gerechtigkeit. Wurmser stellt dann eine besondere erzählerisch-allegorischer Form des mythischen Denkens im Midrasch vor. Die erzählerische Exegese unter anderem der Bibel und des Talmud.

Die Midraschim versuchten mit ihrer Auslegung, tiefe Wahrheiten auszudrücken. Wurmser gibt dazu mehrere Beispiele, die die grundlegende Dualität von Liebe und Gerechtigkeit im Gottesbild in ihrer Dialektik verdeutlichen und die die vernichtende Absolutheit des inneren Richters als archaisches Über-Ich radikal infrage stellen.

Mystik versucht somit »alles Traumatische, alle Über-Ich-Sanktionen und alle Aggressionen prinzipiell [zu] transzendieren, wenn nicht überhaupt [zu] verleugnen« und durch Liebe, Sehnsucht und »das Bild des Einswerdens« zu ersetzen.

In dieser ausführlichen Beschäftigung mit Mystik und jüdischer Mystik, kommt Wurmser zu dem Schluss: »Sie stellen beide ein systematisches, keine Mühe scheuendes Suchen nach dem Geheimnis dar, nach dem Kern der Wirklichkeit, der sorgsamst verborgen, verhüllt, doch voll Spannung und Schönheit ist. Beide streben danach« in Kontakt »mit der Urquelle des Lebens« zu kommen »und einen Schlüssel zu seinem Innenleben und zum Innersten zu finden, die zugleich voller unendlicher Bedeutungen sind. Es sind Hüllen, die andere Hüllen verbergen […]«.

Dieses Verhüllte untersucht Wurmser in der Verbindung von jüdischer Mystik und Psychoanalyse, sowohl in Hinsicht auf Gemeinsamkeiten als auch Unterschiede. Wurmser bringt uns Mystik als eine antitragische Wendung in Seelenhaltung und Weltauffassung nah und damit ansatzweise das »gewaltigste Werk der jüdischen Mystik, der Zohar (das ›Leuchten‹)«, als »ein machtvoller Ausdruck des Protests gegen die aggressive und imperiale Ideologie des kastilischen Hofes und deren Vergöttlichung der Macht« (Silberman, 2001). Laut Wurmser unternimmt mystisches Erleben den Versuch, Traumata von Verfolgung und Pogromen zu verarbeiten, indem der Mystiker versucht, in die Nähe zu Gott und in eine Welt der transzendenten, geistigen, unsterblichen Sinnhaftigkeit einzugehen und darüber die tragische Dimension des Menschseins, seine innere Zerrissenheit und die Unlösbarkeit der seelischen Grundkonflikte auszulöschen.

Abschließend untersucht Wurmser den psychoanalytischen und den mystischen Dialog als zwei verschiedene Sprachen der Innerlichkeit, bei denen »die Polarität von Geheimnis und Enthüllung, von Wesen und Maske den Dialog« bestimmt.

Wurmser stellt am Beginn des 8. Kapitels »Die Vernunft der Unvernunft – Betrachtungen eines Psychoanalytikers zu *Don Quijote*« fest, es sei die wesentliche Aufgabe sowohl des Psychoanalytikers wie des Dichters, Ordnung in ein scheinbares Chaos des Innenlebens zu bringen und hinter Phänomenen, die verrückt erscheinen, deren tiefere Sinnstruktur zu erkennen.

Was die Dichtung von Cervantes mit Don Quijote unternimmt strukturiert Wurmser unter psychoanalytischem Blickwinkel. Er deutet das Leben Don Quijotes als von der Dialektik zwischen Tragik und Humor, Mystik, Realität und Ironie beherrscht.

Im 9. Kapitel »Die tragische Doppelheit des Menschen bei Dostojewski« präsentiert uns Wurmser Dostojewski als den bedeutendsten Seelenkenner in der Literatur. In Bezug auf dessen Schaffen gewährt er uns Einsicht in die innere Komplexität und Vielschichtigkeit der menschlichen Psyche. Wurmser analysiert die Hauptwerke Dostojewskis unter dem Fokus der tragischen Grundkonflikte, so wie er das zuvor in den Fallbeispielen tat.

Er zeigt, wie Dostojewski die Konflikte zwischen gegensätzlichen Anteilen der Persönlichkeit, deren zentralen Wertekonflikten – sinnliche Leidenschaft und Heiligkeit, Rationalität und religiöser Ekstase – literarisch fasst. Auch hier wieder die Dialektik zwischen einem geistigen Menschenbild und der positivistischen Hingabe an den Vorteil und den materialistischen Reduktionismus.

Dadurch wird nachvollziehbar, wie diese Dualität die Handlungen der Protagonisten antreibt und darüber starke Spannung erzeugt. Wurmser hebt die dahinterstehenden chronischen Traumatisierungen der Protagonisten hervor: massive Beschämung, körperliche Misshandlung und sexueller Missbrauch. Das tiefe psychodynamische Verständnis der Protagonisten, ihre aus schwerer Traumatisierung resultierenden Konflikte und ihre tragischen Verwicklungen untersucht Wurmser auch auf dem Hintergrund von Dostojewskis eigener, von schweren Traumata gezeichneten Biografie. Wurmser nimmt die tragischen Charaktere der Protagonisten als Basis, um tiefe innere Ressentiments zu verdeutlichen: Ein peinigendes Ungerechtigkeitsgefühl als Ergebnis entwürdigender Scham begleitet von einem durchdringenden Schuldgefühl.

Jeder von Dostojewskis Protagonisten, so Wurmser, versucht auf seine Weise mit unterschiedlichen Bewältigungsversuchen das zugrunde liegende Problem – traumatisches Beschämt- und Gekränktsein – zu beherrschen.

Wurmser beschließt sein Werk in Kapitel 10 »Psychoanalytische Betrachtungen zum Thema vom 11. September, Terrorismus und genozidalem Vorurteil – ihre Wurzeln und Folgen« mit einem Aufsatz den er 2007 veröffentlichte.

Darin geht es um die Analyse der Hintergründe der Terrorakte des 11. Septembers und anderer ähnlich gelagerter auf der ganzen Welt. Er sichtet dazu ein Konvolut von Schriftstücken, die hauptsächlich 2003 zu diesem Thema verfasst wurden. Mit Sicherheit hätte er zu Lebzeiten das schreckliche Hamas-Massaker des 7. Oktober 2023 besonders hervorgehoben. Er hätte auch hier in den Abgründen von Hass die vergrabene, aber virulente Angst in den Tätern erahnt und gesehen.

Wurmser verortet den Ursprung von Hass und virulenter Angst der Terroristen generell in persönlicher, gesellschaftlicher, kultureller und historischer Erniedrigung und der daraus resultierenden Beschämung. Letztlich im Verlust von Selbstachtung und Würde, wie es den tragischen Charakter kennzeichnet. Auch hier entäußern sich angestauter Hass und das brennende Ressentiment in entfesselter Aggression, die keine Rücksicht kennt.

Wurmser fragt sich, wie gegen Terror gekämpft werden kann oder neue Angriffe verhindert werden können, ohne weiter Scham und Ungerechtigkeit zu erzeugen. Wie der Teufelskreis von Demütigung zu verlassen ist, der zu Ressentiment, Gewalt und neuem Unrecht beiträgt.

Unter verschieden psychoanalytischen und philosophischen Gesichtspunkten analysiert Wurmser die Hintergründe des 11. Septembers und schließt mit psychoanalytischen Folgerungen: Unter anderem versteht er »die Geschichte des Terrorismus als [...] eine Erzählung von Scham und Ressentiment und ihrer Ausbeutung für Macht und Profit«. Den Fanatismus der Terroristen sieht er begründet »in einem absolutistische[n] Denken, das in den totalen Affekten chronischer Traumatisierung und der sich daraus ergebenen Globalität der Abwehrformen wie in der Absolutheit der Über-Ich-Forderungen« mündet sowie im Kampf gegen innere Konflikte. Ein Versuch, sie mithilfe der Spaltung gänzlich abzuschaffen, und damit alle Unterschiede: »Dann wird es vollkommene Freiheit geben, wenn es keinen Unterschied macht, ob man lebt oder nicht lebt. Das ist das Ziel von allem« (Dostojewski, russ., S. 107), sagt Kirillow in den *Dämonen*.

Wurmser hat den von ihm vorgesehenen Epilog nicht mehr schreiben können, aber ich vermute, er hätte darin zu bedenken gegeben, dass nicht alle Konflikte und Verstrickungen des tragischen Menschen prinzipiell unlösbar sind, dass seine Traumata zwar unauslöschlich sind, nicht aber notwendigerweise die sich im weiteren Verlauf daraus entwickelnden traumatischen Prozesse. Léon Wurmser sah einen ganz wesentlichen Teil unserer therapeutischen und analytischen Arbeit darin,

> »das unerträgliche Erleben in das Schöpferische und Allgemeinmenschliche einzubinden und so eine Distanz von der tiefen Trauer und dem Schmerz zu schaffen. Aus dem Unsagbaren und Unlösbaren können Worte erstehen, aus dem Zwang innere Freiheit, und Konflikte können sich, soweit möglich in Komplementarität verwandeln« (Wurmser, 2011, S. 16).

Auch hätte er wohl die Tragödie, das Tragische, als wichtigen Übergang vom Mythischen ins Philosophische festgehalten, das den Glauben an die absolute Wahrheit durch das Erkennen der unauflöslichen Gegensätzlichkeiten und ihrer Relativität betont. Und er hätte ergänzt, dass uns die Tragödie wie das Tragische andererseits sagen: »Diese Spannung, dieser Grundkonflikt, die Neigung zum Mythischen, Absoluten, Zwanghaften und zur gespaltenen Wirklichkeit«, die gehen uns alle an! Denn es »ist das menschliche Schicksal überhaupt, das von ihnen geprägt wird, weil es eben aus dem Wurzelreich des Tragischen emporwächst« (dieses Buch, S. 49).

Wahrscheinlich hätte er auch Bezug genommen auf Newton, den er im 7. Kapitel zitiert, dass uns

> »am Treffpunkt von Politik, Theologie, Ökonomie und Philosophie die Kabbala erkennen lassen [kann], dass die Schöpfung der Ort eines ständigen Kampfes ist, zwischen Beherrschung und Widerstand, zwischen Sklaverei und Freiheit. Und mit dieser Einsicht kommt Engagement. Im versteckten Herzen der jüdischen mystischen Tradition liegt die von uns allen geteilte Verantwortung, hinter die Oberflächenerscheinungen zu schauen und, wie immer wir dazu fähig sind, zu helfen, das Gleichgewicht der Welt wieder herzustellen« (Newton, zit. n. Silberman, 2000, S. 228).

Wurmser hätte die Entsprechung zur Grundeinstellung der Psychoanalyse hervorgehoben:

> »Die verborgenen Bedeutungen und die versteckten Gesetze zwischen den Zeilen zu lesen. Mithin den Alltag nur als Symbol für etwas darüber Hinausreichendes, für etwas weit Tieferes Bedeutenderes zu erkennen« – »geschützt von der Vertraulichkeit und Verschwiegenheit des persönlichsten Dialogs, den die Menschheit je erschaffen hat« (dieses Buch, S. 464).

Darin impliziert ist, analog aller Wissenschaft, dass der Kern der Kabbala nicht nur die »Überlieferung« ist,

> »sondern auch das Aufrührerische, Trotzige, die Weigerung, sich dem Selbstverständlichen zu unterwerfen, das Streben, alles Bestehende wieder und wieder zu hinterfragen. Dazu kommt die heilende Bedeutung, die in ganz besonderem Maß sowohl der mystischen Tradition im Judentum wie der Psychoanalyse eigen ist: der Tiqqún ha-Olám, die Wiederherstellung der Welt« (dieses Buch, S. 464).

Teil I
»Das Auge ist's, was die Taten verwandelt. Das neugeborene Auge verwandelt die alte Tat«

Psychoanalytische Beobachtungen von Narzissmus und Masochismus bei schweren Beziehungstraumata

1 Einführung

Tragischer Charakter und die verheerende Macht der Absolutheit

1.1 Ein bestimmter Charaktertyp

Die meisten von uns kennen einen gewissen Persönlichkeitstypus, sowohl aus unserem persönlichen wie aus dem beruflichen Leben. Ich umreiße die Züge einer solchen Person wenigstens in einer Version dieses Typus: Alles Gute, jede Freude oder Lust, muss entwertet, verhindert oder zerstört werden. Jede Frustration wird zur Katastrophe, zur Tragödie und jede Katastrophe ist die Schuld des Anderen; der Fehler liegt immer draußen. Damit fühlen sich diese Menschen stets in einer glorifizierten Opferrolle, in der sie zum versteckten Täter werden können: Sie üben dadurch eine große Macht über andere aus, indem sie die anderen explizit oder implizit sich immerfort schuldig fühlen lassen. Vorwürfe werden fast zum Inhalt aller Äußerungen; sie rechtfertigen ihr eigenes Dasein durch diese Vorwurfshaltung, das *blaming*.

Dabei ist es unverkennbar, dass ihre Forderungen an andere und in verhüllter Weise auch an sich selbst absolut sind. Ihr Gewissen ist von rabiater Grausamkeit, wendet sich aber manifest in erster Linie gegen andere mit all den unerfüllbaren Idealforderungen. Das Versagen an ihnen liefert die Rechtfertigung, die Grausamkeit des inneren Richters nun gegenüber dem Nächsten entladen zu dürfen. Es heißt nicht mehr: »Liebe deinen Nächsten wie dich selbst!«, sondern »Verurteile deinen Nächsten wie dich selbst!«.

Dazu gehört auch, dass Geschenke dem Gebenden ins Gesicht geworfen werden – buchstäblich oder zumindest metaphorisch. Der Erfolg des Anderen erregt Hohn und führt zum Bemühen, ihn durch neue Anklagen zum Zorn zu reizen und zu veranlassen, seine Fassung zu verlieren und ihn so zum Opfer von Scham und Verachtung zu machen.

Die Idealforderung mag verschiedene, an sich hochwürdige Werte betreffen: Wahrheit und Ehrlichkeit oder Ehre und Anerkennung oder rückhaltlose Selbsthingabe bis hin zum Verzicht auf einen eigenen Willen. Solche

Ideale werden dann fanatisch von anderen verlangt und verfolgt, wenn sie sie vergeblicherweise nicht erreichen.

Eng verbunden mit der Absolutheit des Gewissens ist das, was wir das *Tabu der Ausschließlichkeit* nennen können, übrigens ein Thema von kulturgeschichtlich überragender Gewalt: »Verehret keine anderen Götter neben mir« ist das religiöse Vorbild. Ich spreche aber über eine psychische Wahrheit: Es darf nur eine Liebe, nur eine wesentliche Bindung, nur eine Treue geben. Jeder Bruch dieses Tabus ruft nach furchtbarer Rache – die rächende Eifersucht. Wenn der Andere nicht dieser Ausschließlichkeit huldigt, fühlen sich diese Personen zutiefst gekränkt. Ihre Scham und damit ihr Ressentiment, ihr Groll führen zu einer unauslöschlichen Unversöhnlichkeit. In versteckter oder offener Weise schwelt die Rachegier weiter und weiter, bis sie in wildem Zorn durchbricht.

Ich möchte diesen Charaktertypus einen tragischen Charakter nennen; denn sein Leben wird von Unheil umwittert, doch der Unstern funkelt in seinem Inneren. In unserem diagnostischen Schema würden wir wohl am ehesten über eine masochistisch-narzisstische Persönlichkeitsstörung mit paranoiden Zügen sprechen. Doch meine ich damit nicht eine Diagnose, sondern eine innere Konstellation, die auch in uns allen zu finden ist. Ich plädiere vielmehr damit für eine Offenheit für neue Metaphern, die unsere psychoanalytisch empathische und introspektive Erfahrung in frischem Licht erscheinen lassen.

Doch ist auch diese Beschreibung übervereinfacht; denn gewöhnlich wird diese Persönlichkeitsgestalt durch einen anderen Teil maskiert, der auf seine Weise durchaus ebenfalls echt ist, zum Beispiel von einer Gestalt von oft hoher Kompetenz, manchmal auch von Zuvorkommenheit und Freundlichkeit, ja Unterwürfigkeit. Oder es ist eine konventionelle Überangepasstheit, die die Hauptgestalt verhüllt. Oder es sind Drogen und Alkohol, es sind Geld und Macht, es sind große und kleine Lügen, die das Drama verschleiern mögen. Wieder in anderen ist es eine bigotte Überreligiosität oder eine Neigung zum Esoterischen, zur Mystik. Alle diese Züge können wir als antitragische Abwehrformen verstehen, als Schutz gegen jene Hauptgestalt und ihr doch letztlich tragisches Schicksal.

Die tragische Persönlichkeit ist immer doppelt. Wie es für Don Quijote heißt: Es sei so verwirrend, da er bald ganz vernünftig in seinem Denken sei, *cuerdo,* und dann wieder ganz verrückt, *loco,* in seinen Handlungen. Nicht nur ist das Selbst irgendwie zerbrochen, sondern auch die erlebte Wirklichkeit scheint doppelt.

Hinter all der Absolutheit von Verlangen und Sollen verbirgt sich eine existenzielle Verwundung, die sich einfacher Repräsentation entzieht oder überhaupt jenseits von Worten lauert. Manchmal erscheint sie als tiefe, unstillbare Sehnsucht, gepaart mit dem Gefühl der gähnenden Leere und Bedeutungslosigkeit des Daseins. Andere Male ist es eher ein Kerngefühl von Schmerz, Trauer und Einsamkeit. Dann wieder ist es ein quälendes Gefühl der Scham und eine Haltung der Kränkbarkeit, da die Überzeugung, man sei nicht wert, geliebt und geachtet zu werden, immer wieder durchbricht. Der Groll, das Gefühl, »mir ist Unrecht geschehen«, ist eigentlich immer da. Die mit diesen Gefühlen erlebte Hilflosigkeit ruft zu Gegenaktionen: Der tragische Charakter versucht immer wieder, der Passivität zu entrinnen. Es ist dieses Gefühl der unheilbaren Wunde, das auf tiefe, gewöhnlich chronische Traumatisierung schließen lässt.

Ich möchte diese allgemeine Charakterskizzierung und die dahinter sich verbergende Tiefendynamik nun an einem Fall etwas anschaulicher machen.

1.2 Pathologische Eifersucht, Ungerechtigkeitsgefühl und »klaffender Mangel«

Diese Patientin, Jane, jetzt 52-jährig, in dritter Ehe verheiratet, mit zwei erwachsenen Töchtern, arbeitet als *grant writer* in einer Universität. Sie kam wegen schwerer depressiver Episoden, die sich bis zu suizidaler Verzweiflung steigerten, vor wenigen Jahren zu einer Kollegin zur Behandlung. Seit einigen Monaten ist sie nun bei ihr in vierstündiger Analyse. Ein ganz vordringliches Problem in der Arbeit ist die intensive Eifersucht gegenüber ihrer jüngeren und von ihr bei Weitem vorgezogenen Tochter (die einzige aus zweiter Ehe mit einem geliebten, aber früh verstorbenen Mann). Wenn diese nicht jeden Tag mit ihr telefonierte, nicht jedes Wochenende mit ihr verbrachte und wenn sie ihre eigenen Freundschaften pflegte, vor allem aber als sie sich zu verheiraten gedachte, reagierte Jane mit maßloser Wut, bezichtigte sie in stundenlangem Telefonzank des Verrates: Die Tochter liebe sie nicht wirklich, sonst würde sie, die blutsverwandte Mutter, doch zuerst kommen. Wenn die Tochter nicht Janes Wutanfällen stattgab, bedeutete das, dass sie sich überhaupt nicht um ihre Mutter kümmere. Würde die Tochter sie wirklich lieben, gäbe sie ihr, Jane, nach. Keine andere Beziehung könnte diese intensive Gebundenheit ersetzen: Entweder bestehe diese absolute Unersetzlichkeit und Nähe oder Jane sah sich als völlig allein. In stark abgeschwächter Form zeigt sich etwas davon in ihrer Beziehung mit ihrem dritten Ehemann, den sie nach langen Zweifeln erst unlängst ehelichte. Es ist auch in Bezug auf diese fast wahnhafte Eifersucht, dass der analytische Prozess momentan zusammenbricht: Alle Fähigkeit, aus dem unmittelbaren Erleben herauszutreten und über es mit dem inneren Auge zu reflektieren, entschwinden vorübergehend und somit alle Rationalität. Der Teil wird zum Ganzen. Stellt die Analytikerin dies infrage, wird auch sie vorübergehend zur Feindin.

Doch nun etwas zur Geschichte: Als Jane vier Monate alt war, nahm sich ihre Mutter durch einen Schuss in den Kopf das Leben. Die beiden älteren Geschwister blieben bei dem alkoholkranken Vater, während Jane einer Verwandten von ihm übergeben wurde. Diese Pflege- oder Adoptivmutter war selbst sehr vereinnahmend Jane gegenüber. Bis diese etwa 12-jährig war, wusste sie nichts über die Vorgeschichte, obwohl sie stets ahnte, dass da etwas nicht stimmte, es »nicht real« war. Erst dann erfuhr sie in der Schule mehr über ihre Herkunft und fand heraus, dass jener vermeintliche Onkel wirklich ihr Vater war und warum sie von Schwester und Bruder getrennt aufgezogen worden war. Dies stürzte sie in eine so tiefe Verzweiflung, dass sie mehrere Wochen lang nicht zur Schule zu gehen vermochte.

Auch in der Gegenwart wiederholt sich das einstige Gefühl des Ausgeschlossen-Seins, des völligen Ungeliebt-Seins, des Nicht-dazu-Gehörens und des Fremd-Seins in fast monotoner Abfolge, doch mit umso dramatischerer Heftigkeit.

Sie findet, die Kinder, welche bei der Verteilung von Waisenkindern zur Adoption gewählt werden, werden keine Probleme haben, im Gegensatz zu denen, die nicht auserkoren worden sind. Lebenslang werden diese sich so unerwünscht empfinden, wie es ihr gegangen sei. Sie vergleicht die Behandlung dieser Kinder mit dem Umgang mit Koffern. Wenn sie schön aussehen, werden sie gewählt. In ihr verbündet sich aber dieses brennende Ressentiment, dass sie nicht gewählt worden war, mit einer tiefen Empfindung des Defekt-Seins. Das wird abgelöst von Bildern der Oralität: Von Schokoladeeiscreme und ihrem zwanghaften Rauchen, dem Beißen ihrer Nägel, bis die Haut blutet. In ihrer Fantasie sieht sie sich plötzlich »von Brust und Gestillt-Werden weggerissen, ohne Schnuller, nur an der Flasche«, an der Flasche übrigens wie ihr Vater und verbindet es mit ihrer Rauchsucht. Sie erlaubte auch ihren Kindern keine Schnuller; doch, wenn sie weinten, wiegte sie sie die Nacht hindurch. Sie spricht davon, sie fühle sich schuldig, dass sie ihre Nachbarn jetzt nicht zum Essen einlade, nachdem diese den Geruch ihrer Mahlzeit so gerühmt haben. Ihre oralen Bedürfnisse sind so wichtig, sagt sie, nachdem sie von der Brust weggenommen und in die Hände ihres alkoholsüchtigen Vaters gegeben worden sei. Der habe auch die Flasche statt eines *pacifiers,* eines Schnullers, gehabt.

Wurde das Mädchen gelobt für seine Gescheitheit, sagte die Stiefmutter sarkastisch: »Sie ist so gescheit, dass sie all die dummen Sachen macht.« Ähnlich, wenn ihr Hübsch-Sein gelobt wurde: »Alles Positive musste ungeschehen gemacht werden.« Dieses Entwerten geht nun unentwegt im Inneren der Patientin weiter. Diese Stimme von Neid und Ressentiment will ihr nichts Gutes gönnen.

In der Supervision rate ich der Analytikerin, der Patientin etwas in der Richtung zu sagen:

> »Wir können verstehen, dass ein Kind, das so früh seine Mutter verloren und sich nie recht zuhause gefühlt hat *[never fit in at home]*, dies Alles-oder-Nichts empfindet. Wir können begreifen, wie tief Ihre Erfahrung dieser oralen Versagung mit Ihrem Ressentiment verbunden ist: ›Ich habe nicht genug bekommen‹, wie beherrschend dieses Gefühl ist: ›Mir ist ein schreckliches Unrecht geschehen.‹ Die Eifersucht und der Neid erwachsen aus diesem Ressentiment, diesem Gefühl erlittenen Unrechts.«

Wenn sie die Verbindungen sieht, nimmt ihr inneres Leben mehr Sinn an.

Reflektieren wir einen Moment darüber: Dies ist eine Deutung, eine Art Rekonstruktion, aber nicht so sehr eine konkrete Erinnerung, sondern ein tiefes, zum Teil vielleicht sogar präverbales Erleben. Dabei beziehe ich mich auf etwas, was einer der bedeutendsten gegenwärtigen Analytiker, Warren S. Poland, die deutende Haltung *the interpretive attitude* nennt (Poland, 2002, S. 807–826); Platons *nomos empsychos* (Platon, zit. n. Assmann, 2000), als Gegenstück zu den deklarativen Deutungen. »Wir wollen die spezifische Feststellung einer manifesten Ausdehnung von Verknüpfungen eine deklarative Deutung nennen.« Demgegenüber sucht »die deutende Haltung nicht nur nach immer neuen Ebenen der Bedeutung, sondern gibt in tiefer und entscheidender Weise diesem Suchen selber einen hohen Wert« (Poland, 2002, S. 812). Es ist eine Haltung anteilnehmender Neugier *(caring curiosity)*, eine stete Haltung, dem Erleben, auch dem aus frühesten präverbalen Schichten stammenden, einen Sinn zu geben, genauer: Dessen Sinn zu finden, wobei dem exploratorischen Prozess höherer Wert eingeräumt wird als den enthüllenden Erklärungen. Es ist die gemeinsame analytische untersuchende Erfahrung *(the shared analytic investigative experience)*, um die es hier geht (ebd., S. 814). Er fragt: »Auch wenn die frühesten Erinnerungen in nicht-symbolischer Weise registriert sind, gilt es weniger, ihre Rekonstruktionen als bestätigt anzusehen, wenn sie zu erneut freien emotionalen Verschiebungen *[newly free emotional shifts]* führen, als wenn die Erzählungen von spezifischen Erinnerungen auftauchen?« (ebd., S. 815).

Damit bekommt die analytische Arbeit weniger die Bedeutung eines Wiedererinnerns, sondern vielmehr als eine des Sinnfindens *[of making sense]*. Hier geht es um Sinnhaftigkeit statt Erinnerung. Denn so vieles ist der Erinnerung prinzipiell nicht zugänglich aber doch verstehbar. Damit meine ich nicht, dass das geduldige Erarbeiten von erinnerbaren Zusammenhängen und Konflikten nicht mehr wichtig sei, ich meine dies nur als zusätzliche Dimension bei schwer und frühgestörten Patienten.

Jane fürchtet, dass das gegenwärtige Gut-Sein ihres Lebens nicht anhalten könne. Die Analytikerin bemerkt: »Die Dinge sind gut und dann wird die Brust weggenommen« – als Emblem für ihr Grundgefühl, als eine Art fundierenden Mythos ihres Lebens, wiederum nicht erinnerbar, doch sinnstiftend. Die Patientin antwortet, die Flasche sei »ein armseliger Ersatz *[a poor substitute]*«, und genauso, wie sie keine echte Familie gehabt habe, sei auch die Nahrung eine Metapher, die mehr vertrete. Sie sei ein Reklamekind für »keinen Ersatz *[no substitute]*«. Alle Menschen in ihrem Leben, außer ihrem Bruder, ihrem früh verstorbenen zweiten Ehemann und ihrer Tochter, sind Substitute, beinhalten ein Sich-Abfinden mit etwas, das nicht gut genug war; nur jene Personen und Beziehungen zum Bruder, zweiten Ehemann und zur Tochter erscheinen ihr wirklich. Mehr: Wenn eine Verbindung durch Abwesenheit, wie sie es erlebt, abreißt, ist der Andere völlig entschwunden: »When people leave, they are gone« – also ein tiefer Mangel an Objektkonstanz. Das ist ihre Realität. »Wenn jemand weg ist, ist es endgültig *[gone for good]*. Wie bei einem Hund: Ungesehen ist weg *[out of sight is gone]*.« Ein Teil von ihr vermag nicht ein Übergangsobjekt anzunehmen. Bei aller künstlerischen Begabung hat sie große Mühe, den Schritt von der konkreten Person zu einem symbolischen Ersatz zu machen.

Ich denke als Widerpart an die schöne Szene mit meiner 16 Monate alten Enkelin Serena: Sie aß mit ihrer Mutter Abendbrot, trug aber Teller und Besteck auf ihr Kindertischchen. Ihre Mutter sagte: »Jetzt bin ich aber traurig darüber, allein essen zu müssen.« Serena steht auf, holt ein Familienfoto, legt es vor Nina und kehrt zu ihrem gesonderten Gedeck zurück. Sie hatte einen symbolischen Ersatz geschaffen und diesen der Mutter angeboten.

Doch zurück zu Jane: Als sie klein war, schien alles unwirklich, falsch und in einem Sinn war es das, da es auf der Verhüllung der Wahrheit aufgebaut war, und in einem anderen Sinn konnte nichts die verlorene Ur-Realität ersetzen; und letztlich war sie selbst eine Fremde, sie passte nicht hinein. Real sei nur die engste Blutsverwandtschaft, nicht die Adoptivfamilie. Ihre Eifersucht entspringt (manifest) dieser Sehnsucht nach etwas Realem. Ohne ihre Tochter stünde sie vor dem Nichts. Obwohl ihr jetziger Ehemann ebenfalls mehr an seiner Ursprungsfamilie hängt als an ihr, werde er nun doch aufmerksamer ihr gegenüber und widme sich ihr mehr; doch damit erwartet sie eine neue Katastrophe, denn nichts Gutes könne währen. Oralität, die Bilder von Essen, Nahrung und Rauchen und vor allem eine unverbrüchliche Bindung und Ausschließlichkeit stehen in ihrem Erleben für eine Kernrealität und eine ursprüngliche Sinnhaftigkeit im Gegensatz zu ihrem Grunderleben der Fremdheit und Sinnlosigkeit eines völligen Liebesunwertes, das heißt des Gefühls, ganz im Innersten es nicht wert zu sein, geliebt und geschätzt zu sein – also etwas wie einer Urscham. Sie spricht zu Recht von einem klaffenden Mangel *(a gaping flaw)* in sich. »Wie kann jemand mit einem Makel jemanden ohne Makel schaffen?« Es ist der Begriff der *hamartía*, den Aristoteles als »Charaktermangel« bei jedem tragischen Helden postulierte. Es ist in einem ein Schambild und ein Schmerzbild, das Gefühl einer tödlichen Wunde. Beides gehört zum Grundtrauma.

Neben dem Grundgefühl der Nichtrealität und Entfremdung erhebt sich die Forderung nach ausgleichender Gerechtigkeit. Für sie ist es ein Grunderleben, dass ihr Unrecht geschehen ist *(that she had been wronged)*. Dieser Sinn der Ungerechtigkeit ist im Kern ihres Wesens, ihres Selbst, ihrer Identität. Und ein Weiteres kommt hinzu: Neben dem Realitätsgefühl und dem Gerechtigkeitsgefühl, gehört der Name zum Kern des Wesens (wie es in kabbalistischer Weise heißt, der Name, *schem,* sei Kern der Seele, *neschamá,* wie es das hebräische Wortbild ausdrückt). Denn mit den Namen und Worten ist sie trefflich. Das ist ihre Begabung, da ist sie in ihrem Beruf unübertroffen, aber nicht genügend gewürdigt und auch durch sie selbst nicht genug geschätzt. Sie behandelt die Welt der Worte als eine Art »Übergangswelt«, um so die Traumatisierung zu verwinden (im Gegensatz dazu, wie sie, wie schon erwähnt, die konkrete Präsenz der Nächsten erheischt und kein Übergangsobjekt duldet).

So schwer traumatisierte Patienten wie Jane bezeugen, wie chronische, frühe und andauernde Traumatisierung, wie hier durch Verlust und Seelenblindheit nicht nur ein allumfassendes Schamgefühl, eine Art Schamstimmung erzeugt, sondern auch ein schwelendes Ressentiment. Beide aber führen nicht nur zu einer Grundeinstellung von »Alles oder nichts,« sondern zur Anspruchshaltung, »Ich habe das Recht auf Wiedergutmachung«, eine Haltung, die von Wut begleitet wird, aber peinlichst verborgen und unterdrückt werden muss.

Die Grandiosität von Macht und Rettungsmissionen und die Steigerung des Selbstwertes im Helfen anderer dient als Gegengewicht zu ihrem klaffenden Makel. So dient sie ihrem Mann und dessen Schwester, die unter Panikattacken leiden, Tag und Nacht als »Sicherheitsdecke«.

> »Was tun mit diesem Mangel an Objektkonstanz?«,

fragt mich die Analytikerin. Ich antworte:

> »Ihre emotionelle Gegenwart ist eine Antwort, aber die genügt nicht. Auch die Beständigkeit ihres Mannes hilft, aber behebt nicht das Problem. Das Wichtige scheint mir zu sein: Es handelt sich hier nicht einfach um einen Mangel an Objekt, sondern um einen Konflikt. Die Unerträglichkeit der Scham, die Hilflosigkeit, das Gefühl des Verratenworden-Seins und davon, eine Fremde zu sein, und die Panik darüber werden durch das Ressentiment versteckt und machen es unmöglich, darüber hinaus zu gehen.«

Die Patientin fürchtet sich vor der unerträglichen Beschämung, wenn sie als Vertrauende wieder zum Opfer von Verrat werden könnte – *not to be again the trusting victim*. Das Urteil: Wer mich verlässt, wer nicht ständig unmittelbar erreichbar bleibt, liebt mich nicht und ist deshalb ein Verräter, wird bei der Patientin zur Idée fixe und zum Leitmythos. Das heißt, Trennung wird im Erleben gleichgesetzt mit Seelenmord. Wer sich nicht ans Prinzip der absoluten Ausschließlichkeit in der intimen Beziehung hält, ist völlig schuldig. Die Trennungsschuld wird zum Angelpunkt der ganzen Ethik. »Ich machte mir mein eigenes Kind, damit ich diesen Ort im Leben habe,« bekennt Jane, »und, wenn die Tochter geht, verliere ich meinen Ort.« Sie wollte niemanden haben, der ihren Kindern nahe gewesen wäre: »Sie gehörten mir *[they were mine]*.« Sie wollte, dass niemand daran zweifle, dass sie die Mutter war, die alles für die Kinder tat; niemand könne ihr ihre Liebe *(affection)* wegnehmen (im Sinne von Bestreiten). Es durfte und darf keine Trennung geben. Sie empfindet aber auch die Abwesenheit ihres Ehemannes bei seiner Familie als Verrat an ihr. Alles, was nicht ausschließlich auf sie bezogen ist, ist Verrat. Diese Ausschließlichkeit ist die Abwehr gegen das tiefe Wissen, eine Ausgeschlossene zu sein, und dagegen, dass es eine verborgene Wirklichkeit gab, die sie zwar erahnte, aber nicht wissen durfte. Ihr Urteilen wehrt es ab, diese Zusammenhänge zu untersuchen und diese Konflikte durchzuarbeiten. Das Sich-Klammern an die Absolutheit und Ausschließlichkeit gibt ihr Struktur und Konstanz; ohne diese würde sie sich völlig verloren fühlen. Es ist

Abwehr, »Null Empathie« für ihre Tochter zu haben: Es wäre zu gefährlich, sich in den anderen zu versetzen. Sie verlöre dadurch den Halt an ihrem absoluten Urteil.

Doch enthüllt sich jäh zumindest eine weitere und tiefere Bedeutung dieser pathologischen Eifersucht, dieses Ausdrucks des Prinzips von Macht statt Liebe in einem an sich kleinen, doch typischen Ereignis. Ihre Tochter, die sich trotz Janes massiven Vorwürfen verheiratet und dann ein Jahr später sich in einer fernen Stadt niedergelassen hat, verbringt eine Woche der Sommerferien bei Jane. Wie sie und ihr Mann eines Tages außer Hauses weilen, begibt sich Jane in ihr Zimmer und »entdeckt« die Aufgabenliste der Tochter, die den Kauf eines Geschenks für die erste Frau ihres verstorbenen Vaters, Janes zweiten Mannes, mit umfasst. Janes Eifersucht stürzt sich aber hauptsächlich und mit besonderer Verbissenheit auf die Beziehung, die die Tochter mit ihrer Halbschwester, eben des Kindes aus der ersten Ehe des Vaters verbindet. Und jetzt will ihre Tochter deren Mutter ein Geschenk machen! Jane ist außer sich vor Entrüstung und bezeichnet es als einen Akt äußerster Illoyalität. Ihre Wut richtet sich ebenso auf die Analytikerin, als diese der tieferen Bedeutung der Eifersucht weiter nachgehen möchte und sagt: »Ich bedeute keinem etwas. Ich bin eine schreckliche Person.« Der Schamaspekt, der sich im Kern der Eifersucht, nämlich des Ausgeschlossenseins verbirgt, wird dadurch in Worte gefasst. Jane spricht davon, wie die Stieftochter sie damals, als Jane die erste Ehe und Familie ihres künftigen Mannes aufzubrechen half, nicht annehmen konnte und ihr das Leben mit Vorwürfen schwer machte. Überdies versuchte deren Mutter die uneheliche Geburt von Janes Tochter rechtlich zu verbriefen. Die Analytikerin fragt sich, ob Jane sich nicht schuldig gefühlt habe, da sie faktisch den zweiten Ehemann von seiner Frau und seinen zwei Kindern weggenommen hatte und nun erwartet, von diesen bestraft zu werden. Stattdessen externalisiert sie diese Schuld und klagt umgekehrt jene beiden Frauen an, ihr jetzt die eigene Tochter wegzunehmen. Mit anderen Worten: Die pathologische Eifersucht ist zumindest zum Teil eine Abwehr gegen ihre Schuldgefühle, dass sie der ersten Familie ihres Mannes viel Grund für schwere Eifersucht gegeben hat. Jane spricht aber nie über diese Schuld. Woran sie besessen, fast wahnhaft festhält, entpuppt sich nun als eine Umkehrung der Schuld und der Ursache für Eifersucht: Jetzt fühlt sie sich chronisch als die Ausgestoßene, als das Opfer von Verrat und klagt die beiden anderen vor allem die Stieftochter an, während sie selbst schuldlos dasteht. In dem Augenblick, wo die Analytikerin dies, wenn auch ganz taktvoll, infrage zu stellen versucht, wird Jane maßlos wütend. Damit ist die momentan hauptsächliche Übertragung die der Schuldzuweisung, also eine Über-Ich-Haltung, da das Schuldgefühl im Inneren vehement durch die Eifersucht abgewehrt werden muss. Ich erinnere in diesem Zusammenhang an Freuds Analyse von Ibsens Rosmer von *Rosmersholm* (Freud, 1915).

Ihre Unfähigkeit, ein Übergangsobjekt anzunehmen und die Betonung der Konkretheit ihrer Beziehung zur Tochter, können demnach nicht einfach als ein Entwicklungsdefizit verstanden werden, sondern sie stehen im Dienste der Abwehr der Schuld und richten sich gegen deren Auftauchen.

Diese Beobachtungen können uns nun den Anlass zu einer tieferen Untersuchung der Eifersucht und der Konflikthaftigkeit der Liebe überhaupt geben.

1.3 Eifersucht und das Problem des ausschließlichen Besitzens des Anderen

Dimitri Karamasow sagt: »Aber sich verlieben heißt noch nicht lieben. Sich verlieben kann man auch, wenn man hasst« (Dostojewski, 1988, russ., S. 113; 2001, S. 145). Im Zusammenhang meint er Gruschenka, doch bezieht es sich indirekt auch auf Katerina[3] und überhaupt auf seine Leidenschaft, die sehr viel mit Hass wie mit Verachtung, Scham und Schande zu tun hat. Doch liegt darin eine sehr tiefe und viel allgemeinere Wahrheit: Die Verliebtheit kann sehr viel Aggressivität beherbergen und verhüllen – sie muss es nicht, aber sie läuft stets die Gefahr. Dies lässt sich auf so viel, das Liebe genannt wird, ausdehnen.

Ein ganz wichtiger Aspekt ist das ausschließliche Besitzen-Wollen und damit die in ihr lauernde, oft verzehrende, ja, mörderische Eifersucht. Es

3 Kurz einige Informationen zur Handlung in Dostojewskis Roman *Brüder Karamasow*, um die Beziehung Dimitris zu Gruschenka und Katarina nachvollziehen zu können: *Dmitri*, der älteste Sohn (18 J.) von *Fjodor Karamasow* und einziger Nachkomme aus dessen erster Ehe, wird als emotional widersprüchlich und mit einem sprunghaften Wesen beschrieben, hoch ambivalent und leidenschaftlich. Auf der einen Seite unterhält er eine komplizierte Beziehung mit der Offizierstochter *Katerina (Katja) Werchowzew*. Er verliebt sich aber kurz nach der Verlobung in *Gruschenka (Agrafena Swetlowa)*, die auch von seinem Vater umworben wird. Sie ist wegen ihrer früheren Verbindung mit einem polnischen Offizier und zu dem Kaufmann *Sam* in der gehobenen Gesellschaft nicht anerkannt. *Iwan*, der nächst-jüngere Bruder Dimitris, hat sich ebenfalls in Katarina verliebt. Er reist enttäuscht nach Moskau, da sich Katarina trotz Dmitris Abwendung von ihr nicht von ihm lösen kann. Währenddessen versucht der verschuldete Dmitri, Geld für ein Zusammenleben mit Gruschenka zu leihen. Gleichzeitig beobachtet er ständig das Haus seines Vaters. Er will sehnen, ob Gruschenka ihn besucht. Er erfährt schließlich von Gruschenkas Treffen mit ihrem früheren Liebhaber, dem polnischen Offizier, und reist ihr nach.

scheint, dieser Wunsch nach Ausschließlichkeit ist schon bei ganz kleinen Kindern beobachtbar. Ich habe mir von meinen Schwiegertöchtern sagen lassen, sie hätten es bei ihren Kleinen schon im Alter von vier Monaten wahrnehmen können. Sicher handelt es sich bei diesem Besitz-ergreifen-Wollen um eine angeborene Disposition. Nach Freud gibt es demnach »normale« Eifersucht in der Liebe neben der exzessiven, also pathologischen, namentlich der wahnhaften Eifersucht. Eifersucht ist freilich ein Affekt, dem wie zuvor der Scham ungenügend Aufmerksamkeit geschenkt wurde und wird. In den supervidierten Analysen fällt mir stark auf, wie oft manifeste Konflikte von Nähe und Distanz, die als symbiotisch gedeutet werden, unbewusste Eifersucht verbergen. Das Dyadische wehrt dabei das Triadische ab (oft gilt das Umgekehrte zugleich auch, doch wird das Letztere bereitwillig anerkannt und ist nicht besonders verdrängt). Diese verborgene Eifersucht wird oft übersehen, ebenso wie die versteckte Scham.

Denken wir aber mehr über die »normale« Eifersucht nach, ist die Frage berechtigt: Beruht das nicht auf einem Konzept der Verliebtheit oder sogar Liebe, der auf totalem Besitz beruht und die Individualität des Anderen missachtet? Dabei mag es zwar zu komplexen Kompromissbildungen zwischen Ausschließlichkeitsforderung und Respekt kommen. Doch bleibt die Doppelfrage dabei immer: Einerseits, wie ist Vertrauen als Kernstück der Liebe möglich, wenn der Besitzanspruch dominiert? Andererseits, wie ist Vertrauen möglich, wenn deswegen Bindungen an andere Menschen und Anziehungen verheimlicht werden müssen, wenn es also zu Lügen und Geheimhaltung kommt?

Letztlich müssen wir zugeben, dass in jeder nahen und emotional intimen Beziehung es Bereiche der Ausschließlichkeit gibt, zu denen kein Dritter Zugang hat. Anders gesagt: Jede Liebe hat einen ihr eigenen Privatbezirk. Wird dieser durch einen Dritten verletzt, erzeugt das Scham, und wenn dies besonders gewaltsam geschieht, führt die Kränkung zu starker Entrüstung oder zu ohnmächtiger Wut und Verzweiflung. Das jeweils richtige Maß zu finden, ist eine Hauptaufgabe der Liebe. So mag man in jeder Beziehung in zarter Weise versuchen, ein Gleichgewicht zwischen den gegensätzlichen Strebungen von totaler Zuwendung und dem ebenso intensiven Bedürfnis nach anderen tiefen Beziehungen zu finden. Die Grundfrage wird dann: Wie finden wir die individuell spezifische Balance zwischen Ausschließlichkeit und Teilen *(sharing)*?

Eine der großen Einsichten scheint mir nun aber die zu sein, dass Liebe teilbar ist und gerade im Teilen wächst und nicht abnimmt. Ich erinnere an die schöne Parabel des Rabbi David ibn Abi Zimra (1479–1573):

> »Wie eine Frau schwanger wird und gebärt, ohne dass ihr in ihrem Wesen etwas mangelt, so werden die Seelen der Gerechten und Frommen schwanger und gebären und senden Lichtfunken in die Welt, um die Generation zu schützen. Das ist dem Vorgang gleich, wenn einer eine Kerze an einer anderen anzündet; dabei wird die erste Kerze in ihrem Licht nicht vermindert« (Scholem, 1991, S. 223).

Diese Beobachtung, im Geben sogar mehr und sicher nicht weniger zu haben, gilt nicht nur für die Liebe (und das Kinder-Haben ist das schönste Beispiel dafür) und die Güte, sondern auch für die Weisheit und die Gerechtigkeit. Sie alle werden mehr, indem man sie teilt. Das schöne deutsche Wort, »Geteiltes Leid ist halbes Leid, geteilte Freud ist doppelte Freud«, kann, so ungewohnt das auch klingen mag, ebenso auf die Liebe angewendet werden.

Eine andere sehr wichtige Folgerung ist: Treue und Ausschließlichkeit sind nicht identisch und müssen voneinander entkoppelt werden. Es gibt eine tiefe und dauernde Treue zum andern geliebten Menschen, ohne dass diese Treue Ausschließlichkeit erheischt. Ganz im Gegenteil!

Die Stimme der Eifersucht will das aber nicht wahrhaben. Keiner von uns ist dieses Konfliktes enthoben und wenn diese Versöhnung der beiden Seiten nicht gelingt, wie wir es eben bei Jane gesehen haben, eröffnet sich die schmerzlichste Wunde des totalen Ungeliebt-Seins – des völligen Liebesunwertes, des Kerns des Schamerlebens, aber auch einer trostlosen Einsamkeit und Trauer. Das Leben wird beim tragischen Charakter beherrscht von diesem Dilemma: Entweder totale Zuwendung oder totaler Schmerz und totale Scham; entweder Ausschließlichkeit oder völlige Verlassenheit und Unwert. Dieser Zustand aber ist eine Retraumatisierung. Dahinter stehen ganz tiefe Traumata. Doch ehe ich mich diesem Thema zuwende, möchte ich noch einen tieferen Aspekt des Ausschließlichkeitsanspruchs in der Liebe überdenken.

Wir können nämlich in Bezug auf die Ausschließlichkeit der Liebe behaupten, dass das Sich-ausgeschlossen-Fühlen oder das Ausgeschlossen-Sein von der intimen Zweisamkeit der Anderen »Ich bin der ausgeschlossene Dritte« und damit des intensiven Verlusts »Ich habe nicht mehr, was meinem Leben Sinn gibt« diesem Kerngefühl in der Eifersucht unweigerlich mit dem Erleben von Demütigung und so von Beschämung verbunden ist. Umgekehrt sind die Machtausübung und Inbesitznahme des Anderen, die der Eifersucht zugrunde liegen, eine Vergewaltigung von dessen Individualität und damit etwas, das reale Schuld bedeutet. Ebenso ist dann für den, der in den Augen des Vergewaltigers »Verrat« an dessen Ausschließlichkeit, an der Liebe als Besitzergreifen begeht, schuldbeladen. Werden diese psychodynamischen Prozesse verinnerlicht, sehen wir eine neue große Über-Ich-Polarität: die Scham für das Ausgeschlossensein und die Schuld für die Inbesitznahme und damit Verdinglichung des Anderen oder für die Rebellion gegen solche Absolutheit. Gerade die Opern des 19. Jahrhunderts (ich denke besonders an die Verdis und Tschajkowskis) kreisen zum großen Teil um diese Thematik. Der tragische Charakter zerbricht auch (er ist nicht der einzige) an diesem Konflikt zwischen Liebe und Bemächtigung und den daraus folgenden ethischen Konflikten. In unseren Begriffen: Er erfährt letztlich alle intime Beziehung in sadomasochistischen Kategorien.

So scheint mir im tragischen Charakter dieser eine Konflikt leitend und unlösbar zu sein: Es ist der Konflikt zwischen Liebe und Macht. Er manifestiert sich zum Beispiel im Umschlag der Sehnsucht nach dem oder der Geliebten in dem Zwang, diesen anderen Menschen ganz und gar zu kontrollieren und dadurch zu dehumanisieren – wie wir dies im Falle von Jane bezeugt sahen. Wir sprechen also über Züge, die uns auch von der Charakterperversion (über die später in Kap. 4 und 5 mehr zu berichten sein wird) vertraut sind. Die beiden Begriffe überschneiden sich.

1.4 Der innere Konflikt in der Liebe

Dann ist ein zweiter Konflikt von großer Bedeutung. Ich hole etwas weiter aus.

Besinnen wir uns darauf, was wir wirklich mit Liebe meinen. Dennoch zögere ich, auch noch meine Gedanken dazu zu geben, nachdem sich unzählige Autoren über Jahrtausende hinweg über dieses unerschöpfliche Thema verbreitet haben. Und doch veranlasst mich die gegenwärtige Aufgabe, die von der pathologischen Eifersucht und dem tragischen Charakter ausgeht, wenigstens ein paar Ideen zur Diskussion hinzuzufügen. Zudem meine ich das, was folgt, ist etwas, was der Introspektion und der Beobachtung der Dynamik unserer Patienten zugänglich ist und nicht als eine große, umfassende Theorie über die Urgründe der Motivation.

Ich habe in früheren Arbeiten die schöne Definition von Aristoteles (und angeblich Augustinus) zugrunde gelegt, Liebe heiße: »Ich will, dass es dich gibt.« Ich berufe mich dabei auf die Nikomachische Ethik (Kap. 9, 1166 a):

> »Man umschreibt es [*philiká, philíai:* die Gefühle der Liebe] so: der Liebende [*philón*: der Liebe, der Freund] sei einer, der das, was gut sei oder so scheine,

> dem Anderen zuliebe [genauer: des Nächsten: *tou pélas* wegen] wolle und dies auch ausführe. Oder man könne sagen, [der Liebende] sei einer, der wolle, dass der Geliebte um seiner selbst willen da sei und lebe – wie es die Mütter ihren Kindern gegenüber fühlen.«

Ich möchte diese Idee weiter ausführen und differenzieren, etwa in dem Sinn: Liebe bedeutet

1. Es ist mir ein Hauptanliegen, dass du bist.
2. Ich möchte dir nahe sein und bist du mir ferne, fehlst du mir sehr.
3. Ich will, dass dir kein Schaden geschieht, und dein Wohlbefinden ist mir so wichtig wie mein eigenes (das englische *caring* entspricht ganz der Alternativdefinition von Aristoteles).
4. Mir sind dein Eigenwille, deine Identität, dein So-Sein wie du bist, so wichtig wie meine eigenen.
5. Ich möchte mit dir teilen, was ich habe, mein Inneres wie das Äußere.

Dazu kommt aber als wichtiger und nun hochproblematischer

6. Teil: Ich will mit dir körperlich verschmelzen,

denn da klafft sofort ein großer Gegensatz auf. Nicht nur gilt das nicht für jede Form der Liebe, zum Beispiel zwischen Kind und Eltern – oder besser gesagt, wir wissen seit Freud, dass es eben sehr wohl gilt, aber nicht gelten sollte und abgewehrt werden muss –, oder zwischen Freunden, wo die sexuellen Aspekte völlig sublimiert bleiben müssen. Oder aber es gilt besonders auch für manche tiefe Liebe, wo die sexuellen Wünsche zwar sehr stürmisch vorhanden und nicht abwehrbar und keineswegs unbewusst, aber zugleich verboten sind und unterdrückt werden müssen, gerade um dem geliebten Anderen nicht zu schaden. Da mag dann der Konflikt unerträglich, unschlichtbar, eben tragisch werden. Damit aber besteht in der Liebe ein klaffender, oft überaus schmerzlicher innerer Widerspruch, der zu dialektischem Umschlag führen kann: Wo die echte Liebe übermannt wird vom versagten Begehren und in Angst und zornige Abwehr oder eben in Eifersucht umkippt.

Das heißt, dem eben beschriebenen vollen Wesen der Liebe erwächst ihr Gegner von innen her und tritt als große biologische Macht ihr entgegen: das sexuelle Begehren. Liebe steht in Konflikt mit dem Ungestüm sexueller Wünsche, dem »Trieb« par excellence.

Das eben ist einer der fundamentalen tragischen Konflikte: Die dialektische Verkehrung der Liebe in die Sexualität mit der ihr innewohnenden Aggression, der besitzergreifenden Eifersucht und der Scham (wobei ich übrigens überzeugt bin, dass auch die Liebe im vollen Sinn ihrerseits biologisch verankert ist, ebenso wie die Sexualität, wenngleich in sehr komplexer Weise). So ist vielleicht dieser zweite Konflikt, die Gegnerschaft von Liebe und Sexualität nur eine verhüllte Form jenes ersten Konflikts, des Widerstreits von Liebe und Macht.

Die Liebe feiert die Individualität, die Sexualität zerstört sie. Die Liebe will den Einzelnen, die Sexualität will das Grenzenlose und zerstört das Einzelne. Der tragische Charakter vermag es nicht, diesen Konflikt zur Komplementarität zu verwandeln. Dies ist aber das Ziel echter Reifung: Diese beiden Mächte zur Versöhnung, zur Harmonie, zur gegenseitigen Erfüllung zu bringen – wunderselten, aber stets lockend als leuchtender Gipfel des Daseins.

Ich hörte das Wort, die Liebe sei nie gerecht. Ist das wirklich wahr? Ich glaube, das Wort gilt sehr wohl für die rechthaberische, besitzergreifende Liebe. Die ist sicher nie gerecht. Echte Liebe hingegen sucht Gerechtigkeit und achtet Grenzen.

1.5 Selbstbehauptung und Aggression

Ganz ähnlich erhebt sich gegen das Streben zur Selbstbewahrung, das Suchen nach Respekt und Wahrung der eigensten Identität. Die Gier nach Macht und Zerstörung tritt in scharfen Konflikt mit diesem Streben. Auch dieser dritte Konflikt ist eine Grunddialektik: Die Verteidigung der eigenen Würde und des Rechtsanspruchs darauf, gesehen zu werden, verkehren sich in wütenden Trotz als Suche nach Macht und Aggression gegen den Anderen. Dabei spielt die Scham eine ganz entscheidende Rolle. Der Mensch, der von tiefer versteckter Scham erfüllt ist, sucht verzweifelt seine Identität und seinen Stolz wieder herzustellen, und dies gelingt ihm vermeintlich nur durch zwanghafte Verfolgung der Macht, deren Rücksichtslosigkeit die Anderen zerstört.

1.6 Die Konflikte im Über-Ich

Der tragische Charakter verurteilt sich selbst zu teilweisem oder ganzem Tod für diese drei unlösbaren Konflikte und reißt die Anderen um sich herum unmittelbar mit in den Strudel des Verderbens. Und da ist es eben, dass die Eifersucht zur dunklen Kraft wird, die wie »ein Schneepflug alles dahin fegt«, wie es eine Patientin (Karin, s. Kap. 3) empfindet.

Der tragische Charakter zerbricht an diesen Grundkonflikten des Daseins. Sein Über-Ich bekämpft, verurteilt und bestraft auf das Massivste sowohl die Sexualität wie die Aggression.

So ist als Viertes der tragische Charakter nicht denkbar ohne die Konflikte im Über-Ich: die unlösbaren Konflikte zwischen Loyalitäten und namentlich das Scham-Schuld-Dilemma.

Ich habe vorher bereits auf die Polarität hingewiesen zwischen der Scham für das Ausgeschlossen-Sein und der Schuld für die Inbesitznahme und damit Verdinglichung des Anderen oder für die Rebellion dagegen, den fast unausweichlichen »Verrat« – aber ebenso auf die Dilemmata von Liebe gegen Liebe, von Treue gegen Treue, von Ausschließlichkeit gegen Ausschließlichkeit, denen kaum einer von uns je ganz entgeht.

Zudem kennen wir das folgende Dilemma und den Circulus vitiosus darin: Jede Getrenntheit wird subjektiv und gewöhnlich auch genetisch akkurat, das heißt als Familienrealität, so erlebt, als wäre sie etwas Vernichtendes und Mörderisches. Den anderen zu verlassen bedeutet, ihn zu verwunden, wenn nicht zu töten. Ebenso ist Verlassenwerden unerträglichem Schmerz oder dem Tode gleich. So lädt man mit jedem Schritt der Unabhängigkeit große Schuld auf sich; jede Eigenwilligkeit, jeder Erfolg wird als Vermessenheit geahndet, zuerst äußerlich, dann innerlich. Der Trotz wird zur Todsünde gestempelt. Diese Trennungsschuld ist das eine. Begibt man sich indes dieses Wagnisses und unterwirft man sich dem bindenden Anderen, verliert man das eigene Selbst, seine Würde, seine Identität. Die Opferung des eigenen Selbst, um eine menschliche Beziehung zu erhalten, wird mit Selbstverachtung erlebt. Das Opferselbst, das passive, abhängige Selbst wird mit Ekel, mit tiefer Scham angesehen. Diese Abhängigkeitsscham muss früher oder später zu offener oder verhaltener Wut und zum Trotz führen, und damit schließt sich der Zirkel.

Ich habe früher diese Antithesen von Scham und Schuld und die Loyalitätskonflikte als das tragische Dilemma *par excellence* bezeichnet.

1.7 Die unheilbare Wunde

Das Bild der unheilbaren oder unstillbaren Wunde taucht immer wieder in Tragödien, Opern und klinischem Material auf – am denkwürdigsten in der stinkenden Wunde des Philoktetes in Sophokles' Tragödie und in der zerfressenen Leber des an den Felsen des Kaukasus geschmiedeten Prometheus von Aeschylus. Doch holen wir etwas weiter aus, dazu zitiere ich zum Teil aus *Die zerbrochene Wirklichkeit* (Wurmser, 1989).

Pathos, ein Begriff, der von Aristoteles bei seiner Analyse der Tragödie immer wieder gebraucht wird, bedeutet sowohl »Leiden« wie auch »Affekt«. Beide Bedeutungen treffen auf unsere Patienten zu. Wir finden überwältigende Affekte im Kern ihrer Persönlichkeit; sie bedeuten sowohl selbst Leiden, als auch Leiden und Katastrophen herbei zu führen. Dabei werden aber vor allem die als absolut erlebten Gefühle von den Gewissenskonflikten mobilisiert.

Die gewaltige Wut von Ödipus und Kreon, von König Lear und von Penthesilea, die verzehrende Machtgier von Lady Macbeth, die rücksichtslose Schöpferwut von Rubek und Solness, die absolute Furcht, abhängig und lächerlich zu werden, Macht und Unberührbarkeit zu verlieren bei Hedda Gabler – alle sind sie Beispiele dieser Doppelheit von *Pathos, pathema, passio:* als überwältigende affektive Motivkraft, als katastrophales Resultat eben jener Motive. Oder es »ist die große, unverzeihliche Sünde, […] wenn man das Liebesleben mordet in einem Menschen«, aus Machtgier und Selbstsucht: »Ein Toter und zwei Schatten – das war die Frucht der Kälte« (Ibsen, 1907).

Es lässt sich daher sehr wohl sagen, dass diejenigen, die von solch vehementen Affekten und Triebstrebungen, insbesondere von Wut und Begierde, von Liebe und Sehnsucht, von Angst, Scham und Schuld beherrscht werden, einen tragischen Charakter aufweisen. Die Katastrophe ist die unvermeidliche Folge ihrer unkontrollierbaren Passion. Ein unabdingbarer Teil davon ist die Veräußerlichung: Die Neigung, eine äußere Katastrophe herbeizuführen, ist Teil dessen, was uns tragisch anmutet. Gerade was man am meisten befürchtet, bringt man durch die Vermeidung herbei: »Ach, das Lächerliche und Gemeine, es legt sich wie ein Fluch auf alles, was ich nur anrühre«, klagt Hedda Gabler (Ibsen, 1890). »Seine Abwehr beschwor herauf, was sie hätte abwehren sollen«, sagt Peter Szondi in Bezug auf Basilius in Calderóns *Das Leben ein Traum* (Uraufführung 1635). Laios und Ödipus sind paradigmatisch dafür.

Dabei ist die äußere Katastrophe die symbolische Repräsentation der Selbstverurteilung und des Urschmerzes. Ist es nicht eben dieser Affekt des Schmerzes vor allem, der immer und immer wieder herbeigeführt werden muss? Die Wiederholung des Schmerzes ist unzweifelhaft ganz zentral, sowohl in der Tragödie wie beim Patienten, der uns tragisch anmutet.

Bei manchen Patienten mit schweren Neurosen – nicht nur dem eingangs gezeichneten Charaktertyp, der ja bloß eine Version des tragischen Charakters darstellt –, finden wir diese unstillbare Sehnsucht, ein verzweifeltes Suchen nach etwas, das ihnen helfen und Ruhe geben könnte. Es ist ein verzweifeltes Suchen, ein süchtiges Suchen, auch wenn es sich nicht um Drogen handelt. Man trotzt dabei Todesgefahr und Bestrafung. Diese Suche ist nicht so sehr eine »Heldenfahrt *[a heroic quest]*«, sondern eher eine Flucht vor der innerlich erlebten tödlichen Verwundung, ein Bemühen, dem Abgrund von Trauer und Schmerz zu entrinnen, ein Bemühen freilich, das fortwährend zum Scheitern verurteilt ist. Ist es das, was Kierkegaard den »Pfahl im Fleisch« genannt hat? Mag es wohl diese tragische Wunde sein, welche die *Ate,* die Göttin der Verblendung und des Frevels, heraufbeschwört?

Als Hauptmittel, sich dieser schrecklichen Verwundung zu entziehen, soll immer wieder die Liebe dienen. Sie läuft aber dann beständig Gefahr, von jenen drei Kräften, jenen Formen der Bemächtigung, Eifersucht, Sexualität und Schamabwehr, durchsetzt und zersetzt zu werden

Der Gegenstand der verzweifelten Suche mag eine archaische Imago oder Vision sein, ein Gesicht, das ganz spezifisch geprägte Antlitz einer im tiefsten Grunde unbekannten, rätselhaft bezaubernden Gestalt, die sowohl als allmächtig beschützend wie als gefährlich bedrohend erlebt wird. Die Suche mag der Wiederbelebung einer »toten Seele« gelten, dem Rückruf vom Reich des Todes oder der Erweckung eines Verlorenen oder Seelisch-Toten und -Stummen. Es mag dem Fahnden nach einer spezifischen Landschaft gelten, wie im Heimweh oder in den wiederkehrenden Landschaften unserer Träume. Oder aber der Gegenstand mag in den Werkzeugen der Macht und den Symbolen der Unsterblichkeit, der Dauer und Unverletzlichkeit bestehen – in Geld, in politischem Ansehen und Einfluss, im Ruhm oder eben in der rachevollen Zerstörung anderer, dem wilden Zufügen von Leid.

Ziel ist die Verschmelzung mit einer solchen Figur der Allmacht und Allverzeihung und damit auch die Beseitigung des Symbols jener Verwundung. Doch radikale Furcht und radikaler Schmerz rufen nach radikaler Gewalt, und die Vergeltung befürchtet und herbeigeführt, ist gleichfalls radikal.

Es ist zum Beispiel die Konstellation von überwältigender Angst, von Grauen und Schmerz, gefolgt von der Suche nach Beschützern und nach Versöhnung, die mehr oder minder bewusst als jene »tödliche Wunde«, als die »tragische Verletzung« erlebt wird und deren Folge die Suche nach dem Absoluten ist. Damit verbunden sind zwangsläufig Maßlosigkeit und Grenzüberschreitung: Wer nach dem Absoluten sucht, kann die Schranken der Wirklichkeit nicht achten, er muss sie zerbrechen. Dieses Verletzen der Satzungen von Natur und Kultur ist geboten; es geschieht nicht aus Willkür, sondern es erfolgt aus dem tiefsten Grunde, wenngleich dieser oft verborgen ist, aus dem Suchen nach dem Absoluten, das Schutz und Erlösung gewähren könnte. Doch damit wird es auch unweigerlich zur frechen Missachtung der Grenzen und der Rechte der anderen: Es ist Hybris.

Dazu muss erneut eines Über-Ich-Anteils gedacht werden, der ebenfalls derart überhöht und im beschreibenden Sinne narzisstisch ist: der Gerechtigkeitsanspruch (wir sahen es zuvor bei Jane). Diese Wunde ist im Grunde auch ein tiefes Gefühl der Ungerechtigkeit. Wenn man einen hohen Wert verfolgt oder in den einfachsten Worten, wenn man »gut« ist, soll man doch auch belohnt werden. Im Tiefsten ist es überhaupt so, dass das Kind das Recht dazu spürt, sowohl geliebt wie auch respektiert zu werden, und die Versagung des einen oder beider wird nicht allein als existenzielle Bedrohung, sondern als Ungerechtigkeit gefühlt. Nicht der Liebe würdig und nicht des Respektes wert zu sein – das schafft massive Scham und eine der wichtigsten Folgen dieser tiefen Scham ist das Ressentiment.

Das aus den bisherigen Betrachtungen gewonnene tragische Grundgesetz besteht in der Behauptung, dass man gerade das herbeiführt, was man am meisten befürchtet und zu meiden versucht. Und wie erfolgt das? Durch Übersteigerung der Verfolgung eines Ideals, das allen anderen weit vorgezogen und absolut gesetzt wird. Wozu führt das? Zur unzulässigen Missachtung anderer Ideale, zur tragischen Wahl und damit zur Verletzung von Verpflichtungen, einer Verletzung und Übertretung, die einen der Verurteilung durch Schuld oder Scham (oder beidem) anheimfallen lässt.

Im tragischen Erleben steht das ganze Dasein unter dem Schatten unlösbarer Gewissens-, Wert- oder Loyalitätskonflikte oder es wird vom Antagonismus zwischen innerer Notwendigkeit und äußeren Beschränkungen zu Kampf und Leiden verurteilt. Aus diesem inneren und oft auch äußeren Widerstreit, aus diesem Ringen und Leiden erwächst die tiefere Einsicht, ohne dass es gelingt die als absolut erlebten Gegensätze zu versöhnen und das Leiden schließlich aufzuheben.

Damit werden die Absolutheit, das Kennzeichen des Narzissmus, und das Trachten nach dem Ideal sowie die darauffolgende Verurteilung zu entscheidend wichtigen, tragischen Kriterien. Mit solcher Verabsolutierung geht aber unweigerlich etwas anderes einher: die Verleugnung dessen, was nicht zum Ideal passt. Solche Verleugnung muss sich schließlich rächen. Die Gegenideale, die Gegenwerte, die Gegenidentität müssen nun ebenso absolut werden wie es die verleugneten Ideale und Werte sind, die das tragische Wesen und die tragische Tiefe des Daseins ausmachen. Damit nimmt paradoxerweise die Verleugnung selbst eine tragische Bedeutung an. Das Entrinnen-Wollen wird zum Verderben, die Oberflächlichkeit zur Tiefe des Leidens. Es ist die unvermeidbare Dialektik dieses Gegensatzes.

1.8 Die »Wunde« als Repräsentation des Traumas

Im Zentrum des Erlebens steht das Trauma, das griechische Wort für Wunde. Ich halte mit Fischer und Riedesser, das psychische Trauma sei ein »vitales Diskrepanzerlebnis zwischen bedrohlichen Situationsfaktoren und den individuellen Bewältigungsmöglichkeiten, das mit Gefühlen von Hilflosigkeit und schutzloser Preisgabe einhergeht und so eine dauerhafte Erschütterung von Selbst- und Weltverständnis bewirkt« (Fischer & Riedesser, 2003, S. 82). Trauma ist also nicht einfach ein äußerliches Ereignis, sondern immer schon das Aufeinander-Wirken von Geschehen und Erleben, von außen und innen.

Fast seit Beginn meiner Arbeit mit Raubmördern, Dieben und Süchtigen und später in den psychoanalytischen Behandlungen der schweren Neurosen beschäftigten mich die engen Verbindungen von Kindheitstrauma und Konflikt. Ganz besonders wie diese Traumatisierungen sich spezifisch in ihrem Über-Ich zu verewigen scheinen und in der Destruktivität gegen das Selbst und Andere fortsetzen. Dabei scheint das emotionale Trauma in Form von massiver Beschämung durch Seelenblindheit an Wichtigkeit keineswegs hinter körperlicher Misshandlung und sexuellem Missbrauch zurückzustehen. Mit Seelenblindheit meine ich, dass das Kind nicht in seiner Identität, seinen Bedürfnissen und Gefühlen gesehen und gehört wird. Systematisch nicht gesehen zu werden verursacht tiefe Scham und damit Ressentiment und eine Anspruchsforderung, die gewaltige Auswirkungen haben. Es handelt sich um die enorme Bedeutung dessen, was Fischer und Riedesser als Beziehungstrauma bezeichnet haben.

In den folgenden Fällen werden wir besonders die Wichtigkeit und Schwere von Doublebind-Mitteilungen, die selbst Ausdruck unbewusster Familienkonflikte sind, als Grundtraumata beachten (besonders in Kap. 2).

Mit dem als abgrundtief empfundenen Trauma gehen überwältigende, unerträgliche Gefühle einher. Sie sind es, die klinisch allen inneren Konflikten ihre Unlösbarkeit aufzwingen: Trieb wie Abwehr wie Über-Ich nehmen an derselben Absolutheit teil. Unerlässlich gehören dazu die sechs Merkmale der Affektregression:

1. Die Gefühle sind globalisiert, total, das heißt entdifferenziert;
2. Sie können nur sehr ungenügend oder gar nicht in Wort gefasst werden also werden deverbalisiert oder hyposymbolisiert.
3. Sie werden wieder im Körperlichen erlebt oder ausgedrückt, also resomatisiert.
4. Sie werden von sexueller Erregtheit begleitet, also sexualisiert.

5. Sie mobilisieren massive Aggressionen, die zum großen Teil gegen das eigene Selbst gerichtet werden.
6. Trauma bedeutet immer auch eine Form von kognitiver Regression im Sinne der Fragmentierung, der Inkohärenz und der Spaltung des Bewusstseins (vgl. Wurmser, 1999).

Wäre also »die Wunde« einfach mit Trauma gleichzusetzen und wäre dieses der Anfang des verstehbaren Ablaufs? Ich glaube, das genügt nicht. Trauma ist in einem Sinne immer ein Konflikt zwischen dem Selbst und der Umwelt und führt immer und unmittelbar zum inneren Konflikt. Dahinter erahnen wir auch Urbedürfnisse, eben Triebe, die versagt, verletzt und enttäuscht werden und die in Konflikt mit anderen Bedürfnissen und Seiten der Persönlichkeit treten. Trauma und Konflikt sind zwei Seiten derselben Medaille.

Noch ein Wort zur Triebtheorie: Ich bin sehr vorsichtig mit der Triebpsychologie und überhaupt jeder »Metatheorie« geworden. Für mich war das mittlere Triebmodell Freuds pragmatisch am wertvollsten, das heißt am nützlichsten: die Doppelheit von Liebe im weitesten Sinne und von Selbstbehauptung oder Macht ebenfalls im weitesten Sinne. Lichtenbergs fünf Motivationssysteme erscheinen mir als eine nützliche Erweiterung der klassischen Triebtheorie, wobei ich denke, diese fünf lassen sich als Differenzierungen der breiten Freud'schen Theorie begreifen.

Doch ist es mir immer wichtig gewesen, nicht zu weit von der Phänomenologie abzuschweifen und nicht zu Reduktionen auf angeblich biologische Grundtatsachen zu greifen, eben in Gestalt zum Beispiel einer gefestigten Triebtheorie. »Es gibt nichts Nützlicheres für den Menschen als einen weisen Sinn dafür [zu haben], was er nicht glauben soll [eine weise Ungläubigkeit]« (Euripides, 1984).

Doch werde ich im Folgenden über das Individualpsychologische hinausgehen und spezifisch das Thema der Traumatisierung und ihrer Folgen auf bedeutsame gesellschaftlich-kulturelle Probleme übertragen (besonders in Kap. 9 und 10): Eine Kultur, die ihre Kinder missbraucht und blinden Gehorsam gegenüber der Autorität einbläut, schafft die Schergen und Massenmörder totalitärer Staaten und Religionen, schafft die Suizidbomber und Attentäter. Sie erzeugt stets von neuem Trauma, ist aber selbst in historischem Trauma verwurzelt, vor allem im Sinne der Demütigung. Sie versucht, die durch unablässige persönliche Beschämung geschaffene und von historischen Kränkungen verstärkte Wut gegen einen äußeren Gegner abzulenken, gegen einen Feind, der eben jene Werte symbolisiert, die antithetisch all dem gegenüberstehen, was die Kultur an

Ehre und Macht beansprucht und deren Defizienz sie tief als demütigend erlebt. Von einem psychoanalytischen Gesichtspunkt aus ist die Pathologie eines archaischen, schamorientierten Über-Ichs, das aus schwerer körperlicher und emotioneller Traumatisierung stammt, ebenso wichtig wie geschichtliches Unrecht, ökonomische Versagung, religiöser Fanatismus oder die durch die Moderne gestellte Überforderung. Die Geschichte des Terrorismus ist eine Erzählung von Scham und Ressentiment und ihrer Ausbeutung für Macht und Profit. Sozialpsychologisch betrachtet, ist darin ein wichtiger psychodynamischer Zusammenhang zu erkennen; eine Art Entwicklungslinie, die von der Erwartung von Gerechtigkeit zur Loyalität, dann zum Gefühl des Verraten-Seins und damit zur Beschämung führt. Diesem folgt das ätzende Gefühl erlittenen Unrechts, also das Ressentiment. Dieses Ressentiment äußert sich als eine Form von Rach- und Machtsucht, die wegen ihres Ursprungs in einem verletzten Gerechtigkeits- und Ehrgefühl als moralischer Anspruch auftritt, als eine Art perverse Gewissensforderung. So sehen wir dann die oft Gemeinschaften, Gesellschaften und Staaten umfassenden und beherrschenden Phänomena des ressentimentgeladenen Gewissens das heißt einer Moralität, die vor allem von Neid, Eifersucht und Rachsucht geprägt ist. Dies kennen wir von Nietzsche und Scheler.

Diese Entwicklungslinie ist aber auch wichtig für das Verständnis des tragischen Charakters und damit sind es die Fragen von Narzissmus, Masochismus und dem, was gemeinhin mit Borderline-Pathologie gemeint wird.

1.9 Narzissmus, Masochismus und das Tragische

Schauen wir uns nun noch etwas näher diese Charakterabwehr selbst an, ohne uns hinter den starren Gittern diagnostischer Kategorien einzusperren:

Die Selbstüberschätzung wurde von Freud das narzisstische Stigma bei der Objektwahl genannt (Freud, 1914, S. 157). Überbewertung ist somit das Kennzeichen des Narzissmus und stellt meines Erachtens immer einen Teil der Neurose dar. Wir können von der narzisstischen Dimension der Neurose sprechen. Es kommt dabei stets auf das Ausmaß und die Stärke der Charakterprägung an. Solche Überschätzung beinhaltet immer eine Verletzung von Grenzen. Narzissmus bezieht sich auf ein Zuviel, auf eine Überschreitung der Grenzen in Wert, Wahrheit und Handlung: i. a. W. auf Maßlosigkeit in der Verfolgung eines bestimmten Wertes oder gewisser Wertegruppen, auf Verschleierung der Grenze zwischen Realitätsanerkennung und Verleugnung und auf die Missachtung der Grenzen in zwischenmenschlichen Beziehungen und der damit verbundenen Gewissenforderungen. Es ist aber diese Grenzüberschreitung, die mit dem Begriff der Hybris, eines der Kennzeichen der Protagonisten in der griechischen Tragödie, gemeint wird. Sie bedeutet, in Selbstwilligkeit (einem Begriff Dostojewskis: *svojevolje,* s. Kap. 8) oder arrogantem Missbrauch von Macht das Maß nicht anzuerkennen. Der tragische Charakter ist maßlos; der Chor in der griechischen Tragödie oder nun der Therapeut vertritt das Maß.

Zugleich beobachten wir in der Neurose die Phänomene der Polarisierung, der Dichotomisierung, also der Spaltung. Je schwerer die Neurose, desto schwerer die Spaltungsphänomene und ebenso gilt die Umkehrung. Wir können daher von der »Borderline-Dimension« der Neurose sprechen und ich meine hier wiederum den neurotischen Prozess in milder Form auch in uns allen.

Dementsprechend sind die Ausschließlichkeit und Absolutheit die Kennzeichen des Tragischen. Das Auseinanderfallen in unlösbare Gewissenskonflikte und unschlichtbare Wertwidersprüche ist die Kennmarke des Tragischen überhaupt. Ausschließlichkeit steht immer in Konflikt mit anderer Ausschließlichkeit. Absolute Werte und Forderungen sind immer unvereinbar, deren Konflikte unschlichtbar. Das gehört zum Wesen der Tragödie.

Wir erkennen: Die beiden Phänomengruppen von Maßlosigkeit (»narzisstische Dimension«) und Ausschließlichkeit (»Borderline-Dimension«) sind praktisch deckungsgleich mit dem, was ich hier als den tragischen Charakter psychodynamisch-psychoanalytisch beschreibe, und in dem, was wir von den Hauptgestalten in den Werken der Tragödie kennen. Natürlich denke ich dabei zuerst an die griechische Tragödie. Zugleich fasse ich aber damit auch die Tragödien Shakespeares und Schillers, die von diesen beiden stark geprägten Opern Verdis, die tragischen Romane Dostojewskis und die Neuzeitdramen Ibsens mit ein.

Als Drittes müssen wir aber auch beim tragischen Charakter der Konzentration auf das Opfertum gedenken, sowohl der Selbstaufopferung wie des Opferns des Anderen, beides übernommen oder getan im Dienste eines höheren Wertes. Historisch ist dieses Opferthema sogar der Ausgangspunkt des tragischen Spiels selbst: die Opferung des Helden als Stellvertreters für den zerrissenen Gott Dionysos. Das Bild von der unheilbaren Wunde macht den Kern des Opfergedankens aus.

Opfersein und damit »Macht durch Leiden«, Allmacht durch die Märtyrerrolle zu erlangen, ist die dynamische Bedeutung des Masochismus.

Die »Kunst des Lebens *[the art of living]*« wird konsequent unterminiert und sabotiert. Dieses Opfertum, das immer im Dienste einer moralisch als wichtig empfundenen Idee, eines Zentralwertes und Ideals steht wird von uns als Masochismus und zwar spezifisch im Sinne des moralischen Masochismus umschrieben. Dies ist die masochistische Dimension der Neurose.

Alle drei Dimensionen sind miteinander kombinierte Weisen, mit deren Hilfe der tragische Charakter sich in steter Wiederholung bemüht, die Traumatisierung und die damit verbundenen Konflikte zu überwinden und doch ihrer Schwere und Unlösbarkeit wegen immer wieder daran scheitert – der Wiederholungszwang. Ganz besonders die doppelte innere Notwendigkeit, das Trauma zu bemeistern und Konflikte im Über-Ich zu lösen, sind es, die diese fruchtlose Wiederholung anstacheln und unterhalten.

1.10 Warum spricht uns das Tragische in der Kunst so an?

Ich sagte bereits: Wenn die Wahrheit und die Loyalität in Konflikt treten, gewinnt im Allgemeinen die Loyalität. Doch beherrscht gerade das Thema der geforderten, aber unmöglichen oder verunmöglichten Ausschließlichkeit von Liebe und Loyalität, also von Treue und Bindung, sowohl Tragödie und Oper wie auch das klinische Bild. Absolutheit, Treue und Verrat sind das Thema der Tragödie – und damit die tödliche Kränkung, mit ihr einhergehend Scham und das Ungerechtigkeitsgefühl, wenn dem Ausschließlichkeitsanspruch nicht genügt wird, und Schuldgefühle, wenn er »verraten wird«. Damit geht es immer um das Problem eines Dreieckkonflikts, also das, was wir letztendlich mit dem Ödipuskomplex im weiten Sinne meinen. Niemand von uns war und ist von solchen Konflikten verschont geblieben. Wir alle litten oder leiden unter solchen Konflikten von doppelter Liebe oder doppelter Verpflichtung oder von Liebe gegen Verpflichtung, deren Pole immer Ausschließlichkeit verlangen. Darum empfinden wir uns innerlich den Kunstformen der Tragödie so nahe und darum geht es letztlich immer um uns selbst.

Die Kunst erlaubt uns, diese Gefühle miteinander zu teilen und sie gerade in dieser Gemeinsamkeit zu konfrontieren. Musik und Theater sind ganz direkt geteilte Leidenschaften *(shared passions)*, denn sie werden gemeinsam erlebt. In etwas versteckterer Weise gilt dies aber auch für das Lesen. Das Lesen ist nur scheinbar solitär, intrapsychisch. Es ist im gewaltigsten und intimsten Sinn ein »Mit-teilen«, eine Zweisamkeit von Autor und Leser oder vielleicht noch häufiger: eine Dreisamkeit von Autor, Leser und den Hauptgestalten des Werkes. Dieses Teilen ist ein wesentlichster Teil dessen, was wir als Sublimation kennen. Die Macht der Sublimation ringt mit der Macht der Ausschließlichkeit. Das macht, glaube ich, das Wesen des tragischen Erlebens aus. Wir können es das tragische Bewusstsein nennen. Nicht allein die große Kunst, sondern jede ernstgenommene psychoanalytische Arbeit ist davon beseelt.

1.11 Das Antitragische

Banausentum ist die Antithese dieses tragischen Bewusstseins (nicht etwa nur des tragischen Charakters, der unter dem Tragischen zerbricht). Es zeigt die konventionelle Dingverhaftung, die konsequente Hinwendung zum Äußerlichen und will von der Innendimension des Erlebens und dessen unausweichlichen tragischen Konflikthaftigkeit nichts wissen. Das Motto des Banausen ist: »Ich will in meinem Innersten nicht berührt sein.« Alles Bedeutsame wird ins Äußere verlegt und damit werden die Konflikte ausgeblendet und geflissentlich überspielt, nicht wirklich gelöst. Wenn das Innere zum Ding gemacht wird, wie zum Beispiel so oft im Kunstbetrieb, wirkt das wie ein Verrat an der Seele: Aus der Leidenschaft wird das Geschäft. Doch stellt der Kunstbetrieb dann nur eine Form des Antitragischen dar, nämlich die Verleugnung der Wichtigkeit des Innenlebens, die Psychophobie. Besser gesagt: Das, was innerlich sein soll, wird draußen gesucht, und was äußerlich ist, wird unbedenklich auf das Seelische übertragen – das, was die Kindheitsforschung heute mit dem Äquivalenzprinzip bezeichnet (Fonagy et al., 2004), läuft auf eine Aufhebung der Grenze zwischen Innen und Außen hinaus.

Allgemeiner gesagt, behauptet das Antitragische das Grenzenlose und verneint damit die Gültigkeit von der Begrenzung von Leben, Wissen und Macht. Vor allem aber verleugnet es den inneren Konflikt, weicht aus vor der Unausweichlichkeit und Wirksamkeit unserer inneren Widersprüchlichkeit und unauflöslichen Gegensätzlichkeit. Es sieht die Spaltung als etwas Feindselig-Fremdes, zu Verurteilendes, vielleicht bei Psychotikern und »Grenzfällen.« Anzutreffendes, doch treffe es nicht auf das Allgemein-Menschliche zu. Und doch sagt uns die Tragödie, das Tragische überhaupt: *Nostra res agitur* – »diese Spannung, dieser Grundkonflikt, die Neigung zum Mythischen, Absoluten, Zwanghaften und zur gespaltenen Wirklichkeit, die gehen uns doch alle an, die hausen ja in uns selbst, die bedrohen uns alle jeder Zeit«. Keiner von uns vermag ihnen allezeit zu entgehen. Es ist das menschliche Schicksal überhaupt, das von ihnen geprägt wird, weil es eben aus dem Wurzelreich des Tragischen emporwächst.

1.12 Zusammenfassung

Mit dem Begriff des tragischen Charakters meine ich eine Persönlichkeitsstörung, die aus inneren Gründen ein Schicksal herbeiführt, das manche Züge mit den Protagonisten der Kunstformen des Tragischen gemeinsam hat, weswegen man daher zu Recht auch von Schicksalsneurose gesprochen hat: Diese Schicksalsneurose weist folgende Merkmale auf:

1. Alles Gute wandelt sich in etwas Negatives.
2. Was am meisten befürchtet wird, wird gerade durch dessen Vermeidung herbeigeführt.
3. Die Affekte weisen ein Übermaß, ein Zuviel an Stärke und eine übermannende Qualität auf, namentlich die negativen Affekte.
4. Jede Leidenschaft verwandelt sich deswegen in ein Leiden.
5. Das überwältigende Gefühl einer unheilbaren inneren Wunde aus Schmerz, Scham, Sehnsucht und Trauer bricht immer wieder auf, bei jeder Kränkung, Abweisung und Einsamkeit.
6. Liebe schlägt immer wieder in Konflikte um Macht, Eifersucht und Hass um.
7. Identität erscheint zutiefst von Scham bedroht und jede Beziehung wird daher rasch von glühendem Neid und Ressentiment erfüllt.
8. Konflikte zwischen Macht und Liebe, zwischen Liebe und Sexualität, zwischen Identitätswahrung und Destruktivität, zwischen Scham und Schuld, von Treue gegen Treue werden rasch unlösbar.
9. Das Selbst wird als Opfer erfahren, die Anderen als Täter und immer wird die Umwelt angeklagt.
10. Das Schicksal des tragischen Charakters ist gekennzeichnet durch das Scheitern gerade in der Verfolgung hoher Werte.
11. Sie bestehen im Totalitätsanspruch von Gefühlen, von Bindungen und Verlangen und der Absolutheit der Gewissensforderungen und Idealerwartungen und damit ein Übermaß an Verurteilung von Selbst und Anderen.

2 Triumph durch Niederlage

Der Zwang zu enttäuschen und die Verleugnung der Zeit

> »At største Sejr er Nederlag [Der größte Sieg ist Niederlage].« »Till Sejr i Fald! [Zum Sieg im Sturz]!«
>
> *Ibsen, 1866*

Wir alle kennen Patienten, die wie von einem Zwang getrieben werden, alle Erwartungen zunichtezumachen, alles Gute durch Handlung, nicht nur durch Worte zu entwerten, immer wieder Hoffnung zu erwecken und diese dann brutal enttäuschen zu müssen, und zwar mindestens so sehr innerlich wie in den Mitweltbeziehungen, denn sie sind am grausamsten von sich selbst enttäuscht. Im Folgenden versuche ich die Geheimnisse dieses Phänomens, das einiges mit der negativen therapeutischen Erfahrung und sehr viel mit dem Wesen von Tragödie gemeinsam hat, etwas mehr zu ergründen. Zugleich hat es viel mit einer Störung des Zeiterlebens zu tun, das heißt dem Kompromisscharakter des Symptoms die Zeit zum Stillstand bringen zu wollen. Natürlich haben wir es dabei mit einem sehr eindrücklichen Beispiel für den tragischen Charakter zu tun. Dieses Thema kommt auch explizit in der Behandlung zur Sprache.

2.1 Theoretischer Hintergrund

In manchen früheren Arbeiten sprach ich über die Allmacht der Verantwortung, »Was auch an Schrecklichem passiert, ich stehe dafür ein; so bin ich doch wenigstens nicht hilflos«, und damit die Schwere des moralischen Masochismus, »Ich muss bestraft werden«. Dabei tritt dann spezifisch das auf, was mir psychodynamisch neben der Abwehr gegen die traumatische Realität beim tragischen Charakter am bedeutsamsten erscheint: die Spaltung des Über-Ichs, vor allem in der Zerrissenheit zwischen unversöhnlichen Loyalitäten oder im Sinne der überwältigenden Scham und der ebenso überwältigenden Schuld und damit die Schmalheit des Pfades zwischen den beiden Abgründen gegensätzlicher Selbstverurteilung. Wenn absolut-genommene Forderungen in Konflikt miteinander oder mit der Realität geraten, kann es keine Lösung geben. Diese

Absolutheit der Erwartung und Forderung an sich und an den anderen ist eine Garantie für massive Selbstverurteilung und ständige Enttäuschung am anderen. »Ich kann dann nicht mehr aus dieser Schwarz-Weiß-Welt herauskommen«, klagt eine Patientin, Karin (s. Kap. 3). Ein anderer Ausdruck dieser Absolutheit ist eben jene Allmacht voraussetzende Verantwortlichkeit: »Es ist meine Aufgabe, die Eltern zu versöhnen, allen Missbrauch zu verhindern, alles Unheil gut zu machen. Ich bin zwar schuldig, aber nicht ohnmächtig.« Oder, wie es in gewissen Strömungen der Mystik heißt: »Jeder ist für jeden anderen verantwortlich. Jeder ist an allem schuld« (zum Beispiel bei Staretz Zósima in *Die Brüder Karamasow* und in der lurianischen Kabbala; Kap. 9 und Wurmser, 2001a). Als Folge davon beobachten wir sehr häufig etwas wie einen Zwang, den anderen immer wieder zu enttäuschen: Jedes Versprechen, jede Erwartung, jede Verpflichtung wird ins Absolute gesteigert und muss dann gebrochen werden. Jede neue Aufgabe kann zur Gelegenheit werden, erneut gedemütigt zu werden, als Narr dazustehen und zugleich den anderen zu narren. Genauer analysiert zeigt es sich dann, es sind im Widerspruch stehende Ideale und Verpflichtungen, die die Enttäuschung des anderen unausweichlich machen. Oder wie es in diesem Fall allmählich klarer wird, sind es prägnante Doublebind-Mitteilungen, die zu massivem Ausagieren führen. Doch was dahintersteht, ist die Selbstverurteilung angesichts der Absolutheitsforderung, namentlich der Loyalität oder der Verpflichtung gegenüber sich widersprechenden Forderungen: Jeder Erfolg, ja jedes Erleben von etwas Gutem ist selbst schon Illoyalität und Verrat und muss sabotiert werden. Die negative therapeutische Reaktion ist ein Sonderfall dieses Phänomens. Eine andere Folge der Absolutheit der Erwartung kann die Doppelheit von Ressentiment und Sonderanspruch *(entitlement)* sein: »Mir ist so viel Unrecht geschehen. Ich darf daher jetzt alle Grenzen des Billigen und Möglichen überschreiten.« Es ist die Arroganz des Märtyrers.

Doch nun möchte ich Ihnen über den Fall berichten, bei dem dieses Phänomen dramatisch war, sich verheerend auswirkte und mir Jahre lang große Probleme von Technik, von Übertragung und Gegenübertragung gestellt hat. Es ist unzweifelhaft eine der schwierigsten Behandlungen, die ich je durchgeführt habe. Ich werde Ausschnitte aus der Anfangszeit, der Mittelzeit und aus späteren Phasen der Behandlung bringen, und darin auch mehrfach theoretische Erwägungen einflechten. Ich beginne jedoch mit einem Zitat von Karl Valentin, das ich einem anderen Patienten verdanke und nun als Überschrift über den nächsten Teil setze.

2.2 »Das ginge, aber das geht nicht«

Seit sieben Jahren sehe ich mit längeren Unterbrechungen, eine jetzt 34-jährige Studentin im Bereich des Gesundheitswesens, »Public Health«, Fiona. Sie kam (im Januar 1997) wegen eines schwersttraumatischen Zwischenfalls, nämlich einer Vergewaltigung, zu mir. Sie ist die mittlere von drei Töchtern aus irisch-amerikanischer Familie – ihr Vater ein autoritärer, äußerst rechthaberischer Zwangsneurotiker und pensionierter Geschäftsmann, ihre Mutter hoch adipös, die sich geschickt immer in eine Märtyrerrolle zu begeben vermochte, was ihr auch bei ihrem Mann nicht schwerfiel. Die drei Jahre ältere Schwester war immer sehr dominierend und der Mutter gegenüber konfrontativ, hass- und vorwurfsvoll. Die um zwei Jahre jüngere Schwester hatte wie die Mutter schwere Essstörungen mit Episoden lebensbedrohlicher Anorexie und Bulimie, die Hospitalisierungen und auch eine Operation zur Beseitigung der Parotis erforderten, da sie infolge des induzierten Erbrechens ein sogenanntes *chipmunk face,* auffällig angeschwollene Wangen, entwickelt hatte. Ihre Fähigkeit zu lügen und zu manipulieren ist phänomenal, ihr Abusus von Drogen und Alkohol ist manchmal evident, zumeist aber geschickt getarnt. Fiona selbst hat Episoden von Fressanfällen, doch ohne Erbrechen, und schämt sich dann monatelang so heftig für ihre Gewichtszunahme und möchte sich kaum mehr zeigen. Dabei ist sie sehr schlank und zeitweise sportlich, erstieg zum Teil den Kilimandscharo, sprang nach einer Wette mit Fallschirm aus dem Flugzeug *(skydiving)* und übte sogar für mehrere Marathonrennen, die sie aber wegen Muskelzerrungen absagen musste. Sie ist sehr schüchtern, sehr anpassungs-, ja unterwerfungsbereit, sehr masochistisch und sehr gewissenhaft. Als Kind wurde sie von ihren beiden Schwestern immer dazu gebracht, die Aufgaben in Haus und Garten zu erledigen, die jene verschmähten. Besonders die ältere war sehr eifersüchtig auf sie und Fiona tat alles in ihrer Kraft, um von beiden Schwestern geliebt zu werden. So zeigt sich von Anfang an als hervorstechende Abwehr ihre Reaktionsbildung gegen alle Formen von Aggression, namentlich Eifersucht und Neid durch die Selbstverurteilung und Selbstunterwerfung, die natürlich ihr verhaltenes Ressentiment nur noch vertiefen. Sie war und ist äußerst empfindlich für wirkliche und angebliche Kränkung und bricht in den Stunden sehr leicht in Schluchzen, Jammern und anklagendes Schreien aus. Auch bei mir verarbeitet sie oft Bemerkungen nach den Stunden in einer umdeutenden Weise und erlebt deren Umdeutung dann als quälende Kränkung und Anzeichen von Vertrauensbruch.

Doch das seit Langem dominante Problem ist dies: Wie ihr Vater hat sie große Mühe, Aufgaben anzupacken und zu Ende zu führen und ist sehr saumselig. Je mehr Druck von außen ausgeübt wird, desto mehr schiebt sie auf, was getan werden soll. Mehr darüber später.

Während ihrer Collegezeit kam es zu einem ersten sexuellen Erlebnis. Sie besuchte betrunken einen Freund in seinem Zimmer. Sie erinnert sich nicht daran, was dann geschah. Als sie erwachte, war sie nackt und blutbesudelt und sah vor sich die Fotografien der Braut jenes Freundes.

Bei aller Ängstlichkeit kann sie jedoch auch sehr tüchtig sein. So verbrachte sie im Peace Corps zwei Jahre unter schwierigsten Umständen in Westafrika, um dort die Gesundheitspflege, nämlich die Erfassung von Schistosomiasis, aufzubauen – eine Arbeit, die dann zum Kern ihrer Dissertation werden sollte. Auch dort geschah es wieder, dass sie bei einer Geburtstagsfeier für sie von einem Kollegen angeblich für ein Geschenk in sein Zimmer gebeten und dann überrumpelt und vergewaltigt wurde. Sonst hatte sie keine intimen Freundschaften mit Männern.

Was aber in der Neujahrsnacht 1997 an einem fernen Ferienort, wo die Eltern ein Winterhaus besitzen, passierte, war dies: Gegen ihren Wunsch gab sie den Aufforderungen ihrer jüngeren Schwester nach, an einer Party mit deren Freundinnen teilzunehmen. Auch wider ihr Sträuben und besseren Wissens ließ sie sich immer wieder von einem der Gesellen und ihrer Schwester dazu überreden, mehr zu trinken (sie trinkt sonst kaum). Sie erinnert sich noch, wie sie alle in die Wohnung einer der Freundinnen gingen. Dann besteht weitgehende Amnesie. Wie sie am nächsten Morgen erwachte, fand sie sich an Genitalien und Anus verletzt, mit Gewebe- und Kondomfetzen im Anus. Sie war völlig verstört, fand aber wenig Verständnis, kaum Hilfe bei ihrer Schwester und geringe Aufklärung. Später vermutete sie, dass das Getränk mit einer Droge versetzt *(spiked)* worden war, denn sie glaubt, nur sehr wenig getrunken zu haben. Sie kehrte nach Baltimore zurück. Wenige Zeit danach stellte sie fest, sie war mit Genital-Herpes infiziert worden. Als sie ärztliche Hilfe suchte, wurde sie, wie sie es erlebte, nicht ernst genommen; ihr Erlebnis sei von der Krankenschwester bagatellisiert, wenn nicht lächerlich gemacht worden. Völlig verstört und in Tränen aufgelöst wurde sie mir vom psychiatrischen Studentendienst als Notfall zugewiesen. Seither sah und sehe ich sie, wie schon erwähnt, mit Unterbrechungen auf der Couch, da es mein Urteil damals war und es auch heute noch ist, dass ihr Hauptproblem das einer sehr schweren masochistischen Persönlichkeitsstörung war, die allein durch Langzeitanalyse wirksam behandelt werden könne. Wir begannen diese viermal wöchentlich in der 14. Stunde.

Der Initialtraum (26. Stunde) war sehr lang und verwickelt. Sie war bei ihrem Studienberater, in den sie verliebt war, seiner Frau und einer anderen jungen Studentin und dem kleinen Jungen des Beraters. Seine Frau kam in einem Hochzeitskleid die Treppe herunter. Doch änderten sich ihre Pläne und sie entfernte sich mit einem anderen Mann. Der Berater schlug Fiona vor, sie solle das schöne Kleid seiner Frau anziehen, doch zögerte sie zunächst. Dann tat sie es trotzdem, fühlte sich aber unkomfortabel und zog sich wieder aus. Das Hervorstechende dabei waren die verschiedenen Dreiecke. Das weckte eine Erinnerung in ihr, nämlich als Kind einmal die Unterhosen *(slip)* ihrer Mutter angezogen und eine Heiratszeremonie mit ihrem Vater versucht *(a Freudian slip)* zu haben. In einem zweiten Teil desselben Traums lud sie mehrere Männer ein, sie zu vergewaltigen; dadurch verwandelte sie das passive Trauma in ein aktives Tun. Was den Traum ausgelöst hatte, war, dass sie mit einem Rechtsanwalt darüber gesprochen hatte, ob sie rechtliche Schritte wegen jenes *date rape* unternehmen solle; doch hatte das zu nichts geführt. Sie fühlte sich versucht, mit Freundinnen darüber zu sprechen, aber entschloss sich dann, es für sich zu behalten.

Bald trat aber die Arbeit am akuten Trauma in den Hintergrund und ihre Arbeits- und Prüfungsstörungen bildeten den Hauptinhalt, besonders im Zusammenhang mit Prüfungen, bei denen sie zunächst durchfiel. Die Hauptinhalte in dieser frühen Zeit betrafen zum Beispiel ihre »süße Unschuld«, die alle aggressiven Gefühle verstecken sollte, und vor allem auch schon damals ihren Zwang, eine Vatergestalt enttäuschen zu müssen oder in allgemeinerer Fassung: »Ich kann es mir nicht erlauben, erfolgreich zu sein, da ich so sehr auf den Erfolg der anderen neidisch bin« (86) – wohl in der Erwartung, sonst das Opfer des Vergeltungsneides der anderen zu werden. Im Gegensatz dazu, je schwächer sie sich zeigte, desto mehr Unterstützung bekäme sie von ihrem Berater, von ihrem Vater und nun auch offensichtlich von mir – sozusagen eine geteilte Fantasie:

> »Ich bin die Dame in Not und ihr seid die allmächtigen Retter… Ich definiere mich so durch den anderen. Wenn es keinen anderen gibt, bin ich nicht vorhanden *[When there is no other, I am not here]*« (88).

Nach etwa einem halben Jahr (nach Stunde 95) begab sie sich als Teil ihrer Dissertationsarbeit für längere Zeit zurück nach Westafrika, kehrte wiederholt für kurze Zeit zurück und sah mich mehrfach für ein paar Sitzungen. Sie ging dann in Afrika eine intime, länger dauernde Bindung an einen lokalen Beamten im Gesundheitswesen ein, der angab, seine Heirat sei nur pro forma und nicht wirklich vollzogen, und ihr auch verheimlichte, dass er andere

Partnerinnen ebenfalls zu beglücken suchte. Sie brachte ihn mehrfach auf eigene Kosten nach Amerika und half ihm beruflich auch sonst in mancher Weise, bis sie endlich entdeckte, wie massiv sie belogen worden und wie sehr sie selbst eine Künstlerin im Verleugnen war.

Im Herbst 1999 (Stunde 105) suchte sie mich erneut auf, um mit jener katastrophalen Enttäuschung fertig zu werden, und seither sah sie mich bis in den Spätsommer 2003 in vier- bis fünfstündiger Analyse und seitdem ein bis zweimal wöchentlich wegen der intensiven Dissertations- und Examensvorbereitungen (bis jetzt insgesamt etwa 820 Stunden). Unter sehr großen inneren Schwierigkeiten schloss sie das Studium – bis auf die Dissertation – ab, brach mit jenem Überseefreund, hatte mehrere äußerst unglückliche, sie erniedrigende Männerfreundschaften; eine war intim und endete ebenfalls mit einer Vergewaltigung (sie sagt, von fünf sexuellen Beziehungen seien vier mit Vergewaltigungen verbunden gewesen). Dazwischen hatte sie mehrere Lokaloperationen für ein Melanom und bedrohlich scheinende Naevi (Muttermale).

Trotz ihrer Selbstsabotage, der starken zwangsneurotischen Arbeitsbeeinträchtigung und depressiven Grundeinstellung findet sie Anerkennung für das, was sie oft unter großen Opfern an Schlaf und Freizeit zustande bringt. Lange Zeit war sie sehr einsam, voller Scham über ihr Alleinsein und einer Mischung von demütiger Unterwürfigkeit und verhohlenem Groll darüber ausgenützt oder gekränkt worden zu sein. Gerade im Zusammenhang mit den vielen Formen der Verleugnung war es auch möglich, mit ihr darüber zu sprechen, wie leicht es ihr fiel zu lügen, oft auch wenn es gar nicht besonders schwer gewesen wäre, ehrlich zu sein. Sie folgte darin einer ehrwürdigen Familientradition. Oft hatte es damit zu tun, den zudringlichen Fragen ihres Vaters und seinen Vorwürfen auszuweichen. Andere Male war es ihre Angst, sich vor ihrem Studienberater oder vor anderen Autoritätspersonen wie mir oder Freundinnen und Freunden bloßzustellen. Oder sie wollte es vermeiden, jemandem direkt Nein auf ein Ansinnen zu sagen. Es ist auch charakteristisch, dass sie niemals ihren Eltern von jenem Trauma in der Neujahrsnacht erzählen konnte. Sie beobachtete auch, wie oft sie in der Behandlung versucht war, Peinliches zu verschweigen. Im Ganzen hat sich dieses Verschweigen und Lügen im Laufe der Analyse stark zum Guten verändert.

Was aber eher schlimmer geworden ist, ist die Blockierung, eine schriftliche Aufgabe und die damit verbundenen Verpflichtungen zu erfüllen. Alle Vorbereitungen auf Examina waren ebenfalls schwer behindert und sie musste diese immer wieder aufschieben, fiel auch mehrere Male durch, da sie sich ungenügend vorbereitet hatte, indem sie sich entweder in Nebenaufgaben oder vor dem Fernsehen zwanghaft verlor oder völlig gelähmt war und sich in Esszwängen und anschließenden Selbstverurteilungen erging oder aber unendlich viel Zeit an Freundesdiensten vieler Art verbrachte und dabei ihre Hauptaufgabe vernachlässigte (sie erweiterte ständig ihren Freundeskreis).

Doch geht diese Arbeitsstörung weit bis in die Kindheit zurück. Auch dort vermochte sie mehrfach nicht, große Projekte zu beenden, ohne dass dies allerdings Folgen gehabt hätte, da sie sonst eine so gute Schülerin war. Viel häufiger trat aber ihr Vater in die Bresche, schrieb für sie das Erforderliche. Zu ihrer großen Beschämung bekam sie dann die Belohnung für etwas, das sie gar nicht geleistet hatte, zum Beispiel die Veröffentlichung eines Aufsatzes in einer Schulzeitung. Im College musste der Abschluss *(graduation)* etwa zwei Jahre hinausgeschoben werden, da sie eine Kursarbeit nicht zu beenden vermochte, und es war ihr erst möglich, das zu tun, als ihr Eintritt ins Peace Corps dies erzwang.

An ihrer Dissertation laboriert sie nun auch seit 1995 herum und in den letzten vier Jahren steht sie immer nur wenige Monate, ja Wochen vor deren Beendigung. Das gibt sie an auf Anfragen von Freunden und Verwandten, wie es auch ihr Berater *(adviser)* annimmt. Doch die Dissertation zu schreiben fällt ihr unüberwindlich schwer. Nun kam noch etwas anderes dazu: Im Frühling 2002 wurde sie von einem früheren Studienkollegen angefragt, ob sie an einer bestimmten Stelle in der WHO interessiert sei. Nach einigem Zögern und mit viel Selbstunsicherheit meldete sie sich dafür an, musste aber die Zusicherung geben, ihre Dissertation beendet zu haben, bevor sie dort im November 2002 anfange. Sie arbeitete mit vielen Unterbrechungen daran, war aber immer mit dieser oder jener statistischen Vorarbeit unzufrieden und kam nie zum eigentlichen Schreiben. Im Oktober 2002 traf sie sich mit ihrem künftigen Vorgesetzten, der seine Bedenken über ihre Saumseligkeit kundtat und sich auch kritisch über ihre Art der qualitativen Forschung äußerte. Doch gab er ihr einen Aufschub von zwei Monaten. Sie setzte das Datum der Verteidigung *(defense)* auf Ende Januar 2003 fest, gab fast alle ihre anderen Verpflichtungen auf, merkte aber gegen Ende Dezember, einige Tage vor dem Abgabedatum der Dissertation, dass sie immer noch nicht alles zusammengetragen habe. Mit dem Schreiben hatte sie überhaupt noch nicht begonnen! Sie dachte, das Examen um einige Wochen zu verschieben. In der Annahme des festen Datums Ende Januar wurde sie von der WHO eingeladen, Anfang Februar nach Genf zu kommen. Sie ging denn auch dorthin, obwohl sie mitgeteilt hatte, dass sie die Verteidigung *(defense)* um einige weitere Wochen aufschieben müsse. Sie war begeistert von ihrem zweiwöchigen Aufenthalt in Genf, hatte sich auch mit dem Kollegen, der sie ursprünglich eingeladen hatte, tiefer emotionell eingelassen und hoffte schon auf eine wertvolle und feste Verbindung mit ihm, verweigerte ihm aber einen Kuss. Sie bekam bei ihrer Abfahrt die Auflage, innerhalb einer Woche einen Bericht und eine Literaturübersicht mit Empfehlungen zum Thema der Eklampsie-Verhütung zu schreiben. Von da an laborierte sie nun die folgenden vier Monate daran herum. Sie las vielleicht 200 Arbeiten, schrieb auch Auszüge, doch war sie über die Einleitung auch im Juni nicht hinausgekommen, hatte sich andererseits auch nicht mehr, außer nach kurzen Mitteilungen zu Beginn über einen kurzen Aufschub, mit dem Auftraggeber oder dem Freund in Verbindung gesetzt. Sie war gequält, fühlte sich beschämt – besonders auch vor mir und ihrem Studienberater, den sie nach einigen Monaten der Verheimlichung ins Vertrauen gezogen hatte –, uns ihr Versagen beichten zu müssen. Der Berater *(adviser)* verpflichtete sie nach etwa drei Monaten dazu, ihm jeden Tag einen Bericht über ihre Fortschritte zukommen zu lassen, und bei mir hörte sie auf, über die Arbeit oder deren Blockierung zu berichten. Es schien ihr so, je mehr sie mir über ihr Versagen oder neue Abschlusspläne mitteilte, desto mehr fühlte sie sich gezwungen, noch mehr zu versagen. Natürlich rührte sie auch ihre Dissertation seit Januar nicht mehr an. Sie verbarg sich vor ihren Freundinnen und gab auch ihren Eltern, die ihr Studium weiterhin völlig finanzierten, nur ausweichende Auskunft.

Ende Juni legte sie dann endlich jenen Bericht unbeendet zur Seite und kehrte zur Arbeit an ihrer Dissertation zurück, indem sie durch einen Bekannten eine völlig neue Art von Forschungsdaten in Afrika sammeln ließ und analysierte und dadurch hoffte, der Gesamtarbeit größeren Wert zu verleihen. Dies nun organisierte sie mit großem Eifer und gutem Ergebnis. Aber als sie dann begann, die neuen Daten zu analysieren, begann sie einem anderen, ebenfalls stecken gebliebenen Kollegen aus Asien zu helfen und widmete nun all ihre Zeit der Aufgabe, ihn durch die Beendigung seiner These und deren Verteidigung zu lotsen. Sie ließ sich mit ihm auch körperlich ein, obwohl sie wusste, dass auch er nicht frei war. Er befand sich in einem verwickelten Scheidungsprozess und dem Kampf um das Sorgerecht für seine drei Kinder und plante, nach dem Doktorat in den Orient zurückzukehren (was denn auch Anfang November geschah).

Noch ein anderes Element: Infolge ihrer Nachlässigkeit häuften sich ihre Schulden bei mir auf etwa 7.500 $ an. Die Rechnungen waren immer halb durch die Universitätsversicherung und halb durch ihren Vater bezahlt worden, doch musste sie diese wenigstens unterbreiten. Bestenfalls gab es auch da immer längere Verzögerungen seitens der Versicherung und des Vaters. Als ich sie letzten September eindringlicher darauf aufmerksam machte, entschied sie sich abrupt, zeitweilig nur noch einmal wöchentlich zu kommen, bis sie ihre Dissertation beendigt habe.

2.3 Zur Gegenübertragung

Man denkt natürlich unmittelbar an meine Gegenübertragung. Die war und ist ein wichtiges Element: In einer Berg- und Talbahn fühle ich mich immer wieder in meinen Hoffnungen bestärkt und ermutigt und immer wieder von Neuem enttäuscht und entmutigt. Ein Bild drängte sich mir besonders bei ihrer Blockade jenes Berichts im Frühling 2003 auf, als sie ohne Unterlass immer wieder ein paar Sätze und Paragrafen der Einführung umarbeitete und in der Tat nie darüber hinauskam: Es schein mir, als ob sie die Klinken an der Toilettentüre der Titanic putze und poliere; ich teilte ihr auch dieses Bild mit. Zugleich ärgerte es mich, der selber sehr oft den Konflikt zwischen einer starken Arbeitsethik und dem inneren Widerstand dagegen spürt, dass jemand sich so seinen passiven Strebungen überließ. Es war (und ist), als ob sie die Passivität aktiv inszenierte und als ob sie nicht genug von einem Arbeitsgewissen gehabt hätte und vor allem auch nicht genug Ehrenhaftigkeit gegenüber den Leuten, denen sie sich verpflichtet hatte. So war ich immer wieder versucht, als scheltende oder erniedrigende Über-Ich-Gestalt einzugreifen. Doch wehe, wenn dann so etwas durchklingt! Damit wird es gewöhnlich nur noch schlimmer; denn es ist offensichtlich, dass sie nicht an der Abwesenheit eines Über-Ichs krankt, sondern eher an einem Zuviel, an dessen Absolutheit, das die höchsten Forderungen von Perfektion stellt. Daraus entstammte eine andere Metapher, die auch sie übernahm: Die von der Lokomotive, die auf Volldampf läuft, während die Bremsen völlig angezogen sind und die so nicht vom Fleck kommt.

So zweifelte ich in der Tat während Jahren an der Qualität der analytischen Arbeit, da so viel »an der Oberfläche« blieb, i. a. W., dass es sich weniger um einen analytischen Prozess handelte als um ein stützend-schützendes Ausagieren einer beiderseitigen Rettungsfantasie. Anderseits war es aber vielleicht so, dass ich mich unbewusst besonders in Acht nahm, nicht eindringend zu sein, nicht zu »penetrieren«, das heißt nicht in die aufdringliche Rolle des Vaters und der Vergewaltiger zu verfallen. Auch war und bin ich recht vorsichtig geblieben mit direkten Deutungen von Aggressionen, besonders solchen in der Übertragung, was im Widerspruch steht zu starken gegenwärtigen Strömungen in der Psychoanalyse. Doch ist es eine Art von Motto für meine

Arbeit, dass das eigene Leben und das Innere beobachtende Auge sich nicht mit Gewalt verwandeln kann, also nicht mit eindringlicher Konfrontation und emotionalem Druck, sondern nur mit großer Behutsamkeit und Einfühlung.

Jahrelang folgte ich den täglichen detaillierten Erzählungen der Tagesgeschehnisse, von den Irrnissen und Wirrnissen ihres sehr beschränkten sozialen und beruflichen Alltags. Es fehlte mir der Überblick über die Dynamik, außer dem stereotypen Gefühl, dass sie sich keinen Erfolg gönnen konnte, um nicht den Neid ihrer beiden Schwestern zu erregen und um nicht ihre Eltern zu überflügeln, die beide es im Leben nicht zu ihrem Ziel gebracht haben. Die Lösung der Konkurrenzkonflikte wäre damit die masochistische Selbstbloßstellung: »Ich bin keine Rivalin; seid nicht eifersüchtig oder neidisch; ich bin doch eine Versagerin, so fleißig und gewissenhaft ich auch sonst im Leben bin. Ich zerstöre mich ja schon selber.« Entscheidend kam aber meine Erkenntnis dazu, die ich ihr auch vorsichtig zu vermitteln suchte, wie aggressiv gegen andere auch diese Interaktion war: Sie machte nicht nur sich selbst zum lächerlichen Toren; sondern jeder, der etwas in sie setzte, musste sich als Narr vorkommen. Sie erregte im Anderen die Wut, die sie in sich selbst zumeist unterdrückte oder höchstens zuweilen mit ihrem Opfersein rationalisieren konnte: »Mir ist Unrecht geschehen« – also ein verstecktes Ressentiment. Diese Wut, die ich in mir stärker und stärker spürte, sah ich als einen wichtigen Hinweis darauf, dass sie in geschickter Weise den anderen blamierte und wütend machte, um nicht selber blamiert und wütend zu sein.

2.4 Vampir-Fantasie: »Ich will dein Blut saugen«

Wie wir bei Patienten mit Schneideritualen (siehe Kap. 5 und Wurmser, 2001b) und bei den Opferritualen in den meisten Religionen sehen, hat das Blutvergießen als Läuterung und magische Verwandlung eine beträchtliche klinische und große kulturelle Bedeutung. Doch gibt es eine andere Art der Blut-Fantasie, der ich bei einer Reihe von Patienten, männlich wie weiblich, begegnet bin und die uns auch in der Volksfantasie wie in Sagen, Märchen und Filmen entgegentritt: das angst- wie lustbesetzte Thema des blutsaugenden Vampirs. Dies ist auch bei Fiona in Gestalt einer Kindheitsphobie, die ihre Schatten bis in die Gegenwart wirft, der Fall.

Erst vor etwa zwei Jahren (Spätwinter 2002, Stunde 468) hörte ich zum ersten Mal von einer großen Angst, in ihrer Kindheit von Dracula überfallen zu werden. Der Zusammenhang, in dem sie darauf zu sprechen kommt, besteht darin, wie einsam sie sich jetzt fühle, wie sie sich von einem netten

Kollegen, der etwas Interesse an ihr zeige, angezogen fühle und sie an die Hochzeit von Schwester und Freundin denke. Das Thema kommt auch nur einige Stunden nach einem Traum zur Sprache, in dem ihr afrikanischer Geliebter wieder auftauchte und sie zu verlassen drohte und sie ihn sehr erzürnt mit Schweigen behandelte. Dabei fühlte sie sich von ihrer älteren Schwester unterstützt. In einem anderen Teil des Traumes zeigt sich ein anderer ehemaliger Freund. Den hatte sie geliebt, aber er hatte rasch das Interesse an ihr verloren, als sie sich ihm behänd als Versagerin präsentierte. Im Traum schenkte er seine Aufmerksamkeit statt ihr einem Ballspiel.

Doch in der jetzigen Stunde 468 denkt sie daran, wie sie gegenwärtig ihre Baumwolldecke vom Fußende des Bettes unter ihren Kopf lege und erinnert sich daran, wie sie sich durch ihre Kindheit hindurch als Schutz vor dem drohenden Vampir ihre Sicherheitsdecke um den Hals zu winden pflegte, um sich vor seinem Biss zu schützen und sich so Zeit zu geben, ihre Mutter zur Hilfe zu rufen. Vor ihrem Schlafzimmer befand sich eine Terrasse, unter deren Dach Fledermäuse herumflatterten. Sie dachte, sie würden sich in die drohende Person mit Reißzähnen und Kragenmantel verwandeln. Ihr Vater hatte einmal, als sie vielleicht vierjährig war, an einer Theaterproduktion der Dracula-Geschichte teilgenommen; und im Schrank befand sich noch ein großes Reklameplakat für diese Aufführung. Vor diesem Bild hatte sie solch panische Angst, dass sie sich weigerte, dem Vater seinen Hut aus dem Wandschrank zu bringen. Das Bild hatte sich für sie magisch in das Ding selbst verwandelt. Ihre Schwestern ergötzten sich jeweils daran, in der Finsternis an beiden Türen ihres Schlafzimmers zu stehen und ihr zuzuraunen: »Ich bin Dracula; ich komme, um dein Blut zu saugen.« Oder ihr Vater starrte sie im Wohnzimmer ohne zu blinzeln an und sagte nach langem Schweigen plötzlich: »Ich will dein Blut saugen.« Oft hatte sie entsprechende Angstträume und suchte dann Schutz bei ihren Eltern. Auch wenn sie sich dann auf Aufforderung ihrer Mutter gute Szenen vorzustellen versuchte, wandelten sich diese in Schreckensszenen. Das hämische Lachen des Vampirs erinnert sie an das Lachen ihres Vaters auf Kosten anderer.

> »Ich denke an Fangzähne, Hals, Blutkragen und das böse Lachen.«

Sie erinnert sich daran, Angst davor gehabt zu haben, mit ihrem Vater nachts allein zu sein.

> »Ein Teil von mir hat Angst, dass jeder Mann ein Draculatyp sein könnte.«

Es überrascht uns nicht, dass sich dies auf eine Art auch wiederholt verwirklicht hat. Mehrere der Männer waren metaphorisch Blutsauger, ausbeuterisch und ich kann mich fragen, ob ich nicht auch in diese Reihe gehören soll; beiläufig gesagt, passt auch das Dissertationsthema dazu – die Bilharzia (Schistosoma) ist ein blutsaugender Parasit. Fiona fügt hinzu, dass in der Geschichte Dracula am Tag wie eine ganz gewöhnliche Gestalt aussah und sich erst in der Nacht zum Monstrum verwandelte. »Er hatte seine versteckte Seite.« Und dasselbe traf auf ihren Vater und auch auf andere Männer zu. Wie sie damals (im Laufe ihrer Kindheit seit dem Alter von vier Jahren) gelähmt im Bett lag und nicht zum Lichtschalter gegenüber eilen konnte, da jemand unter dem Bett läge und sie packe, ist sie auch heute angstgelähmt im sozialen Umgang und nur zu oft bei der Arbeit.

Sie vergleicht diesen Terror damit, wie ihr kleiner Neffe eine panische Angst davor habe, sein älterer Bruder liebe ihn nicht mehr. Er war krank und im Spital gewesen und eilte nach seiner Rückkehr und noch rekonvaleszent dem Schulbus nach, um vom Bruder, der ihn nicht mehr angesehen hatte, die Versicherung zu bekommen: Er sei immer noch sein bester Freund *(his best buddy)*. Genau so sei es ihr in ihrer Kindheit mit ihren Schwestern, aber auch mit ihren Eltern ergangen. Deshalb die massive Aggressionshemmung und die panische Angst vor den von außen kommenden blutigen Aggressionen des Vampirs. Die ältere Schwester sei immer so gemein gegen sie gewesen und weinend klagt sie, wie sie, Fiona, aus einem glücklichen kleinen Mädchen zu einem sehr eingeschüchterten, unglücklichen Kind geworden sei. Ebenso gemein seien die Kinder in der Schule gewesen.

Was sie über ihren Neffen beschreibt, ist eine Wiederholung dessen, was sie bei ihren Schwestern, aber auch ihren Eltern so fürchtete. Daher hemmte und wandte sie ihr ganzes Leben all ihre Aggression gegen das eigene Selbst und erschien völlig unaggressiv, erwartete jedoch die blutgierigen Angriffe von außen. Sie selbst musste das »ständige Opfer *[the perennial victim]*« sein:

> »Ich weiß nicht, wie ich triumphieren kann.«
>
> »Es ist so gefährlich zu triumphieren, dass Sie im Vorfeld *[preemptively]* schon die Niederlage annehmen.«
>
> »Und stattdessen beklage ich mich dann den ganzen Tag hindurch.«
>
> »Und richten den Appell an den Erretter: K [jener Freund, der sich hastig von ihr zurückgezogen hatte], mich, ihren Vater und ganz besonders Ihren Berater.«

Sie achtete sehr darauf, ja keine Eifersucht oder keinen Neid zu zeigen.

Ich glaube, der Vampir stellt zugleich ihre intensive Sehnsucht nahe und geliebt zu sein dar, ganz besonders von ihrem Vater, sowie die heftige Enttäuschung und Scham über die erlebte Abweisung. Aber auch die Angst, vom Geliebten in Besitz genommen und aufgefressen zu werden, namentlich von der überwältigenden und kontrollierenden Macht ihres Vaters verschlungen zu werden, aber auch von ihren eigenen verzehrenden Wünschen und Affekten. Darüber hinaus zeigt er ihre nagenden Eifersuchts- und Neidgefühle gegen die Schwestern, die Wut auf beide Eltern und Schwestern, und die Gewissensbisse – und all dies in dramatisch projizierter Weise und als Kompromissbildung (556).

Doch vermute ich noch andere Inhalte, die sich dahinter verbergen, vor allem die Vorstellungen von der sadistischen Überwältigung durch den Vater, zuerst lustvoll faszinierend, dann eben beängstigend, und ebenso die Urszene – all dies verdichtet in diesem Emblem ihres Masochismus, der in drei Formen auftritt: sexuell, moralisch und in Beziehungen.

Hier eine theoretische Einfügung: Mein Verdacht in Bezug auf den Teil der Dynamik und Genese ihrer schweren Neurose, die sich bis jetzt völlig der analytischen Bearbeitung entzogen hat, geht vor allem im Hinblick auf diese Vampirphobie in die Richtung von Sexualität, vielleicht der Urszene und dem anatomischen Unterschied der Geschlechter. Wie Freud können wir darin den ödipalen Konflikt im engsten Sinne erkennen und zwar in einem vorwiegend masochistischen Lösungsversuch: Den Vater für sich zu haben und die Mutter zu beseitigen, doch nun in einer Form, in der sie sich dem Vater als einer sadistischen Vampirgestalt unterwirft und sich selbst ihm als Opfer darbietet, während sie ihn zugleich provoziert, sich verstohlen an ihm für seine Untreue, »das gebrochene Versprechen« rächt, doch zum Schluss die ganze Schuld für beides, für die sexuell-masochistische Erfüllung und die Rache, trägt. Die Vampirfantasie kann damit als eine Art Schlagefantasie, als »Wesen des Masochismus« verstanden werden (Freud, 1919; Novick & Novick, 1996) – die sadomasochistische Version von Sexualwunsch und Urszenenerfahrung. Angesichts der ständigen Spannungen und Streitigkeiten zwischen den Eltern nähmen dann diese Erlebnisse traumatischen Charakter an. So wäre es der emotionelle Zusammenhang in der Familiendynamik, der zum Beispiel die Urszene traumatisch machen würde. Hier frage ich mich, ob ich bisher der Analyse des ödipalen Konflikts und besonders der lustvoll-sadomasochistischen Übertragung auf mich genug Aufmerksamkeit geschenkt habe. Der Widerstand dagegen ist bis jetzt unüberwindbar. Zugleich denke ich, dass jeder Mangel an Takt sehr rasch zum Abbruch der Behandlung führen würde.

2.5 »Doublebind-Mitteilungen« und widersprüchliche Identifizierungen

Ich möchte nun zu unserer Arbeit zwischen April und Juni 2003 übergehen, als das meiste an produktiver analytischer Arbeit (abgesehen von der vorläufigen Schlussphase im Frühling 2004) durchgeführt wurde – also zu der Zeit, in der sie sich durch die Mühsal mit jenem kleinen Bericht gequält erlebte, der sich zu einem Riesenalbtraum aufgebläht hatte. Und zwar gerade da als sie sich offenkundig am meisten motiviert fühlte, an diesen inneren Problemen zu arbeiten, statt sich darin zu verzehren, was sie gemeinhin als äußere Anforderungen beschäftigte.

> »Was mir Angst macht: Wir sahen, dass meine Motivation darin bestand, hohe Erwartungen zu wecken *[to raise the expectations]*, um sie dann zu zerschlagen *[shatter]*. Das ist ein Muster *[pattern]*. Aber was ist mein Ziel? ... Ich komme nicht weiter mit dem Warum. Es gab mir das Gefühl, ich sei eine schlechte Person.«

Ich sage:

> »Ganz evident ist es ein ganz tief im Unbewussten verwurzelter Zwang. Wir haben viele Bedeutungen dafür gefunden, noch nicht aber den Kern, der den Unterschied machen würde (657). Wie können wir nun weiterkommen?«

Eine wichtige Einsicht in jener Zeit und für die Psychoanalyse überhaupt war, dass es zu Hause eine richtige »Doublebind-Mitteilung« gab:

> »Sei für uns erfolgreich, aber bleibe abhängig von uns! Bewähre dich im Leben und wir werden auf deine Leistungen stolz sein, aber sei nicht autonom, bleibe passiv, höre nur auf uns! Wir haben immer recht.«

Sie berichtet: Beim Vater war es unmöglich, eine eigene Meinung zu vertreten. Er bestünde darauf, dass er niemals einen Fehler mache und immer recht habe. Er selbst hat ein schweres Problem mit Aufschub und Verspätung. Es ist immer ein haarsträubendes Erlebnis, mit ihm auf eine Reise zu gehen, da alles im letzten Moment und oft gar zu spät geschieht. Er hatte früh Geld durch eine Computerfirma gemacht, überwarf sich aber mit den anderen, verkaufte das Geschäft und lebt seither von den in der Rezession rasch schwindenden Ersparnissen; seit vielen Jahren zehrt er nur von den Einkünften der Aktien. Doch seit 20 Jahren hat er den Plan, ein großartiges, weltbewegendes Drama zu schreiben. Es bleibt beim Plan, so wie es bei Fiona bei der Einführung zu ihrem Bericht bleibt. Bis jetzt ist er aber seinen Kindern gegenüber sehr großzügig gewesen, hat sie auch niemals physisch misshandelt. Solange sie die Hilfsbedürftige bleibt, hat sie seine Sympathie und finanzielle und sogar moralische Unterstützung. Die gegenläufige Anforderung ist bei ihm, einem früheren Marinesoldaten, auch vorhanden: sich nicht schwach zu zeigen, nicht Schmerzen nachzugeben: *Don't be a wuzz!* Als die ältere Schwester beim Reiten vom Pferd stürzte und sich das Becken brach, verkannte er den Ernst und zwang sie, trotz schwerer Schmerzen weiterzureiten.

Zugleich – und ich halte dies für entscheidend wichtig – fürchtet sie bei jedem Erfolg, dass er ihn *(the credit)* für sich beanspruche, und dasselbe nimmt sie bei ihrem übergeduldigen Studienberater und bei ihrem ebenso übergeduldigen Analytiker an. Auch diese Einsicht scheint nicht weiter zu fruchten. Ich erahne hinter diesem Beharren auf der Furcht vor dem Anspruch des anderen auf ihren Erfolg einen ganz tiefen, aber stark abgewehrten Neid. Sie würde es mir und den anderen Vaterfiguren nicht gönnen, dass wir Teil an ihrem Erfolg hätten und sie dankbar sein müsste; so vergällt sie ihn unablässig. Ich spreche das gelegentlich an, wenn der Moment opportun erscheint, bis jetzt jedoch ohne überzeugende Veränderung. Was ich aber dabei vermute, ist die sexuelle Bedeutung dieses Neides. Was ich damit genau meine, werde ich bald erklären.

Die Mutter steht in ständigem Streit mit dem Vater und sucht ihn auch vor anderen, sogar ganz Außenstehenden zu entwerten. Durch ihre massive Esssucht bestrafe sie ihn auch. Ihr Lebensinhalt sei das Opfer- und Märtyrertum. Fiona schildert sie als sehr egozentrisch; auch sei sie chronisch depressiv. Oft, wenn die Kinder von der Schule heimkamen, saß sie noch im Pyjama herum oder sie holte sie stark verspätet von Ballett- oder anderen Stunden ab und schützte sich dann mit Lügen. Sie zeige chronisch ihre Enttäuschung und müsse auch Mann und Kinder immer wieder enttäuschen, wenn sich diese über etwas freuen. Da sie sich für ihr Aussehen und die Unordnung im Haus schäme, sei es den Kindern nur selten möglich gewesen, Freunde nach Hause zu bringen. Das Lügen sei ihr im Gegensatz zum Vater fast zweite Natur – konnte sie sich doch in ihrer eigenen Familie nie ehrlich ausdrücken. Da habe es nur gegolten, den Anschein zu wahren, nicht wirklich zu sein (663). Umgekehrt schämt sich Fiona dafür, dass ihre Mutter nicht ihren (Fionas) Freunden gegenüber großzügig sein könne. Trotzdem sucht Fiona bei ihr immer Hilfe in Angst und Verzweiflung und fühlt sich bedingungslos von ihr ermutigt und unterstützt; doch habe gerade diese vorbehaltlose Bestärkung etwas Unglaubwürdiges oder Billiges an sich.

Andererseits fühlt sich Fiona schuldig dafür, dass sie die Familie verlassen möchte, während sie gleichzeitig die Abhängigkeit nicht aufgeben will (632). Sie spürt, es sei etwas daran, mit diesem Verhalten gegenüber ihren Eltern in geheimer und unbewusster Weise Rache ausüben zu wollen und sich auch zugleich schuldig für solche Rachegedanken zu fühlen: Sie sei ein undankbares, verwöhntes Ding *(brat)*. Es sei ihr nicht einmal klar, wofür sie sich rächen würde:

> »Mein Konflikt besteht darin, dass sie es brauchen, dass ich sie brauche. *[my conflict is their needing me to need them]*.«
>
> »Sodass es Rache und Unterwerfung zugleich ist *[revenge and submission at the same stroke]*«,

füge ich hinzu.

Wäre sie viele Zeitzonen weit weg von ihnen, könnte sie auf eigenen Füßen stehen, meint sie.

> »Wenn ich hier bin, kann ich das nicht«,

also wieder die Entäußerung des Problems.

Doch ich antworte ihr auf der Objektebene (nachträglich bemerke ich, wie ich bei ihr immer wieder in diesen Fehler verfalle):

> »Und doch sabotieren Sie gerade das, was Sie diese Differenz der Zeitzonen erreichen lassen würde.«

Sie antwortet:

> »Ein Teil von ihnen wäre stolz auf mich, aber besonders mein Vater wäre traurig.«

Er wollte sie nach dem Versagen im College wieder bei sich zu Hause haben. Für sie war das äußerst demütigend. Stattdessen rannte sie für zwei Jahre davon ins Peace Corps. Er besuchte sie dort und wollte sie wieder mit heimnehmen, als er die schrecklich primitiven Bedingungen, unter denen sie lebte, sah. Zugleich denke sie, er habe es vielleicht nicht einmal ganz ernst gemeint, sondern als Freundlichkeit ihr gegenüber. Ich aber deutete es so:

> »Das ist, was ich möchte, dass du tust.«

Sie antwortet:

> »Sie sind beide unglücklich miteinander. So dreht sich ihr Leben ganz um uns und die Enkelkinder.«

Sie erwähnt, wie frei sie sich in Afrika und in Genf gefühlt habe. Ich sage:

> »Sodass es fast wie ein absichtlicher Verzicht auf jene Freiheit war, was sich in den letzten sechs Wochen abgespielt hat«

(d. h. ihre Unfähigkeit mit jenem kurzen Bericht voranzukommen). Sie erwidert, es habe schon auf ihrem Weg vom Flugplatz begonnen, als sie im Auto am Telefon mit ihrer Mutter sprach und diese nicht wollte, dass Fiona ihren neugewonnenen Genfer Freund im Frühling in ihr Ferienhaus einlade. Fiona schämte sich sofort für sie. Seither ist jede Beschämung für ihre Unfähigkeit, die Arbeit zu vollenden oder auch nur mit den Auftraggebern zu sprechen, ein Grund mehr, sich zu sträuben *(to dig in my heels stronger)*. Auch das Wissen um die potenziell sehr negativen Folgen ihres Verhaltens verstärken nur den Widerstand. Es wäre anders, wenn ich und die anderen Vertrauen in sie bezeugten, meint sie.

Ich widerspreche und spreche hier den Doublebind in der Übertragung direkt an – den Wunsch nach Unterstützung und den Zwang, diese sogleich ungültig zu machen:

> »Es kommt mir so vor, gerade das Gegenteil sei wahr: Je mehr die Leute Vertrauen in Sie zeigen, desto mehr müssen Sie beweisen, dass sie nicht recht haben *[that they are wrong]*. … Wenn ich diese Art von vorbehaltlosem Vertrauen zeigte, würde ich in Ihren Augen nur lügen. Ich habe Vertrauen darin, dass Sie es tun *könnten,* und vor allem, dass Sie ehrenhaft sein und sagen könnten, was Sie tun und was Sie nicht tun können, aber ich kenne auch Ihre fast unbegrenzte Fähigkeit zu zerstören, was immer Sie versprochen haben.«

Sie findet es erleichternd, dass ich das sage; es sei beängstigend, wie störrisch *(stubborn)* sie sei. Ich füge hinzu:

> »Ich sage es nicht im Zorn oder um Ihnen weh zu tun, sondern als die Wahrheit, um Ihnen weiterzuhelfen.«

Ich denke dabei an die Wichtigkeit, die wirkliche Bedeutung gegenüber der Umdeutung in Verurteilung herauszustellen – also die Mitteilung eindeutig zu machen, somit kognitive zu intervenieren.

> »Darüber strauchle ich. Das Potential ist da. Ich hätte es, wenn ich es wollte. Aber ich kann mich nicht dazu bringen, es zu wollen. Es macht mir Angst, wie störrisch ich bin. Ich habe vor jedem Job (Arbeit, Stellung und Aufgabe) Angst. Niemand sollte mich anstellen.«
>
> »Dasselbe gilt für die Intimbeziehungen.«
>
> »Wieso?«
>
> »Es ist wohl die gleiche Selbstdestruktivität, die es jedem Mann unmöglich macht, Sie auf die Dauer zu lieben.«
>
> »Und nicht zu wissen, warum.«
>
> »Nicht das volle Ausmaß des Warums. Wüssten wir es ganz, würden Sie nicht in diesem Verhalten befangen sein. Oder vielleicht ist es von einer etwas anderen Perspektive her so, dass dieses Verhalten ihnen die Sicherheit gibt, nicht bei mir aufzuhören.«

Dies ist eine Übertragungsdeutung im Hier und Jetzt, wie ihr Versagen unsere Beziehung fortlaufend aufrechterhält.

Sie sagt:

> »Die Grenzen, die Trennung.«

Ich:

> »Schau, wie krank ich bin, ich muss unbegrenzt die Therapie weiterführen.«

Sie meint, sie tue etwas, um den analytischen Prozess aufzuhalten, und ich sage, wir können annehmen, dass es die gleiche Kraft sei, die ihren Fortschritt beruflich und im Liebesleben verhindere (633).

> »Ich bin in einem Gefängnis und ich halte die Schlüssel«,

bedenkt sie in der folgenden Stunde. Sie lebt im Arbeits- und Liebesleben und in der Übertragung ihr Familienleben wieder. Fragen wir uns, wie macht sie das? Fiona erlebt es so, als ob sie von ihrer Familie nicht gehört oder gesehen würde. Jeder habe seine eigene Agenda, alles sei verhüllt. Sie fügt auch hinzu, dass man so darauf trainiert werde, stets nach Alternativbedeutungen zu suchen; die Kommunikation zu Hause sei nie direkt; alles müsse man aus Blicken und Körpersprache erschließen

> »Was man wirklich sagte, war irreführend.«

So komme es, dass sie immer die Dinge überdeute, nicht zuletzt auch zwischen uns (637). Die Antwort auf eine andere Meinung oder eine Auseinandersetzung bestand bei der Mutter aus trotzigem Schweigen und Schmollen; doch auch der Vater war und ist ein Meister darin. Keiner in der Familie erreiche sein Potenzial und jeder sehe die Schuld beim anderen:

> »Für den Vater sind wir der Grund, warum er sein Drama nicht schreiben konnte, und die Mutter ist unglücklich mit dem Vater, aber sagt, sie sei nur wegen mir bei ihm geblieben, da ich sie gebeten habe, ihn nicht zu verlassen. Sie hält das über meinem Kopf.«

Sie fährt fort:

> »Es bestand dieses starke Verbot, daheim etwas Bestimmtes zu wollen und es zu deklarieren, ein Ziel zu haben: Das galt als etwas Selbstsüchtiges; das sollte man nicht tun. Warum sollte man sich gestatten hervorzuragen, wenn alle anderen behindert *[handicapped]* sind?«

Dies gilt sehr stark für die weitere Familie der Mutter (637). Fiona ist daher teilweise mit dieser chronisch enttäuschenden und psychosozial gelähmten Mutter identifiziert, während sie sich zugleich bemüht, das Gegenteil dieser verhassten Identität zu sein.

Sie könne die Eltern nicht verlassen; beide wären unglücklich allein. Dazu komme, dass sie jetzt versuche, das Problemkind zu sein, das ihre jüngere Schwester so lange gewesen ist, und so Sonderaufmerksamkeit zu erreichen – genauso bei mir und im Studium:

> »Ich muss der Leim sein, der die Eltern zusammenbindet. Sie kommen zusammen für die Krise, wenn ich ihre Hilfe brauche.«

Dies ist eine machtvolle Abwehr ihrer eigenen Wut auf die Eltern. Hier erinnert sie sich an ein Bild aus ihrer Kindheit, als sie vielleicht fünfjährig war:

»Mein Sitz war neben dem meines Vaters. Ich schenkte mir ein Glas Milch ein. Es war voll. Ich fühlte seine Augen auf mir: ›Du wirst es verschütten.‹ Und so war es denn auch *[sure enough!]*. Ich zweifle an mir und ich verschütte sie. Wenn jemand Zweifel an mir zeigt, gerate ich in Panik und beweise ihnen, dass sie recht haben. Und zugleich bin ich böse darüber *[I resent it]*. Das war auch so, wenn mein Vater mein Schulprojekt statt meiner zu Ende führte: Auf der einen Ebene war ich erleichtert und befriedigt wegen seiner Befriedigung. Andererseits war ich voller Ressentiment und Ärger, da er mir dadurch kundtat, dass ich es nicht tun konnte, dass ich es nicht gut ausführen könne *[couldn't do a good job]*.«

»So war Ihre eigene Identifizierung [Teilidentität von früh an] die einer Versagerin *[failure]*, und wenn wir auf beide Eltern schauen, waren sie im Grunde auch Versager.«

»Mein Vater fühlte das über sich und er überkompensierte dafür. Doch fühlt er, dass etwas fehlt: dass er keinen Erfolg zustande gebracht hat.«

»Und Sie können es sich auch nicht erlauben, erfolgreich zu sein. Und bei Ihrer Mutter ist dies sogar noch viel offenkundiger der Fall *[strikingly so]*. Und hätten Sie Erfolg, würden Sie sich schuldig fühlen.«

Ich bemerke etwas später:

»Sodass Sie es auf die Zweifel *[apprehension]* an Ihnen bei anderen [Vater, Auftraggeber in Genf] schieben, während der wirkliche Inhalt der ist: ›Es ist gefährlich, erfolgreich zu sein. Ich darf nicht konkurrieren *[compete]*.‹... Gegenüber dem Vater: ›Du willst die Macht und die Kontrolle? Ich habe die Macht, indem ich es zerstöre.‹«

Sie bestätigt es:

»›Du denkst, du kannst mich kontrollieren? Das kannst du nicht.‹ Es war fast bewusst am Ende des College. Je mehr er hinter mir her war *[hounded me]*, umso mehr trotzte ich.«

»Und jetzt ist es das Gleiche: Sie stehen ganz kurz vor dem Ende des Doktorats und einer vielversprechenden Stelle und sie sind grimmig

> entschlossen *[hellbent]*, beides zu zerstören. Es ist eine sublime Rache: Sie lassen die Eltern weiß Gott wie viele Jahre bezahlen und am Ende zerstören Sie es.«

Sie erlebt dies als Kritik von mir:

> »Ich fühle, das war ein Seitenhieb *[potshot]*, ein bösartiger Hinweis, dass ich mich schuldig fühlen solle.«

Ich versuche, es aus einem externalisierten Über-Ich-Konflikt zum Inneren zurück zu verwandeln:

> »Natürlich fühlen Sie sich schuldig und beschämt, aber die Rache ist wichtiger und der Trotz und das Bedürfnis zu enttäuschen.«
> »Mehr als das Konkurrieren?«
> »Können Sie die Punkte miteinander verbinden?«

frage ich.

> »Es ist besser, wenn ich denke, ich habe Angst vor dem Erfolg, als dass ich die Eltern manipuliere. Das klingt böse; dass ich eine schlechte Person bin.«
> »Könnten sie verbunden sein?«
> »Ich spüre Ressentiment und Zorn, wenn mein Vater daran zweifelt, ob ich erfolgreich sein könne. Es ist wie mit der Milch oder den mündlichen Prüfungen. Je nervöser er war, desto wütender wurde ich; und je nervöser ich werde, desto wahrscheinlicher ist es, dass ich versage.«
> »Vielleicht können wir die Brücke darin sehen: Je mehr Inkompetenz aufseiten der Eltern, umso größer deren Bedürfnis, die Macht zu ergreifen, und desto wichtiger ist es für Sie, ihnen die Stirne zu bieten« (639).

Kurzum: Es geht um offene Unterwerfung, geheimen Trotz, Rache und schließlich Schuldgefühle, die allen Erfolg verhindern.

An dieser Stelle möchte ich nochmals auf meine Bemerkungen im Prolog zum ersten Teil über die Bedeutsamkeit auch von Deutungen außerhalb der Übertragung hinweisen: Man kann gerade in einem so schwierigen Fall wie Fiona die gegenteilige Überzeugung hegen und es mir schwer ankreiden, ich hätte nicht alles, am allermeisten die untergründige Aggressivität, immer wieder und konsequent als auf mich bezogen gedeutet. Ich selber stelle mir diese selbstkritische Frage immer wieder. Doch habe ich stark das Gefühl, dass sie solche insistierenden Übertragungsdeutungen eher als Penetration und narzisstische Verletzung erlebt und dies das immer wieder fragile Arbeitsbündnis noch mehr erschüttert und die Fortsetzung der Arbeit infrage gestellt hätte. Doch wer weiß?

2.6 »Doublebind«- und Loyalitätskonflikte als Teil der Familiendynamik

Wir fragen uns in der folgenden Stunde von Neuem:

> »Warum dieses zwanghafte Bedürfnis zu enttäuschen? Warum diese Notwendigkeit mich vor jedem zu demütigen, der wichtig ist für mich?«

Sie fühle sich immer als Betrügerin, die nur so täte, als ob sie die Aufgabe gut erfüllen könnte, aber das nicht könne (sie spricht jetzt über den Kollegenfreund in Genf).

> »Sie erwarten von vornherein die Erniedrigung und Abweisung. So führen Sie sie aktiv herbei«,

sage ich.

> »Und die zwei [Enttäuschung und Abweisung] sind fast identisch, dass die anderen ohnehin enttäuscht wären.«

Ich erweitere die Deutung etwas später:

> »Es besteht ein sehr tiefer Wunsch, erfolgreich und die Beste zu sein, besser als Ihre Eltern und Ihre Schwestern, und zugleich eine sehr tiefe Angst davor und ein Verbot dagegen… Es ist ein tiefer ›Doublebind‹-Konflikt: ›Sei besser, als wir sind, aber sei nicht besser, als wir sind‹ und das ist ein unlösbarer Widerstreit. Daher müssen Sie sie immer stolz machen und sie gleichzeitig enttäuschen.«
>
> »Ich kann das bei meiner Mutter sehen: Einen Teil, dass sie glücklich ist für mich, und einen Teil, dass sie Ressentiments über mich hat *[resents me]*.«

»Und Ihr Vater will, dass Sie eine erfolgreiche Erwachsene sind, und zugleich kann er Ihre Unabhängigkeit nicht ertragen. Ich vermute, dass das sogar auch für ihr eigenes Leben gilt, da sie selbst ja mit einem ähnlichen ›Doublebind‹ erzogen worden sind: ›Sei unabhängig, aber denke nicht selbständig *[be independent, but don't think on your own]*!‹«

Die Patientin bestätigt das sogleich sowohl für ihre Mutter wie auch für den Vater. Die Mutter hat einen sehr autoritären Vater, der ihr sagte, sie könne entweder ins College gehen [d. h. ausziehen] oder ein Auto und einen Job haben, aber sie müsse daheimbleiben; sie entschied sich für das Letzte. Am Tag, an dem sie heiratete, sagte er ihr, sie sei *out* und dürfe nie mehr zurückkehren, außer auf Besuch; sie habe ihr Bett gewählt und darin müsse sie nun liegen – auch wenn es Schwierigkeiten in der Ehe gebe, was in der Tat sehr bald der Fall war. Es war endgültig. Sie wurde bestraft dafür, dass sie ihren eigenen Weg ging: »Wenn du gehst, schlagen wir die Türe zu.«

Beim Vater war es so: Er hatte einen alkoholkranken Vater und eine sehr zwanghafte Mutter, die sich immer sorgte *(worrywort)*. Sein Vater war »ein Bankier, der nicht in sozial bewusster Weise lebte« und der ihn nie lobte. »Sicher wollte er [der Großvater] stolz auf seine Söhne sein, aber nicht, dass sie ihn überflügelten und ihn dafür beschämten, was er erreicht hatte.« So begann er (Fionas Vater) mit großen Ambitionen. Er versuchte, sich dadurch zu beweisen, dass er ein großes Haus in einer prestigereichen Nachbarschaft kaufte, obwohl er nicht die Mittel dazu besaß. Auch jetzt sei er sehr auf Triumph bedacht und befinde sich immer in Rivalität, selbst wenn er mit den Spielzeugen seiner Enkel spiele. Sie erwähnt, ihr Vater sei eifersüchtig darauf gewesen, dass sie in das Friedencorps *(Peace Corps)* ging:

»Mach mich stolz, aber überhole mich nicht *[Make me proud, but don't surpass me]*! Er hatte sich selbst dafür angemeldet und sollte dafür einen Essay schreiben, warum er eintreten möchte, doch schrieb er ihn nie.«

»Also genau das Gleiche, was Sie mit der WHO tun.«

»Wie ist das ähnlich?«

»Er hatte die Ambition und zugleich war es verboten, die Ambition zu erfüllen. Er versuchte, sie zu erfüllen, und zugleich sabotierte er sie.«

»Und ich bekam seltsame Schwingungen *[weird vibes]* von ihm in Bezug auf die WHO: Als ob er stolz wäre und zugleich eifersüchtig oder traurig, da ich etwas täte, was er tun wollte.«

> »Und Sie ihn verlassen würden: ›Sei unabhängig, aber wehe uns und dir, wenn du uns verließest.‹«
>
> »Ich hatte das Gefühl, als er mich in Westafrika besuchte. Am Tag vor seiner Heimkehr sagte er, als Vater könne er mich nicht dort lassen. Ich sagte: Wie er sich unterstehe, das zu sagen *[how dare you]*?! Ich könne heimkommen und vor der Post von einem Auto überfahren werden.«
>
> »Und tiefer: Wie gefährlich die Trennung ist.«
>
> »Trennung ist gefährlich und ich wäre vollständig geschieden *[completely apart]*« (640).

Wir erkennen: Verschmelzung und Getrenntheit, Abhängigkeit und Unabhängigkeit, Unterwerfung unter Autokratie und Autonomie in der Willensbildung ist in der Tat eine umfassende Grundpolarität, ein zentraler Konflikt nicht nur intrapsychisch, sondern sehr wesentlich innerhalb der ganzen Familie und Familientradition. Trennung wird in der Tat als Untreue, als ein Vertrauensbruch erlebt, den die Patientin nun in kompulsiver Weise in ihren Versprechungen und deren Bruch reinszeniert – als Kompromissbildung zwischen den beiden Gegensätzen. Eine konkrete Ausgestaltung davon ist der in dieser Familie ständig schwelende Loyalitätskonflikt: Sie versucht immer, es sowohl dem Vater wie der Mutter recht zu machen und was dem einen natürlich gefällt, missfällt dem anderen. Sie bestätigt, dass die beiden Eltern die Kinder ständig für sich im Kampf gegen den anderen zu gewinnen suchten. Das ist selber ein lähmender Konflikt: Die Unterstützung für den einen gilt als Untreue gegenüber dem anderen. Die Mutter habe ihr immer vorgeworfen, sie sei wie der Vater und meinte dies im negativen Sinn:

> »Ich fand keinen Ausweg; es war so eingefleischt *[engrained]* in mir: Ich sei schlecht; sie habe mich nicht gern. Jetzt sehe ich, dass sie mich liebt und mich vermisst« (663).

Treu dem einen zu sein, bedeutet, dem anderen nicht treu zu sein und das heißt auch, es wird unvermeidlich, immer wieder ein Versprechen zu brechen (645). Hier stoßen wir wieder auf das Problem der Ausschließlichkeit der Treue, mit dem wir uns schon im ersten Kapitel befasst haben, und damit der Übersteigerung eines hohen Wertes zu einem Grad, dass er wie bei Jane zum Unwert und Verderben wird. Umgekehrt wird Trennung letztlich dem Verrat gleichgesetzt und ist eine Grundsünde. Diese Wertepriorität gilt für die Mutter und ihre Familie. Das Umgekehrte gilt für den Vater und seine

Familie: Der Gegenwert von Autonomie und Selbstbehauptung steigert sich zur absoluten Macht und zur ans Wahnhafte grenzenden Grandiosität und jede Schwäche, das Versagen schlechthin, ist demütigend. Es ist das die Tragödie fundierende Dilemma zwischen Schuld und Scham (s. Wurmser, 1989, Kap. 2).

Natürlich ist auch die Therapie selbst ein Grund für einen intensiven Loyalitätskonflikt zwischen mir und ihren Eltern und damit für eine negative therapeutische Reaktion: Sie schade mehr, als sie nütze. Alles Gute muss entlarvt werden als schlecht, als ob sie es nicht verdiente (647, 651–652). Sie darf mir wie ihrem Berater und Vater nicht den Erfolg gönnen; sie muss uns durch ihren eigenen Misserfolg zur Niederlage bringen. Auch hier ist es wieder eine Kompromissbildung zwischen Unterwerfung und Trotz, zwischen Suchen nach Annahme und Neid.

Eine weitere Form des Konflikts erinnert an den Initialtraum (26): Sie nannte ihren Vater in ihrer Kindheit

> »meinen Valentine: dass niemand so großartig, so vollkommen sein könne auf der ganzen Erde. Ich glaubte den Unsinn, wenn ich ihm sagte: Niemand könne ihm gleichkommen und er den Standard *[standard]* für einen Freund so hoch gesetzt hat, dass ich niemals jemanden mit solch großartigen Eigenschaften finden werde wie die seinen.«

Später stelle ich fest:

> »Sie sind gebunden an ihn als Geliebten und zugleich hassen Sie ihn so und rebellieren gegen ihn. Das ist wie eine Falle« (654–655).

Beim Vater ist alles Perfektion und Kontrolle, grandiose Selbsterwartung und bei der Mutter ist alles Versagen. Dies zu sehen und doch loyal zu bleiben, ist selbst ein Dilemma. Ebenso:

> »Ich fühle, wie ich mich für sie schäme *[am embarrassed]* und über sie enttäuscht bin, aber ich kann es nicht sagen, bei allem, was sie für mich getan haben und wie ich eine bessere Kindheit gehabt habe als die meisten anderen Kinder« (665).

Es ist so schwer, dankbar zu sein, wenn man zugleich spürt, dass ein Unrecht begangen worden ist, und man hofft, vom anderen zu vernehmen, es tue ihm leid.

2.7 Der gefährliche Stier

Es war auch um diese Zeit (Stunde 661, Mai 2003), dass sie einen anderen beachtenswerten Traum brachte:

> »Ich war mit D. [der jüngeren Schwester] und ihrer Freundin beim Schwimmen.«

Sie unterbricht die Erzählung des Traumes und erklärt, dass das letztere Mädchen auch bulimisch sei; sie hatte ihr Baby verloren und betrachte immer Fionas Schwester als ihr Ideal, da sie wähne, diese habe ihre Essstörung überwunden.

> »Der Spaß war, dass wir sehr tief schwämmen und dann auftauchten, als wären wir Haie.«

Nochmals unterbricht sie das Traumnarrativ: Es erinnert sie, wie sie als kleines Kind rücklings ins Schwimmbad gestürzt und untergegangen sei und wie ihr Vater sie gerettet habe. Und als sie weniger als einjährig gewesen sei, habe sie Diarrhöe und Erbrechen gehabt. Die Mutter rief den Doktor an, der ihr jedoch sagte, sie solle warten. Als ihr Vater heimkam, veranlasste er die Mutter, sie sofort ins Spital zu bringen.

> »Sonst wäre ich an Dehydrierung gestorben. So geschah es zweimal, dass er mir das Leben rettete. Meine Mutter bagatellisierte den Ernst. Mein Vater will benötigt werden.«

Dann kam der zweite Traum, in dem sie sich in Afrika befand; nahe ihren Schritten folgte das Reitpferd ihrer Kindheit. Im Traum war es freundlich, neugierig, unterstützend, aber es konnte zornig werden, wenn sie ihm nicht Aufmerksamkeit zollte. Es gab Lehmhütten, ein Durcheinander, freundliche und neugierige Leute und eine Holzwand.

> »Dann war ich mit A. [der älteren Schwester]. Ein Bulle rannte vorbei. Die Schwester sagte: ›Er kann dich nicht sehen, wenn du dich nicht bewegst.‹ Ich entgegnete: ›Das mag wahr sein für Nilpferde und für Nashörner, doch nicht für Bullen.‹ Wir sprangen zur Seite und er schmetterte in die Holzwand. Dann wanderte er weg und schaute über seine Schulter auf mich. Er gab es auf. Sie hatte nicht recht und ich hatte recht.«

Fiona wiederholt:

> »Dass jemand wütend auf mich war und es dann aufgab und wegging, ein friedliches Verstehen... Spezialbehandlung zu bekommen: ›Hätte ich gewusst, dass du es warst, hätte ich nicht angegriffen.‹«

Der unmittelbare Auslöser für den Traum war ein Anruf einer Freundin, die sich damit brüstete, wie sie besonders behandelt werde und welche Erfolge sie einheimse. Fiona gibt Beispiele, wie ihre jüngere Schwester von ihrem künftigen Gatten verwöhnt werde:

> »Doch alles ist nur zum Vorzeigen.«

Ich fasse zusammen:

> »Dass Sie sich darüber ärgerten, wie die beiden [Schwester A. und Freundin] sich selbst zur Schau stellten: ›Schau, wie gut ich bin, wie besonders, wie großzügig ich bin.‹ Und das weckte in Ihnen Neid. Es erinnert uns daran, wenn Sie sagten, Sie wollen nicht mir oder dem Berater den Erfolg gönnen.«
>
> »Und ich fürchte, dass man ihn mir stiehlt und nicht meinen Beitrag anerkennt.«
>
> »Es ist ein Bild, wo der andere etwas bekommt, und Sie bekommen nichts. Er, [der Berater] erhält den Preis und Sie nicht und das schafft Neid.«
>
> »Und Ressentiment.«

Ich erinnere sie an einen Zwischenfall in der Mittelschule, wo eine Freundin versuchte hatte, Fiona von der Ehrenliste bei der Abschlussfeier zu eliminieren, und es auch durchsetzte, dass sie als zusätzlich Geehrte auf der Bühne sitzen durfte. Fiona erläutert:

> »Ich regte mich darüber auf, wie anscheinend willkürlich Verdienst und Lob verteilt wurden.«

Und das bezog sich nicht nur auf jene zudringliche Kollegin, sondern auch auf sie selbst, als sie einen unverdienten Preis in der Schule bekam. Sie hatte nämlich in der Fahrradprüfung die Handsignale falsch gemacht, doch war dann so aufgebracht, dass sie keinen Preis bekommen sollte, und weinte so vor Demütigung, dass sie den Preis trotzdem erhielt:

»Auch das empfand ich als falsch. Ich erhielt eine Sonderbehandlung, die ich nicht verdiente.«

»Und dies bedeutet, den Neid der anderen zu erregen. Es ist wesentlich, dass beides in Ihnen ist: Die Angst vor Ihrem eigenen Neid, und die Angst darüber, den Neid der anderen zu erregen, wie es sich auch in der Blockierung bei der Arbeit zeigt. Und wir haben Ihre beiden Schwestern im Traum, bei denen das so sehr der Fall ist.«

»Im ersten Traum hatte ich sie [die jüngere Schwester] nicht übertrumpft. Vielmehr ermutigte sie mich, es ihr gleichzutun, aber ich brachte es dazu, dass ich unterlegen erschien *[and I made myself look inferior]*.«

»Das ist es genau: um nicht Neid zu erzeugen. Ob sich nicht etwas Ähnliches auch im zweiten Traum abspielte?«

»Als er [der Stier] sich zurückzog, war es wie ein Geheimnis zwischen uns. Ich stellte es nicht zur Schau *[I did not advertise it]*.«

»Sie versetzten A. [die ältere Schwester] ins Unrecht, aber es durfte nicht gezeigt werden. Sie mussten das verstecken.«

Sie spricht dann über die kalte, ressentimentgeladene Weise, in der diese Schwester ihren Ehemann und ihre Kinder behandle und wie sie speziell Neid über seinen Berufserfolg ausdrücke. So vermuten wir, der Bulle stelle ihre eigene gefürchtete Aggression, vor allem in Form von Neid und Eifersucht, dar.

Ich schalte hier wiederum einige theoretische Gedanken ein.

2.8 Zur Frage des Neides und der verdrängten Sexualfantasien

Ich erwähnte zuvor mehrfach und in verschiedenen Zusammenhängen die Frage des Neides, der untergründig und doch nicht völlig verborgen eine große Rolle spielt – vordergründig vor allem als Angst vor dem Neid der anderen, doch hintergründig und dynamisch vordringlich in der Form, es den Vaterrepräsentanzen nicht zu gönnen, dass sie erfolgreich wären. Selbst dieses Thema tauchte schon im ersten Teil der Analyse in 1997 auf. Dieser Neid versteckt sich dann hinter einer zweifachen Rettungsfantasie: selber die Retterin anderer in Not zu sein oder aber umgekehrt selber das Opfer zu sein, das nach Rettung schreit und sehr geschickt vor allem ältere Männer zu ihrer Errettung rekrutiert, doch sich dann sogleich dafür schämt und die Hilfe entwertet und ausschlägt. Doch was steckt dahinter? Ich meine dessen sexuelle Bedeutung.

Der heute vielfach verpönte, zuweilen politisch nicht korrekte Penisneid ist eine psychodynamisch wichtige, oft beobachtbare Tatsache, ebenso wie die Kastrationsangst es ist. Aber, wie ich immer wieder betone, er selber ist dynamisch schon abgeleitet, eine Abwehr durch Sexualisierung von tieferen Konflikten und zudem ist er vielleicht gar nicht die dominante Form von Sexualneid und Genitalangst. Zunächst einmal können wir rekonstruieren, dass die zugrunde liegenden Gefahren und Verluste typischerweise sexualisiert werden. Die verschiedenen Angstformen und depressiven Affekte werden schon in sehr früher Zeit in lustvolle Erregtheit umgewandelt (Fraiberg, 1982) – an die Stelle von Angst und Schmerz tritt lustvolle Erregtheit. Die Abwehr richtet sich dann spezifisch gegen diese sexuelle Umdeutung und nimmt selbst wieder stark erotischen Charakter an, eine Charakterhaltung, die starken Hass verdeckt. Oder es besteht eine ganz tiefe Sexualangst, überhaupt besonders intensive Angst über jede Sexualität, die mit Liebe verbunden ist, wie das bei Fiona der Fall ist: ersehnt, gefürchtet und immer scheiternd. An die Stelle des als traumatisch erlebten »Lochs« in der menschlichen Beziehung (Bach, 1994; Green, 1993), der Lieblosigkeit, der affektiven Kälte und Seelenblindheit der Umgebung oder wie bei Fiona die Falle der Doublebind- und Loyalitätskonflikte und der traumatischen Zwistigkeiten, tritt die Beschäftigung mit dem anatomischen »Loch« und der scheinbaren anatomischen Defektivität, wenn es keinen Penis gibt. Diese phallozentrische Orientierung ist eine sexualisierende Abwehr gegen tiefere Affekte von Angst, Trauer und Schmerz, die aus den traumatischen Ursprungsbeziehungen in der frühen Kindheit herstammen. Doch ist das Postulat des kindlichen Penisneids heute auch aus anderen Gründen stark umstritten. Ich werde gleich darauf zurückkommen.

Zu diesem Bereich der Sexualisierung als Abwehr gehört ein anderer psychodynamisch überaus wichtiger Themenkreis, den ich schon mehrfach erwähnt habe: die Urszene, die wirkliche oder vermutete Beobachtung des elterlichen Geschlechtsverkehrs und die damit verbundene Überstimulierung und widerstreitenden Gefühle. In meiner Erfahrung erscheinen oft alle anderen Traumata gleichsam gebündelt in diesem Erinnerungs- und Fantasiestrauß. Vor allem furchtbare Streitigkeiten und Kämpfe zwischen den Eltern sind Urszenenäquivalente: Sie werden hochsexualisiert als Abwehr gegen diesen Terror erlebt und damit stark überstimulierend und zugleich als »Penetration« und in Panik als eine Art Vergewaltigung. Ganz allgemein gilt dann: Alle Sexualität wird mit Gewalt gleichgesetzt und alle Gewalt wird sexualisiert.

Bei Fiona treffen wir das wiederum in agierter Form an: Emotionale Nähe ist bei ihr nie sexuell gewesen (vielleicht mit Ausnahme des letzten Mannes, dem sie bei dessen Doktorat geholfen und der sie dann in ihrem Erleben recht schnöde verlassen hat) und sexuelle Nähe ist bis jetzt immer mehr oder weniger mit Gewalt oder Betrug und damit mit massiver Erniedrigung verbunden gewesen.

Ich möchte nun diese These im Licht von mehreren neuen Arbeiten noch weiter vertiefen. Rosemary H. Balsam vertritt in einem Artikel – der den JAPA-Preis für die beste Arbeit gewonnen hat – die Ansicht, dass

> »der schwangere Körper – das Hauptsymbol *[premier icon]* des reifen weiblichen Körpers – aus unserer psychoanalytischen Theorie der weiblichen Entwicklung verschwunden ist. Bis wir imstande sind, diesen verschwundenen weiblichen Körper auf gleicher Ebene wie den Phallus wieder einzusetzen *[restore]*, bleibt die Entwicklungstheorie für beide Geschlechter fixiert in Phallozentrismus« (Balsam, 2003, S. 1153).

»Weibliche genitale Angst« sei nicht identisch mit Kastrationsangst; letztere passe zur Psychodynamik des Knaben, nur sekundär oder tertiär zu der des Mädchens. Männer und Frauen folgten getrennten Entwicklungslinien (ebd., S. 1157). Die spezifischen Details des schwangeren Körpers und der Geburt und die damit verbundenen Fantasien seien jedoch in der psychoanalytischen Theorie ausgelöscht oder ausgelassen und durch Bezüge zu männlichen Körperfantasien (oder Fantasien vom männlichen Körper) ersetzt worden. Das Entscheidende dabei sei die Plastizität des anatomischen und physiologischen weiblichen Körpers während der Entwicklung; das heißt Mädchen und Frauen leben in der Erwartung, dass dieser sich ausdehne und dann wieder schrumpfe, um Schwangerschaft und Geburt zu ermöglichen (ebd., S. 1156). »Der Bauch von gigantischen Proportionen enthält in sich das mysteriöse Leben. Dies sei zumindest so verblüffend [*arresting*, für das Kind] wie der berühmte erigierte Phallus« (ebd., S. 1158). Dies erlaubt dem Mädchen »einen ehrfurchterregenden Blick *[an awesome glimpse]*« in seine Zukunft als *mommy*. So oft es in der Literatur auch Hinweise auf die Bedeutung des schwangeren Körpers gab, wie Freuds Gedanken über die Sphinx oder Melanie Kleins Betonung der Fantasien vom Uterus als Kinderfabrik, so sehr fehle in diesen Theorien »die visuelle und affektive Reaktion auf den geschwollenen Bauch und seine Immensität« (ebd., S. 1160–1161). Es sei »die unbewusste Angst gerade auch des Mannes nicht nur vor Vulva und Vagina, sondern vor den Genitalien, die fähig sind, ein Baby zu tragen und zu gebären«, die für diese Auslassung verantwortlich sei (ebd., S. 1166).

Diese Einseitigkeit gehe historisch auf die Eingeschlechtstheorie von Galen, die bis in die Neuzeit aufrechterhalten wurde, und noch weiter bis auf die Misogynie des Aristoteles zurück.

Eine wichtige Quelle für diese tiefe Angst vor dem weiblichen Körper sei die bemerkenswerte Instabilität seiner Form während des Lebenszyklus. Aus hormonalen Gründen geschieht dies schließlich zu einem gewissen Maß schon während der Menstruation. Dann sind es die Entwicklung der Brüste und Erweiterung der Hüfte während der Adoleszenz, dann wieder die Rückbildung nach der Menopause und natürlich vor allem die radikalen Veränderungen während der Schwangerschaft, nach der Geburt und beim Stillen. »Jede äußere Veränderung *[shift]* repräsentiert sich ändernde *[shifting]* innere Zustände und bezieht Bilder und innere Vorstellungen des ganzen Körpers, nicht nur der Genitalien mit ein« (ebd., S. 1171). Diese sind offen für Fantasien und ich würde hinzufügen für Konflikte. So wie der weibliche Körper wächst und schrumpft *(waxes and wanes)*, so wird auch das männliche Genitale in dieser Fähigkeit besonders erlebt. Gerade in früher Kindheit muss »die Fluidität der Form stärkste Angst auslösen« und dessen späterer Integration in ein Körperbild besondere Schwierigkeit bereiten (ebd., S. 1177).

Im selben Band von JAPA finden wir eine Arbeit von Jeffrey Stern (2003, S. 1241–1261), die das Studium der weiblichen Sexualität anhand des berühmten Films The Wizard of Oz weiterführt. Während die Psychoanalyse gemeinsam mit Anthropologie und Religion die Menarche mit Unreinheit und Scham identifiziere, sei sie in Dorothy's Traum mit Macht, Triumph und Stolz verknüpft. Für sie ist die Periode nicht etwas, was sie einfach bekommt, sondern was sie der Mutter gewaltsam wegnehme, ein angstvoller Wunsch, den sie zu verleugnen suche. Sie werde selber zur Hexe, das heißt entweder zu einer Frau als Quelle der weiblichen Kreativität, also eine gute Hexe, oder eine, die diese Begabung verloren hat, also eine böse und zornige Hexe, alt und hässlich, die dem Mädchen die Jugend und die jugendliche Sexualreife neidet. Die menstruierende Mutter verwandelt sich dabei zur Mutter der Menopause, die die Tochter bezichtigt, ihr die Fruchtbarkeit geraubt zu haben. Da herrscht also sehr viel Neid, aber dies ist nicht Penisneid, sagt Stern. »Was Frauen wollen, ist nicht das, was Männer haben, sondern vielmehr, was sie glauben, was andere Frauen besitzen und sie selber ihrer Einschätzung nach niemals besessen oder bereits verloren haben. Dies ist Schönheit, also am wesentlichsten Jugend« (ebd., S. 1252).

> »Dorothy ist von genitaler Verstümmelung bedroht, aber nicht vom Vater, sondern von der Mutter, die sie nicht durch Inzestwünsche an den Vater, also

> durch ein ödipales Vergehen kränkt, sondern indem sie es wagt, der Mutter dadurch die Stirne zu bieten, dass sie aggressiv sexuell ist und es wünscht, der Mutter ihre geliebte Schönheit und prokreative Macht zu rauben; diese sind Verstöße gegen den Narzissmus der Mutter« (ebd., S. 1257–1258).

Es fällt nicht schwer, in diesen Erweiterungen des Verstehens die zentrale Rolle des Neides zu erkennen, aber eben nicht auf den Penis, sondern auf die übermächtig fruchtbare und sich verwandelnde Muttergestalt, deren Schaffenskraft sich im vollen Körper zeigt. Fiona hasst es, voll zu sein und ist zwanghaft mager – und unfähig zu schaffen. So stelle ich für Fiona die Hypothese des Neides auf den Uterus, auf den mütterlichen Schoß auf; er würde auch zur Vampirfantasie besser passen als ein postulierter Penisneid.

In der Arbeit »Toward an Understanding of Womb Envy: Developmental and Clinical Perspectives« (Vortrag in San Francisco, Juni 2004) schildert Cheryl Eschbach von Atlanta die große, unbewusste Rolle des Neides auf den Mutterschoß sowohl bei Mädchen wie bei Knaben und wie stark dieser Neid abgewehrt werde und sich doch in vielen Charakterstörungen kundtue. Sie fasst diesen Neid nicht nur auf den Uterus gerichtet auf, sondern auf die ganze Zeugungs-, Schwangerschafts-, Gebär- und Stillfähigkeit der Frau und der daran am meisten beteiligten Organe, deren Veränderungen und deren Sexualmacht. Es ist nicht nur die Angst vor dem Wunsch, fähig zu sein, ein Kind zu gebären, sondern Angst vor der ganzen Innerlichkeit der Mutter, die in mannigfacher Weise abgewehrt werden müsse, zum Beispiel durch die Überbetonung des Äußerlichen, insbesondere der äußerlichen Geschlechtsteile; beim Knaben und Mann des Penis. Eine sublimierte Form dieses Neides auf den Mutterschoß ist der Drang zu schaffen und zu erschaffen. Oft ist er nur eine ungenügende Sublimation, indem die Zwanghaftigkeit die Unvollständigkeit der Verdrängung verrät.

Zu ganz ähnlichen Revisionen der Theorie kam Brigit Barth (1990) aus Zürich. Sie unterscheidet den oberflächlichen, bewussten und lauten Neid vom existenziellen Neid, der geheim, verschleiert und tief ist: »Der schweigende Neid wächst im Schweigen«, zitiert sie Nietzsche. »Durch das Gewahrwerden seiner Ohnmacht, bei gleichzeitiger Überzeugung, ohne den ersehnten Wert nicht leben zu können, werden die Gefühle von Bewunderung, Trauer, Hilflosigkeit und Ohnmacht unerträglich und anschließend in ihr Gegenteil verkehrt« (Barth, 1990, S. 67). Ich glaube, sie beschreibt hier das, was ich in diesem Buch mit der Erfahrung der unheilbaren Wunde zu benennen versuche. Sie betont die Rolle des Neides als

Antwort. Ich sehe diese als Kombination von Scham, Neid, Eifersucht und Ressentiment.

Wie lässt sich dies nun auf Fionas Dynamik übertragen? Der Neid der Mutter auf die Generativität und sich entwickelnde Frauen- und Mutterrolle des Kindes und der Neid der Tochter auf die sexuelle Reproduktivität der Mutter verstärken einander zu einer lähmenden Bedrohung, die spezifisch die Produktivität ganz allgemein blockiert und, wie wir später genauer studieren werden, damit die Zeit einfrieren lässt. Das hat mehr Plausibilität im Allgemeinen und für Fiona im Besonderen als die Rolle des Penisneides. Das würde auch mit empirischen Studien besser übereinstimmen (Krause, 1998, S. 104).

Schauen wir zurück auf Fiona, so scheint mir, dass vor allem die Frage des weiblichen Körperbilds bei ihr im Unbewussten eine sehr wichtige und bis jetzt nicht analysierte Konfliktdynamik birgt. Ihre Berufskarriere steht sehr schroff im Gegensatz zu ihrem Wunsch, Mutter zu sein und eine Familie zu haben. Doch dieser Wunsch ist ihr keineswegs nur von außen her versagt. Ich glaube, sie muss diesen Wunsch sehr massiv verdrängen, wobei die Ängste eben nicht nur ödipaler Natur wären, sondern sich genau auf die Inhalte bezögen, die ich in diesen beiden Arbeiten zitiert habe. Hinweise darauf finden sich im Material. Sie bedürfen der Sichtung und vorsichtigen Einführung, wenn (und falls) die volle Analyse wieder beginnt. Ob nicht auch der gewaltige Stier ein Bild für die beneidete, gefürchtete, schwangere und hochadipöse Mutter ist?

Ich kehre zur Geschichte der Behandlung zurück.

2.9 »Hilf mir, aber hilf mir nicht!«

Mehr und mehr scheinen mir als allumfassend und bestimmend jene »Doublebind-Mitteilungen« zu sein: »Sei unabhängig, doch zugleich bleib abhängig von uns; habe Erfolg, aber sei nicht erfolgreich; sei besser als wir, ja, die Beste, aber überflügle uns nicht. Sei loyal zur Mutter, aber sei auch loyal zum Vater. Ich erwarte von dir Perfektion, aber du kannst es ohnehin nicht tun.« Sowohl Vollkommenheit wie Versagen werden zugleich erwartet. Und umgekehrt ist es in der Übertragung auf mich gerichtet: »Hilf mir, aber hilf mir nicht« (664). Sie lässt dem anderen, mir, – dem Boss, dem Vater, dem Berater – die Macht und Überlegenheit, ja das Rechthaben und zugleich lässt sie uns versagen, indem sie selbst versagt (667). Ganz ähnlich ergeht es einer Freundin, die ihr bei ihrer Dissertation helfen möchte:

»Ich bemühe mich *[struggling]*; sie bietet mir Hilfe an, und ich sage: Nein, danke« (665).

Jetzt erst erkennt sie, wie sehr der Auftraggeber in der WHO ihrem Vater ähnlich sei:

»›Ich habe immer Recht; ich führe *[am in charge]*; ich kontrolliere dich; ich sage dir, was du tun musst.‹ So ist es zum Teil meine Rebellion dagegen: ›Ich habe auch Macht. Beobachte dies: Du kannst mich nicht zwingen, dies zu tun.‹ Meine Macht entsteht durch Handlungslosigkeit *[my power is through inaction]*.«

Damit ist es dann diese Gegenstimme, so wie Freud es sehr früh festgestellt hat, ein Gegenwille(n), der sie diese wunderbare Gelegenheit verpatzen *(blow it)* ließ:

»Du wirst es trotz allem vermasseln *[you will screw it up anyway]*.«

Das sei genau das, was sie spüre, wenn sie vor dem Computer sitze, eine Abstoßung, oder besser gesagt

»eine Spaltung: Ein Engel schaut mir über die eine Schulter, und ein Teufel über die andere. Der eine sagt: Tue es! Und der andere: Du kannst es doch nicht; gib dem Chef nicht nach; er wird sich doch nur lustig machen über dich. Es gleicht Cartoons.«

Ich bemerke:

»Es ist ein sehr gutes Bild«

und vergleiche es mit Mitya Karamasows »zwei Abgründen in einer Seele«.

»Im cartoon gibt er schließlich dem Teufel den Finger (d.h. zeigt ihm seine Verachtung mit dem Mittelfinger) und geht weiter. Wäre es nur so einfach!«

»Dies sind sehr schlagende Bilder. Die Frage ist: Was bedeuten sie?«

Sie denkt unmittelbar an ihren Vater: wie sie ihn jüngst ermutigt habe, ein Programm über Leonardo da Vinci anzuschauen,

»dass er es gern hätte; doch nein: Es würde ihn nur quälen«.

Er habe eine beinahe wahnhafte Überzeugung, er könne alles tun, alles wissen und werde einen unauslöschlichen Eindruck auf die Welt machen:

»He has the need to be jack of all trades *and* master of all«

(statt »master of none,« wie das Idiom lautet: er sei in allen Künsten beschlagen und der Meister in allen). Sie gibt eine Reihe von Beispielen: im Geschäftlichen, im Bauen einer Veranda, der Rasenpflege, seinem Spiel, der Medizin, dem Recht ... und ruft:

»Statt von da Vinci inspiriert zu werden, würde er mit ihm rivialisieren.«

Sie möchte ihm sagen:

»Was für eine Kühnheit! Ich möchte ihm nicht sagen, dass er nicht diesen Eindruck auf die Welt gemacht habe. Dies zu erkennen, wird ihn töten *[I hate to break the news to Dad that he has not made this impression on the world. But this realization will kill him].*«

Doch letztlich erscheint ihr alles mit dem Chef und Vater (und ich denke auch mit mir) wie ein Wettstreit. Ich sage:

»Er [Chef, Vater] will mit Ihnen rivalisieren *[compete]*; das heißt aber nicht, dass Sie sich mit ihm auch in einen *pissing match* einlassen müssen.«

Indem sie den Bericht nicht schreibe und nicht wenigstens ihm das zusende, was sie hat, bedeute sie ihm:

»Ich siege *[win]* über dich«,

sage ich – der Triumph durch Niederlage.
Sie bestätigt:

»Je länger du nicht in Kontakt mit mir trittst, desto länger warte ich mit meiner Nachricht an dich« (668).

Wie ihr Studienberater sie fragt, wie es ihr gehe, sagt sie sehr treffend:

> »Ich vervollkommne zumeist die Kunst der Selbstsabotage *[most of the time I'm perfecting the art of self-sabotage]*. Er legte seinen Arm auf meine Schulter und antwortete: ›Zu schade, dass deine Dissertation nicht über Selbstgeißelung ist‹« (670).

2.10 Allmacht der Verantwortlichkeit und die tragische Schuld

So ist sie einerseits sehr tüchtig und hat sich durch ihre Arbeit in Westafrika und auch in statistischer Arbeit durch ihre erwiesene große Kompetenz, mit schwierigen Situationen fertig zu werden, viel Respekt verschafft und andererseits enttäuscht sie nun alle, mit denen sie in Berührung kommt. Sie berichtet das selbst. Ich antworte mit tiefer Erschütterung:

> »Das ist das Tragische: Beides ist wahr und beides tun Sie zum Äußersten *[to the hilt]*. Viele Leute in der Geschichte und Literatur zeigen diese tragische Doppelheit.«

Ich versuche hier zugleich meiner Bewegtheit, ja Verzweiflung und dem Bedürfnis, Trost in etwas Allgemein-Menschlichem, Schöpferischem zu finden, Ausdruck zu geben – Trost für sie wie für mich.

Sie fragt, an wen ich denn denke. Ich erwähne Nixon und Clinton. Sie bestätigt:

> »Ich sah einen Dokumentarfilm über Clinton, wie er nach jedem Erfolg ihn wieder zerstören musste *[screw it up]*. Sobald er einen politischen Erfolg errang, war er mit einer anderen Frau … Dasselbe bei mir: Als ich von Genf zurückkam, fühlte ich mich so ermutigt: Großartige Stelle, großartige Leute, großartiger Freund und ich liebte die Stadt. Und dann zerstörte ich alles aktiv. Als ich es gestern meiner Freundin erzählte, quollen in mir die Tränen empor und ich sah auch Tränen in ihren Augen.«

Ich sage:

> »Es ist im wahrsten Sinne tragisch, ein tragischer Charakter, dieses Bedürfnis sich zu zerstören.«

Sie erwähnt, wie eine andere Freundin aus ihrer Therapie zitierte, man verdiene es, glücklich zu sein. Und sie habe eine tiefe Überzeugung *(sense)*, es nicht zu verdienen, sage ich. Sie:

> »Genau!«

Ich:

> »Das tiefe Rätsel für uns ist: Warum?«

Und nach einem kurzen Schweigen deute ich:

> »Da muss eine tiefe Schuld sein und meine Hypothese ist, dass diese von den Loyalitätskonflikten und den Doublebind-Mitteilungen stammen, wo Sie sich immer schuldig zu machen scheinen.«
>
> »Ich erklärte das gestern meiner Freundin: Dass es besser gewesen wäre, wenn meine Eltern sich hätten scheiden lassen; das Zusammenbleiben half den Kindern nicht. Sie stritten sich die ganze Zeit und man musste eine Seite wählen. Ich hasse es, zu konfrontieren, aber beim Vater verteidigte ich die Mutter und bei der Mutter den Vater; so dachten beide, ich sei gegen sie.«
>
> »Und Sie wurden unvermeidlich schuldig und gleichzeitig fühlten Sie sich dafür verantwortlich, die Familie zusammenzuhalten.«
>
> »Als ob ich die Macht dazu hätte!«
>
> »Die Allmacht der Verantwortung.«

Sie berichtet, sie habe in der Psychologieklasse gelernt, dass Kinder, deren Eltern gestorben waren, besser funktionierten als die, deren Eltern sich scheiden ließen, denn sie nehmen an, es sei ihre Schuld *(their fault)*. Ich ergänze, dass Streiten ohne Scheidung dieselbe Folge *(impact)* habe.

> »Ich wusste seit Langem, dass ich etwas mit der Entscheidung zu tun hatte. Und meine Mutter bestätigte diese Idee meiner Verantwortlichkeit: Sie sei nur geblieben, da ich sie angefleht hatte, nicht zu gehen. Sie bekräftigte es, dass es an mir lag *[that it was up to me]*.«
>
> »Also eine unvermeidliche Überzeugung der Schuld *[sense of guilt]*.«
>
> »Dass ihr gegenwärtiges Elend *[misery]* mein Fehler sei.«
>
> »Und dafür bestrafen Sie sich für jeden Erfolg.«
>
> »Da ich auch elend sein sollte *[because I am supposed to be miserable too]*.«

»Und das ist wohl die Antwort auf die Frage: Warum?« (671).

Ein paar Stunden nach diesem Dialog, den ich für besonders bedeutsam halte, und kurz vor meiner Abreise nach Europa (Juni 2003, 679), gibt sie eine sehr einleuchtende Deutung: Sie bezieht sich manifest auf ihren Auftragsteller in der WHO, daneben auch auf ihren Genfer und andere Freunde, aber ebenso für die Übertragung und letztendlich und ganz explizit auch für die Beziehung zum Vater gilt (sie macht die Verbindung selbst):

> »Ich verpatze es absichtlich *[I deliberately screw up]*: ›Schau, ich bin nicht perfekt. Du hast mich trotzdem immer noch gern.‹ ... Das ist dasselbe, wie was ich in der 6. Klasse tat, als ich mein Projekt nicht ausführte. Ich war der Liebling der Lehrerin und sie ließ es durchgehen. Sie sollte wissen *[I needed her to know]*, dass ich nicht vollkommen bin, und ich musste wissen, dass sie mich trotzdem gerne hat. Und so war es denn auch *[it worked]*. Und es war nicht das letzte Mal, dass ich diese Routine ausführte *[pulled]*.«

Ich frage, ob sich dies nicht auch zwischen mir und ihr abspiele. Sie sagt, das sei wohl plausibel, aber sie könne es nicht recht sehen, sprach dann etwas darüber, wie sie an mich überwiesen worden war und vielleicht prüfen wolle, ob sie meine Zuwendung auch verdiene. Ich sage:

> »Ich meinte mehr im Sinne von: ›Ich will bestätigen *[make sure]*, dass Sie mich noch gerne haben, auch wenn ich sie fortlaufend enttäusche.«
>
> »Richtig. Und ich zeige es auch, wenn ich konstant zu spät komme oder nicht erscheine und nicht abtelefoniere – nicht bewusst und absichtlich. Jetzt fällt mir ein Wort ein, das ich gehört habe: ›Sei einfach das Beste, Fiona, was du sein kannst *[Just be the best, Fiona, that you can be]*‹ – statt diesem oder jenem gefallen oder enttäuschen zu wollen.«

Am Tag vor meiner Abreise spricht sie über ihre große Angst vor Trennung. Sie erzählt, wie sie als Kind, wenn sie von zu Hause weg zum Beispiel zu den Großeltern fuhren, ritualistisch Abschied vom Haus, von den Bäumen, vom Postkasten und vom Gras nahm, am meisten jedoch vom anderen Auto, das zurückbleiben musste:

> »Ich dachte, sie würden mir böse sein und Rache nehmen, wenn ich zurückkomme, oder sie wären nicht mehr da. Ich fühlte solche Sympa-

> thie zum andern Auto, dass ich versuchte, es zu trösten und zu stützen *[reassure]*. Ich dachte, das Haus höre mich, die Bäume hören mich. Ich hatte Angst, die Familie würde mich zurücklassen *[leave me behind]*, dass ich nicht vermisst würde, wenn ich nicht dort wäre.«

Ihre Gedanken schweifen dann zur Stellung in der Geschwisterreihe ab und dazu, wie sie übermäßig aufmerksam *(hypervigilant)* darauf lauerte, ob sie auch gleich viel Geburtstagskuchen bekomme. Ich sage:

> »Sodass das Problem mit der Trennung letztendlich eine Frage der Eifersucht ist: Ich werde zurück- oder ausgelassen.«

Sie bestätigt es und kehrt dann zu den Problemen mit dem Studium und den Arbeitsplänen zurück, zu den Vorschlägen ihres Beraters zum Dissertationsabschluss und zur Übersendung eines provisorischen Berichtes nach Genf und all ihrer Unentschiedenheit, mit der sie die Stunde eröffnet hatte.

Wie so oft verhüllt also auch hier die scheinbar dyadisch-symbiotische Trennungs- und Verschmelzungsproblematik den triadischen Eifersuchtskonflikt. Wir können dies auch auf die Familie ausdehnen: Wie groß die zugrundeliegende Eifersucht ist und sich hinter den Doublebind-Mitteilungen zu verbergen sucht. Dazu kommt hier, wie im Falle Jane die kognitive Regression: die Aufhebung der Grenze zwischen belebt und unbelebt, zur magischen Welt des kleinen Kindes.

Ich unterbreche hier wieder den Fluss der Geschichte und füge einige Überlegungen mehr theoretischer Art ein, so wie ich sie mir damals machte.

2.11 Beziehungstrauma und die Doppeldeutigkeit der Übertragung

In den Ausschnitten wird sehr eindrücklich klar, was die wahrscheinlichste Wurzel ihrer im tiefsten Sinne tragischen Selbstsabotage und Selbstzerstörung ist: Es ist die Selbstbestrafung für das unvermeidliche Schuldigwerden in unzähligen Varianten von Loyalitätskonflikten zwischen den Eltern und wohl auch mit den Geschwistern, in den sich selbst widersprechenden, aber teilweise wortlosen, eben Doublebind-Forderungen und ihrem unausweichlichen Versagen an der Aufgabe einer allmächtigen Verantwortlichkeit letztlich und größtenteils unbewusst der Aufgabe, ihre Familie zu retten.

In allen Formen ist die Forderung groß, ja absolut und damit auch die

Schuld und die Schwere der Strafe: nichts Gutes erreichen zu dürfen. Diese Konfliktkonstellation steht aber selber im Widerspruch, also wiederum im Konflikt zu ihrer Tüchtigkeit, ihrer Kompetenz, ihrer realistischen Welteinschätzung und ihrer bedeutenden Fähigkeit, eine gute Freundin zu sein und zunehmend auch psychoanalytische Selbstreflexion zu erzielen.

Doch da müssen wir uns fragen: Wir würden doch eigentlich erwarten, bei einer so schweren neurotischen Störung mit so massivem Agieren auch entsprechend schwere Traumata wie Misshandlung oder sexuellen Missbrauch in der Kindheit anzutreffen. Wenn ich sie mit meinen anderen Patienten mit schwerer Neurose vergleiche, kann man das aber bei Fiona nicht behaupten. Und doch erscheint sie auch auf eine tiefe, doch vorwiegend chronische Weise traumatisiert worden zu sein.

Mein Eindruck ist der, dass die in sich selbst logisch widersprüchliche Natur von Erwartungen und Forderungen, eben ihre »Doublebind«-Natur, gegen den Hintergrund der inneren Konflikte ihrer Eltern und der unablässigen Streitereien zwischen ihnen selbst eine chronische Traumatisierung darstellten, das heißt einen ständigen Verwirrtheitszustand erzeugen mussten. Nach Fischer und Riedesser ist »traumatische Information ›... in ihrem qualitativen Kern das, was uns‹ einfach nicht in den Kopf hineinwill« (Fischer & Riedesser, 1999, S. 87, 132). Es besteht eine ständige Diskrepanz zwischen dem, was gesagt und dem was gemeint wird, zwischen dem, was die Worte sagen und dem was die Haltung und Mimik ausdrückt – die Definition des »Doublebind«. Sie beinhaltet: Auf die Kommunikation ist kein Verlass.

Auch dies muss, wie wir sahen, gegen den Hintergrund der Konflikte zwischen den Eltern und in ihnen gesehen werden. Ich denke, dass dies ähnlich wie in einem totalitären Staat etwas außerordentlich Verunsicherndes und Pathogenes ist. Hinzu kommt, wie diese Diskrepanzen selber Absolutheitscharakter annehmen: Das, was gefordert wird, ist total und global, doch wird dem ständig durch andere Wahrnehmungen widersprochen. Solchen Vorgängen messe ich stark traumatischen Charakter bei, auch wenn es bei Fiona nie zu körperlichen Gewaltakten gekommen ist.

All dies fällt unter das, was Fischer und Riedesser (2003, S. 354) als Beziehungstrauma definiert haben:

> »Traumatische Verzerrung der Beziehungsschemata aufgrund langanhaltender, unangemessener Beziehungserfahrungen. Im allgemeinen werden Beziehungstraumata paradoxerweise durch die engen Bindungsfiguren hervorgerufen, die eigentlich Sicherheit und Schutz gegen Traumatisierung gewährleisten sollen.

Opfer dieses Traumatypus geraten in die paradoxe Lage, Schutz und Hilfe bei den traumatogenen Personen suchen zu müssen.«

Übrigens wurde diese Double-bind-Familienproblematik bei ihrer ersten Formulierung vor knapp 50 Jahren als spezifisch pathogenetisch in der Schizophrenie betrachtet. Nach meiner Erfahrung ist diese sehr wohl allgemein beobachtbar, vielleicht sogar typisch, bei den schweren Neurosen, namentlich bei dem, was ich als tragischen Charakter untersuche. Überhaupt frage ich mich, ob diese Art der doppeldeutigen Mitteilung nicht ubiquitär bei den schweren Neurosen und deren Familien wegen der Massivität der dahinter verborgenen Konflikte so besonders stark ausgeprägt erscheint. In diese Richtung scheint auch die moderne Affektforschung zu deuten, behauptet doch zum Beispiel Krause (1998, S. 67), Kongruenz zwischen Ausdruck und Erleben sei »zumindest bei Gesunden ein Spezialfall«. Ferner: »Wenn es so etwas wie einen Doublebind überhaupt gibt, dann findet man ihn unterschiedslos auch bei Familien mit späteren neurotischen Erkrankungen« (ebd., S. 91).

Die Frage, die sich mir stellt, ist, in welcher Form spezifisch diese Double-bind-Dynamik in der Übertragung wiederholt wird und durchgearbeitet werden kann. Manchmal gelang mir das in einzelnen Sequenzen, eben da, wo die Doublebinds angesprochen werden konnten, im Sinne eines »Hilf mir, aber hilf mir nicht« oder »Rette mich, aber wehe dir, wenn du mich dabei machtlos fühlen lässt; ich zahle dir dies tausendfach heim«. Oder: »Drücke vollsten Glauben an mich aus, dass ich es schaffen werde, und wenn du das nicht tust, bist du an meinem Versagen schuld. Tust du das aber, zeige ich, dass du ein Heuchler und Lügner bist und du es nicht ehrlich glauben konntest.« Oder: »Hilf mir gegen meine Verdrängungen, aber ich vergesse sofort wieder, worüber wir gesprochen haben: Inzestfantasien, neid- und eifersuchtsvolle Aggressionen, die Lust am Leiden. All das wird sogleich ungeschehen gemacht.«

Auch hier spüre ich in der Gegenübertragung die hilflose Wut und Verzweiflung, die sie selbst empfunden hatte und wohl auch noch immer empfindet.

Doch fällt unter Beziehungstrauma sehr viel mehr als diese Double-bind-Problematik: Die langandauernden und sich stets wiederholenden Zwistigkeiten und Schreiereien, Drohungen, Beschämungen und Anklagen, aber auch markante Seelenblindheit und unablässige Loyalitätskonflikte gehören dazu. Wir wissen, wie Worte oft tiefer kränken und schwerer verletzen als körperliche Angriffe: »Doch ein gekränktes Herz erholt sich schwer«, sagt Tasso (Goethe, 1970, S. 165). Warum sollte das bei Kindern anders sein? Den Traumata in den Familienbeziehungen der Art wie sie in diesem Fall dargestellt werden, kommt zuweilen dieselbe traumatische Wirkung zu wie körperlicher Misshandlung, Gewalttätigkeit zu Hause und sexuellem Missbrauch. Diese Beziehungstraumata werden in der Folge oft konkretisiert und externalisiert, indem sie auf vermutete sexuelle Übergriffe, auf Welt, Schicksal und Gott und besonders auf körperlichen Schmerz und auf das ganze Feld von sado-masochistischer Perversion und Charakterperversion verschoben werden.

Trotzdem erhebt sich bei Fiona eine gewichtige Frage, die auch fast jedes Mal, wenn ich über diese Fallgeschichte sprach, zu Recht erhoben wurde: War sie nicht wirklich das Opfer von sexuellem Missbrauch? Sie selbst stellte sich diese Frage, als sie nach der Vergewaltigung den Studentennotfalldienst aufsuchte. Das Einzige, woran sie sich erinnert, ist, dass sie mit etwa neun Jahren von einem wenig älteren Onkel auf und vielleicht in den Mund geküsst wurde und sich dann ängstigte, sie könnte schwanger werden. Während der ganzen Analyse haben wir keine Anhaltspunkte für andere Übergriffe gefunden. Auch finde ich nichts in der Übertragung, das dabei helfen könnte. Aber der Verdacht kann angesichts der auch sonst so massiven Verdrängung nicht abgewiesen werden. Jede Aufdringlichkeit mit Deutungen oder Fragen in dieser Hinsicht ist indes ausgeschlossen.

2.12 Zuspitzung und Reflektieren über die Gegenübertragung

Den Sommer verbrachte sie dann, wie schon erwähnt, in der Entwicklung einer neuen Forschungsrichtung und unternahm mit viel Begeisterung, aber auch mehreren praktischen Rückschlägen, die zusätzliche Arbeit. Parallel dazu war sie intim mit dem ähnlich wie sie selbst behinderten Kollegen involviert. Nachdem ich sie mit den sich auftürmenden Schulden bei mir konfrontiert hatte, reduzierte sie, ohne sich auf eine Diskussion einzulassen, die Stunden auf einmal wöchentlich.

Verblüfft, entsetzt und verärgert erwiderte ich zunächst:

> »Wir müssen uns damit beschäftigen, wie viel Hass und Seelenmordressentiment gegen mich darin steckt. Dies ist ein direkter Angriff auf mich und meine Arbeit ebenso wie die Nichtbezahlung.«

Sie spricht dann vermehrt darüber, wie sie jeden Plan, jeden Termin, jede Aufgabe, die ihr Berater ihr gesetzt hat, gebrochen habe, was mich veranlasst, zu sagen, dass ich die Unterbrechung gerade zu diesem Zeitpunkt besonders wenig ratsam *(ill-advised)* finde:

> »All dies ist nicht nur sehr selbstdestruktiv, sondern auch sehr aggressiv gegen mich, gegen den Berater und ganz besonders auch gegen ihren Vater gerichtet.«

Ich frage sie direkt:

> »Warum sind Sie so wütend auf mich?«
>
> »Ehrlich gesagt bin ich es nicht. Ich bin wütend auf mich selbst und lasse es an Ihnen aus. Ich will einfach nicht für die täglichen Demütigungen herkommen und immer wieder sagen, dass ich keinen Fortschritt an der Dissertation gemacht habe und das ist das Einzige, womit ich mich jetzt beschäftigen will. Ich will nicht darüber sprechen, wie blockiert ich bin, so wie mit dem Bericht seinerzeit als ich jeweils hierherkam und schilderte wie festgefahren ich sei und es mir nie gelang, daraus herauszukommen. Das verstärkt nur den Schmerz und hilft mir nicht mit dem Problem. Es ist eine Übervereinfachung. Ich glaube der Grund dafür, dass ich wütend bin, liegt darin, dass ich immer noch dasselbe Problem habe und nicht wirksam damit umgehen kann. Das klingt, so als ob es von Ihnen erwartet würde, es für mich zu lösen.«

Ihr Vater habe ihr schon seit Jahren gesagt, die Analyse bringe ihr nichts.

> »Was ich tue, wirkt nicht. Ich kann mir nicht vorstellen, dass jemand anderes [ein anderer Therapeut] es anders täte. Es liegt an mir. Ich bin resistent dafür.«
>
> »Dies ist vielleicht ein Schlüssel: dass Sie beweisen müssen, dass er [der Vater, B. S.] recht hat, dass es nicht so sehr eine Aggression gegen ihn sei.«

Ich korrigiere mich und bemerke, sie erweise jetzt durch die Unterbrechung ihre Loyalität gegenüber dem Vater:

> »Es ist beides: Sie sind aggressiv ihm gegenüber durch das Versagen, indem Sie auf der ganzen Linie die Besiegte *[defeated]* sind, und zugleich sind Sie die loyale Tochter, die bestätigt, dass er immer recht hat« (726).

In der folgenden Stunde versuche ich das vielfältige Übertragungsmuster zusammenzufassen:

> »Immer setze ich Bestrafung aufs Spiel *[testing punishment]*: Ich enttäusche dich, ich lade Bestrafung, besonders in Form von Beschämung, ein; so tue ich es selbst aktiv, aber wirklich möchte ich von dir Verzeihung und Annahme.«
>
> »Ich erkenne dies klar als ein Muster, das sich die ganze Zeit wiederholt, aber haben wir diskutiert, was dahintersteckt?«
>
> »Diskutiert ja, aber nicht voll durchgearbeitet.«
>
> »Was?«

An diesem Punkt in der Stunde versuche ich, ihr die Hauptpunkte unserer Arbeit des letzten Frühlings zusammenzufassen – in einer Art umfassenden Rekonstruktion: Wie sie sich infolge der Double-bind- und Loyalitätskonflikte und der daraus erwachsenden Allmacht der Verantwortlichkeit unvermeidlich schuldig fühle und sie diese angesichts der Absolutheit der Erwartungen nie zu erfüllen vermöge *(always falling short)* und darüber tiefe Scham empfinde, aber auch Wut und Rachewünsche wegen der Machtansprüche und egozentrischen Erwartungen anderer und sie dann die Enttäuschung vom Passiven ins Aktive wende. Von besonderer Wichtigkeit sei, dass sie es mir, ihrem Berater und ihrem Vater nicht gönne, einen Verdienst *(credit)* an einem ihrer Erfolge zu haben. Dadurch verstecke sie ihren Neid vor sich selbst und suche ständig nach Verzeihung. Schließlich müsse all dies vor dem Hintergrund der dominanten Familiendynamik gesehen werden: Schuld für Trennung, Individuation und Erfolg, Scham für Schwäche, Abhängigkeit und Versagen und der Teufelskreis dieser beiden Gleichungen (727).

Dieser neidische Versagenswunsch, der andere, besonders eine Autoritätsfigur, könnte einen Verdienst für sich in Anspruch nehmen, begegnet Fiona im Sinn von:

> »Ich versage, um dir zu beweisen, dass du kein Prachtkerl *[hot shot]* bist«

und muss dies gleichzeitig sehr scharf zensieren:

> »Es scheint so bösartig, so boshaft«,

sagt sie. Dieser Wunsch, den anderen aus Neid zu entwerten, zu enttäuschen und versagen zu lassen, kann deshalb nur mit großer Mühe zugestanden werden

(716). So war und ist es ungewöhnlich schwierig, ihre Angst vor Neid und Eifersucht und deren Verstecktsein hinter Selbstbestrafung und Selbstabscheu zu erkennen und zu bearbeiten, obwohl es selbst in dieser Hinsicht Fortschritte gibt, indem sie von sich aus über diese Gefühle im Hinblick auf Menschen in ihrem Leben spricht, freilich noch nicht direkt in der Übertragung.

Trotz allem hat sich vieles zum Besseren verändert, wie auch ihre Freundinnen bemerken. Und es scheint wirklich, dass sie unmittelbar vor dem Abschluss steht. Oder werde ich noch einmal genarrt? Jedenfalls bekennt sie, sie möchte die Analyse wieder voll aufnehmen, sobald sie durch diese Zeit extremen Drucks gegangen ist, und zumeist erkennt sie die Schwere ihrer inneren Probleme.

Was die Verdrängung von Aggressionen in der Übertragung unterstützt, ist die fast völlige Abwesenheit von Träumen durchgehend durch die Analyse. Stattdessen breitet sich die Schilderung der Alltagsgeschehnisse, -dilemmata und -leiden in all ihrer narrativen Dramatik zu einem solchen Ausmaß aus, dass ich fast ständig bei ihr die Empfindung hatte, ich würde nicht wirkliche analytische Arbeit leisten: Alles ist zwar angesprochen, aber nichts wirklich durchgearbeitet, sodass ich dachte, ich bin mit ihr und letztlich überhaupt kein guter Analytiker.

Die Externalisierung wird über weite Strecken unserer jahrelangen Arbeit zu ihrer hauptsächlichen Abwehrform und ich kritisiere mich immer wieder, wenn mir stärker bewusstwird, dass ich diese Abwehr nur ungenügend anspreche. Dies erlaubt es ihr, in der Opferposition zu verharren und vor allem allen Aggressionen gerade auch in der Übertragung aus dem Weg zu gehen. Wie erwähnt hindert mich ihre Überempfindlichkeit auf mögliche Kritik daran, zu forsch einzugreifen. Dazu kommt noch etwas anderes: In der Gegenübertragung hüllen mich die Erzählungen der dramatischen Alltagserlebnisse oft in eine Art Nebel des Zuhörens, fast ein Einlullen meiner eigenen kritischen Fähigkeiten. Die Realität nimmt dadurch selbst Fantasiecharakter an: Die Zeit verfließt, ohne dass ich dessen ganz gewahr werde. Es wird meine eigene Verleugnung der Zeit.

2.13 Peripetie

Ich erzähle nun das albtraumhafte Geschehen, das sich schließlich am Termin im März 2004 abspielte. In den Tagen vor der geforderten Ablieferung der Dissertation betont sie neben der vergeblichen und sie lähmenden Suche nach Vollkommenheit, die Rolle der Rebellion, des Trotzes:

> »Er [der Leiter des Prüfungsausschusses] will die Bedingungen stellen und alles bis nächsten Mittwoch fertig haben und ich sage: ›Nanana

... Ich halte die Macht, du bekommst es nicht an dem Tag.‹ Ich sehe es als Trotz gegen die Autorität.«

»Es ist beides: Trotz gegen die Autorität und das Ideal von Perfektion.«

»Und es ist Macht, meine Macht im Zurückhalten. Wenn ich die Dissertation herausgebe, verliere ich alle Macht. Die Dichotomie traf mich: Bevor ich sie hingebe, halte ich alle Macht, und wenn ich sie abgebe, haben sie alle Macht. Es sollte nicht ein solches Alles-oder-nichts sein. Aber so scheint es mir.«

»Wieder die Absolutheit.«

Sie vertieft es:

> »Es gibt Richter, die sie [die Dissertation] lieber haben, und andere, die sie weniger gern haben werden, aber sie repräsentieren die Welt. Sie sind ein *subsample* von der Dynamik des Urteils.«

Ich sage in diesem Moment der Krise belehrend, suggestiv und nicht »psychoanalytisch«:

> »Das Motto für die nächsten Tage soll sein, zu allem Urteilen zu sagen: Geh zum Teufel!«
>
> »Ich sage mir das auch: ›Es ist nur nötig, es hinter mich zu bringen und doch ist das zu schmerzhaft.‹ Warum? Es bedeutet, mich bloßzustellen, zu zeigen, welch schlechte Forscherin und wie gestört ich bin, ich es hätte besser wissen und nicht all diese Fehler begehen sollen. Es wird gebunden auf den Regalen stehen und mich zeitlebens verfolgen.«
>
> »Die Irrtümer sind ein wesentlicher Teil jeder wissenschaftlichen Arbeit«,

sage ich, wiederum im selben Sinn der Realbeziehung und wiederhole, sie möge daran denken:

> »Zu untersuchen statt zu urteilen, zu beschreiben statt sich zu beklagen und Vorwürfe zu machen *[exploring instead of judging, describing instead of complaining and blaming]*« (748).

Man kann ihren Machtkampf und Trotz auch als ein Erzwingen von Verzeihung verstehen. Sie selber sagt, sie wisse nicht, wie nachsichtig *(forgiving)* der Vorsitzende sein werde, wenn sie nicht das Ganze abliefere (749). Und dahintersteht: »Ich will nicht nur, dass du mir verzeihst, sondern du mir sagst, es tue dir leid, und dann kann ich auch sagen, es tue mir leid.« Aber dies ist im Moment nicht spruchreif.

In dem eben gegebenen Dialog betone ich wiederum die Zentralität des Über-Ich-Anteils an ihren Konflikten und eben ganz besonders auch in der Übertragung nicht nur auf mich, sondern auf jede Autoritätsperson. Dabei fühle ich nicht zum ersten Mal die Notwendigkeit, mich direkt als eine Gegeninstanz gegen dieses archaische Gewissen einzusetzen, das sie im entscheidenden Moment zu lähmen und in das sie zu versinken droht. Als Gegeninstanz meine ich nicht nur billigende und stützende Über-Ich-Figur von außen zu sein, sondern auch ein Hinlenken von Über-Ich-Funktionen zu Ich-Funktionen: weg vom Urteilen, hin zum Verstehen – »Wo Über-Ich war, soll Ich werden«.

Wie ich schon früher sagte: Das eigene Leben und innere beobachtende Auge verwandelt sich nicht mit Gewalt, sondern nur mit großer Behutsamkeit und Einfühlung.

Der Termin wurde endlich auf den 24. März festgesetzt. Da sie keine der vorherigen Ablieferungszeiten einzuhalten vermocht hatte und das Prüfungskomitee die Dissertation etwa drei Wochen vorher hatte haben wollen, um das Material auch studieren zu können. Aber erst am 22. März, an dem Tag, an dem sie die Vorlesung über ihre Arbeit vor der Fakultät und den Studenten halten sollte, war sie fähig, die ersten sechs von acht Kapiteln an das Komitee zu verteilen. Sie arbeitete die ganze Nacht hindurch und musste am Vormittag noch mit mehreren praktischen Problemen kämpfen, da sie das Anschlusskabel für die »Power Point«-Darstellung zu Hause vergessen hatte. Den alten Teil ihrer Arbeit, den sie vor mehreren Jahren für das Zwischenexamen vorbereitet hatte, vermochte sie überhaupt nicht mehr durchzusehen: »Zero sleep, zero preparation«, sagt sie. Die ganze Präsentation begann daher auch vor vollem Saal etwa 10 Minuten zu spät. Sie stolperte böse durch den ersten Teil und erst gegen Schluss ging es etwas flüssiger. Ihrem Bericht nach ging es nicht gut und die Rückmeldungen waren gemischt. Auch die folgende Nacht arbeitete sie hindurch, um die beiden Schlusskapitel doch noch zusammenzukriegen. Am Abend des 23. März wurde ihr vom Vorsitzenden des Prüfungsausschusses mitgeteilt, dass die Prüfung morgen nicht stattfinden könne und sie einen neuen Termin Ende April suchen müsse, zu dem sie alle vielgereisten Komiteemitglieder wieder zusammentrommeln könne.

Inzwischen hatte die Patientin mehrere Stunden bei mir verpasst und auch auf meine besorgte Nachricht auf ihrem Anrufbeantworter zunächst nicht geantwortet. Ich sah sie am 29. März wieder zu ihrer regulären Zeit. Die ganze

Stunde war mit dem Berichten der Details des Vorgefallenen gefüllt. Sie war tief niedergeschlagen und vor allem auch voller Scham angesichts der vielen Freunde und Bekannte, die ihr gratulieren oder die zu der Party zu ihren Ehren kommen wollten. Wie gesagt: ein richtiger Albtraum, »a disaster«. Ganz am Schluss der Stunde erwähnte sie, fast in einem Nebensatz, sie müsse ein Gesuch für eine Verlängerung des Termins einreichen. Ich verstand zunächst nicht, was sie damit meinte. Nun stellte es sich heraus: Die gesamte, ihr von der Universität gewährte Studienfrist war am 15. März abgelaufen und sie dürfe eigentlich jetzt nicht mehr weiter studieren. Entsetzt und zutiefst besorgt schlug ich ihr vor, sie später in der Woche wieder zu sehen. Sie wies das Anerbieten ab.

Ich selber saß da und musste mich bemühen, nicht selbst von der Katastrophenstimmung erfasst zu werden. Ich fragte mich während des ganzen Tages: »Was habe ich versäumt? Was hätte ich besser machen können? Welche Fehler habe ich begangen?«

Es war in diesen Tagen, dass mir eine zusätzliche wichtige Einsicht kam und zwar mithilfe von zwei Arbeiten.

2.14 Der Zwang, zu spät zu sein: Zur Pathologie des Zeiterlebens

Wenn ich mir nämlich diese Geschichte mithilfe von zwei Arbeiten zu vergegenwärtigen suche, erschlägt mich beinahe die Psychopathologie des Zeiterlebens und die sich im Hauptsymptom äußernde, merkwürdige Behandlung der Zeit. Darauf weist eine Arbeit von Nancy Chodorow (2003) hin: Darin verknüpft sie die Beobachtung bei gewissen Frauen, die trotz bewusstem starkem Kinderwunsch, diesen immer wieder vereiteln, bis es zu spät ist, mit der Verleugnung von Zeit und damit auch von Veränderung. Andere generative Tätigkeiten wie schriftliche Arbeiten und Doktorat werden aufgeschoben, als ob es keine Zeit gäbe, als ob die Zeit gefroren wäre. Hinter dieser Pathologie des Zeiterlebens, nämlich einem Leben in Zeitlosigkeit, sieht sie frühe unbewusste Fantasien über die Mutter-Kind-Beziehung, die voll Zerstörung statt Generativität seien.

> »[D]ie Zeitlosigkeit der frühen Mutter-Kind-Bindung, die eine Frau in ihre eigene Wiederholung des Mutterwerdens übernimmt, hat eine abgetötete und verfallene *[imploded]* Qualität angenommen, statt die einer Schmetterlingspuppe *[chrysalis]*. Statt dass die zyklische Zeit aktiv und in Bewegung wäre, hält sie an oder ist repetitiv zirkulär; die monumentale ewige Zeit friert ein.

Die psychologische Uhr stoppt, wie Alter und Zeit stillstehen, die Zeit geht im Kreis herum und die biologische Uhr ist ausgeschaltet« (ebd., S. 1189).

All das scheint nun in der Tat auf Fiona zuzutreffen. Vielleicht können wir aber noch mehr über diese Dynamik der Abtötung der Zeit sagen. Es gibt nämlich eine frühere Arbeit von Arlow (1984), die sich etwas allgemeiner mit diesem bedeutsamen Thema befasst. Von einem der Fälle, die er beschreibt, heißt es: »er wäre gerne immer ein Kind geblieben. Für ihn war die Flucht vor der Tyrannei der Zeit eine Flucht vor dem Tod. [...] Wenn die Zeit angehalten werden könnte, würde sich nichts jemals verändern. Es gäbe kein Voranschreiten zum Tod« (ebd., S. 31). Bei diesem Patienten war es eine Rückkehr zur schützenden Mutter, bei anderen eine Verschmelzung mit Gott, dem Vater. Zeit bedeutet für diese Patienten Frustration auf verschiedenen Entwicklungsstufen, die Begrenzung durch die Wirklichkeit und die Begrenzung des Lebens durch den Tod. »Die Zeit wird zum Repräsentanten realistischer Notwendigkeit. [...] Die Wurzeln der Rebellion gegen die Tyrannei der Uhr reichen in der individuellen frühen Entwicklung sehr weit zurück« (ebd., S. 15).

Ich möchte als ganz wesentlich zu diesem Thema hinzufügen, die Zeit ist ein Symbol sowohl für das Über-Ich wie für die als traumatisch erlebte Trennung, ich glaube bei Fiona besonders von der geliebt-gehassten Mutter. Beide können sehr wohl mit Vernichtung und Tod gleichgesetzt werden.

Ich möchte dies noch etwas vertiefen. Fiona ist stark mit beiden Eltern identifiziert und in widersprüchlicher Loyalität an sie gebunden. In dieser Patt-Situation ist es ihr unmöglich, sie selbst zu werden. Die Zeit muss stehen bleiben, um das Wachstum, die Veränderung, das Erwachsen- und Verantwortlichwerden aufzuhalten. Die unvermeidliche Trennung wird als zu schmerzlich empfunden. Die Aufhebung der Zeit kann somit als Abwehr gegen Trennung, gegen Inzest, gegen Mord und Tod und schließlich gegen das Über-Ich begriffen werden. Diese Zeitlosigkeit oder der Zeitstillstand bedeutet Aufhebung der Grenzen und Verleugnung der Endlichkeit der Lebenszeit.

Für Fiona steht die Zeit seltsam still. Es ist mir bei ihr immer wieder aufgefallen, wie vage sie mit Zeitbestimmungen ist, wie sie oft nicht gestern oder morgen sagt, sondern Dienstag und Donnerstag, wobei es dann oft unklar ist, welche Woche sie meint. Es gab kaum je eine der bis damals 750 Stunden, in der sie rechtzeitig gekommen wäre (das änderte sich im Folgenden). Alles, was mit Terminen zu tun hat, muss sie aufheben, brechen, verleugnen, ungeschehen machen. Auch ist es auffällig, wie sie die Nacht zum Tage macht, ohne dabei zumeist den Tag auch wirklich zur Nacht zu machen: Sie arbeitet in der Schule bis sechs Uhr morgens, hält sich mit Coffein wach, geht dann nach Hause, schläft vielleicht, ruhelos und unterbrochen, drei bis vier Stunden, versucht wieder zu arbeiten, doch sei der Wert der Arbeit von 12 Stunden nur der von vielleicht zweien. Diese Verleugnung der Zeit hat eine ungeheure Zerstörungskraft. Ich denke an einen Sprengstoff und Chodorow sprach auch von »imploding«, einer Art innerer Explosion.

Mir scheint, bei ihr umschließt das Symptom all diese gegensätzlichen Bedeutungen von Zeitlosigkeit und Zeitstillstand. Der Zwang, zu spät zu sein und damit alle Versprechen zu brechen und alle zu enttäuschen, ist bei ihr

1. eine Wunscherfüllung: Die Grenzen überhaupt zugunsten einer archaischen Verschmelzung aufzuheben, mit Mutter und Vater eine frühkindliche Vereinigung und totale Annahme zu verwirklichen, kurz, wieder ein Kind zu sein;
2. ein resoluter Trotz gegen die Realität und gegen das Über-Ich, gegen alle Verpflichtungen und Einschränkungen, ein Protest dagegen, getrennt und begrenzt sein zu müssen, erwachsen zu werden und die sadomasochistische Sexualität überwinden zu müssen,
3. eine Form der Selbstbestrafung und ein Triumph des moralischen Masochismus und damit auch eine Erfüllung sadomasochistischer Wünsche in allen Beziehungen und vermutlich auch in der Sexualität selber: Sie stellt sich als das Opfer maligner Kräfte außerhalb und in ihrem Inneren dar und die Misshandlung der Zeit und durch die Zeit ist ein Ausdruck dieser sadomasochistischen Kompromissbildung.

Doch möchte ich dieses Thema der Pathologie des Zeiterlebens hier theoretisch erweitern und vertiefen.

2.15 Eine allgemeinere Reflektion: Zeitstillstand und Abbrechen der Zeit

In einer von mir kürzlich gelesenen Arbeit von Schmithüsen (2004) unterscheidet er die positiv erlebte Zeitlosigkeit im Unbewussten und in den Fantasien von intrauterinem Verschmolzensein vom quälend empfundenen, traumatogenen Zeitstillstand. Über diese führt er aus:

> »Bei stillstehender Zeit handelt es sich um Phänomene der projektiven Identifikation von traumatischen Erfahrungen schwersten Beziehungsabbruchs,

> die im Individuum eine innere Erstarrung, tote Zonen hinterlassen haben. In der analytischen Übertragungsbeziehung wird dieser frühe traumatische Zusammenbruch in den Analytiker verlagert und kann dort reflektiert, metabolisiert, symbolisiert und gedeutet werden. Der Analytiker erfährt bei sich das Phänomen des Zeitstillstands als Lähmung, als Tötung seiner analytischen Aktivität und versteht dies als Wiederholung von Bindungsangriffen, der Zerstörung von Beziehung, als Desobjektalisierung oder radikalen Beziehungsentzug« (S. 293).

Ich glaube, was ich zuvor (Kap. 2.12) über meine eigene Gegenübertragung geschildert habe, entspricht dieser Erfahrung Schmithüsens.

Vielleicht klingt das Gegenstück, das Schmithüsen dem Zeitstillstand entgegensetzt, in Worten aus einem Celan-Gedicht an, »Die Welt ist fort, ich muss dich tragen« (Celan, 1975, S. 97), die Derrida auf das Erlebnis der Schwangerschaft bezieht – letztlich das Verschwinden der Welt in der Zweieinigkeit der Liebe, jenem leuchtenden Gipfel, über den ich im ersten Kapitel schrieb.

Dieses Thema des Zeitstillstandes verknüpft sich aber mit einer viel breiteren klinischen Erfahrung: dem Erleben der Diskontinuität, also des Abreißens der Zeit.

Wir stoßen hier auf die Kernfantasie des Vergessen- und Verlorenwerdens und des Selbstverlusts, die wir immer wieder bei schwer traumatisierten Patienten erleben. Ich erlebte es fast durchgehend in der Gegenübertragung bei Fiona:

> »Es gibt keine Kontinuität. Hunderte von Stunden sind wie ein Nichts. Ich tappe in einem Nebel der Gegenstandslosigkeit herum – des Nicht-halten-Könnens, des Nichtfassens, des Nichterfassens, des Nichtgreifens, des Nichtbegreifens. Sie geht mir immer wieder verloren.«

Fiona selbst verliert alles Gewonnene von Stunde zu Stunde:

> »Wie gewonnen, so zerronnen.«

Dieses Erleben, oft symbolisiert durch Fantasien des Fallens und damit des leeren Raums (ich entsinne mich an kein Beispiel dieser spezifischen Fantasie bei ihr, doch kenne ich sie sehr wohl aus meinem eigenen Erleben bei ihr), wurde eindrücklich von Sheldon Bach (2001) in ihrer dynamischen Bedeutung beschrieben:

> »Es wurde zunehmend klarer, dass im Zentrum der vielfachen Phobien and Ängsten [Jeffreys, des beschriebenen Patienten] eine primäre Angst lag, vergessen zu werden, eine wortlose Furcht, in einem endlosen Purzeln aus dem Sinn seiner Mutter zu fallen und in das Vergessen der Nichterinnerung zu stürzen.«

Als Kind war er wohl bekannt im Fundbüro des Kaufhauses von Macy's, da ihn seine Mutter regelmäßig beim Einkaufen verlor. Auch in der Übertragung nahm er ständig an, der Analytiker habe vergessen, was er ihm erzählt hatte, und musste es sich ständig bestätigen. Er musste aufsitzen, um sich des Gesichtes des Analytikers zu versichern und die Verbindung mit ihm wieder herzustellen. Die Angst, sich in ziellosem Denken zu verlieren, kulminierte in der schrecklichen Fantasie, endlos in den leeren Raum hineinzufallen. Bach spricht von einer Störung der Fähigkeit für »evocative constancy«, das heißt das Bild des anderen in sich hervorrufen zu können. Damit werde die Herstellung stabiler Repräsentationen und die von Selbst- und Objektkonstanz behindert. »Das gegenseitige im Gedächtnisbehalten kann sehr wohl eine Bedeutung von Leben und Tod für Kind und Mutter haben« (ebd.). Jefferys Angst war spezifisch die, nicht erinnert zu werden. Das Innenleben von Mutter und Vater zu verstehen, so Bach, sei überhaupt eine wichtige seelische Aufgabe während der Entwicklung, wobei das Prüfen von Übertragung und Gegenübertragung dem Analytiker helfe. So sieht dieser Patient, wie das häufig geschieht, die sprunghaften Wechsel in der Mutter, den eklatanten Mangel an Kontinuität, was sich dann in der Interaktion mit dem Analytiker und in seiner Selbst- und Welterfahrung wiederholt. Sein ganzes Leben zerfällt in Stücke, in »diskrete und fragmentierte Momente«, (ebd.) unverbunden und sinnlos, nicht zu einem größeren Ganzen gehörig. Dies führt zu einem durchdringenden Gefühl, dumm und unbeachtet, »nicht der Erinnerung wert« *(unmemorable)* zu sein.

> »[D]ie spezifischen Erinnerungen und Erlebnisse gleichen einzelnen Perlen, die Kontinuität und Gestalt nur dann erreichen können, wenn sie zu einem Halsband aneinandergereiht werden. Die Schnur, an der sie miteinander verbunden werden, ist die kontinuierliche Existenz des Kindes im Denken *[mind]* der Eltern; diese gibt die Kontinuität, an der die Perlen des Erlebens zusammengebunden und zur Halskette eines zusammenhängenden Lebens werden« (ebd., S. 748).

Gerade für diese Patienten ist die Häufigkeit der analytischen Stunden so wichtig, um eine solche, bis dahin fehlende Kontinuität in einer tiefen Übertragung herzustellen: »damit ein solch zerstückeltes Leben zusammenkommen kann, muss der Analytiker den Patienten in seinem eigenen Inneren in kontinuierlicher Weise am Leben erhalten« (ebd., S. 749). Zugleich ist auch die Gegenbewegung nötig: das Bedürfnis, allein gelassen zu werden, unverbunden zu sein, sich abzulösen. Zugleich ist es wesentlich, zu erkennen, dass die Diskontinuität und die Unverbundenheit selbst Folgen von Abwehrvorgängen in der Familie sind und als solche vom Patienten als Schutz vor allem gegen Wut und Gewalt gebraucht werden. Sinn- und Zeiterleben erwachsen aus dem Gefühl der Verbundenheit der Erfahrungen, wie sie durch das Erinnern des Anderen im eigenen Innenleben geschaffen wird.

Die Patienten sprechen oft darüber, wie sie »den Faden verlieren« und damit sich selbst und in eine tranceartige Verwirrtheit verfallen, sie weder den anderen noch der andere sie in Erinnerung behalten könne: »Ich kann Sie nicht mehr erreichen«, heißt es zum Beispiel in der Analyse. Es ist die Fantasie vom verlorenen Kind. Diese wiederholt sich dann markant in der Übertragung. Das verlorene Kind verliert aber sich selbst auch. Der tranceähnliche Selbstverlust ist in den schweren Neurosen etwas sehr Häufiges, besonders auch bei Alkohol- und Drogensüchtigen, die mit der Substanz diesen Zustand des Selbstverlusts aktiv herbeizuführen suchen, um ihn so zu kontrollieren. Das Verlorengehen ist aber selbst eine Familienabwehr gegen manifeste Aggressionen und wird als solche vom Patienten wiederholt. Oft sehen wir in den Familien auch die Flucht in die Religion, um der konkreten Begegnung auszuweichen und indirekt auch der Aggression.

Ist es nun nicht so bei Fiona, dass auch sie in der völligen Lähmung und Arbeitsunfähigkeit verloren geht? Auch ihre innere Kontinuität wird ständig zerrissen und das krampfhafte immer wieder Neuschreiben desselben Satzes und Paragrafen ist wie ein verzweifeltes Festhalten am Faden des Sinnes. Jedes gebrochene Versprechen ist eine gewaltsame Diskontinuität. Es ist, als ob sie dann den Anderen dazu zu zwingen suchte, ihr zu bestätigen, sie sei trotz ihrer inneren Diskontinuität, nicht verloren gegangen. Meine eigene Verzweiflung und Furcht, sie zu verlieren oder verloren zu haben, widerspiegelt diese archaische Bedeutungsschicht. Es ist zu betonen, dass auch dies durchaus im Netz von Trauma und Konflikt verwoben und nicht einfach ein Defekt ist.

Zu Bachs Ausführungen möchte ich aber noch hinzufügen, dass, wie ich glaube, in diesen Abläufen das Schamgefühl und die Selbstverurteilung entscheidend mitwirken. Seelenblindheit, eben Vergessenwerden, bewirkt ein tiefes Unwertgefühl des Selbst.

Die Funktion des Über-Ichs ist in vielen dieser regressiven Erfahrungen überaus wichtig, etwas, das in der modernen Literatur weitgehend nicht beachtet wird, also selbst einer ähnlichen Diskontinuität anheimfällt. Worauf ich mich beziehe, ist die Erfahrung, dass das archaische Über-Ich mit seiner Absolutheit der primitiven Affektregulierung dient. Es ist eine wirkungsvolle Abwehr, aber zu ungeheurem Preis. Die dabei nötige Aggression, nämlich die massivste Selbstverurteilung, wird leicht von innen nach außen gewendet – als Hass, als Verachtung und vor allem als Vorwurf. Bei dieser *Externalisierung* ist es entweder der Über-Ich-Teil, der draußen gesehen wird: »Sie verachten mich, sie wollen nichts mit mir zu tun haben, denn ich bin dumm«; oder es ist der Opferteil des Selbst, der Verurteilte, das Schamselbst oder das schuldbeladene Selbst, das draußen erlebt wird: »Sie sind an allem schuld. Sie helfen mir nicht. Sie sind unfähig. Schämen Sie sich! Es ist eine Zumutung und Unverschämtheit, was Sie mir angetan haben!«

Damit sind wir wieder beim jetzigen Zeitpunkt in der Arbeit mit Fiona angelangt.

2.16 Ihr Lebensthema: Urteilen statt Verstehen

An dieser Stelle, Anfang April, ist sie bereit, die analytische Arbeit wieder aufzunehmen, da sie selbst jetzt kaum imstande ist, weiterzuarbeiten. Die Studienfrist wurde verlängert und der neue Examenstermin auf den 30 April festgesetzt.

Ich gebe nur einen Auszug aus zwei besonders aufschlussreichen Stunden Mitte April:

Sie kommt seit langer Zeit zum ersten Mal pünktlich und reflektiert über ihre Neigung, alles zum Urteil umzufärben. Auf meine Frage, ob nicht hinter der ständigen Schuldzuweisung in ihrer Familie (wie so oft auch bei anderen) die unheilige Dreieinigkeit von Neid, Eifersucht und Ressentiment stecke und zwar unter der Einwirkung einer Religion, in der alle Freude, Lust und Sexualität verpönt und vergällt wird und damit ein ständiges Gefühl der Versagung, des Zu-kurz-Kommens erzeugt werde, antwortet sie, wie ihr Studienberater sie längst darauf aufmerksam gemacht habe, dass sie sich ständig entschuldige und immer sage: »I'm sorry«, »Ich habe ein chronisches Schuldsyndrom«. Sie verfehle ständig das Ziel, im Kleinen wie im Großen.

> »Wo andere sich gar nicht entschuldigen, gebe ich sofort zu, ich sei minderwertig und ich sei keine Bedrohung, ich fordere dich nicht

heraus. Bevor du etwas sagst, bin ich mir schon bewusst, dass ich minderwertig bin und ergebe mich.«

»Worüber wir gestern sprachen, war der Versuch, zu entwirren: Warum dieser Zwang, sich schuldig zu fühlen?«

»Wir sprachen über den Zwang in der Familie der Mutter, sich selber zu opfern. Niemand darf sich an erste Stelle setzen. Man wird schuldig gemacht, man darf nichts genießen.«

»Und ich denke, das kommt stark von der Religion.«

»Auf beiden Seiten der Familie.«

Sie spricht dann über den ganz starken Konflikt in ihr selbst und in der Familie als ganzer, Karriere zu machen gegenüber dem Wunsch, Mutter zu sein. Das erstere sei in einer Art *brainwashing* als schlecht, selbstsüchtig, einsam machend und falsch hingestellt worden. Was gut sei und keinen Neid erzeuge, sei die Mutterschaft. Sie wolle aber auch nicht eine alleinstehende Mutter sein, sie wolle gegenüber dem Kind kein Ressentiment hegen, wie sie es so stark bei ihrer Mutter gespürt habe:

»Sie ließ uns wissen, dass sie uns ihr Unglück anlastet.«

»Das ist selbst Grund für ein riesiges Schuldgefühl.«

Es habe immer mit nach oben gerollten Augen geheißen:

»›Du bist wie dein Vater, undankbar und nörglerisch.‹ Sie kann sich niemals dazu bringen, etwas Positives über Dad zu sagen. Wenn ich sie frage, ob es nicht *eine* gute Eigenschaft *[redeeming quality]* an ihm gebe, gibt sie nur eine sarkastische Antwort. Sie kann ihm nicht verzeihen.«

»Und Sie fühlen sich am Ende schuldig; sie spüren das Ressentiment hinter der Schuldzuweisung.«

»Und dasselbe erlebte ich vom Vater in Bezug auf sein Drama ... Kinderhaben hatte schlechte Folgen für beide Eltern und sie teilten uns das mit. Es wurde zu einer Schuldsache.«

Sie erweitert die Untersuchung:

»Beim Vater genügt es nie, zu versuchen, das Beste zu leisten; und einfach okay zu sein, ist nicht genug, sondern man muss ganz außerordentlich *[superexceptional]* sein.«

Sie erklärt auch seine Risiken mit dem Zu-spät-Kommen beim Reisen damit; bis zum letzten Augenblick nicht zu packen, dann zum Flugplatz zu rasen und schließlich im Flugzeug zu sitzen:

> »Welch außerordentliche Tat habe ich vollbracht! Ein gewöhnlicher Mensch hätte das nie zustande bringen können. Es ist dasselbe, als ich den Vortrag hielt mit Null Schlaf *[zero sleep]*. Meine Freundin staunte: Wow, ich hätte das nie fertiggebracht! Es ist ein Selbsthandicap, damit es dann als Sonderleistung dasteht. Im Vergleich mit anderen Dissertationen soll die meine hervorstechen.«
>
> »Und dann ist es nie genug.«
>
> »Ich versuche es und ich sehe, es ist es nicht. Und dann scheint es eine unmögliche Aufgabe zu sein und ich gebe auf.«

Sie vergleicht es mit der öffentlichen Demütigung bei Singwettbewerben im Fernsehen: Man denkt, man habe es gut gemacht, und dann:

> »Wie konnte ich mich so falsch eingeschätzt haben? Ich sage mir: ›Du dachtest, was du getan hast, sei in Ordnung.‹ Ich kann mir dann selber nicht trauen und nehme den strengen Richter vorweg und zwar in Form eines immer strengeren und strengeren« (758).

Wie sie das Zimmer verlässt, sage ich:

> »Das war eine sehr gute Arbeit heute«

und erwähne René Spitz's Anekdote mit Freud:

> »Als Spitz bei Freud in Lehranalyse war, sagte dieser am Ende einer Stunde: ›Das war eine sehr gute Arbeit. Sie verdienen heute eine Zigarre.‹ Spitz fragte: ›Aber Herr Professor, wie steht es mit der Versagung?‹ Worauf Freud erwiderte: ›Ich habe die Regel aufgestellt, ich kann sie brechen.‹«

Rückblickend machte ich mich aber darauf gefasst, sie werde stark verstimmt am nächsten Tag zurückkommen und wohl keinen guten Tag gehabt haben und zwar aus zwei Gründen: Erstens, weil sie in der Stunde ihre Eltern scharf kritisiert hatte, sich deshalb schuldig fühlen und diese Schuld dann mir und der Analyse ankreiden müsse. Zweitens, weil sie das Lob der guten Arbeit sofort in dessen Gegenteil verkehren müsse, da sie sich nichts Gutes, keine Freude, keinen Stolz gönnen dürfe, sie nichts Schönes und Gutes verdiene, eben aus jener tiefen Schuld heraus, die ihrerseits viel mit mörderischer, aber schwer verdrängter Aggression zu tun hat. Ich war überzeugt, sie würde sowohl ihre Anklage gegen die Eltern wie ihre eigenen Selbstanklagen für das Positive auf mich projizieren, also in der Übertragung abgehandelt auf mich verschieben.

Meine Erwartung wurde dann auch nicht enttäuscht. Sie hatte mein Lob fast unmittelbar nach der Stunde in ein sarkastisches Foppen *(a sarcastic dig)* verwandelt (»I twisted it around as if it had been a sarcastic, condescending pat on the back«), ich es nämlich herablassend lediglich auf ihre Schlussbemerkung gemünzt habe, etwa im Sinne von: »Was für eine Prachteinsicht das jetzt wieder ist!«, nachdem sie, in Rivalität mit mir, meine Bemerkung zur Religion ausgelassen habe. Entsprechend war sie auch gleich wieder arbeitsunfähig. Dabei merkte sie durchaus, dass sie aktiv etwas Gutes in etwas Schlechtes verwandelte:

> »Ich vergesse dann die wirkliche Quelle und meine, Sie sind es und nicht mein Vater. Sie konnten es unmöglich ehrlich meinen, sondern wollten mich künstlich aufbauschen, um mich dann umso mehr zu demütigen.«

Ihr beobachtendes Ich war also nicht ganz aufgehoben, aber die verurteilende Haltung nahm sofort wieder überhand.

> »Sie verwandelten es dann in eine ganze Sequenz von Verurteilungen«,

sagte ich und gab ihr dann eine Zusammenfassung der ganzen vorherigen Stunde, worauf sich wirklich meine Anerkennung bezogen hatte, und zugleich gab ich ihr die Deutung, warum eigentlich die negative Reaktion voraussagbar war. Sie nahm all dies an und erweiterte es: Es werde dann zur Sache der Loyalität, dass ich gegen ihre Eltern sei. Ich formulierte es als scharfen Konflikt von Liebe und Bindung, Hass und Anklage, der zur Schuld führe und sie veranlasse, mir die Schuld für die Anklagen zuzuschieben. Sie stellte fest, etwas Ähnliches habe sich gegenüber ihrer Hauptfreundin, die die Abschlussparty organisiert hatte, abgespielt; aber nachdem sie hier all das angesprochen habe, sei ihr gestern Abend eine völlig herzliche Konversation mit ihr möglich gewesen, ganz ohne Mühe und ohne Groll. Dabei sei das gar nicht bewusst geschehen, etwa dass sie sich eingeredet hätte: »Ich werde ihr verzeihen.« Etwas Ähnliches sollte auch ihren Eltern gegenüber stattfinden. Ich sagte, sie habe völlig recht, das könne nicht einfach gewollt werden und füge hinzu, das Ausmaß ihres Schuldgefühls habe mit der Intensität ihrer Wut auf die Eltern und dem Gefühl des Unrechts zu tun.

> »Welch qualvolle *[tortuous]* Weise durchs Leben zu gehen! Kein Wunder, dass ich so allein bin! Wer möchte schon sein Leben mit mir verbringen!«,

antwortete sie.

Gegen Ende schlug ich ihr vor, es könne ihr vielleicht helfen, wenn sich bei allem Positiven etwas wie gestern ereigne, sie die Zerstörung des Guten anhalte und sich frage:

> »Von wo verschiebe ich jetzt, in diesem Moment, das Schuldgefühl? Es gehört nicht hierher. Wofür fühle ich mich wirklich schuldig?«

Ich füge hinzu:

> »Und jetzt soll ich sagen, wir hatten eine schlechte Stunde?«

Sie antwortet lachend:

> »Mit gar nichts Gutem darin!«

Mir scheint also das Schuldgefühl wie ein Riesenelefant mitten im Zimmer zu stehen. Wie wir sahen, hat es eine ganze Reihe von Gründen: Die Loyalitätskonflikte und die Doublebind-Situationen, bei denen Fiona sich unweigerlich schuldig fühlen muss, dann die damit verbundene Hilflosigkeit und die Massivität ihrer Aggressionen gegen beide Eltern, alternierend in ihrer Intensität, aber wohl am allermeisten die Familienhaltung der Schuldzuweisung und die ganze damit verbundene Grausamkeit. Gerade bei diesem Schuldzuweisen, dem *guilt throwing,* scheint mir, wie bei manchen anderen Patienten mit einem so verheerenden Schuld- und Schamgefühl von besonderem Gewicht der nachhaltige Einfluss religiöser Unterdrückungen *(constraints)* gegen Lust, Freude und Sexualität in der Familiengeschichte zu sein, wo sich jeder chronisch enttäuscht, unbefriedigt, frustriert fühlt: »Ich bin zu kurz gekommen« und so in sich ein giftiges Gefühl von Neid, Eifersucht und Ressentiment nährt. Hinter der chronischen Schuldzuweisung steckt diese unheilige Dreieinigkeit; um diese zu verdecken und sie nicht zu benennen, klagt man den anderen an: *blaming*.

Man lässt also den anderen sich schuldig fühlen, um so besonders den eigenen Neid verhüllt auszudrücken. Dies aber wirkt sich massiv auch in der Gegenübertragung aus. In dem ganzen Nebel, in dem ich mich immer wieder bei Fiona finde und herumtaste, steckt mein eigenes Schuldgefühl, wieder etwas falsch gemacht und mich dadurch an ihr verfehlt zu haben. Sie lässt mich das erleiden, worunter sie selber leidet. Dies scheint das Wichtigste an der Übertragung zu sein. Und doch ist mehr daran.

2.17 Die Macht der Negativität

Ihre Unfähigkeit, immer wieder auch unter äußerstem Druck zu arbeiten, erinnert mich an eine Arbeit von Stanley Coen, wie nämlich die Negativität in Übertragung und Gegenübertragung sowohl Furcht wie Faszination besitzt:

> »Die Faszination mit dem Negativen bewahrt die erregende, perverse, magisch allmächtige Illusion, dass man kontrollieren könne, was unerträglich ist – in der Tat eine enorm ermutigende Macht *[Fascination with the negative preserves the exciting, perverse, magically omnipotent illusion that one can control what is intolerable – an enormously reassuring power indeed]*« (Coen, 2003, S. 465).

Er fährt fort: »[I]ch betone die *Erregtheit [excitement]*, enthalten in der Grandiosität und allmächtigen Fähigkeit, andere zu provozieren, als das, was perverse von narzisstischen Abwehrformen unterscheidet« (ebd., S. 466). Die Sexualisierung als Abwehr ist das Charakteristikum der Perversion. In der Beziehung zum anderen sei der Negativismus eine perverse narzisstische Abwehr und zwar als Abwehr gegen Bedürftigkeit und Neid (*need and envy*; ebd., S. 472). In Bezug auf die Technik spricht Coen von der Wichtigkeit des »Spiels«.

> »Eine Freudianische Überdeutung der Übertragung steigert die Abhängigkeit und Invalidität *[dependent disability]* regredierter Patienten. Beständiges kleinianisches Deuten dessen, was die Patienten unmöglich für sich selbst zu erfassen vermögen, steigert ihr Gefühl von Mangel *[deficiency]* und ermutigt die Unterwerfung unter den scheinbar allwissenden Analytiker und dessen Idolisierung« (ebd., S. 483).

In der spielerischen Ausgestaltung der Lust an sadistischen, andere terrorisierenden Fantasien und der darin enthaltenen Allmacht fand Coen bei dem von ihm geschilderten Fall die wirksame Lösung (ebd., S. 483ff.). Wie er in einer noch nicht veröffentlichen Arbeit von 2004 darlegt:

> »Die spielerische Auseinandersetzung dient als Technik dazu, Patienten, die Deutungen gegenüber unzugänglich bleiben, dazu einzuladen, eine gemeinsame Wirklichkeit mit dem Analytiker zu teilen *[Playful engagement is another technique for inviting patients inaccessible to interpretation to share a common reality with the analyst].*«

Auch Humor spielt eine nicht geringe Rolle in unseren Stunden, wie ich eben zitierte, Humor gerade über die Negativität. Doch muss dies vor dem Hintergrund des sehr spezifischen Verstehens wie in den letzten Stunden der verzweifelten Versuche, die Dissertation doch noch zu beenden, geschehen, des Verstehens der Verschiebung von Schuld, Trotz und Scham und sicher auch der Allmachtsfantasien in ihrer Negativität. So sage ich ihr denn auch:

> »In dieser Negativität liegt auch viel Macht.«

Sie erwähnt, sie wolle uns allen mit der Entwertung und Verurteilung (des von ihr Geschaffenen) zuvorkommen. Ich denke, es sei mehr – die perverse Macht von Triumph durch Niederlage und sage:

> »Manifest sind Sie die Leidende, aber es ist Allmacht versteckt in diesem Leiden.«

Sie höre es, aber verstehe es nicht, entgegnet sie.

Ich erläutere:

> »Es ist immer Abwehr gegen Hilflosigkeit.«

Sie bestätigt es:

> »Jeder, der in einem Haushalt aufgewachsen ist, dessen Oberhaupt mein Vater ist, wurde hilflos gemacht.«
>
> »Und jetzt geschieht es innerlich: Sie machen den anderen und sich selbst hilflos.«

Sie erwidert, sie widerstrebe jedem Abschluss *(closure)*, der doch auch eine Art Trennung sei, und beschreibt die früheren Male, bei denen sie Aufgaben nicht beenden konnte.

Ich sage:

> »Sie halten die Zeit an. Sie sind gefroren in der Zeit, um die Trennung zu vermeiden« (761).

Dennoch ist es, angesichts der äußeren Schwierigkeiten, die einen massiven Widerstand gegen das analytische Verstehen bieten, bei Fiona leider noch nicht möglich gewesen, die sexuellen Aspekte dieser Macht der Negativität, die sehr wichtig für Coen und auch in meinem Denken über die Charakterperversion (s. u. a. Kap. 4 und 5) sind, und damit die Frage der zentralen Masturbationsfantasie und deren Reinszenierung in Charakter und Leben anzugehen. Daran, dass sie im Grunde sadomasochistischer Natur sein wird, kann nicht gezweifelt werden. Doch nun wage ich den Versuch:

Hier stehen wir unmittelbar vor der Doktoratsprüfung, falls sie auch noch das kurze, zusammenfassende Schlusskapitel »rechtzeitig« (am 19. April, das heißt elf Tage statt vier Wochen vor dem Prüfungsdatum) vorzulegen vermag. Sie hat indes auch jetzt die Arbeit nicht beendigen können, obwohl sie wieder die Nacht durchgearbeitet hat. Heute Morgen sagte ihr der Vorsitzende, wenn sie das Schlusskapitel nicht bis am Abend abliefere, er das Examen weiter verschieben werde, was wegen der Abwesenheit entscheidender Mitglieder aber größte Probleme darstellen würde. Sie ist jetzt (764) zuversichtlich, sie werde es bis zum Abend zustande bringen.

Sie sagt:

> »Das ist das fundamentale Problem: Ich brauche diese äußeren motivierenden Faktoren. Hätte ich auch das Wochenende hindurchgearbeitet, so hätte ich selber nicht den Punkt erreicht, wo ich hätte sagen können: Jetzt ist es vollbracht! Und so ist es immer gewesen.«

Nun wage ich eine entscheidende und mehrdeutige Deutung:

> »Es ist, als ob Sie eine äußere Gewalt bräuchten, die Sie überwältigt.«

Sie bestätigt das sofort, versteht es aber nur als Reprise der alten Erklärung:

»Ich brauche es dann, um den Vorwurf für alle Mängel darauf schieben zu können *[blame it for all the deficiencies]*. Aber das ist nichts Neues.«

Sie geht sogleich zu einer zweiten Deutung über:

»Dazu kommt die Frage der Grenzen *[boundaries]*: Ich kann mir nicht meine eigenen Grenzen setzen, sondern sie müssen von außen diktiert werden.«

Sie erklärt es damit, dass auch ihr Vater keine Grenzen kenne. Sie meint die der Privatheit, namentlich des privaten Raumes und sein Eindringen in ihre eigenen Schulprojekte. Ich füge hinzu:

»Aber Sie erlaubten es ihm.«

»So ist es kein Wunder, dass ich keine Grenzen habe.«

Ich wiederhole jedoch meinen Satz und frage:

»Kann er nicht eine weitere Bedeutung haben?«

Sie versucht wieder eine dritte Interpretation:

»Dass ich das Opfer sein muss, ich mich nicht behaupten *[be assertive]* kann.«

»Das ist sehr wahr. Aber wir können einen Schritt weitergehen: Ich meine den sexuellen Aspekt davon. Sie sagten einmal sehr zu Recht, von fünf intimen Beziehungen seien vier mit Vergewaltigung verbunden gewesen, als ob es hieße: Ich kann mir Lust nur erlauben, wenn sie aufgezwungen ist.

Sie wehrt das sofort ab, indem sie sagt:

»Wir haben das schon besprochen. Ich dachte, ich sollte mich so verhalten und keine Freude haben.«

»Der Punkt ist, dass sich das mit der Dissertation wiederholt.«

Sie spricht wieder über ihr Opfertum und wie sie den Hinauswurf förmlich einlade und das beziehe sich eben auch auf das Sexuelle. Ich aber sage:

»Ich glaub, es ist mehr als dieser dritte Aspekt und es geht sehr weit zurück bis zur Vampirphobie: Es ist eine sehr alte Fantasie, die Leiden mit sexueller Lust verbindet.«

Sie bestreitet das; sie habe diese Phobie nie als etwas Sexuelles gesehen; es sei lediglich Todesangst.

Ich beharre darauf:

»Ich fühle, dass da eine tiefe Verbindung besteht, aber ich weiß noch nicht, wie ich sie am besten erklären kann.«

Sie spricht dann über ihre große Ähnlichkeit mit ihrem Vater in Bezug auf das Zeit-Missmanagement und die diesem zugrundeliegenden Kräfte. Ich nehme das auf und frage:

»Warum identifizieren Sie sich mit ihm so sehr?«

Sie:

»Es ist der dauernde Zwang, den anderen zu enttäuschen«,

und spricht von einer Aversion dagegen, persönliche Verantwortung zu übernehmen. So sei es auch in ihren Freundschaften.

Ich:

»Als ob die Prämisse wäre: Liebe bedeutet Schmerz und Enttäuschung. Es gibt keine Liebe ohne Leiden und Demütigung und Opfertum.«

»Viele Philosophen würden dem zustimmen.«

»Es hängt davon ab, ob es selbst die Voraussetzung für Liebe ist oder ob es einfach in Kauf genommen wird, dass Liebe nur dann möglich ist, wenn sie mit Leiden und Erniedrigung und Opfertum einhergeht.«

Sie schildert dann, wie angsterregend das böse Streiten zwischen den Eltern war und wie sie sich weinend zwischen sie gestellt habe.

»Sie haben recht: Sie wuchsen in einem Haushalt auf, wo Liebe und Sexualität Schmerz und Scham bedeuteten.«

Behandlungspraktisch versuche ich mich hier an die sexuelle Dimension ihrer Kindheitsneurose und vielleicht an ihre zentrale Onaniefantasie vorzutasten.

2.18 Die Sexualisierung des Traumas

Durch Verleugnung der Zeit und des Sollens *(should)* muss sie nicht den Konflikt um den Abschluss der Arbeit (im Sinn von: wann ist es genug?) entscheiden. Sie verlässt sich auf die äußere Kraft, die sie bezwingen soll. Daraus wird:

> »Sie wurden schwer traumatisiert. Doch ist die Natur dieser Traumatisierung nicht so klar. Mit jedem Termin wiederholen Sie die Gefahr eines neuen Traumas. Sie bauen sie auf, nicht um das Trauma selbst zu wiederholen, sondern um es zu vermeiden. Sie laden die Gefahr der Katastrophe ein, aber versuchen sie dann immer im letzten Moment zu vereiteln. Und etwas Ähnliches konnte sich im Sexuellen mit den Vergewaltigungen abspielen. Die Sexualisierung ist selbst eine Weise, mit der Traumatisierung umzugehen, ist eine Abwehr. Wir können sie nicht übersehen. Damit meine ich keine Schuld. Sie haben nicht die Vergewaltigung herbeigeführt, nur Risiken geschaffen.«

Sie fragt sich sogleich, ob die Vergewaltigung in Guinea, wo sie nicht betrunken war, nicht der Selbstbestrafung gedient habe, da sie nicht zur Beerdigung ihres Neffen in die USA fahren durfte: Es war ihr erster Schritt zur Unabhängigkeit, der in der Familie als selbstsüchtig verurteilt wurde. Die Konstante ist: eine Katastrophe einzuladen, aber in der Hoffnung sie zu vermeiden *(to court disaster, but in the hope of avoiding it)*. Sie fragt sich, ob sie mögliches häusliches Geschlagen-worden-Sein verdränge. Die Schwester erinnere sich an solche durch die Mutter, bis sie zurückschlug. Wahrscheinlicher aber handelt es sich bei der Traumatisierung nicht um körperliche Schläge, sondern um die miterlebten verbalen und moralischen Schläge zwischen den Eltern. Die Mutter habe den Vater ständig kritisiert, an ihm herumgenörgelt, bis er dann vor Wut platzte. Sie standen immer am Rand der Trennung. Der Streit endete immer mit dem Bitten um Verzeihung – genauso, wie Fiona es jetzt mit den Aufgaben hält.

> »Zwischen dem Berater und mir ist es so, ich verhalte mich so schlecht, bis er mich hinauswerfen wird, dann bitte ich ihn um Ver-

zeihung und das Ganze beginnt von neuem. Mein Vater verhält sich so schlecht, bis meine Mutter ihn loswerden will, und wenn der Krisenmoment kommt, gibt er nach *[caves in]* wie ich mit dem Berater und ich entschuldige mich dafür, die Arbeit nicht getan zu haben, und er verzeiht mir. Und nichts verändert sich. Dazu kommt, dass ich bei den Eltern dachte, es wäre meine Schuld *[fault]*, wenn sie sich trennten.«

Sie konnte keine Nacht verstreichen lassen im Gefühl, die Mutter sei böse auf sie. Ich sage:

»Dasselbe geschieht bei mir.«

Sie hatte Angst, wenn sie dies nicht täte, verließe die Mutter sie. Ich:

»Und mit mir und dem Berater ist es dasselbe.«

Sie fährt fort:

»Bis heute versucht meine Mutter, uns im Kampf gegen den Vater für sich zu gewinnen, und der Vater tut dasselbe. Und sie beide spielen das Opfer.«

»Wie würden Sie das Trauma zusammenfassen?«

»Die Familie steht vor dem Zusammenbruch und ich werde von wenigstens einem verlassen. Und als ich älter war: Ich musste einen von ihnen wählen und der verlierende Partner würde mich dafür hassen. Ich hatte Angst, der eine oder andere würde mich hassen. Mein Vater hatte diese Routine des verwundeten Hündchens, die mich schuldig fühlen ließ und die Mutter würde es mir ins Gesicht schleudern; sie war unversöhnlich. Der eine: Du sollst dich dafür schlecht fühlen, da du mich verwundet hast. Die andere: Wenn du es nicht gernhast, wie ich dich behandle, denke daran, es ist dein eigener Fehler *[your own fault. Blame yourself]*!«

»So ist der Beginn des Traumas der Wutausbruch des Vaters vor dem Hintergrund von Nörgeln (eher noch von Beschämung und Verachtung) und das Ausspielen der Kinder gegen den anderen Elternteil«,

fasse ich zusammen.

> »Ich habe folgende Szene im Sinn: Ich stehe beim Stuhl in der Stube. Die Eltern schreien auf der anderen Seite des Zimmers. Ich weine und rufe laut, sie sollen stoppen, dass ich ihr Streiten nicht wolle. Ich erinnere mich nicht, dass sie mich getröstet hätten. Sie sagten mir, ins Bett zu gehen.«

Sie schildert, wie angsterregend das böse Streiten zwischen den Eltern war und wie sie sich weinend zwischen sie gestellt habe. Sie wuchs in einem Haushalt auf, wo Liebe und Sexualität Schmerz und Scham bedeutete. Chronische Traumatisierung, die Gewissenskonflikte um Trennung und Abhängigkeit und sadomasochistische Sexualität sind innig miteinander verquickt, doch sperrt sie sich bisher dieser Einsicht. Was dafür schließlich sehr erkenntnisnah erlebt wird, ist die folgende zusammenfassende Deutung, die ich ihr gebe:

> »Es besteht kein Zweifel, Sie wurden schwer traumatisiert und wir können diese Traumatisierung am ehesten mit den gegenseitigen Erniedrigungen und Schuldvorwürfen der Eltern, den ständigen Streitigkeiten zwischen ihnen sehen, die dann mit den inständigen Bitten um Verzeihung enden. Das Trauma besteht in gegenseitiger Beschuldigung und Beschämung der Eltern und der damit immer wieder verbundenen Drohung des Zusammenbruchs der Familie und der Trennung. Mit jeder Terminsetzung reinszenieren Sie die Gefahr eines neuen Traumas, doch diesmal wäre es selber aktiv herbeigeführt. Sie bauen die Bedrohung selber auf, nicht um das Trauma selbst zu wiederholen, sondern um ganz nahe an den Abgrund von Schuld und Scham zu kommen und dann um Verzeihung zu flehen und damit soll die Katastrophe wieder einmal abgewendet werden.«

Schließlich bestand die Patientin ihr Examen und den Studienabschluss erfolgreich, doch nicht ohne ein ähnlich katastrophales Ende bei der Abgabe der Endfassung ihrer Dissertation in letzter Minute zu riskieren. Daraufhin nahm sie die Einladung zu einer Vertretungsstelle bei einer humanitären Organisation in Afrika an. Doch ist es ihr sehr klar, dass die Analyse nur unterbrochen ist. Auch hat sie sich verpflichtet, die aufgelaufenen Schulden bei mir (über 10.000 $) aus ihrem ersten Verdienst selber in festen Raten zu bezahlen und nicht mehr den Vater um Hilfe dabei zu bitten.

Was wir erzielt haben, ist ein wichtiger Teilerfolg; doch der »tragische Charakter« ihres Lebens ist keineswegs »geheilt«. Sie will weiter daran arbeiten, denn so könne sie nie glücklich werden. Dennoch hoffe ich, die jetzige Übernahme von Realverantwortung und Selbstbewährung werde es ihr in der Zukunft leichter machen, jene uns bekannten inneren Konflikte zu lösen und den uns noch unbekannten Kern der Neurose zu entdecken.

2.19 Einige abschließende technische Erwägungen

Wie ich immer wieder betont habe, spielt die Über-Ich-Analyse, das Durcharbeiten der Massivität und der Irrationalität des »inneren Richters«, eine sehr große Rolle, auch in der Übertragungsanalyse dieser gewöhnlich schwer traumatisierten Patienten und dabei besonders des Widerstreits zwischen gegensätzlichen Idealen, Werten, Verpflichtungen und Loyalitäten (s. Kap. 1). Es ist sehr wertvoll, auf die Übertragung gerade aller mit dem Über-Ich verbundenen Affekte zu achten. Dabei ist eine Gegenübertragungskonstellation besonders zu beachten: Die Identifizierung des Analytikers mit dem Opferselbst des Patienten, das eben jenem inneren Richter, dem quälenden, vorwurfsvollen Über-Ich und dessen äußeren Repräsentanten gegenübersteht. So kann es oft in der Gegenübertragung zu einem Ausagieren des Aufstands gegen das eigene Über-Ich kommen. Dies erklärt vielleicht auch mein übergeduldiges Zuhören ihrer Lebenswirrnisse und mein Zögern, aktiver analytisch vorzugehen. Fionas Narrativ ist zumeist ein Narrativ von Opfertum und Martyrium, das mich in das Dilemma versetzt, geduldig zuzuhören und trotzdem nicht darin gefangen zu werden.

Andererseits: Übertragung ist nicht identisch mit der Beziehung zum Analytiker. Oft verhält sich dieser in Wirklichkeit grausam oder autoritär oder besserwissend. Die daraus resultierende Beziehungsstörung kann dann nicht einfach als Übertragung verstanden und aufgelöst werden. Sie ist eine wirkliche sadomasochistische Beziehung. Wie man bei meiner Arbeit mit Fiona erkennt, nehme ich mich besonders in Acht, diese Gefahr zu vermeiden. Einige Kollegen haben mich dafür kritisiert, ich sei zu sehr in diese Gegenrichtung gegangen.

Ein weiterer technischer Aspekt: Ich erwähnte zuvor gerade mit der Krise der Peripetie, dass ich durchaus realitätsbezogene Interventionen machte, gelegentlich sogar direkte Aufforderungen aussprach. Das ist ein anderes Dilemma für mich als Analytiker: Wie steht es mit der analytischen Haltung gegenüber der Verleugnung der Realität? Müssen wir wirklich Botschafter der Realität werden? Manchmal gewiss! Doch oft lässt sich etwas anderes erwägen: So können wir in der Analyse in beinahe allen Lebenssituationen beobachten, fast nichts wird als Bedrohung, als Vorwurf oder als Kränkung empfunden, wenn man es auf der Konfliktebene anspricht, wenn man die beiden Seiten, die beiden inneren Stellungnahmen in ihrem Widerspruch und Widerstreit ausspricht.

Demgegenüber wird die Konfrontation mit der verleugneten Realität durch den Therapeuten im Gegensatz zur Konfliktdeutung dieser Abwehr oft als unempathische Zudringlichkeit oder als Kränkung abgewehrt. Die Konfrontation mit dieser Ausblendung der Realität wirkt nämlich oft wie eine Triebdeutung; sie wird als Vorwurf erlebt. Direkte Trieb- und Realitätsdeutungen erregen nur Unmut. Und doch kann man die Verkennung und Verleugnung auch nicht einfach stillschweigend quittieren. Dieses Ausblenden soll vielmehr als angst- und damit konfliktbedingt gedeutet werden: »Manchmal ist die Realität so beängstigend, dass man lieber die Augen vor ihr verschließt.« Am besten geht man dabei von den eklatanten Widersprüchen aus. Und dabei sind es eben solche Kernfantasien, wie wir sie zuvor in Bezug auf das Vergessenwerden und Vergessen angetroffen haben, und die damit verbundenen falschen »Realitäten«, die illusorischen Substitutwelten, die wir immer klarer erkennen und benennen müssen, um die zugrundeliegenden Konflikte bearbeiten zu können.

Ein Schlusswort: Fiona ist, wie ich es ihr gegenüber selber angedeutet habe, ein tragischer Charakter in der Absolutheit der inneren Forderungen, dem Versagen vor diesen Idealen und Pflichten und der unweigerlich dafür herbeigeführten Verurteilung und Selbstzerstörung. Damit aber gemahnt sie uns an die tragische Seite von uns allen und eröffnet den Blick in einen Abgrund unseres Daseins.

Die tragische Weltanschauung sieht in prinzipiell unschlichtbaren Konflikten das Wesentliche oder etwas vom Wesentlichsten im menschlichen Dasein und muss daher immer wieder auf den Doppelsinn, das Paradoxe des ethischen Lebens stoßen. So erforscht sie die Gründe des Leidens, sucht nach dessen Sinn – und findet die Antworten in den Grundbedingungen der menschlichen Existenz. Sie erblickt den Ursprung des tragischen Erlebens in solch unversöhnlichen Konflikten: in Konflikten zwischen einem Gut und einem anderen Gut, zwischen einem Wert und einem anderen, der nicht leicht als der höhere zu erkennen ist, zwischen Recht und Pflicht – also der »Selbstentzweiung des Sittlichen«, von der Hegel (1986) gesprochen hat. Im tiefsten Sinn ist es das, was Peter Szondi (1978, S. 167) als den »Umschlag des Einen in sein Gegenteil« bezeichnet hat – die dialektische und unauflösbare Gegensätzlichkeit, bei der man gerade das herbeiruft, was man am meisten befürchtet und zu meiden versucht und wo die Rettung selbst unweigerlich in die Vernichtung umschlägt oder wo paradoxerweise der höchste Wert selbst in einen Unwert umschlägt.

Patienten mit schweren Neurosen stark masochistischer Prägung wie bei Fiona zu beobachten, erweckt in uns dieses tragische Bewusstsein und macht die Gegenübertragung so schwierig. Sie kann uns immer wieder an Schillers Worte erinnern: »Wer erfreute sich des Lebens, der in seine Tiefen blickt!« (Schiller, 1877a) und »Weh dem, der zu der Wahrheit geht durch Schuld! Sie wird ihm nimmermehr erfreulich sein« (Schiller, 1877b). Festzuhalten ist aber, dies ist nur eine Seite dieser Patienten, ein Teil des Daseins, den zu transzendieren wir aufgerufen sind; denn es gibt eine Art Gegenwort, das für mich im zum Titel erhobenen Ibsen-Zitat enthalten ist: »Das Auge ist's, was die Taten verwandelt. Das neugeborene Auge verwandelt die alte Tat« (Ibsen, 1866).

Nicht alle Konflikte und tragischen Verstrickungen sind prinzipiell unlösbar. Denn: Wo Es und Über-Ich waren, soll Ich werden, wissen wir von Freud.

Die Traumata sind unauslöschlich, aber die traumatischen Prozesse sind es nicht notwendigerweise. Doch scheint es mir ein ganz wesentlicher Teil der Therapie und ganz besonders auch der Analyse zu sein, das unerträgliche Erleben in das Schöpferische und Allgemeinmenschliche einzubinden und so eine Distanz von der tiefen Trauer und dem Schmerz zu schaffen. Aus dem Unsagbaren und Unlösbaren können Worte geschaffen werden, aus dem Zwang kann innere Freiheit erstehen und Konflikte können sich, soweit möglich, in Komplementarität verwandeln.

3 »Gib dein Herz dir selbst zurück«

Ressentiment und Verzeihung

Wie wir schon im ersten Kapitel erkannten, führt eine (subjektive, zumeist unbewusste) Motivationslinie von leidenschaftlichen Bedürfnissen zu deren traumatischen Kränkungen durch Beschämung oder Unterdrückung und damit zum Ungerechtigkeitsgefühl (Ressentiment), zu Neid, Eifersucht und Rachsucht. Sie könnte durch Verzeihung und Versöhnung aufgehoben werden: Was ihre »Heilung« bewirken kann. Diese Sequenz ist eine markante innere Wahrheit beim tragischen Charakter, ein Leitmotiv und gilt, glaube ich, für alle tragischen Werke in ihren mannigfachen Gestaltungen. In diesem Kapitel befasse ich mich mit der Rolle, die darin dem Sehen und Gesehenwerden, der Erscheinung und dem Verschwinden und damit dem guten und dem bösen Auge zukommt.

3.1 Das böse Auge und das leuchtende Antlitz

Ich beginne mit einem kleinen Ausschnitt aus dem Talmudtraktat *Bava Metzia*, dem »Mittleren Tor«, der sich im unmittelbaren Zusammenhang mit den Themen von Eitelkeit, Beschämung und tödlicher Kränkung im Leben des bedeutenden und stattlichen Gelehrten Yochanan bar Nappacha[4] befasst. Ich zitiere:

> »Rabbi Yochanan pflegte hinzugehen und bei den Toren des Ritualbades zu sitzen. Er sagte: ›Wenn die Töchter Israels heraufsteigen von ihrem gebotenen Eintauchen, sollen sie mir begegnen, damit sie ansehnliche *[schapiré]* Söhne gleich mir haben werden, solche, die die Thora lernen wie ich.‹ Es sagten ihm die Meister *[rabbanán]*: ›Herr, hast du nicht Angst vor dem bösen

4 Der führende Amora [= Lehrer der Gemara] der zweiten Generation [nach der Redigierung der Mischna, der Grundlage des Talmud], 3. Jahrhundert, in Palästina, s. Wurmser, 2001a.

Auge *[la mistefé, mar, me'ená bischá]*?‹ Er antwortete: ›Ich entstamme dem Samen Josephs, über den das böse Auge keine Herrschaft hat *[delá schaletá beh ená bischá]*, denn es steht geschrieben (Gen. 49.22): Joseph ist ein Fruchtzweig, ein Fruchtzweig an der Quelle *[ajin]*.‹ Rabbi Abbahu bemerkte: ›Lies nicht an der Quelle, sondern über das Auge.‹ «

Ajin bedeutet sowohl Quelle wie Auge; die Quelle ist gleichsam ein Auge in der Wüste, und Joseph stehe über der Macht des Auges.

»Rabbi Yosse bar Chanina sagte: ›Von hier heißt es: Sie sollen sich vermehren wie Fische im Schoße der Erde‹ (Gen. 48.16). Das heißt, so wie die Fische im Meer vom Wasser bedeckt werden und das Auge keine Macht über sie hat, so hat das Auge keine Macht über die Nachkommen Josephs« (Bava Metzia, 84a, s. Steinsaltz, ca. 1950–2010).

Dem folgt dann die lange Geschichte, in der Rabbi Yochanan seinen Schwager, Schüler und Disputanten Resch Laqisch tödlich beleidigt, indem er ihn mit Räubern vergleicht. Der Gekränkte stirbt infolge der Beschämung und Rabbi Yochanan erliegt der erdrückenden Trauer und Schuld über dessen Tod.

Im selben Traktat wird beschrieben, wie tief gekränkt ein anderer Gelehrter war, Rabbie Eliezer ben Hyrkanos, der um seiner Hartnäckigkeit willen, mit der er auf seiner Deutung beharrte, ausgeschlossen wurde: »Es war ein großes Unglück an jenem Tag, denn jeder Ort, auf den sich Rabbi Eliezers Auge richtete, wurde verbrannt.« Olivenernten und Weizen und Gerste wurden zu einem Drittel versengt. So heißt es denn: »Jemand, der den Anderen öffentlich beschämt, ist so, als ob er Blut vergossen hätte« (Bava Metzia, 59b, 58b, s. Steinsaltz, ca. 1950–2010). Auch hier ist es einerseits die magische Macht des Sehens, andererseits die tödliche Wirkung der Beschämung. In der Geschichte folgt dann das Anflehen im Gebet des Eliezer, das zum Tod seines Widersachers und Schwagers Gamaliel führt, denn die Toren des Himmels öffnen sich, wenn Gebete der Kränkung an sie pochen.

Es handelt sich in beiden Erzählungen um die magische Macht des Sehens und Erscheinens, im Positiven wie im Zerstörerischen: Das Erblicken eines schönen und gelehrten Mannes bewirke die Geburt schöner und gelehrter Söhne. Das böse Auge könne diese Macht des Erscheinens zerstören. Dem Blick des Ressentiments, des Gefühls der Ungerechtigkeit infolge schwerer Beleidigung und Herabsetzung wird eine metaphysisch vernichtende Gewalt zugeschrieben, die die Welt der Natur verbrennt und den Beschämenden tötet.

Am Eingang des Schabbats segnen die Eltern die Kinder mit den Worten: »Es segne dich der Ewige und behüte dich. Es lasse der Ewige dir sein Angesicht leuchten *[ya'ér]* und begnadige dich. Es wende der Ewige dir sein Antlitz zu und gebe dir Frieden.«

Nachdem Moses zum zweiten Mal vom Berg Sinai mit den Bundestafeln heruntergekommen war, heißt es: »Er wusste nicht, dass die Haut seines Antlitzes strahlte *[qarán or panáv]*, da er mit Gott gesprochen hatte« (Ex. 34.29), sodass sein Bruder und alle die Söhne Israels sich vor ihm scheuten. Nachdem Moses sie in den Gesetzen Gottes unterrichtet hatte, verhüllte er sein leuchtendes Antlitz mit einem Schleier (*masswéh*, v. 33). Gottes Antlitz selbst kann und darf nicht erblickt werden (Ex. 33.20): »Mein Gesicht kannst du nicht sehen, denn der Mensch wird mich nicht sehen und überleben.«

Auch hier ist es die gewaltige Macht, die im göttlichen und im göttlich beseelten Gesicht wirkt, und zugleich ist es im Segen Ausdruck von Glück und Frieden des Menschen. Sein Gegensatz ist das Gesicht, das in der Scham nicht gesehen werden kann: Wer sich zutiefst schämt, darf sein Gesicht nicht zeigen (»hon blygs så, att hon inte törs visa sitt ansikte«, Lagerlöfs, 1897, S. 60). In diesem Roman *Die Wunder des Antichrist*, der sich auf Sizilien abspielt, berichtet Lagerlöf (1897, S. 209):

> »In Catania gab es einmal einen Mann mit ›dem bösen Auge‹ *[det onda ögat]*, ein *jettatore* [Unglücksrabe, einer, der den bösen Blick wirft]. Er war beinahe der am meisten zu fürchtende Jettatore, der sich auf Sizilien befand. Sobald er sich auf der Straße zeigte, beeilten sich die Leute, ihre Finger zum Schutzzeichen zu krümmen. Aber auch das half zumeist überhaupt nichts. Wer ihm begegnete, konnte sich darauf gefasst machen, er werde einen traurigen Tag haben. Er würde sein Essen angebrannt und die alte feine Geléeschale zerschlagen finden. Er würde erfahren, sein Bankier habe seine Bezahlungen eingestellt und das kleine Schreiben, das er der Frau seines Freundes geschrieben hab, sei in falsche Hände geraten. Zumeist ist ein Jettatore ein langer, schlaksiger Kerl mit bleichen, scheuen Augen und einer langen Nase, die über der Oberlippe liegt und auf diese niederhackt. Gott hat die Papageiennase dem Jettatore als Merkmal aufgesetzt. Doch alles wechselt, nichts bleibt beständig.«

Hier ist das böse Auge zu einem menschlichen Stereotyp erstarrt, einem Fremden und Hässlichen, der anders aussieht als der Durchschnittsmensch, zu einem, der sich schämen soll für sein ungewöhnliches Aussehen. Wiederum ist es die Erscheinung, die das Wesen ausmachen soll, und dieses Wesen bewirkt durch das Sehen und das Aussehen eine Störung des Alltags der anderen und bewirkt damit Unsegen und Unheil. Die Grenze zwischen Bild und Wesen, zwischen symbolischer Repräsentanz und Ding ist aufgehoben.

Was steckt aber hinter diesem Phantom des bösen, unheilwirkenden Auges? Es gilt nun, dies psychoanalytisch zu vertiefen.

3.2 Verdrängter Neid und Ahndung durch das Über-Ich

Das Auge als ein Fenster der Seele ist ein Urerleben. Es ist das Fenster, aus dem die Seele, das Innenleben herausdringt und sich mitteilt – strahlend oder strafend, bedrückt oder zornig oder eben scheel. Es ist aber ebenso ein Fenster, durch das der andere, durch das »man« in die Seele hineinsieht und wo man das Verborgene zu entdecken, das Geheimnis zu enthüllen wähnt, wo unsere Schamangst uns zuraunt: »Man wird meine Gedanken lesen können. Alles Verdeckte wird rauskommen, jeder Makel entblößt, jede Schuld ans Tageslicht gezerrt, jede böse Absicht entlarvt werden.«

Schon von der Sprache her erahnen wir, es handelt sich beim bösen Auge um projizierte Scham, projizierten Neid und vielleicht Eifersucht und um projizierte Rache. »Ein ungewusster Neid ist im scheelen Blick eurer Verachtung«, heißt es in Nietzsches *Also sprach Zarathustra* (1925, S. 38). Es ist die Angst vor dem eigenen Sich-schämen-Müssen für einen Mangel, ein Unwert-Sein, das man an sich empfindet. Es ist der Neid, die *invidia. Invidere* bedeutet ursprünglich »den bösen Blick werfen,« das heißt scheel, neidisch ansehen, durch den bösen Blick schaden. Das *Invidere* ist also ein Hineinschauen, den Blick durch das Fenster des Auges in die Seele zu werfen und zwar mit magisch böser Kraft. Und die Wirkung ist die Erfüllung der Rachsucht, doch nun gegen das eigene Selbst gewendet. Ebenso heißt Neid auf hebräisch *roa ajin*, im Sinn von Bosheit des Auges und *en-hará* bedeutet das böse Auge und auf jiddisch *enhoro*. Ein Wort, das auch heute noch viel zitiert wird, um Unheil abzuwehren, somit apotropäisch, bezieht sich auf dieses jiddische Wort: *bli en-hará* im Sinne von »Gott bewahre!« (*bli* = ohne).

Freud erläutert dies in seiner Arbeit über *Das Unheimliche* (1919h, S. 253):

> »Eine der unheimlichsten und verbreitetsten Formen des Aberglaubens ist die Angst vor dem ›bösen Blick‹. […] Die Quelle, aus welcher diese Angst

schöpft, scheint niemals verkannt worden zu sein. Wer etwas Kostbares und doch Hinfälliges besitzt, fürchtet sich vor dem Neid der anderen, indem er jenen Neid auf sie projiziert, den er im umgekehrten Falle empfunden hätte. Solche Regungen verrät man durch den Blick, auch wenn man ihnen den Ausdruck in Worten versagt, und wenn jemand durch auffällige Kennzeichen besonders unerwünschter Art vor den anderen hervorsticht, traut man ihm zu, dass sein Neid eine besondere Stärke erreichen und dann auch diese Stärke in Wirkung umsetzen wird. Man fürchtet also eine geheime Absicht zu schaden, und auf gewisse Anzeichen hin nimmt man an, dass dieser Absicht auch die Kraft zu Gebote steht.«

Freud sieht darin wie im Unheimlichen allgemein »etwas wiederkehrendes Verdrängtes [...], etwas dem Seelenleben von alters her Vertrautes, das ihm nur durch den Prozess der Verdrängung entfremdet worden ist« (Freud, 1919h, S. 254). Es ist also ein negativer, aggressiver Affekt, der in projizierter Form erscheint.

Auch hier denke ich bei Neid wieder an jenes vertiefte Verstehen, über das ich in Kapitel 2 sprach: der tiefe und stark abgewehrte Neid auf die Generativität des Mutterschoßes und der Innerlichkeit überhaupt und damit im übertragenen Sinne auf alle Kreativität. Der Neid auf die schöpferischen Menschen und Kulturen ist ein gewaltiges geschichtliches Motiv für hassvolle Zerstörung.

Das Auge ist aber vor allem das Fenster des Gewissens: Zum Gewissen hinein, vom Gewissen heraus; und der Blick ist der Blitzstrahl der Gewissensmacht. Johanna Vennemann (2001, S. 168) fügt deshalb hinzu: »Eine urteilende, verurteilende Botschaft geht von diesem bösen Blick aus, die ihre doppelte Macht daraus bezieht, dass sie unausgesprochen ist.«[5] Die Über-Ich-Komponente darin ist nicht zu verkennen. Das böse Auge ist ein strafendes, verurteilendes Auge, das mit der Allmacht des Gedankens rundherum Unheil und Fluch verbreitet. Es ist ein Über-Ich-Symbol und stellt als durchdringendes und entlarvendes Auge besonders die Schamseite des Über-Ichs dar. Die Geschichten des Kampfes mit diesem unheimlich mächtigen Auge üben eine besondere Faszination aus, wie sie jetzt in Tolkiens *Fellowship of the Ring* (1954) und dessen Verfilmung (2001) vom Auge Saurons ausgeht. Wir wissen, wie der dämonische Blick des Diktators äußerste Faszination oder äußersten Terror bewirkt.

Was ist aber Faszination? *Fascinare* bedeutet »beschreien, behexen, ver-

5 Ich verdanke den Hinweis auf diese Arbeit Frau I. Roski.

zaubern« und ist abgeleitet von *fascinum*, was das männliche Glied bedeutet. Auge und Penis, Blicken und Sich-Zeigen, sehende forschende Neugier und sexuelle Exhibition haben eine tiefe Verbundenheit und stehen oft im Primärprozess füreinander ein. Zugleich ist *fascinare* verwandt mit dem griechischen *baskainein*, das aber nicht nur verzaubern, sondern auch beneiden und verleumden bedeutet (von *bazein* = schwatzen). Der Exhibitionist will vor allem mit seinem Glied faszinieren als Abwehr gegen seine tiefe Scham und Kastrationsangst. Der bannende Blick des Führers oder Verführers übt nicht nur Macht und Schrecken aus, sondern hat eine stark erotische, nämlich spezifisch sadomasochistische Ausstrahlung. In Behandlungen hören wir, wie dieser Blick des Teufels der der verdrängten Sexualität sei. Doch wird im Mythos der Teufel Samael genannt, der Gott der Blindheit oder der blinde Gott (siehe Kap. 7).

Doch nun näher ans Klinische.

3.3 Der penetrierende Blick

Diese Vieldeutigkeit des archaischen Blickes möchte ich nun durch ein kurzes klinisches Beispiel verdeutlichen und zwar aus der psychoanalytischen Psychotherapie eines älteren Kollegen, der nach einer schweren öffentlichen Beleidigung und nachfolgender fast suizidaler Schamdepression die Therapeutin aufgesucht hatte. Kurz vor dem Ablauf der kassenbewilligten Behandlungsfrist kommt es zu folgender Übertragungsäußerung: Er sagt, die Analytikerin sei sphinxhaft, eine Respektperson mit der Aura der Unnahbarkeit, die den Augenkontakt vermeide und ihn bitte, sich hinzulegen, weil es zur Anordnung gehöre. Warum sie dies wohl so mache? Damit sie ihn mit den Augen nicht penetrieren könne und um sich vor ihm zu schützen. Sie entgegnet, der Blickkontakt habe für ihn mit Verletzung und Scham zu tun statt mit Verständnis und Empathie. Er erlebe die analytische Situation als Stimulierung und Frustration und zugleich als Gelegenheit des Intellektualisierens.

Dieses Thema kommt im Zusammenhang von Trennung und Tod vor: Trennung, da die Kassenleistung für die genehmigten Sitzungen demnächst abläuft und Tod, denn er bringt zu Beginn der Stunde einen Angsttraum, indem eine unbekannte Frau ihn abholen komme. Er wacht wimmernd auf und ist an den Tod, nicht nur an die Analytikerin erinnert. Die Trennung selbst wird als Tod erlebt, aber hinter beiden Themen verbirgt sich als drittes das der Scham und zwar der Wunsch, gesehen zu werden, doch dann die

Angst, von den Augen der Analytikerin penetriert zu werden. Was habe die Scham am Vorabend ausgelöst? In der vorherigen Stunde war es um sexuelle Übergriffe seinerseits und neue Versuchungen dieser Art gegangen. Vor allem versuchte die Analytikerin eine Reihe von Zwischenfällen vor längerer Zeit anzusprechen, wo er sie tatsächlich in der analytischen Situation sexuell bedrängt und nahezu angegriffen, sie auf jeden Fall wieder und wieder sexuell zu verführen versucht hatte. Über Trennung zu sprechen, bedeutet eine Art Sicherheit, sich nicht mit dem Schamthema beschäftigen zu müssen.

Der Tod ist seinerseits eine ungeheure narzisstische Kränkung: dass das Ich nicht unsterblich ist. In seinem Wirken als Herzchirurg führt er die Lebenden in den Tod und erweckt sie wieder in einer allmächtigen Auferstehungsfantasie. Seine berufliche Beschämung hatte diese Fantasie bedroht. Und die demütigende Abhängigkeit von der Analyse ist eine ähnliche Kränkung.

> »Er hätte die Potenz mehr zu verstehen, aber seine Angst ist zu groß und er will die Analyse nicht fortsetzen.«

Er fühlt sich narzisstisch zu verletzlich. Wenn wir an die Haarer-Mütter denken, zu denen auch seine Mutter gehörte, die Mütter, die die Nazierziehungsmethode befolgten, ist das auch verständlich, erwägt die Analytikerin. Dass er sich von ihr und der Analyse abhängig fühlen könnte, sei eine große Kränkung, der er dadurch ausweichen wolle und die Therapie »ausschleichen« lassen möchte.

> »Er versucht die Beziehung auf die reale Ebene zu bringen, um sich nicht damit auseinandersetzen zu müssen.«

Dann ist er Herr und Meister; es gibt dann keine Trennung und keine Schwäche und er würde sie genital penetrieren, statt dass in seiner Fantasie die Augen der Therapeutin ihn penetrieren:

> »Dass ich mich vor ihm [durch die Therapieanordnung] schütze und ihn dadurch beschäme.«

Er fürchtet, von ihr hypnotisiert zu werden; dass sie durch ihre Augen die Macht über ihn hätte, was eo ipso beschämend wäre.

> »Bei der Haarer ist es so, dass die gute Mutter ihre Kinder durch die Augen steuere.«

Die Beschämung wird der Todesangst gleichgesetzt.

> »Die öffentliche Demütigung empfand er als so fürchterlich, dass er fühlte, er müsse sich vor den Zug werfen; seine Lebensberechtigung sei verwirkt. Und ich werde in der Übertragung zu einer solch kalten Mutter, die ihn desinteressiert anschaue. Er wisse nicht, worauf sich mein Blick richte.«

Es sei wie im Kinderwagen, wo er sich nicht vorstellen könne, seine Mutter habe auf ihn freudig geschaut:

> »Es war nur ihr kalter Blick, eisig.«

Damit wäre es sein völliger Unwert.

> »Er kann sich nicht vorstellen, dass ich ihn mit einem warmen Blick anschaue. Er denkt, ich wolle die Beziehung herstellen, um sie dann wieder zu zerstören, indem ich ihn analysiere. Dies ist wirklich seine Projektion: Er greift alles an und entwertet es in einem zersetzenden Analysieren, indem er prophylaktisch beißt, weil er keine Vorstellung davon hat, dass man in der Beziehung etwas gemeinsam tun könnte.«

Das Intellektualisieren hat ihm zeitlebens so sehr geholfen, dass er es auch in der Analyse tut. Es ist die Übertragung seiner Abwehr durch Intellektualisierung auf die Therapeutin:

> »Sie schreiben mir das zu, was Ihnen zeitlebens so geholfen hat.«

Er versucht, sie zu analysieren; sie sei eine ganz verletzliche Person und habe eine harte Schale, um sich zu schützen. Er hat vielleicht etwas Wirkliches erkannt, aber braucht es als Haken, um seine Projektion daran aufzuhängen.

> »Die berufliche Schale ist etwas, was Raum schafft, um gemeinsam nachzudenken.«

Durch ihre Distanzierung und Verweigerung schützt sie den Dialog, nicht nur sich und ihn. Warum ärgert es ihn so? Er will Herr und Meister bleiben. Es gibt ihm die Illusion der Stärke. Dann braucht er keine Angst zu haben.

In der *Maske der Scham* beschrieb ich eine nicht seltene klinische Beobachtung:

> »Sein eigenes ›magisches Auge‹ war vonnöten, um das verlorene Gesicht seiner Mutter wiederzufinden und, ein für alle Mal, durch die magische Kraft seines Ausdruckvermögens die Wunde des Liebesunwertes zu heilen. Das gesuchte Auge selbst besaß ebenfalls eine solch magische Wirkung durch die Augen. Es lockte, bewunderte – und versprach heilende Liebe. Diese beiden Gruppen unbewusster Wünsche, durch Suchen und Zeigen Liebe und Anerkennung zu finden, waren durch Scham abgewehrt. [...]-Die Liebe findet ihr Heim im Gesicht, in seiner Schönheit, in der Musik der Stimme und der Wärme des Auges. Liebe wird durch das Gesicht bewiesen, und dasselbe geschieht mit dem Liebesunwert – der durch Sehen und Hören, durch Gesehen- und Gehörtwerden bewiesen wird« (Wurmser, 1997a, S. 183).

Ich würde heute hinzufügen: durch das verachtende Sehen, das bestrafende und neidische oder eifersüchtige Auge, durch die anklagende Stimme und vor allem durch das Nichtgesehen- und Gehörtwerden als der, der man ist (Wurmser, 1997a, S. 160ff.). Damals sagte ich: »Ein Kind kann ohne Brust geliebt werden, aber Liebe ohne Gesicht und Musik ist unmöglich [...]. Liebesunwert sein heißt, kein antwortendes Auge zu erblicken und keine erwidernde Stimme zu vernehmen, wie sehr man beides auch suche« (ebd., S. 163ff.). Das Sich-Zeigen wie das Wahrnehmen werden in regressiver, archaischer Fantasie selbst zu Mitteln von Verschmelzung und Vernichtung, das Auge wird eine Quelle magischer Macht von Sexualität und Aggression. Neugier und Faszination, das Sich-Darstellen und -Zeigen üben dann gewaltige Wirkung von Verführung und von Rache aus. Das hören wir heraus in Brentanos *Lore Lay* (1988): »Die Augen sind zwei Flammen, mein Arm ein Zauberstab.«

3.4 Das Auge des Schmerzes, das Beziehung und Identität bestätigt

Eine andere Vignette: Renate, eine in ihrer Kindheit vor allem durch eine schwere Nierenerkrankung schwer traumatisierte Patientin in ihren Dreißigerjahren, fürchtet, ihre Geliebte aus den Augen zu verlieren, wenn sie nicht in ihre Nähe ziehe, doch fürchtet sie zugleich jede Form von Abhängigkeit. Sie wird in der Nähe auch in der Analyse rasch aggressiv und leidet bei der Trennung doch tief unter der Einsamkeit. Die Freundin ist aber eher abweisend. Ebenso fürchtet sich die Patientin, sich in der Analyse auf die Couch zu legen, denn das Bild der Analytikerin verblasse in ihr. Sie versucht, diese mit ihrem Blick zu kontrollieren, um zu wissen, ob diese sie verstehe und sich mit ihr verbunden fühle. Beim Liegen fürchtet sie, sie verlören sich beide aus den Augen und dass die Analytikerin sie ebenso wenig wahrnehme, wie es ihre uneinfühlsame Mutter getan habe. Sie habe sehr viel Schmerz erlebt und die Mutter habe diesen nicht wahrgenommen. Sie hatte solch rasende Kopfschmerzen, dass sie nur noch schwarz-weiß sehen konnte, und die Mutter riet ihr, ein Glas Wasser zu trinken oder tief durchzuatmen:

> »Die Mutter verlor den Schmerz aus den Augen. Ich war völlig allein damit.«

In der Stunde kann sie diesen ausgegrenzten Teil von sich wieder erleben; der Schmerz wird angesprochen und ausgesprochen. Es ist ein Stück realer Beziehung, über die Übertragung hinaus – das Dialogische im Sinne Bubers. Die Patientin vertieft dies:

> »Im Innenraum so viel Schmerz zu sehen, hat mich wirklich überrascht. Aber ich empfinde ihn wie einen Freund, einen guten alten Freund. Es ist wie ein Nach-hause-Kommen – Schmerz und Trauer, ein seelischer Schmerz. Er ist verlässlich; er verlässt mich nicht. Er ist Schutz vor der Umwelt. Wenn ich mit dem Schmerz bin, ist alles andere in mir abgestellt. Der Schmerz gehört ganz zum innersten Bereich von mir. Es ist wie ein Zurückkehren, dort, wo alles vertraut ist. Es ist Schmerz und Kraft, beides zusammen. Im Hof sah ich einen jungen Vogel am Sterben. Er schaute mich so an; das hat mich so aufgewühlt und nicht mehr losgelassen. Mir kommen jetzt schon wieder die Tränen. Er fürchtete sich nicht einmal vor meiner Katze.«

Die Analytikerin bemerkt:

> »Der Vogel ist zusammen mit seinem Schmerz auf dem Weg in eine andere Welt.«

Mit dieser Erfahrung könne Renate, ihre Patientin, den auf den Vogel projizierten Schmerz und die Todeserfahrung als eigenen Anteil erkennen und allmählich integrieren. Sein Sterben erinnert sie nämlich an ihr eigenes Sterbeerlebnis mit der Urämie damals im Krankenhaus. Die Krankenschwester habe sie immer wieder angesprochen und schließlich konnte Renate wieder die Realität spüren. Es sei gewesen, als wären dabei viele Jahre vergangen. Viel später begleitete sie eine Freundin in deren Sterben. Die Analytikerin sagt:

> »Der Vogel hat Sie angeschaut und den Rest von einer Verbindung aufrechterhalten. Dieser Blick hat Sie in Aufruhr versetzt. Ihre Freundin ließen Sie nicht allein in ihrer großen Angst und ihrem Schmerz, was Sie als Kind gefühlt haben.«

Renate setzt sich auf und sagt:

> »Ich komme erst jetzt mit einem Teil von mir wieder in Verbindung. Es ist der Teil, den ich als Kind nicht bewältigen konnte und der von der Mutter nicht angenommen, nicht mitgetragen wurde.«

Die Mutter musste jede Schwäche abwehren und die Schmerzen anderer verleugnen und ging nach einer Herzoperation ihres Mannes noch am selben Abend in ihren Kurs. Sie war selbst ein Flüchtlingskind und auf der Flucht vergewaltigt worden. Sie zog immer stark über die Männer, auch ihren Mann, her und verdächtigte ihn sexueller Übergriffe auf die Tochter. Kein Schmerz, keine Anteilnahme, das war so stark eine Erbschaft aus der Nazizeit. Der Bewältigungsmechanismus von Mutter wie von Renate bestand darin, in die Fantasiewelt zu gehen, in einen Innenraum, in einer Art adaptiver Dissoziation, wo die äußere Welt völlig ausgeblendet wurde; bei der Mutter war das in Form einer extremen und bigotten Religiosität. Renates große Angst ist die Wiederholung der sich immer wiederholenden Traumatisierung durch Enttäuschung, Seelenblindheit und Verrat und das tiefe Gefühl der Beschämung, nicht gesehen und als Vertrauende verraten worden zu sein. Entsprechend wiederholt sie nun in jeder intimen Beziehung, auch in der Übertragung, diese Abfolge von Idealisierung, Enttäuschung, Verraten-Werden und Beschämung und versucht, dieses zwanghafte Szenario dadurch zu vermeiden, dass sie immer zuerst auf Distanz geht. Der sterbende Vogel, ihre Krankheit und Todesnähe, das Bild der versteinerten Mutter und die Fantasie von der Horusurne auf dem Tisch der Analytikerin – alle weisen auf ihre Sehnsucht nach Wiedergeburt hin, die Wiedergutmachung ihrer eigenen Traumatisierung und ihrer eigenen Aggressionen.

Es ist aber das Auge, das den Schmerz und die Trauer anerkennt, das ihr innere Kontinuität und Wirklichkeit wiederherstellt – ein äußeres Auge wie ein inneres Auge, das Auge, das ihr Selbst anerkennt und die Scham wieder gutmacht, ein Auge der Versöhnung, das, wie es in einem Gedicht *Eloisa to Abelard* von Alexander Pope (1717) heißt, »the eternal sunshine of the spotless mind«, den ewigen Sonnenschein der unbefleckten Seele« verheißt.

Doch nun gehe ich über zu einer viel detaillierteren Falldarstellung, die auf manches Zusätzliche, neben dem Hauptthema des Kapitels, aufmerksam machen kann.

3.5 »[D]es Ich's Widerspruch und Wirrsal«[6]

3.5.1 Das Bild der zerbrochenen Wirklichkeit

Im 42. Psalm (8) heißt es: »Die Tiefe ruft die Tiefe in der Stimme [zur Stimme] deiner Wasserstürze *[Tehóm el tehóm qoré leqól tzinnorécha]*. All deine Sturmwellen und Wogen gehen über mich hin. Der Abgrund ruft dem Abgrund zum Ton überwältigender Katarakte« (eigene Übersetzung, L. W.). Wenn wir diesen Spruch als Sinnbild für eine traumatische innere Erfahrung nehmen, was ist das Unheil, worauf es sich bezieht? Es sind im biblischen Text Trauer, Hohn, Verzweiflung, die die Seele bedrängen, sowie das Vergessen- und Verlassen-Sein vom Göttlichen. Doch was bedeutet dieses Gleichnis für uns?

In Dostojevskis *Die Brüder Karamasow* weist der Ankläger auf die tragische Doppelheit Dmitris hin:

> »Gewöhnlich ist es im Leben so, dass man bei zwei Gegensätzen die Wahrheit in der Mitte suchen muss; im vorliegenden Falle ist das buchstäblich nicht so. Am wahrscheinlichsten ist, dass er [Mitja = Dmitri [B. S.]] im ersten Fall [der großzügigen Hilfe Katja gegenüber] aufrichtig edelmütig war und im zweiten Fall [dem Verjubeln des von Katja geborgten Geldes mit seiner neuen Geliebten Gruschenka] ebenso aufrichtig niedrig. Warum? Eben darum, weil wir breitangelegte Naturen sind, karamasowsche Naturen – und darauf will ich hinaus –, die fähig sind, alle möglichen Gegensätze in sich zu vereinen und gleichzeitig beide Abgründe zu schauen: den Abgrund über uns, den Abgrund höchster Ideale, und den Abgrund unter uns, den Abgrund der niedrigsten

6 »Ja, dies Ich und des Ich's Widerspruch und Wirrsal redet noch am redlichsten von seinem Sein, dieses schaffende, wollende, wertende Ich, welches das Maß und der Wert der Dinge ist« (Nietzsche, 1925, S. 33–34).

> und schändlichsten Verkommenheit. [...] Zwei Abgründe, meine Herren, zwei Abgründe in einem und demselben Augenblick« (Dostojewski, 2001, dt., S. 926; s. Kap. 9).

Mitja spricht selbst von seiner Ungewissheit, »...ob ich in Gestank und Schande geraten bin oder ins Licht und in die Freude«, zerrissen zwischen dem »Ideal von Sodom« und dem »Ideal der Madonna [...]. Hier berühren sich die Ufer, hier wohnen alle Gegensätze beisammen. [...] Nein, breit ist der Mensch, allzu breit sogar, ich würde ihn enger machen. [...] Hier ringt der Teufel mit Gott, und das Kampffeld sind die Herzen der Menschen« (ebd., S. 149–150)[7].

In der Tat handelt es sich um die unauflösbare, rätselhafte und quälende Gegensätzlichkeit und Zerrissenheit seiner Seele und der menschlichen Seele überhaupt – zwischen den Idealen von Schönheit und mystischer Verschmelzung und den sinnlichen Leidenschaften, zwischen dem Gewissen und der Wollust oder wir würden sagen zwischen dem Über-Ich und dem Es, zwischen dem inneren Richter und den Trieben. Doch von unserer klinischen Erfahrung aus sehen wir diese innere Zerrissenheit und Zerbrochenheit heute als wesentlich komplizierter. Gerade wenn wir von dem doppelten Selbst oder der doppelten Wirklichkeit sprechen, sind die Abgründe oft die von gegensätzlichen Werten und Vorbildern oder es ist der unerträgliche Konflikt zwischen Empfindungen einer tiefen inneren Hölle, die oft unaussprechlich und unbenennbar ist, und einer Schalenexistenz, die leer und hohl erscheint. Dieser Gegensatz zwischen dem tiefen inneren Loch, eines verschlingenden Black Hole und einer äußeren Angepasstheit führt zu massiver Verzweiflung, eben zu einer zerbrochenen Wirklichkeit. Manche wollen in diesem Gegensatz einen psychotischen Kern, der abgekapselt werde, sehen. Ich erlebe es oft bei schweren Neurosen, besonders in den Depressionen, und erkläre mir dieses Loch eher als Ausdruck schwerer Traumatisierung. Wie ein Kind es ausdrückte: »Es waren schwarze Höllen, für die ich keine Worte hatte« (Mitteilung Fr. Gaspar). Die damit verbundenen Ängste können keinen Ausdruck, keine Worte, ja keine Bilder finden. Es ist ein wortloses Loch, das sich in der schweren neurotischen Depression öffnet. Dieses schwarze Loch repräsentiert das Trauma, in Earl Hoppers Ausdruck: »ein unendlich mächtiger Kessel von Schmerz, der alles vernichtet, das in ihn eintritt *[an infinitely powerful cauldron of pain that annihilates all that enters*

7 L. Wurmser verwendete Ausgaben in anderen Sprachen, deren genaue Jahreszahlen aber nicht bekannt sind.

it]« (Hopper, 1991, S. 609) – gewöhnlich die chronische Traumatisierung mannigfacher Art und es sind die damit verbundenen, überwältigenden, von innen heranstürmenden Gefühle von Panik, Schuld und Scham, die diese Erfahrung vom Abgrund, der dem Abgrund ruft, hervorruft. Besonders Scham und Schuld sind in der Tat abgrundtiefe Affekte, beide rufen abgrundtiefe Verzweiflung hervor, beide lassen den Leidenden im Gefühl der absoluten Verworfenheit versinken.

Ein anderes Gleichnis: »Der Mensch ist ein Seil, geknüpft zwischen Tier und Übermensch – ein Seil über einem Abgrunde. Ein gefährliches Hinüber, ein gefährliches Auf-dem-Wege, ein gefährliches Zurückblicken, ein gefährliches Schaudern und Stehenbleiben«, heißt es im *Zarathustra* (Nietzsche, 2011, S. 11). Ein ähnlicher Sinn liegt im Wort des chassidischen Meisters vom Anfang des 19. Jahrhunderts, Nachman von Bratzlav, das sowohl die existenzielle Bedrohung des Menschen, äußerlich wie innerlich, als auch die Aufforderung zum Mut, dennoch weiterzumachen, ausdrückt: »Die ganze Welt ist eine sehr schmale Brücke. Die Hauptsache ist es, gar keine Angst zu haben« (Abrams, 1999, S. 111).[8]

Ich möchte daher über die Vielfalt des Selbst und dessen Einheit sprechen, über die Dialektik zwischen mehreren Selbstgestalten und dem Suchen nach dem authentischen Kern des Selbst. Beide gehören zur inneren Realität. Diese haben aber sehr viel mit dem Hauptthema des Kapitels, der Rolle von Erscheinung, Gesehenwerden, Unsichtbarkeit und Scham, zu tun.

Die Theorie ist wichtig zur Sichtung der Erfahrung und als Richtlinie für das Vorgehen, aber der konkrete, spezifisch dargestellte Fall vermag uns das Wesentliche der Konflikte und der überwältigenden Affekte und Erinnerungen – und letztlich geht es uns ja darum – in prägnanten Metaphern und in geschichtlicher Form darzustellen, die für unzählige andere repräsentativ sind.

Jetzt möchte ich die Patientin zum Wort kommen lassen.

3.5.2 Echtheit, Schein und Scham

Es handelt sich um eine jetzt 52-jährige Patientin Karin. Sie ist verheiratet und hat ein noch sehr kleines Kind, ihr erstes und völlig unerwartetes, das sie mit 48 Jahren geboren hatte. Sie arbeitete zuvor als Verwalterin von größeren Fundraising Operationen (Sammlungsorganisationen), früher auch

8 *»Kol ha'olám kulló, géscher tzar me'ód. Weha'iqár lo lefachéd klal«* (Abrams, 1999, S. 111).

in Public Relations und als Assistentin einer sehr bekannten, politisch prominenten Frau. Doch ihr ganzes Leben litt sie unter der unablässig auf sie einhämmernden Selbstkritik und inneren Verurteilung, weit mehr in Form von Scham als von Schuld und damit innig verbunden unter chronischer Depersonalisation und einer sie oft lähmenden Depression und tiefen Verzweiflung. Das Bild passt zu dem einer dissoziativen Störung. Ihre allerersten Worte waren denn auch, als sie zu mir in Behandlung kam:

> »Ich möchte die Tonbänder *[tapes]* in meinem Kopf reparieren *[fix]* – was ich von meiner Mutter habe – die sind so negativ und destruktiv. Ich stelle alles infrage. Wenn ich doch das ändern könnte!«

Ich sah sie zuerst kürzere Zeit niederfrequent, seit Juni 2001 vierstündig und auf der Couch. Ich zitiere zunächst aus einigen Stunden der Anfangszeit der Analyse:

> »Ich höre diese ständige Stimme in meinem Kopf: ›Du machst das nicht recht und du machst jenes nicht recht.‹ Und ich renne wie ein Hamster in seinem Rad ... Es ist wie eine Verwesung *[mould]* in mir: Wenn ich das Fenster nicht öffne [mit jemandem darüber spreche] und die frische Luft die Verwesung abtöten lasse, überwältigt diese rasch alles. Es wird giftiger und giftiger.«

Zu anderen Zeiten spricht sie davon, sie sei in einem Stahlkäfig eingesperrt oder stehe vor einem riesigen Grizzlybären, der sie zu ersticken drohe. Sie fährt fort und gibt dabei einen ätiologischen Hinweis, der ihr freilich immer bewusst gewesen sei:

> »Letzte Woche dachte ich, ich würde explodieren. Ich war bei meiner Mutter.«

Ich trage hier nach: Ihr Vater, Verkäufer in einer Druckerei, beschrieben als ein milder und würdevoller Mann schwedischer Herkunft, starb vor einigen Jahren, zum Teil an Folgen von Alkoholabusus. Ihre Mutter hatte (und hat) Perioden frenetischer Aktivität und agitierter Depression, Gereiztheit und chronischer Wut. Es gab sehr viel Streit und viel Unberechenbarkeit daheim, eine chronische Traumatisierung. Karin war selbst die älteste von vier Kindern. Die nächstjüngere Schwester kam drei Jahre nach ihr und ein Bruder neun Jahre. Dazwischen gab es noch ein Mädchen, das aber in früher

Kindheit an einem Herzfehler starb (als Karin achtjährig war). Ein späteres Trauma geschah mit 15 Jahren, als sie bei einer Tante in Übersee zu Besuch war. Ihr Onkel verging sich an ihr sexuell. Es war ein schwerer Schlag für sie, da sie seine Zuwendung zuerst als echtes Interesse an ihr gedeutet hatte. Als sie sich endlich wagte, es zu Hause mitzuteilen, wurde es sowohl verleugnet, wie ihr die Schuld zugesprochen. Ihre erste langdauernde und innige Freundschaft mit einem Jüngling wurde auf das Massivste von ihren und des Jungen Eltern blockiert. Dies ging so weit, dass ihre Eltern sie in ein anderes, fernes College versetzten.

Sie fährt fort:

> »Ich bin immer sehr wachsam um sie [meine Mutter] herum, erwarte ihre nächste Kritik, ihren nächsten Kommentar. Das ist etwas Vertrautes; ich habe es alles in mich einverleibt. Es ist innen wie außen. Ich laufe hin und zurück, um ihre Kritik abzuwehren. Doch ist es unmöglich.«
>
> »Was ist deren Inhalt?«
>
> »Sie ist konstant, sie betrifft alles. Ich bin automatisch und ständig auf der Hut. Sie prüft alles, was ich tue, und es unterliegt ihrer Kritik. Es gibt nicht *ein* Richtmaß *[standard]*. Wenn ich dann das ›richtige‹ Ding tue, kritisiert sie mich, dass ich es nicht anders herum mache ... In dem Augenblick, als ich das über meine Mutter realisierte, erkannte ich, in welcher Falle ich stecke: Es ist eine Illusion, zu denken, wenn ich das Richtige tue, das wäre der Schlüssel, der das Tor zum Angenommen-Werden aufschlösse. Es gibt kein solches Tor, das geöffnet werden könnte. Die Tür hat kein Schlüsselloch und nicht einmal eine Klinke und wenn ich denke: Täte ich das Richtige, fände ich Annahme, so gibt es das nicht ... Ich wollte so verzweifelt, dass sie [die Eltern] mit mir zufrieden wären, sie sich an mir und meinem Dasein freuten ... Ich möchte den Affen von meinem Rücken abschütteln, der ständig sagt: ›Warum machst du dies nicht richtig?‹ ... Diese fünf Wörter sind das Wesen meines Seins: ›Du bist nicht gut genug.‹ Dies erkenne ich als meine Wahrheit. Ich habe keine andere zur Wahl. Ich bin äußerst skeptisch, dass sich irgendetwas ändern kann. Ich kenne nichts anderes. Es ist so sehr Teil dessen, was ich bin« (99).

Es ist der Grund ihrer Identität und deren Abgrund.

Es wird bald deutlicher, zu welchem Ausmaß Eifersucht und Neid von diesem unbarmherzigen inneren Richter blockiert werden müssen:

> »Ich hatte keine Vorstellung von mir selbst, als Definition dessen, was ich war. Die anderen Leute waren alle Rivalen *[competitors]* und so verlor ich immer, wenn ich mich mit ihnen verglich. Man sieht sie [die Geschwister] nur als Rivalen statt als Verbündete und als Ergänzung, die sich für einen einsetzen und einen stärken würden. Jedermann ist nur ein Rivale ...«

Sie beschreibt, wie rasch jedes Lob in sein Gegenteil verkehrt wurde und wird,

> »als ob eine Riesenhand es einem entrisse: ›Du kannst das nicht haben; das ist nicht für dich!‹ Und ich muss wieder ganz von vorne beginnen.«

Ich sage an diesem Punkt:

> »Sodass die Basis für diesen inneren Richter der Wettstreit ist, viel Eifersucht und Neid, und dieser würde aufreißen, wenn sich der Keller auftäte, und das macht viel Angst.«

Der Wettstreit sei ohnehin so hoffnungslos, erwidert sie, und die Eifersucht und der Neid seien so schmerzhaft und die Riesenhand komme sowieso; daher setze sie selbst zuerst die Abweisung und die Verurteilung in Gang, ehe diese von außen kämen, also aktiv statt passiv:

> »Dann ist die Kontrolle mein« (100).

Nach mehreren Stunden zunehmender Angst, die kurz von der Erinnerung an einen tröstenden Traum unterbrochen wird, in dem ein wundervoller Hirsch sie in einen nördlichen Wald begleitet, erinnert sie sich, wie vor wenigen Tagen eine Bekannte darüber gesprochen habe, wie Karins Mutter seinerzeit die Einladungen zur *baby shower* und zur Hochzeit Karins zurückgesandt und sich geweigert habe, daran teilzunehmen, da Karin das Kind außerehelich gebar. Karin fühlte sich sofort bei diesem Gespräch übermannt von unglaublicher Trauer und Wut darüber, dass sie wiederum angesichts von Geburt und Heirat um ihre Feier geprellt worden sei, wie das früher bei den Abschlussfeiern von Mittelschule und College erfolgt sei. Daraufhin überwältigte sie das Schamgefühl.

> »Es war nicht freudvoll, sondern schmerzlich und beschämend ... behandelt wie ein Außenseiter ... die innere Stimme: Du hast nichts voll-

> bracht … Ich fühlte mich sogleich schuldig: Ich habe meine Mutter beschämt; ihr Verhalten sei völlig erklärbar; alles sei mein Fehler. Es war mit so viel Scham verbunden: Der ganze Rest der Welt lebt nach anderen Regeln. Ich konnte nicht offen oder mit Freude feiern. Alles musste insgeheim geschehen, im Verborgenen … Nie gäbe es ein Ereignis, das mich dreidimensional, real, getrennt machen würde … Es [Trauer und Scham] war wie eine riesige Hand, die mein Herz packt und es nicht mehr gehen lässt … Ich erkannte klar, wie ich mich stets ganz ohne Anspruchsrecht *[unentitled]* empfand. Heute Morgen erlebte ich mich, als wäre ich in einer Glasröhre eingeschlossen: Niemand kann mich sehen.«

Vielleicht präziser gesagt: Jeder könne sie sehr wohl sehen als äußere Erscheinung, als falsches Selbst; doch niemand sehe ihr inneres wahres Selbst. Dazwischen klaffe eine unüberbrückbare Kluft. Es ist eine zerbrochene Wirklichkeit.

Doch ebenso wichtig ist die Feststellung des Szenarios: Es ist die Sequenz, dass sie sich schamerfüllt, dann wütend und schließlich lähmend traurig erlebt: maßlose Wut gegen alle, gegen die Welt, gegen mich, vor allem aber auf sich selbst, wie ich es später einmal formuliere. Alle Aggressionen scheinen gegen das eigene Selbst gewendet zu werden – und dies in quasi-personifizierter, fast mythischer Weise in Gestalt dieses Geistes der Selbstverurteilung.

Dann wendet sich Karins Selbstkasteiung ihrer sehr problematischen Ehe zu und wird von einem totalen Gefühl von Unwert, Gelähmtheit und unerklärbarer Angst erfasst. Jetzt, nämlich in dem psychoanalytischen Abspulen der inneren und äußeren Geschehnisse der letzten Tage, erkennt sie dieses Szenario nicht nur als eine bedeutungsvolle Sequenz, sondern versteht ihre Angst und deren Begründung im Urteil jener Selbstverhöhnung:

> »Ich mache mir Vorwürfe, bevor man mich kritisieren würde. Mein ganzes Leben ist so: Ich tue es innerlich, ehe jemand anderes es tun könnte. Schau, ich habe sogar Schlimmeres mir angetan, als sonst jemand es tun könnte; so musst du dich nicht mehr drum kümmern! Ich empfinde mich als so zerstört. Wenigstens, wenn ich es mir selbst antue und wenn ich zweidimensional bin, kann ich durch den Tag gehen. Kommt es aber von außen, fühle ich mich vernichtet.«

Dabei beinhaltet das »es« ein Konglomerat von Abweisung, Vorwurf, Scham und Schuld und ist ein Zustand totaler Verurteilung, doch nun umgedreht vom Passiven ins Aktive:

> »Wenn ich sie *[them]* mit der Peitsche auf mich zukommen sehe, habe ich die Wahl: Entweder bleibe ich wie gefroren stehen und erlaube ihnen, mich auszupeitschen, oder ich nehme eine andere Peitsche und beginne, mich selbst zu geißeln: ›Jetzt braucht ihr es nicht zu tun.‹ Vermutlich gibt es andere Möglichkeiten, aber ich sehe nur diese beiden Alternativen in meinem Leben. Dies ist für mich die einzige Überlebensmöglichkeit. Wenn ich das Auspeitschen zulasse, zerbröckle ich in Asche. … Lieber mit Narben und blutig existieren und es mit eigenen Händen tun, als nicht zu existieren, wie es wäre, wenn ich sie mich auspeitschen ließe und ich zerschmettert daläge … Es ist so, als ob meine Mutter mich die ganze Zeit ausradieren würde. Ich empfand mich nicht als legitim; ich mache mich selbst unsichtbar.«

Alle Unabhängigkeit, alle Schritte, die sie selbst unternommen hatte, alle Eigenheit waren sträflich und endeten in diesem Grunderlebnis der Unsichtbarkeit: einem Primärsymbol der Scham.

Im Einklang mit diesem Grundmuster heiratete sie einen Mann von großer explosiver Anklagewut, doch mit ähnlich hohen moralischen Forderungen, wie sie sie selbst vertritt – in der vergeblichen Hoffnung, er verzeihe ihr zumindest am Ende der Auspeitschung, die sie sich selbst nicht zuerkennen kann (103–104).

> »Selbst als ein Lehrer mir sehr zugetan war und versuchte, mich zu ermuntern, war es sehr schmerzvoll für mich, nun plötzlich sichtbar zu sein, nachdem ich solange nicht gesehen worden war: aus dem Spiegel herauszutreten, das Glas zu zerbrechen, geboren zu werden. Es ist entsetzlich schmerzvoll, sichtbar zu werden, da ich damit so verwundbar werde. Meine Erscheinung war immer sehr wichtig für mich. Ich brauchte sie wie ein Schild und trug sie als Maske …«

Nach den Einsichten in dieses vorbildhafte Szenario fühlt sie sich beträchtlich besser,

> »so viel stärker, rüstiger *[sturdier]*. Ich spüre ein substantielles Selbst, dreidimensional.«

Ich frage sie direkt, was sie als den inneren Konflikt in all dem sehe. Sie erwidert:

»Das eine ist die Betonung der Erscheinung, [der Zwang zur] Konformität, die Haltung meiner Mutter: gut auszusehen vor der Welt [*being yourself*, also die unpersönlich-distanzierte Form]. Das andere ist: man selbst zu sein, ein Individuum, selbst wenn es schmutzig und unordentlich ist.«

»Und bei beiden Seiten gibt es Gelegenheit zur Scham: wenn Sie nicht gut aussehen oder aber auch, wenn Sie nicht Sie selbst sind.«

Sie fügt unmittelbar einen dritten Grund zur Scham hinzu:

»Man selbst zu sein und dann zu versagen ... Es ist eine riesige Erleichterung, wenn jemand die äußere Erscheinung durchschauen kann, den Panzer. Er war wie ein Gefängnis... Ich dachte, niemand sonst sei so gefroren, so einsam und allein, dass etwas sehr falsch mit mir war – die Scham. Es ist, als ob ich einen weiten Strom überqueren will und von Stein zu Stein gehe, ganz vorsichtig den Fuß hinhalte. Mit Ihnen und C [einer Freundin] fühle ich mich sicher, zum nächsten Stein voranzuschreiten. Aber ich bin mir stets klar bewusst, dass ich plötzlich vor einer Mauer stehe, wo jemand mich lächerlich fände ... Dann würde ich gleich wieder über den Fluss zurückrennen ... Ich kämpfe mit mir selbst auch hier und warte darauf, dass Sie mir sagen: es wäre lächerlich [weiterzugehen]. Dann höre ich es nicht von Ihnen oder von mir und ich wage mich weiter ... Jeder Schritt ist so schwer erkämpft; jeder Stein ist eine Weltreise ...« (133–134).

Ihr erstes Selbst ist eines, das sich unterwirft und sich unter dem Peitschen des inneren Richters in Scham beugt. Je mehr sie verraten werde, umso mehr versuche sie, sich dem Täter anzunähern, wie die Motte von der Flamme angezogen werde. Sie suche den Schmerz, wie ein Hund, der sich tiefer und tiefer in eine Fuchshöhle bohrt, auch wenn er in die Schnauze gebissen wird. Sie schalte ihre Gefühle ab und sage sich:

»Dies ist keine Hölle und ich bin gar nicht da. Es macht nichts. Es schmerzt wirklich gar nicht. Es ist nicht so schlecht, wie es aussieht«

– die Entfremdung. Das zweite Selbst ist der Zorn darüber, sich so verhalten zu müssen. Das dritte Selbst ist, was sie in der Kunstklasse spürt – sich auf etwas Schöpferisches zu konzentrieren statt auf das Zerstörerische.

3.5.3 Konflikt zwischen verschiedenen Identitäten und Gedanken zur Vielfalt des Selbst

Eine philosophische Zwischenbemerkung über den Gebrauch von verschiedenen Selbstgestalten ist hier am Platz. Es findet gegenwärtig eine lebhafte Diskussion zu diesem Thema statt. Manche Autoren sehen die menschliche Person als »eine unzentrierte, zufällige Sammlung von kontingenten und idiosynkratischen Bedürfnissen an, statt des mehr oder weniger adäquaten Ausdrucks eines gemeinsamen menschlichen Wesens« (Rorty, 1989) oder als »ein Narrativ von multiplen Selbsten« (Schafer, 1992). Meißner bemerkt dazu mit Recht:

> »Diese postmoderne Dekonstruktion des Selbst lässt keinen Raum offen für ›agency‹ [das Selbst als Zentrum des Handelns] oder die Kontinuität des subjektiven ›sense of self‹ [des Selbstgefühl], wie es de 1992r analytischen Theorie innewohnt (›endemic‹) und so zentral ist für die analytischen Selbstbegriffe.«

Wenn es für Schafer, Rorty oder Lacan fair sei, zu postulieren, das einheitliche Selbst sei eine Illusion, könne man ebenso gut dagegen argumentieren, dass die Ansicht vom Selbst als fragmentiert, ohne Zentrum und vielfältig, ebenso sehr eine Illusion sei, wenn nicht noch mehr. Überdies sei es doch so, wenn das Selbst multipel sei und aus mehreren Zentren bestehen soll, könne es kein Selbst geben, dem ethische Handlungsfähigkeit *(ethical agency)*, innere Erwägung *(deliberation)*, ethische Entscheidungsfähigkeit oder Verantwortlichkeit zugeschrieben werden können. »Meiner Meinung nach« schreibt Meißner,

> »werden die Kontinuität und Kohärenz des Selbst als Handelndem *[self-as-agent]* und mein subjektiver Sinn von mir selbst und meiner Identität nicht kompromittiert durch den weiten Umgang und Verschiedenheit von oft geteilten, sich in Konflikt befindlichen und widersprüchlichen Selbstzuständen, die ich erlebe. In der Mitte dieser Vielfalt bleiben die Kontinuität und ein einheitlicher Kern des erlebenden Selbst erhalten. Die Divergenz der Gesichtspunkte und des Verstehens der Natur des Selbst kann vielleicht dadurch überbrückt werden, wenn wir einerseits die Integrität und die einzigartige Individualität des Selbst als Handelndem und des Selbst als Subjekt anerkennen und anderseits der potenziellen Vielfalt und Verschiedenartigkeit des Selbst als Objekt, die sich in einer Verschiedenheit und Vielfältigkeit von

> Introjektionen und Selbstrepräsentationen und deren Einfluss auf das Selbsterleben widerspiegeln, Rechnung tragen.«[9]

Die Fähigkeit, unter Alternativen zu wählen und dann Handlung einzuleiten, ist das, was wir unter Willen verstehen, fügt Meißner hinzu. Man sei insoweit frei, als man zwischen Alternativen zu wählen vermöge. Ich sehe ich es auch.

Bei Karin stellen sich nun aber nicht nur die Probleme der verschiedenen Selbstgestalten, sondern eben auch der Unfreiheit des Willens, des inneren Zwanges und damit der Aufgabe, das Uneinfühlbare in der Analyse einfühlbar zu machen.

> »Was zwang mich, darin verstrickt zu bleiben? Wie Lady Macbeth, die wieder und wieder ihre Hände waschen muss – warum? Warum der Türabtreter sein?«

Sie beantwortet ihre eigene Frage:

> »Um einen Ort zu haben, nötig zu sein«

– um irgendwo dazu zu gehören.

Ich erweitere ihre Deutung:

> »Lieber leiden als allein zu sein: ›Quäle mich, aber verlass mich nicht!‹ Daher bewegen Sie sich dann auch immer näher auf den Quäler zu: Je mehr Qual, desto weniger Liebe, doch umso größer die Angst davor, verlassen zu werden.«

Sie sagt, es sei eine schwere Wahl zwischen der Qual in der Beziehung und dem Verlassenwerden und erwähnt E. M. Forsters Motto: »Only connect!«

---

9 »In my view the continuity and coherence of the self-as-agent and my subjective sense of myself and my identity are not compromised by the range and variety of often divided, conflicted and contradictory self-states that I experience. In the midst of that diversity, there remains continuity and a unified core of the experiencing self. The divergence in points of view and understanding of the nature of the self can possibly be bridged by maintaining the integrity and singular individuality of the self-as-agent and the self-as-subject on the one hand…, and the potential multiplicity and diversity of the self-as-object, reflected in a diversity and variety of introjections and self-representations and their influence on self-experience« (Manuskript angenommen zur Publikation).

»Man kann im Vakuum sterben, wenn man verlassen wird. Es ist eine teuflische Wahl. Was ist die dritte Alternative?«

»Das dritte Selbst: Liebe und Achtung«

– und das Schöpferische (137–138).

In ihrer Depression sieht sie sich einem Hund gleich, der vergeblich eine Riesenlast auf einem Schlitten hinter sich herzuziehen bemüht ist, ohne dass er das Gefährt allein voranzubringen vermag, und dahinter her jagen die Wölfe und kommen immer näher. Ich bin an einen Passus aus der klassischen schwedischen Dichtung, Selma Lagerlöfs *Gösta Berlings Saga*, erinnert, auch von einer verzweifelten Schlittenfahrt; es sind die Worte von Marianne Sinclair:

> »Wir aber dachten an den seltsamen Geist der Selbstbeobachtung *[själviakttagelsens underliga ande]*, der schon seinen Einzug in unser Innenleben gehalten hatte. Wir dachten an ihn [als den] mit den eisigen Augen und den langen, gebogenen Fingern ... den Geist mit Eisaugen *[anden med isögonen]* ... hohnlachend auf Böses und Gutes ... den fahlen Wächter an der Quelle der Handlungen ... den Gott der Selbstverhöhnung *[självförhånandets gud]*« (Lagerlöf, S. 114–115).

Ich erwähne es und sie antwortet, sie erlaube diesem bleichen Wächter, sie mit seinem Hohn zu definieren.

Doch ist da etwas Weiteres, Wichtiges: Nichts Gutes werde erinnert, und damit erlebt sie eine tiefe Diskontinuität. Von einer Stunde zur anderen vergesse sie den Inhalt. Wer nicht als Selbst vom anderen beständig erkannt wird, vergisst sich selbst und verliert so seine innere Kontinuität und damit Identität (s. Kap. 2 zur Dynamik der Diskontinuität).

In seinem schönen und wichtigen Buch *Disappearing Persons – Shame and Appearance* betont Benjamin Kilborne (2002) die zentrale Rolle des Schamgefühls für diesen Sinn von Identität und innerer Kontinuität. Er zitiert Milan Kundera: »Scham ist einer der Schlüsselbegriffe der modernen Aera [...], wir betreten das Erwachsensein durch die Rebellion von Scham.« Kilborne fährt dann fort: »Sich vorzustellen, was wir anschauen, sich vorzustellen, dass wir schauen und zugleich angeschaut werden, während wir schauen – all dies scheint wesentlich zu sein für unser Gefühl dafür, wer wir sind, und für ein Urvertrauen in die Kontinuität unseres Lebens« (ebd., S. 70). Er zitiert einen Patienten: »Man könnte sagen, man sei ohne Identität, wenn man in andern nicht erkennen kann, was man nicht in sich selber erkennen kann. Ohne Identität kann man keine Verbindung schaffen« (ebd.,

S. 32) – und genau so gilt das Umgekehrte: Ohne Verbindung und Beziehung kann man keine Identität schaffen.

Das Erlebnis des Sich-Schämens spaltet die Welt, schafft die tiefe Diskontinuität. Nicht so im Auge der anderen gesehen zu werden, wie man sich selber sehen möchte, bedeutet Verschwinden der eigenen Identität und ein Umsichgreifen von Leere und Sinnlosigkeit.

Zurück zu Karin: Es bleibt bei der endlosen Wiederholung der Macht der Entwertung:

> »Da ist dieser kleine Funke in mir, der so wütend darüber ist, dass ich alles aufgeben muss, und alles, was mich ausmacht, ausgelöscht wird. Diese Banshees, die heulenden Geister, stürmen von allen Seiten auf mich ein und schreien: ›Du schlechte Person. Nichts, was du getan hast, zählt. Du bist nichts.‹ Nur der kleine Funke sagt im Verborgenen: ›Das ist nicht wahr, das ist nicht fair.‹«

Ihr ganzes Leben, soweit sie sich zurück zu erinnern vermöge, sei von diesem Gegensatz bestimmt gewesen. Doch neben diesem Widerstreit der depressiven und entfremdeten Identität, diesem falschen Selbst des Scheinens und dem wütenden, trotzig protestierenden Selbst, gibt es auch immer wieder als drittes die tüchtige, kompetente, schöpferische Person.

Als Symbol für ihr archaisches Über-Ich braucht sie die Banshees. Dies sind nach schottischer und irischer Sage Geister, deren Heulen unter den Fenstern eines Hauses den Tod eines der Menschen drinnen ankündigt (wie es in Charlotte Brontë's Roman *Villette* (1853) gezeichnet wird). Bei Karin vertreten sie die Macht der Absolutheit, der unbedingten Forderung, des übersteigerten Ideals und der totalen Verdammung, wenn diese Vollkommenheit nicht erreicht wird.

Woher nun diese Absolutheit der Erwartung und damit der Selbstverurteilung? Zunächst ist es die negative Identität: Ja nicht wie die verlogene und manipulative Mutter zu sein und stattdessen das Ideal ihres Vaters zu erfüllen:

> »Es ist wesentlich für mein Überleben, absolut zu sein.«

Damit ist es entweder das leuchtende Ideal oder das schwarze Loch. Weshalb denn das Sich-Klammern an diese Absolutheit der Erwartung?

> »Diese gab mir eine Struktur in einer Welt, die so unberechenbar war. Die Absolutheit gab mir den Sinn dafür, da zu sein *[the purpose for my being]*.«

Ohne das Urteilen würde das Dasein anarchisch, sagt sie später einmal (215). Durch ihr absolutes Gewissen war sie verbündet, zwar nicht mit der realen Figur ihres Vaters, sondern mit seinem Ideal und dem seiner Familie. Die Absolutheit von Selbsterwartung und Urteil bedeutet die negative Identität, ja nicht so zu sein wie ihre Mutter, aber absolut so zu sein wie die Ideale ihres Vaters.

> »Das war mein Maß für die Welt und ich möchte es nicht anders haben.«

In dem Ideal sucht sie den verlorenen Vater und in der Selbstverurteilung erlebt sie ihre Enttäuschung an ihm, jedoch nun in sich neuerschaffen. Sie hasst ihn in sich als Enttäuschende, als Versagerin, denn sie erwartet nun von sich das Absolute, das sie sich von ihm erhofft hatte (146–147).

Doch der Absolutheit der inneren, an sie selbst gestellten Erwartung und des inneren Richters entspricht, ganz vor sich selbst und lange auch vor mir versteckt, eine ähnlich radikale Anspruchshaltung. Sie ist in zwei Ecken gedrängt und von zwei Arten der »Idealforderung« bedrängt: Es ist die Ecke des »Ich muss« und die Ecke des »Ich will«; es sind die Totalansprüche der Banshees und die drängenden Verlangen der Prinzessin; es sind die Grenzen missachtenden Forderungen wie die narzisstischen Sonderansprüche; es ist der Teil, der sagt: »Du bist nicht gut genug«, und der Teil: »Nichts ist genug, ich will mehr.« Es ist die schreiende Dämonenstimme und das schreiende Kind (221–122).

Werden die Szenen von »urteilen statt untersuchen« *(judging instead of exploring)* umgekehrt in »untersuchen statt verurteilen« (*exploring instead of judging*; Paul Gray, pers. Mitteilung), empfindet sie das, als wäre ihr ein Riesengewicht von den Schultern genommen worden: Das Gewicht des archaischen Über-Ichs, mit seiner radikalen Schuld dafür, sie selbst zu sein, und der nicht geringeren Scham darüber, nicht sie selbst zu sein (105). Und wie sie bewundernd, liebevoll über einen Kinderbuchautoren und dessen grafische Fähigkeiten spricht und mir ganz spontan die Bemerkung entfährt:

> »Warum beginnen Sie nicht selbst so etwas? Sie sind so begabt!«,

bricht sie in Tränen der Bewegtheit aus:

> »Das ist wirklich freundlich von Ihnen.«

Ihr Kampf zwischen dem Zwang zur Konformität und der Authentizität, dem Schöpferischen, hat sich bisher immer zugunsten der ersteren entschieden (215). In der folgenden Sitzung bekennt sie:

> »Ihre Bemerkung gestern – ich behielt sie bei mir den ganzen Tag wie einen goldenen Stein *[pebble]* in der Tasche. Ich hielt sie; sie hat mich so berührt. Ich weiß nicht, warum es so schmerzvoll ist, denn es ist gleichzeitig wundervoll. Ich kann es in der Tasche halten, aber nicht herausnehmen, wo es sichtbar würde *[in plain view]*. Ich muss es verstecken.«

Ich sage:

> »Und es ist nicht ein Kieselstein von mir. Er ist Ihr eigener.«
>
> »Aber Sie gaben ihn mir *[handed it to me]*.«
>
> »Ich gab ihn Ihnen zurück.«
>
> »Aber Sie mussten ihn sehen. Das ist etwas, woran ich nicht gewöhnt bin – dass jemand es bemerke. So trage ich eine Maske, eine Maske von Kompetenz ... Jetzt spüre ich es wie eine Befreiung aus dem Gefängnis« (216).

Doch eine Schwalbe macht bekanntlich noch keinen Frühling. Ehe ich jedoch mit dem Studium dieser Behandlung fortfahre, möchte ich einige theoretische Gedanken einfügen.

3.5.4 Scham, Erscheinung und Unsichtbarkeit

Ich möchte nun noch etwas mehr Kilborne zum Wort kommen lassen. Seine Grundthese ist: »dass wir zu kontrollieren versuchen, wie wir fühlen, indem wir kontrollieren, wie wir erscheinen. Doch ich denke, der Versuch, diese These mit Begriffen von Scham und Konflikt zu verbinden, weist in eine neue Richtung der Untersuchung« (Kilborne, 2002, S. XI). Kilbornes Zentralbegriff ist das Konzept der ödipalen Scham, das mehr von der sophokleischen Gestalt als vom ödipalen Konflikt oder der ödipalen Phase her entwickelt wird. Er umschreibt die ödipale Scham als »Gefühle von tiefer Niederlage (Versagen in der Konkurrenz), vernichtende Selbstkritik (Versagen im Selbstwert), Hilflosigkeit (Versagen in den Hilferufen, Wut und Grundbedrohungen von Selbstbild und psychischer Überlebensfähigkeit)« (ebd., S. 3). Darin ist die Polarität von Fantasien von der eigenen Erscheinung und Angst vor dem eigenen Verschwinden entscheidend (ebd., S. 5). Diese Polarität und ihre inhärente Dialektik bestimmen unsere Identität. Angst über das Erscheinen ist jedoch ein Aspekt der Schamerfahrung und das befürchtete und zugleich gewünschte Verschwinden ist die Zielvorstellung, die dem Schamerleben innewohnt: »Ich möchte in den Erdboden versinken, als einer, der sich so befleckt und so versagt hat; ich möchte in ein Mauseloch verschwinden« (Wurmser, 1997a, S. 163). Scham ist innig mit Identitätskonflikten verwoben, wie es Helen Merrell Lynd vor über 40 Jahren in einem auch heute noch wertvollen und ebenfalls sehr literarischen Buch sehr schön herausgearbeitet hat. Kilborne beschreibt den daraus sich ergebenden Circulus vitiosus: »Zuviel unerträgliche Scham führt zu einem Verlust des Selbst und ein Verlust des Selbst erzeugt mehr Scham« (Lynd, 1958, S. 92). Schamkonflikte isolieren: »Ob man nicht mehr ist als das, was man zu sein scheint, oder nicht mehr als das, was man aufgehört hat zu sein, das Endergebnis ist dasselbe: Isolierung – Whether one is no more than what one appears to be or no more than what one disappears to be, the end result is the same: isolation« (Kilborne 2002, S. 45). In Ausführungen, die sich mit Spionen und Verrätern (und Graham Green!) befassen, beschreibt er die geheime Mächtigkeit, nicht nur von Täuschung, sondern von der Fantasie unsichtbar zu sein: »Dahinter verbirgt sich die Angst, dass es dort wirklich nichts gebe, nichts, das noch verschwinden könnte, dass hinter der Maske nichts sei« (ebd" S. 53). Aber Audens Wort gilt es auch zu bedenken, dass »Kunst der Demütigung entspringe – art is born of humiliation« (ebd., S. 58), oder der ähnliche Gedanke von Václav Havel, dass all seine Leistungen Versuche gewesen seien, »mein ständig fragwürdiges Recht da zu sein zu rechtfertigen – to vindicate my permanently questionable right to exist« (ebd., S. 60).

Worin sieht Kilborne den Ursprung solch ödipaler Scham?

> »Ödipale Scham wächst in dysfunktionellen Familien, wo Konflikte zwischen Eltern und Kindern vermieden werden, statt erkannt zu werden, wo Konflikte überhaupt oft als etwas Beschämendes und Demütigendes erlebt werden, wo die Scham des Kindes für das Versagen und die Schwächen der Eltern zur Geheimhaltung und zu den Allmachtswünschen des Kindes, die Eltern zu schützen, beiträgt und wo die Verantwortlichkeiten der Eltern verwischt und kompromittiert werden. In solchen Familien wiederholen dann die Kinder unbewusst die Muster von Niederlage und Demütigung« (ebd., S. 119–120).

In Übereinstimmung mit gegenwärtigem psychoanalytischem Denken stellt Kilborne in den Mittelpunkt seines theoretischen Verständnisses das Erleben, vom Nächsten als eine Person mit einer Innenwelt wahrgenommen, anerkannt und bestätigt zu werden – im Sinne von Fonagys (2002) Begriff der Mentalisierung: Dass man den Sinn dafür, da zu sein und ein Selbst zu sein, dadurch erst gewinnt, wenn der andere dieses Selbstsein und vor allem die Innerlichkeit von Gedanken, Gefühl und Willen erkennt und bekräftigt. Statt Decartes' *Cogito ergo sum* hieße es dann eher: »Ich fühle, der Andere, meine Mutter, fühlt, dass ich fühle; daher bin ich« oder: »Ich denke oder stelle mir vor, sie stellt sich vor, dass ich denke, deshalb existiere ich *[sentio eam cogitare me cogitare, ergo sum]*.« Die Umkehrung davon ist das, was Kilbornes Meinung nach Carrolls *Alice in Wonderland* umtreibt: »diese Unerkennbarkeit, diese Angst, niemals fähig zu sein, sich in den Augen anderer vorstellen zu können« (Carroll, 1865, zit. n. Kilborne, 2002). Dies aber schafft ein tiefes Empfinden innerer Diskontinuität: »Es ist alles sehr störend, wie ich keinen Zusammenhang bewahren kann«, wie es einer seiner Patienten ausdrückt; und da er keine bleibende Verbundenheit mit jemandem spürt, ist er ständig in Gefahr, selber zu verschwinden.

Einer der ganz großen Verdienste Kilbornes besteht nun gerade darin, den neuen theoretischen Fokus (Bach, Fonagy) auf der Dialektik von Kontinuität und Diskontinuität mit den Fragen von Scham, Erscheinung und Schauen zu verknüpfen, nämlich dass diese Diskontinuität des Seins in einer Zusammenhanglosigkeit des Gesehenwerdens und des Sich-selber-Sehens wurzelt und dass diese Fragmentierung ganz stark auf ein tiefes, sich immer wiederholendes Schamerleben zurückzuführen ist. Dieses wird aber selbst durch das verursacht, was ich die Seelenblindheit der anderen, namentlich natürlich der Eltern, nenne. Kilborne (2002, S. 26) spricht daher

> »[v]on der überwältigenden Erfahrung dieser Patienten, sie seien unerkennbar, und gebe es für sie keinen Platz, wenn sie sie selbst sind, kämpften sie infolgedessen sowohl gegen die Angst an, erkannt zu werden, wie auch die Angst, nicht gesehen zu werden, an … In der Übertragung wiederholen sie das Empfinden, zur Unsichtbarkeit verdammt zu sein, während sie sich danach sehnen, erkannt zu werden.«

Entsprechend können wir immer wieder bei unseren Patienten ihr Gefühl der Unsichtbarkeit und das »schwarze Loch« traumatischer Scham antreffen, wie wir das eben so dramatisch von Karin vernommen haben. Tatsächlich könnte sehr viel in der gegenwärtigen Debatte über massive Traumatisierung und deren Zusammenhang mit dem Erleben eines inneren »schwarzen Lochs« von unaussprechlichem Horror, von abgrundtiefer Verzweiflung und

Vernichtung (z. B. Hopper, 1991) als Ergebnis von traumatischer Scham verstanden werden; ich sprach über dieses »schwarze Loch« zuvor. Oder aber wir beobachten bei Patienten das Gefühl, klein zu sein oder zusammen zu schrumpfen, die Liliputfantasie (Kilborne, 2002, S. 22). Eine Folge davon ist chronische Entfremdung, das Gefühl, unwirklich zu sein und keine Identität zu besitzen. Eine andere findet sich darin, die eigene Erscheinung übermäßig zu betonen:

> »Wer es erlebt, dass er sich selbst nicht in den Augen der Anderen vorstellen kann, baut immer zwanghafter auf seine Erscheinung, im vergeblichen Bemühen, sich den anderen verständlich zu machen, und zugleich führt das Erkennen davon zu einer außerordentlichen Verwundbarkeit« (ebd., S. 27),

zur Verdrängung der »inneren Nacktheit *[inward nakedness]*« (Milton, zit. n. Kilborne, 2002, S. 124). »Je stärker die Fantasien sind, die Erscheinung zu kontrollieren, ... umso stärker ist das Bedürfnis, Gefühle zu kontrollieren« (ebd., S. 130). Erlösung wird dann erstrebt im süchtigen Gebrauch von Spiegeln und Kleidern oder in kosmetischer Chirurgie: »Was den Spiegel so anziehend macht, ist genau das, was ihn tödlich macht: nämlich die dargebotene Illusion, dass das Bild das Selbst *ist*« (ebd., S.106). »Als seelische Landschaften, die von unsern Körpererscheinungen besetzt werden, unterstützen die Kleider die Illusion, Erscheinung könne substantiell gemacht werden, und der Persönlichkeitsstoff sei so formbar wie der Kleiderstoff« (ebd., S.110). »Unter den modernen Technologien gibt es wenige, die es so klar wie die kosmetische Chirurgie zum Ausdruck bringen, wie machtvoll die Illusion ist, dass wir unserer inneren Gefühle dadurch Herr zu werden vermögen, indem wir kontrollieren, wie wir erscheinen« (ebd., S. 114).

Kilborne bezieht sich mit Vorliebe auf die Werke von Luigi Pirandello, des bedeutenden italienischen Schriftstellers der Mitte des letzten Jahrhunderts. Manche seiner Novellen und Schauspiele werden mit besonderer Prägnanz von ihm analysiert. Um nur ein markantes Zitat herauszuheben, das sowohl die Macht der Kilborne'schen Analyse und der Verwobenheit mehrerer Deutungsschichten beleuchten soll (es handelt sich um die Geschichte und das Schauspiel »Du hast recht, wenn du denkst, du hast recht«):

> »Die Macht in den Augen (eingebildet oder wirklich) der sizilianischen Dorfbewohner vermag selbst das am stärksten verteidigte Identitätsbewusstsein zu

zerstören *[deconstruct]* ... Der identitätszerschmetternden Macht der Augen, seien es die der Hauptgestalten, seien es die der Dorfbewohner, kann man nur durch Täuschung entrinnen. Und Täuschung bedeutet damit eine Art von gewolltem Verschwinden aus dem Blick der Zuschauer; man kann nur als anderer erscheinen, als man ist. Täuschung, Entrüstung und Abhilfe durch noch größere Täuschung war, beiläufig gesagt, das Verhaltensmuster von Präsident Nixon, der, wie die Charaktere von Pirandello, zu viel Wert auf Erscheinung legte« (ebd., S. 42).

3.5.5 Absolutheit des Urteilens und Verleugnung der Realität

Wir hörten zuvor von der Absolutheit von Karins Selbsterwartungen und entsprechend der Absolutheit ihrer Selbstverurteilung, doch auch von der Globalität ihrer Ansprüche – so klar die narzisstische Dimension ihres tragischen Charakters.

Vertiefen und erweitern wir diese wichtige Feststellung theoretisch, so erkennen wir sich absolut gebärdende Wünsche und globale Affekte, namentlich die mannigfachen, das Innere überwältigenden Ängste, doch auch Wut und Scham und Schuld und andere mehr, die solchen Absolutheitsanspruch erheben. Dann begegnen wir den Abwehrvorgängen, die ebenso absolut, gleich radikal und allumfassend sind. Und schließlich und ganz besonders werden Gewissen und Idealforderungen – also das Über-Ich – zu den leitenden Vertretern dieser inneren Absolutheit und damit haben wir dann diese fatalen Circuli vitiosi, die sich wiederholenden Muster, über die Kilborne sprach. Die innere Polarität wird dann insgesamt durch eine derartige Absolutheit gekennzeichnet. Abgrund ruft dem Abgrund!

Die Prominenz von zerbrochener Wirklichkeit lässt sich daher psychodynamisch nicht nur als Folge der Abwehr gegen Traumatisierung verstehen, sondern zugleich auch als Abwehr gegen Über-Ich-Druck oder, genauer gesagt, gegen gegensätzliche Über-Ich-Forderungen – wie widerstreitende Werte und Ideale, Verpflichtungen und Loyalitäten und besonders Scham gegen Schuld –, angesichts derer man sich machtlos und fragmentiert empfindet.

Doch ist es nicht so, dass der Mensch, sofern er nicht dem Wahnsinn verfallen ist, dem Relativen ganz absagt? Ganz im Gegenteil: Weite Teile seines Alltagslebens und seiner Alltagsmaske sind geprägt von dem Bedingten, dem Funktionellen, dem von den Umständen Abhängigen. Bei Karin sehen wir es in dem Gegeneinander von wildem innerem Konflikt und der äußeren, wenigstens zeitweiligen Tüchtigkeit.

Es geschieht im Zusammenbruch, es geschieht im tragischen Erleben und Leiden, dass das Absolute und das Relative im Inneren wie im Äußeren mit voller Wucht aufeinanderprallen.

Allgemein gesagt, spielt bei schwer traumatisierten Patienten ein tiefes Gefühl der Scham, des Beschämt-, Ausgeschlossen- und Ausgestoßen-Seins und damit des Unwertes eine führende Rolle. Dies ist weit mehr als nur äußerer Demütigung zuzuschreiben, sondern vielmehr der Seelenblindheit des Anderen. Also der Erfahrung, man werde in seinen wesentlichsten Gefühlen, Wünschen und, wie wir eben hörten, Konflikten vom wichtigsten Anderen, vor allem der Mutter und dem Vater, später auch den Freunden und Lehrern, nicht wahrgenommen. Die Folge davon ist, die ganze Innenwelt, vor allem alle Affekte müssen als etwas völlig Unannehmbares erlebt und in globaler Affektabwehr durch Verleugnung ausgeblendet werden. Die Angst vor den Gefühlen bedeutet insbesondere ein Sich-Schämen für deren überflutenden Charakter, für deren Zuviel angesichts des Neins der Anderen. So schämt man sich dann für alle Gefühle und überhaupt dafür, als jemand da zu sein, der eine eigene Identität haben möchte, denn diese beherbergt eine unerfüllte Bedürftigkeit und ist voller Trauer und Schmerz (Gruen, 2000).

Es ist das Kennzeichen der Traumatisierung, dass die dabei aufgewirbelten Gefühle überwältigend, d. h. global und entdifferenziert werden, sie nicht mehr benennbar sind und resomatisiert werden. Es ist dieses schwarze Loch, eine grenzenlose Verzweiflung, worunter gerade auch Holocaust-Überlebenden leiden. Etwas Konkretes wird dann gesucht, das dieser unnennbaren Verzweiflung Wort und Sinn geben soll und der Abwehr des Grauens dient.

Oft wird (wie in Kap. 1 erwähnt) zudem die Sexualisierung als archaische Abwehr eingesetzt, um Affekte zu regulieren. Beide, die Überflutung mit Affekten und die Abwehr durch Sexualisierung, führen zu einem überwältigenden Schamgefühl. Als weitere Abwehrfront werden dann aggressive Wünsche, Impulse und Fantasien als Mittel zur Wiederherstellung der Kontrolle eingesetzt; sie sollen den weiteren Absturz in jener regressiven Spirale aufhalten.

Diese archaische Gleichsetzung von traumatischen Gefühlsstürmen, Sexualisierung und Aggression führt sowohl zu globalen Formen der Abwehr, zu Verleugnung, Externalisierung und Projektion und damit zu den immer wieder beobachtbaren dissoziativen Phänomenen. Sie führen zu Spaltungen in verschiedene Selbstgestalten, die wir bei Karin wahrgenommen haben, wie auch zu massiven Gegenmaßnahmen durch das Über-Ich im Sinne der gleichen Absolutheit, nämlich in Gestalt von durchdringenden, verinnerlichten und globalen Schuld- und Schamgefühlen. Ein guter Teil dieser Hypertrophie des Über-Ichs wird durch die Allmacht der Verantwortlichkeit als Abwehr gegen die traumatische Hilflosigkeit begründet.

Bei dieser Affektregression, dem Kernmerkmal des Traumas, wird jede Form der Erregung zur Übererregung und diese führt unausweichlich zum Absturz, zur schmerzlichsten Enttäuschung. Dieser traumatische, passiv erlittene Ablauf wird jetzt stets von Neuem ins Aktive gewendet, indem jede Freude, jede Befriedigung, jede Erwartung, alles Erleben von Gutem abgebrochen und ins Negative, ins Schlechte gewendet werden musS. Es scheint zwar, als ob eine unbewusste Schuld es einem nicht gönnen würde, erfolgreich zu sein. Doch wichtiger scheint mir dabei jene gefährliche Erregung zu sein und das tiefe Schamgefühl darüber, die Kontrolle darüber und über die darauffolgende intensivste Enttäuschung verloren zu haben. So wird das Über-Ich, der innere Richter zum Verwalter der Lustverhütung. Auch zeigt es die erwähnte Doppelheit – einerseits eine ganz rigide innere Autorität, andererseits ein weitreichendes Verkennen der Grenzen.

In der Übertragung sehen wir dann häufig die Umkehrung der Beschämung: nämlich dass nun der Analytiker ebenso völlig entwertet und erniedrigt wird, wie sich der Patient selbst als wertlos empfindet. Karin fürchtet, ich sei nur ein Scharlatan, der sie in den Sumpf der Verzweiflung und Gelähmtheit hereingelockt habe, ihr aber nicht wieder heraushelfen könne. Oder sie meint, ich hätte sie in diese angstvolle Hölle gebracht und jetzt komme sie eines Tages in meine Praxis und entdecke, mein Schild sei verschwunden und ich sei nicht mehr da, alles von mir sei weg. Das Loch des traumatischen Verlusts findet sich auch in der Übertragung wieder (natürlich neben den aggressiven Fantasien und verkappten Todeswünschen).

Das traurige, schmerzbeladene Kind, das Schmerz und Trauer verleugnet, der Mensch, der das Trauma des Unsichtbar-Seins erlebt hat und immer wieder fürchtet und auch sucht, ersetzt die fehlende Liebe durch das Zuckergebäck des Erfolgs oder in Karins Fall in der Anpassung an eine Welt äußeren Erscheinens. Man sucht Liebe und Respekt in der Anbetung, doch findet man sie dort nicht, und das Resultat ist die Entwertung sowohl des eigenen Selbst wie der Anderen. Die Beziehung erscheint wertlos, denn sie ist nie das, was man wirklich braucht. Man rennt nach dem Erfolg, aber die Trauer folgt einem wie ein Schatten, das Gefühl der Lieblosigkeit entleert das Dasein. Idealisierung des Anderen und Selbstanbetung werde statt Beziehung gelebt; die

Therapiestunden selbst mögen zur Darstellung der Brillanz benutzt werden, damit der Analytiker ihn oder sie bewundere. Der Patient identifiziert sich mit dem Bild, das er sich vom anderen entwirft, ohne sich aber in diesen wirklich einzufühlen.

Wo in dieser totalitären Weise verurteilt wird, muss es zu den radikalen Polarisierungen kommen, die für uns die Kennmarken des archaischen Über-Ichs sind, die globalen Gegensätze, das Wesentliche im tragischen Charakter. Was absolut scheint, ist nur möglich dank der Verleugnung all dessen, was nicht hineinpasst. Damit wird eine Seite der Wirklichkeit, die als absolut gesetzt wird, einer anderen entgegengesetzt, die nicht gesehen, nicht erlebt und nicht benannt werden darf. Diese »andere Seite« kehrt als das Dämonische zurück und verdichtet sich in der Gestalt des Teufels, bei Karin als die schwarze Person, die sie in sich seit der Kindheit sah, verabscheute und fürchtete. Doch diese dunkle Gestalt war ihr authentisches Selbst, das erst jetzt in der Analyse sein Recht zu sein erkennt. Sie zitiert aus einem schönen Gedicht des karibischen Dichters Derek Walcott: »You will love again the stranger who was your self.«

Diese Spaltung in das Absolutgesetzte und das Verleugnete ist selber Ausdruck einer viel umfassenderen Spaltung und doppelten Wirklichkeit. Dieser Welt der Radikalisierung und Totalisierung und damit der Allmacht und Ohnmacht steht die Welt gegenüber, die wir miteinander teilen, eben das, was wir gemeinhin mit Realität meinen. Die erste Welt kennt keine Grenzen, sie ist die Welt des Träumens, sie ist die Welt der Absoluta, des mythischen Erlebens; die zweite ist die Welt der Geschiedenheit, der Begrenzungen, der gemeinsamen Wirklichkeit, der Wahrnehmung im eigentlichen Sinne von »als Wahr-nehmen«. Das Nebeneinander dieser beiden Welten bedeutet das stete Nebeneinander von Ja und Nein, das Nebeneinanderstehen der Gegensätze, so als ob sie keine wären. Diese Spaltung von Anerkennung und Leugnung findet sich bei uns allen, auch bei unseren Patienten. Bei den schweren Neurosen (namentlich der Charakterperversion) ist sie einfach viel prononcierter.

Die Absolutheit des Urteils und die damit notwendigerweise einhergehende partielle oder vollständige Seelenblindheit dem Anderen gegenüber können als Gegensatz zur Einfühlung in die innere Realität des Anderen verstanden werden, das tiefe Verstehen der besonderen Perspektive des Anderen, sich vorstellen zu können, wie der andere die gemeinsame Wirklichkeit erlebt und sieht. Seelenblindheit ist abwehrbedingt; sie beruht vor allem auf einer pauschalen Verleugnung der Gefühle und des Willens des Anderen – und damit auch von sich selbst. Seelenblindheit des Anderen schafft massive Scham in uns: Unser eigenes Wesen ist ein Nichts; nicht wert, gesehen zu werden. Das Auge drückt diese Verachtung aus. Wo immer massive Verleugnung herrscht, da muss die Wirklichkeit gespalten werden: die Verdoppelung der Welt, das Ja und das Nein.

Jede Abwehr führt zu einer Spaltung des Selbsterlebens und je schroffer diese Abwehr, desto radikaler ist das Erleben der Spaltung. Diese radikalen Formen der »Spaltung« sind das logische Resultat der Absolutheit, der Globalität, nicht allein der Affekte, sondern der Identifizierungen, der Introjektionen und der deswegen nötigen Abwehrvorgänge, also der infrage stehenden Konflikte überhaupt. Absolutes verträgt sich nicht mit etwas anderem, das auch Absolutheit verlangt, globale Ansprüche schließen sich gegenseitig aus. Von allen Faktoren sind es aber die Absolutheitsforderungen des Über-Ichs, das kategorische Urteilen, die vor allem und immer wieder unmittelbar beobachtbar diesen Spaltungsvorgängen zur Seite stehen.

Und das ist es, was bei diesen Identitätsspaltungen gewöhnlich eintritt: Ein Über-Ich-Teil, der sich mit der Außenwelt verbündet hat und unablässig auf Anpassung und Konformität dringt, wird von einem anderen Über-Ich-Teil, der zum Beispiel auf seinen eigenen, mehr autonomen Werten beharrt oder sich stolz, ja anmaßend auf seine Ehre oder seine Rechte beruft, gestürzt. Dieser zweite, gewöhnlich regressive Über-Ich-Teil manifestiert sich in narzisstischen Fantasien und archaischen Ich-Ideal-Vorstellungen und in damit einhergehenden, oft massiven Selbstverurteilungen für alle Zeichen der Verwundbarkeit oder Schwäche. In diesem Kampf zwischen den »angepassten« und den »regressiven« Über-Ich-Teilen, gibt es meist mehrere Zwischenstufen, Interim-Lösungsversuche mit einem Ineinanderblenden der beiden Über-Ich-Antagonisten.

Aus der Spannung von Absolutem und Relativem erwächst der Vergleich und damit auch der wütende Widerspruch darüber, dass ich weniger bin (Scham) und mehr sein möchte (Neid), ich weniger habe (Schmerz) und mehr haben möchte (Eifersucht), dass ich das Ganze nicht verstehe und verwirrt bin (das Gefühl der Absurdität) und doch den Liedern, die von ewiger Vernunftgesetzlichkeit singen, lausche (das Wagnis und der Hochmut der Vernunft), ich mich gegen die erlebte Ungerechtigkeit auflehne (das Ressentiment), aber schließlich an dieser Ungerechtigkeit in Leid und Verzweiflung zerbreche, ohne den absolut gesetzten Wert aufzugeben (das Tragische).

Um was es uns aber geht, ist die Überwindung der Absolutheit. Das Unbedingte und das Maß – in der Erkenntnis ihres unschlichtbaren Gegensatzes liegt die tragische Wahrheit.

Karin macht mich auf das Versöhnliche, die Zerbrochenheit heilende Gedicht Walcotts aufmerksam (Walcott, in Housden, 2001).

3.5.6 Das Mantra »Es tut mir leid«: Ressentiment, Bitte um Verzeihung und verwandelnde Einsicht

Ich gebe nun einen Ausschnitt aus unserer neueren Arbeit wieder. Sie beklagt sich, wie übersensitiv sie sei und sich deswegen stets in sich selbst zurückziehe. Indirekt ist es eine Anklage gegen die Analyse, dass ich ihr nicht geholfen habe; direkt richtet sie sich gegen ihre Kindheit und Familie:

> »Ich fühle mich genauso in der Falle wie eh und je. Wäre ich in einem Zuhause aufgewachsen, wo ich mich annehmbar gefühlt hätte, wo ich gesehen und gehört worden wäre, trüge ich dies in mir ... Ohne diese Erfahrung ist alles ein Witz ... Ich fühlte nicht, dass ich es verdiente, zu leben.«

Ich beziehe es mehrfach auf die Therapie, ohne dass sie es aufgriff, und sage schließlich:

> »Ich glaube, was Sie dort festhält, ist das Ressentiment: ›Ich bin das Opfer‹; darin die Wut, das nachzuholen, was Sie nicht erhalten haben. Und ein Gefühl des Anspruchs: ›Nichts ist gut genug, nichts kann es wieder gutmachen. Das Unrecht war zu groß.‹ «

Nach einigem Schweigen antwortet sie:

> »Das ist genau, was ich spüre. Und ich liege hier und frage mich: ›Was gewinne ich davon? Warum klebe ich daran?‹ «

Ich sage:

> »Vielleicht erwarten Sie von mir wie daheim zu hören: ›Es tut mir so leid, was geschehen ist. Ich will es wieder gutmachen.‹ «
>
> »Ich sehe das klar. Jahrelang wollte ich das von meiner Mutter hören. Es geschah nicht. Ich kann es nicht gehen lassen.«
>
> »Oder es schätzen, wenn Sie es tatsächlich bekommen, wenn Sie wirklich gesehen und gehört werden.«

»Was immer ich bekomme, ist nicht, was ich ursprünglich verlangte. Ich verweigere es. Dies ist die Falle: Ich kann mir nicht erlauben, mich darüber zu freuen, wenn ich es bekomme, denn ich warte noch immer darauf, es dort zu bekommen, wo es mir nie zuteilwird ... Wir sind einen großen Kreis gegangen und zurück zum Anfang, dem großen Loch gekommen.«

»Wegen der Forderung auf Absolutheit: Wenn ich nicht das Ganze kriege, bleibt es ein Loch. Entweder bekomme ich alles oder ich bekomme nichts.«

»Es gleicht dem Zusammensetzen eines Herzens [sie meint wohl in einem Zusammensetzspiel? Oder eine Zeichnung?]. Da sind viele Stücke, aber vielleicht sind nicht alle da und ich werfe das Ganze weg. Was Sie aber sagen: Nimm ein Stück hier und ein Stück dort und dann setze es zusammen. Es mag ein Herz sein, vielleicht nicht das vollkommene Herz, vielleicht ist es nicht so nett, aber alles wird zusammengenommen und verwoben und es ist ein Herz.«

»Und das ist schon sehr viel. Das Loch stammt nicht nur davon, was sich vor 40 oder 50 Jahren ereignet hat, sondern was Sie Tag für Tag mit der Forderung nach Absolutheit *tun*.«

Sie stellt wiederum die Hauptfrage:

»Woher stammt dies Anspruchsgefühl? Das ist etwas Arrogantes von jemandem, der so klein ist und kein Selbstwertgefühl hat.«

»Es scheint wie ein lebenslanger Schutz gegen das umfassende Gefühl von Scham und Wertlosigkeit zu sein.«

»Wie ein Raufbold *[bully]*: Er ist so grob, weil er im Grunde so Angst hat.«

»Alle *bullies* in der Welt verteidigen sich gegen ein Gefühl von Wertlosigkeit und Scham. Sie waren nie ein *bully*, aber stattdessen hatten Sie eine geheime Vorstellung von Absolutheit und Anspruch.«

»Ja, und es half mir durchzukommen.«

In diesem Ausschnitt sehen wir, wie die chronische Traumatisierung durch Seelenblindheit nicht nur ein allumfassendes Schamgefühl, eine Art Schamstimmung erzeugt, sondern auch ein schwelendes Ressentiment. Beide aber führen nicht nur zu einer Grundeinstellung von »Alles oder nichts«, sondern zu einer Anspruchshaltung: »Ich habe das Recht auf Wiedergutmachung«, eine Haltung, die von Wut begleitet wird, aber peinlichst verborgen und unterdrückt werden muss (400).

In einer der folgenden Stunden (403) sieht sie blitzartig, wie sie gerne im Freien stünde: auf einer Ebene oder auf dem Deck des Schiffes, dem Winde lauschend, den Horizont erspähend. Doch damit sei große Angst verbunden, sichtbar und damit verwundbar und ausgesetzt zu sein. Lieber wäre sie unter Deck als Galeerensklave im Dunkeln. Oder von kleinen Hügeln von unmittelbaren Aufgaben und Verpflichtungen und Krisen umgeben zu sein, die Schutz gewährten gegen jene große Freiheit, die offene Zeit, den offenen Raum. Es wäre die Angst davor, sie selbst zu sein, statt einer Norm zu gehorchen, gesehen zu werden als das wirkliche Selbst und dann gerade als dieses verworfen und erniedrigt zu werden.

In einem ausgedehnten, komplizierten Traum, der einem Tag mit neuen, zumeist stummen Auseinandersetzungen mit Mutter, Mann und Sohn und mit viel Niedergeschlagenheit folgt, sieht sie sich auf einer großen Party, die für eine bedeutende Schriftstellerin veranstaltet wird. Sie ist zwar Außenseiterin, doch wird dann nackt, nur von einem Badetuch knapp verhüllt, hereingezogen in den Saal, wo jene bedeutende Frau spricht, während Karins Mutter sich mit einem Schraubenzieher *(screwdriver)* auf der Bühne geschäftig umtut. Die Deutung des Traumes war: Die Sprecherin war Karins sozial repräsentative, schöpferische und wertgeschätzte Teil. Die Mutter sucht zu stören *(screws things up)*, die Selbstsabotage und sozial störende Seite von ihr, die auf den äußeren Schein achtet, doch immer wieder ihr Authentisches stört. Sie selbst sieht sich chronisch nackt und in Verlegenheit gebracht, im Konflikt zwischen diesen beiden Teilen. Sie fügt hinzu, wie sie immer wieder abrutsche, keine Selbstsicherheit kenne, nur die Stimme der Selbstverurteilung, ihr Leben sei nichts wert, »worth shit«. Sie fragt mich ganz am Schluss der Stunde:

> »Warum eskaliert es aber gerade jetzt?«

Ich antworte:

> »La crise du jour.«

In der folgenden Stunde (408) beklagt sie sich, wie sie sich ständig im Kreis drehe und nicht weiterkomme. Sie wundere sich über das große Bild, *the big picture:* Sie stoße immer wieder mit den einzelnen Bäumen zusammen, aber komme nicht aus dem Wald heraus. Wenn ich von der täglichen Krise spreche, bestätige ich dies. Sie fühle sich hilflos und passiv. Wenn es über sie komme, habe sie keine Kontrolle darüber.

Ich sage, wir versuchen, zu sehen, was dies auslöse, und wir wissen es eigentlich schon: Wann immer sie sich herabgesetzt *(put down)* fühle, beginne die Spirale nach unten; dann fange die innere Stimme an, sie anzuschreien. Sie versetze sich indes stets wieder in Lebenssituationen, wo diese Herabsetzung relativ häufig geschehe.

> »Die beiden Fragen für uns sind: Warum versetzen Sie sich in eine solche Situation und bleiben darin? Und warum die Übersensitivität auf die Herabsetzung?«

Darauf erwidert sie, gestern Abend sei es ihr gelungen, viel davon zu verbannen *(exorcized)*. Sie sei in die Kirche nebenan zu einem Aschermittwoch-Gottesdienst gegangen. Es habe ihr geholfen, nachzudenken und einen Fokus zu finden.

> »Ich dachte viel nach über Reife und darüber, das anzunehmen, was wirklich ist. So hatte ich hatte stärker ein Gefühl dafür, wer ich bin.«

Sie gebe dem nicht oft Ausdruck, wer sie wirklich sei. Wenn sie darüber nachdenke, möchte sie weinen. Sie dachte mehr über den Streit am Vorabend mit ihrem Mann über ihren Einkauf eines neuen Toasters nach und ging dann heim und sprach ruhig mit ihm über das Vorgefallene, wie es auf einem gegenseitigen Missverständnis beruht habe:

> »Du schriebst mir andere Motive zu. Ich habe es nicht gern, wie du mit mir gesprochen hast. Es hat mich tief getroffen, wie du aus heiterem Himmel über mich hergefallen bist. Ich brauche eine Entschuldigung.«

Er ging ihr nach und sagte, es tue ihm leid, und sie fühlte sich sehr viel besser.

> »So oft in der Vergangenheit hätte ich mich stattdessen vor ihm verschlossen und ihn ausgeschlossen. Diesmal wollte ich das nicht auf diese Weise tun und so bekam ich die Anerkennung, dass er mich auf eine respektlose Weise behandelt habe. Das brauchte ich und es war auf einmal so einfach, es zu erreichen.«
>
> »Sag, es tut dir leid *[say you're sorry]*!«
>
> »Dass es für dich wichtig ist.«
>
> »Ein Motiv, das durch Ihr Leben hindurch geht. Wir sprachen da-

rüber, wie Sie die Mutter darum gebeten haben und es nie bekommen haben.«

»Nie. Meine Mutter sprach weiterhin über meinen Onkel [der sie sexuell missbraucht hatte], als ob nichts geschehen wäre. Ich wollte sie ohrfeigen, sie schütteln. Ich will nichts über diesen Mann als Mitglied der Familie hören!«

»Ich wundere mich, wie oft man sie gefragt oder von Ihnen verlangt hat, Sie sollen sagen, es tue Ihnen leid?«

»Oh Gott! Es war wie ein Mantra. Was es bedeutete: Ich war immer im Unrecht, ich war verantwortlich für alles. Wenn die Sachen nicht glatt verliefen, war es meine Schuld. ›Wenn die Schwester nicht recht handelt, ist es deine Verantwortung. Es muss etwas sein, das du tust.‹ Das wurde mir zugeschoben.«

»Wie mit dem Toaster.«

»Dann überflutete mich ein so schreckliches Gefühl: Es war, als ob die Türe sich öffnete und eine riesige graue Wolke durch das Haus blies und sich um mich wickelte: Wie konnte dies geschehen sein? Und ich fühlte eine Kombination von Wut und Trauer und Angst.«

»Und Schuld.«

»Oh ja.«

»Es ist alles dein Fehler!«

»Und ist dieser Hebel angeschaltet, finde ich keinen Weg zurück. Es gibt dann keine Schattierungen *[degrees]*.«

Die nächste Stunde beginnt sie mit der seltsamen Bemerkung, sie erinnere zwar den zweiten Punkt von gestern nicht mehr, aber spüre, dass sich etwas tief in ihr verändert habe.

»Wir sind doch oft zum selben Punkt gekommen und doch habe ich es erst jetzt plötzlich verstanden. Es bedeutet etwas anderes. Es ist gleichsam so, dass ich lerne, anzunehmen, was ist, und es nicht sofort durch Fantasien ersetze. Dann ist es wie etwas völlig Neues *[brand new]* für mich. Das spürte ich gestern. Wir sprachen zuvor darüber, aber es war zerebral und jetzt war es etwas anderes.«

Sie berichtet, wie oft sie das getan habe, und sich in eine solche Situation versetzt habe, wo die Entwertungen kommen mussten, wo sie nicht angenommen war und dann wieder besonders stark dafür arbeiten musste, doch angenommen zu werden.

»Es schien unerhört zu sein, wie unter einem Bann zu liegen: von Anfang an angenommen zu werden, dass ich es nicht verdiene *[not earning my keeps]*, außer wenn ich jemanden überzeugen müsste und mich besonders anstrenge *[unless I am winning someone over and bending over backwards]*: zu beweisen, dass ich es wert bin, statt zu sagen …«

»Ich bin es schon wert, nimm mich, wie ich bin *[I am already worth it, take it or leave it]*.«

»Oder, ich den Spieß umdrehe: Ihr sollt mir beweisen, dass ihr meiner wert seid.«

Nach einigem Schweigen fragt sie mich:

»Was ist dieses Phänomen etwas wieder und wieder zu hören und dann plötzlich es in einer ganz anderen Art zu hören?«

Ich gebe ihr nun zwar recht kurz als Antwort, was ich im Prolog zum ersten Teil viel breiter erzählt habe, nämlich die Metapher vom Bergsteigen und von der verwandelten Rückschau. Ich schildere ihr, die niemals in den Bergen wirklich gewandert hat, das Aufsteigen in Serpentinen und die allmähliche und dann doch plötzliche Verwandlung der Aussicht, des Sehens, also des Verstehens:

»Es geschieht sowohl Schritt für Schritt wie auch abrupt *[both incrementally and suddenly]*.«

Sie vergleicht es mit dem Bild von einer Wendeltreppe, das eine Freundin gebraucht. Diese Metapher helfe ihr, den Prozess zu verstehen. Oft scheine er endlos und hoffnungslos zu sein. Dies sei eine markante Veränderung *(an emphatic shift)*, doch anders, als sie es erwartet hätte, viel subtiler und weniger außerhalb von ihr; es sei schwer zu beschreiben, einem Hologramm ähnlich. Sie und ich fassen es gemeinsam zusammen: Es sei die Einsicht, wie systematisch sie die Realität durch Fantasie ersetzt habe, wie sie sich immer wieder in Situationen von Urteil und Verurteilung gebracht habe. Dann die Übersensitivität für Kränkungen, wo sie sich entweder gleich zurückziehe oder in große Entrüstung *(high dudgeon)* gerate, und als Hintergrund das durchdringende Gefühl des Ressentiments: »Ich habe Unrecht erlitten und will Entschuldigung dafür.« Sie suche immer wieder Situationen auf, wo sie das Ungerechtigkeitsgefühl empfinde, in der Hoffnung, es würde wieder gut gemacht, indem man sage: »Es tut mir leid.« In der Fantasiewelt überwinde sie es und in ihrer Überempfindlichkeit werde es stets bestätigt.

Ich glaube, es ist die Verschiebung, von der Melvin Lansky spricht, jene »erneut freien emotionalen Verschiebungen *[newly free emotional shifts]*« (Lansky, 2001), worauf sich Karin bezieht.

Karin lebt in ihrer Tiefenseele in panischer Angst vor dem sie als Individuum völlig verwerfenden bösen Blick und der kreischenden Stimme von einer jetzt in ihrem Inneren hausenden und wütenden Hexe, die in verzerrter Gestalt der Mutter nachgebildet ist. Sie sehnt sich aber nach der Freiheit und Offenheit von Raum und Zeit, nach dem lächelnden Angenommensein durch die Welt, eben dem leuchtenden Antlitz einer Muttergestalt. Dahinter lauert indes ihr eigenes ätzendes Ressentiment, voller Neid und Eifersucht darüber, was sie an Unheil erlitten hat, ein maßloses Wollen nach Wiedergutmachung und gleichzeitig die vernichtende Selbstverurteilung dafür. All dies erlebt sie nicht nur mit mir in unserer Beziehung wieder und sieht auch uns in solchen Teilen, aber zugleich gibt ihr die Analyse neue Struktur, Sinn und Annahme, also ein Sehen darüber hinaus. Das Entscheidende dabei ist, die Absolutheit des Verlangens und des Müssens und damit des Verurteilens zu erkennen.

Sie spricht von ihrem Wunsch, aus dem Alltag auszutreten, das Gewöhnliche zu überwinden, sie selbst sein zu können, und sie ist enttäuscht von ihrem Malen und Zeichnen und erwähnt dann die Poesie:

> »Zu bemerken, was um mich herum da ist, das ist Poesie – es wahrzunehmen und zu achten und ihm zu huldigen *[paying homage]*, auch den kleinsten Dingen, all dem, was wunderbar ist in seiner Gegenwärtigkeit *[glorious in its presence]*.«
>
> »Statt zu urteilen; das ist seine Antithese.«
>
> »Sie haben recht: Es geht um das Verwerfen *[dismissing]*.«

Ich wiederhole:

> »Achten und verehren, statt urteilen und verwerfen *[respecting and paying homage instead of judging and dismissing]*.«

Hier bricht die verschüttete Quelle ihres Neides und ihrer Eifersucht auf – zunächst auf eine Mitschülerin im Zeichenkurs, dann aber vehement auf ihre Schwester, von deren Bevorzugung durch ihre Mutter sie überzeugt war und ist (413).

3.5.7 Diskontinuität, die unsichtbaren Zeichen und die reale Beziehung: »Liebe macht dich wirklich«

Sie beklagt, wie eingeengt ihr inneres Leben sei und vor allem welche innere Diskontinuität herrsche:

> »Mein Leben ist so segmentiert, damit ich es kontrollierbar *[manageable]* halte. Es herrscht da eine mysteriöse Kraft, die es abschaltet *[shutting down]*, statt Offenheit und Vertrauen. Ich sehe das Leben dargestellt von einer menschlichen Kette; Menschen halten sich die Hände, eine lange Kette. Das wäre das Ideal. Aber in meinem Leben wird diese menschliche Kette jede Nacht in einer langen Reihe von Garagen eingeschlossen, die nicht verbunden sind. Jeden Morgen muss ich die Türen wieder öffnen und die Menschen wieder miteinander verbinden. Das verbraucht so viel Energie. Sie können nicht weit gehen, da sie in der Nähe ihrer Garage bleiben müssen – statt dass sie umherschweifen könnten an der Küste und in den Bergen. Aber meine müssen in der Nähe der Garage bleiben, und die Verbindung reißt jede Nacht ab.«
>
> »Es ist ein schönes Bild für Ihre Sehnsucht nach Kontinuität.«
>
> »Ich denke, diese Sehnsucht ist seit langer, langer Zeit da gewesen.«
>
> »Die Diskontinuität durchdringt Ihr ganzes Leben weit, weit zurück vor die Erinnerung.«
>
> »Die Unberechenbarkeit der täglichen Geschehnisse?«
>
> »Eher der Emotionen – heiß und kalt.«
>
> »Zu Hause? Ja.«
>
> »Jetzt hier jetzt weg.«

Sie stellt die gute Frage:

> »Wenn ich so daran gewöhnt war, warum würde ich mich nach dem anderen sehnen?«
>
> »Es ist ein eingeborenes Bedürfnis, Ordnung zu schaffen, von Anfang an. Es bietet Sicherheit. Sie sehen es schon im Neugeborenen – Form und Stimme.«
>
> »Es ist dann nicht überraschend, dass weder ich noch meine Geschwister Risiken auf sich nehmen *[risktakers]*. Wenn Stabilität herrscht, ist es komfortabler, Risiken auf sich zu nehmen« (414).

Sie braucht ein anderes schönes Bild:

»Wir hatten nicht die Zeichen von unserer Familie, nur das Gefühl: Du hast es falsch gemacht *[fucked up]*, du hast nicht getan, was du tun solltest *[what you are supposed to do]*. Außer, dass ich leisten musste *[perform]*. Es waren belastende Erwartungen, aber sie konnten nicht in Worte gefasst werden. Die ganze Zeit war es: Du sollst Punkte 1–10 erfüllen und wissen, dass es 2–3 Seiten mehr gibt, die leer, aber gefüllt sind, beschrieben mit unsichtbarer Tinte. Ich hatte nie Zeichen.«

Sie meint Zeichen, die ihr Sinn und Bedeutung der Botschaften und Mitteilungen geben würden. Sie spricht davon, wie die Mutter mit kleinen Babys anders sei und die größeren wegstoße:

»So hasste ich Babys, diese schreienden *[squalling]* kleinen Dinge.«

Sie berichtet, wie die Mutter der jüngeren Schwester eine Babypuppe gab:

»Die Schwester war für Sonderbehandlung auserlesen ... Ich war sehr eifersüchtig ... Und die Mutter schalt mich, ich sei eine Prinzessin und wolle anders als die anderen behandelt werden« (415–416).

In einem komplexen Traum befindet sie sich in einer großen mittelalterlichen Halle und behauptet sich gegen Wissenschaftler mit ihrem Hang zur Konformität und Konventionalität als jemand, der die Kunst und das Schöpferische vertritt. Sie sagt dann:

»Der ganze Traum ist repräsentativ für Sie: Dass man den Sinn für die Geschichte haben und Kunst und das Schreiben und Lesen zu würdigen vermag und doch auch Wissenschaft vertreten kann. Und ich kann mich behaupten *[hold my own]*, da ich sichtbar bin.«

»Im Gegensatz zur unsichtbaren Tinte, den unsichtbaren Erwartungen.«

»Ich wuchs in etwas sehr Anderem auf. Wie wäre es gewesen, mit dem aufgewachsen zu sein? Ich wäre eine total andere Person! Nicht eine, die sich an jeder Wendung geschlagen fühlte, immer wenn ich um eine Ecke komme, schlägt mich jemand mit einem Besenstiel Whamm!!! So harte Schläge wie sie kommen« (416).

Sie fühlt sich ständig schuldig: All ihre Aggressionen, ihre Eifersucht, seien plattgedrückt von der komplizierten Schichtung von Schuld. Vor allem fühlt sie sich angesichts des neidischen Verhaltens und den ressentimentgeladenen Bemerkungen ihrer Schwester schuldig. Das sei aber auch das Mantra ihrer Mutter gewesen: wie ihre Schwester mehr bekommen habe in früher Kindheit.

»Und sie ist über 70 Jahre alt. Lass es doch schon fahren!«

Sie fährt fort:

> »In mir ist auch ein Element von Selbsthass – die Spiegelung *[reflection]* von Ohnmacht *[impotence]*. Ich habe alle die Furcht und Schuld, die Angst, dass ich mehr erhielt als die anderen in der Familie, mehr vom Vater bekam als meine Mutter und mehr von allen als meine Schwester, dass dies das schmutzige Geheimnis sei, und ich entschuldige mich immer wieder dafür. [Ich fürchte mich,] Dass ich als die selbstsüchtige Person entlarvt werde, die ich bin, und so gehe ich aus meinem Weg *[bend over backwards]* und bin unterwürfig. Als ich nach Washington ging, wollten sie nichts mehr mit mir zu tun haben, keinen Besuch, keinen Anruf; es war, als ob ich nicht existierte.«

Das vertiefte sich noch, als Karin ihre dritte Episode der *endocarditis lenta* hatte: Niemand besuchte sie im Spital außer eines Onkels.

> »Es war schlecht, dass ich mich in die andere Welt hinauswagte. Etwas sei falsch mit mir. Gestern als alle die Pfeile [in der Familie] flogen, spürte ich: ›Ich muss etwas Falsches getan haben. Ich bin eine schlechte Person und verdiene es.‹ Daheim hatte ich die Illusion, dass ich besser war, hübscher und gescheiter, ohne mich anzustrengen, auch umgänglicher *[socially more adept]*. Und das machte mich zum Sündenbock. Ich musste die ganze Zeit dafür Sühne *[penance]* leisten und fühlte mich dafür schuldig ... Beständig musste ich von der Mutter und der Schwester hören: ›Niemand gab mir; nie bekomme ich, die Mutter hatte die Schwester lieber.‹ «

So herrschen ein siedendes Ressentiment und Rivalität und Rachewunsch in diesen Beziehungen – kein Verzeihen als Antidot zum Ressentiment. Sie werde für all dieses Zu-kurz-Kommen zur Rechenschaft gezogen (417). »Dabei war es eine Welt unsichtbarer Zeichen« mit ihrer Mutter; nichts wurde offen ausgesprochen. Und so sei es heute mit ihrem Ehemann. Und doch habe sich viel verändert. Es gehe viel friedlicher zu mit ihm. Sie fragt sich, was die Veränderung in ihr gewesen sei, die Abnahme dieses Untergrundressentiment in ihr und wie das zustande gekommen sei? Es sei ganz unmerklich geschehen. Ich erwähne, dass das Erfassen des Erlebens in Worten und Bildern eine verwandelnde Wirkung ausübe. Sie antwortet:

> »Ich verstehe das nicht. Es sind nur Worte.«

Ich füge hinzu:

> »Und, dass es nicht allein geschieht; es geschieht im Dialog.«

Sie:

> »Es ist ein Prozess mit jemand anderem.«
>
> »Es mag auch im Tagebuch geschehen, aber selbst dieses richtet sich an jemanden *[is addressed]*, aber es ist viel schwieriger, dass dies mit dem Tagebuch allein geschieht.«
>
> »Es muss draußen in der Welt existieren. Tagebuch ist noch innerlich *[inside you]*.«

Sie zitiert die Erzählung vom samtenen Kaninchen *(velveteen rabbit)*, in der das geliebte Stofftierchen sich in einen lebenden Hasen verwandelt:

> »Liebe macht dich wirklich *[Love makes you real]*«,

indem jemand einem zuhöre und einen nichts verwerfe, trotz aller Ansprüche (419). Sie erweitert dies:

> »So ist meine Verbindung mit Ihnen. Ich fühle, dass Sie verstehen. Ihre Sensibilitäten sind solche, die ich schätze, Ihre intellektuelle Neugier, Ihr Interesse an Literatur.«

Ich:

> »Es schafft eine gemeinsame Sprache.«

Sonst fühle sie sich stets nicht am Platz, wie ein Quadratzapfen im runden Loch *(a square peg in a round hole)*. Wenn das anders sei, ein Quadrat in einem Quadratloch, erscheine es verboten, ein unzulässiger Luxus. Sobald sie nahe an so etwas herankomme, gehe der Alarm *(buzzer)* los. Ich frage, ob sie sich dann ihrer Mutter gegenüber nicht mehr loyal empfinde, also als Verräterin. Sie habe nie daran gedacht, aber das sei es, ja (420).

3.5.8 Das innere böse Auge

Sie ist voller Neid auf eine Freundin, die mit ihrem Mann ein schöpferisches Leben in einer künstlerisch orientierten Nachbarschaft leben könne, während sie selber mit ihrem Mann ein Haus in den Vororten bezog, das all dem widerspreche, was jenes exzentrische Ehepaar tut, hat und ist. Sie fühlt sich in diesem Neid und ihrer Anspruchshaltung unattraktiv, seicht und selbstsüchtig. Der tiefe Sinn ihres Ressentiments ist:

> »Ich bekam nicht, was mir zustünde *[deserved]*, und es ist nicht fair.«

Doch könne sie das nicht vereinbaren mit der inneren Gegenstimme, die ihr sagt: »Du verdienst das gar nicht.«

> »Mein eigener schlimmster Feind sitzt in mir und ich gebe ihm nach *[cave in]*.«

Ich beobachte:

> »Es ist, als ob Sie das böse Auge in sich trügen.«

Sie fährt fort:

> »Die innere Stimme sagt: Es ist alles zu spät. Du bist mit einem alten Mann verheiratet. Du hattest die Gelegenheiten und ließest sie fahren, da du nicht an dich geglaubt hast und dachtest, dass du es nicht verdientest, und jetzt steckst du in einem Vorortshaus mit jemandem, der mit Sicherheit weiß, dass er das Haus mit den Füßen voran verlassen wird.«

Ich wiederhole den Konflikt zwischen Protest und Selbstverhöhnung. Verächtlich und ärgerlich antwortet sie:

> »Na und *[so what]*? Das eine kommt immer mit dem anderen. Das ist, was es ist.«

Ich antworte auf ihre verächtliche Bemerkung mir gegenüber mit einer ironischen:

»Ein hilfloses armes Kind und es gibt nichts, das Sie daran ändern können.«

»Es ist so, wie ich fühle. Ich habe keinen Funken mehr in mir. Ich weiß nicht, was geschehen ist.«

»Viel Wut vor allem auf Sie selbst, dann auf mich, auf Ihren Mann, auf die ganze Welt.«

Und dann sagt sie etwas entscheidend Wichtiges:

»Ich habe gerade mein ganzes Leben damit verbracht, ein gutes Mädchen zu sein und habe auf eine Rückzahlung *[pay-off]* gewartet, und es geschieht nie, dass die Dinge recht herauskommen.«

»Da spricht der harsche innere Richter.«

»Da ist kein Urteil.«

»Sie urteilen über alles, was Sie haben, dass Sie nichts bekommen haben, dass Sie die Rückzahlung nicht erhalten haben.«

»Es ist nicht die, die ich erwartet habe.«

»Das ist freilich wahr. Statt auf das Verurteilen können wir vielleicht auf die Erwartung schauen.«

»Gute Noten zu bekommen, das richtige Ding zu tun, die richtigen Leute zu kennen – und dann war die Erwartung: Wenn alle die richtigen Dinge an ihrem Ort sind und die Gebühren bezahlt sind, dann hoffte ich, ich komme schließlich in eine Lage, wo ich nicht mehr arbeiten müsste, wo ich nicht ganz von mir selbst anhängig wäre und ich jemanden liebte, der mich widerliebt, wo ich ein leichtes Leben führen könnte, ein Ferienheim hätte und in einem netten Haus hier wohnte. Ich hoffte, ich hätte magisch eines Tages alles und wäre nicht mehr am Rande und exzentrisch, sondern schlösse mich dem Hauptstrom *[mainstream]* an und bräuchte mich um nichts mehr zu kümmern.«

»Eine reiche Schönheit des Südens *[Southern belle]* oder vielleicht auch des Nordens zu sein oder dem englischen Landadel anzugehören, ein Trollope'sches Ideal.«

Sie lacht auf.

»Ich mache mich nicht lustig darüber. Es gibt vieles, das dafür spräche. Doch ist es ein Tagtraum und vermutlich der Tagtraum Ihrer Mutter.«

»Sie haben recht!«

»Und das Ideal ist in Ihnen eingepflanzt und doch wären Sie gar nicht glücklich, wenn es erfüllt würde.«

»Warum?«

»Da es eine andere Seite in Ihnen gibt, die sich nach etwas ganz anderem sehnt.«

»Ich bin eifersüchtig auf die Freundin, die das einfache Leben liebt, ein schöpferisches Leben, und nicht mit all den aufwärts strebenden Typen im Wettkampf steht und doch mit ihnen auskommt und das ist, was ich will.«

»Und das ist definitiv nicht außerhalb Ihrer Reichweite.«

»Ich stecke im Wettkampf mit jenen, statt dass ich aus diesem Spiel herausträte« (423).

»Ich fühlte mich befreit, als Sie sagten, ich müsse nicht wie eine *southern belle* leben. Ich fühlte mich wie eine neue Person, nicht unter diesem Schleier *[pall]* zu leben.«

Sie habe nicht zuvor begriffen, wie allgegenwärtig diese Fantasie und Erwartung in ihrem Leben sei:

> »Sie hat mein Leben auf täglicher Basis umrahmt wie eine Aufgabe, die ich erfüllen musste ... die meisten bemerken nicht, dass ich eine gute Schauspielerin bin und hingleite *[skate]* vorsichtig hin über die Gletscherspalte, [deren Abgrund] mich zu meiner Seele brächte. Stattdessen bleibe ich auf der sehr polierten Oberfläche.«

Befragt, was die Fantasie davon wäre, was sie in dieser Spalte entdecken würde, sagt sie:

> »Nur schon daran zu denken ist gefährlich *[not safe]*. Ich wäre verwundbar, würde lebend verschlungen, ausgelöscht, ignoriert, gekreuzigt, kritisiert. Ich würde aufhören zu existieren. Daher wählte ich das geringere Übel: auf der polierten Oberfläche dahinzugleiten.«

Ich frage:

> »Verwundbar wofür? Verschlungen wovon?«
>
> »Ich sehe das Bild meiner Mutter, das sie dasteht: ›Das ist eine stupide Wahl! Wer denkst du, dass du bist? Das ist lächerlich. Das ist un-

realistisch. Du wirst scheitern. Was für eine Zeitvergeudung! Warum kannst du nicht sein wie alle anderen?‹ Was ist falsch mit mir?«

»Eine Art konventionellen Gewissens – *Jantelagen.*«

Sie bejaht es. Sie weiß, worauf ich anspiele, nämlich die Stimme der Entwertung, des Ressentiments: Ich sprach anderswo über das Gesetz der Stadt Jante, »Jantelagen« (*En flyktning krysser sitt spor*, Sandemose, 1933). Es wurde in Skandinavien zu einem geflügelten Begriff für die verderbliche Verbindung von engherzigem Neid und Rachsucht mit Moralität und Gottesfurcht. Diese Einstellung bläht sich in ihrer selbstgerechten Gewichtigkeit mehr und mehr zu einem absoluten Ethos des Konformismus auf, das die Angepasstheit an Mittelmäßigkeit und Enge des Denkens zum höchsten Wert proklamiert:

1. Du sollst nicht glauben, du seist jemand.
2. Auch nicht glauben, du seist gleich gut wie wir und
3. klüger als wir.
4. Du sollst dir nicht einbilden, du seist besser als wir und
5. nicht denken, du wüsstest mehr.
6. Du sollst nicht glauben, du seist vornehmer als wir und
7. dass du für etwas taugst.
8. Du sollst nicht über uns lachen und
9. nicht denken, jemand würde sich um dich kümmern und
10. du könntest uns etwas lehren (ebd., S. 75).

Unter der Fuchtel dieses Gewissens fühle sie sich völlig entleert, einer Maschine gleich. Sie entleere sich ihrer Substanz, um dann »superempathisch« anderen gegenüber zu werden und diesen zu dienen; sie werde zum »Riesengefäß *[giant receptor]*«. Und dann fühle sie sich völlig erschöpft und ausgeschöpft. Es sei ein einseitiges Geben und es bestehe keine Reziprozität (435).

3.5.9 »Die Wunde der Erinnerung offen zu halten« – Die Rolle des Beziehungstraumas

Es ist genau so, wie Melvin Lansky (2001) es beschreibt, dass hinter dem Ressentiment und der Unversöhnlichkeit und hier auch der Absolutheit von Anspruch und Verlangen die Angst vor unerträglicher Scham liegt. Umgekehrt hat das Gewissen selbst eine Gegenhaltung angenommen, die dem

Ressentiment von Mutter und Schwester entsprechen: »Wie unterstehst du dich! Wie wagst du es!? Was denkst du, dass du bist?«

Karin erklärt:

> »Es ist so grausam: Wenn man sich schämt, braucht man am allermeisten, dass andere einen annehmen, und dann ist es am wenigsten wahrscheinlich, dass dies geschieht, denn man verwandelt sich in etwas [Wertloses] und die Leute bemühen sich nicht um einen außer ein paar ganz außerordentlichen Menschen – ein ganzer Teufelskreis ... Man bringt das ganze unsichtbare Buch mit vielen Kapiteln, mit all der Geschichte, nicht mit einer sauberen Tafel.«

Demgegenüber beschrieb ihr gestern eine Freundin:

> »Je mehr man gibt, desto mehr hat man« (474).

Einige Stunden später:

> »Das fundamentale Dilemma Ihres Lebens zu Hause und jetzt im Inneren ist: Entweder abhängig von der Familie und ohne ein Selbst zu sei oder aber autonom zu sein und verurteilt zu werden.«
>
> »Wie kommt es dazu, dass die Eltern bestimmen: ›Ich will, dass du die Art Person seist, wie ich mir vorstelle, dass du sein sollst. Entweder verhältst du dich ganz so oder ich weise dich ab. Sei so, wie ich will oder du existierst nicht für mich!‹ Es ist ständig ein Seiltanz *[›I want you to be that kind of person as I have the idea how you should be. Either you behave so 100 % or I reject you. You be what I want you to be or you don't exist for me‹. It is a constant tightrope.]*«
>
> »Und es steckt eine solche Absolutheit und Ausschließlichkeit darin ...«
>
> »Wenn man zu diesen Leuten mit Liebe kommt, beschämen sie einen nur ... Ist es nicht die Herausforderung: Die Wunde der Erinnerung offen zu halten, zu wissen, wie es war *[Isn't it the challenge: keeping open the wound of remembering what it is like]*?« (476).
>
> »Was zur Krise [in ihren späten zwanziger Jahren, nach dem Verlassen ihres Geliebten, der Verstoßung durch ihre Familie, der Enttäuschung mit einem dissoluten Geliebten und die im dritten Endokarditisschub kulminierte] führte, ist die Absolutheit Ihres Gewissens, des ›ich muss‹, ›ich soll‹, gegenüber der Absolutheit des ›ich will‹,

> des Anspruchs *[what led to the crisis was the absoluteness of the ›I must,‹ of your conscience, of the ›I should,‹ versus the absoluteness of the ›I want to‹, of the entitlement.]*«
>
> »Der Anspruch [die Anspruchshaltung, *entitlement*] erwächst aus dem Müssen. Es ist Schwarz und Weiß. Meine Mutter sagt: ›Du musst.‹ Ich sage: ›Ich will.‹ Damit rebelliere ich.«
>
> »Ein tragischer Konflikt. Tragödie ist innerer Konflikt polarisiert ins Extreme.«

Ich denke an Goethes Diktum, die moderne Tragödie lebe aus dem inneren Konflikt zwischen dem Sollen und dem Wollen.

Warum die Herzerkrankung zu jener Zeit der Krise? Das verwundete Herz. Im Bruch mit ihrem früheren Geliebten ging es sowohl darum: »Ich muss mit ihm brechen und darf es nicht gut haben mit ihm«, als auch um den Anspruch: »Es wird einen besseren geben in der Zukunft«, die narzisstische Erwartung: »Niemand ist gut genug.« Darunter die schreckliche Selbstbestrafung: »Ich bestrafe mich für das Gute, das ich habe.« Dann erfolgte die Involvierung mit einem alkoholischen, wild promiskuösen, Kokain brauchenden Psychiater, der mit der Unterwelt in Verbindung stand, als massive Rebellion gegen alles, wofür sie vorher eingestanden war. Alle Grenzen wurden überschritten. Er stand für den Teil von ihr, der keine Grenzen haben wollte. Zugleich lud ihr Agieren massive Selbstbestrafung und Selbstzerstörung ein.

> »Es war wie ein Entrinnen aus einem Druckkessel. Es schien ein glorioses Entkommen, doch die Kehrseite davon war grauenhaft zerstörerisch« (477).

3.5.10 Doublebind und die dahinter verborgenen Neid- und Eifersuchtskonflikte

In dieser Analyse der inneren Vorgänge scheint es mir immer wieder sehr wichtig zu sein, diese als Teil einer komplexeren Familiendynamik mit zu verstehen: Die heutigen Konflikte, die sich in der Übertragung und Gegenübertragung, in den Beziehungen namentlich zu Mutter, Schwester und Ehemann abspielen, wiederholen nicht nur lebenslange Dilemmata, sondern wie bei Fiona eine ganze Familienproblematik. Es scheint mir wesentlich, wie es auch Sheldon Bach (2001) betont hat (s. Kap. 2), dass auch die Beweggründe der Eltern und anderer Ahnen so weit möglich untersucht und verstanden und dadurch erst eine neue Kontinuität erschaffen werden kann.

> »Ich wurde zu Hause nicht körperlich geschlagen, dass es gegen außen sichtbar gewesen wäre; aber ich fühlte mich innerlich zerschlagen *[beaten up]* und ich musste es als ein Geheimnis wahren; denn alles schien gegen außen in bester Ordnung. Für mich bedeutete es: Der Fehler liegt immer bei mir. Es musste meine Einbildung sein. Es war immer dieses schreckliche Doublebind« (479).

Verborgen hinter der doppelten Absolutheit des »Ich muss« und des »Ich will« lauert nämlich, tief verhüllt und lange unbewusst, ihre eigene Eifersucht zunächst auf ihre beiden Geschwister, doch tiefer auf die Mutter gegenüber dem Vater. Doch selbst dies ist nicht die ganze Geschichte: Die Mischung von Neid und Eifersucht ist selbst Identifikation mit ihrer Mutter, deren Leben ein nie abgeschlossenes Klagen darüber ist, dass andere, namentlich ihre Schwestern, bevorzugt gewesen seien und was man ihr alles vorenthalten habe.

> »Die Familientradition der Eifersucht ist ein erdrückendes Erbe *[an oppressive legacy]*, der Schatten, aus dem ich nie auftauchen kann. Sie hängt wie ein Riesending in der Luft und geht nie weg: ›Dies wartet auf dich; dies ist das Drehbuch *[script]*‹, und ich hasste es: den Neid der Mutter auf ihre Schwestern. Und so müssen wir sein und das ist alles, was die Frau kennt … Ich fühlte, da lag die vergrabene Botschaft meiner Mutter« (480–481).

Diese Rivalität zwischen der Mutter und deren Schwestern setzt sich heute noch fort und versteckt in Mutters Berichten von den sozialen Erfolgen der Tochter ihrer Schwester (also Karins Cousine, die in fünfter Ehe einen Grafen heiratet), ist der Vorwurf sehr spürbar.

> »Dann kommt die innere Stimme: ›Dein Leben ist wertlos. Was du geleistet hast, ist unsichtbar, dies Stück von Quarz gegenüber dem glitzernden Gold. Du bist nicht einmal ein Kieselstein.‹ So bin ich voller Ressentiment und Eifersucht auf meine Cousine, unfähig zu sehen, wer sie wirklich ist. Ich antworte nur auf diese Dynamik, diese komplizierte Struktur und existiere nur in dieser Struktur, wo ich eifersüchtig und ressentimentgeladen *[resentful]* bin.«

»Und damit die Selbstverurteilung für die Eifersucht.«

»Denn ich weiß, es ist falsch [eifersüchtig zu sein], aber es ist die einzige Art, wie ich antworten kann. Es ist ganz instinktiv *[visceral]*. Ich war gestern Nacht überrascht über die Macht, die das hatte. Sie glich einem riesigen Schneepflug, der alles andere, das existierte, einfach wegfegte. Und was blieb, waren nur Zorn, Angst und Eifersucht und Ressentiment –«

»– und Scham.«

»Alles kam von diesem einfachen Gespräch. Mein Schatten wollte das Telefon abhängen und nichts davon hören, um von diesem Gefühl des Ungenügens *[inadequacy]* wegzukommen. Das muss es gewesen sein, was meine Großmutter die ganze Zeit mit meiner Mutter tat. Wie wäre sie sonst so geschickt *[artful]* damit? … Es macht alles, was ist, unwichtig *[inconsequential]* und unsichtbar.«

Dann fügt sie überraschend hinzu:

> »Das Gefühl der Eifersucht ist aber auch ein wundersam läuterndes Gefühl, ebenso die Aggression: wieder die Macht zu fühlen, wenn einer einem die Macht weggenommen und einen unsichtbar und bedeutungslos gemacht hat. Dank der hassvollen *[vicious]* Eifersucht und Wut *[rage]* fühlt man sich wieder dreidimensional«,

also substanziell, nicht entfremdet (481).

Sie beobachtet genau, wie die Kommunikationen sowohl mit ihrer Schwester wie mit ihrer Mutter völlig doppeldeutig sind. Mutters Erzählung von der brillierenden Cousine ist ein versteckter Hieb auf Karin, dass sie es nicht so weit gebracht und statt eines europäischen Adelsmann einen verachteten und gehassten Juden geheiratet habe. Die Schwester ihrerseits ist empört darüber, dass die Mutter im Testament eine Sonderverfügung für Karins Kind eingesetzt hat. Sie zitiert ihren Arzt, der gesagt habe: Wäre er in der Situation von Karins Gatten, würde er zur Mutter marschieren und ihr sagen: »Wir kommen sehr wohl für unser Kind auf. Wir brauchen nicht deinen Trostfond.« So werde nun diese Erzählung durch die Schwester benutzt, um ihr eins ans Bein zu hauen:

> »Es ist immer dieser Doublebind. Es nimmt immer die Form an, dass ganz unschuldig vom Gespräch mit jemand anderem berichtet wird. Dies entfernt es von der eigenen Verantwortung: ›Ich sage nur etwas weiter *[I only pass it along]*.‹ Aber eingebettet darin ist, es ist für sie

von Wert. Es ist manipulativ und indirekt: Sie schreibt es dem anderen zu, was sie sagen möchte. Oder bei der Mutter: ›Die Cousine tat, was ihr alle hättet tun sollen und nicht getan habt. Sie fand den heiligen Gral! Schau, was sie erreicht *[accomplished]* hat!‹ Und die Schwester: ›Wenn du tätest, was du tun solltest, wärest du und dein Mann hingegangen und hättest dafür gesorgt, dass wir das Geld bekommen. Es ist deine Schuld *[your fault]*, wenn wir es nicht bekommen.‹ Sie würde es verneinen, wenn ich sie damit konfrontierte, aber ich spüre es genau …«

»›Es ist alles dein Fehler, aber wir werfen es dir nicht vor *[it is all your fault, but we are not blaming you]*.‹ Da sehen sie den Selbstwiderspruch, den Doublebind.«

»Und damit kommt das Gefühl des ziellos rennenden Hasen *[the frantic rabbit feeling]* heraus. Ich kann es nicht ertragen. Es ist unmöglich.«

Sie möchte davon wegrennen und ich sage, wie wertvoll es sei, dies gerade in der Gegenwart beobachten und besser verstehen zu können:

»Es ist zugleich Gegenwart und ferne Vergangenheit.«

»Und es war wirksam; darum tun es die Leute. Ein Teil von mir erstarrt *[freezes]*. Es ist, als ob ich im Wald ginge und ein Schlangenei fände; es wird herauskommen und mich beißen und ich werde sterben. So vermeide ich es sogleich. Sie aber sagen: ›Nein, hebe es auf bring es heim und brüte es aus. Es ist vielleicht konstruktiv.‹ Bis jetzt erstarre ich. Es ist, als ob jemand mich verprügelte und dabei sagt: Nein, ich schlage dich gar nicht. Und ich soll lächeln *[grin]* und darauf eingehen *[be complicit]* und sagen, dass sie mich nicht schlagen. Und doch schlagen sie mich *[beating me up]*. Und dann haue *[flail]* ich mit meinen Fäusten zurück und sie wissen, dass sie mich getroffen haben, oder ich schneide die Beziehung ab und dann wissen sie wieder, dass sie mich getroffen haben. Und sie haben mich immer getroffen und es hat gewirkt. Um mich zu respektieren, muss ich entweder kämpfen *[fight back]* oder wegrennen und beide Weisen helfen nicht. Es wird dabei nur enthüllt, wie verwundbar ich wirklich bin. Die Frage ist: Warum täte das jemand? Hätte ich ein besseres Verständnis dafür, was sie motiviert, würde es mir auch helfen, statt einfach auf sie zu reagieren. Es [das Verhalten von Mutter und Schwester] gibt ihnen ein Gefühl der Macht.«

»Und sie legen die Schuld *[blame]* auf jemanden anderen, statt sich selbst zu verurteilen.«

»Meine Mutter fühlt sich immer minderwertig, wenn sie mit ihren Schwestern spricht. So kehrt sie es um und klagt mich an: Sie macht alles falsch, aber ich habe versagt *[screwed up]*.«

»›Du bist nicht gut genug.‹«

»Da sie sich selber so fühlt. Und meine Schwester? Sie hätte alles, was sie bräuchte, wenn ich diese Dinge täte.«

»Sie [die Schwester] hat ihr Leben vertan: Keinen Mann, kein Kind, keinen gesicherten Beruf, nicht genug Geld und es ist alles Ihr Fehler.«

»Das ist eine sehr alte Melodie. Meine Mutter sagte immer: Es ist deine Verantwortung, dass es deinen Geschwistern gut geht. So fällt es der Schwester leicht, in dies zurückzugleiten.«

»Sie sind der designierte Sündenbock.«

»Und ich schäme mich sehr darüber und bin so verzweifelt und verwirrt, warum ich dafür ausgewählt wurde. Es schien so gemein, das Schlimmste in der Welt. Ich muss etwas getan haben, um das zu verdienen ... ein Waschlappen zu sein, an dem die anderen ihre schmutzigen Hände abputzen.«

»Außer dass der Sündenbock sehr wichtig ist. Es ist auch eine Art von Macht: Sie sind unersetzlich, das heißt die Allmacht der Verantwortung. Sie haben diese auf sich genommen: ›Ja, es ist alles mein Fehler.‹ Und das ist eine gewisse Macht. Und das ist doch sehr Ihre Haltung in der Welt gewesen.«

»Es ist mein Panzer *[armor]* in der Welt. Hätte ich den nicht, wäre ich völlig wertlos. Aber diese Rüstung hat Nägel, die nach innen gerichtet sind und in meine Haut stechen« (482).

In der nächsten Stunde sagt sie über ihre Mutter:

> »Ich hatte immer das Gefühl, sie ist eine Mutter, die ihre Jungen fressen würde; sie täte es unverzüglich *[in a heartbeat]* und besäße dafür auch eine Rationalisierung« (483).

Auch das ist ein Bild archaischen Neides und primordialer Eifersucht und ich glaube, das ist nicht nur Projektion.

Erst durch dieses Verstehen ist aber das Verzeihen möglich, und dem wende ich mich jetzt zu.

3.6 »Sag, es tut dir leid« – Zur Dynamik der Versöhnlichkeit

Dies ist der Titel einer kleinen Arbeit von Kubie und Israel (1955) über die kinderanalytische Intervention bei einem fünfjährigen, wegen Ess- und Sprechverweigerung und sonstiger schwerer Regression hospitalisierten Mädchen. Eine Krankenschwester hatte einmal bemerkt, dass das Mädchen in einem singenden Rhythmus sagte: »Sag, es tut dir leid *[Say you're sorry]*.« Der untersuchende Kinderpsychiater neigte sich daraufhin über das Kind und sagte: »Es tut mir leid, es tut mir sehr, sehr leid *[I am sorry, I am very, very sorry]*.« Worauf sich das Kind an den Assistenzarzt wandte und ihn bat: *»Say you're sorry.«* Und so ging es mit allen anwesenden Ärzten und alle antworteten individuell, es tue ihnen leid. Darauf fragte es nach den Namen eines jeden, gab zum ersten Mal seinen eigenen Namen und nahm etwas zu essen an. Nach einer Woche rannte es fröhlich auf den untersuchenden Psychiater zu, setzte sich ihm aufs Knie und begann frei zu sprechen (ebd., S. 289–299).

Die Regression war durch einen Wutausbruch des Vaters, in dem er sie geschlagen hatte, ausgelöst worden, aber sie war das unerwünschte Kind einer älteren, stark phobischen Mutter. Es hatte tiefe Angst vor seiner eigenen Schuld und das ritualistische Sagen, es tue ihm leid, war ein Versuch, Verzeihung zu erlangen und sich wieder angenommen zu fühlen.

Salman Akhtar (2002) beschreibt in seinem schönen Artikel über Verzeihung wie Patienten, die in ihrer Kindheit schwer traumatisiert worden sind, unbewusst das völlige Ungeschehen-Machen der Wirkungen des Kindheitstraumas erstreben oder sogar dessen Existenz überhaupt aufheben wollen. Sie leiden an pathologischer Hoffnung und hegen eine maligne Fantasie, was »eines Tages« sich ereignen werde. So verlangen sie dann absolute Satisfaktion vom Analytiker ohne irgendwelche Rücksicht auf diesen. Gelingt es ihnen nicht, diese Befriedigung zu erhalten, klagen sie den Analytiker mit Hass and Ressentiment an:

> »Es ist, als hätte der Patient eine *intrapsychische Terrorganisation*, die versucht, das eigene beobachtende Ich umzubringen, da dieses mit dem Analytiker zusammenarbeitet und bereit ist, auf die verlorenen, dunkel erinnerten und retrospektiv als vollkommen idealisierten Tage der frühen Kindheit zu verzichten, zugunsten von realistischen Befriedigungen in der Gegenwart« (Akhar, 2002, S. 175–212).

Akhar fragt, was unter solchen Umständen den Patienten zur Verzeihung bewegen könne, und antwortet, dass »die Faktoren von *Rache, Wieder-*

gutmachung und Neubetrachtung zusammen das Betrauern des Traumas erleichtern können, die Anerkennung der eigenen Destruktivität gestatten, die Fähigkeit zur Rücksicht auf den Gegner eröffnen und Verzeihung möglich machen« (ebd., S. 196) – das heißt Rache in Form erbarmungslos sadistischer Angriffe auf den Analytiker und Dauerfeindseligkeit und anhaltendem Groll gegen die Eltern, auch wenn diese Versöhnung suchen, daneben Wiedergutmachung in Form der beständigen Empathie und Hingabe des Analytikers trotz aller Angriffe, und Neubetrachtung dank des Verstehens der Kindheitserinnerungen in neuen Zusammenhängen und dadurch ihre Umgestaltung. Ich würde das Verstehen der Familiendynamik hinzufügen. »Eine kleine Rache ist menschlicher als gar keine Rache«, sagt Nietzsche (1925, S. 85).

Lansky fasst in einer tiefsinnigen Analyse von Shakespeares *The Tempest* die dynamische Bedeutung der Verzeihung (oder Versöhnlichkeit) zusammen als »den Verzicht auf eine Beziehung, die auf Ressentiment gebaut ist, und das Durcharbeiten des Gefühls narzisstischer Verwundung« (Lansky, 2001, S. 1005). Genauer gesagt handle es sich dabei um die Einsicht in die versteckte und verdrängte Scham und damit in den Teufelskreis von Scham, Wut, Hass und Rache.

> »Unversöhnlichkeit *[unforgiveness]* muss zuerst aufgegeben werden. Dieser Zustand der *unforgiveness* ist verwandt mit Ressentiment, Vorwurf, Rachsucht, Groll, narzisstischer Verwundung und narzisstischem Rückzug. In all diesen Zuständen findet sich eine zwanghafte und selbstgerecht zornige Beschäftigung mit der Schuld des Verräters, ein Geisteszustand, der die Wahrnehmung der Scham der verratenen Person verdecken und zum Teil verdrängen soll« (ebd., S. 1008ff.).

Es sei die Unerträglichkeit der erinnerten, der wieder befürchteten oder in Fantasien erlebten Scham, die Verzeihung unmöglich mache, während umgekehrt die Identifizierung mit den liebenden Aspekten eines guten Objekts den Prozess der Verzeihung zuerst sich selber und dann dem anderen gegenüber ermöglicht. Um also das Verzeihen möglich zu machen, »gibt die Betrachtung der Schamfantasien notwendige Details darüber, warum die Scham als so unerträglich erlebt wird« (ebd.). Werde das Durcharbeiten dieser Scham in der Analyse übersehen und übergangen, zugunsten der besser sichtbaren Wut oder des Ressentiments über das Vergehen des Verräters und der diese Wut begleitenden Schuldgefühle, werde der Prozess des Verzeihens übervereinfacht. Das Ergebnis sei eine ungenaue Deutung, mit einer Überbetonung von Wut, Kontrolle und Schuld auf Kosten der Dynamik der Scham. Doch sei es diese letztere, die den Zustand der Unversöhnlichkeit, der *unforgiveness*, schüre und durchgearbeitet werden müsse, damit Verzeihung überhaupt erst möglich werde.

3.7 »Ich sehe mich in deinen Augen«

Eine Patientin mit schwerer masochistischer Störung und hoher Suizidalität, stark sexuell missbraucht von ihrem älteren, behinderten Bruder und Vetter und von ihren Nazi-Eltern mit kalter Verachtung behandelt. Sie leidet unter seltsamen Trancezuständen der Erstarrtheit, die mit ihrer sonst warmen Affektivität und Lebendigkeit kontrastieren. Dann ist sie unfähig, sich zu bewegen, außerstande ihren Mann anzufassen oder ihn zu sich zu rufen. Ähnliche Zustände wiederholen sich in den Sitzungen mit der Analytikerin. Sie empfindet diese Zustände als äußerst quälend. Sie befinde sich wie unter einer Stahlplatte, sagt sie. Ihre Sexualität wie ihre Aggressivität sind stark unterdrückt. Sie erlebt ihr Selbst als Ratte und verbindet es mit der Naziideologie und deren Filme, in denen die Juden als Ratten dargestellt werden. Von ihrer alten Mutter sagt sie, sie sei ein Ausbund von Kälte, auch heute noch. Ihre Augen seien kalt und starr und würden sie nicht sehen, sahen sie auch als kleines Kind nicht, denkt sie – »böse Augen«, »tote Augen«. Sie denkt an lebensunwertes Leben. Die Patientin hatte von früh an schwere Angstsymptome, besonders in der Schule und vermochte das Abitur nicht zu bestehen, da dieses das Defizit ihres Bruders bezeugt hätte. Sie und ihr künstlerischer Vater bildeten ein Bündnis gegen Mutter und Bruder und wurden wie zwei Aussätzige behandelt.

Von Beruf ist sie Kindergärtnerin. Und es ist wegen einer besonderen Beobachtung, dass ich sie hier erwähne: Sie schaut durch ihr Bürofenster auf den Hof und sieht einen ihrer Jungen, Adrian, mit einem Stein in der Hand. Der scheint zu erwägen, diesen Stein auf einen anderen Jungen zu werfen, der mit einem Dreirad herumfährt. Sie sieht es, aber kann ihm nicht zurufen, da sie drinnen ist. Er hebt die Hand und wirft den Stein aber über den anderen hinweg. Sie geht zu ihm und sagt ihm: »Ich habe Angst gehabt, dass du den anderen triffst.« Der Kleine antwortet: »Ich habe aber oben darüber geworfen.« Sie bemerkt, sie habe Angst gehabt, es könnte schnell doch etwas passieren. Der Kleine schaut ihr in die Augen und sagt ihr: »Jetzt sehe ich den Adrian in deinen Augen«, und sie erwidert: »Du siehst dich in meinen Augen und ich sehe mich in deinen Augen.«

Die Analytikerin sagt dazu: »Er spürte die Aggression und die Angst erst, als sie gespiegelt wurden. Sie sagte nur: ›Ich hatte Angst.‹ Sie hatte ihm den Affekt angeboten. Sie sieht die Aggression in dem Kleinen.« Wir können ergänzen: »– den Konflikt über die Aggression aus Neid.« Was hier geschieht, ist: Aus dem neidischen Auge wird das spiegelnde Auge, aus dem bösen Auge das leuchtende Antlitz, aus der Erstarrung und Seelenblindheit die Einfühlung, die Fähigkeit, sich in den anderen hinein versetzen zu können.[10]

Mit dieser Einfühlung geht aber die Verzeihung einher – die große Gegenkraft gegen das Ressentiment und damit das »böse Auge«. Im Talmud heißt es von Raba, wer anderen verzeihe, dem werde verziehen (wörtlich: »Wer auf seine Maße [Rechte auf Vergeltung im Sinne von Maß für Maß] verzichte, dem werden alle seine Vergehen verziehen« (Joma 23a).

Ganz wie es Jesus sagt, finden wir es auch im rabbinischen Schrifttum, man solle Gott darum bitten, dem Sünder zu verzeihen, ehe dieser um Verzeihung gebeten habe. So heißt es im Zohar von einem Mann, der Frieden mit jedem macht, der ihm geschadet hat, Böses mit Gutem entgelte und allen verzeihe, die es bedürfen. »Du bist größer als Joseph, sagt R. Abba. Er vergab seinen Brüdern, aber du vergibst auch den Fremden« (Newman & Spitz, 2000, S. 131).

Gerade bei Schwertraumatisierten ist in ihrer Verzweiflung der Therapeut und Analytiker oft der Mensch, der zum Träger der Hoffnung und der Verzeihung wird – als Gegenmacht gegen die erbarmungslose innere Stimme des Verurteilens und gegen das innere »scheele Auge des Verachtens«. Das Ressentiment mindert sich allmählich und an seine Stelle mag Dankbarkeit treten. Innen und außen mag sich dann das böse Auge allmählich zum leuchtenden Antlitz wandeln.

Ein schönes Gedicht von Hilde Domin mit dem Titel *Es gibt dich* beschreibt in lyrischer Weise die so überaus große Bedeutung des liebenden Blicks für die menschliche Seele.

10 Ich verdanke diese Vignette der Arbeit mit Fr. Dr. I. Heinz.

4 Das Aufheben der Grenzen

Zum Konzept der Charakterperversion

4.1 Theoretische und technische Fragestellungen

Ich spreche in diesem und dem nächsten Kapitel über ganz besonders schwierige Fälle, zumeist solche, die ich mit dem weiten Begriff des tragischen Charakters zu fassen und aus diesem Spektrum eine spezifischere Problematik herauszulösen versuchte. Dabei sind die Probleme sowohl theoretischer wie auch technischer Art. In Bezug auf die ersteren greife ich vor allem eine Reihe von Fragen heraus, die in der Literatur zum Thema der Charakterperversion (Arlow, 1979, 1984, 2002), zur perversen Einstellung zur Wirklichkeit (Grossman, 1992, 1993, 1996) oder dem sadomasochistischen System der Selbstwertregulation (Novick & Novick, 1996, 2003) nicht so ins Zentrum gerückt wurden, wie es deren Bedeutsamkeit in meiner klinischen Erfahrung entspräche. Die Fragen lauten: Wie sind diese massiven Verleugnungsvorgänge kausal mit der Über-Ich-Dynamik verbunden (im Gegensatz zur üblicheren Betrachtungsweise, wonach die beobachtbaren Über-Ich-Veränderungen selbst schon Folge der sexuellen Perversion und der Charakterperversion seien)? Wie sind namentlich die beobachtbaren Ausnahmezustände, Trance-, Verwirrtheits- oder Hypnoidzustände mit der Über-Ich-Pathologie verknüpft? Inwiefern überschneidet sich dieses Thema mit dem der Sucht? Wie bezieht sich bewusstes chronisches Lügen, das Verstecken und ein Leben von Geheimhaltung *(secrecy)* auf massive zugrundeliegende Verleugnung? Und wie weisen sie weiter auf Probleme von Scham, Schuld und Ressentiment, also stark durch das Über-Ich bestimmte Affekte zurück?

Die hauptsächlich technischen Fragen, die sich mir aufgedrängt haben und die ich im Folgenden einer Beantwortung näher zu bringen suche, sind diese: Wie können wir mit dem massiven Agieren umgehen, wenn dieses sowohl mit der Analyse oder Therapie interferiert und das Leben der Patienten selbst bedroht? Spezifisch heißt es: Wie sehr müssen wir als Botschafter der Wirklichkeit der selbstzerstörerischen Verleugnung entgegentreten, ohne dadurch ins Moralisieren zu verfallen und zur realen Über-Ich-Autorität zu werden? Wie können wir dabei das Suggestive vermindern und weiterhin analytisch bleiben? Anders gesagt: Wie können wir bei massivem Agieren den Patienten und zugleich die analytische Arbeit schützen, wenn die Grenze zwischen Fantasie und Realität momentan aufgehoben erscheint und die paranoide Verkennung die Oberhand zu gewinnen droht? Unausweichlich kommt es dabei zu massiven Gegenübertragungsproblemen. Wie können wir diese weniger zerstörerisch und für die Arbeit nutzbarer machen?

All diese Fragen lauern immer im Hintergrund. Deshalb sehe ich es als meine Aufgabe, meine und damit auch unsere Dilemmata darzustellen und von den Misserfolgen zu lernen. Dies ist aber am besten am konkreten einzelnen Fall und an kurzen Auszügen aus dem analytischen Dialog darzustellen. Die Psychoanalyse ist schließlich im Grunde die Geschichte des einzelnen Menschen und der jeweilig einmaligen Begegnung, wenn diese unter dem Gesichtspunkt des inneren Konflikts betrachtet wird. Das Allgemeine wird sinnvoll und lehrreich, wenn es sichtbar aus dem Individuellen hervorwächst.

4.2 Die klinische Problemstellung: Ichspaltung und zerbrochene Wirklichkeit

Bekanntlich hat mich das Thema der Ichspaltung in den schweren Neurosen seit Jahren stark beschäftigt, denn es ist in der klinischen Arbeit mit schweren Neurosen, besonders dem, was ich in diesem Buch als »tragischen Charakter« umschreibe, so überaus wichtig. Ich spielte darauf mit dem Titel eines meiner Bücher, *Zerbrochene Wirklichkeit* (1989), an. Die subjektiv erlebte Doppelheit von Selbst und Welt oder aber das schroffe Nebeneinander von Ja und Nein, von Anerkennung und Verleugnung wie es Freud am Falle des Fetischisten paradigmatisch und unter dem Leitbegriff »Spaltung« vorgestellt hat, kamen immer wieder vor. Je mehr ich mich mit diesem letzteren Phänomen beschäftige, desto mehr scheint es mir, dass diese kognitiv-emotionale Widersprüchlichkeit gar nicht auf die schweren Fälle beschränkt ist, sondern zum klinischen Alltag, wenn nicht zum Alltag überhaupt gehört. Es ist lediglich eine Sache der verschiedenen Intensität und Ausdehnung, dass wir von der Schwere der Pathologie und damit vom Begriff der Charakterperversion sprechen können.

Ich gebe einige Zitate: Zuerst aus der Supervision einer schwersttraumatisierten Frau in ihren vierziger Jahren:

»Sexualität ja! Aber kein Sex!«

»Ich wäre total glücklich, wenn ich einen Partner finden würde. Andererseits schwatzen Sie mir keinen Mann auf!«

»Treffe ich noch einen Mann? Einen Mann? Muss es ein Mann sein?«

»Ich möchte nur das Gefühl der Verliebtheit, die Energie (nicht den Mann oder eine Beziehung).«

»Es muss jemand im Hintergrund sein. Ist der andere aber da, spüre ich mich nicht mehr.«

Ihre Mutter teilte ihr mit, als sie bei ihr in einer Lebenskatastrophe Hilfe suchte:

> »Ja, kommen kannst du, aber lieb bin ich zu dir nicht!«[11]

Eine andere Patientin (Jutta, Wurmser & Gidion, 1999) spricht über ihre Kindheit:

> »Meine Mutter konnte vollkommen nebeneinander sagen: ›Ich werde mich vom Vater trennen‹ und im nächsten Satz: ›Ich muss die Kartoffeln schälen‹ – was mich vollkommen irritiert hat. So war es immer: Die hochdramatischsten Dinge mit den banalsten Dingen mischen. Mich schlagen und dann freundlich sein. Es blieb alles nebeneinander. Es gab keine Gewichtung, keine Entscheidung, keine Linie.«

Ich:

> »Das Ja und das Nein nebeneinander, was völlig mystifizierend war.«
>
> »Ich wunderte mich immer, auch im Krankenhaus [die Patientin war Krankenschwester], das Banale und das Großartige, wie nahe das immer beieinander war. Das Masochistische, das Sich-beklagen, und das Wissen, dass nichts daraus wird.«

Als ob die Mutter meinte: »Glaubt es mir total, und glaubt es mir nicht! Schau, wie ich leide, wie es unmöglich ist, so weiter zu leben, aber jetzt lebe ich so weiter. Jetzt mache ich alles, was ich machen soll.«

11 Ich verdanke die Fallvignette Fr. Dr. Jung.

Die Patientin fügt hinzu:

> »Meine Hilflosigkeit ihr gegenüber, mein Angerührt-Sein, meine Wut, auch ihr helfen zu wollen, es nie zu schaffen, eine stabile Beziehung mit ihr zu kriegen. Immer war ich auf der falschen Seite. Das wechselte so schnell, dass ich es nicht nachvollziehen konnte.«
>
> »Es war total mystifizierend, es machte den anderen verwirrt, perplex.«

Gerade auch in Bezug auf das Über-Ich lässt sich diese Doppelheit oft wahrnehmen: Einerseits eine ganz rigide innere Autorität, andererseits ein völliges Verkennen der Grenzen.

Eine 65 Jahre alte Schauspielerin und Drogensüchtige fährt in jugendlich männlichem Aufputz auf dem Fahrrad durch Manhattan. Sie ist kindlich abhängig von ihrer älteren Schwester und vor dessen Tod auch von deren Mann. Sie lebte und reiste lange mit diesen in einem seltsamen Trio herum. Sie führte ständig ein Leben von Geheimnissen, hatte mehrere geheime Verhältnisse mit berühmten Filmschauspielern, schämt sich jetzt über ihre Bulimie und ihre Ladendiebstähle aber nicht über ihre Drogensucht. Sie lebt ohne Grenzen und scheinbar ohne Zeit. Der Geschlechtsunterschied, das Altwerden, die Grenzen von Gesetz und Natur – kurzum alle Unterscheidungen werden geleugnet und doch auch anerkannt.

4.3 Doppelte Wirklichkeit durch Verleugnung

Zunächst möchte ich etwas zu einem in unserem Bereich zu wenig beachteten Thema sagen, der durch Verleugnung oder durch Lügen geschaffenen doppelten Wirklichkeit. Eine Patientin, die ich in niederfrequenter Psychotherapie sehe, befindet sich in einer unauflöslichen masochistischen Verflechtung mit einem sie immer wieder wegwerfenden, dann wieder an sich ziehenden Kollegen. Ich gebe nur einen kleinen Ausschnitt aus einer Stunde:

> »Es gibt da etwas, das mich so sprachlos macht, so hilflos.«
>
> »Es ist alles eine Erniedrigungsfantasie, die da ausagiert wird, eine zwangsläufige Abfolge; und ich erniedrige mich nicht nur vor Arthur, sondern auch vor mir.«
>
> »Warum muss ich mich so erniedrigen? Meine Familie hat auch das Gefühl, dass ich mich erniedrige.«

»Und Sie wissen es ja letztendlich auch. Doch ein wichtiger Anteil ist, dass es sich hundertfach abspielt und zwar vor mir. Es ist vielleicht ein sich ständig wiederholender Appell: Rette mich davor!«

»Gleichzeitig ihm gegenüber: Tu mir das doch nicht an! Ich versuche es immer wieder ungeschehen zu machen. Ich kann das gar nicht glauben, dass er mich so zurückweist. Bei allen Schwächen, die ich habe, dass er völlig unrecht hat.«

»Dieses Nebeneinander, das so selbsterniedrigend ist: Das ›arme misshandelte Schwein‹ [ein Wort des Hohns ihres Geliebten] zu sein neben den 24 Adventpäckchen [die sie für ihn vorbereitet hat] – die massivste Verleugnung: Es darf nicht wahr sein, deshalb ist es nicht wahr und der Appell an mich: ›Sag mir doch, es ist nicht so. Erlaub mir die Verleugnung! Erlaub mir die doppelte Wirklichkeit!‹«

»Durch meine Kindheit habe ich in dieser doppelten Wirklichkeit gelebt und immer nach dem Retter gesucht, der mich herausholt … Ich mache mir den Vorwurf: Ich stelle Arthur viel zu einseitig dar; der Fehler liege bei mir. Er ist doch ganz anders. Er ist wie eine doppelte Person.«

»Und das ist natürlich faszinierend, wie eine Märchenwelt: dass man die Gegensätze völlig nebeneinander bestehen lassen darf.«

»Ich kriege das im Moment nicht zusammen. Da fühle ich mich wie in meiner Kinderwelt gefangen, nicht erwachsen.«

»Aber auch eine, die wie eine Märchenwelt ist: wo die Gegensätze bestehen bleiben können, wo die Verleugnung triumphieren darf und wo der Vogel Strauß seinen Kopf im Sand vergräbt: ›Ich will das Schreckliche gar nicht wissen und gar nicht sehen.‹«

»Ich denke darüber nach, warum ich mich vor Ihnen erniedrige. Das mit dem Retter leuchtet mir sehr ein. Ob es eine Angst in mir gegeben hat, unbewusst: Sie könnten mich erniedrigen wollen?«

»Sie versuchen mit aller Macht, dies zu provozieren.«

»Warum?«

»Die Doppelheit: dass ich mich vom Erniedriger zum Erretter wandle und die Märchenwelt bestätige.«

»Wie ich mir das von Arthur wünsche.«

»Oder ich es Ihnen ständig verbriefe, dass Sie nicht erniedrigt sind. Damit wäre ich weniger der Erretter als der Mitverleugner: ›Sagen Sie mir doch: Es ist nicht so!‹«

»Dass ich nur noch länger durchhalten muss, mich noch stärker anstrengen, noch mehr Verständnis aufbringen muss« (291).

Auch die Verleugnung ist eine Art Trotz:

> »Es ist eine so unbändige Auflehnung in mir: Ich Arthur gleichsam zwingen will, dass er anders reagiere. Ich will das nicht so akzeptieren. Und doch muss ich das. Ich will es nicht wahrhaben.«

Sie kann es nicht annehmen, dass die Widersprüche sich nicht auflösen lassen. Bei jedem Anzeichen denkt sie, »das ist schon ein Schritt weiter«. Das Bild, das ich im Gegensatz dazu habe: Es ist ein Schritt weiter im Kreis herum. Es erinnert an einen Ochsen, der an einen Pflock gebunden ist und im Kreis herumgeht und so das Wasser heraufzieht. Sie sind beide durch gegenseitige Anschuldigungen aneinandergebunden, um tieferen unbewussten Schuldgefühlen aus dem Weg zu gehen. Hinter dem äußeren Masochismus verbergen sich bei ihr ganz schwere Schuld- und Schamgefühle, die viel mit der Urszene und massiver ödipaler Eifersucht, aber auch mit der Nazivergangenheit ihrer Großeltern und deren frühem Einfluss auf sie zu tun haben.

4.4 Die durch Lügen geschaffene doppelte Wirklichkeit

Es gibt ein Doppelleben des Alltags, die kleinen Notlügen aus Verlegenheit oder freundlicher Diskretion wie wenn bei uns beim Gruß gefragt wird: »Wie geht es *[How are you]*« und es fast taktlos ist, nicht zu sagen »fein« oder »wunderbar« oder doch wenigstens »Nicht so übel *[Not too bad]*« und dabei mag gerade das Gegenteil wahr sein. Oder man schützt den anderen vor Scham. Ich gebe als Beispiel eine kurze Passage aus dem Talmud: Bei der Beratung zur Ansetzung des Schaltjahres unter dem Vorsitz von Rabban Gamliel, die wegen der Todesandrohung durch die Römer nur hochgeheim im versteckten Obergeschoss des Vorsitzenden stattfinden konnte, stellten sich statt der ungeraden Zahl von sieben acht ein. Gamliel fragt, wer hier ohne Erlaubnis anwesend sei. Der Gelehrte Schmuel ha-Katan (Samuel der Kleine) antwortet: »Ich kam uneingeladen ins Obergeschoss herauf, um mehr über das Verfahren zu lernen.« Er nahm die Übertretung auf sich, um einem Anderen die Beschämung zu ersparen. Dann wird erzählt, wie Rabbi Jehuda ha-Nasi sich darüber ärgerte, dass einer der anwesenden Schüler Knoblauch kaute: »Wer immer es sei, der Knoblauch aß, soll sogleich den Raum verlassen.« Rabbi Chija erhob sich und ging aus dem Zimmer und aus Respekt für Rabbi Chija erhoben sich die anderen und verließen ebenfalls das Zimmer. Am folgenden Morgen fragte Rabbi Schimon, Sohn von Rabbi

Jehuda, Rabbi Chija: »Warst du wirklich der, der den Vater belästigte?« Rabbi Chija antwortete: »Nie soll so etwas [eine solche Tat des fehlenden Respektes] in Israel geschehen« (Wurmser, 2001).

Auch hier wird momentan eine Art doppelter Wirklichkeit geschaffen – eine der Ehrlichkeit, die aber einen anderen beschämen könnte, und eine andere vorgetäuschte, die eine solche Kränkung vermeidet. Unsere fast zwanghafte Offenheit würde dieses ethische Dilemma vermutlich anders entscheiden, aber wir finden einen ganz ähnlichen Konflikt bei Konfuzius (Lun Yü, 13:18, zit. n. Wilhelm, 1921):

> »Der Fürst von Schä sprach mit Meister Kung: ›Bei uns zulande gibt es ehrliche Menschen. Wenn jemandes Vater ein Schaf entwendet hat, so legt der Sohn Zeugnis ab [gegen ihn].‹ Meister Kung sprach: ›Bei uns zulande sind die Ehrlichen verschieden. Der Vater deckt den Sohn und der Sohn deckt den Vater. Darin liegt auch Ehrlichkeit.«

Richard Wilhelm (1921) kommentiert dazu: »In dieser Treue liege auch Ehrlichkeit, die sich vor jener lieblosen formalen Ehrlichkeit nicht zu schämen brauche.« Hier sind es also Pietät, Liebe und Ehrfurcht dem Vorfahren gegenüber, die eine wichtigere Wirklichkeit schaffen als die der Wahrnehmungswelt. In unseren psychoanalytischen Begriffen würden wir sagen, es wird einer durch das Über-Ich diktierten Wirklichkeitsauffassung Vorrang gegeben gegenüber einem auf Wahrnehmung basierenden Wahrheitsbegriff. Etwas Ethisches nimmt Präzedenz vor dem sachlichen Wissen – noch allgemeiner: Ethik vor Wissenschaft.

Weit bedenklicher ist jedoch eine andere Doppelheit, eine zerbrochene Wirklichkeit großer sozialer und beruflicher Bedeutung, bei der es um einen ganz anderen Wertkonflikt geht: eigener Vorteil, Profit und Opportunismus oder Vermeidung von Skandal gegenüber dem Einstehen für die Wahrheit. Wir erlebten vor Kurzem bei uns einen massiven ökonomischen Kollaps wegen des Verhaltens großer Korporationen, bei denen Lug und Trug im Dienst der Selbstbereicherung schließlich zum Zusammenstürzen mehrerer gigantischer Kartenhäuser geführt hat – den sogenannten Enron-Skandal und die mit ihm verbundenen oder ihm ähnlichen. Parallel dazu erschüttert eine andere Katastrophe die katholische Kirche in den USA: Während Jahrzehnten wurden ungezählte Fälle von Missbrauch von Jugendlichen durch Priester vertuscht und durch geheime Geldvergütungen abgegolten. Die Priester wurden in andere Gemeinden versetzt, wo sie ihr Unwesen weitertrieben. Der Fall, der das Ganze auffliegen ließ, war der des Vater John Geoghans. Er verging sich über 34 Jahre an über 130 Knaben. In der gleichen Diözese von Boston handelte es sich in den letzten Jahren um 80 Priester aus einer Gesamtzahl von 650, also um 12 %. Im Laufe der letzten 15 Jahre hat die Kirche in den USA 1 Billion US-Dollar an stillen Vergütungen für diese Verbrechen zahlen müssen, was nun zur direkten Bedrohung des finanziellen Status der Kirche führt. Aber die Unterlassung, die Kinder zu schützen, ist das eigentliche Skandalon, nicht der Geldverlust und der drohende Bankrott, und hier ist es wiederum das Lügen, eingesetzt um eine Institution zu schützen.

Zudem denke ich im bürgerlicheren Rahmen an die erstaunliche Häufigkeit von Steuerbetrug, gerade auch durch Psychotherapeuten und Psychoanalytiker, oft in Kollusion mit den Patienten: »Wir reduzieren das Honorar, wenn Sie es nicht bei den Steuern angeben. So ist das im Interesse von uns beiden.« Oder umgekehrt das Angebot: »Wir können Ihnen ein höheres Vortragshonorar zahlen, wenn Sie es nicht bei den Behörden melden.« Oder: »Unterzeichnen Sie die Rechnung doppelt, damit wir sie zweimal abziehen können.«

Die Grundlage von jeder Form wirksamer Behandlung ist eine gegenseitige Verpflichtung von Ehrlichkeit und Geradheit. Vorbehaltslose Ehrlichkeit ist die Grundlage der Psychoanalyse, deren ethisches Schibboleth. Ohne diese ist das für eine innere Wandlung nötige Vertrauen undenkbar. Aber auch das ganze Zusammenleben in einer Zivilgesellschaft ist nur auf der Voraussetzung möglich, dass man dem Wort des anderen glauben kann. Verlogenheit schafft unweigerlich eine doppelte Wirklichkeit, in der man immer weitere Lügen und Betrüge braucht.

Vom Lügen führt der Weg aber in die Tiefe der Verleugnung und die Absolutheit gewisser Fantasien.

Warum bricht die Lüge die Welt entzwei? Die Wahrheit will immer Ganzheit! Es ist so, weil die Lüge immer in Konflikt wurzelt, gewöhnlich in innerem Konflikt. Doch welche Art von Konflikt ist es, die diese Spaltung der Wirklichkeit durch die Lüge bewirkt? Die Erfahrung zeigt, dass es ganz besonders radikale Schamkonflikte sind, die zum zwangsmäßigen Lügen und Täuschen führen: »Wenn ich die Kraft habe, die anderen glauben zu machen, was nicht wahr ist, kann ich eine zu schmerzliche Wahrheit ungeschehen machen.« Und das ist vor allem all das, was einem zur Beschämung gereicht (Ich greife hier auf frühere, in der *Zerbrochenen Wirklichkeit* geschriebene Gedanken zurück).

Die Lüge soll Sicherheit schaffen durch die Vermeidung der Wirklichkeit. Doch der Konflikt ist die primäre Gegebenheit und zwar der Konflikt zwischen der Wahrnehmung der äußeren Realität und der inneren Bedürftigkeit, spezifisch mannigfacher Angstformen. Nicht jeder Konflikt schafft indes die Bereitschaft zur Täuschung und zum Sich-Täuschen. Es ist, wenn man tiefer geht, eine Verwerfung sowohl des inneren Verlangens, man selbst zu sein, wie auch der Notwendigkeit von Anpassung und Unterwerfung. Oft sprach ich über den Gegensatz von Trennungsschuld und Abhängigkeitsscham; man mag auch über die Schuld sprechen, man selbst sein zu wollen, und die Scham über den Selbstverrat in der Anpassung und dem Unterworfensein. Unvermeidlich handelt es sich dabei aber um eine Kluft zwischen gegensätzlichen Vorbildern, also nicht nur um die Antithese von Identifizierungen, sondern ganz wesentlich um gegensätzliche und als absolut angemeldete Anforderungen, zuerst von außen, danach von innen. Oder eher: immer zugleich von außen und von innen und dann vielleicht auch nur von innen. Also das, was ich als absolute und widersprüchliche Über-Ich-Forderungen und als Konflikt innerhalb des Über-Ichs bezeichnet habe, sei es in Form von Schuld gegen Scham, sei es als Loyalität gegen Loyalität. Es ist deren als absolut empfundene Natur, die die zerbrochene Wirklichkeit schafft.

Blicken wir auf die klinische Erfahrung, so finden wir absolut sich gebärdende Wünsche und globale Affekte, namentlich die das Innere überwältigenden Ängste, doch auch Wut und Scham und Schuld und andere mehr, die solchen Absolutheitsanspruch erheben. Dann begegnen wir den Abwehrvorgängen, die ebenso absolut gleich radikal und allumfassend sind. Und schließlich und ganz besonders werden Gewissen und Idealforderungen – also das Über-Ich – zu den leitenden Vertretern dieser inneren Absolutheit. Die innere Polarität wird also insgesamt durch eine derartige Absolutheit gekennzeichnet.

Insgesamt und durchgehend? Nicht wirklich. Es war nicht immer so und es wird nicht immer so bleiben, dass der Mensch, sofern er nicht dem Wahnsinn verfallen ist, dem Relativen ganz absagt. Ganz im Gegenteil: Weite Teile seines Alltagslebens und seine Alltagsmaske sind geprägt von dem Bedingten, dem Funktionellen, dem von den Umständen Abhängigen. Das zeigt uns das klinische Material in unzähligen Nuancen.

Es geschieht im Zusammenbruch, im tragischen Erleben und Leiden, dass das Absolute und das Relative im Inneren wie auch sekundär im Äußeren mit voller Wucht aufeinander prallen.

Ich möchte nun von einem Fall berichten, wo es sich um eine solche einschneidende Doppelheit des Erlebens handelt und wir das Thema vertiefen können.

4.5 Doppelte Wirklichkeit und Doppelleben

Dieter ist ein jetzt 40-jähriger Großunternehmer, von dessen Analyse (viermal wöchentlich bis jetzt etwa 600 Stunden) ich aus Konsultationen mit einer Kollegin Kenntnis habe. Er ist beruflich hoch erfolgreich und doch stets durch einen angstvollen Zwang dazu getrieben, jeden Erfolg immer wieder ungültig zu machen – das Motiv des Polykrates. Er lebte zu Beginn der Therapie vor sechs Jahren ein seltsames Doppelleben: Er war verheiratet mit einer Frau, die er als liebevoll beschrieb, mit der aber die sexuelle Beziehung unbefriedigend war. Sie sei wie mit Hamburgeressen zu vergleichen. Ihr einziges Kind wurde tot geboren, danach sei seine Frau nicht mehr fähig gewesen, andere Kinder zu haben. Der Anfang der Behandlung war zum Teil von seiner Trauer um das verlorene Kind beherrscht, zum Teil aber mit dem Thema seiner Unentschiedenheit zwischen dieser Frau und einer Geliebten, mit der er eine »erregende, faszinierende Sexualbeziehung« eingegangen war. Dasselbe wiederholte sich während der Analyse: Er ließ sich von der ersten Frau scheiden und heiratete schließlich jene Geliebte. Er hatte aber zugleich eine neue Beziehung mit einer sich in Trennung befindlichen Frau. Das aus dieser neuen Beziehung entstandene Kind wurde fast gleichzeitig mit der Heirat der zweiten Frau geboren. Seither lebte er ein doppeltes Dasein zwischen diesen beiden Frauen, Familien und Wohnungen. Wobei ihm die zweite Frau sexuell unentbehrlich scheint, er aber der emotionalen Beziehung zur Mutter seines Töchterchens bedarf – ganz abgesehen von manchen anderen promiskuösen Seitenbeziehungen. Er darf anscheinend keine befriedigende heterosexuelle Beziehung haben, wo Liebe und Sexualität zusammenkommen. Auch die Übertragung ist stark erotisiert mit verführerischen Fantasien, sich gemeinsam auf eine Südseeinsel zurückzuziehen.

In der erregenden sexuellen Beziehung ist es für ihn wichtig, dass ihm die Frau deutlich untergeordnet sei: Sie müsse vor ihm knien, um ihn in Fellatio zu befriedigen, vor vielen Spiegeln, die sie von allen Seiten, besonders auch von hinten zeigen. Oder er will analen Verkehr. Zugleich ist es für ihn wichtig, dass seine Frau aktiv sei und er ganz passiv sein könne. Ja, es kommt, wie er nur nach langem Zögern und mit viel Scham berichtet, zu einer Art von Säuglingspflege, wobei sie über ihm kniet und ihn in ein Handtuch einwickelt. Er vergleicht es mit dem Windeln-Wechseln seines Kindes. Da dies alles mit der zweiten Frau möglich ist, scheint es ihm unmöglich, sie zu verlassen. Dennoch habe diese »fantastische Sexualität etwas Mechanisches und Leeres«. Er brauche sie in ihrer Erniedrigung, in der sie ihn bediene; er sei auf sie angewiesen, doch hasse er diese Abhängigkeit.

Die jetzige Geliebte hingegen sei das Ideal, das er bewundere und »das man nicht mit Sexualität beschmutzen soll«. Er wage es gar nicht, sie um jene Dienste zu bitten. Sie sei barmherzig; bei ihr fühle er sich geborgen. Und doch sehe er sie wie eine Mutter, die ihm den Samen geraubt habe, um das Kind zu machen, und ihm damit seine Lebendigkeit ausgeräumt habe. Er könne mit ihr nicht mehr schlafen: Sein Penis sei wie ein Schwert, das die Frau von innen her zerhacke und zerstöre.

Die beiden Frauen wussten lange nichts voneinander, da die beiden Leben ganz auseinandergehalten wurden. Jetzt haben sie eine Ahnung davon und seine Frau weiß Bescheid über das Kind.

Obwohl er offiziell vierstündig kommt, sagt er viele Stunden ab oder kommt auch massiv zu spät. Auf diese Weise wird auch die Analyse zu einer Fiktion, zu einem »Als-Ob«, zu einer Art Doppelspiel. Die Analytikerin und der Patient selber zweifeln und verzweifeln am Wert der Analyse: Alles werde zwar erzählt und beredet, aber es erscheine nicht affektiv verknüpft und führe vor allem zu wenig manifester Veränderung.

Dann zieht er sich wieder aus der Wohnung mit seiner Frau auf den Gutshof seiner Mutter (der Vater starb vor langer Zeit) zurück und erwägt, seiner Frau alle Finanzen zu entwinden oder sich ganz von der Therapie abzuwenden. Es sei wie ein Ringkampf. Er lebt in einer vielfachen Wirklichkeit.

Aus seiner Vorgeschichte: Seine Schwester ist 18 Monate jünger als er. Aus der Kindheit ist besonders wichtig, dass ihn seine Mutter bis in die Pubertät hinein regelmäßig badete und ihm dabei immer den Penis manipulierte, da er eine Vorhautverengung habe. Ganz lange glückte es ihm nicht, sie von sich zu weisen.

Die Mutter wird als sehr stark, der Vater als sehr schwach von der Mutter entwertet geschildert. Dieter war immer zusammen mit der Mutter, begleitete sie bei Festen und stellte sich bei Streitigkeiten, die häufig waren, auf ihre Seite.

Eifersucht wird nicht erwähnt, aber wir fragen uns sogleich, ob diese Doppelheit der Liebe und die Spaltung in Hure und Madonna, die auch Freud beschrieb, nicht etwas mit mörderischer Eifersucht gegenüber der nicht viel jüngeren Schwester zu tun haben könnte? Es ist eine regelmäßige Erfahrung, dass ein kleines Kind, das sehr früh ein Geschwister bekommt, besonders stark mit dem Problem der Eifersucht zu kämpfen hat. Besonders wenn der Rest der Familienatmosphäre diese noch befördert oder alles so übererregend wird, wie uns die Badewannenszene vorführt. Sein sexuelles Doppelspiel würde dann bedeuten: Statt dass ich der von zwei anderen ausgeschlossene Dritte bin, werde ich der, der meinen Rivalen oder hier meine

Rivalin ausschließt. In beiden Situationen wären es bei Dieter zwei Frauen und ein Mann. Zugleich kann es aber auch auf tieferer Ebene das Ausschließen des Vaters sein, damit er die übererregende und triumphale Beziehung zur Mutter fortsetzen kann.

Oder jene Badeszene ist eine Abwehr gegen die Urszene, in der er sich trotz des scheinbaren ödipalen Triumphs doch immer wieder als Ausgeschlossenen erlebt: Nur in der Badewanne mit der ihn liebevoll massierenden Mutter hat er die ersehnte Zweieinigkeit mit ihr. Ist die aber wirklich so ersehnt? Das Kindermachen wird bei der jetzigen außerehelichen Geliebten und Mutterersatzfigur zum Beraubt-Werden umgedeutet: Wie das ja auch in Bezug auf die Geburt und das Dasein seiner Schwester gewesen sein muss. Es ist eine masochistische Antwort auf eine Situation der Eifersucht jetzt auch seinem eigenen Kindchen gegenüber: Statt aktiv zu »machen«, will er sich in der passiven Stellung des Beraubten sehen.

Aus einem weiteren Blickwinkel betrachtet, handelt es sich um eine perverse Organisation der doppelten Wirklichkeit, der Spaltung von Anerkennung und Verleugnung. Diese Spaltung ist auf die Kastrationsangst bezogen, doch geht es zugleich auch um andere Ängste, die zu dieser Doppelheit führen.

In meiner Erfahrung lässt sich nämlich diese Prominenz von zerbrochener Wirklichkeit psychodynamisch nicht nur als Abwehr gegen Traumatisierung verstehen, sondern zugleich auch als Abwehr gegen Über-Ich-Druck oder genauer gesagt: Gegen gegensätzliche Über-Ich-Forderungen wie gegensätzliche Verpflichtungen oder Loyalitätskonflikte, angesichts derer man sich machtlos, ja fragmentiert fühlt. Und diese sind hier ganz offensichtlich: zwischen Analyse und Beruf, zwischen dem Sein mit dem Kind und der analytischen Stunde, zwischen den beiden Frauen und zwischen Mutter und Vater.

Ein anderer Konflikt ist der zwischen dem Wunsch nach der verführerischen Mutter bei aller Übererregung und der Angst vor der verschlingenden. Mithilfe der Perversion siegt er so über die Badewannenszene: Er hat sowohl die Mutter in all ihrer sexuellen Verführung wie die Bestätigung, dass er dabei nicht kastriert werde. Er hat eine liebende, quasiasexuelle Mutter-Freundin, bei der seine »Kastration« durch die Zeugung des Kindes schon erfolgt sei. Dann die andere Frau in der sexuell erregenden Rolle, bei der er sich ständig versichern kann, dass er in keiner Weise kastriert sei. – Also die Doppelheit der idealen, aber kastrierenden Frau und der sinnlichen, seinen Penis verehrenden Frau, die aber »leer und mechanisch«, also entwertet und versklavt erscheint.[12]

---

12 Ich verdanke dieses Material Fr. Dr. I. Heinz.

4.6 Verleugnung der Grenzen

Ein junger Arzt, Hermann, triumphiert auf Hochgebirgstouren und Klettereien über alle Gefahren des Absturzes. So springt er vor seiner entsetzten Begleiterin und seinen Freunden vom Gipfel über eine drohende, große Schneewechte in den steilen Abgrund, ohne darauf zu achten, er könnte dabei eine Lawine lostreten. In gewaltigen Klettertaten siegt er über die Schwerkraft und trotzt dem Sturz in die Tiefe. Auffällig ist, wie er die Betrügereien einer seiner Angestellten mit ihren Medikamentenverkäufen an Patienten duldet und sie weiterhin in der Praxis behält. Zugleich aber lebt er in der uneingestandenen Furcht, sein vergangener Drogenkonsum könnte herauskommen. So hat die Angestellte die Hand an seiner Gurgel entweder durch das, was sie tut, oder durch das, was sie weiß. Er kann sie nicht entlassen, da sie das Verborgene herausbringen könnte. Gleichzeitig läuft er Gefahr für sich und andere, indem er sie behält. Die Verleugnung der Gefahren im Gebirge scheint wie eine Verleugnung dieses Konflikts und tieferer Unvereinbarkeiten zu sein, mit dem Ziel: »Es kann mir ja nichts passieren!« Diese Verleugnung der Realgefahren geht auf seine ganz tiefe, traumatische Hilflosigkeit als Kind angesichts einer schwer depressiven und hysterisch kranken, schwächlichen und bettlägerigen Mutter zurück: »Ich hätte besser geschissen, als dass ich dich geboren hätte,« sagte sie ihm. Seinen Schmerz und damit Gefühle überhaupt musste er als beschämend und als Verwundbarkeit abspalten und unterdrücken. Die Verleugnung und Verdrängung der Affekte war eine Notwendigkeit. In seiner Jugend schmückte er sich mit Nazisymbolen, um die Umwelt zu provozieren. Heute muss er sich ständig beweisen, dass er nicht schwach und defekt wie seine Mutter ist, sondern der phallische Sieger über alle Gefahren. Er schafft sich eine doppelte Realität: Eine, die auf der Verleugnung aufgebaut ist und eine Fantasie der Allmacht verwirklicht, und eine andere, in der er tüchtig seine Pflichten erfüllt. Diese Allmacht ist aber vor allem auch eine, wo er magisch die Mutter zu heilen sucht. Auch versucht er mit äußerster Todesverachtung Schwerstverunglückte zu retten. All dies gehört zur Allmacht der Verantwortung. Zugleich ist es eine Vollkommenheitsillusion, die keine Schwäche duldet, weder bei sich noch bei anderen. Er flüchtet sich vor der Schuld, falls er dem ersten Ideal der umfassenden Verantwortlichkeit nicht genüge. Dann flüchtet er vor der Scham, wenn er gegenüber dem zweiten Ideal, dem des übermenschlichen Könnens und Stark-Seins, versagt, indem er immer noch stärker – als Persönlichkeitshaltung – die Grenzen aufhebt, also die Wirklichkeit verleugnet. Man kann es auch so sagen: Die inneren Abgründe sind schwerer zu beherrschen als die äußeren. Technisch ist es dann ganz wichtig, immer wieder festzustellen, wie der innere Konflikt stets zu einem äußeren gemacht werden muss und dies ebenso als Übertragung der Abwehr: wie er durch das Besprechen des Äußeren das Innere vermeidet. Es ist eine überaus häufige Abwehr sowohl von Schuld- wie besonders von Schamkonflikten.[13]

Wenn Hermann die Grenzen seiner eigenen Stärke nicht wahrnehmen muss, bedeutet das buchstäblich ein Triumphieren über abgrundtiefe Scham. Anders ausgedrückt: Statt sich mit dem Absturz in die unerträgliche Enttäuschung an sich und am anderen, also mit dem Zusammenbruch des idealisierten Selbstobjekts oder des grandiosen Selbst, herumschlagen zu müssen, siegt er über die bodenlosen Abgründe in der äußeren materialen Realität. Es ist Abwehr durch Wendung vom Passiven ins Aktive und durch Konkretisierung.

4.7 Verleugnung und Charakterperversion

Nach diesen Illustrationen aus dem klinischen Bereich ist es Zeit für einige theoretische Betrachtungen.

Den Ausgangspunkt für alle die folgenden theoretischen Betrachtungen bildet ein Gedankengang Freuds in seinem posthum erschienenen Werk *Abriß der Psychoanalyse* (1940a):

> »Der Gesichtspunkt, der bei allen Psychosen eine *Ichspaltung* postuliert, könnte nicht so viel Beachtung in Anspruch nehmen, wenn er sich nicht bei anderen Zuständen, die den Neurosen ähnlicher sind und endlich bei diesen selbst als zutreffend erwiese. Ich habe mich davon zunächst in Fällen von *Fetischismus* überzeugt.«

Doch lässt sich diese Beobachtung weiter verallgemeinern:

> »Man darf nicht glauben, dass der Fetischismus einen Ausnahmsfall in Bezug auf Ichspaltung darstellt, er ist dafür nur ein besonders günstiges Studienobjekt. Wir greifen auf die Angabe zurück, dass das kindliche Ich unter der Herrschaft der Realwelt unliebsame Triebansprüche durch die sogenannten Verdrängungen erledigt. Wir ergänzen sie jetzt durch die weitere Feststellung, dass das Ich in der gleichen Lebensperiode oft genug in die Lage kommt, sich einer peinlich empfundenen Zumutung der Außenwelt zu erwehren, was

13 Fallvignette von Hr. Dr. Marti.

> durch die *Verleugnung* der Wahrnehmungen geschieht, die von diesem Anspruch der Realität Kenntnis geben […]. Die Ablehnung wird jedes Mal durch eine Anerkennung ergänzt, es stellen sich immer zwei gegensätzliche voneinander unabhängige Einstellungen her, die den Tatbestand einer Ichspaltung ergeben.« Freud schließt das Kapitel mir dieser Folgerung: »Was immer das Ich in seinem Abwehrbestreben vornimmt, ob es ein Stück der Außenwelt verleugnen oder einen Triebanspruch der Innenwelt abweisen will, niemals ist der Erfolg ein vollkommener, restloser, immer ergeben sich daraus zwei gegensätzliche Einstellungen, von denen auch die unterliegende, schwächere zu psychischen Weiterungen führt« (ebd., S. 133–135).

Nun etwas ausführlicher zum Begriff der Charakterperversion, der auch mir bis vor Kurzem nicht geläufig war: Er wurde von Arlow (1991) geprägt und spezifisch für merkwürdige Verhaltensweisen und Charakterzüge, die die Stelle einer Perversion oder einer Neigung zur Perversion einnehmen, angewendet. Wie bei der Perversion selbst steht die Verleugnung einer traumatischen Wahrnehmung und die Fixierung auf ein beruhigendes Detail in der Außenwelt, die jener Gefahr zuwiderläuft, im Brennpunkt. Dem Fetisch gleich wird magisch eine Deck-Wirklichkeit geschaffen, um der traumatogenen Angst entgegenzuwirken. Bei Arlow ist die entscheidende Angst die der Kastration, die traumatische Beobachtung des weiblichen Genitals und die Schutzfantasie einer Bekräftigung des weiblichen Phallus. Arlow beschreibt drei solcher Charaktertypen:

1. den unrealistischen Charakter, der systematisch und oft in pseudostupider Weise die Realität im Allgemeinen verkennt, um jene traumatische Beobachtung ungültig zu machen;
2. den Bagatelllügner *(petty liar)*, bei dem die Lüge sich wie ein Schleier vor die Wirklichkeit legt, um die Wahrnehmung selbst zu verhüllen, eine Zweideutigkeit und Illusion, die dem Fetisch als »Deckwahrnehmung« entspricht; und
3. der Streiche spielt *(the practical joker and hoaxer)*, der durch seine Späße dem Anderen Angst einjagt und sich dann daran weidet, die Täuschung zu enthüllen, mit dem Sinn: Was so schrecklich erscheint, ist ja gar nicht wirklich; es ist nur ein Spaß. Entsprechend der Dynamik von Kastrationsangst aufgrund der Wahrnehmung der Penislosigkeit der Frau beschränkt Arlow diese Kategorie auf männliche Patienten. Auch hier ist es die Analogie zum Fetischismus, mit dem die Charakterperversion in innigste Beziehung gesetzt wird; man könnte also von einer fetischistischen Charakterperversion sprechen (ebd.).

Dieses Konzept wird von Lee Grossman (1992) entscheidend erweitert: Neurotische Abwehr richte sich gegen Wünsche, perverse Abwehr gegen wahrgenommene Wirklichkeit. Die perverse Behandlung der Realität beschränke sich nicht auf offene sexuelle Perversionen, sondern sei eine allgemeine Haltung der Verleugnung, Ablenkung und Illusion *(disavowal, distraction, and illusion)* als Abwehr gegen bedrohliche Wahrnehmung bei gleichzeitiger Anerkennung der Wirklichkeit. Dies entspricht der von Freud bei Fetischismus paradigmatisch angenommenen Spaltung in Ja und Nein. Die Grenze zwischen Wahrheit und Fantasie oder Traum ist verwischt. Dies gelte nun auch besonders für die Einsichten in der Psychoanalyse: Sie werden vom Patienten scheinbar angenommen, doch dann ungültig gemacht, ihrer Bedeutung beraubt. Sowohl Ich- wie Über-Ich-Funktionen seien dabei kompromittiert. Grossman fasst diesen Prozess weiter als Arlow: Wahrnehmungen ganz allgemein bedrohlicher oder schmerzlicher Wirklichkeit werden auf diese Art außer Kraft gesetzt.

In einer anderen Arbeit erstreckt sich diese »Verleugnung von unerträglichen Beobachtungen in Fantasie« auch auf Frauen. Sie könne nicht nur durch Angst, sondern auch durch depressiven Affekt motiviert werden. Es handelt sich bei dem geschilderten Fall jedoch wiederum um das Thema des fehlenden Penis, nun aber als depressive Feststellung. Auch hier geht es also letztlich um eine enge Fassung des Perversions-Paradigmas (Grossman, 1992).

Nicht so in einer dritten Arbeit (Grossman, 1996): Darin postuliert er, dass der Gegensatz von »psychischer Wirklichkeit« und »materieller oder äußerer Wirklichkeit« irreführend sei. Was wir mit psychischer Realität meinen, sei gar nicht Wirklichkeit, sondern eine beständige unbewusste Fantasie. Der wirkliche Konflikt sei daher der zwischen geprüfter Realität und ungeprüfter Fantasie *(tested reality and untested fantasy)*. Werde diese Fantasie auf die Ebene einer alternativen Realität erhoben, führe das zur Kollusion mit einem pathologischen Verwischen der Unterscheidung von Fantasie und Realität. Es gebe nämlich eine große Gruppe von Patienten, deren Pathologie auf ihrer Tendenz beruhe, die Realitätsprüfung ihrer Wahrnehmungen zu suspendieren und aktiv zu Zwecken der Abwehr, Realität und Fantasie zu verwechseln. Sie verleugnen unerwünschte Wahrnehmungen, um es so zu vermeiden, geliebte Fantasien infrage zu stellen. Dies ist die von ihm sogenannte »perverse Haltung gegenüber der Realität«. Es sei ein Rückgriff auf eine Entwicklungsstufe, auf der Gedanken nicht von Handlungen, Wünsche nicht von Taten und Innen nicht von Außen verlässlich unterschieden werden. Der Fetischist richte seine Aufmerksamkeit auf ein peripheres

Detail, um sich selbst von einer unerträglichen Wahrnehmung des penislosen weiblichen Genitales abzulenken. Zugleich rede er sich ein, der Fetisch sei etwas, was Frauen besitzen und verwische derart die Unterscheidung zwischen Fetisch und Penis. Der Transvestit lebe in seiner Verkleidung als Frau den Wunsch aus, dass die weibliche Erscheinung doch nur eine Illusion sei und dadurch die Feststellung des weiblichen Genitales auch nur illusionär sei. In all diesen Fällen werde die Wichtigkeit einer spezifischen Perzeption entkräftet, diskreditiert. Die Pathologie liege in der von ihm sich selbst erteilten Ermächtigung, seine geliebten Glaubensinhalte ungeprüft zu belassen: Träume werden als real und Wahrnehmungen als Träume behandelt. Diese perverse Haltung der Realität gegenüber sei gar nicht auf die sexuellen Perversionen selbst beschränkt, sondern betreffe eine viel weitere Gruppe, bei der die Lösungen von intrapsychischem Konflikt sich um die beständige und ausgedehnte Verleugnung von beängstigenden Wahrnehmungen der Realität drehe. Pervers bedeute die extensive Abwehr gegen Realität. Bei diesen Patienten, die ihre Sicht der Realität verleugnen, »ist es imperativ, dass der Analytiker dazu bereit sei, für die Anforderungen der Wirklichkeit einzustehen«. Nenne der Analytiker das Kind nicht beim Namen und verbeuge sich vor der sog. psychischen Realität des Patienten, so versage er in seiner eigenen Verantwortung, dem Patienten dazu zu verhelfen, der Welt so zu begegnen, wie sie auch seinem Wissen nach ist (ebd.).

Eine weitere Arbeit von Alan Bass (1997) vertieft das Verstehen der Dynamik nicht nur dieser Patienten, sondern überhaupt das der schweren Neurosen. Er bezieht sich auf Patienten, die die Deutungen nicht nutzen können, da sie, wie es Jacobson 1957 ausgedrückt hat,

> »mit intrapsychischen Konflikten umgehen, als ob es sich dabei um Konflikte mit der Wirklichkeit handelte […]. [Diese] kindliche Konkretisierung der psychischen Realität erlaubt es denen, die diese Abwehr benützen, ihre psychischen Strebungen so zu behandeln, als ob sie konkret wahrgenommene Gegenstände wären« (zit. n. Bass, 1997, S. 643).

Fonagy bezeichnet dasselbe mit »mode of equivalency« (s. a. in Kap. 8 & 10) Die Frage sei (bemerkt Bass), wie es zu verstehen und technisch anzugehen sei, dass diese Patienten sich so heftig gegen die Möglichkeit wehren, dass eine Sache eine andere bedeuten könnte, also symbolisch gebraucht werde. Er sieht die Antwort in der Abwehr gegen Differenzierung (*defense against differentiation*; Bass, 1997, S. 645). Damit man Deutungen therapeutisch verwerten könne, sei es notwendig, dass die seelische Organisation von der Möglichkeit nicht ungebührlich belastet und bedroht werde, anders sein zu können, als man sich bewusst erlebe. Seine These ist daher, dass beharrliche Konkretheit das Ergebnis komplizierter Abwehr gegen die Möglichkeit der Differenzierung selbst sein könnte. Eo ipso heißt dies, dass damit auch die Fähigkeit, zu symbolisieren, beeinträchtigt ist (ebd., S. 646). Fantasie und Realität werden nicht voneinander geschieden. Fetischismus ist ein Prototyp für diese Verschmelzung. Eine Wahrnehmungsidentität zwischen einem äußeren Gegenstand und einer Fantasie wird im Wachleben geschaffen: »das konkrete, sichtbare Ding muss wahrgenommen werden, damit der Mann potent ist« (ebd., S. 654–655). Bass vertieft dann Freuds Beobachtung der »Ichspaltung«, indem er feststellt, dass das Hin- und Herschwanken des Fetischisten zwischen der Sicht der Frau als kastriert und als nichtkastriert ein Oszillieren zwischen zwei Fantasien darstelle: »Wahrgenommene Kastration ist eine Fantasie« (S. 657). Und er fährt fort: »Kastration und Nichtkastration sind offenbar beides Fantasien, die die Wirklichkeit der sexuellen Verschiedenheit ersetzen […], die Wirklichkeit, die der Fetischist verleugnet, ist die Realität der sexuellen Verschiedenheit« (ebd., S. 657–658). Der Fetischist konstruiert die Geschlechter im Sinne eines phallischen Monismus: von einem Geschlecht und dessen Abwesenheit. Die Doppelheit von Realität und Fantasie besteht darin, die Sexualdifferenz zu verleugnen und durch die Fantasie des phallischen Monismus zu ersetzen. So handelt es sich um eine primäre Spaltung durch Verleugnung der Verschiedenheit und ihrer Ersetzung durch Wunscherfüllung überhaupt und dann um eine sekundäre Spaltung zwischen jenen beiden Fantasien, die für die durch Abwehr verloren gegangene Differenzierung einzutreten haben (ebd., S. 658). Solche Verleugnung ist aber eine Art negative Halluzination. Daraus entwickelt Bass seine Zentralthese:

> »Konkretheit […] ist [u. a.] das Ergebnis des Prozesses, der die Primärspaltung im Ich bewirkt, eine Spaltung zwischen jeder Art von Differenzierung, die zu sehr Angst auslöst, und der im Dienste der Abwehr stehenden halluzinatorischen Wunscherfüllung. […] Differenzierung erhöht immer die Spannung und ist deshalb potentiell traumatisch« (ebd., S. 659).

Man könne die Konkretheit als eine fetischistische Kompromissbildung zwischen Differenzierung auf der einen Seite und der primären Wunscherfüllung und Abwehr auf der anderen verstehen. Dabei gehe es keineswegs nur um sexuelle Verschiedenheit; vielmehr könne diese Konkretheit von Konflikten um Differenzierung auf allen Entwicklungsebenen stammen. Jede Möglichkeit zwischen Innen und Außen, zwischen Selbst und Objekten zu unterscheiden wird als traumatische Spannungserhöhung erlebt (ebd., S. 672–673).

In den Arbeiten von Owen Renik (1992, 1999) und Gail S. Reed (1997, 2001) geht es ebenfalls um Fetischismus. Auch hier ist die Angst vor Kastration oder das depressive Geständnis der eigenen genitalen Mangelhaftigkeit das Leitmotiv für die Perversion und deren Charaktervariante. Eine magische Fantasie muss die beängstigende oder schmerzliche Wirklichkeit ersetzen, mit jener charakteristischen Spaltung von Verleugnung und Anerkennung, von Nein und Ja: »Ein endgültiges Urteil zwischen zwei sich widersprechenden Vorstellung wird nie gefällt«, sagt Renik, »manchmal herrscht die eine, dann wieder die andere vor und zwar beide mit gleicher Macht.« Dies aber erstreckt sich über weite Lebensbereiche: »[D]ie Patienten schaffen es, jeder Entscheidung aus dem Weg zu gehen, ob bedeutsame Beobachtungen, die sie anstellen, realistische Wahrnehmungen seien oder aber Wunschfantasien« (Renik, 1992, S. 549). Damit ist aber das Gewissen kompromittiert: »der Patient hält es angesichts von unangenehmem Affekt nicht aus, der Wahrheit nachzugehen« (ebd., S. 551). Auch außerhalb der Behandlung zeigen sich erstaunliche Einbrüche von Verantwortungslosigkeit. Es lässt sich nicht vermeiden, immer wieder zu pädagogischen Wendungen der Deutungen verführt zu werden. Entsprechend gestaltet sich die Übertragung: Der Patient erlebt sich als defekt und empfindet den Analytiker und seine Interventionen als Präsentation des Fehlenden und nutzt sie als Ausgleich für seine eigenen mangelhaften Fähigkeiten, womit er die therapeutische Beziehung fetischistisch gebraucht. In einer Fallvorstellung einer Patientin heißt es: »[S]ie war unfähig, ohne mich klar zu denken« (ebd., S. 554–555).

> »So enthüllte ihr Affekt [Freude über das Vertrauen der Analytiker wisse, was sie denke] ihre Fantasie der Verschmelzung mit einem fehlenden Teil – einem idealisierten, allmächtigen Gewissen, das vom Analytiker verkörpert wurde. Ich vermittelte ihr Fähigkeiten, zu denken und die Realität zu beurteilen, die sie ihrer Ansicht nach nicht besaß und nicht selber entwickeln konnte. Es überrascht dann nicht, dass sie hoffte, die Analyse dauere ewig« (ebd., S. 556).

Die Absicht der Patientin zielt auf das Ersetzen des fehlenden Teils durch den Analytiker, nicht auf den Prozess der Selbsterforschung. Das Inszenieren einer solchen Wiedergutmachungsfantasie *(restitutive fantasy)* dient der Abwehr gegen den depressiven Affekt (ebd., S. 558) – die Abwehr der Trauer. So wird die Analyse unendlich im Dienst jener magischen Erwartung.

Dies wird von Reed weiter ausgeführt. Sie untersucht vor allem

> »die Übertragungsdynamik und die ihr zugrunde liegenden Fantasien von Analysanden, deren Charakter durch die die Perversionen kennzeichnenden Konfliktlösungen geformt wurden. Während diese Patienten den Eindruck machen, dass sie sich in der Behandlung ernsthaft zu therapeutischen Zwecken engagieren, leben sie vielmehr in ihr ein sexualisiertes Szenenspiel aus, worin die Interventionen des Analytikers in einen Fetisch verwandelt werden. Dieses Szenario ist darauf ausgerichtet, einen Abwehrversuch zu unterstützen, bei dem äußere Wahrnehmungen vermieden werden sollen, die bestimmte Fantasien von Gefahr u. a. die der Kastration, auslösen würden. Es soll auch Interventionen des Analytikers ungültig machen, die mit diesen angsterfüllten Fantasien gleichgesetzt werden. Da auch die Versuche des Analytikers, dieses Szenario zu untersuchen und zu deuten, in einen Fetisch umgewandelt werden, stellt eine solche Übertragung der Analyse große Schwierigkeiten« (Reed, 1997, S. 1153).

Sie schlägt vor, der Analytiker solle sich auf den Widerspruch selbst, das Wirken der Verleugnung, die Fantasie von der Gefahr, die ständig verleugnet werden muss, konzentrieren sowie auf die diesem zugrundeliegenden rachsüchtigen und neidischen Wünsche, die sowohl der Untergrabung der Analyse dienen wie zum Inhalt der starke Angst erregenden Gefahrenfantasien beitragen (ebd.).

Die Hauptgefahr, wogegen sich diese fetischistische Art der Übertragung richtet ist in ihrer Ansicht die beängstigende Feststellung von Unterschieden von Gegenwart und Abwesenheit, also die Gefahr der Trennung und des Geschlechtsunterschieds. Auch bei ihr ist es die Wahrnehmung des fehlenden Penis und die dadurch erregte Aggression, die im Zentrum der Abwehr stehen. Wiederum ist es der analytische Prozess, der der magischen Wiederherstellung dienen und dadurch Sicherheit gegen die Angst oder Depression in der anscheinend verwirklichten Schutzfantasie bieten soll. Die Technik solle sich daher konsequent und aktiv mit den Widersprüchen und der Angst, die sie dadurch vermeiden, befassen und so »der Magie der Illusion« entgegenwirken (ebd., S. 1153–1181).

In einer weiteren Arbeit beschreibt Reed (2001) vor allem die Konsequenzen für die Übertragung: Der Analytiker existiere bloß dafür, die Illusion zu unterstützen, letztlich die Fantasie von Allmacht und Magie und dazu, die Unterschiede zu vertuschen. Eine Folge davon ist eine radikale Diskontinuität innerhalb des analytischen Prozesses: Eine rapide uneinfühlbare, ich würde sagen, mystifizierende Verschiebungen sowie Sprünge, Brüche, auch rasch alternierende Rollenvertauschungen, die den Analytiker verwirrt, perplex, ratlos lassen und starke Aggressionen in der Gegenübertragung auslösen.

Dabei löst sich das Als-ob der Übertragung auf, die therapeutische Ichspaltung von erlebendem und beobachtendem Ich wird unmöglich, die Deutungen fruchten nichts, die Behandlung selbst wird damit chaotisch und stagnierend. Reed schlägt vor, in diesen Fällen sich ganz auf diese Diskontinuitäten und auf die sich wiederholenden Widersprüche zu konzentrieren. Das Wissen vom Unterschied selbst sei für diese Patienten traumatisch und werde durch eine Fantasie ewigen Gleichseins und Zusammenseins ersetzt:

> »Sie [diese Patienten] gebrauchen den analytischen Rahmen als Schutz, um eine Fantasie auszuleben, die den Unterschied zwischen dem Patient und Analytiker verleugnet, wobei gleichzeitig der Analytiker ausgelöscht wird, wenn er oder sie diese Wünsche nach ewiger Zusammengehörigkeit und Sicherheit nicht befriedigt« (Reed, 2001).

Der Fortschritt der Analyse hänge weitgehend davon ab, inwieweit der Analytiker die Angst vor der dahinter stehenden Hilflosigkeit erkennen und artikulieren könne. Der Bruch in der Kontinuität werde selber zum Träger der Bedeutung (»the transformation of a breach in continuity into a carrier of meaning«; ebd.).

4.8 Die Merkmale der Charakterperversion

Meiner Auffassung nach ist das ursprüngliche Konzept der Charakterperversion mit den aufgezeigten Merkmalen sehr wertvoll. Ich würde es jedoch so vertiefen, (wie es neuere Autoren getan haben), dass wir über das Paradigma des Fetischismus hinausgehen und sowohl Sadomasochismus wie Exhibitionismus und Voyeurismus miteinbeziehen.

Der Begriff der »Perversion« selbst wird wie viele andere in unserem Feld leicht im Sinne der Verurteilung missbraucht – und doch denke ich, wir können auf ihn noch nicht verzichten.

Meinen Erfahrungen folgend, stelle ich folgende Merkmale heraus:

1. Spaltung von Verleugnung und Anerkennung, das Nebeneinander von Ja und Nein – im Einzelnen: die Dominanz der Abwehr durch Verleugnung und die Notwendigkeit der gegenläufigen *(countervailing)* Fantasie.
2. Die Zentralität von Traumatisierung, gewöhnlich chronischer und schwerer Art, sowohl physischer wie psychischer Natur. Dabei spielen Beschämung durch Seelenblindheit, massive Gewalt und eine Atmo-

sphäre des Ressentiments, »mir ist Unrecht geschehen«, in den Familien eine besonders große Rolle, aber auch körperliche Schädigungen und Operationen haben eine ähnliche Langzeitwirkung. Das Trauma schafft selbst neue psychische und physiologische Realität.

3. Ein ganz wesentlicher Zug der Übertragung in der Beziehung zum Analytiker oder Psychotherapeuten ist die magische Verwirklichung jener Fantasie, die den Drohungen entgegengesetzt wird und als Illusion und Wunschbefriedigung gesucht wird. Zugleich werden die Bemerkungen des Analytikers oft ausgeblendet: Man will nicht sehen und hören, was an die traumatische Angst oder an die Über-Ich-Ängste gemahnt. Dasselbe gilt für die Außenrealität: Sie wird immer wieder in selbstdestruktiver Weise ausgeblendet.
4. Wie schon in Kapitel 2 ausgeführt, werden die zugrunde liegenden Gefahren und Verluste typischerweise sexualisiert. Das bedeutet, die verschiedenen Angstformen und depressiven Affekte werden in sehr früher Zeit schon in lustvolle Erregtheit verwandelt. Die phallozentrische Orientierung und damit der als traumatisch erlebte Unterschied der Geschlechter können als sexualisierende Abwehr gegen tiefere Affekte von Angst, Trauer und Schmerz, die aus den traumatischen Ursprungsbeziehungen in der frühen Kindheit stammen, verstanden werden.
5. Mit dem Gefühl der Seelenblindheit geht eine allgemeine Atmosphäre der Entmenschlichung der Beziehungen im allgemeinen, der Sexualität im Besonderen einher. Perversion ist unter anderem dehumanisierte Sexualität und sexualisierte Dehumanisierung. Bei manchen, besonders bei Intellektuellen, beobachten wir eine Faszination mit allem, was mit dem Tod zu tun hat. Diese Faszination am Toten entspricht einer Verherrlichung der Verdinglichung der menschlichen Beziehung durch deren ästhetische und sexuelle Umformung und Distanzierung. Diese Distanzschaffung durch Ästhetisierung ist nicht nur eine Abwehr von Todes- und Kastrationsangst, sondern der ganzen als traumatisch erlebten Realität, insbesondere die Nichtanerkennung des eigenen Schmerzes und der Liebessehnsucht durch den seelenblinden Anderen.
6. Wir stellen immer eine Verdoppelung des Selbst fest. Dabei wechseln eine sadomasochistische und eine depersonalisierte Teilidentität einander in oft verwirrender Weise ab. Das heißt, die Abwehr durch Dissoziation ist ausschlaggebend. Auch das Erleben der Welt ist entsprechend verdoppelt: Die Spaltung der Wirklichkeit wird zum Hauptanliegen: Macht wird gesucht in einem Universum von Allmacht, Ohnmacht und Leiden durch gegenseitige Demütigung und durch

Quälen – die sadomasochistische Dimension. Daneben wird ein Universum von Kompetenz, Bemeisterung und achtender Liebe gesucht.

7. Psychodynamisch erscheint mir am bedeutsamsten, neben der Abwehr gegen die traumatische Realität, die Spaltung des Über-Ichs, vor allem im Sinne der überwältigenden Scham und Schuld, dem schmalen Pfad zwischen diesen beiden Abgründen der Selbstverurteilung.
8. Die wesentlichsten Unterschiede des Daseins werden verleugnet; die Differenzierungen zwischen Innen und Außen werden aufgehoben, zwischen Fantasie und Realität, konkret und symbolisch, belebt und unbelebt, Person und Ding, zwischen Ganzem und Teil und, dynamisch besonders wichtig, zwischen männlich und weiblich, zwischen einer phallisch verstandenen Sexualität und einem viel differenzierteren und umfassenderen Verstehen des Sexuellen.
9. Auch der Verlauf der Zeit, ihr Zerrinnen und damit Veränderung überhaupt müssen verleugnet werden. Es kommt zur Verschmelzung statt zur zeitunterworfenen Getrenntheit, zur ewigen Wiederkehr des Gleichen, wie es Nietzsche seinem Wollen unterlegt hat, an der Stelle seiner schmerzlichsten Vereinsamung.

Doch nun zu einer etwas eingehenderen Fallgeschichte.

4.9 »Ein bedeutendes Stück fehlt« – Technische Probleme bei einem besonders schwierigen Fall

Ich sah Eli, einen anfänglich 32-jährigen Historiker, rund acht Jahre in zumeist fünfstündiger Analyse für über 1.286 Stunden. Ich sollte daher über einen unermesslichen Schatz von Einsichten und Zusammenhängen verfügen und seine Behandlung sollte eigentlich schon lange erfolgreich verlaufen sein. Dem war aber nicht so. Zwar waren die Stunden voll von Erzählungen, von Erinnerungen sowohl nah wie fern, von Reflektionen darüber, immer auch zu einem gewissen Maß von Gefühlen begleitet. Und doch wollten sich die vielfachen Zusammenhänge und die ungezählten Episoden nicht so recht zu einem sinnvollen Ganzen zusammenfügen. Die vielen dynamischen Erkenntnisse blieben im Wesentlichen auf die Stunde selbst beschränkt und wurden gewöhnlich sehr bald wieder von ihm und nicht selten auch von mir vergessen und führten vor allem nicht zu tieferer Veränderung. Wiederum treffen wir hier auf das Phänomen der Diskontinuität, dem wir schon in den vorherigen Fallschilderungen, speziell bei Fiona und Karin, begegnet sind. Alles blieb episodisch, wie abgetrennt von einem größeren Sinnzusammenhang. Elis Erzählen war zumeist ein angenehmes Dahinplätschern von scheinbar freien Assoziationen, die vom Hundertsten ins Tausendste führten. Der Anfangspunkt wurde rasch verloren und es bedurfte einer fast forcierten Anstrengung meinerseits, den dynamisch wesentlichen Punkt, der das tiefere Thema sein könnte, herauszugreifen oder auf ihn zurückzukommen.

Warum ich im Ganzen in die Rolle einer motivierenden, haltgewährenden Gegenwart, eines unentbehrlichen Begleiters, aber weniger eines Einsicht vermittelnden Analytikers versetzt wurde. Warum die Analyse sich so selbst zum Fetisch wandelte, wird bald aus der Geschichte klarer werden. Und es gelang uns auch, die wesentliche Dynamik dieser zentralen Diskontinuität wenigstens in einem ersten wichtigen Ansatz aufzulösen.

Er kam damals zur Behandlung, da er nicht mit seiner Dissertation voranzukommen vermochte. Was für die Analyse galt, war auch so bei der Dissertation: Es sei immer, als ob ein bedeutendes Stück fehle.

Auch nach vielen Jahren der Analyse war er mit der Dissertation noch nicht fertig geworden, obwohl er sich damit seit vielleicht 15 Jahren herumgeschlagen und unentwegt daran gearbeitet hatte. Als er unter ultimativen Terminzwang in der Universität geriet, reduzierte er zunächst einige Monate lang die Analysestunden stark und unterbrach dann während der Examensvorbereitungen die Therapie ganz, ohne sie danach jedoch wieder aufzunehmen.

Einige Jahre vor Analysenbeginn war er mit einer anderen Historikerin verheiratet, deren Fortschritte in ihrer Forschung und Dissertation zumindest ebenso schleppend wie die seinen waren und die seit Jahren ebenfalls in Psychotherapie steckte. Etwa sieben Jahre nach Beginn der Analyse wurde ihr erstes und einziges Kind geboren.

In den folgenden Abschnitten werde ich wesentliche Auszüge aus unserem Dialog bringen. Auf diese Weise kann der Leser die bedeutsamen und auch allgemein wichtigen Erkenntnisse mit- und nachvollziehen sowie die möglichen Fehler und Lücken in unserer Arbeit aufzuspüren. Denn wir können auch von den Fehlern der anderen lernen, obgleich gewöhnlich weniger als von den eigenen. Ich appelliere an die Geduld beim Leser und hoffe, dass sie sich lohnt.

4.9.1 Symptomatik

Der Patient fühlte sich damals, als er die Behandlung, zuerst bei einem anderen Psychotherapeuten begonnen und dann nach ihrem Misserfolg bei mir aufnahm, immer wieder durch Zwangsvorstellungen und -handlungen abgelenkt:

1. Er hatte große Probleme mit Konzentration, die es ihm immer schwieriger machten, an seiner Thesis und anderen wissenschaftlichen Projekten zu arbeiten; allgemeine Saumseligkeit und Unfähigkeit, etwas Begonnenes zu beenden.
2. Er war besessen von gewissen Gedanken und sexuellen Bildern, die sowohl die Arbeit wie die sozialen Interaktionen störten.
3. Dabei hatte er eine Art von Schauzwang von quasi-voyeuristisch sexuellem Charakter; bestehend aus einem Fixiert-Sein auf Frauen in der Bibliothek. In seinen Worten: »Ich brauche die Muse, Frauen, die den Stift in den Mund nehmen und daran kauen oder lutschen« oder, wie er später beschrieb, die ihm zulächelten oder einfach solche, auf die er zwischendurch schauen konnte. Dabei spielten Fantasien von magischer Macht durch dieses Schauen mit, nämlich dass sie seine Gedanken lesen und sein Inneres telepathisch erfassen würden: »My mind was open«, namentlich in Bezug auf sexuelle Gedanken oder auch Verachtung. Viel Zeit werde auch damit verbracht, die Spalten in Vorhängen zu schließen; er aber belauert weibliche Nachbarinnen durch die Spalten, um zu sehen, doch nicht gesehen zu werden.
4. Dann beschrieb er Fressanfälle, die in der Vergangenheit zu großer Adipositas geführt haben (bis 280 lbs, ca. 127 kg). Im Jahr vor dem Analysenbeginn war es ihm in einer drastischen Fastenkur, die er zusammen mit seiner ebenso adipösen Frau unternommen hatte, gelungen, sein Gewicht um etwa 90 Pfund (ca. 41 kg) zu reduzieren. Doch waren die dem Esszwang zugrundeliegenden Probleme nicht gelöst und seither hat er allmählich wieder zugenommen. Er brachte diese Essprobleme teilweise in Zusammenhang mit depressiven Episoden. Doch muss ich sagen, dass ich in diesen siebeneinhalb Jahren eigentlich keine Zeichen von richtig depressiven Zuständen wahrgenommen habe. Sicher nahm ich Unzufriedenheit wahr, Verstimmtheit, Unglücklichsein und so etwas wie Verzweiflung, Verzagtheit, aber doch nicht im üblichen Sinne Depressionen.
5. Im Lauf der Zeit trat auch der masochistische Grundcharakter stärker zutage. Dazu gab es ein merkwürdiges Vorspiel in seiner Adoleszenz, von dem er erst später berichtete. Er fand einen sonderbaren Thrill darin, sich gewaltsam zu Boden zu werfen und sich in gefährlicher Weise die Treppe hinunter zu stürzen. Dabei sei er zunächst auch in die Luft gesprungen, habe sich dann auf den Asphalt schmettern lassen

und sich dabei die Hände blutig geschlagen. Es war ein masochistisch-dramatisches Verhalten: Jemand zu sein, der leidet, der es zeigt und der eine Art Lust dabei empfindet und darin schwelgt.

6. Von seiner Kindheit malt er das Bild eines einsamen, furchtsamen Kindes, das Angst vor Hunden, vor Messern, vor Öfen und Gas, vor Feuer, vor dem Fliegen *(flying)* hat, ein extremes Unbehagen über Insekten, namentlich Bienen und Spinnen (219), später auch das eines mehr und mehr zurückgezogenen, scheuen und fetten Jungen: »Ich bin ein unglückliches fettes Kind« (261).

4.9.2 Geschichte

Zur Vorgeschichte: Eli ist der zweite von fünf überlebenden Söhnen. Doch waren drei Kinder früh gestorben, ein Bruder vor seiner Geburt an unbekannter Ursache, ein jüngerer Bruder an frühem Kindstod (SIDS – Sudden Infant Death Syndrom) und eine wesentlich ältere Schwester an Leukämie, beide als er zwischen ein- und dreijährig war.

Seine Familie war vor mehreren Generationen osteuropäisch-jüdischer Herkunft, doch spielten jüdische Religion, Tradition und Identität eine sehr untergeordnete, wenig beachtete Rolle.

Sein Vater hat eine durchaus ungewöhnliche Karriere gemacht. Er war ein guter Lehrer an der Grundschule, wurde, ich glaube, sogar Rektor. Er besaß besondere Fähigkeiten, mit Kindern zu arbeiten, die Lernstörungen, vor allem mit dem Lesen hatten. Er entwickelte Lehrhilfen dafür, die einen ungeheuren Erfolg hatten. Vor einigen Jahren konnte er seine Methode und die Lehrmaterialien für eine Riesensumme verkaufen. Allen fünf Kindern gab er einen bedeutenden Teil dieses Erlöses, sodass auch mein Patient und seine Frau sehr wohlhabend sind und eigentlich auf kein Einkommen außerhalb der Zinsen angewiesen sind. In seiner Jugend war dies aber keineswegs der Fall; er wuchs in eher bescheidenen Verhältnissen auf.

Die Mutter besorgte dem Vater die Administration. Sie sei aber, bei aller Tüchtigkeit, geschwätzig, plappere, ohne darauf zu achten, woran die anderen interessiert sein könnten. In Elis Kindheit sei sie oft dekompensiert, indem sie in Wut- und Verzweiflungsanfälle ausgebrochen sei, mit dem Kopf gegen die Wand geschlagen habe oder weggerannt sei, auch mit Suizid oder Sterben gedroht habe. Ihre Trauer und Verzweiflung nach dem Tod der beiden Kinder sei sehr schwer gewesen, habe jedoch nicht zur Hospitalisierung geführt, sondern sich eher in hysterischen Schreianfällen ausgedrückt. Er beschreibt ihre hysterischen Ausbrüche als Märtyrerin: »Ich bin deine arme, stupide Mutter, ich bin ein Idiot!«

Er fügt allmählich Wichtiges zur Charakterisierung seiner Mutter und seiner eigenen Identifizierung mit ihr hinzu: Er beschreibt sie als überstimulierend und zudringlich *(intrusive)*, ihr Schauenwollen, ihre Neugierde, ihr Lauschen *(eavesdropping)*. Er füge nun anderen das zu, was die Mutter getan habe, in einer Wendung vom Passiven ins Aktive. Das Badezimmer wurde von ihm als Raumschiff oder Bomber umgedeutet und musste als Rückzugsort vor der zudringlichen Mutter (und nun vor Frau und Analyse) dienen.

> »Die Verwechslung von *I* und *me* [oder *he* und *him* etc. – ein sehr häufiger grammatikalischer Schnitzer, der aber leider im amerikanischen Idiom heute grassiert] zeigt den Austausch von Aktivität und Passivität und wiederholt Mutters Verhalten: Sie scheint passiv zu sein, doch ist sie invasiv, indiskret. Sie hat eine Persönlichkeit, die andere entfremdet und befremdet. Ich rege mich darüber auf, dass sie andere Leute nicht respektiert und sie sie in die Enge *(box)* zwingt. Sie ist unfähig, andere Frauen als verschieden von sich selbst zu sehen. Doch hat sie tiefe Sympathie für Leute, die in Schwierigkeiten sind ... Sie ist ein lebendes *[walking] Non Sequitur.*«
>
> »Wenn Sie außerhalb der sozialen Struktur stehen, verlieren Sie die innere Struktur des Denkens und Gesprächs und werden wie die Mutter«,

sage ich.

> »Aus der Einsamkeit heraus verliere ich im Kontakt die Kontrolle, werde überschwänglich *[go overboard]*« (141–142).

4.9.3 Der Urtraum

In einer der allerersten Stunden (8) berichtet er von einem wiederholten (oder wiederholt erinnerten?) Traum oder Angstbild in halbwachem Zustand aus früher Kindheit:

> »Ich bin ein heroischer General in einem Panzer, auf einem Paradeplatz hinter dichtem Buschwerk. Ich besichtige die Truppen. Dann liege ich

> im Bett, im Halbschlaf: Ein Auge erscheint im Bettposten links, fast wie in einem Cartoon, nicht menschlich wie Felix the Cat. Ich habe Angst. Dann öffnet sich ein Törchen darunter, ein kleines Mädchen rennt heraus oder aus dem Auge. Es wird dann aber zurückgezogen, ins Auge hinein und verschwindet. Das Mädchen wurde hereingesogen und schrie. Das Wichtige war das Auge. Ich gehe schreiend zu den Eltern.«

Auch in frühen Stunden erwähnt er weitere Gedanken über diese Urerinnerung:

> »Wieder das Auge und Schauen und Angeschaut zu werden. Das sterbende Schwesterchen, die kontinuierliche Suche nach der verlorenen Schwester. Die mörderischen Wünsche waren erfüllt. Schuld und magische Restitution durch das Suchen der Frauen mit dem Auge. Das Auge und das Kind– es ist ein verzehrendes Gewissen *[a devouring conscience]*«,

und fügt an:

> »Der jetzige Schauzwang ist selbst auch verzehrend und bedeutet Schutz dagegen, dass ich nicht verschlungen würde.«

Das verzehrende Auge des Gewissens ist ein Zentralsymbol. Es wird umgewandt: Er verzehrt die anderen mit dem Auge – zu sehen, bevor er angesehen wird – und zwar mit Vorwurf und Beschämung. Eine ähnliche Funktion habe der Esszwang: An die Stelle des Auges trete der Mund. Die magische Verwandlung bestehe darin, dass es Macht statt Hilflosigkeit, sexuell erregend statt vorwurfsvoll sei. Es handelt sich um den erbarmungslosen Gewissensdruck, die Last der Autorität (27–28).

Er ergab sich als Kind mehr und mehr dem Essen, da er keine Freunde mehr hatte, als er aus der einen Schule in eine andere wechseln musste. Er habe gegessen aus Ressentiment darüber, ausgeschlossen zu sein.

Doch bleiben diese Erkenntnisse weitgehend intellektuell und werden auf die Dauer wenig wirksam. Ebenso geht es mit dem sicherlich höchst relevanten Zusammenhang seines Schauzwangs mit dem Schauen nach der abwesenden depressiven Mutter: Sie zu trösten, ihre emotionale Gegenwart hervorzulocken, ein Lächeln. Dies war also nicht so sehr eine sexuelle, sondern eine Rettungsfantasie: Mithilfe des Sehzwangs soll die abweisende, strenge, depressive Mutter zur liebenden, billigenden und schützenden Mutter verwandelt werden.

Das Erzählen, *chronicling*, oft eine Art des nicht sehr reflektierten, obwohl recht intelligenten Drauflosplapperns, scheint eine Versuch zu sein, die innere Leere zu füllen, die Abwesenheit des Anderen, wie er es nennt »die Schwatzhaftigkeit als Kontaktsuche«. Er spricht von klaffenden Wunden *(gaping wounds)* durch verlorene Freundschaft und klaffenden Wunden am weiblichen Körper. Das Schwatzen *(rambling)* fülle die Leere, das Loch, den Verlust.

4.9.4 Sexualität und Ehe

Wie steht es mit seiner Sexualität?

Seine Arbeitsstörung habe eigentlich erst damals eingesetzt, als er zum ersten Mal sexuell aktiv wurde, also um die Mitte der zwanziger Jahre. Mit der Frau komme die Angst von Samson vor Delila, die entmännlichende Wirkung der Intimität.

> »Seit ich die Kontrolle über meine inneren Triebe verloren habe, büßte ich meine Selbstdisziplin ein. Das Erwachen meiner Sexualität bedeutete Entmännlichung, Kastration meiner geistigen Kraft ..., dass ich nur enttäuscht sein konnte, da ich die Frau zu so mythischen Proportionen aufgebaut hatte« (79).
>
> »Statt, dass ich die Sexualität erkundete, wurde ich fett. Ich entfremdete mich von meinem Körper und bestätigte mir, dass ich mich nicht daran beteiligte. In der Fantasie wäre Sexualität nur bei einer Katastrophe möglich gewesen, einem Erdbeben, wo ich zusammen mit einem Mädchen verschüttet wäre. Das innere Verbot würde durch göttliches Einschreiten außer Kraft gesetzt« (586).

Sexualität sei zwar attraktiv, aber gefährlich und musste durch sehr strenge Regeln eingebunden werden. Was ist die Gefahr? Selbstverlust, Verlust der Identität, behauptet er. So habe er nicht einmal vor seiner ersten sexuellen Erfahrung mit etwa 23 Jahren masturbiert. Er hatte sich extreme Selbstverbote auferlegt und Intellektualisierung als Schutz benutzt: die intellektuelle Macht als Messer (81).

Zwar ist er verheiratet, doch ist die emotionelle und körperliche Intimität sehr eingeschränkt, wie er es empfindet, durch die sehr oft mürrische, emotional stark abweisende Einstellung seiner Frau. Er empfindet ihr gegenüber, wie es sich allmählich im Verlauf der Jahre herausstellt, sehr viel Ärger und Ungeduld und sie ist in doppeltem Sinne eine wichtige Übertragungsfigur: Einerseits ist viel Vorwurf über Versagung, emotional Zurückhaltung und Passivität von mir auf sie verschoben; andererseits ist sie eine Gestalt, die er in gewissen Hinsichten nach seiner Mutter gewählt hat, in einer Überspitzung, die jener schon erwähnten magischen Verwandlung dienen soll. Er sehe die Ehe als ein Bündnis von Ausgeschlossenen *(alliance of outcasts)*:

> »Wenn ich sie annehme, wird sie mich annehmen. Wir beide verachten uns selbst und den anderen und schämen uns über uns selbst« (561).
>
> »Es ist geteilte Scham: zwei schambeladene fette junge Leute, die Bindung durch Scham *[the bond of shame]*.«

Die Scham über Mutter und Zuhause wiederholt sich in der Ehe (790).

Zwar hat er viele Wunschfantasien, eine bessere Partnerin zu finden, eine Frau, die lebhafter, emotional und geistig regsamer und austauschfreudiger und wohl auch weniger übergewichtig wäre. Dabei sind es vor allem Frauen aus Ostasien, die ihn mit fast fetischistischer Macht anzuziehen vermögen. Das gilt übrigens auch bei seinen Schauzwängen. Diese Vorliebe ist ihm selber rätselhaft und müsse eine tiefe Bedeutung haben. Doch fühlt er sich zugleich an seine Frau gebunden, der Treue verpflichtet und hat sich, aller Enttäuschung und Wut zum Trotz, in keine Affären mit anderen eingelassen.

4.9.5 Abwehr durch Intellektualisierung

Doch ist es offenbar, in welchem Ausmaß er fast zeitlebens die Abwehr durch Intellektualisierung, also durch Isolierung, gegen traumatogene Affekte benutzt hat. Er beschreibt, wie die Worte und die Namen, wie jenes Suchen des Gesichts (überhaupt das oft geschäftige Aufsuchen von Leuten, von Gesprächs- und Schwatzpartnern) dem Schutz gegen die Trauer, gegen das Betrauern, gegen das Weinen dienen sollen. Innerlich sei es ein Festhalten an etwas, das unemotional ist: an Namen statt Gefühlen – aus Angst, die Kontrolle über die Emotionen zu verlieren. Es sei der Schutz durch Intellektualisierung, das Sich-Anklammern an Worte, aus der Angst vor der eigenen Gewalttätigkeit, »dass ich die Schwester mordete« (90). Dahinter lauert die Allmacht des Inneren, Geistigen: Gedanken könnten töten und beim Schauen wolle er sich versichern, dass Liebe, Annahme, Schutz und sexuelle Anziehung nicht weggehen. Er denkt, wenn seine Dissertation einmal vollendet sei, komme sie einem Frontalangriff auf die andern Mediävisten (Mittelalterhistoriker, B. S.) gleich. Er könne nicht in Kontakt treten mit seinen Gefühlen und verliere sich stattdessen in Bergen von Information (220).

Sein Arbeiten an der Dissertation wird auch durch das Kleben an den Worten und Einzelformulierungen endlos verzögert. Jeder Satz der alten Chronik wird interpretiert und überinterpretiert, als ob es sich um einen heiligen Text handelte. Wie Casaubon in G. Eliots *Middlemarch* (1872) verliert er sich in den Vorarbeiten größter Akribie und vermag den Wald vor lauter Bäumen nicht zu sehen. Dabei wird auch deutlich, wie in unbewusster Weise das Geschichtsstudium die Verluste der frühen Kindheit ersetzen (91), die Toten wiederbeleben, den Tod ungeschehen machen und das Vergessen aufheben soll. Diese Magie der Erinnerung und der Durchdeutung wird dem zu Hause herrschenden ebenso magischen Verbot der Erinnerung entgegengestellt: Das Studium der Geschichte sei seine Rebellion gegen den Vater, der sagt: »vergangen ist vergangen« (100).

> »Der Vater war der Wächter, der das Tor der Erinnerung verschloss *[the father as guardian who locked the gate of memory]*« (1.064).

Der Verlust der Kontrolle über seine Gefühle sei beängstigend; er könnte wie die Mutter verrückt werden — oder wie der demente Großvater, der seine Frau mit dem Kissen zu ersticken suchte. Zwang verhüllt Wut, Wut versteckt Gram, Gram versteckt Sehnsucht nach Liebe und Zärtlichkeit – wiederum die unheilbare Wunde. Es handelt sich dabei um traumatogene Affekte. Entsprechend spricht er schon früh (73) von einer Flut von Gefühlen: Die Emotionen verschlingen die Kinder, die Aggressionen strömen aus den Augen ohne Kontrolle *(leaking)*, eine Überschwemmung von Wut, der innere Hitler. Er erinnert sich an starke, weitgehend zurückgehaltene Eifersucht auf seine Geschwister. Dazu passt die Sequenz:

> »Ich habe Probleme mit Aggression, mit Wut, Rache und Hass – ich wende sie gegen mich selbst als Depression – ich distanziere mich davon mit Hilfe von Bildern und Worten« (94).

Zu diesem Thema der Intellektualisierung zitiere ich eine Mikrosequenz (482):

> »Ich neige dazu, überall Zurückweisung *[rejection]* zu sehen. Ich bin dafür überempfindlich. Das Gefühl der Wut *[anger]* ist gestaut

[bottled up]; stattdessen fühle ich Leere, Sperrung *[shutdown]*. Dann kommt das Bild der Fantasiefrau, die mich von meiner Einsamkeit erlösen würde *[salvage my loneliness]*, rettend, tröstend. Danach das Bild meiner Schwester oder eher das des kleinen Traummädchens, das vor dem Auge im Kinderbett wegrennt. Aber bei all dem ist kein wirkliches Gefühl vorhanden. Ich halte Ausschau nach einer großen Schwester, die aber aus meinem Blick entschwunden ist, vor dem Auge weggerannt, vor meinem Auge, verschlungen *[sucked back]*. Mein Schauen ist mit der Einsamkeit verknüpft, eine Gewohnheit, abgespalten von den Gefühlen. Ich suche, wo meine Gefühle sind, achte auf meinen Körper, das Grauen im Magen, doch ich vermag sie nicht zu finden.«

»Im Zusammenhang mit dem Verlust der Schwester, dem Grauen und der Trauer zu Hause.«

»Den Panikanfällen meines [ältesten] Bruders. Es erscheint hier im Zusammenhang mit meinem [bevorstehenden] Auftreten *[performance]* bei der Konferenz.«

»Und dem Gefühl der Blockierung.«

»Leistungsangst *[performance anxiety]*. Ich gehe in meiner stupiden Weise vor: Ohne Skizze *[outline]*, ohne mich mit der Literatur vertraut zu machen, unorganisiert und dann blockiert, ohne zu wissen, wohin ich gehe.«

4.9.6 Erotisierung der Aggression

Eli setzt den Schauzwang in Beziehung zu regressiven Aggressionen gegen die schwangere Mutter: Das Saugen am dicken, fetten, gelben Schreibstift wird mit der Einverleibung des Penis und dem Schwanger-Werden gleichgesetzt; dem Bild folgen Hass und Wut:

> »…den Bauch aufzureißen und die Person, die drin wohnt, herauszulassen«

(gegen das Selbst gerichtet, doch eben auch als Wut auf die schwangere Mutter, gegen ihren Körperinhalt). Die gegen die Frau gerichtete Wut erscheint in sexualisierter Form: Die Frau, die den Penis abbeißt. Das Anstarren birgt so die verdrängte Wut auf die Frau = die Mutter, hinter einer schützenden Fassade von ihr als Retterin und Muse, um nicht die Wut zu sehen und sehen zu lassen.

»Ich habe definitive Wut, die ich in erotische Energie übersetze«,

ein erotisiertes Bild von der Mutter, als sexuell spielend, lasziv, neckend. Auf der anderen Seite stehen ihre Wut und seine Furcht, sie verliere den Verstand. Sie droht mit einem Sägemesser in der Küche, hat die Kontrolle verloren, ist beängstigend: »Ihr macht mich so wahnsinnig!« Das sei so fundamental unfair gewesen (125–126).

Er verbindet den Schauzwang mit jenem Urbild des zurückgesogenen Mädchens, als ob er sagen möchte: »Das Auge im Bettpfosten verschluckt das Mädchen oder den Penis. Ich aber schaue jetzt auf den Mund, um zu sehen, ob er den Penis verschluckt, und um sicher zu machen, dass dies nicht geschieht.« Der Zwang dient also der Schutzfantasie, dass die Frau den Penis zwar in den Mund nimmt, ihn aber nicht abbeißt. Es ist die Zusicherung: Der Penis geht nicht verloren, im Gegensatz zu den Frauen, die ihn verloren haben. »Ich will, dass die Frau es bestätigt, dass ich den Penis noch habe und sie ihn nicht wegnimmt, sondern ihn bewundernd anschaut. Obwohl sie eine klaffende Wunde hat, nimmt sie ihn nicht weg.«

Die voyeuristischen Akte sollen dazu dienen, der nackten Frau zu versichern, sie habe den Penis nicht verloren und werde ihm den seinen somit nicht abbeißen. Darum ist er auch besessen vom Bild des oralen Sex, der Fellatio. Das Wesentliche dabei ist die Anbetung durch die knieende Frau, wobei der Penis sichtbar bleibt, während beim Verkehr die Unterscheidung zwischen Vagina und Penis fast vernichtet erscheint (149). Er behauptet übrigens, er habe nie den elterlichen Geschlechtsverkehr beobachten können. Sie haben die Türe immer verschlossen gehabt. Den Vater habe er zwar oft nackt gesehen und dessen großen Penis (*die Schlang* auf jiddisch) mit Neid mit seinem eignen als viel zu kleinen verglichen, nie aber die Mutter. Er ist übrigens auch heute noch überzeugt, sein Penis sei unverhältnismäßig klein, und er beneidet die anderen Männer um deren bessere Ausstattung.

4.9.7 Identifizierung mit dem Opfer seiner Verachtung

Ein eng damit verbundener Inhalt ist seine Identifizierung mit der entwerteten Mutter, die in seinen Worten undiszipliniert sei, selber zu viel esse, sich verschlafe, unordentlich und schwatzhaft sei und der sozialen Einfühlung und *graces* entbehre. Er habe ihren Sarkasmus, ihren unablässigen Wortschwall, ihre Logorrhö übernommen. In seinem eigenen Dicksein wird er auch der schwangeren, doch zugleich verachteten Mutter gleich. Auch wehrt er so seine Eifersucht auf sie ab, da sie weitere Kinder gebar und ihn vernachlässigte, er dadurch viel verpasste *(missed out)* und sich betrogen *(cheated)* fühle, was sein Ressentiment entfachte. Diese Ähnlichkeit mit ihr, die Eli empfand, ist ein sehr entwerteter Teil der eigenen Identität (186, 215, 1028–1029), den er durch die intellektuellen Prätentionen zu überdecken und auszulöschen sucht. Er füge anderen zu, was ihm angetan worden sei (1.029). Er verachtet diesen Teil, die Mutter, Frauen überhaupt und bemüht sich dann durch eine starke Reaktionsbildung, sich politisch-ideologisch ganz mit ihren Anliegen zu identifizieren.

Er fragt sich: Die Mutter nehme als Märtyrerin die Schuld auf sich und manipuliere damit die Schuldgefühle der anderen *(using selfblame to blame others. Deep underground connexion between looking frenzy and sense of guilt)*:

> »Ich möchte die Mutter erdrosseln.«

Sucht er sich, so können wir uns fragen, mit seinem Sehzwang *(looking frenzy)* zu vergewissern, dass er die Frau nicht getötet oder verletzt hat?

> »Mein inneres Selbst ist wie ein schwarzes Loch, das die Dinge in seinen Wirbel hereinsaugt – die innere Dunkelheit, Angst vor dem Tod, Angst vor der Einsamkeit, Angst vor dem Traumauge: Ich bin beruhigt, dass ich die Frau nicht durch meine Blicke ermordet hatte« (230).

4.9.8 Geheimnisse und das »böse Auge«

Dem entspricht das Nicht-wissen-Dürfen, die Geheimhaltung, das Verstecken daheim: Solche Geheimnisse, die sorgfältig verhüllt blieben, waren Mutters Nacktheit, die ihm unverständliche Sprache, das Yiddisch, die Familiengeschichte:

> »Nacktheit, Sexualität, Scham, Sprache und Tod sind alle miteinander verbunden. Angst, die Abwehr des Vaters zu brechen. Mutter beschuldigt *[blame]* den Vater ständig, besonders in Bezug auf Bau, Umbau, Einrichtung des Hauses. Angst vor der Irrationalität, der Psychose daheim« (250).

Ist die Sequenz die, dass sich hinter der Sehwut *(looking frenzy)* die gegenseitigen Vorwürfe verbergen, wie diese sich gegen den Hintergrund der allgemeinen Irrationalität, der *meschuggas*, daheim abspielen und eine mörderische Wut in ihm gegen seine Mutter und ihre massiven Wutausbrüche entfachen und all dies im Wissen um die toten Kinder? Es seien gleichsam konzentrische Kreise mit dem Fokus auf den Augen, auf dem Töten durch die Augen, dem Verschwinden-Machen durch das Sehen und dies aufgrund des alten Glaubens in der Familie an die Macht des »bösen Auges« (vor allem aufseiten der Großmutter mütterlicherseits (163–164); Kap. 3). Überhaupt bestehe ein riesiger Lagerraum *(giant store room)* von unbewusster Schuld. Im Sehzwang suche er sich zu vergewissern, dass er nicht schuldig sei. Durch die Anklammerung sucht er Verzeihung, Absolution. Das Urbild vom Bettrand und -pfosten und dem hilferufenden Mädchen sei ein Bild der Schuld (193).

Groll auf den Vater wechselt mit tiefer Sehnsucht nach ihm:

> »Der Vater patrouilliert die Grenzen der Familienerinnerung; er schützt gegen den Gram *[grief]*, vermag keine andere Emotion als Ärger *[anger]* und Frustration auszudrücken. Daraus wurde das geschwätzige Kind und der Mann, der in Monologen schwelgt und jetzt nichts beendet *[dithers]*, aufschiebt, die Zeit vertrödelt … Als Kind war ich sehr neugierig *[inquisitive]* und schwatzhaft, fragte immer warum, um die Eltern für mich zu engagieren, da sonst ein Mangel an Gefühlen in der Beziehung bestand … Angst, von Gefühlen überwältigt zu werden, besonders von Trauer und Weinen …« (234).

Der Ambivalenzkonflikt dem Vater gegenüber wird intensiv bewusst: Es ist stark der ursprünglich intime Kontakt mit dem Vater, den er sucht, zum Beispiel in sozialen Interaktionen (235).

> »Die Mutter war ein zerbrechliches Gefäß, das der Vater beschützen musste. Sie verlor immer ihre Selbstkontrolle … Er erstickte die Erinnerung und ich hasse ihn dafür … Ich habe ein großes Ressentiment gegen ihn. Er benutzt Mutters Schwäche gegen sie, er bestätigt ihre schlimmsten Befürchtungen, in Beziehung auf den Kontrollverlust und das Gewicht … Er blockiert Information und Emotion. Mit meinem Dithering [Fehlerdiffusion, Technik in der Computergrafik; B. S.] bei der Dissertation spiele ich die Mutter gegenüber dem Vater … Ich sehe, dass ich Mutters Rolle absorbiert habe und andere Leute zu meinem

> Vater mache. Teil der Freude *[thrill]* beim Schauen ist, dass ich andere Männer fernhalte« (237–240).

Der Vater ist, wie gesagt, ein sehr erfolgreicher Schriftsteller und Geschäftsmann. Eli handelt so, als ob es absolut verboten wäre, mit ihm in Wettstreit zu treten *(compete)*, sowohl im Schreiben wie darin, sich den eigenen Lebensunterhalt zu verdienen; als ob es untersagt wäre, erwachsen zu werden und ihm seinen Platz wegzunehmen *(usurp)*. Wenn der Vater so überaus erfolgreich ist, muss der Sohn versagen. Dabei hegt er tiefe Liebe und Bewunderung ihm gegenüber. Dies wird in der Übertragung wiederholt. Doch damit geht die Angst einher, selbst Mann sein zu dürfen.

> »Die Bewunderung macht es schwierig, meine Wut auf ihn auszudrücken ... Wenn ich mit ihm in Konkurrenz trete, überkreuze ich seine Lebensbahn *[trajectory]*; es handelt sich um Tod: der Vater soll vor dem Kind sterben. In meiner Familie sterben die Kinder vor dem Vater. Erst mit dem Tod der Großeltern setzt die natürliche Ordnung wieder ein ... Wenn man sich übel verhielte, verschwände man aus dem Haus, man stürbe. Der Vater habe die letztgültige Macht.«
>
> »Dass der Tod als Bestrafung immer um die Ecke herum lauere.«
>
> »Noch jetzt fühle ich mich eingeschüchtert: Als ob die Macht des Vaters noch bis in dieses Zimmer reichte ... Jetzt ist die Mutter in mir wieder auferstanden und ich greife den Vater in mir an ...«
>
> »Es war der Konflikt dazwischen, dass Sie ihn sich als Beschützer beizubehalten suchten, Sie ihn bewunderten und liebten; andererseits wollten Sie mit ihm konkurrieren, doch das bedeutet seinen oder Ihren Tod –«
>
> »– und den Verlust des Schutzes gegen den Schmerz und den Tod.«
>
> »In einem tiefen Sinn stand der Vater zwischen Ihnen und dem Tod« (241).

Dazu kommt die sexuelle Rivalität, die wiederum mehr intellektuell als gefühlhaft erfasst wird: Er spricht von Schuldgefühlen beim Geschlechtsverkehr, als ob dieser eine Usurpation von Vaters Rolle wäre: »Mann zu werden, heißt, ihn zu ersetzen.« Und in seinen ersten Verhältnissen waren die Frauen immer viel älter. Dazu komme das Ressentiment über die Größe des Penis des Vaters *(Schlang)* und die Kleinheit des seinen (242). Die entscheidende Abwehr ist in diesem Zusammenhang die Vermeidung der Wendung vom Aktiven ins Passive:

»Aktivsein ist zu gefährlich; es ist nötig, abhängig und passiv zu bleiben« (264).

Die Gefühle dem Vater gegenüber sind gespalten: Verachtung, wenn er ihn von Nahem sehe, Respekt und Bewunderung aus der Distanz. Als Ergebnis dieser Ambivalenz sei er schachmatt gesetzt, gelähmt. Der Vater wird sowohl als miserabler Versager *(abject failure)* wie als über die Maßen erfolgreich *(imperial success)* dargestellt und mutatis mutandis gilt dies auch für die Mutter (und in versteckter, ungenügend bearbeiteter Weise auch für mich). Er fügt hinzu, wie schwer es sei, die Erwartungen durch Leistungen zu erfüllen. Und er begegnet dem Gefühl des eigenen Versagens mit dem Versuch, den Vater zu verspotten, ihn zu bagatellisieren, seine Rolle als Beschützer lächerlich zu machen (255–256). Er spricht vom Neid auf den Vater, der sich der Bewunderung beimischt: Er fühlt sich vor dem Vater klein; so versucht er, ihn klein zu machen. Der Vater mache sich über jeden lustig, könne nicht zuhören, sondern gebe Vorlesungen. Und so ist Eli einer, der sich in kaum zu unterbrechenden Monologen ergeht und wenig anderen zuzuhören vermag. Es ist, mir noch nicht fassbar, auch ein hauptsächlicher Widerstand in der Analyse.

4.9.9 Spaltung im Objekt- und Subjektbild als Abwehr gegen Neid

Die Spaltung im Vaterbild ist der Gegensatz zwischen Idealisierung und Verachtung. Das Resultat ist Einschüchterung, Verwirrung, Lähmung und eingetrübtes Denken *(muddied brain)*, tiefe Verachtung der Frau und Mutter, aber auch Suche nach ihrer mysteriösen Macht. Die Mutter stehe als neidische Frau vor ihm, doch identifiziere er sich mit ihr, um den Vater anzuziehen. Um nicht neidisch zu sein, muss er mich zum Versager machen und damit letztlich auch den Vater, der ihm die Millionen gegeben hat: Alle die Millionen verhelfen freilich weder ihm, Eli, noch dem Vater zum Erfolg: Es ist Elis masochistischer Triumph. Indem er dem Vater und mir den Erfolg versagt, versucht er zugleich auch sein eigenes Gewissen nieder zu halten, das dann aber in äußeren Autoritäten wieder erlebt wird, bekämpft und besiegt werden muss.

Mit dieser Doppelheit im Elternbild geht eine Selbstverdoppelung, eine doppelte Identität in Form einer inneren Spaltung zwischen dem spöttischen, zynischen, ironischen Selbst und dem verurteilten Selbst als passiv, wirkungslos, untalentiert und langsam einher (291). So frage ich mich, ob nicht sein

Niedergang dem Erfolg des Vaters folgen solle? Pseudostupidität als Abwehr gegen Neid (513)? Eli meint:

> »Wenn ich mich selbst besiege *[defeat]*, dann stehe ich mit allen anderen nicht im Wettstreit *[compete]* und vermeide Neid, Eifersucht und Triumph. Der Esszwang, die Fettheit schaltet die Sinnlichkeit aus *[obliterates]*« (515).

Doch vertieft sich diese Analyse:

> »Es ist beängstigend, wie zuhause die Grenzen so durchlässig sind, sich die Identitäten verschieben ... Es ist ein Denken in Kategorien, das Zuschreiben bestimmter Definitionen ... Ich fühlte mich immer von meinen Brüdern betrogen. Ich muss angeklagt werden, um zu fühlen, dass ich jemand bin. Kategorisierung bot Ordnung im Gewirr der Irrationalität und der Anklagen. Mein eigenes Zimmer war eine Oase der Ordnung. Anklage = Unordnung = Vorwürfe-Machen ... Die formalen Aspekte schufen Ordnung aus dem Chaos« (260).

4.9.10 Abwehr der Kastrationsangst durch Verleugnung

Ein für die Zukunft unserer analytischen Arbeit entscheidend wichtiger Traum folgt im weiteren Zusammenhang von Rivalität und Rückzug:

> »Eine Studentin pisst ins Urinal mit einem Penis. Als Kind hatte ich einen Traum, wo Frauen Penisse hatten.«

Es handelt sich um Verleugnung, dass sie anders sind: Den Frauen mangelt es nicht an einem Penis und sie bluten nicht. Es ist anzunehmen, dass es mehr Angst und weniger Ignoranz gab. Warum ist es also so gefährlich, zu konkurrieren und aktiv zu sein? Aus Kastrationsangst. Es ist ein blutiger Stumpf oder Stummel, ein getrocknetes blutiges Loch (265).

> »Die Frauen sind mein kastriertes Selbst, sind Spiegelbilder von mir, aber stellen ein entmächtigtes *[disempowered]*, passives Ich *[me]* dar. Ihr Saugen am Stift bestätigt, dass ich einen Penis habe.«

In Wirklichkeit bestätigt jedoch sein Bild (in Traum und Zwang) eher, dass die Frau trotz allem phallisch ist, es also sehr stark der Verleugnung zu dienen hat. Er spricht von seiner Furcht vor dem Erfolg als einem Triumph über den Vater und der Drohung der Kastration als Vergeltung dafür und damit vom Wunsch, den Vater zu kastrieren wie Saturn (266). Er sei einem gestrandeten Walfisch gleich:

> »Ich bin nicht gefährlich, ich bin kein Konkurrent; ich bedrohe nicht meinen Vater; ich bin nicht neidisch oder eifersüchtig«,

so beschreibt er seine Selbstkastration (332). Die Fellatio-Fantasie und der Schauzwang sind assoziativ verbunden: die Frau herauszufordern, ihm den Penis abzubeißen:

> »Schau, du saugst, du beißt nicht. Ich bin nicht kastriert.«

Im selben Zusammenhang spricht er aber auch wieder über seine Scham über den zu kleinen Penis (958–959).

4.9.11 Das Ressentiment und die Schuld

Doch das Problem des Wettstreites und des damit einhergehenden Gefühls der Ungerechtigkeit geht weiter und tiefer:

> »Mutters Ressentiment, ihr Neid und ihre Verachtung stellten einen großen Teil dessen dar, worüber sie sprach. Sie hatte eine feindliche Einstellung gegen die Reichen und troff vor Sarkasmus. Sie ist selber sehr kompetitiv« (518–519).

Er erwähnt dabei seinen Neid auf mich; zugleich äußert er aber auch idealisierende Lobgesänge, um nichts Negatives zu fühlen oder zu denken oder zu sagen, beim Vater wie bei mir.

> »Wie kann ich es mir leisten, Neid, Eifersucht, Wut oder Angst zu fühlen, wenn meine Mutter sich so am Rand fühlt?«

Viel später und fast beiläufig erwähnt er auch die ausgesprochene Feindseligkeit seiner Mutter gegen ihren so überaus erfolgreichen Ehemann, ihr Ressentiment und ihren Neid ihm gegenüber. Es habe daheim ständigen Streit gegeben. Sie sei eine grollende, tadelsüchtige, höhnische, sarkastische Frau, die sich über die reichen *bitches* auszulassen pflegte:

> »Ich hatte mehr Angst um ihre geistige Gesundheit als davor, was sie mir antun könnte« (809).

Die Haltung Elis von Passivität und die Angst vor der Kastration scheinen in einem radikalen Gefühl innerer Leere zu kulminieren:

> »Ich bin tot im Zentrum. Es ist wie in einer Zwiebel: Nichts ist dort, wenn die Schichten weggeschält werden. Es gibt nur die sozialen Rollen. Die ganze Kreatur wird von der Umwelt bestimmt. Das aber ist eine Haltung totaler Passivität, wie bei der Mutter: Passivität als Waffe *[No mind, no brain, no opinion]* ... Die Mutter lässt einen nicht den Erfolg genießen. Sie kann sich am Leben aus ihrem schuldigen Gewissen heraus nicht erfreuen, da die Kinder gestorben sind.«
>
> »Und Sie teilen ihr schuldiges Gewissen«,

sage ich.

> »Sie haben sich mit ihrem Gewissen identifiziert, und lassen sich davon niederdrücken, so als sagten Sie sich: ›Ich kann es mir nicht erlauben, mich über Leben und Erfolg zu freuen, da meine Mutter leidet und sich nicht freuen kann‹« (287).

Parallel zu dieser Schuldidentifizierung sei er auch mit der unordentlichen, undisziplinierten, faulen und dicken, schwatzsüchtigen und distanzlosen Mutter identifiziert und verachte sich für diese Teilidentität, erklärt er (296). Er schütze sich vor seinen Aggressionen gegen sie und bewahre sie als eine gute Mutter, indem er es auf sich nehme, der Idiot, der Masochist zu sein, sich zu verdummen wie die verachtete Mutter, seine Pseudostupidität, auch das Taub-, Blind- und Dumm-Sein im Sexuellen (605–606). Das Schauen selbst ist auch eine Form der Verachtung (gepaart mit Bewunderung und sehnsüchtigem Suchen (298).

Es ist freilich mehr als nur diese übernommene Schuld, mehr als diese Selbstverachtung für seine Identifizierung mit der verachteten Mutter, vielleicht sogar mehr auch als die Schuld für seine Rivalitätsbedürfnisse. Die Selbstverurteilung reiche sehr tief und sei sehr umfassend. Er nennt sein Monologisieren einen Versuch, wegzukommen vom unerträglichen Gewissensdruck; er lädt Bestrafung ein. Ebenso steht es mit seiner Arbeitssabotage. Er habe zu viel, nicht zu wenig Gewissen; es erinnere an das Auge im Bett, an jene Wachhalluzination. Mit sechs stahl er ein Zuckergebäck *(candy)*, ging dann aus Schuldgefühl zurück, um es zu bekennen und dafür zu bezahlen, aber niemand war an der Kasse. Er legte das Geld hin und rannte davon. In Abwandlung und Umkehrung eines Wortes von Präsident Bush (dem 41. Präsidenten: »the thousand points of light«) habe er tausend Punkte der Dunkelheit, um sich zu bestrafen. Das Gewissen verurteile ihn zur Einsamkeit und er suche Verzeihung. Das Auge symbolisiere jetzt wie damals das Gewissen: Er will das drohende Auge in das beruhigende, liebende, billigende verwandeln als Abwehr von Todeswünschen und Verachtung und so Verzeihung für die Schuld für Neid und Eifersucht erlangen. Das Suchen nach dem Auge bedeute: »Alles ist verziehen, ich werde dich nicht verlassen« (521).

Auch in Bezug auf das Thema von Verachtung und Scham zeigt sich eine faszinierende Doppelheit und Inversion: Bei den Frauen versteckt er die Verachtung hinter sexuellem Interesse, während er bei der Mutter das sexuelle Interesse hinter der Verachtung versteckt. Es ist ein Chiasma (eine Überkreuzung), das ebenfalls eine Zentralfigur in seiner Textanalyse ist, wie wir schon beim gewählten Titel der Dissertation, *Representation of authority and authority of representation*, feststellen können! (296). In der Bibliothek empfinde er deshalb diese Doppelheit:

> »Wie tief ist meine Bewunderung, wie dankbar bin ich für ein Lächeln vom Olymp, doch wie tief ist meine Angst davor, dass die Frauen die Verachtung dahinter spüren könnten!«

Dies ist die Wendung der Aggression gegen das Selbst in Form von Scham: selbst verächtlich zu sein (511).

4.9.12 Die Feuerwand

Seine Wut sei mörderisch, immens, wie eine Atombombe, doch völlig unterdrückt, aus Angst vor dem Verlassenwerden. Er spricht treffend von einer Feuerwand gegen das Fühlen und das Tun, nicht gegen die Erinnerung, von seiner großen Selbsterwartung und der ebenso riesigen Scham über sein Versagen und die gewaltige Sehnsucht nach Bewunderung:

> »Es ist zu gefährlich, erfolgreich zu sein und den Rivalen zu beseitigen in einer Familie, wo die Geschwister gestorben sind« (535).

Das Bewundert-Werden soll der Abwehr gegen den Neid dienen, etwa im Sinne von:

> »Ich darf und muss nicht neidisch oder eifersüchtig sein. Im Gegenteil, ich werde ja bewundert.«

Im Sehzwang herrsche die Schutzfantasie:

> »Ich werde bewundert, jetzt kann ich arbeiten« (541).

Doch was verbirgt sich hinter dieser Feuerwand? Wir beobachten den inneren Zusammenhang:

1. ist es der innere Richter, der grausam und sehr streng ist;
2. richtet er sich gegen die Wut, den Neid, die Rachsucht und vielleicht ganz besonders gegen das Ressentiment;
3. ist er zwanghaft auf der Ausschau nach einem lächelnden, liebenden, verzeihenden Gesicht, sowohl um den durch die Wut verursachten Schaden ungeschehen zu machen wie als Gegengewicht zum inneren Richter.

Er sucht nach einer Frau, die urteilsüchtig und abweisend ist, und die er in ein lächelndes Auge der Verzeihung verwandeln könnte. Doch nun vermag er immer weniger Tropfen aus der trockenen Zitrone zu pressen. Seine Frau erlebt er wie seinen innerer Richter und er übt eine ähnliche Funktion ihr gegenüber aus in seiner eigenen »kritischen Sensibilität«, wie er bemerkt. So stecken sie in einem schrecklichen Circulus vitiosus (623). Und er fährt fort:

> »Ich bin ein harter Richter. Meine erste Reaktion ist nicht Sympathie, sondern Urteil. Ich habe eine Geschichte, sarkastische Kommentare zu machen. Durch mein Schauen versuche ich, dem erbarmungslosen Blick meines eigenen inneren Richters zu entrinnen, indem ich nach Frauen suche, die beruhigend und annehmend wären. Meine Frau könnte dies erfüllen, aber sie will nicht. Sie ist eine Schlange« (624–625).

Fellatio, »dieser unaussprechliche Akt«, und der Schauzwang haben zwei Züge gemeinsam: den Blick von Überraschung, Bestätigung und Ehrfurcht *(awe)* und das Saugen (727).

4.9.13 Übertragungsaspekte

Übertragung als Bündnis:

> »Ich wende mich Ihnen als einer Person zu, die mich gegen meine verrückte Frau schützt«,

wie es der Vater angesichts der unkontrollierten Mutter tat (736). In der Tat nimmt meine Beteiligung an seinem Groll und ehelichen Unglück einen quantitativ breiten Raum in den Stunden ein, umso mehr als er sich ihr gegenüber oft masochistisch unterwirft, was mich dann alleine schon durch deren Infragestellen leicht in die Realrolle des Verteidigers seiner vermeintlichen Interessen verlockt. Oft agierte ich dabei mit als Schützer seiner (masochistischen) Illusion, er sei das Opfer, ohne das weiter infrage zu stellen. Hier war ein bedeutsames Stück von Gegenübertragung unerkannt wirksam. Sehr lange waren auch seine Aggressionen seiner Frau gegenüber sorgfältig unterdrückt und unausgesprochen geblieben.

Eli übertrug seine Neid-, Eifersuchts- und Verschmelzungsfantasien. Er fragt mich:

> »Machen Sie auch Ihre Hausaufgaben? Denken Sie an mich, wenn Sie sich in der Welt verlustieren *[galivanting around]*?«

Ich:

> »Die Eifersucht, dass ich meine Aufmerksamkeit anderen Leuten und Dingen zuwende ... Es ist schwer, sich Neid, Eifersucht und Scham einzugestehen.«

Darauf folgt unverzüglich die Über-Ich-Übertragung:

> »Ich schäme mich vor Ihnen«,

nämlich dass ich erfolgreicher sei als er.

> »Sie sind viel stärker verurteilend *[much more censorious]* als mein Vater, viel weniger vergebend« (607).

Die masochistische Übertragung äußert sich wie folgt:

»Warum ich keine größeren Fortschritte mache, liegt wohl daran, dass es in Ihrem finanziellen Interesse liegt, mich hier zu halten als eine Milchkuh.«

Ich:

»Oder in der masochistischen Position, wenn ich der Ausbeuter bin.«
»Ich gebe Ihnen Substanz. Ich will nichts mit den Geschwistern teilen.«

Er identifiziert sich mit der geizigen Milchkuh, der Mutter, die nicht geben und nicht teilen will (662).

»Der innere Konflikt ist der zwischen dem hypertrophierten Gewissen und den Gefühlen, die ganz niedergeschlagen werden, zwischen dem misshandelnden Intellekt und dem zum Opfer gemachten emotionalen Kern *[between abusive intellect and victimized emotional core]*. Mein Verstand setzt dieses Opfertum *[victimization]* fort, das ich von außen erlitten habe.«

Er erlebt mich als einen ihn auf diese Weise misshandelnden Intellekt (707). Er zitiert aus seinem Dokument: »Rex illitteratus asinus coronatus est.« Ist es die Anspielung auf sein eigenes Schamselbst in der Übertragung oder gilt es vielmehr mir, wobei ich als misshandelnder Intellekt auf meine Weise »illitteratus« bin? Natürlich beides (708)!

Rebellion durch Passivität in der Übertragung: Er fühlt sich mir gegenüber sehr passiv und fürchtet sich zugleich vor dieser Passivität. Er möchte, dass ich die Führung übernehme *(take charge)* und ihn leite; doch täte ich dies, würde es seinen Trotz hervorrufen (609).

Neid auf die Kreativität und Prokreativität in der Übertragung:

»Ich beneide Ihre Energie. Sie erinnern mich mehr an einen Gelehrten als an einen Intellektuellen.«

Er möchte mich klein machen, ist wütend auf sich selbst, auf seine Frau und natürlich auch auf mich. Er verwandelt mich in seinen Beschützer gegen seine Frau, in das billigende Gewissen und den idealisierten und beneideten Mentor (747–748). Kurz danach erscheint vor seinem inneren Auge ein gewalttätiges Bild, wo seine Brust aufgeschnitten ist:

> »Sie halten mein Herz in die Höhe. Mein Herz wird herausgerissen. Sie schmettern mich gegen die Felsen.«

Es ist die masochistische Formulierung eines aktiven aggressiven Wunsches:

> »Der Schmerz der Frau wandelt sich in Lust, Vergewaltigung wandelt sich in Annahme«,

sagt er. Er möchte mein Steinherz herausreißen und es mit einem menschlichen Herz ersetzen. Er denke, mich homosexuell zu vergewaltigen, mir die Därme aus dem Rektum herauszuzerren. Das Bild verwandelt sich in reinen Terror. Hinter der Gewalttätigkeit stehe enorme Angst (757–758).

Er verbindet das Bild der Gewalt und des Aufreißens des Brustkorbs mit der Mutter: Er habe sich für sie geschämt, über die Desorganisation daheim, darüber wie er von ihren Affekten verschlungen wurde, wie ansteckend diese sein können und wie mörderisch wütend er auf seine Mutter sei. Gleichzeitig öffne er sein Herz der Mutter. Sein Bruder sei einen Monat nach dem Tod der Schwester geboren worden. Alles, was die Mutter durchgestanden haben müsse, wolle sich in ihm in einem Sturzbach von Tränen befreien (762–763). Zugleich hat er Mordwünsche gegen diesen Bruder:

> »ein Töten durch die Augen«,

was im Gegensatz zum Wiederauferstehungswunsch gegenüber der Schwester stehe:

> »Wenn schon die Schwester sterben kann, warum dann nicht auch der Bruder, dieser Eindringling?«

Dann kommen Schuldgefühle, dies alles könne seine Schuld sein,

> »das mich anstarrende Auge als Figur für den Tod und für Gott« (771–772).

Die Mutter habe sich versteckt, wenn sie die kleinen Eindringlinge gestillt habe:

> »Ich möchte die Brust, nicht so sehr die Augen und das Gesicht sehen« (773).

4.9.14 Die Abwehr durch Narzissmus und Sexualisierung

Wir erkennen in einem wichtigen neuen Zusammenhang, wie der Schauzwang sich auf einer Allmachtsfantasie aufbaute. Die Überstimulierung, ein Zuviel an sexueller und sinnlicher Erregung, sollte dazu dienen, mit der Versagung fertig zu werden. Beim Lesen fühlt er, er komme zu kurz und benutzt dann die Überstimulierung als Antidot, indem er übersexualisiert und versucht das Gelesene sinnlich wahrnehmbar zu machen. Parallel dazu lebt er mittels der Magie des Sehens und Denkens seine Allmachtsfantasien aus, die der äußersten Ohnmacht und Hilflosigkeit begegnen soll. Diese sieht er in der Fantasie psychischer Macht der anderen, die sein Inneres zu lesen vermöchten. Die Antwort auf diese Allmachtsfantasie ist die Angst vor deren Wirkungen: Er werde von den Anderen dafür verwundet. So gilt die Macht des Sehens, Denkens, Lesens und Schreibens der Vermeidung des ursprünglichen Traumas von Entbehrung und Hilflosigkeit.

> »Das Oszillieren zwischen Hilflosigkeit und Allmacht, zwischen Entbehrung und Überstimulierung – ich erkenne dieses Muster die ganze Zeit ... Mein hypertrophiertes Gewissen hat mit Sex zu tun, mit der Abscheu vor Körperempfindung« (587–591).

Er fantasiert von der magischen Macht der Vagina, die töten und sprechen und verschlingen könne, vom Tod als der verschlingenden Erdmutter (596). Er meint eben die Riesenmacht des Mutterschoßes, hinter dem sich der Uterusneid verbirgt (dazu Kap. 2).

4.9.15 Verkehrung ins Gegenteil

Nach dem Besuch bei seinem an Krebs sterbenden Onkel berichtet er:

> »Trauer und Leid *[grief and sorrow]* drohten mich zu übermannen ... Als Kind hatte ich Angst, die emotionelle Distanz zu verlieren. Ich steckte im paradoxen Zustand, da ich Eltern hatte, die diese emotionelle Ferne brauchten, da sonst der völlige Zusammenbruch in Angst drohte ... Neben der Wut sind Gram und Trauer die Emotionen, die mich überwältigen. Ich schalte andere Gefühle ab.«

Sein Spielen von Kindheit an und – zumindest in seiner Fantasie – bis heute mit Panzern und Flugzeugen, mit Kritzeleien von Schlachtplänen und Modellen soll diese Gefühle abwehren. Ob er, wenn er abends lange Zeit auf dem Balkon steht, so fragt er sich, und in anderer Leute Wohnungen spähe, nicht auch nach den Toten Ausschau halte?

> »Wo ist sie? Wohin ging sie? Wird das auch mir geschehen? Was ist hier verborgen?«

Ich ergänze:

> »Wo ist C. [die Schwester] versteckt? Doch ist es untersagt, zu fragen und sie zu finden« (632–633).

Die Angst vor der Trauer sei ein Schlüsselerlebnis. Statt der Sprache von Begehren und emotioneller Nähe sei es die Sprache der Nahrung, der Speise als Fetisch. Er vermeide Dichtung und Literatur, also die Sprache der Gefühle, und lese stattdessen Ausfluchtliteratur, Science Fiction, vielleicht noch Krimis. Gerade als er zu sprechen lernte, seien jene großen Traumata passiert (der Tod der Schwester kann genau datiert werden: als er 2 ½ Jahre alt war; 638). Der »Leerraum« diene als Symbol für die Traumatisierung: Die toten Kinder, die depressive und in sich selbst versunkene Mutter, die Angst, sie fliehe und bringe sich um (651). Wir können erkennen, wie sein ganzes Leben darauf ausgerichtet ist, eine verzweifelt depressive Frau, die Mutter, aus der Depression und der Enttäuschung herauszuziehen und so ist es in seiner Ehe. Seine Frau sei ein »nasses Tuch« (*a wet blanket;* 674).

> »Es ist mir niemals gelungen, jemanden glücklich zu machen«,

besonders nicht die Mutter (714).

So halte er Ausschau nach der verlorenen Schwester, um derart das Trauma ungeschehen zu machen und zugleich versuche er dadurch, die geistig abwesende Mutter zu der ihn bewundernden, die abweisende in die annehmende zu verwandeln (703). Eine weniger vordringliche Obsession, seine zwanghaften Militär- und Weltraumspiele, dienten einem parallelen Zweck: nämlich der Verwandlung des schwachen Vaters, der es nicht vermochte, sich seiner Frau zu widersetzen und für das Kind ein Beschützer zu sein, in eine Allmachtsgestalt. Dabei soll der Vater als Held, nicht als schwacher Jude, hingestellt werden

> »und im Schauzwang ist es ein erotisiertes Bild der Mutter, die mir Stärke gäbe, mich an der Brust nährte, oralen Sex böte und mich beruhigte« (739).

Das Entscheidende dabei ist, dass das Gegenteil der Realität, nämlich ein ideales Gegenbild, hergestellt wird. Kurzum, beide Zwänge dienen der Suche nach dem idealen Vater und der idealen Mutter (738).

> »Mutter und Vater stehen in mir im Krieg miteinander.«

Dabei gibt er innerlich dem Vater die aktive Rolle:

> »Er hält die Gewalt innerhalb der Kommandokette.«

Ich frage ihn, ob er nicht nach Verzeihung und Bestrafung im Auge von Vater und Mutter für die aggressiven Spiele suche? Er usurpiere den Platz des idealisierten Vaters und verlange Vergebung von der bewundernden Frau (740).

Eine andere bedeutsame Umkehrung betrifft die Fellatio-Fantasie und den mit ihr verbundenen Schauzwang: Gerade in diesem Zusammenhang taucht die folgende Schutzfantasie gegen den Identitätsverlust nicht nur bei mir, sondern bei der Frau, ursprünglich bei der Mutter auf: Er provoziere die Frau, den Penis abzubeißen, und zugleich gewährt das Bild ihm dann Schutz:

> »Schau, du saugst, du beißt nicht. Ich werde nicht kastriert.«

Daran knüpft sich seine Scham über seinen eigenen zu kleinen Penis (958). Er müsse sich durch diese Fantasien gegen die kastrierende, seine Identität verschlingende Frau schützen. Die Schutzfantasie besteht also in einer großartigen Umkehrung:

> »Du kastrierst und verzehrst mich nicht. Ganz im Gegenteil: Ich beherrsche und demütige dich und du bist bezaubert von mir und mir hörig.«

Oder in etwas anderen Worten:

> »Statt dass du mich verschlingst, bezaubere ich dich. Statt dass du mich demütigst, bewunderst du mich« (960).

Das Bild der bezauberten Frau, die seinen Penis verehrt, ist ein mächtiges Gegenstück zum beschämenden Bild des fetten Jungen mit dem zu kleinen Penis oder dem mädchenhaften Schwächling *(sissy)*, dem ängstlichen, sensitiven Knaben (1.044). Aber dahinter steckt ein ganz mächtiger Konflikt, dem wir uns nun zuwenden.

4.9.16 Die gefürchtete Gewalt des Neides auf den Mutterschoß

Was in den folgenden Fantasien Elis auftaucht, rührt, glaube ich im Rückblick, an eine ganz zentrale Dynamik bei ihm. Sie betrifft seine Sehnsucht nach Verschmelzung und gleichzeitig die Gefahr der sexuellen Vereinigung mit der bedrohlichen Vagina und die damit einhergehende gefürchtete Gewalt seines Neides auf den Schoß seiner Mutter. Ich vermute heute, es war die ungenügende Bearbeitung dieses Komplexes, sowohl in der Übertragung wie in der übertragungsgleichen Beziehung zu seiner Frau wie in der Erinnerung, die später zur Enttäuschung an der Analyse und deren vorwurfsvollen Abbruch führte. »Hindsight is always 20/20«, heißt es hierzulande: Im Rückblick weiß man alles [Hinterher ist man immer schlauer; BS]. Doch das ist meine Vermutung.

Von Zeit zu Zeit tauchen nämlich regressive Wünsche auf und zugleich die Angst davor,

> »die Grenzen zu zerstören, mich mit dem anderen ganz zu vereinigen« (670).

Dabei ist es die Angst vor der sexuellen Vereinigung:

> »... die Verführung ist Aggression, ist eine Jagd. Die Vagina gleicht einer schleimigen Schnecke auf dem Glas. Ich habe eine tiefe Abscheu gegen die Vagina, eine anale Sicht von ihr, von der Geburt als Defäkation. Ich befürchte, ich verletze die Frau. Die Vagina erscheint mir als klaffende Wunde, die nicht nur Schmutz, sondern auch Blut produziert. Sie ist ein Loch und Geschlechtsverkehr gleicht einem Stechen, einer Vergewaltigung. Einzudringen ist gleich dem Setzen einer Wunde oder dem Stochern in ihr.«

Es erinnert an den Traum vom blutigen Stumpf.

> »Frauen schützen sich, ihre Vagina, durch Verstecken, durch Scham. Der Mund ist sicherer und das sind auch die Hinterbacken« (717).
>
> »Die Beine meiner Frau schließen mich ein wie im Griff eines Schraubstocks: die gefährliche, schmutzige und verwundbare Vagina.«

Ich erweitere sein Bild von der gefährlichen Vagina mit anderen Assoziationen von ihm:

> »Die verschlingende Vagina und Frau ... Ein ganz archaisches Bild von der Frau als fressend, enorm, bald als unbelebt, bald als belebt, überwältigend formlos wie Teig.«

Der Körper und die Persönlichkeit seiner Frau werden als wandernder Sphinkter geschildert (718). Auch im inneren Richter stecke parasitär das Bild der Frau ein ekliges Wesen mit sich windenden Fangarmen und beflecke ihn (766).

Dieser abgewehrte Neid erscheint in Themen von der Leere und dem schwangeren Bauch:

Das Bild der Leere und Körperlosigkeit taucht sowohl als Erinnerung an die Traumata wie als Abwehr dagegen auf. Zunächst äußert sich die Abwehr gegen diese gewalttätigen und sexualisierten Fantasien in der Übertragung in Depersonalisierung meiner Person, einer Art Verleugnung:

> »Sie sind eine körperlose Gegenwart *[a disembodied presence]* für mich – wie die körperlose, unwirkliche Mutter, ohne körperlichen Kontakt. Es gab nur emotionalen Kontakt, wenn sie tobte *[lost her temper]*« (760).

Er sehe, wie ich mich nach der Stunde voll Ekel und Abscheu von ihm abwende, wie seine depressive, sich nicht um ihn kümmernde Mutter (759). Doch zugleich sehne er sich danach, die Ferne zu überbrücken, die Getrenntheit aufzuheben, dass die Seelen sich verschmelzen würden (764).

Die Depersonalisierung meiner Person als eine Entkörperlichung wiederholt auch seine empfundene Leere, so wie er sagte:

> »Was miteinander verbunden ist: Ist im leeren Raum zu sein, mich leer zu fühlen und im Anstarren Stimulierung zu suchen.«

Ich:

> »Und die Schwangerschaft.«
>
> »Die Mutter ersetzte die verlorenen Kinder. Sie musste eine Leere füllen.«

Wir sprechen über seine Aggressionen gegen den schwangeren Bauch, Wünsche, ihn wie einen Ballon anzustechen. Er erinnert sich wieder daran, wie er als Fünfjähriger (vielleicht geschah dies auch später?) das Dach des Spielzeughauses seines Freundes eingeschlagen und dann das Loch immer größer gemacht habe:

> »Ich wollte herausfinden, was darin ist und hineinschauen.«

Er spricht von sehr negativen Gefühlen der Schwangerschaft gegenüber, auch jetzt noch: Er sei noch nicht bereit, Vater zu sein, könne auch nicht seine Dissertation gebären. Andererseits war er sehr forschend, inquisitiv:

> »Woher stammen die Babys? Wie kommen sie da hinein? Was geschieht?«

– auch ein zwanghaftes Fragen.

Er erinnert sich, wie er sich unter dem Ehebett der Eltern versteckt und verschanzt, wie in einer beschützten Höhle verborgen habe, einer Art Gebärmutter. Er wollte diese angreifen und zerstören, er war neugierig. Auf diese Weise agierte er seine Fantasie, in der Gebärmutter geborgen zu sein, was sich auch in den Kriegsfahrzeugen wiederfinden lässt, die er besitzt, und im Urtraum (782–784).

Diese Entleerung spielt sich auch in Form der Übertragung der Abwehr ab: Ich sei emotional kühl und lieblos *(not caring and warm)*, zu intellektuell wie sein Vater (553). Er könnte die Therapie mit mir ohne weiteres abbrechen:

> »Ich könnte von hier weggehen und es einfach vergessen. So war es mit den Leuten in meinem früheren Leben: Ich ließ den Kontakt abreißen und habe keine Verbindung mehr mit ihnen ... Auch von hier könnte ich einfach hinausmarschieren. Doch würde ich es bedauern, die Therapie nicht beendigt zu haben. Aber Verbindung gäbe es keine mehr.«

Er vergleicht es mit der unbeteiligten Haltung seines Vaters bei der Beerdigung seines Onkels.

> »Es ist fast Dehumanisierung.«
>
> »Es ist in der Familie, eine Abwehr gegen intensiven Verlust.«
>
> »Gegen Trauer *[mourning]*, aber auch Ärger *[anger]* und hilflose Wut. Sie fragten nach der Übertragung. Dies ist ein wichtiges Stück davon.«
>
> »Ich höre Sie als eine körperlose *[disembodied]* Stimme.«

(Er schweigt.)

> »Auch der Schauzwang ist gleich dehumanisierend; er schafft eine scheinbare Verbindung *[pseudoconnection]*, die rasch aufgehoben *[cancelled]* wird.«
>
> »Oder die Fantasie von oralem Sex ... Vaters Lieblingsausdruck: *Whatever!*«
>
> »Als Resignation, Enttäuschung« (957).

4.9.17 Desillusionierung und Schauzwang in der Übertragung

Ich knüpfe an sein letztes Wort an: Enttäuschung. Je mehr Einsamkeit und je weniger das Gefühl des liebevollen Angenommenseins, desto mehr Tagträume und sexuelle Fantasien, doch damit nur noch um so mehr Enttäuschung und noch tiefere Vereinsamung (1.006). Sobald er an die Empfindung des Verlusts und den Affekt der Trauer rührt, desto mehr kommt es zum Redeschwall, was er das *blathering* oder *rambling* oder *chronicling* nennt. Es sei nicht nur der Inhalt, durch den der Verlust verborgen werde, sondern es geschehe auch durch die Funktion des Redens selbst. Auch die Masturbation widerspiegle die illusorische Natur der Intimität und dann die rasche Desillusionierung. Immer wieder geht es darum, wie er magisch die unerforschlich ferne Frau in die annehmend aufmerksame verwandeln möchte; doch der Stimulation folgt sogleich die Enttäuschung (1.009). Im selben Zusammenhang spricht er vom Neid auf mich und der Scham vor mir, da er unproduktiv und passiv sei und es jahrzehntelang zugelassen habe, seinen Geist atrophieren zu lassen:

> »Sie verurteilen mich. Die Bindung zwischen uns fehlt.«

Ich antworte:

> »Der kritisierte Mensch fühlt sich sehr allein. Annahme wäre die magische Heilung für das Urteil ... Bewunderung wäre das Gegenmittel zur Selbstverachtung« (1.015).

An diesem Punkt, etwa sieben Jahre nach Beginn der Analyse, verlangt er eine Änderung unserer Positionen: Fortan will er mir gegenübersitzen. Er suche, wie bei der depressiven Mutter oder den Frauen in der Bibliothek, ein Arbeitsbündnis für Kontakt und Kommunikation – Kontakt als Schutz gegen die Aggression, gegen die allgemeine Angst und gegen das vorherrschende Gefühl von Dummheit, Leere, Dreck *(dumb, empty, muddy)*. Er verstricke sich in den Einzelheiten, um die Angst klein zu halten (1.024). Der Mutter seine Wut und Verachtung zu zeigen, wäre zu gefährlich gewesen: Sie wäre zerbrochen *(she would fall to pieces)*. Davor entfloh er in das Land der Tagträume und seine Dissertation diene als Hecke um dieses »Lalaland« (1.028–1.029).

4.9.18 Was bleibt verhüllt? Die Abwehr des Hier und Jetzt durch das Suchen nach Erinnerungen

Ich überspringe nun weite Strecken und möchte mich darauf konzentrieren, was doch allmählich zu einer tieferen Veränderung Anlass gibt. Wir gehen von der Funktion der Erinnerung als Abwehr des Wettstreits aus: Er zwingt sich, Erinnerungen zu finden, doch braucht er gerade das detaillierte Erzählen der Vergangenheit, um von der Beobachtung vom inneren Konflikt abzulenken *(seeking for memories instead of observing conflict)*. Er braucht Worte, um das Hören auf sich selbst, das Sich-Zuhören, zu übertönen und nicht zu sehen, wo hier und jetzt der Konflikt wäre. Ebenso hat er oft Mühe anderen zuzuhören. Die anderen nicht zu beachten *(obliviousness)*, ist aber selbst eine Art Aggression:

> »Der Wortschwall meiner Mutter ist ihr Sturmbock in ihrer Hilflosigkeit. Ich werde nicht gehört, da ich nicht hören kann, und ich höre nicht, da ich nicht gehört werde«,

und dasselbe sei mit dem Sehen und dem Geliebt- und Getröstet-Werden *(comforted)* der Fall. Beides aber, das Nicht-Wahrnehmen wie das Nichtwahrgenommen-Werden, verursacht viel Scham und ist selbst Ausdruck tieferer Scham (1.030). Mir immer wieder seine Geschichte zu erzählen wird so zu einem wichtigen Widerstand (1.038). Seine pompös scheinende Logorrhö erinnert mich zuweilen an Lord Decimus Barnacle (in Dickens »Little Dorrit«): »trotting, with the complacency of an idiotic elephant, among howling labyrinths of sentences which he seemed to take for high roads, and never so much as wanted to get out of« (Dickens, 1857, S. 458; 1033).

Ich erkundige mich:

»Wie viel Wettstreit mit mir verbirgt sich hinter der ständigen Rückkehr zur Vergangenheit?«

»Über die Vergangenheit besitze ich privilegiertes Wissen.«

»Das ist sicherer, als an Konkurrenz mit mir zu denken, dass ich die Aufsätze und Vorträge fertig mache, Bücher lese, den Computer zur Arbeit brauche –«

»– und dass Sie Familie und Kinder haben –«

»– und die Sprachen: Es ist eine ganze Schichtung von Rivalität, von Neid, die umgangen werden muss: ›Ich will nicht fertig machen‹ bedeutet: ›Ich stehe mit Wurmser und dem Vater nicht im Wettkampf.‹«

»Konkurrenz tötet: Ich sehe, wie ich Sie durch Ihr Herz aufspieße *[I see myself impaling you through the heart]*«

»Sie besiegen mich, indem Sie Ihre Dissertation nicht beendigen. Sie können mich besiegen, indem Sie das Opfer sind. Indem Sie versagen, lassen Sie mich versagen.«

Es ist auch immer wieder notwendig, mir zu beweisen, wie wertlos und unwirksam Empfehlungen von mir sind, eine ganze Strategie der Niederlage, ein negativer Wettkampf: Wer kann mehr versagen? Es gleicht dem masochistischen Spiel, sich fallen zu lassen. Jetzt geschieht es in Form der Blockierung von Konzentration, Erinnerung (an das in der Analyse Gefundene) und Produktivität, also der laute Protest:

»Ich konkurriere ja gar nicht!«

Dasselbe gilt für das schon früher geschilderte Nicht-wissen-Dürfen, das Nicht-daran-rühren-Dürfen, das im Konflikt mit seiner Neugier stand:

»Ich kann nicht siegen *[win]*; fragen kann ich, aber eine Antwort bekomme ich nicht. Mein Interesse in Abstraktion dient als Kompensation für den Mangel an Neugierde« (1.065).

Für Eli ist es zu gefährlich, aktiv zu konkurrieren; es würde den Tod des Rivalen bedeuten, wer immer das sein mag. Das Ergebnis ist ansteckende Passivität, wie sie sich in der Gegenübertragung niederschlägt. Rivalen sind die Brüder; Rivalität steckt aber auch in der Sexualität der Mutter und in ihrem Bauch. Seine Todeswünsche waren und sind so besonders und überaus gefährlich, da sie sich wiederholt bewahrheitet hatten. Die Passivität als

Verteidigung gegen mörderische Konkurrenz ist ein Schlüssel, der viel aufzuschließen vermag (1.080–1.082).

> »Ich fühlte mich immer ausgeschlossen«,

daher der Konflikt um Eifersucht als Beispiel für die Rivalitätskonflikte (1.084). Das gilt ganz besonders auch für schönere Frauen und glücklichere Ehen (auch die seiner Brüder).

Dies führt nun zur wichtigen, doch bald auch wieder verlorenen Schlussfolgerung: Die Flucht ins Erzählen, in die Vergangenheit, ist die vor dem Konflikt über Eifersucht, Wut und Verachtung (1.089).

> »Ich bin ein fetter Junge und dies [seine Frau] ist das Beste, was ich finden kann *[I am a fat boy, and this is the best I can come up with]*« (1.095).

Und daraus folgt sein Ess- und Fresszwang:

> »Wenn ich nicht bekommen kann, was ich will, will ich, was ich bekommen kann *[If I cannot get what I want, I want what I can get]*« (1.098).

Alles erscheint dann in Begriffen von Vergleichen und Rivalisieren.

Doch kommt es nun in diesem Zusammenhang zum entscheidenden neuen und tieferen Verstehen, das mit einem beiläufigen Wort in der Stunde 1.110 einsetzt und nun eine Gesamtschau ermöglichen könnte. Ich möchte daraus ausführlich zitieren.

4.9.19 »Etwas Bedeutsames fehlt«

Er greift das Thema des Konflikts zwischen seiner

> »übermäßigen Ambition und dem Minderwertigkeitsgefühl, dem nagenden Sinn, dass ich nicht alles, was möglich wäre, tue«

auf,

> »dass in all dem eine Schlüsselidee steckt, die mir fehlt. Es ist nicht Perfektionismus, sondern eher das Gefühl, etwas Bedeutsames fehlt.«

Danach denkt er an Spiele, wohl Kontaktspiele, wo man den anderen mit einer Laserwaffe trifft. Man muss ihm sagen: »Du bist's *[you are it]*!« Oder es heiße: »Töte den anderen mit dem Ball!« Lang und breit ergeht er sich nun in der Unfairness dieser Spiele, wie sie stellvertretend mörderische Wut ausdrücken. Diese Spiele zeigen eine bestimmte Sequenz, der man sich zu unterwerfen habe, und so sei es mit seiner Arbeit an der Dissertation; er sei durch die Sequenz versklavt.

Nun greife ich aber die vorherige Bemerkung von der beherrschenden Angst, etwas fehle, wieder auf. Auch hier geht er unreflektiert weiter, vergleicht sich mit dem Archäologen mit der feinen Bürste, bis ich ihn mit der Amplifizierung, noch nicht einer eigentlichen Deutung, unterbreche:

> »Die ganze Haltung, die Dissertation, Ihre Persönlichkeit sind von der Angst durchdrungen, dass etwas Bedeutendes fehle.«

Auch im Folgenden greift er nur wieder das Konkrete auf, beschreibt näher die Sequenzen des Textes, spricht über sein zwanghaft sequenzielles Arbeiten, ergeht sich in geschwollenen Redensarten von der

> »Gedankenstruktur von Schönheit und Wahrheit und Gewissheit«,

bis er schließlich, nach erneutem Fragen von mir, bemerkt:

> »Etwas fehlt in meinen Beziehungen. Ein Stück von mir fehlt, die Vorhaut. Ich habe Angst wegen der Kleinheit meines Penis ... etwas ist abgeschnitten. Hat der Mohel gepfuscht? [...] Ich war über drei Dinge betreten: die Größe meines Penis, mein Fettsein und das schreckliche Hautproblem [die Akne während seiner Pubertät, die daheim vernachlässigt worden sei].«

Er ergeht sich in deren Beschreibung, bis ich ihn von Neuem unterbreche und auf den viel früheren Traum hinweise:

> »Es ist ein blutiger Stumpf oder Stummel, ein getrocknetes blutiges Loch (265), etwas ist abgerissen, die Wunde.«

Dann füge ich, wie ich glaube, die entscheidende Deutung hinzu:

> »Ihr ganzes Leben ist ein unaufhörliches Bemühen gewesen, diese Wahrnehmung zu verleugnen, dass die Frauen keinen Penis besitzen

> und sich zu versichern, dass ein bedeutsames Stück nicht fehlt *[Your whole life has been an unceasing effort to deny this perception that women do not have a penis, to assure yourself that a significant piece is not missing].*«

Er lacht betreten und sagt, das sei so abstrakt für ihn, für ihn sei alles nur ein Wortspiel. Doch seine weitere Assoziation dazu ist ein japanisch-hawaiisches Hula-Spiel, das sie in der Grundschule gelernt und dessen Worte (scheinbar) etwa so gelautet haben, wie »streck deinen Penis«. Das heißt also, dass in dieser Fantasie die Asiatinnen, von denen er so angezogen ist, dieses bedeutsame Stück besitzen und es ihnen eben nicht fehle (1.110).

Im Folgenden möchte er nichts von all dem wissen, bemerkt wiederum, es sei zu abstrakt, damit könne er gar nichts anfangen. Ich gebe gerne zu, in einer Erweiterung und Vertiefung meiner Deutung, dass dies zwar leicht als Cliché verstanden werden könnte. Trotzdem denke ich, dass alle Arten von Verlust durch dieses Vermisste symbolisiert werden können und es sich bei Weitem nicht nur um den Penis handelt. Aber auch, dass er von mir stillschweigend gehofft habe, ich könnte ihm das Fehlende ersetzen – dies ist eine ganz entscheidende neue Ansicht von der Übertragung als Fetisch, worüber ich im theoretischen Teil, schon gesprochen habe.

Ihm erscheint ein inneres Bild,

> »ein Bild von oralem Sex, aber in einer Verkehrung: Statt dass die Frau den Penis in ihren Mund nähme, ist es das schreckerregende Bild, dass der Penis aus ihr herauswachse, wie ein sich aus dem Mund hervorstreckender Penis.«

Das Sicherheit gebende Gegenbild wäre, sie würde seinen Penis verehren (1.111).

Einige Stunden darauf bezieht er das fehlende Stück auf den verstorbenen kleinen Bruder. In ihm konvergiert mehreres: Das, was fehlt, die eifersüchtige Aggression, die Angst über den Tod und der Fokus auf Essen und Brust, auch sein Ressentiment, um etwas gekommen und der Liebe, der Aufmerksamkeit, der Befriedigung und der Penisgröße verlustig gegangen zu sein (1.120–1.121).

Doch was entscheidend mit hinzutritt in diese Konvergenz, ist das Fehlen von etwas noch Fundamentalerem: der Objektkonstanz, des Festhalten-Könnens der Gegenwart des Anderen im eigenen Inneren. Die innerliche, tröstende, Sicherheit und Vertrauen gewährende Mutter fehlt. Und darauf kommt er denn auch gleich zu sprechen, in Worten von Entfremdung und Dehumanisierung. Ich selber bin freilich nicht genügend auf diesen Ebenenwechsel eingestellt und bekunde damit vielleicht ein Stück eigener Seelenblindheit. Er meint also eine viel tiefere, viel weniger heilbare Wunde.

Er beteuert nämlich erneut:

> »Ich habe nicht das Gefühl Ihrer Gegenwart: Etwas Bedeutendes fehlt auch darin« (1.124).

Ich sage (in der vorausgehenden Stunde):

> »Das Übertragungsthema ist nicht so sehr die Wut als meine Niederlage und darin sind Sie erfolgreich. Weshalb sollten Sie wütend sein?«

Er antwortet:

> »Meine Fantasie ist: Die Wut herauszubekommen, würde es [wohl sein Inneres] bis auf den verwundbaren Kern abschälen, den Sie erreichen können, und dass ich in einem kataklystischen Geschehnis geheilt würde.«
>
> »Die Therapie als Laxativ«,

sage ich und er:

> »Die Logorrhö als Säuberung.«
>
> »Der Trotz, der damit einhergeht: mich zu besiegen.«
>
> »Dasselbe mit der Dissertation« (1.123).

Es wäre wohl hilfreicher gewesen, wäre ich hier auf das Übertragungsthema und das Agieren in der Übertragung eingegangen als Anerkennung des Fehlens und als Verleugnung des Fehlenden. Damit hätte ich auf die fetischistische Spaltung der Übertragung gerade auf dieser basaleren Ebene hingewiesen.

Auch in Bezug auf die Träume gelte, dass ein bedeutendes Stück fehle, findet er (1.125).

Es wird allmählich klarer, dass das Sich-Klammern an die Details das Ziel hat, nicht zu sehen, was traumatisch ist, und das Sich-Klammern an das Schauen vermeidet, das zu sehen, was fehlt (*clinging to the details means avoiding seeing what is traumatic; clinging to the looks in the library means avoiding seeing what is missing;* 1.134).

4.9.20 Wiederaufgreifen des Frühesten

Nun war es aber höchste Zeit, auf den Urtraum zurückzugreifen:

> »Was mir am meisten Angst machte, war das Auge. Das Auge aber war der Master Cylinder [Cartoongestalt eines belebten Zylinders mit Augen].«
>
> »Und jetzt werden Sie vom Auge angezogen.«
>
> »Das kleine Mädchen wurde dahinein absorbiert, wie durch ein Türchen eingesogen. Es schrie nach Hilfe. Etwas Unsichtbares zog es hinein, während seine Beine in der Luft rannten [und strampelten]. Sie rennt voran, wird aber rückwärts gezogen. Das war erschreckend. Dann kam der Traum vom General. Auch der begann mit Angst: Ich verlor mich, war von Vater und dem ältesten Bruder getrennt. Aber die Soldaten zu kommandieren gab mir Sicherheit ... Später war einer, der aus einem Turmbau schoss *[was a turret gunner]*: Er konnte ringsum sehen. Ging ich zu Bett, hielt ich meine Arme gehoben, als hätte ich ein Gewehr. Das ist das Gegenstück zum Auge, eine Abwehr dagegen. Ich will Ausschau halten. Ich will keine Leute hinter mir haben«,

darum will er mich wohl auch sehen.

> »Das Auge = der Master Cylinder war mechanisch, unmenschlich ... das Auge verschluckt das Mädchen. Es braucht eine Türe. Ich war durch Angst gelähmt. Ich wollte sie erretten. Sie schrie um Hilfe. Ich war bewegungslos *[immobilized]*, während ich sie anschaute, und schluckte meine Wut und meine Furcht herunter. Das Auge starrte mich an als ein böses Wesen, das sieht und absorbiert.«

Ich:

> »Oder das Auge, das das Grauenhafte erblickt. Oder das Auge des toten Kindes.«
>
> »– das Auge war so umfassend und das Mädchen so klein.«

Ich wage nun eine Deutung:

> »Es mag auch ein phallisches Bildwerk sein: Der Penis, der verschluckt wird, und das strafende Auge, als Sie eindrangen und sahen, wie der Penis verschwand«

– also der Versuch, diese Abfolge mit der (angeblich nichtexistierenden) Urszene zu verknüpfen.

In diesem Moment beginnt er sogleich zu gähnen, fühlt sich »hirntot«, denkt an Mäuler, die seinen Penis verschlucken, und an Augen, die sich gegenseitig anblicken (miteinander in Kontakt gehen).

> »Das kleine Mädchen = Penis wird durch das Auge verschluckt – mein Mangel an Selbstachtung, einen kleinen Penis zu haben, wie das kleine Mädchen.«

Fellatio wäre das Sicherheit gebende Gegenstück. Und er fügt hinzu:

> »Es ist sicher, dass ich im Vorkindergarten kleine Mädchen nackt sah. Und ich war schrecklich verwirrt über die Vagina. Ich sah es nicht so, als wäre der Penis abgeschnitten gewesen, sondern der Penis verschluckt wäre in all den Falten: kein klaffendes Loch, sondern etwas, das mysteriöser war.«
>
> »›Wo ist das fehlende Stück?‹ Das tönt erlebensnahe.«
>
> »Ich schäme mich dafür: Ich nahm meinen kleinen Penis und zog das Skrotum darüber und verbarg damit den Penis.«
>
> »Das beschämende Auge.«
>
> »Und die Angst« (1.135).

In der folgenden Stunde:

> »Ich denke von mir als dem Auge. Ich = Auge *[I = eye]*. Das macht Angst: Ich bin damit die Ursache des Todes des Mädchens. Ich bin böse, verantwortlich für die Katastrophe; ich bringe den Tod ... Welch besseres Symbol für das Selbst als das Auge? Dass ich das Mädchen aufsauge, beängstigt mich. Dass ich mich für den Tod meiner Schwester und meines Bruders verantwortlich fühle? Das asiatische Auge hat auch eine Falte. Der Penis ist also wirklich dort, nur versteckt. Es gibt keinen Sinn für das klaffende Loch.«

Das bedeutet also: Das durch das Auge verschluckte Mädchen entspricht dem versteckten Penis.

> »Dadurch, dass ich verantwortlich war, erleichterte ich die Schuld der Mutter. Ich = das Auge bin also der, der verantwortlich ist für den Tod

der Schwester! Das Auge als Ich zeigt auf verschiedene Bedeutungssysteme: sexuell, das kleine Mädchen als Penis, dann die Deutung der Falten als versteckten Penis. Wenn es in Begriffen des Auges verstanden wird, macht es mich für den Tod meiner Schwester verantwortlich. Doch macht es mir Mühe, die beiden zusammenzubringen. Da ist die Schuld. Wenn [es hingegen] als Penis [verstanden wird] –«,

»– dann ist es Angst.«

Er fährt fort:

»Ein Ding ist sicher: Das Auge steht für starke Schuld und Vorwurf, damit ich meiner Mutter sagen kann: Weine doch nicht! Es ist mein Fehler. Ich nehme die Schuld auf mich selbst *[the eye stands for intensive guilt and blame, to tell my mother: Don't cry! It is my fault. I take the guilt upon myself]*. Oder ich bin das Auge, das die Schwester verschluckte, eine massive Verinnerlichung.«

»Dem folgte die Verleugnung: Es fehlt nicht.«

Diese Fantasielösung von der Schuldübernahme wäre also der Prototyp für seinen masochistischen Charakter, vor allem für seinen moralischen Masochismus.

Entsprechend fährt er fort:

»Und der Traum vom General ... Ich wunderte mich, was es bedeutet, dass ich mich in Anfällen von Selbstverurteilung ergehe: Ich ein Idiot, ein Schwachsinniger sei, ein Versager, der seine Arbeit nicht beendigen kann. Wie bin ich für C [die Schwester] anzuklagen? Ich bin verantwortlich. Ich sehe meine Mutter weinen. Ich bin das Auge, das das um Hilfe schreiende Mädchen verschlungen hat ... Verwirrung als Antwort ... ich wollte meinen Bruder im Kinderbettchen ersticken, ihn zu einer Masse *[pulp]* zusammenschlagen ... Das zu fühlen, ist zu beängstigend. Ich veränderte sein Bettchen zu etwas Grauenerregendem. Das Auge ist Gott, der meine Schwester wegnimmt ... das Auge, das kleine Kinder stiehlt.«

Ich versuche, aus dem bedeutungsvollen Wirrwarr Sinn zu machen:

»Können wir es [also den alten Traum] dann auf drei Ebenen verstehen? – Erstens der Penis, der verschluckt wird und dann verborgen ist;

zweitens Gott, der kleine Mädchen verschluckt, also in den Tod hereinsaugt; und drittens die Allmacht, der General = das Auge = das Ich.«

Er fragt sich sogleich:

»Was ich nicht sehen kann, ist der sexuelle Teil: Wie das Verschlucken des Penis verknüpft ist mit dem Verschlucken des Mädchens. Die anderen drei bedeuten Macht: Ich habe die Macht zu töten, Gott hat die Macht zu töten, ich als General habe die Macht, den Tod zu verhüten ... Ich trug jeweils meines Vaters Armeejacke; es war ein Talisman. Ich identifizierte mich mit meinem Vater und dem Militär, als das allmächtige Ich = Auge. Als Historiker bin ich das allmächtige Auge, das weiß, was geschehen ist, wenn es doch so viel Geheimnisse über die Vergangenheit gibt. C. ist gestorben, aber ich kann das verhüten. Es geschieht nicht mehr ... Von der Fantasie des Kriegers oder des Historikers [komme ich herunter und] habe es mit der Sprache zu tun und bin niedergeschlagen *[deflated]*. Ich falle zurück auf das andere Auge, auf das negative, das tötet. Das beschützende Auge räumte dem bösen Auge seinen Platz. Das Lernen von Sprachen [die Schwierigkeit damit] nimmt mir meine Fantasie der Unbesiegbarkeit, der Allmacht.«

»Es steht für den kleinen Penis.«

»Der Mund saugt einen geschrumpften Penis ein. Und ohne die Schutzfantasie werde ich wieder zum bösen Auge, das tötet. Und der Mund und das Saugen am Schreibstift *[pen]* ist das Symbol dafür; es verhöhnt mich.«

»Und das asiatische Auge, das auf Sie blickt?«

»Mit den Falten, die Vagina?«

»Das Versteckt-Sein und die Gewissheit: Der Penis wird herauskommen. Es ist die Hoffnung auf Wiederherstellung *[a restitution hope]*: Der Penis wird herauskommen und das verlorene kleine Mädchen wird zurückkommen: die Wiederherstellung des verlorenen Mädchens und des fehlenden Penis«,

erkläre ich.

»– die Augen sind am stärksten erregend. Der Mund ist wie das Auge.«

»Der Mund verbirgt das Penissubstitut, die Zunge – im Bild vom Penis, der aus dem Mund hervorwuchs ... Alles sind allmächtige Restitutionsfantasien: Was versteckt ist, kommt zurück.«

»Wie in der Telepathie: Als ich 14 war, glaubte ich, wenn das Mädchen nebenan seinen Fuß bewegte, bedeute es, sie hörte, was ich dachte. Sie würde mich lieben« (1.136).

Das Auge der asiatischen Frau ist also nichts weniger als der Fetisch für den fehlenden Penis und das Gleiche ist anzunehmen für das Saugen am Stift und für das gesuchte, doch noch immer fehlende bedeutende Detail im Text. All diese sind Fetischsubstitute für den fehlenden Penis und für die verlorene Schwester, mithin eine allmächtige Wiederherstellung dessen, was fehlt. In seiner Verwirrung und der Denkunfähigkeit schaut er auf mich: Ich solle ihm ersetzen, was fehlt. Es bedeutet, er versucht durch das Schauen, das bedeutsame, doch fehlende Ding wiederherzustellen. Alles steckt darin: das fehlende Ding, die Trauer und das Grauen, die Allmacht und das Auge.

Auge und Mund sind dadurch verknüpft, dass das Essen tröstet. Bei der Geburt kommt das, was verborgen ist, heraus. Das sind die drei großen Probleme, die sich ihm stellten und die gelöst werden mussten: der fehlende Penis, das fehlende Kind und die Schwangerschaft. Es gilt zu enthüllen, was verhüllt ist: durch Essen und Herausgeben, die anale Geburt.

»Die Allmacht besteht unter anderem darin, dass ich, statt mich Emotionen zu unterwerfen, mich in zwei spalte und die Emotionen beobachte, Geist über Körper. Ich sehe mich handeln und fühlen. Hier spreche ich über jemanden, der ich bin, aber er ist es doch auch nicht. Der Junge, der böse ist, wehrt es dadurch ab, dass er zum kleinen General wird und Angst vor Frauen hat« (1.137).

»Wenn ich auf die Asiatin schaue, bin ich von der Idee getrieben, etwas sei verborgen; Sie werde den Mund öffnen und es herausgeben, die Zunge, und darauf stehe das kleine Mädchen.«

»Eine Wiedergeburt.«

»Die Schwangerschaft besteht darin, dass die Mutter Kinder isst und sie wieder gebärt. Dann wandelt es sich: Ich verschlinge und kann wiedergebären. Wenn ich das Auge bin, verschlinge ich und gebe Leben.«

Die Anziehung der asiatischen Frauen bestehe darin, dass sie am zurückhaltendsten sind, sie also etwas verbergen: Vom versteckten Penis zu dem, was im Allgemeinen versteckt ist, bis hin zur fehlenden Bedeutsamkeit (1.139).

Auch hier haben wir fast unverhüllt Zeichen für den Uterusneid, der selbst schon Antwort ist auf ein tieferes Fehlen, eben das jener Verinnerlichung einer beständigen, vertrauten Mutter. Diese tiefe Wunde erkannte ich damals leider noch nicht so klar.

Zu diesem Zeitpunkt und kurz vor mehreren längeren Unterbrechungen (drei kürzeren Abwesenheiten von mir und zwei langen von ihm) stellt es sich heraus, dass seine Frau schwanger ist. Er ist sowohl freudvoll wie angstvoll, lehnt aber irgendwelche Beziehungen zu dem, worüber wir gesprochen haben, kategorisch ab. Er hat weitgehend vergessen, eigentlich von einer Stunde zur anderen und noch mehr nach jeder der Unterbrechungen, was wir gefunden haben. Warum?

> »Tod und die Unwichtigkeit des Gedenkens daheim, die Gefahr des Sich-Erinnerns ... Mein Gedächtnis ist durchlöchert *[scattershot]*. Ich erinnere mich an alles, was trivial ist.«
>
> »Es widerspiegelt auch die zerstreute *[scatterbrained]* Haltung Ihrer Mutter, wie Sie sie beschrieben haben: Alle Einzelheiten werden erinnert, aber die weitere Bedeutung entgeht Ihnen und dasselbe ist bei Ihrer Mutter der Fall ... Wie können wir es verstehen, dass die Einsichten so entgleiten? Und Sie mir dann den Vorwurf machen, wir würden etwas übersehen?«
>
> »Ich wollte mehr Interaktion. Ich hing doch von Ihnen ab, dass Sie mein Gedächtnis sind. Es bestätigt meine Abhängigkeit von Ihnen.«
>
> »Als ob Sie sagten: ›Ich verlasse mich darauf, dass Sie mir Identität geben *[I depend on you to give me identity]*.«
>
> »Wenn ich von Leuten umringt sein will, sollen sie meine Identität bekräftigen *[validate]*.«

Ich:

> »Also Erinnerung, Identität und Gefühl.«

In Bezug auf eine befreundete Kollegin meint er:

> »Ich will, dass sie meine Gegenwart anerkennt. Ich vergesse den Inhalt des Gesprächs, aber ich brauche ihre Anerkennung meiner Existenz. Ich will wie ein kleiner Junge Aufmerksamkeit. Das ist so sehr das Problem bei meiner Frau: Dass sie dazu neigt, mir ihren Rücken zuzukehren. Sie treibt die Unaufmerksamkeit auf die Spitze« (1.152).

Er hat Bilder davon, selber im Mutterleib zu sein, dort mit den Rivalen zu kämpfen; es sei zugleich Selbstverlust und Macht (1.154).

Er fühle keine Beziehung zur Umwelt; er fühle sich wohler bei Konfrontation, auch mit mir, indem er mit Abbruch der Beziehung drohe, doch mich vermissen würde. Er ist das einsame Kind, das in Tagträumen lebt und einen »unsichtbaren Begleiter« (jetzt mich) hat (1.160).

Es stellt sich die folgende, sich immer wiederholende Abfolge heraus:

1. Traumatische Wirklichkeit
2. Verleugnung und Anerkennung zugleich, also Spaltung und Doppelheit der Wirklichkeit
3. Allmacht, das Leben in der Fantasiewelt, das magische Auge (»In der Bibliothek werde ich zum Zentrum des Universums«)
4. die Sexualisierung, Verschmelzungsfantasien
5. Eifersucht, Neid, Ressentiment, Kastrationswünsche, Aggression als Abgrenzung
6. die Kastration als drohende oder als erlebte oder als gedeutete, dass »etwas Bedeutendes fehle«
7. Entfremdung *(detachment)*, Entkörperlichung und Entpersonalisierung als Abwehr gegen Konkurrenz- und Aggressionswünsche, Aggressionsdrohung und vor allem Verschmelzungswünsche
8. allgemeine Passivität (1.159, 1.167).

4.9.21 Diskontinuität: Die Löcher in Wahrnehmung, Zusammenhang und Sinnhaftigkeit und die verleugnete Trauer

Auch er, wie zuvor Fiona und Karin, leidet unter starken Erlebnissen innerer und äußerer Diskontinuität und das, was ich in Kap. 2 von Sheldon Bach zitierte, trifft auch sehr bei Eli zu.

Er spricht nunmehr über die »Bedeutungslöcher *[the gaps in meaning]*«, die er mit dem Wortschwall zu füllen suche. Das Vergessen der Toten schaffe ein solches Loch im Sinn: Weggegangen-Sein heiße, vergessen sein – also die fehlende Objektkonstanz.

Doch dabei bleibt es nicht: Wenn er schweige, dann schaue er in die Augen der Frau und dann werde es so recht gefährlich:

> »Im Schweigen verschmelze ich mit der anderen Person. Deshalb ist Sex so gefährlich.«
>
> »Es ist der Wunsch, die Getrenntheit aufzuheben, und zugleich die Angst davor.«

> »Sprechen verhindert, dass ich verschlungen werde, aber ich habe auch den Wunsch, unterzutauchen – den Wunsch und die Angst davor, verschlungen zu werden, zu verschmelzen *[Talking prevents me from being swallowed, but I also have the wish to submerge – the wish and the fear of being swallowed, to merge]*« (1.174).

Im Monolog wird auf diese Weise eine Art fiktiver Einheit geschaffen, indem der andere erstickt werde *(smothering the other)*. Diese regressiven Wünsche und Ängste dienen der Abwehr gegen die Eifersucht auf die Geschwister.

In den folgenden Stunden rücken die Phänomene der Verleugnung und einer Art von Bewusstseinsveränderung ins Zentrum und wie diese spezifisch der Abwehr dienen. Ich bringe Auszüge in extenso:

Er beschwert sich, dass ich mich über Namen und Ethnizität erkundige, und wir denken zurück an seinem Wutausbruch vor einer Woche, als es sich um jemandem mit dem Namen Rowe (oder Ro? Meinte ich, also jemanden aus Ostasien) handelte, worauf er damals mit großem Ärger *(Fuck it!)* reagiert hatte. Ich erwähne

1. Seine eigene Kategorisierung zuerst in Bezug auf Südasiatinnen, dann auf Ostasiatinnen, dann
2. Seine Ambivalenz über seinen eigenen ethnischen Hintergrund, seine Jüdischsein und
3. Den Neid auf mich in Bezug auf Sprachen und europäischen Hintergrund,

die alle drei in der Interaktion mitspielen. Er sagt, etwas geschehe dann, etwas werde abgeschaltet. Ich erwidere, ich sehe es als etwas viel Allgemeineres: Sobald sein Monolog durchbrochen werde, müsse alles, was nicht von ihm komme, ausgeblendet und als Dreck *(shit)* behandelt werden.

> »Es ist zu gefährlich für mich, den Anderen zu hören, es sei denn weit entfernt als intellektuellen Stoff. Ich glaube, es geht hier um Wettstreit: Durch den Monolog übertönen und besiegen Sie den Anderen.«

Er entgegnet:

> »Ich habe einen Komplex von Gefühlen. Ich fühle mich gemein Ihnen gegenüber *[nasty about you]*; Ich denke an meinen Vater, der seine Berufswahl im Lehren verwirklicht hat. Der Lehrer hat das letzte Wort, er hat Recht und ich kann von Leuten nicht lernen. Ich will nicht

hören, sondern sprechen und mein Vater war ein Lehrer. Es gab eine Zeit, in der ich lernte. Ich bin nicht mehr rezeptiv. Ich blende es aus *[tune it out]*. Ich werde nervös im Seminar, wenn ich etwas sagen will.«

»Es ist alles Wettstreit und dann, wenn Sie Angst davor bekommen, ziehen Sie sich in die Passivität, das Nicht-Konzentrieren und das verwaschene *[muddy]* Denken zurück.«

»Bei meinen Brüdern galt ich als der Besserwisser *[know it all]*. Ich lernte auch wirklich nichts von ihnen. Ich würde alle im Streit besiegen *[outargue all]*. Ich machte mir nicht viele Freunde, da ich ein kleiner, lästiger, streitsüchtiger Judenjunge *[a little, obnoxious, argumentative Jewish boy]* war. Das war ein Gebiet, wo ich siegen konnte. Ich ließ meine Freunde nicht sprechen und sie verließen mich« (1.176).

Er erinnere sich nicht daran, was andere sagen. Das gelte auch für mich. Die Welt kümmere sich nicht um ihn, so kümmere er sich auch nicht darum, was die anderen sagen. Er spüre, dass ich mich nicht besonders um ihn kümmere *(that you don't particularly care for me)*. Er erinnere sich nicht, dass das Haus daheim mit Liebe oder mit anderen Affekten angefüllt gewesen sei, außer mit Ärger, Sarkasmus und Vitriol; Fernsehen sei emotionaler als die realen Leute gewesen.

»Meine Unfähigkeit, aufnahmefähig für Leute zu sein, hat viel mit der Blockierung zu tun. Ich fing keine emotionalen Signale auf.«

Das sei auch bei mir so:

»Sie haben Ihre Berufsfassade. Ich entdecke keine Teilnahme *[care]* bei Ihnen.«

Mit der Kollegin, mit der er am meisten Gespräche pflegt, sei es gleich: Da gehe alles im Gedächtnisloch verloren *(everything is lost down the memory hole)*. Die Fantasie war, wenn er krank würde oder stürbe, dann würde man sich um ihn kümmern, sein Vater würde weinen; doch dann komme sogleich die Gewissheit, es würde niemandem etwas ausmachen.

Ich sage, beides sei wohl wahr: sich nicht zu kümmern und die starken Emotionen. Sein *not caring* sei eine Abwehr gegen *caring too much*. Ich meine damit die Gefahr der Affektüberflutung und die Abwehr dagegen durch Affektblockierung, Isolierung (besonders in Form von Intellektualisierung) und Verleugnung von Wahrgenommenem (1.177).

Die Mutter schwatzte immer. Er kam ihr zuvor *(beat her to the punch)*, indem er umso mehr schwatzte und zudem ein Alleswisser war. So war es nicht nur ein Wettstreit mit den Brüdern, sondern mit der Mutter durch das Schwatzen *(blabbing)* und mit dem Vater durch das Wissen. Im Monolog gehe es auch darum: »Wer nimmt die Bühne ein?«

Sobald ich seinen Monolog unterbreche, beginnt er auch gleich zu gähnen. Die Bedeutung: »Sobald mein einzigartig faszinierendes Sprechen unterbrochen wird, langweile ich mich.« Er wird sofort müde und es wird ihm schwindelig *(lightheaded)*.

Ich versuche, die narzisstische Einstellung anzusprechen und meine es im Sinne von Abwehr:

> »Es bedeutet: ›Nur, was ich denke und sage, sollte zählen.‹ Wie Sie es in anderem Zusammenhang, nämlich in der Bibliothek sagten: ›Ich bin das Zentrum des Alls.‹«

Er spricht über die lange Zeit meiner Kollusion und wie er mich durch sein Versagen besiegt habe. Es registriere nur, was ich mit vehementer Emotion sage. Auch jetzt vergisst er sofort wieder, was ich sage. Mit dem Text gehe es ihm nicht anders. Wenn er auf den Text höre, kritisiere er ihn. Er möchte darauf hören, könne es aber nicht. Das sei der Konflikt. Ich sage, dasselbe geschehe ihm mit mir:

> »Ich will hören, aber etwas blockiert mich« (1.178).

Er bringt einen sich in derselben Nacht wiederholenden Traum, in dem seine Frau eine Affäre hat, und kehrt dann zum letzten Thema der vorherigen Stunde zurück: Wie er in Bezug auf den Text zu viel hineinhöre – und damit höre er dann gar nicht mehr *(listening too much and not hearing anymore)*. Indem er überdeute *(overinterpret)*, höre er nicht mehr auf den Text selbst (in meiner Zusammenfassung). In dem Zusammenhang erinnert er sich an ein anderes Beispiel tendenziösen Überinterpretierens: Es war eine Deutung, die er mit 19 Jahren im College dem Traum eines Kollegen in aller Öffentlichkeit angedeihen ließ, der sich um ein Mädchen, an dem auch er insgeheim interessiert war, bemühte. Seine Deutung war sehr gescheit und entlarvend und er erstaunte damit alle Zuhörer. Er zieht den Vergleich zur Dissertation:

> »Mit meiner zwanghaften Überdeutung ist es so, als ob ich den Text verbiege, damit der versteckte Sinn sich der Ordnung füge, die ich auf-

gestellt habe *[with the obsessive overinterpretation, it is as if to twist the text in order for the hidden meaning to conform to the order I set]*. Diese abstrakten Kategorien dienen als Grundlage für meinen nächsten Dialog.«

Ich:

> »Es ist ein scheinbares Zuhören, ohne dass es das auch wirklich wäre«

und ich zitiere Falstaffs:

> »It is the disease of not listening, the malady of not marking that I am troubled withal.«

Er bestätigt sogleich, das sei ein Riesenproblem, und setzt es unmittelbar in Beziehung damit, dass man sich nicht um ihn gekümmert habe, und damit mit den Gefühlen der Bedürftigkeit *(deprivation)* und des Betrogen-Seins *(being cheated on)*. Er beschreibt dann frühere Jahre seines graduierten Studiums, wo er sich ausgeschlossen gefühlt habe, was jetzt immer noch der Fall sei. Er kehrt wieder dahin zurück, wie er bei Freunden oft nicht zuhöre und das in der Streiterei daheim immer getan habe.

Ich erweitere es:

> »Es ist ein Ausblenden *[tuning out]*«

und mache ihn auf den jetzigen Zusammenhang aufmerksam: den Traum und verschiedene Eifersuchtssituationen, zum Beispiel jene Erzählung vom 19-Jährigen und das doppelte Dreieck mit seiner Frau und der Kollegin oder der (chinesischen) Kollegin und deren männlichen Freunden. Er nimmt es gleich konkret, indem er fragt, was er denn mit dieser Kollegin spezifisch ausblende, er sehe das nicht, wohl aber das Dreieck mit seiner Frau. Ich schlage vor, es handle sich wohl eher um eine allgemeine Haltung, die den spezifischen Kern hat:

> »Ich will es nicht sehen, dass ich der ausgeschlossene Dritte bin. Und dies wurde dann zur verallgemeinerten Haltung des Ausblendens, des *tuning out*.«

Er bekräftigt, wie ihn dieses Gefühl des Ausgeschlossen-Seins zum Ablenken *(distraction)* getrieben habe. Ich erinnere ihn an seine Wut in der Bibliothek, wenn eine männliche Figur sich einschalte, wie auch im Traum. Er fügt das Entdecken von Vibratoren in der Schublade seiner Frau hinzu und ergänzt, selber für Pornografie offen zu sein. Dann kommt er schließlich wieder darauf zurück, wie er sich vom akademischen Leben ausgeschlossen sehe. Ich wiederhole, wie diese Verbindung von Ausblenden und Ausgeschlossen-Sein *terra firma* sei und frage, wie das sich bei mir wiederhole *(replicate)*. Er ist verwundert, hier gebe es doch kein Dreieck. Ich beharre darauf und frage ihn direkt:

> »Wo sind Sie der ausgeschlossene Dritte bei mir?«

Das Erste, was ihm dazu in den Sinn kommt, ist das Judentum, die ganze jüdische Traditionswelt und vor allem auch das Hebräische, das er nie lernen konnte. Auf Umwegen über seine Kollegin und Museen kommt er auf einen Museumsbesuch in Wien zu sprechen, wo er wohl eine Stunde lang völlig gebannt und fasziniert auf ein modernes Gemälde geschaut habe und davon ganz stimuliert gewesen sei. Doch bei einem späteren Besuch mit seinem Jugendfreund konnte er es nicht mehr finden und vermochte sich auch nicht mehr auf dessen Namen oder Inhalt zu besinnen. Doch dann kam er erneut darauf zurück, dass er eifersüchtig auf mein Wissen, vor allem auf mein Gedächtnis sei und was ich zitieren könne oder auf die Sprachen, die ich kenne. Dabei hat er sehr starke Gefühle und ist ungehalten, da das Ende der Stunde gekommen sei (1.179).

Er kommt in der nächsten Stunde auf seinen Ärger über das in seinem Erleben vorzeitige Ende der Stunde zurück, auf den Neid, auf meine Produktivität und Energie und auf mein Gedächtnis. Er beobachte, wie er auch sich selber ausblende:

> »Ich hörte mich selber nicht, habe dann das verwaschene [schmutzige, *muddy*] Denken und Schwatzen *[blathering]*. Es ist nur die Oberfläche meines Hirns, nicht dessen Tiefe.«

Er spricht davon, wie ihn sein Vater gestern Abend geärgert habe, da er ihn wie einen Imbezilen behandelt habe und erwähnt nochmals seinen Neid auf mein Gedächtnis und die Eifersucht auf meinen Ruf. Ich versuche die Eifersucht auch mit dem Ärger über das Stundenende gestern in Verbindung zu setzen, was er aber energisch verneint: Er denke an keine anderen Patienten von mir, es handle sich vielmehr um die Ausübung willkürlicher Autorität und dass ich ihn dadurch besiegen *(defeat)* könne, so sehr er doch sonst immer die Zeit respektiere. Keineswegs habe er an meine anderen beruflichen Verpflichtungen gedacht, beteuert er erneut. Ich sage:

> »Ich meine es eher in dem Sinn: Endlich habe ich die Aufmerksamkeit meiner Mutter und doch wendet sie sich jetzt von mir ab.«

Damit ist er völlig einverstanden und fügt an:

> »Aber ich bin nicht eifersüchtig auf die Leute, denen Sie sich zuwenden. Sie wenden mir Ihren Rücken zu, egal wie leidenschaftlich ich bin, und sagen: ›Das kümmert mich nicht, auch wenn es ein Durchbruch werden würde, wenn wir fünf Minuten länger sprächen. Aber ich halte mich an meinen Stundenplan mit den Patienten.‹ Es war wie eine Lawine von Gefühlen und jetzt kann ich nicht mehr dahin zurückkehren.«
>
> »Und plötzlich sind Sie dann der Ausgeschlossene.«
>
> »Ich habe Sie einfach nicht, wenn ich Sie brauche.«
>
> »Ich frage mich auch, ob es nicht gerade eine unbewusste Wiederholung sei, gerade gegen das Ende der Stunde die starken Gefühle kommen: Sie die Situation wieder herstellen, in der Sie der ausgeschlossene Dritte sind?«

Er ist damit einverstanden und vergleicht es mit anderen sozialen Situationen, in denen das Gleiche geschehe. Dann denkt er, was sein Bruder ihm erzählt hat: Wie nach dem Tod der Schwester sie beide bei der Trauerzeremonie hinausgeschickt wurden:

> »Wir wurden vom Trauern ausgeschlossen.«
>
> »Und jetzt ist es umgekehrt: ›So wie ich vom Trauern ausgeschlossen wurde, schließe ich [die Wahrnehmungen] aktiv durch das Ausblenden aus.‹«

Er:

> »Warum geschieht das bei der Kollegin?«

Ich:

> »Es ist wohl eher die allgemeine Einstellung, als es spezifisch auf sie gerichtet wäre.«

Er:

> »Und ich blende auch mich selbst aus, indem ich in einen passiven, vegetativen Zustand verfalle.«

Ich:

> »Und jedes Stundenende ist ein neues Ausschließen.«
>
> »Und jetzt habe ich wirklich Angst, da ich es wahrnehme« (1.180).
>
> »Die an der Feder saugende Frau gibt das Signal von Bedürfnis und Begehren *[need and desire]*, doch bin ich aus ihrem Leben ausgeschlossen und sehr einsam« (1.181).

Es wird mehr und mehr offensichtlich, dass das Ausblenden eine Abwehr gegen Neid und Eifersucht ist: Neid, nicht so viel zu leisten wie die Kollegin K., und Eifersucht, nicht Zugang zu einer Frau wie K. zu haben, oder auch Neid auf die Jugend der Frauen in der Bibliothek und deren aktives Leben. Dies spielt ebenfalls eine große Rolle in der Übertragung: Was er zu sagen habe, sei wichtiger, als was ich rede. Darüber hinaus die innere Doppelheit: Er verdiene Besseres. Gleichzeitig dessen Gegenteil: Er sei es nicht wert. So ist es in der Übertragung einerseits der Kampf gegen Neid und Eifersucht, andererseits das Gefühl, er sei es gar nicht wert, gehört zu werden; das Ergebnis davon ist das Ausblenden. Er will und wollte immer die Diskussion dominieren, doch durch den Monolog und das Ausblenden steht er am Schluss allein da wie der Hahn auf dem Misthaufen (mein Bild). Dabei beginnt er sogleich wieder zu gähnen (1.183).

4.9.22 Die Spaltung: Doppelheit und Ausblenden

Der Brennpunkt liegt weiterhin auf den beiden miteinander verbundenen Themen:

1. Dem Gefühl des Ausgeschlossenseins und damit der Eifersucht und zugleich dem Neid.
2. Der Kastration und damit dem Unterschied der Geschlechter.

Das letztere könne er nicht fühlen, nur die Entmännlichung, doch der fehlende Penis bei der Frau bleibe für ihn ein Abstractum und erscheine ihm immer noch als ein intellektuelles Konstrukt.

»Das vom verborgenen Penis verstehe ich nicht. Das mag einfach ein Widerstand sein. Sie können es wieder und wieder erklären, doch kann ich es nicht intuitiv erfassen *[grasp]*.«

Ich sage doppeldeutig:

»Ich kann es nicht sehen.«

»Als Erklärung. Entweder ist es sinnlos oder so sinnvoll? Oder ganz grundlos *[wildly off base]*. Ich muss Ihnen vertrauen, aber es scheint so sehr eine Parodie der Freud'schen Analyse zu sein.«

Er springt dann über zum Tod der Schwester und die Frage, ob er sie zu ersetzen versucht habe. Er sei mädchenhaft gewesen, habe rasch und viel geweint und spricht wieder über die Anziehung von Asiatinnen mit dem Bleistift.

»Ich hörte wieder auf zu schreiben, da diese Frau mir [auf meinen Blick] nicht antwortete. Sie sog nicht an dem Stift. Das enervierte *[unnerved]* mich.«

»Alles weist dorthin, aber etwas Wichtiges fehlt wirklich noch.«

»Ich dachte an das Kinderlied über Mars, wo es schöne nackte Frauen mit goldenen Haaren und mit Penissen geben würde.«

»Das ist der springende Punkt!«

»Ich habe das Bild von MC«,

einem chinesischen Mädchen in der Elementarschule. Mit deren Bruder habe er ein Loch in die Erde gegraben für den Club nackter Frauen, einer unterirdischen *strip hall*. Dann erwähnt er wieder die »Talentshow«, etwa zu der Zeit als er sieben- oder achtjährig war, in der es um jenen hawaiischen Tanz und ein Lied in deren Sprache ging, das sie als »stretch the penis« verstanden und mit ängstlicher Belustigung *(nervous laughter)* mitsangen:

»Beim Hulatanz schien es so, dass sie Penisse hatten, und gleichzeitig wusste ich, sie hatten keinen. Es war sehr verwirrend *[confusion]*.«

»Das ist es genau die Doppelheit und dann das Ausblenden, dass sie keinen Penis haben.«

»Meine Annäherung an Frauen war so ungehobelt *[blunt]*: Ob jene Verwirrung mich hemmte? Ich hatte Angst, es herauszufinden. Darum nahm ich dann eine puritanische Haltung ein, mit dem Schibboleth der Ehrlichkeit: ›Ich bin von dir angezogen.‹ Jetzt weiß ich es besser.«

Er spricht wieder über den Mangel an Penis und Erektion und ich nenne es seinen Penisneid. Er antwortet, der seine sei eben objektiv zu klein. Er müsse sich damit abfinden wie mit seinem Fettsein und seine Frau habe es noch verstärkt *(rubbed in)*, indem sie eine Schachtel voller übergroßer Dildos versteckte. Ich wiederhole seine Deutung von der Doppelheit. Er antwortet:

> »Es war ein Geheimnis *[mystery]*. Ich wusste es erst durch die pornografischen Hefte, die ich zu Hause entdeckt habe.«

Ich erinnere ihn aber daran, wie er es schon im Vorkindergarten *(nursery school)* beobachtet habe. Er:

> »Dann habe ich es bewusst vergessen. Für damals macht es Sinn, aber heute ist das schwerer.«

Die Frage sei jetzt mehr:

> »Habe ich einen?«

Ich:

> »Eher: Habe ich genügend davon *[do I have enough of one]*? Und ich glaube, es ist sehr wichtig, dass dies verbunden ist mit dem Tod der Geschwister und jenem Urtraum.«

Dabei beginnt er wieder unverzüglich zu gähnen und erwähnt den entmännlichten Vater. Ich:

> »Ich meinte, dass das Mädchen vom Loch verschluckt wurde, als Bild des Penis.«

Ich fasse zusammen: Das Haupttrauma ist das vom Fehlen der Schwester (und des Bruders) und all dem, was mit deren Tod, eigener Trauer, Rätselhaftigkeit, Unterscheidung, Ausgeschlossensein und vor allem mit der trauernden Mutter zusammenhängt. Es wurde verschoben auf das Fehlen des Penis bei der Frau, den Geschlechtsunterschied und dessen Rätselhaftigkeit und die beängstigende Gebärkraft der Mütter. So entstand die innere Notwendigkeit, diese Traumata zu verleugnen und zum verwirrenden Mysterium der Doppelheit zu machen, auch um das bei dem noch viel beängstigenderen Mysterium des Todes einsetzen zu können (1.185).

4.9.23 Trance als Ausdruck von Konflikt

Die genauere Beobachtung eines folgenden kleinen Zwischenfalles gibt uns ein vertieftes Verständnis der Bewusstseinsveränderung:

Seine Frau muss wegen peripherer Schwellungen ihren Gynäkologen sehen. Er weigert sich, sie hinzufahren, aus Ärger über ihre anhaltende Fahrphobie und damit die Abhängigkeit von ihm. Doch während er in der Bibliothek auf den Bescheid wartet, ist er fast arbeitsunfähig und befindet sich in einem Ausnahmezustand, den er »traumatisiert« nennt: »traumähnlich, mit übermäßiger Angst, einer Blockierung des Gedächtnisses«. Er habe das auch früher schon massiv gehabt, wenn er ängstlich war, zum Beispiel als er ein Fest im College zu organisieren hatte. Es ging so weit, dass er in der Tat nachher amnestisch war. Er musste sich damals bei anderen erkundigen, um zu erfahren, was er getan habe. In diesem Zustand, auch aktuell, wobei es nicht zu dieser Amnesie kam, blockiere er alles und habe überhaupt keine Gefühle. Es sei auch kein Angstanfall oder Panik, sondern eine ganz intensive Depersonalisation, ein veränderter Bewusstseinszustand, eine Trance. Dabei fühle er sich zu sprechen gezwungen. In mikroskopischer Form sehen wir eigentlich dasselbe, sage ich, in seinem Ausblenden. Er nennt es »eine große Abwesenheit in der Mitte«. Bei genauerer Untersuchung stellt sich heraus, dahinter stand nicht so sehr das Wiedererleben eines bestimmten Traumas, sondern eines akuten Konfliktes: Er fühlte sich aus mancherlei gegenwärtigen wie auch lange andauernden Gründen verärgert über seine Frau. Er hat mehr und mehr Fantasien, ganz bewusst, dass er sich alleine, ohne sie, wohler fühlen würde, auch ganz ohne direkte Fantasien über eine mögliche Affäre. Wenn das Kind tot geboren würde, wäre er frei. Demgegenüber stand die akute Sorge über seine Frau und noch mehr über das ungeborene Kind und damit das Schuldgefühl über seinen Ärger und darüber, sie nicht chauffiert zu haben. Das Resultat war dann der Ausnahmezustand (1.189).

Ich fasse die fünf großen Probleme, die sich ihm stellten und die gelöst werden mussten, zusammen: der fehlende Penis, das fehlende Kind, die Schwangerschaft, die ferne Mutter und wohl im Kern seine eigene Identität sein Selbst. Alle fünf bezogen sich auf den Gegensatz von Differenzierung und damit auf Begrenzungen und Veränderungen in der Zeit gegenüber dem Gleichbleibenden, Unveränderlichen Ewigen. Die lange Dauer und große Schwierigkeit der Analyse spiegelt den letzteren Pol wider; die tiefen Einsichten und die sich langsam durchsetzenden Veränderungen den ersteren. Das Entscheidende ist dabei aber nicht nur die große beiderseitige Geduld und keine willkürliche, das heißt äußerlich gesetzte Begrenzung, sondern auch die genauen Einsichten in die Abwehr der Wahrnehmung von Unterschieden und den richtigen Augenblick, Einsicht in sie zu gewinnen.

Ich glaube, die eigentliche Traumatisierung, die sich in jenen fünf Problemen ausdrückt, kann am besten durch den Gedanken Fonagys verstanden werden: dass unsere eigene Existenz nur dann erlebt werden kann, wenn der andere unser Innenleben anerkennt. Mein Eindruck ist, dass Eli in seinem Innenleben nicht gesehen wurde und er deshalb jetzt so große Mühe hat, andere zu sehen und zu hören.

Ich fasse die hauptsächliche Dynamik, wie ich sie verstehe, zusammen: Traumatisierung bedeutet massive Affektregression und Konflikt zwischen solch globalen Affekten und bedeutet »Überstimulierung«. Damit gehen archaische Sexualisierung und Aggression einher – als Abwehr gegen diese totalen Affekte. Gegen die traumatischen Wahrnehmungen bedarf es der Doppelheit von Verleugnung und Anerkennung, also der Spaltung. Solch globale Verleugnung aber erfordert die Herrschaft von Allmachtsfantasien, bei Eli durch das magische Auge. Jene Sexualisierung und Aggression in ihrer Globalität führen zum Aufbau eines besonders starken, doch archaischen Über-Ichs mit einer Nachinnenwendung der Aggression. Daraus folgt manifester Masochismus und allgemeine Passivität, vor allem aber die Allmacht der Verantwortung und der Erwartung.

Eli hat sich verändert. Er fühlt sich mehr fokussiert und ermächtigt *(empowered)*. Andere finden, er ergehe sich weniger und weniger in Monologen. Er sieht selber, dass seine Vergesslichkeit abgenommen habe, das Ausblenden sei geringer geworden, obwohl er noch immer erstaunliche Lapsus habe. Es sei jedoch besser, sich als Teil der Welt zu fühlen, statt sich zu isolieren. Er schreibt die Veränderungen dem Fortschritt in der analytischen Arbeit zu. Die »Löcher in der Sinnhaftigkeit« *(gaps in meaning)* haben sich noch nicht ganz geschlossen, »die große Abwesenheit in der Mitte« im Ausblenden und in den Zuständen der Dissoziation und Trance sei zwar nicht verschwunden, aber die Arbeit geht weiter. Sie braucht lange und beharrliche Mühe und Zeit (so schrieb ich damals vor dem Ende der Analyse).

4.9.24 Kritische Epikrise

Wie erwähnt unterbrach der Patient die Analyse unerwartet nach über acht Jahren, als er sich von der Universität unter massiven Druck gesetzt fand, seine Arbeit zu einem gewissen Termin abzuschließen. Ein Jahr lang hörte ich nichts mehr von ihm, bis er eines Tages mich um eine einzelne Stunde ersuchte und mir dann mitteilte, wie enttäuscht er über das Ergebnis der Analyse sei. Ich lasse ihn für sich sprechen:

> »Die Stunden endeten nicht erfolgreich. Ich habe viele der gleichen Konzentrationsschwierigkeiten, obwohl in einem geringeren Ausmaß. Die Dissertation erfüllte meine Erwartungen nicht, obwohl ich spürte, dass sie nur dank der Analyse möglich war. Doch am Ende war es der vorgeschriebene Termin, der mich sehen ließ, wieviel ich in sieben Monaten zustande bringen konnte.«

Zu seiner großen Enttäuschung war er seit dem Doktorat unfähig, auch nur ein Jobinterview zu bekommen. Nun habe er vor einigen Wochen entdeckt, wie seine Frau ihn seit Jahren »durch die Zähne« über ihre Arbeit angelogen habe. Seit Langem habe sie nichts mehr an ihrer Dissertation getan und auch auf Anfragen und Interviewmöglichkeiten nicht geantwortet, doch ihm ständig alles mögliche vorgeflunkert. Die Ehe sei am Punkt des Zerbrechens:

> »Es ist ihre Unehrlichkeit und die Geheimnistuerei.«

Er fühle sich von ihr verraten. Sexuell sei fast nichts möglich; sie kehre ihm mitten im Verkehr den Rücken zu:

> »Keine Konversation, kein Sex, keine Liebe. Ich fühle mich leer und verlassen und mit siedender Wut auf sie. Sie wirft mir vor, ich brauche Aufmerksamkeit. Ja, ich brauche Aufmerksamkeit und wer bist du, sie mir nicht zu geben?«

Das Einzige, was ihn zurückhalte, sei die Liebe zu seinem jetzt eineinhalbjährigen Töchterchen.

Er erwähnt dann, er habe etwas über den »Zusammenhang zwischen Gedächtnis und Mutter« gelesen,

> »wie die Mutter im Spiel durch die tägliche Beziehung *[interaction]* das Gedächtnis aufbaue und so die Kontinuität herstelle. Über die vielen

> Jahre, in denen ich Sie sah, hatte ich sehr viele Erinnerungen. Doch es bestand soviel Diskontinuität, dass ich mich vom einen zum anderen Tag nicht zu erinnern vermochte.«
>
> »Wir sprachen viel darüber«,

wandte ich ein.

> »Ich dachte: Wie wäre es, wenn meine Tochter stürbe und ich ihr Gedächtnis auszulöschen suchte [wie es seine Eltern mit den toten Kindern getan haben]? Sie schützten sich vor dem Schmerz, aber ich dachte: ›Was wäre, wenn ich stürbe? Niemand würde sich an mich erinnern.‹ Und wie ich die Leute behandle, gleiten sie *[pass]* durch mein Leben und verschwinden und sie bleiben nicht im Kontakt. Wie mit Ihnen: Ich wollte den Kontakt vermeiden, da die Analyse erfolglos war, Sie nicht der beste Analytiker für mich gewesen sind, aber ich darin verharrte *[stuck it out]* wie in meiner Ehe. Es gab Probleme in unserer Beziehung.«
>
> »Ich selber empfand unsere Arbeit als erfolgreich, nur noch nicht beendet. Gerade im letzten Jahr, besonders als Sie im Sitzen waren, hatten wir sehr wichtige Einsichten.«
>
> »In der Bibliothek brauche ich nach wie vor die Gegenwart von Frauen. Und dann meine Lethargie: Ich freue mich nicht auf Veränderungen. Doch die Depression ist nicht mehr da. Ich wünschte, Sie wären aktiver *[more interventionistic]* gewesen. Hätte ich Stellenangebote, hätte ich sie Ihnen zu verdanken. Ich hatte nach dem Studienabschluss ein gutes Gefühl bezogen auf die Analyse.«

Ich ermutigte ihn, die Analyse wieder aufzunehmen, aber er ließ es offen, und in den zweieinhalb Jahren seither habe ich nichts mehr von ihm gehört.

Mein eigenes Urteil ist, dass die Analyse trotz ihrer Länge ein Torso geblieben ist und trotz allem ein Teilerfolg war. Doch stelle ich mir selbstkritische Fragen. Dichten heiße, Gerichtshof halten über sich selbst, sagt Ibsen. Analytiker sein bedeutet, ständig solche kritischen Fragen zu stellen, zu urteilen, wenngleich nicht zu verurteilen.

1. Eine Frage, die ich mir stellte, ist die Folgende: Wir sprachen immer wieder über seine Sehnsucht nach dem schützenden Vater, den er auch in mir suchte. Wir streiften nur die homosexuellen Aspekte, die darin enthalten sind. Hätte ich hier mehr intervenieren sollen? Doch wurden gerade meine Interventionen, wenn sie nicht genau zu dem passten, was er brachte, aus-

geblendet, verleugnet. In der Gegenübertragung spürte ich daher viel Entmutigung, ja Hilflosigkeit. Hätte ich die mehr ins Gespräch bringen sollen? Ich denke ja. Die von ihm erhofften Interventionen, auf die er im Schlussgespräch anspielte, galten vielleicht gerade dieser persönlichen Art meinerseits. Ich war sicher ein viel aktiverer Analytiker, als es die meisten sind und wären. Aber es war nicht die Aktivität, nicht das Intervenieren per se, sondern deren spezifische Natur: meine eigene Innerlichkeit, meine eigene ganz spezifische Antwortbereitschaft. Ich dachte, ich zeigte davon viel. Doch auch hier gilt: »Ein bedeutendes Stück fehlte.« Er erwartete nichts weniger von mir, als er von seinem Vater erhoffte: dass die Wunde von mir geheilt werden könnte und das Auslöschen der Erinnerung rückgängig gemacht würde. Wir bemühten uns um das Zweite, aber ich versagte mit dem Ersten. Die Enttäuschung wiederholte sich.

2. Im Nachhinein glaube ich im Lichte meiner eigenen, neueren Einsichten, dem Problem des Neides nicht genügend Aufmerksamkeit geschenkt zu haben und zwar ganz spezifisch dem Neid auf den Mutterschoß, in der Übertragung, der Gegenwartsbeziehungen (seiner Frau!) und in der Tiefe seines Unbewussten. Schaue ich mir seinen Urtraum nochmals an mit Gebüsch, Panzer und General, glaube ich, das entscheidende Thema des Uterusneides übersehen zu haben und zu sehr auf die unzweifelhaft schweren und wiederholten Traumatisierungen fixiert gewesen zu sein. Beide gehörten allerdings zusammen. Seine massive Schuld hatte viel mit seiner Aggression gegen das Prokreative bei der Mutter wie bei mir zu tun. Zwar leuchtete es zuweilen auf, aber ich nahm es nicht wichtig genug, glaube ich heute. Auch seine Adipositas könnte dazu gehören.

3. Zu oft agierte ich bei seinen Anklagen gegen seine Frau mit, indem ich seine masochistische Illusion schützte, er sei das Opfer, ohne das weiter infrage zu stellen. Hier war ein bedeutsames Stück von Gegenübertragung unerkannt wirksam.

4. Wie erwähnt, zwang er sich, Erinnerungen zu finden und brauchte gerade das detaillierte Erzählen der Vergangenheit, um die Beobachtung vom inneren Konflikt in der Gegenwart abzulenken und sich auf diese Weise aus dem Hier und Jetzt zu flüchten. So fürchte ich, war ich meiner eigenen Überzeugung nicht immer treu geblieben, dass es das Wesentliche ist, den gegenwärtigen Konflikt zu erkennen. Bei ihm wurde Geschichte sowohl zum hauptsächlichen Sublimations-, ja Rettungsmittel von der inneren Sinnlosigkeit, aber auch zu einem Hauptwiderstand. Ist Eli ein Extremfall, so frage ich mich, wo die Deutungen außerhalb der Übertragung konsequent als Widerstand benutzt wurden und wo die gegenwärtige, gegenläufige Betonung

besonders sinnvoll erscheint? Die Gegenfrage ist aber wie bei allen hochnarzisstischen Patienten, ob nicht gerade die heute gängige Fast-Ausschließlichkeit und einseitige Bewertung der Übertragungsdeutung ihrerseits nicht sehr rasch den Widerstand derart intensiviert hätte, dass es sehr viel früher zum Abbruch der Behandlung gekommen wäre. Ich werde auf dieses Thema anhand des Werkes von Warren Poland (1996) am Anfang des nächsten Kapitels zurückkommen.

5. Dann übertrug er seine wichtige Abwehr der Intellektualisierung und der Entfremdung vom Erleben der Affekte auf mich: Ich sei emotionell kühl und lieblos und wie sein Vater zu intellektuell. Er bedeute mir nichts, daher bedeute auch ich ihm nichts: also die Wendung der Dehumanisierung vom Passiven ins Aktive in der Übertragung. So konnte er in der Tat die Therapie mit mir ohne weiteres abbrechen, wie er schließlich angekündigt hatte:

»Ich könnte von hier weggehen und es einfach vergessen.«

Hätte ich das besser angehen können? Es ist die Familienabwehr gegen intensiven Verlust, gegen den Schmerz, die Trauer und die Wut darüber. Diese Wunde blieb unheilbar und ich fürchte, er wird als tragischer Charakter weiterleben, weiterleiden und weiter andere leiden machen.

6. Er fühlt sich vor dem Vater klein; so versucht er, ihn kleinzumachen. Das Bedürfnis, aus seinem Neid und seiner Eifersucht heraus auch mich klein und daher erfolglos zu machen, war eine beherrschende Reaktion auf jene tiefe, bei ihm leider unheilbare Wunde von Scham und der fehlenden inneren Gegenwart einer tröstenden Mutter, also der fehlenden Objektkonstanz.

Neid und Eifersucht scheinen mir klinisch fast immer zwei Seiten der gleichen Medaille zu sein und beide münden in das Unrechtsgefühl, das Ressentiment: Das Dyadische und das Triadische gehören meist dialektisch zusammen. In anderen Worten das Präödipale und das Ödipale müssen in der Regel als komplementär im Hin und Her betrachtet und behandelt werden (und das Gleiche gilt für Trauma und Konflikt). Das eine dient gewöhnlich als Abwehr gegen das andere. Wir arbeiteten aber vor allem an der Eifersuchtsseite und dem Triadischen. Auch hier frage ich mich, ob meine Gegenübertragung, spezifisch eigene ähnliche innere Erlebnisse, es mir erschwerten, ihm mehr zu helfen.

7. Das Spaltungsphänomen im Freud'schen Sinn, nämlich das eingangs beschriebene Kriterium der Charakterperversion, das Nebeneinanderbestehen von Verleugnung und Anerkennung, steht bei Eli außer Zweifel im Zentrum. Wie ist es aber mit der »Spaltung« in der heute üblicheren, auf Melanie

Klein zurückgehenden Bedeutung als fundamentalem Abwehrvorgang? In seiner *Allgemeine psychoanalytische Krankheitslehre* (1998) gibt Rainer Krause eine gute Beschreibung dieser Auffassung:

> »Diese aktive Fernhaltung von Teilen des Selbst, aber auch der Objektwelt wird Spaltung genannt [...]. Der Schutz vor Konflikten durch Spaltung geschieht nicht durch prinzipielles Fernhalten von einem einheitlichen Bewusstsein, sondern durch Dissoziation, das heißt aktives Auseinanderhalten von positiven und negativen Erfahrungskomplexen. Kennzeichen ist nicht der fehlende Zugang zum Bewusstsein, sondern dass sie nicht *gleichzeitig*, sondern nur *hintereinander* mit fehlendem Gedächtnistransfer im Bewusstsein sein können [...]. Solange diese konträren Zustände voneinander getrennt werden können, tritt keine Angst auf [...]. Werden sie [...] zusammengeführt, nimmt sich der Patient aus dem unbewussten Feld heraus. Er wird ›spacy‹, das heißt, er fühlt sich wie im Glashaus, was nichts anderes als eine Dissoziation ist. Die Dissoziation führt sekundär zu einer Beeinträchtigung der Integrationsvorgänge und des Aufbaus einer stabilen Identität und Objektwelt. Identitätsdiffusion ist dementsprechend die Folge. Die Patienten schützen die guten Selbst- und Objektrepräsentanzen vor der vermeintlichen Alles-oder-Nichts-Aggression durch ein Ensemble von Abwehrformationen, dessen Grundlage die Spaltung ist und das flankierend dazu primitive Idealisierung und Entwertung sowie projektive Identifikationen benutzt« (S. 170).

zum Beispiel dadurch, dass der Andere gezwungen werde, die projizierten abgespaltenen Anteile zu übernehmen. Mit diesem veränderten Objekt werde dadurch eine »narzisstische« Beziehung aufgebaut.

Was hier (phänomenologisch) aufgezeigt und gut beschrieben wird, trifft ohne Zweifel völlig auf Eli zu. Dennoch ist es nicht meine Erfahrung, dass die Bearbeitung dieser Spaltung als Elementarabwehr in dieser direkten Form von den Patienten verstanden und übernommen würde. Erst die sorgfältige Analyse der komplexen Vorgänge, die sich dahinter verbergen: die Traumata, die globalen traumatogenen Affekte und globalen Formen von Abwehr wie Verleugnung, die Wendung vom Passiven ins Aktive und umgekehrt Wendung vom Aktiven ins Passive und gegen das eigene Selbst, die Identifizierung, Projektion und Introjektion, Rollenvertauschung, Idealisierung und vor allem auch die Globalität der Über-Ich-Prozesse und deren Abwehr in beharrlicher Arbeit weiterführt. Als »Resultat« dieser komplexen Vorgänge erscheint dann das, was soeben als »Spaltung« umrissen wurde. Nun habe ich in der Tat genau diese Abwehranalyse bei Eli recht konsequent durchzuführen versucht – sicher mit »Ausrutschern« und Fehlurteilen, wie ich sie zuvor genannt habe. Die selbstkritische Frage ist aber: Hätte ein umgekehrtes Verfahren die konsequente Fokussierung auf diese Art »Spaltung« als Elementarvorgang weitergeführt? Habe ich dadurch, dass ich gegen den Strom der heutigen weitverbreiteten Theorie und Praxis schwimme, etwas Entscheidendes versäumt oder hätte ich nicht eher dadurch meinen Patienten sehr bald verloren, wie es meine übliche Erfahrung bei Schwerkranken gewesen ist? Ich kann diese Frage nicht beantworten.

Als Antwort auf diese inneren Fragen und Anklagen muss ich doch festhalten, dass ich nach wie vor glaube, wir haben alles in allem gute Arbeit geleistet, auch wenn die Analyse nicht beendet werden konnte. Es war der »Triumph durch Niederlage«, die »Allmacht durch Leiden«, eine masochistische Hochleistung, die den tragischen Charakter auszeichnet.

Angesichts der schweren, vielfältigen chronischen Traumatisierung (wohl mit Affektansteckung und tiefer Identifizierung mit selber schwer traumatisierten Eltern) und der daraus resultierenden schweren masochistischen Charakterpathologie, den tiefen narzisstischen Störungen, der Zwangsstruktur und ausgesprochenen, ja prominenten zwangsneurotischen Symptomen standen wir vor einer Kombination, die bekanntlich sehr schwer zu behandeln ist und von vielen als unbehandelbar abgelehnt wird. So gibt es in den letzten Jahrzehnten in der psychoanalytischen Literatur kaum mehr Beschreibungen von erfolgreich analysierten Zwangsneurosen (dazu Bristol, 2004; Ausnahmen sind z. B. meine Darstellungen der Fälle Elasar, Thomas und Reuben).

4.9.25 Warum die Abwehr gegen Differenzierung? – Das Allgemeine im Individuellen

Zum Schluss stellt sich die allgemeine Frage: Warum denn diese Abwehr gegen Grenzen, gegen Differenzierung?

Ich versuche eine erste Antwort: Das Wesen des Traumas ist es, die Grenzen des Selbst, die »Reizschranke«, zu durchbrechen und damit überwältigende Affekte zu erzeugen, die global, total und grenzenlos sind. Doch was haben wir damit gewonnen? Würde das nicht zum gegenteiligen Resultat führen, nämlich zur Sehnsucht danach, schützende Grenzen zu setzen?

Ich glaube, die Antwort muss anderswo gesucht werden.

Nehmen wir Elis Traumatisierung: die beiden frühen Todesfälle, die

Dekompensationen der Mutter, vielleicht auch den späteren Verlust der Nähe zum Vater, der sich mehr und mehr den kleineren Brüdern zuwandte. Nehmen wir an, die Gefühle von Hilflosigkeit und Angst, aber auch von Trauer und Schmerz und ganz besonders auch die der Schuld müssen sehr groß gewesen sein, wie Eli sie auch teilweise erinnert. Dazu mag auch große Wut gekommen sein, aus Angst und Ohnmacht, als Reaktion auf die Seelenblindheit seiner Eltern. Und dann kommt noch die unheilige Dreieinigkeit von Neid, Eifersucht und Ressentiment hinzu.

Die Gegenposition, die sich ihm nun anbot war die des Rückzugs auf die Allmacht von Worten, von Gedanken, von Wissen und Ausschluss der Außenwelt, wenn sie an die Affekte und traumatischen Erinnerungen rührte und so die Allmacht bedrohte. Diese Allmacht, also der sekundäre Narzissmus als Abwehr ist aber prinzipiell ein Überschreiten der Grenzen: Narzissmus ist eine Missachtung der Begrenzungen in Wert, Wahrheit und Tat. Narzissmus als Abwehr bedeutet eine massive Verleugnung aller Grenzen und ein Bestehen auf Absolutheit.

Allgemeiner gesagt, bewirkt die Traumatisierung eine Regression auf Fantasien der Verschmelzung, des Ungeschehen-Machens von Abweisung und Trennung, von Grenzsetzung und von Bedrohung. Diese sind der bildhafte Ausdruck dessen, was wir als Affektregression kennen: die Globalität der Gefühle (Entdifferenzierung) und Resomatisierung. Das Globale und Absolute aber ist der Feind des Symbolischen. Symbolisierung bedeutet Anerkennung der Grenzen und ist die bedeutendste Form der Differenzierung.

Was wir bei Eli gehört haben, impliziert etwas, was wir bei sehr vielen Patienten antreffen und was zum Inbegriff des Narzissmus gehört: »Ich sollte keine Grenzen haben. Ich darf keine Grenzen haben, sonst wäre ich hilflos.«

Das heißt aber oft auch: »Ich muss mich diesen Erwartungen zu Hause unterwerfen, um angenommen zu werden: Ich bin für alles verantwortlich und das Wohlergehen, wenn nicht das Leben der anderen hängt davon ab, dass ich eine solche Allmacht der Verantwortlichkeit auf mich nehme.« Der Mythos in der Familie ist sehr oft: »In der Schutzlosigkeit und Angst der Eltern brauchen diese ein Kind, das keine Grenzen hat in seiner Fähigkeit und seinem Willen, Verantwortung auf sich zu laden. Die narzisstische Fantasie ist eine Abwehr, ist eine machtvolle Schutzfantasie, gleich wie quälend sie ist, und kommt sie ins Wanken, bricht die große Angst ein. Sobald man sich dann der Grenzen bewusst wird – und das ist eine Gefahr bei jeglicher Unterscheidung und Veränderung – wird die Angst lähmend.

> »Sobald Kritik oder Kränkung geschieht, kommt ein Einfrieren und Erstarren über mich«,

sagt eine Patientin.

> »Es geht nicht darum, gegen den inneren Richter anzukämpfen, das strenge Über-Ich loszuwerden, sondern zu verstehen, wozu das dient: Wofür wurde es gebraucht? Wofür brauche ich es heute noch?«

Diese Allmachtsfantasie bedeutet auch: »Wenn ich die Wahl habe, gehe ich das Risiko ein, die falsche Entscheidung zu treffen. Damit wird es zur Erleichterung, wenn man einem die Wahl abnimmt.« Es ist, was der Groß-Inquisitor meint: Die Last der Freiheit wird dem Menschen zu schwer – nämlich angesichts einer allmächtigen Verantwortlichkeit und damit eines unerbittlichen inneren Richters. Ich erinnere an den Midrasch, wo Abraham Gott gegenüber die Worte in den Mund gelegt werden: »Gibst du nicht ein bisschen nach, kann weder die Welt noch die Gerechtigkeit bestehen.« Und das ist nur möglich, wenn es nicht darum geht, vollkommen zu sein, sondern einfach besser und sich damit stets der Grenzen als etwas Notwendigem bewusst zu sein.

Form und Zeit bezeugen Verschiedenheit, Veränderung und Begrenzung, nicht nur das Gleichbleibende und Grenzenlose.

In unserer Arbeit gibt es keine magischen Verwandlungen und keine Abkürzungen, wenn es sich um so tiefe und lebenslange Störungen handelt. Darin besteht die Würde und Größe der Psychoanalyse: dass sie den Einzelnen in seiner Eigenart annimmt und ihn nicht in Kategorien zwängt, ihm nicht das überstülpt, was uns äußere Autoritäten aufzwingen und die *terrible simplificateurs* weismachen wollen.

Das Seelische ist sehr weit und tief; seine Wege und Grenzen lassen sich kaum ergründen, sagte uns schon Heraklit.

5 Agieren und Gegenagieren

Über-Ich-Probleme in der Behandlung des tragischen Charakters

5.1 Getrenntheit und Verbundenheit – Dialektik und Dialog

Ich möchte an Fragen anknüpfen, die ich im vorletzten Unterkapitel 4.9.24 »Kritische Epikrise« in Bezug auf Deutungen innerhalb und außerhalb der Übertragung und auf die analytische Arbeit mit schwerkranken Patienten stellte.

Dabei stütze ich mich auf ein vor einigen Jahren in den U. S. A. erschienenes Buch, das meinem Überdenken dieser Probleme in vielem nahesteht. Es ist Warren S. Polands *Melting the Darkness. The Dyad and Principles of Clinical Practice* von 1996. Der Titel dieses Werkes stammt aus Shakespeares *Tempest* (V.I) und spricht von dem Aufsteigen des Morgens.

Nach Poland und vielen anderen gegenwärtigen Autoren, zu denen ich mich heute auch zähle, geht das Studium der Dyade von der Voraussetzung aus, dass die analytische Situation durch Patient und Analytiker gemeinsam geschaffen werde: »[N]ur im geteilten Engagement kann eine klinische Analyse lebendig werden.« Dies ist mehdr als Gegenübertragung: »Der Analytiker ist, in einer angemessen disziplinierten und zielgehemmten Weise, offen für ein emotionelles Engagiertsein mit dem Patienten« (Poland, 1996, S. 4). Wie in jeder Beziehung gilt auch hier das Paradox: »So wie kein Mensch eine Insel ist, so ist auch jeder Mensch eine Insel« (ebd.). Das ganze Buch ist von diesem Paradox mit seiner Dialektik in vielen Varianten durchwoben, und es kombiniert sich mit anderen Paradoxa.

Beim genaueren Studium der dyadischen Interaktion können wir von dem ausgehen, was Poland »das Grundprinzip, aus dem alle andern Prinzipien klinisch-analytischer Technik abgeleitet sind«, nennt:

> »Rücksicht auf das Anderssein, aus dem Innersten des Analytikers heraus, Respekt für die Einzigartigkeit des Selbst des Patienten als eines authentisch Anderen. Zugleich finde ich, dass in Selbstanalyse das Schauen auf sich selbst

als einen Anderen, während man der Wahrheit mit rücksichtsloser Ehrlichkeit verpflichtet bleibt, der höchste Respekt ist, den man sich selbst zollen kann« (ebd., S. 246).

»Beide Ansichten, dass man getrennt ist, entfernt von anderen, und dass man ein Teil ist von anderen, sind natürlich richtig. Obwohl Getrenntheit und Verbundenheit widersprüchlich scheinen, sie sind beide wahr und gleichzeitig unwahr. Eine Person zu sein, heißt immer, allein zu sein und gleichzeitig in Beziehungen zu anderen stehen. Die Einsamkeit der Selbstanalyse entfaltet sich im Gewebe des Andersseins. Und das interaktive Engagement der klinischen Analyse wird immer dadurch bedeutsam, wenn es ins Innenleben des privaten und einzigartigen Daseins jedes Patienten hineingenommen, übersetzt und dort verdaut wird« (ebd., S. 260).

»Zusammen schaffen Analytiker und Patient ein einzigartiges analytisches Universum, das so gestaltet ist, dass es maximal durch die inneren Kräfte des Patienten und minimal, aber unvermeidlich teilweise auch durch die des Analytikers bestimmt wird. Die Neutralität des Analytikers ist die Haltung, die ganz darauf angelegt ist, die Zentralstellung der Ausgestaltungen des Innenlebens des Patienten zu schützen und darauf zu achten, dass das interaktive Drama, also das, was sich in der Dyade abspielt, ganz der Offenlegung und Untersuchung des Selbst des Patienten diene« (ebd., S. 153).

»Ein- und Zwei-Personen-Psychologien müssen beide respektiert werden, während gleichzeitig der Standort der dyadischen Einheit unseren vielfachen Standpunkten zugeordnet wird [...]. die Ansichtsweisen von Beziehungen *[relational views]* lassen sich scheiden in *Person-getrennt* und *Person-vereinigt*, wobei dann die Person-getrennt entweder unter dem Blickwinkel von Ein-Person-[Psychologie] und Zwei-Personen-[Psychologie] untersucht werden kann. Letztlich müssen alle drei Dimensionen mitberücksichtigt werden, um zu vollem Verständnis zu führen« (ebd., S. 266).

»Mit dem Gewinn der gegenwärtigen Beachtung dyadischer Interaktion kommt das Risiko eines Verlusts, nämlich des Fokus auf der Zentralität der Untersuchung *[exploration]* des Patienten als eines einzigartig Anderen, die die primäre Aufgabe aller Analyse und auf Einsicht ausgerichteten Therapie ist. Das irrtümliche Außerachtlassen des Analytikers darf nicht dadurch korrigiert werden, dass der Analytiker den Patienten von der Hauptbühne auf eine Nebenbühne schiebt. Das dyadische klinische Feld bietet das Medium für

> Analyse, aber der primäre Zweck der Analyse ist und bleibt die Explorierung und das Verstehen des Funktionierens des Patienten mit dem Ziel vermehrter Freiheit, die echter Einsicht und daraus folgender Bemeisterung *[mastery]* entstammt« (ebd., S. 6).

Man müsse die Versuchung selektiver Verpflichtung zum Gesichtspunkt der Ein-Personen-Dialektik des (inneren) Prozesses oder dem des Zwei-Personen-Dialogs von Interaktion vermeiden (ebd., S. 49). Vielmehr

> »ist es die Beziehung zwischen der individuellen Dialektik und dem dyadischen Dialog, die uns jetzt die größte Herausforderung für das Verständnis des psychoanalytischen Prozesses bietet […]. Kein Trieb verwirklicht sich außerhalb des Gewebes menschlicher Verbundenheit, selbst wenn sich dieses Gewebe verinnerlicht hat, und keine Objektbeziehung lebt ohne die Motivkraft von unbewussten Trieben im Innern beider Partner« (ebd., S. 48–49).

Dabei sei zu beachten, dass die Deutung der Übertragung in einem weiteren Zusammenhang zu begreifen ist. »Wenn die Analyse eine Reise ist, ist die Teilnahme an Übertragung und Gegenübertragung der Zug und nicht das Ziel *[If analysis is a journey, the transference-countertransference engagement is the train, not the destination]*« (ebd., S. 285), sagt er gegen Ende des Buches.

Psychoanalyse ist, wie wir wissen, die Kunst des Spezifischen, des ganz konkret Geschichtlichen. Entsprechend betont Poland (1996, S. 128): »Das Leben ist nicht allgemein. Es geht immer um die spezifische Person in ihrer einzigartigen Individualität.« Technische Disziplin sei zwar (wie die Theorie) immens wichtig, aber sie sei nur ein Mittel zum Zweck des Verstehens; sie bedeute nicht Verstehen selbst, sagt Poland (1996, S. 2). Sein Gewissen sei ein schwieriger Gegner, seine Ehrlichkeit eine große Verbündete gewesen: Das erstere durch das Insistieren auf technische Perfektion und berufliche Standards, der inneren Forderung, es genau richtig zu tun, die letztere durch das Zugestehen, was man falsch gemacht hat oder wo die eigenen Grenzen dessen sind, was man zum Beispiel an Beschimpft-Werden durch den Patienten zu ertragen vermöge, auch das eigene Wissen um exzentrische Gegenübertragungsverzerrungen: »wie eine chronische Pest, wiederholt bekämpft, doch nie ausgerottet.« »Anerkennen heißt nicht Bekenntnis, Exhibitionismus oder Enthüllung meiner persönlichen Fantasien. Die formale Arbeit in der Praxis ist die der Analyse des Patienten« (ebd., S. 290–291), also nicht die Selbstenthüllung.

Wie Arlow betont Poland die lebens- und therapieentscheidende Rolle unbewusster Fantasien:

> »Die Vergangenheit wird nicht direkt in der Gegenwart als verkörperte *[incarnate]* Vergangenheit lebendig. Die Vergangenheit wird erst lebendig, insoweit sie unbewusste Fantasien geschaffen hat, und es ist diese Konstellation *[set]* unbewusster Fantasien, die in der Gegenwart lebendig wird [...]. Es ist die Erkenntnis der Sinnhaftigkeit organisierender, gegenwärtig wirksamer Fantasien, die das Tor zur Relevanz der Vergangenheit öffnet [...]. Deutungen verbinden unmittelbares Erleben mit unbewussten Fantasien, während Rekonstruktionen Verbindungen schaffen zwischen unbewussten Fantasien und möglichen oder wahrscheinlichen historischen Vergangenheiten« (ebd., S. 38, S. 50).

Da Kinder sich mit den unbewussten Konflikten der Eltern identifizieren, erstreckt sich eine volle Analyse oft auf eine spekulative Analyse der Eltern (ebd., S. 43–44).

> »Emotional zu erfassen, wie wertvoll die Aufmerksamkeit darauf ist, *wie* man denkt, ist wohl für die analytische Arbeit ebenso entscheidend wie die Deutungen des Analytikers davon, *was* man denkt. Wenn sich im Verlauf einer erfolgreichen Analyse Einsicht entwickelt, gewinnt der Patient eine zunehmende Fähigkeit zur Selbstanalyse. Einsicht kann ein Teil des Ich-Ideals des Patienten werden, der das Übertragungsbild des Analytikers als Gegenstand ersehnter kindlicher Befriedigungen ersetzt« (ebd., S. 72).

Es sei mehr das analytische Suchen als dessen Ergebnis, was die Fähigkeiten zur Selbstanalyse fördere (ebd., S. 76). Daher sei denn auch die Grundregel für den Analytiker ebenso wertvoll wie für den Patienten: »*alle* eigenen inneren Erlebnisse des Analytikers müssen in Bezug auf die Analyse für ihren Informationswert in Betracht gezogen und geprüft werden«, wobei nichts einfach leichtfertig abgewiesen werden solle (ebd., S. 87). Neutralität beinhalte die uneigennützige Verfügbarkeit des Analytikers für die Beobachtung, wer und wo der Patient ist. Obgleich zumeist stillschweigend vorausgesetzt, ist der »Respekt des Analytikers für die Authentizität des Selbst des Patienten als eines echten Anderen, mit derselben Gültigkeit wie das Selbst des Analytikers, das tiefste aller klinischen psychoanalytischen Prinzipien« (ebd., S. 88). Keineswegs bedeute Neutralität die Abwesenheit von Zielen; vielmehr sei das Langzeitziel innere strukturelle Veränderung des Patienten. Sie sei das Wissen, dass eine

> »Arbeit, die auf einer rücksichtslosen Hingabe an Ehrlichkeit beruht, [einer Hingabe] an die Wichtigkeit der psychischen Wirklichkeit und des Unbewussten, und an die Möglichkeit von Freiheit und Wachstum, erzielt durch einsichtsgetragene Bemeisterung, das Bedeutendste ist, was der Analytiker dem Patienten zu bieten vermag.«

Unterstützung, die Rolle des Heilers, René Spitz' (1956, 1967) »diatrophische Gegenwart« geben allem den Hintergrundzusammenhang.

Doch wie steht es dann mit der Neutralität? Sie

> »ist erforderlich für die analytische Arbeit; sie ist keine unbekümmerte Indifferenz [...]. Neutralität ist ein globaler Begriff, um das Offensein des Analytikers für alle Erfahrungen und Vorgänge in der Analyse zu bezeichnen, ob diese sich nun im Patienten oder im Selbst des Analytikers befinden. Im Gegensatz dazu bedeutet Abstinenz eine engere Begrenzung von Übertragungsbefriedigung, vielleicht deren Titrierung, um weitere psychologische Arbeit zu befördern: Das Nicht-Geben auf einer Ebene, um die Regression auf eine tiefere Schicht verborgener Bedeutungen zu erleichtern. Analytische Abstinenz weist daher auf ein Vorgehen hin, das den Patienten vor unangemessenem Eindringen des Analytikers schützen soll [...]. Ganz klar ist sie nicht ein Mangel an emotionalem Engagement des Analytikers [...] Kompromissloses Sich-Bemühen um Einsicht ist das Maximum dessen, was ein Analytiker einem Patienten geben kann, ein einzigartiges Geschenk, wertvoller als jede Übertragungsbefriedigung... Neutralität ist die technische Manifestation von Respekt für das wesentliche Anderssein des Patienten« (Poland, 1996, S. 89–90, S. 92).

In einer schönen, gesonderten Arbeit über die Funktion des Analytikers als Zeuge spricht er vom »Schweigen als engagierter Nichtzudringlichkeit eher als von Abstinenz *[silence as engaged nonintrusiveness rather than of abstinence]*« (Poland, 2000).

Eine besonders einleuchtende Bemerkung betrifft den Missbrauch von Empathie für »analytischen Sadismus, basierend auf dem perzeptiven Erfassen der Konflikte des Patienten durch den Analytiker, das aber dann zu nicht-therapeutischen Zwecken ausgenutzt wird«. Ein gutes Beispiel für denselben Vorgang ist die Fähigkeit von Demagogen, »andere zu lesen«, aber dann dieses Verständnis in den Dienst ihrer eigenen Grandiosität und Selbsterhöhung *(self-aggrandizement)* zu stellen. Den Begriff Empathie auf dessen idealisierte Form und Anwendung zu beschränken, sei tendenziös und verwandle Empathie aus einem funktionellen (operational) Konzept in ein

Schibboleth, eine ideologische Stellungnahme. »Kommunikation ist nicht Kommunion. Empathie ist als vitale und primäre Quelle von Teilverständnis, aber nicht von Allwissen gültig« (ebd., S. 147–149).

Die Kehrseite der Empathie ist der analytische Takt – »die Fähigkeit, das Richtige zur richtigen Zeit zu sagen oder zu tun«, eine der Wörterbuchdefinitionen, hier »mit dem Zweck, die größtmögliche Offenlegung der intrapsychischen Konflikte und deren Sichtbar-werden in der Übertragung zu erzielen« (ebd., S. 155–156). »Takt folgt der Empathie« –»Wir lernen mit Empathie und Verständnis, und wir deuten mit Takt« (ebd., S. 157). Genetisch gesehen sei Takt eine der integrativen Funktionen des Ichs, begründet in der Annahme und Toleranz der Mutter für die Wut des Kindes und für ihren eigenen Sadismus als etwas, das weniger stark ist als ihre grundlegende Gebundenheit und Verbundenheit mit dem Kind (ebd., S. 160).

Letztlich ist auch Polands Buch ein Ausdruck tragischen Wissens, wie ich es im Prolog beschrieben habe. Es verbindet menschliche Weisheit und Güte mit der Tiefe analytischer und therapeutischer Erfahrung.

Vor diesem Hintergrund einer Grundhaltung, die der Polands sehr nahesteht, möchte ich nun einige weitere Behandlungen studieren, die besondere große technische Probleme, gerade durch das Agieren in der Übertragung und den dadurch verursachten Problemen heftiger Gegenübertragung, stellten. Dabei wird das, was ich im Prolog des ersten Teils zur Relevanz des Über-Ich-Begriffs ausgeführt habe, von zentraler Bedeutung sein.

5.2 Das Problem der sadomasochistischen Übertragung

5.2.1 Die vernichtende Gewalt der Absolutheit

Regression und Übertragung sind zwei Grundphänomene der analytischen Methode, namentlich Regression in der Übertragung. Wir begrüßen sie und sehen sie als eine Hauptaufgabe unserer Technik, dieser gerecht zu werden und mit ihr richtig umzugehen. Was geschieht aber, wenn die Übertragung ganz konkret erlebt und unwiderstehlich in einen regressiven Strudel hereingesogen wird, wenn das Arbeitsbündnis ständig einbricht, da das Regressive nur noch erlebt, nicht mehr reflektiert werden kann, wenn unsere Neutralität unmöglich und die Gefährdung des Patienten sehr groß wird? Wir haben dann eine Grenze des Analysieren-Könnens erreicht.

Darüber möchte ich jetzt anhand eines weiteren, zeitlich weit zurückliegenden Falles sprechen, der mir besondere Behandlungsschwierigkeiten machte. Auf diesen Fall passt die Bezeichnung »tragischer Charakter« besonders und treffen die Kriterien für Charakterperversion, und zwar die der sadomasochistischen Variante, alle zu. Aus dem Material möchte ich zwei technische Problemkreise herausgreifen, die beide als Agieren benannt werden können, aber auf weit tiefere Dimensionen hinweisen: Das episodische, aber sehr destruktive Trinken und die paranoiden Anklagen.

> »Meine magischen Vorstellungen sind, dass jeder Mensch, der mit mir tiefe Beziehungen eingeht, mich abstoßend findet.«

So klagt eine unter anhaltender, schwerer Depression und Depersonalisation sowie chronischer Angst, Angstanfällen, phobischen Ängsten und Alkoholabusus leidende Patientin in einer der ersten Stunden ihrer Analyse. Gwen war in ihrer Kindheit schwer misshandelt worden, sowohl durch physische Gewalt, durch massive Abweisung und Verhöhnung wie durch Handlungen, die sie als Verführung durch ihren Vater erlebte. Sie durfte nicht versagen, dafür musste sie sich zutiefst schämen. Sie durfte aber auch nicht Erfolg haben, denn dafür war sie schuldig; so erregte sie den Neid von Mutter und jüngerer Schwester. Alles sei entweder Scheiße und Unwert oder aber Vermessenheit und Hybris. Der weitgehend unbewusste Gewissenskonflikt besteht zwischen dem Ideal der Stärke gegenüber Schwäche und dem Ideal der Bravheit gegenüber jeder Form von Aggression. Zwischen so massiver Scham und ebenso schwerer Schuld fühlt sie sich gelähmt, verwirrt und als ob sie nicht existierte oder dass sie verrückt werde oder sterbe.

Ich vergleiche ihr Leben mit der Wanderung auf einem ganz kleinen und immer schmaler werdenden Grat, mit Abgrund links und Abgrund rechts.

> »Ich bin überhaupt nicht berechtigt, zu existieren«

– zwischen solch mörderischer Schuld und solch mörderischer Scham. Zugleich war es ein Doublebind-Konflikt:

> »›Du musst die Beste sein und die besten Zeugnisse heimbringen‹, doch wurde ich dann dafür von beiden Eltern fast verhöhnt. Als ich mein Studium mit lauter Einsen abschloss, beschwerte sich die Mutter darüber, dass ich nicht eine besondere Auszeichnung mit dabeihatte, eine 0,5.«

Ihre Wut, ihr Hass und ihre Abscheu werden gleichsam von ihrem inneren Richter übernommen und gegen ihr eigenes Selbst gerichtet, sodass sie immer wieder äußerlich wie innerlich, in Vergangenheit wie Gegenwart als Opfer endet.

Dazu kommt die Angst, die Realität verschwinde oder sie werde ermordet oder der Handwerker sei ein Frauenmörder. Sie hatte Angst, über Brücken zu fahren, verschlungen zu werden von Ungeheuern, das Bewusstsein zu verlieren, vergiftet zu werden und wahnhafte Ängste sich mit AIDS zu infizieren (38–39). Ihre Käferphobie reichte in die allerersten Lebensjahre zurück (angeblich ins zweite).

Es wird rasch offenbar, wie überwältigend stark und absolut das Ungerechtigkeitsgefühl wird, so sehr, dass es alles färbt, und wie stark damit die Wut ist. Alles wird in Richtung von Verschwörung, die Bösen draußen, und sie selbst als das Opfer umgedeutet (62).

Der Teufelskreis, von dem sie immer wieder spricht, lässt sich übervereinfacht so darstellen: Wiedererleben der Traumatisierung, innerlich und äußerlich, mit all den ursprünglichen und urtümlichen Gefühlsstürmen von Angst, Scham und Wut, daraufhin die Selbstverurteilung, dann die Gelähmtheit, Verwirrung und Entfremdung, damit weiter verminderte Funktions- und Leistungsfähigkeit, noch niedrigere Selbstachtung und intensivierte Selbstverurteilung und damit Rückkehr zum traumatischen Zustand. Doch ist es nicht einfach die Intensität der Selbstverurteilung, sondern deren spezifische Natur.

Empfindet sie Hass, erlebt sie sich so:

> »als ob alle meine Wunden aufgerissen sind, und ich bin kurz davor zu verbluten« (24).

Wir erleben hier mit, wie die gegen das eigene Selbst gerichtete massive Aggression, der Hass und die Verachtung, die in schwerer chronischer Traumatisierung begründet sind, sich verabsolutieren, total und allmächtig werden. Sie zeigen sich in Fantasien einer Art schwarzen Magie. Diese Verabsolutierung ist eines der Kennzeichen des neurotischen Prozesses, neben der Zwanghaftigkeit und der Polarisierung des Erlebens, der extremen Gegensätze. Je schwerer die Neurose, desto prononcierter sind diese drei Merkmale und damit auch das magische Erleben.

5.2.2 Der Hintergrund: »Ich will, dass du verbrennst«

Gwen kam ursprünglich aus Deutschland, arbeitete aber als Wissenschaftlerin in den Vereinigten Staaten. Ich behandelte sie vor vielen Jahren.

Aus äußeren Gründen gab es längere Unterbrechungen in unserer Arbeit, die wir durch Telefonsitzungen zu überbrücken suchten. Sonst sah ich sie, wenn möglich, 4–5 Stunden in der Woche oder, wenn sie kürzere Perioden an dem Ort, wo ich damals praktizierte, sein konnte, vorübergehend auch viel intensiver. Das hauptsächliche gegenwärtige Problem während des ersten Jahres unserer Arbeit waren ihre oft schweren und bedrohlichen Trinkexzesse.

Zu ihrem Hintergrund ist zu berichten, dass sie ihre Mutter als kalt und abweisend und ihren Vater als primitiv und brutal schildert; doch habe er ihr und ihrer jüngeren Schwester mehr Wärme und Mütterlichkeit gezeigt. Es gab sehr viel Streit und Verachtung zu Hause, auch Gewalt und Hinterhältigkeit. Zeitlebens hatte Gwen wiederholt ein Alkoholproblem, war aber dazwischen etwa 16 Jahre lang ziemlich abstinent. Ihre Beziehungen mit Männern waren unbefriedigend und meistens vorübergehend. Mehrfach schlug sie ihre Partner aus voller Wut nach erfolgtem Verkehr.

Als sie sich beruflich und in den meisten anderen Bereichen ihres Lebens gefestigt und erfolgreich fühlte, entschloss sie sich, in Analyse zu gehen, um die Probleme in ihren Intimbeziehungen zu lösen. Diese Behandlung erwies sich, in den Worten Gwens, als eine Katastrophe, mit massivem gegenseitigem Ausagieren des Sadomasochismus, aber auch mit dem Verlangen der Therapeutin, ihr das Geld aus Steuergründen schwarz zu zahlen und von ihr körperlich angefasst zu werden und sie anzufassen:

> »Sie hat mich aufgefordert, sie zu streicheln, weil ich analysenunfähig sei« (27).

Obwohl die Patientin, wie sie es beschreibt, sich voll Wut dagegen sträubte, konnte sie sich jahrelang nicht aus der Verstrickung lösen:

> »[...] wie sehr ich diese Angst hatte, sie [die Therapeutin] zu verraten: Dass sie mich vernichtet, wenn ich sie verlasse, auf eine magische Weise. Sie hat mir das Gefühl gegeben, dass ich ohne sie hilflos in den Abgrund stürzen würde, wie wenn ein kleines Kind sich von seiner Mutter trennen will und die Mutter sagt: ›Wenn du einen Schritt in die Selbstständigkeit machst, wirst du jämmerlich zugrunde gehen.‹ Alles Gute, was ich machte, hat sie mir entweder lächerlich gemacht oder sie hat mich dafür mit Kälte bestraft. Ich glaube, ich habe sie gekränkt« (97).

Dabei zerfiel allmählich die ganze Integration, ihre Arbeitsfähigkeit, ihr soziales Funktionieren. Sie litt unter immer schwereren Symptomen: massiven

Angstanfällen, paranoiden Gefühlen und Verhaltensweisen, Hörstörungen, Körperschmerzen. Vor allem fing sie auch wieder an zu trinken und dies wurde bald verheerend. Schließlich sei es zu tätlichen Auseinandersetzungen in der Behandlung gekommen.

Als sie zu mir kam, war sie in einem schrecklichen Zustand, völlig arbeits- und funktionsunfähig, immer wieder dem Alkohol verfallen, obwohl sie nie betrunken in die Stunden selbst kam, nur mit dem bitteren Nachgefühl der Gereiztheit, den Selbstanklagen, Verdächtigungen und Verwünschungen gegen alle und alles. Sie war auch überzeugt, ihr Vater habe sie in ihrer frühen Kindheit sexuell missbraucht, vermochte sich aber an keinen konkreten Vorfall zu erinnern:

> »Es muss etwas gegeben haben zwischen Vater und mir, dass wie ein Geheimbund war: Was immer dabei passiert war, weiß ich nicht mehr.«

Doch hat sie beinahe Körperhalluzinationen dieser Art, was doch stark für die realtraumatische Herkunft spricht (s. u.):

> »Mein Gefühl: dass mein ganzer Körper mit Sperma beschmutzt ist und deswegen verwest. Er würde sich auflösen ... Mein Vater präsentierte seinen Penis uns Kindern, lief nackt durch die Gegend, manchmal mit Erektion. Er benahm sich so abstoßend. Er erwartete, dass wir ihn in der Badewanne waschen und wir dann im selben Badewasser badeten, um Geld zu sparen. Sein Penis schwamm im Wasser, und ich dachte manchmal, er habe sein Sperma ins Badewasser gelassen und ich würde davon schwanger. Manchmal lag er auf der Couch und spielte mit seinem Penis. Er war wie in einer Art Trancezustand ... Solch massiver Ekel! Erregung: Ich musste mich kastrieren, dass ich ihn kastrieren möchte; Wünsche, dass er stirbt. Schuldgefühle« (27).

Erst nach längerer Zeit stellte es sich heraus, dass diese Idee ursprünglich von der Therapeutin gekommen war, und zwar im Zusammenhang mit dem schon sehr schweren Übertragungs- und Gegenübertragungs-Clinch: als gemeinsame Abwehr durch Konkretisierung und Verschiebung, nämlich als Gwen sich in ein deutlich ödipales sexuelles Dreiecksverhältnis mit einem Mitarbeiter eingelassen hatte und in Gwens Schilderung die Therapeutin darauf massiv verurteilend und aufgeregt reagiert hatte.

> »Es war wie eine Spirale der Zerstörung« (35).

> »Trotzdem fühlte ich mich als die Schuldige in beidem, den Geldtransaktionen mit dem Vater und der Analytikerin: Dass ich mich in diese Kollusion, in diese geheime magische, sexualisierte Beziehung eingelassen habe. Und dann hat sie diese Verwirrung gestiftet: Ich bin die Kranke, die Verrückte, die Schuldige« (94).

Dennoch entkräftet dies natürlich keineswegs die mögliche Realfundierung ihrer Annahme.

Der Familienanamnese fügt sie Details hinzu:

> »Nach außen hin erschien sie [die Mutter] als eine ganz feine Person, begabt, künstlerisch, klug, redegewandt, hübsch. Das war nur ihre äußere Hülle. Darunter verbarg sich unheimlich viel Schmutz, sexueller Schmutz, auch Exhibition und perverse, mörderische Fantasien. Ich habe ein Muttermal am linken Bein. Sie fragte: ›Wo kommt dieser Fleck her?‹ Wie vor Gericht. ›Es ist gut, dass du diesen Fleck hast. Es könnte ja sein, dass du entführt und verstümmelt wirst, und dann kann man die Leiche identifizieren.‹ Ich finde das sehr pervers. Der [väterliche] Großvater war Nazianhänger, SS-Mann, ein abscheuliches Monster, brüllte ständig, eine ekel- und furchterregende Erscheinung. [...] Er war ein sehr brutaler Mann, der meinen Vater misshandelt hat. Mein Vater hatte einmal einen Unfall und wurde dafür von ihm zusammengeschlagen. [...] Im Grunde ist mein Vater genauso [wie der Großvater]: dieses Lügen und Vertuschen und Missbrauchen« (27–28).

Sie beschreibt viel später:

> »Wie wir [sie und ihre Schwester] ihm den Rücken im Bade waschen mussten, hatte er eine Erektion, stöhnte dabei und legte einen Lappen darüber. Das ist ein Übergriff ... Wie er eine Fliege ans heiße Bügeleisen hielt, holte er uns: ›Guckt, wie die Fliege brummt!‹ Das hat mich wochenlang verfolgt ... Als ich klein war, erzählte mir mein Vater eine Geschichte: ›Ein Feuerwehrmann hatte einen von Kühen gezogenen Löschwagen. Man sagte ihm, er komme aber schön langsam. Er erwiderte: Lieber sollten die Häuser abbrennen.‹ Dann näherte er sich mir – es hatte etwas Sexuelles – und streichelte mich: ›Ja, so ist es und lieber möchte ich, dass unsere Gwen verbrennt.‹« (254).

5.2.3 Realtrauma oder Fantasie?

Regression um der Progression willen, im Dienst des Ichs, ist die *vis medicatrix naturae* in der Analyse. Regression aber, um der Regression willen, unreflektiert, nicht infrage gestellt, unaufhaltsam, gleicht einer verheerenden Lawine.

In unserer Behandlung wurde es aber immer klarer, dass es unmöglich war, analytisch zu arbeiten, solange ihre Trinkexzesse und die Auseinandersetzungen, damit ihre soziale und rechtliche Gefährdung dadurch und die schweren psychischen Folgen völlig die analytische Bühne beherrschten. Ich sagte ihr immer wieder, die beiden Dinge, Analyse und Trinkexzesse, seien nicht miteinander vereinbar. Sie stimmte dem zu, vermochte sich aber aus eigener Kraft nicht zu enthalten. Schließlich, nach etwa zehn Monaten, einigten wir uns darauf, dass wir, solange sie trinke, nur einmal wöchentlich eine Stunde hatten, also nicht analytisch, sondern psychotherapeutisch vorgingen. Nach etwa drei Monaten legte ich es ihr nahe, dass wir wohl ohne Antabus nicht auskämen. Sie verweigerte dies, ging in einige Gruppensitzungen, die sie entsetzlich und entwürdigend fand, und entschloss sich nun, mit der Abstinenz und dem Verzicht auf das Rauchen zugleich ernst zu machen. Nach einem Monat erfolgreicher Selbstbehandlung, natürlich neben den einmal wöchentlich stattfindenden Stunden, entschlossen wir uns, die Analyse wieder voll aufzunehmen.

Ich habe mich entschlossen, da es vielleicht am interessantesten theoretisch und am aufschlussreichsten für die Behandlungstechnik bei so schwer kranken Patienten sein könnte, wenn ich einige Dialogsequenzen aus unserer Behandlung vortragen würde. Es gibt auch viel mehr das Gefühl der Authentizität, als es zusammenfassende Beschreibungen tun könnten.

Zunächst ein kurzer Auszug, der die Intensität der magischen Allmachtserwartung beleuchtet:

> »So lange [der Vater] diese Macht ausübt, bin ich krank und er ist gesund. Er macht sich gesund dadurch, dass er Macht ausübt. Wenn ich sie wegnehme, bricht er zusammen und stirbt.«
>
> »Das wäre Allmacht.«
>
> »Nicht auch realistische Macht?«
>
> »Ich denke das nicht.«
>
> »Ich glaube, dass meine Mutter gestorben ist, als sie die Macht über die Kinder verloren hat.«

Ich werde zum Botschafter der Realität:

> »Ich zweifle an diesen magischen Kräften … Diese magischen Vorstellungen sind wichtige Fantasien, aber nicht Wirklichkeit« (20).

Damit kommen aber auch die Allmacht der Verantwortlichkeit und die entsprechende extreme Schuldhaftigkeit:

> »Ich fühle mich für alles schuldig … Wenn ich mich selbst verwirkliche, verliere ich die Liebe oder die Freundschaft … Ich verlor meine Freunde, entfremdete mich von den Menschen, als ich Erfolg hatte« (21).

Sie fühle sich verfolgt, kontrolliert, bedroht, erwartet, von der Polizei aufgegriffen oder von mir abgewiesen zu werden oder schwer krank zu werden.

> »Auch die Mutter lief nackt oder halb nackt durch die Gegend. Dabei verbreitete sie so eine Aura des Asexuellen und gleichseitig wollte sie etwas demonstrieren … Sie erzählte mir grauenvolle Träume: Dass sie drei Katzen gefangen habe, sie in die Küche nehme und sie lebendig brate. Oder sie zeigte mir die Operationsnarbe vom Kaiserschnitt: ›Siehst du, ich bin verstümmelt durch deine Geburt!‹ Sie war selbst ein Opfer wie mein Vater auch. Man kann es aus dieser Perspektive betrachten und Mitleid haben. Im Moment dominiert aber der Ekel und das Gefühl, nichts damit zu tun haben zu wollen.«

Sie glaube auch, der Großvater habe Vaters Schwester sexuell missbraucht; Vermutungen, die ihre Mutter angestellt habe. Diese Tante war schwere Alkoholikerin:

> »Schon als sie 15-, 16-jährig war, stellte die Großmutter ihr jeden Abend eine Literflasche als Schlaftrunk neben das Bett … Sie starb mit 50 an schwerem Leberschaden … Im Grunde ist mein Vater genauso [wie der Großvater]: Dieses Lügen und Vertuschen und Missbrauchen; er würde es am liebsten sehen, wenn ich so enden würde wie die Tante. Dann bin ich ja hilflos und er könnte mich benutzen … Er spricht manchmal über meine tote Mutter, als ob sie unter der Erde noch lebte. Er spricht mit ihr am Grab. Alle ihre Sachen sind noch da, der angebrochene Lippenstift, doch dann hat er die andere Frau im Ehebett. So abstoßend, dass ich dieses Haus nicht mehr betreten kann … Er stellte sich vor, wie die Mutter unter der Erde aussehe« (27–28).

Nach dem Sexualverkehr erstarrte sie zu Eiseskälte.

> »Es war sehr viel Angst vor der Verschmelzung. [...] Nachher kam das Gefühl des Ausgeschlossenseins und Verrates: Plötzlich war in mir das Gefühl: Als ob alles in mir abgestorben wäre; jemand mir ein Messer in den Rücken gestoßen hätte, gelähmt zu sein oder das Gefühl des Grauens, der Leere, der Verzweiflung, des Todes« (33).

Sie äußert mit immer größerer Eindringlichkeit die immer stärker werdende, beinahe wahnhafte Befürchtung, ich könnte sie für dumm halten, das Interesse an der Analyse verlieren, mich von ihr abwenden und mich mit der früheren Therapeutin verbünden, ihre Angst, wiederum betrogen zu werden. Sie meint,

> »es sei vielleicht so gewesen: Dass ich als kleines Kind vom Vater missbraucht worden bin, dass er mich dazu benutzt hat, die Gelüste, die er an der Mutter nicht befriedigen konnte, an mir zu befriedigen. Vielleicht ist das alles auch nur Fantasie.«
>
> »Es ist sehr wichtig, darüber zu sprechen, ob es nun Fantasie ist oder Erinnerung.«
>
> »Auch die Marienkäfer fallen mir dazu ein. Auf der Hand sind sie wie tot. Ihre Sekrete sind wie Sperma. Auch habe ich das Bild, dass ich hilflos bin wie [Gregor Samsa] im Kafka-Roman. Das sehe ich im Käfer, der sich nicht umdrehen kann. Dieses Ekelgefühl, das ist das Schlimmste ... Auch meine Hörstörungen fallen mir dazu ein: Was ich nicht hören will und sich in mir Gehör verschaffen will. Aber das Schlimmste ist der Ekel ... Als ich achtjährig war, wollte ich nicht mehr mit den Eltern am Tisch essen. Ich ekelte mich vor allem, wie sie gegessen haben. Wenn ich das alles so erzähle, habe ich Angst, verrückt zu werden oder Halluzinationen zu bekommen.«

Sie habe Angst, sich im Trancezustand von der Brücke zu stürzen (42).

Die Rachefantasien sind sehr stark und bedrohlich. Über die frühere Therapeutin und den Vater sagt sie:

> »Ich könnte sie alle beide umbringen ... Ich war immer an allem schuld ... Wenn ich die Allmacht der Gedanken hätte, würde ich ihn durch meine Gedanken in den Tod treiben ... Ich sollte ihm das Messer in den Leib stechen ... Wenn ich nicht dafür bestraft würde, brächte

ich ihn eiskalt um, ohne Gefühl. Einmal habe ich ihn mit dem Messer bedroht … Er wollte auf die schwangere Schwester einschlagen. Ich nahm das Brotmesser: ›Wenn du sie schlägst, steche ich zu!‹ … Meine Mutter hat er auch fertiggemacht, durch Psychoterror und physische Bedrohung, hat sie an ihren Haaren am Boden gezogen … Bei der Schwester hat es gewirkt. Sie wollte klein, dumm und hilflos sein. Sie hat sich mit ihm solidarisiert« (43).

5.2.4 Die absolute Verurteilung und die doppelte Identifizierung

Sie habe sich geschämt, vom Vater abzustammen.

»Ich habe eine ganz archaische Fantasie: Dass schon die Zeugung etwas war, das die Mutter verunreinigt hatte. Alles, was mit Sex, Schwangerschaft und Geburt verbunden war, war für meine Mutter ekelhaft, das hat sie als Schmutz erlebt. Sie beschwerte sich darüber, dass er oft Sex wollte … Sie hat ihn als primitiv abgestempelt, sagte: ›Er kommt aus primitivem Elternhaus; der kann es nicht besser. Er ist eben dumm; er kann das nicht verstehen.‹ Er hat sich besonders schweinisch benommen.«

Ich:

»Aber dieses Urteil lebt in Ihnen weiter, richtet sich nun gegen Sie: ›Ich bin schmutzig, denkunfähig und dumm.‹«

»Mit verheerenden Auswirkungen ganz extrem und das Trinken verstärkt es.«

»Das Trinken ist eine *self-fulfilling prophecy.*«

»Inwiefern?«

»Dass es Sie schmutzig, denkunfähig und dumm macht.«

»Es ist genau das, was ich empfinde, und mit Sperma bespritzt.«

»Sie führen das herbei, was Sie am meisten befürchten.«

Auch Schuld und Trauer, dass sie Vater so eklig finde. Er möchte Kontakt, habe auch etwas Warmes und Herzliches, liebe Tiere, doch verbrannte er die Fliege.

»Er ist wie eine gespaltene Persönlichkeit.«

Ich sage, sie sei zutiefst identifiziert mit beiden als die Verurteilende mit der Mutter und als Verurteilte mit dem Vater. Das Resultat sei die masochistische Orgie, wo sie sich in der Selbstentwertung wälze. Auch die Mutter habe das getan. (49).

Ich frage sie:

> »Wenn das Ungerechtigkeitsgefühl so überwältigend wird, dass es an das Paranoide reicht, wie können wir damit zurechtkommen?«

Sie antwortet:

> »Das ist sicherlich ein großes Problem. Ich merke, dass meine Wahrnehmung davon beeinflusst wird. Es hat einen sehr starken Zusammenhang mit dem Trinken« (65).

5.2.5 Dissoziation und Agieren

Ich bringe nun die vielleicht entscheidende Auseinandersetzung, in der es beinahe zum Abbruch der Behandlung gekommen wäre. Sie ist voll Wut auf mich, wie ich ihr die Unvereinbarkeit von Analyse und diesem Agieren nahebringe und wie es ihr dadurch in der Tat gelänge, den inneren Konflikt immer wieder zu einem äußeren zu machen, zu einem zwischen ihr und mir. Wie ich medikamentöse Hilfe erwähne, meint sie:

> »Trotzdem denke ich, dass Sie es so weit bringen, mich mit den Tabletten zu vergiften. Das ist nicht das Opfer wert, dass ich hierhergekommen bin ... Wenn ich einmal so weit komme, Psychopharmaka zu nehmen, dann bringe ich mich lieber vorher um. Lieber als dass ich mich erniedrigen lasse ... Ich beschäftige mich immer noch mit der Frage, ob Sie mich für dumm halten. Auch wenn Sie Nein sagen, glaube ich es Ihnen immer noch nicht.«
>
> »Natürlich! Ich glaube eher, Sie müssen mich und jeden Anderen, so hilflos machen, wie Sie sich selber fühlen.«
>
> »Und wozu würde das denn dienen? Ich kann darin die Logik nicht sehen.«
>
> »Wenn der Andere hilflos ist, fühlen Sie sich stark.«
>
> »Aber Sie sind nicht hilflos!«
>
> »Natürlich bin ich das! Wenn Sie saufen und Autofahren, bin ich

hilflos. Wenn Sie verrückte Ideen haben, dass ich Sie vergifte, dann bin ich hilflos. Und wenn Sie nicht glauben, dass ich Sie nicht für hilflos halte, bin ich natürlich hilflos und Sie sind die Starke und nicht nur das: Sie sind die verhöhnende Starke und ich bin der einfältige Trottel.«

Sie lacht. Ich fahre weiter:

»Das ist nicht zum Lachen; es ist sehr ernst.«

»Ich will das nicht.«

»Aber es ist eine ganze Lebensstrategie. Kommt sie von Ihrer Mutter?«

»Das Verächtliche kommt von meiner Mutter. Doch hat die Mutter mich nicht hilflos gemacht. Das ist vom Vater; aber auch er hat das Verächtliche.«

»Und das ist verheerend, wenn es zur Lebensstrategie wird.«

»Darüber ärgere ich mich: dass Sie nur das sehen.«

»Nun bin ich wieder der Trottel.«

»Sie haben noch nie gesagt, welch großartige Leistung es war von mir, 16 Jahre lang nicht zu trinken und ohne Psychopharmaka. Die blöden Naziärzte wollten es mir verschreiben. Bei der kleinsten Depression wollen sie einem Spritzen geben. Das ist verbrecherisch! Ich verweigerte Tabletten, als ich die schwersten Angstzustände hatte, und die Ärzte haben mir alle möglichen Sachen unter die Nase gerieben ... Aber es ist wichtig, was Sie gesagt haben: dass ich den anderen hilflos mache und dann erhebe ich mich über den anderen. Ich weiß immer noch nicht, warum ich das mache und absolut überzeugt bin, Sie halten mich für dumm. Ich suche nach den kleinsten Indizien dafür.«

»Und wer sucht, der findet immer. Man kann alles so drehen. Wenn man etwas beweisen will, findet man immer Gründe« (92).

In der folgenden Stunde fährt sie mit dem Angriff fort:

»Ich habe manchmal das Gefühl, Sie stehen der Entwicklung der Psychiatrie zu wenig kritisch gegenüber. Ich habe das gleich völlig übertrieben dargestellt.«

»Wie verstehen Sie diese Bewegung zum Absoluten hin?«

»Es hat sehr viel damit zu tun, was ich als Kind erlebt habe.«

Sie bezieht sich dann wieder auf den Nazi-Hausarzt.

»Das Gefühl habe ich auch hier: Je mehr ich von mir zeige, desto mehr verliere ich mein Gesicht.«

»Also Scham.«

»Ja und als Sie gestern sagten, ich behandle Sie wie einen Trottel oder Idioten, da fiel mir dazu ein, dass ich oft umgekehrt das Gefühl habe, Sie tun das mit mir: In dem Sinne, dass Sie so mit mir sprechen oder umgehen, als wenn ich selber nicht denken könnte. Sicherlich ist das überzogen wahrgenommen, aber ich denke das immer wieder. Und das Dilemma ist dann: Dass ich denke, wenn jetzt diese Analyse sich wieder so festfährt und es zu keiner Verständigung und Auflösung des Konflikts kommt, ist es mein Ende, weil ich ziemlich alleine bin und im Grunde alles in meinem Leben zusammengebrochen ist. Und deswegen beängstigt mich der Konflikt besonders. Es ist die Abhängigkeit von Ihnen.«

»Genau. Und die lässt Sie dann fühlen, als ob ich Sie so behandelte, wie Sie es beschrieben.«

»Das stimmt. Ich nehme es sehr überzogen wahr. Zum Beispiel als Sie mir verschiedene Vorschläge machten, wie ich mit dem Loch umgehen könnte, wenn ich nicht trinke – warum fragen Sie nicht: Können Sie sich vorstellen, was Sie dann tun können? Schließlich habe ich in den letzten 18 Jahren nur zwei Jahre getrunken, die meiste Zeit nicht. Als ob Sie das nicht sehen, dass ich sehr wohl weiß, wie man das Loch füllen kann. Es ist nie ein Loch gewesen. Sie haben mich nie gefragt, wie das war, als ich vor 18 Jahren aufhörte zu trinken. Ich verspürte nie eine Leere … Ich bin noch nie so abgesunken wie jetzt … Aber es tut mir leid, dass ich das gestern gesagt habe mit den Medikamenten. Es ist ungerecht gewesen Ihnen gegenüber. Und auch, dass Sie sich um das Trinken und Autofahren Sorgen machen, ist in Ordnung. Es geht nicht mehr so. Es ist eine Trotz- und Wutreaktion auf die Abhängigkeit.«

Sie habe mir manches nicht erzählt, auch bestimmte Träume über mich. Warum nicht?

»Ich hatte Angst, wenn ich diese Ihnen erzähle, Sie mich dann nicht mehr in Analyse nehmen wollen.«

»Was ist der Sinn davon? Was bedeutet das?«

»Es bedeutet, dass ich denke, meine Konflikte sind so schwierig und meine Aggressionen so mörderisch, dass es Ihnen zu viel wird oder Sie angeekelt sind. Natürlich weiß ich, dass das nicht so ist … Es ist die Angst, weggeschickt zu werden.«

»Aber warum spezifisch die Träume?«

»Weil Sie in den Schmutz involviert werden … Im letzten Traum, der war der entscheidende: Sie versuchten, mich zu vergewaltigen. Und es ist wichtig, darüber zu sprechen; aber ich konnte es nicht. Ich dachte, Sie werden dann nicht mehr mit mir arbeiten wollen, es Ihnen zu schwierig ist … Ich dachte, ich muss dieses Hindernis überwinden. Ich konnte es einfach nicht. Und das war der Beginn dieser verstrickten Übertragungsbeziehung, dass ich immer wütender wurde.«

»Und versuchten, mich zu provozieren, Sie wegzuschicken.«

»Inwiefern?«

»Wie gestern: Als Sie versuchten, mich dazu zu treiben, dass ich genug habe« (93).

Sie drückt immer wieder ihre Angst aus:

»Wenn ich die Wahrheit weiß, verrate ich meinen Vater und dann werde ich auf eine magische Weise vernichtet werden.«

Sie sehe ihn wie

»zwei verschiedene Väter: Einen guten, warmherzigen, und der andere ist sexuell ausschweifend und wahnsinnig … Ich habe Angst, dass die Wahrheit mich verrückt macht … Vater war wie ein Schizophrener, hatte zwei Gesichter, dass er sich plötzlich in einen Mörder verwandelt, ein Wahnsinniger, wie als er die Fliege am Bügeleisen verbrannte« (95).

»Was meine Mutter mir immer gesagt hat: ›Mit dir hält es ja sowieso niemand aus. Du bist verbrecherisch, du bist verrückt.‹ Das war ihre Methode, uns Kinder zu quälen. ›Du bist nicht ganz normal, du bist nicht meine Tochter, du bist im Krankenhaus bei der Geburt verwechselt worden, du bist vom Teufel besessen.‹ Und mit der Schwester hat sie es noch schlimmer getrieben. Als sie sie im Spiel mit Jungen entdeckt hatte, quälte sie sie: ›Meine Tochter ist nicht normal. Ich habe ein anomales Kind.‹ Die Schwester glaubte es jahrelang.«

»Gaslighting.«

»Ich wurde systematisch in den Wahnsinn getrieben. Die einzige Rettung: Ich opfere mein Gehör oder gehe weg oder stopfe mir was in die Ohren. Bei den Eltern gab es immer eine schwelende mörderische Aggression von meiner Seite. Jetzt: Dass ich niemanden sehen oder hören will.«

Sie:

> »Aber die Kehrseite ist die, es gibt so etwas wie ein Schuldgefühl, und auch einen Rest von Beziehung.«

Ich:

> »Und noch etwas anderes: das chronische Gefühl von Gekränkt-Sein, Ressentiment. Das Grollen hat auch etwas Vergiftendes« (96).

Die Übertragungsangst wird fast unerträglich und nahezu wahnhaft:

> »Was ich im Moment deutlich spüre, ist, dass sich jetzt in mir die Wahrheit erhellt, eine schreckliche Wahrheit. Die große Angst von mir war und ist, Sie könnten diese Wahrheit nicht aushalten … oder Sie wollen es nicht hören, können es nicht hören, weil es zu schlimm ist.«

In Träumen sei es ihr peinlich, dass sie auf die Couch uriniere und habe es nun auch tatsächlich im Bett getan.

> »Wann immer ich mich bemüht habe, die Wahrheit zu sprechen, hat der andere die Ohren verschlossen … Es ist einfach grauenhaft und gefährlich, weil dann in meiner Vorstellung der Wahnsinn ausbricht, wenn ich mich in diese dunkle Wahrheit hineinbegebe und der andere mich doch wegschickt, wenn ich stehen gelassen werde in einem Aufruhr von Emotionen, von Angst, und wenn der andere versucht, statt die Wahrheit ans Tageslicht zu bringen, mir den Mund zu verschließen. Darum auch meine Wut auf die Medikamente: Der andere soll die Wahrheit nicht formulieren … Meine Fantasie und auch mein tiefes Gefühl sind, dass mein Vater, als ich klein war, die Gelegenheit benutzt hat, mich sexuell zu missbrauchen, weil meine Mutter kein Interesse daran hatte, mit ihm sexuell zu verkehren. Und dann vermute ich, es kam raus und ich werde als schuldig betrachtet und dafür wurde ich vom Vater geschlagen. Es ist nur eine Vermutung. Was tatsächlich passiert ist, ist mir nicht mehr bewusst. Ich weiß, das Trinken stellt einen Schutz dar vor der Wahrheit. Ich kann mich dieser Wahrheit nicht aussetzen. Dennoch drängt sie immer wieder ins Bewusstsein in Form von Symptomen, auch die Hörstörung … Dieser Trancezustand ist ein Schutzwall gegen die Affekte und gegen die Angst, wahnsinnig zu werden … alle Symptome gehören eng zusammen: Migräne, Sucht, der

Druck, dass ich urinieren muss, die Angst und die Hörstörungen – die Hörstörung, als ich mich gegen den Vater abgeschirmt habe« (98)

Ihre Mutter drohte jeweils:

»›Eines Tages kippst du um und wachst nicht mehr auf.‹ Es war wie ein Mordwunsch: ›Du hast eine mysteriöse Krankheit.‹ Was ich fühle: dass alle ein schweres Trauma verdecken, wie die ganze Familienschuld. Ein anderes Symptom: Als sei die Zunge gelähmt und ich könne nicht mehr sprechen. Es ist verboten, die Wahrheit auszusprechen. In dem Moment wäre das Familiengeheimnis verraten. Die Botschaft beider Eltern war: Ehe du das verrätst, sollst du lieber psychotisch werden oder sterben. Ich fühle, da ist etwas ganz Wichtiges, es ist nicht nur Fantasie. Warum ich [die Therapie, B. S.] mit [der Therapeutin] nicht früher beendet habe: Der eigentliche Grund war die Angst, den Geheimbund zu verraten und dafür vernichtet zu werden ... Das Gaslighting, immer die Verwirrung: Das, was du sagst, ist gar nicht so gewesen. Ihre Wahrnehmung ist total verzerrt ... Die Kommunikation war nicht mehr möglich; die Wut wurde immer größer.«

Wie Mutter, die sagte:

»›Du bist verrückt; du landest in der Psychiatrie.‹ Vor dem Tod erinnerte sie ihr Leben noch einmal. Sie wollte mir mitteilen: ›Wir haben uns an dir vergangen. Ich nehme die Strafe auf mich, indem ich sterbe.‹ Sie versprach sich: ›Du weißt gar nicht, was wir dir alles angetan haben.‹« (99).

Auch hier können wir übrigens wiederum die Allmacht und Konkretheit der psychischen Kausalitätserklärung sehen (72–73).

Im Rückblick frage ich mich: Wie wäre es gewesen, wenn ich diese dissoziativen Zustände und Körperhalluzinationen wirklich positiver und direkt als Reinszenierung von Realtraumata und der damit verknüpften Konflikte angesprochen hätte? Ob ich damit die immer schwerere Tendenz zum Agieren aufgehalten hätte? Doch war ich mir zu der Zeit noch weniger sicher über die spezifisch sexuelle Natur der Traumatisierung; ich bekräftigte nur immer wieder, dass sie ohne Zweifel schwer traumatisiert worden sei. Heute neige ich stärker, wie ich später noch erklären werde, zur Ansicht, dass ihre Vermutung weitgehend richtig war.

5.2.6 »Eine riesige Wunde«: Die technischen Probleme des Agierens, der doppelten Wirklichkeit und der Verleugnung

Das Problem des selbstdestruktiven Agierens wird immer bedrohlicher, das Dilemma für mich schwieriger, die Frage des technischen Vorgehens und vor allem auch des analytischen Verstehens prekärer. Es ist klar, wie sie mich zu einem sadomasochistischen Übertragungs-Gegenübertragungsdrama einlädt, wo ich zum Verurteiler, Bestrafer, zur grenzsetzenden Autorität und letztlich zum selben Quäler wie ihr eigenes Über-Ich und sie zum Opfer meiner Aggression würde. Auf diese Weise würde es ihr wiederum gelingen, aus dem inneren Konflikt einen äußeren zu machen. Es ist ebenfalls klar, wie dabei die Absolutsetzung und die extreme Konkretheit des Urteils ganz maßgeblich mitwirken. Dabei ist es aber nicht nur diese Abwehr durch Externalisierung, sondern auch die Notwendigkeit der Verleugnung. Es war vor allem diese, die für mich an diesem Punkt im Vordergrund stand. Nachträglich frage ich mich, ob es vielleicht besser gewesen wäre, mich in meinen Interventionen mehr auf die erstere Abwehrkonstellation (die Externalisierung und Dissoziation) zu konzentrieren. Auch betonte ich immer stärker, welche Rolle in dem ganzen Szenario die Absolutheit ihrer Verurteilung spiele.

Ich setze die genaue Schilderung des Ablaufs fort. Ich entschloss mich, sie ganz mit der Realität der Gefährlichkeit ihres Agierens und dessen Unvereinbarkeit mit unserer Arbeit zu konfrontieren, auch auf das Risiko hin, dass ich damit eben momentan in jene Rolle eines äußeren Über-Ichs verfalle.

> »Der Befehl meines Vaters lautet ungefähr so: ›Es ist besser, du stirbst oder trinkst dich zu Tode, als dass du mich verrätst. Wenn du die Wahrheit über mich sagst, tötest du mich. Aber ich will leben. Du sollst sterben.‹«

In der Nacht habe sie in der Trance im Wohnzimmer auf den Boden uriniert. Sie fragt sich und mich:

> »Ich dachte, wenn ich Ihnen das erzähle, dann denken Sie, ich bin nicht behandelbar.«

Ich:

> »Was denken Sie?«

»Es ist die Verdichtung der Symptome, die die Wahrheit an die Oberfläche bringt. Es fällt mir so schwer zu sprechen, als ob der innere Richter alle Waffen einsetzte, um mich zum Schweigen zu bringen. Wenn ich die Wahrheit verrate, bricht etwas auf wie eine riesige Wunde, als würde der Schleier, der ein Leben lang vor meinem Gesicht liegt, fallen, und ich sehe die schreckliche Wahrheit. Es ist der Tod der Beziehung zum Vater und vielleicht zur Schwester.«

Nach langem Schweigen meinerseits, während dessen sie über Ähnliches, vor allem über ihre frühere Analytikerin weiterspricht, insbesondere, dass diese mit ihren Lügen die Wahrheit vergifte, sage ich:

»Ich glaube nicht, Frau Soundso oder Ihr Vater, sondern Sie und der Alkohol vergiften die Wahrheit und zerstören die Behandlung. Meine große Sorge ist die: Wie sind Sie behandelbar, solange Sie trinken?«

»Nehmen Sie das nicht ernst, was ich sage?«

»Ich nehme es enorm ernst.«

»Warum schließt das die Analyse aus?«

»Die Frage ist die: Wie weit interferiert das schwere Trinken mit der analytischen Arbeit; wie weit schließt es diese auf die Dauer aus?«

»Ich habe nicht vor, auf die Dauer zu trinken.«

»Aber es sind nun schon acht Monate. Ich erzähle gewöhnlich meinen Patienten mit diesem Problem das Gleichnis von den zwei Vorhängen, das Sie kennen [dem Vorhang der unbewussten Abwehr gegen das Unbewusste und dem Vorhang bewusster Verschleierung durch Drogen oder Lügen]. Hier stehen wir wirklich vor einem Entweder-oder. Die zwei Sachen gehen nicht miteinander: Entweder die Droge oder die Analyse. Was schlagen Sie vor? Was würden Sie vorschlagen, wenn Sie in meiner Position wären?«

Ich versuche an diesem Punkt, an ihr Ich zu appellieren, um auf diese Weise der Gefahr auszuweichen, ihre Über-Ich-Übertragung durch mein Handeln zu bekräftigen und zur Realität zu machen.

Sie erwidert:

»Dann würde ich fragen: Warum haben Sie es noch nicht geschafft?«

»Das haben wir uns doch schon stundenlang gefragt. Da sind die zwei Vorhänge.«

»Ich fühle mich unverstanden. Ich bin ärgerlich. Würde ich Medikamente nehmen, stände ich nicht vor dieser Entscheidung.«

»Es hängt sehr davon ab. Sehr wohl mag es das sein.«

»Die legale Droge. Das ist, was mich wütend macht.«

»Das ist eine faule Ausrede. Das kaufe ich Ihnen einfach nicht ab. Wenn die legale Droge einen Vorhang schafft, ist es genau das Gleiche. Es hängt nur davon ab.«

»Was mich daran hindert, damit ganz aufzuhören, ist die Angst, hinter den Vorhang zu blicken. Und die Angst möchte ich ernst genommen haben.«

»Und wir haben sieben, acht Monate fast nur über das gesprochen.«

»Sie stellen mich hin wie eine Drogenabhängige, die verblödet ist.«

»Der Alkohol beeinflusst Ihr Denken und Ihre Erinnerung.«

»Das sehe ich auch. Jetzt ist es absolut, was Sie sagen. Sie tun, als könnte ich nicht denken.«

»Es wiederholt sich enorm, was Sie sagen.«

»Könnten Sie es sagen?«

»Es ist alles über die Wahrheit und die Angst davor, der Vater könnte Sie sexuell missbraucht haben. Ich nehme das alles sehr ernst, aber wir kommen nicht weiter, solange Sie trinken. Ich nehme es ernst, dass Sie so Ihr Geld und Ihre Zeit und meine Zeit vergeuden.«

»Sie moralisieren.«

»Das ist nicht wahr, verdammt noch einmal. Das ist rein faktisch, nicht moralisch. Das Gegenteil wäre amoralisch; wenn ich einfach das Geld entgegennähme und nicht klar mit Ihnen spräche.«

»Sie sind moralisierend.«

»Es geht nicht um etwas Moralisches, ob Sie trinken oder nicht. Es geht mir um den Vorhang. Wir haben eine große schwere Arbeit vor uns. Ich bin bereit dazu, aber Sie müssen Ihren Teil dabei leisten.«

Es ist ganz klar, dass ich hier aus Verzweiflung und Hilflosigkeit heraus wütend geworden war und diesen Zorn nun auch ausdrückte. Ich glaube auch im Nachhinein, der Affektausdruck meinerseits war unter diesen Umständen kein Fehler.

Nach etwas Schweigen sagt sie:

»Sie haben recht. Ich weiß das auch, das es mit dem Trinken nicht so weiter geht. Aber mir fehlt noch etwas, mich zu entscheiden. Ich weiß es. Ich kann noch nicht daran glauben, dass ich wieder ein normaler Mensch werden kann, ich arbeiten kann, dass ich lieben kann ... Lieber sterben und Frieden finden, als dass ich verrückt werde und irgendwelchen Kurpfuschern in die Hände falle.«

Ich sage etwas später:

»Worte und Taten klaffen auseinander. Ich weiß, ein Teil von Ihnen fast gewisse Vorsätze, aber sie kommen nicht vom Ganzen.«

»Ich habe Angst.«

»Ich auch.«

»Glauben Sie an mich?«

»Nein, nicht, wenn Sie nicht selber die Schritte unternehmen. Ich glaube, dass Sie die Schritte unternehmen können. Aber ob Sie sie unternehmen wollen, das weiß ich nicht« (100).

Es ist unleugbar, dass es zu einem milderen Ausmaß hier zum selben sadomasochistischen Ablauf wie in der früheren Therapie gekommen ist, und ich mich, zumindest momentan, in der Gegenübertragung verstrickt und blockiert fühlte. Doch war ich überzeugt, ich hatte in dem Augenblick keine andere Wahl als diese starke *(forceful)* Konfrontierung, so sehr ich sie zumeist auch ablehne.

Das Problem vertieft sich in der folgenden Stunde, indem sie mir zunächst völlig den schwarzen Peter zuzuspielen vermag:

»Das Gefühl, das mir geblieben ist, von dem, was Sie gestern gesagt haben, ist die Reue darüber, ehrlich gewesen zu sein.«

Ich:

»Vielleicht ein dritter Vorhang?«

»Nein kein dritter Vorhang. Höchstens einer, den Sie gezogen haben. Es gibt keine Entschuldigung für das Autofahren und Trinken.«

Sie greift es später wieder auf:

»Es ist offensichtlich: Dass ich niemals darüber sprechen soll. Es stößt immer nur auf taube Ohren.«

Ich:

»Mit anderen Worten: Der Vorhang ist mein Problem.«

»Es gibt meinen Anteil und es gibt Ihren Anteil. Ich ziehe wirklich auch einen Vorhang. Der ist wie ein Schutz gegen die unerträgliche Wahrheit. Aber Ihr Vorhang ist das Moralisieren und dass Sie mit der Gesellschaft konform gehen. Und vielleicht auch Ihre Meinung über Menschen, die trinken: Sie darin auch etwas Negatives sehen, was es zu verurteilen gilt. Würden Sie gegen alle Drogen sein, Medikamente während der Therapie oder Analyse, dann würde ich Ihnen beipflichten. Solange Leute mit dem Auto angefahren kommen, denen Medikamente verschrieben wurden, fühle ich mich ungerecht behandelt.«

»Da scheiden sich die Geister.«

»Ich bleibe bei meiner Meinung.«

»Ich habe meinen Punkt sehr klar gemacht. Ich wiederhole ihn nicht mehr.«

»Wenn es wirklich so ist, dass ich Ihre Zeit verschwende, mache ich gerne für jemanden Platz, der brav sein Librium nimmt. Ich bin nicht gekommen, um Ihre Zeit zu verschwenden. Ich bin gekommen, um meine inneren Konflikte zu lösen und zu verstehen.«

»Aber dafür sind gewisse Voraussetzungen nötig.«

Nach längerem Schweigen von ihr sage ich:

»Sie verwandeln eine Feststellung der Unvereinbarkeit von schwerem Sich-Betrinken mit der Analyse in einen Schwall von Vorwürfen an mich.«

»Ich war nicht schwer betrunken.«

»Schwer genug.«

»Das sehe ich ein.«

»Der Fehler ist im Wesentlichen der meine.«

»Nein.«

»Wenn Medikamente unter gewissen Umständen und innerhalb von Grenzen angewendet werden und der Patient leidet weniger und funktioniert besser, ist das noch kein zweiter Vorhang. Und ich bin nicht für die Industrie.«

»Es ist nicht richtig gewesen, dass ich die Anspielung auf die Industrie machte.«

»Der Punkt ist, dass Sie mich als unethisch hinstellen, wenn ich

Ihnen die Unvereinbarkeit von Sich-Betrinken und unserer Arbeit darstelle und meine, dass die Psychoanalyse nur unter gewissen Voraussetzungen durchgeführt werden könne.«

»Im Fall L. [einem Patienten, den ich in einem Buch beschrieben habe, der unter Antidepressiva stand] ist es mir tief im Gefühl, dass das nicht richtig war.«

»Es gibt Situationen, wo nichts, was man tut, richtig ist.«

»Nicht nur, dass Sie das Valium mit anderen Medikamenten ersetzt haben, sondern Sie den Mann als Alliierten benutzten.«

»Es war eine Frage von Leben oder Tod. Ich selbst bin darüber sehr kritisch«,

antwortete ich.

Später sage ich in Bezug auf Gwens Situation und unser Behandlungsdilemma:

»Alarmiert ja, nicht aber verurteilend.«

Auch hier versuche ich wiederum ganz entschieden, den Unterschied zwischen dem Ausagieren einer Über-Ich-Rolle in der Gegenübertragung und dem analytisch wenigstens noch vertretbaren und an diesem Punkt entscheidend nötigen Appell an ihre selbstbeobachtende Ich-Funktion zu machen. Diesen Unterschied spürt sie tatsächlich.

»Ich habe das auch gemerkt, dass Sie sich Sorgen machen.«

Ich vertiefe den zutiefst von mir gefühlten Appell:

»Ich möchte Sie nicht verlieren. Ich habe Sie gern, ich arbeite gern mit Ihnen. Aber die Voraussetzungen müssen eingehalten werden.«

»Da gebe ich Ihnen recht« (101).

Sie sieht dies auch in der folgenden Stunde ein:

»Es ist richtig und gut, dass Sie das gesagt haben mit dem Trinken ... Es ist ein Kampf, ein mörderischer Kampf in mir ... Es ist so, als müsste ich mich entscheiden: Entweder überlebe ich oder mein Vater und mein Vater möchte, dass ich sterbe oder schweige. Es war so, als hätten Sie sich vorgestern ihm entgegengestellt ... Ich nehme es auf mich, was

> der Vater veranstaltet hat: Ich war die Schuldige, die Wahnsinnige, die trinkt.«

Und immer wieder:

> »Ich habe Angst, verrückt zu werden, die Kontrolle über die Wut zu verlieren« (102).

5.2.7 Die Zerstörung des Guten

Sie spricht in den beiden folgenden Stunden mehr über ihre eigene innere Doppelheit von Masochismus und Sadismus, wie es mit ihrem früheren Geliebten war:

> »Eine mörderische Fantasie, solch ein Hass: dass ich ihm auflauere mit Gewehr und ihn abschieße und seine Frau auch.«

Bei einem anderen Mann, mit dem sie eine besonders gute und langwährende Beziehung gehabt habe: Sie verletzte sich einmal in Trunkenheit, indem sie gegen ein Regal fiel, hatte eine Stirnplatzwunde, riss die Fenster auf und schrie: »Hilfe, Mörder!« Sie biss ihn in den Arm, dass es blutete.

> »Mein Wutausbruch hatte damit zu tun, dass er so sanft, so ehrlich, so schüchtern war. Er suchte Schutz bei mir ... Am nächsten Morgen war es, als ob ich eine schwere Droge genommen hätte. Ich war nicht mehr ich selber. Obwohl ich schon jahrelang ohne Alkohol gewesen war, wurde ich plötzlich so aggressiv. Er hatte mir eine chinesische Tasse geschenkt. Ich zerschmiss sie und schlug ihm ins Gesicht. Es kam etwas über mich. Es hat damit zu tun, dass etwas Sanftes und Liebevolles zwischen ihm und mir war, was ich nicht ertragen konnte ... Ich habe ihn einfach mit dem Zug wegfahren lassen. Ich konnte nicht reagieren ... Später habe ich nochmals im Streit auf ihn eingeschlagen. Er hatte etwas aus Wut zerbrochen. Dann habe ich auf ihn eingeschlagen, wie vom Wahnsinn befallen, verrückt.«

Auch das spricht wieder sehr für eine Traumareinszenierung im dissoziativen Zustand, der durch den Alkohol zumindest verstärkt und dadurch wohl auch absichtlich, doch unbewusst, gesucht wurde.

»Tobsuchtsanfälle, besinnungslose, weitgehend unmotivierte Wut oder besser gesagt war Ihnen der Grund dafür nicht bewusst. Wie verstehen Sie das?«,

fragte ich Gwen.

»Dass ich mit den Männern machte, was der Vater mit mir gemacht hatte … Etwas sehr Zärtliches hatte sich zwischen uns entwickelt, das ich zerstören musste.«

»Auch hier sehen wir etwas Ähnliches.«

»Nämlich?«

»Wenn Sie sich hier öffnen und eine Stunde gut geht – am nächsten Tag –«

»– kommt der Exzess. Und das macht mir Angst.«

»Das verstehe ich, das macht Angst« (103).

Sie fügt hinzu:

»Ich erkannte, die Angst ist mit der mörderischen Wut verbunden. Als ich das erkannte, war die Angst weg … Wie der Wolf im Rotkäppchen: von den Steinen in den Brunnen heruntergezogen … die orale Aggression.«

In der frühen Jugend hatte sie ein Kindermädchen, das sie besonders mochte und das von einem Tag auf den anderen hinausgeworfen wurde. Sie habe sich sexuell abweichend verhalten, war die elterliche Begründung. Gwen fand sie nach vielen Jahren wieder …

»Vielleicht war sie die einzige Frau, zu der ich Vertrauen haben konnte.«

»Und dann der furchtbare Verlust, auch das ein großes Trauma.«

»Dann kam eine andere. Ich hasste sie.«

Sie kommt wieder auf den Tobsuchtsanfall zu sprechen:

»Dass er sehr viel mit Sexualität und Nähe zu tun hatte. Es passierte immer, wenn ich mit einem Mann die Nacht verbracht hatte. Die intensive körperliche Nähe löst in mir diesen Anfall aus: als ob mein Körper nicht mehr mein eigener wäre. Die Haut war plötzlich betäubt.

> Ein Ekel, den ich abwehren muss. Dann drehe ich durch. Plötzlich habe ich den aggressiven Anfall ... ein innerer Druck, der mich zu zerreißen droht.«
>
> »Und dies erscheint jetzt im Zusammenhang mit dem Kindermädchen: ›Wenn ich mich in Vertrauen und Freude wiege, kommt plötzlich die Katastrophe und ich bin hilflos und ratlos.‹ «
>
> »Oder, wenn ich etwas Gutes gemacht habe, war die Katastrophe nicht weit weg.«

Ich deute die Wendung vom Passiven ins Aktive in diesem Ablauf:

> »Ich darf meinen guten Gefühlen nicht trauen; die Enttäuschung ist zu überwältigend.«
>
> »Meine Mutter hat alles wunderbar verfestigt, indem sie die Drohungen ausgestoßen hat.«
>
> »Alles Gute ist überaus gefährlich. Die Enttäuschung folgt dem auf den Fuß. ›Es ist besser, ich führe es unter meiner Regie herbei, bevor es mir unerwartet passiert.‹ Das kann schon das ganze Dämonische erklären.«
>
> »Das glaube ich nicht. Da steckt viel mehr dahinter ... Es lenkt vom Vater ab ... Die Zerstörung meiner Persönlichkeit schritt systematisch voran ... Am schlimmsten wurde es, als meine Schwester geboren wurde [fünf Jahre alt], ein langsamer Absturz. Die Eltern haben sich nur noch gegenseitig mörderisch gequält« (104).

Auch hier sehen wir wieder unmittelbar das Umschwenken vom Inneren ins Äußere, von der Deutung des inneren Ablaufs jener Umkehrung auf das Geschehen draußen, in dem sie das Opfer war und es immer wieder eben nur darauf hinauslaufe, endlich die Wahrheit über den sexuellen Missbrauch durch den Vater zu entdecken, mit der magischen Erwartung, eine derart konkrete Erinnerung an ein konkretes, definierbares und vor allem äußeres Ereignis würde alles erklären, den Schleier der Lüge zerreißen und sie heilen.

Das war demnach keineswegs das Ende der Inszenierung, des *enactments*, ganz im Gegenteil: Im Laufe der folgenden Wochen und Monate wurde dieses immer schlimmer. Auch war es durchaus beobachtbar, wie jeder Einsicht und Besserung unverzüglich ein noch schlimmerer Rückschlag zu folgen hatte, im Sinne der negativen therapeutischen Reaktion. Deren Psychodynamik lag nicht nur in unbewusster Schuld, sondern auch in jener beobachteten Aktivwendung: »Nichts Gutes darf stehen bleiben. Mich zu freuen ist zu gefährlich. Jede Lust führt zur Katastrophe.«

Sie sagt dies auch kurze Zeit später:

> »Es ist immer mit Schuld verbunden, wenn ich etwas Schönes erlebe.«

Dies spielt sich auch markant in der Übertragung ab:

> »Sie nehmen es mir übel, weil es etwas Schönes ist und weil ich glaube, es nicht verdient zu haben … Ich dachte, vielleicht passiert es mir, dass ich im Trancezustand über die Brüstung springe [im Konzertsaal].«

Es ist eine magische Bestrafung für die Freude.

> »Alles, was ich selber mache und was gut wird, muss zerstört werden und ist auch tatsächlich zerstört worden von meinen beiden Eltern.«
>
> »Und von Ihnen selbst. Der Feind ist wirklich innen.«
>
> »Dass ich die Katastrophe aktiv vorwegnehmen muss.«
>
> »Und besonders in Bezug auf Enttäuschungen, Verletzungen, Kränkungen und Zurückweisungen.«
>
> »Jetzt denke ich: Sie wollen mich vielleicht nicht in der Analyse haben. Ich achte darauf, was ich sage.«
>
> »Dass ein innerlicher Vorhang veräußerlicht wird« (107).

Entsprechend fährt sie in der folgenden Stunde fort:

> »Meine Mutter ekelte sich vor Kindern. Sie hat mich total abgelehnt, hat immer gebrochen, empfand die Schwangerschaft wie eine Seuche. Meine Geburt war wie Tod: Hausgeburt; schließlich Kaiserschnitt im Spital. Dann war es schon fast zu spät. Ich wurde klinisch totgeboren, fast erstickt, blau. Man glaubte nicht, dass ich überlebe, Nottaufe. Meine Mutter sagte mit triumphalem Lächeln: ›Du wolltest eben nicht zur Welt kommen.‹ Eigentlich wollte sie es nicht … Das Gefühl, mich will niemand. Die Urwurzel aller Konflikte ist, meine Mutter wollte mich umbringen. Nicht bewusst. Sie hatte Trancezustände, in denen sie, ohne es zu merken, nachts aus dem Haus lief, auf den Balkon, entfliehen wollte. Sie sagte immer: Seit deiner Geburt bin ich herzkrank. Sie sagte es noch kurz vor ihrem Tod. Ich habe sie herzkrank gemacht. Und die Schwester sei am Brustkrebs schuld ge-

wesen. Seither habe sie einen Tumor gehabt ... Vater war wie ein gespaltener Mensch; teilweise mütterlich. Mutter hat mich nie umarmt, nie getröstet, wenn ich geweint habe; sie hat mich nie angefasst. Sie fand mich eklig. Der Vater hat mich getröstet, hat mit mir gespielt ... Einmal wachte ich auf und dachte, dass sich das Kopfkissen in einen Teufel verwandelt hat und lebendig werde. Ich begann, laut zu weinen. Mein Vater kam herein und tröstete mich. Ich hatte keine Angst mehr. Meine Mutter schrie mich an: ›Bist du doof? Du musst keine Angst haben. Es ist kein Teufel.‹ «

»Die gute Seite Ihres Vaters, über die wir wenig gehört haben.«

»Ich kann sie nicht gut heranlassen, wegen der anderen Seite ... Von der Mutter kam nie ein echtes Gefühl, nie eine warme Emotionalität. Sie zeigte nur Gefühl, wenn sei Klavier spielte. Das war ihr Ausdrucksmittel, die Musik ... Das war zwischen uns eine große Verbindung« (108).

Auch alle diese tiefen und wertvollen Einsichten vermochten dem Agieren kein Ende zu bereiten.

5.2.8 Externalisierung des Opfertums und die Frage: »Was ist wirklich?«

Mir wird immer klarer, es ist besonders die Externalisierung, die angesprochen werden musste:

»Durch den Fokus darauf, dass Sie ein passives Opfer von Traumata waren, verhüllen Sie Ihre inneren Konflikte.«

»Die Fantasie in mir ist, dass der Analytiker oder überhaupt eine Bezugsperson auf mich Absolutheitsanspruch erhebt und ich mich dem unterwerfe.«

»Die Hauptstrategie der Abwehr ist: Ich bin das passive Opfer. Die Frage ist: Warum ist es so gefährlich, aktiv und selbst verantwortlich zu sein, dass diese Strategie so nötig ist?«,

frage ich.

»Wenn ich aktiv bin und ich meinen eigenen Weg gehe, heißt es in meiner Fantasie, dass ich den andern damit töte, nicht wirklich, aber [ich ihn] verletze ... Ich würde aus einer symbiotischen Beziehung ausbrechen. [Ebenso hier:] Wenn ich meinen eigenen Weg gehe, zerstöre ich die analytische Beziehung.«

»Wie auch die Analyse ganz im Dienst dieses Opfertums stände. Auch mit der Dummheitsgeschichte sind Sie das Opfer.«

»Wenn mein Vater stirbt, freue ich mich. Wenn er am Boden liegt, spucke ich auf ihn und trete ihn, sadistisch. Das Gefühl ist auch in mir. So tiefe Verachtung für diesen Schmutz ... Es wäre wie ein Freudenfest. Vermutlich würden mich meine Schuldgefühle quälen.«

Ich sage:

> »Das ist der Konflikt: Mörderische Aggression gegen intensivste Schuld, daraus resultiert Ihre assive Opferstellung als Abwehr, als Ausweg: Dann sind alle anderen schuld und sie sind entlastet.«

Ich komme auf eine Sonderfacette dieser Externalisierung, auf ihr inneres Problem der extremen Selbstverurteilung, die von innen nach außen gewendet wird, zurück:

> »Das Problem bei Ihnen ist mehr als das Verurteilende, nämlich wie rasch das Urteil absolut wird, ganz schwarz und weiß ... Das Urteil und damit die Wut werden so absolut und am Ende selbstzerstörerisch« (124).

Ich verstehe die Dynamik folgendermaßen: Traumatisierung und Über-Ich-Pathologie haben sich verbündet und schaffen so eine multiple Wirklichkeit, eine Unsicherheit der Wahrnehmung. Absolutheit von Erwartung und Urteil, Globalität des Affektes und Unversöhnlichkeit der Forderungen führen zu gewaltigen Verleugnungen und ebenso gewaltigen, fast wahnhaft festgehaltenen Illusionen, Gegenbildern, konkret erlebten Fantasien. Ich sage:

> »In allem ist es die wichtige Frage, die Kernfrage: Was ist real und was ist nicht real, was ist Fantasie. Und es ist verbunden mit der Sexualität.«

Sie:

> »Ganz wichtig ist, dass ich den Verstand verliere« (144).

Ihre Exzesse werden extrem und ich stelle sie vor die Alternative: Abstinenz und Psychoanalyse oder Weitertrinken, bei nicht-intensiver Psychotherapie.

> »Ich bin nicht bereit, die Psychotherapie abzubrechen, und ich bin erst bereit, die Analyse wieder aufzunehmen, in welcher Form auch immer, wenn Sie bereit sind zu jener Bedingung [der Abstinenz], wenn das Leben wieder im Gleis ist.«
>
> »Das denke ich auch. Ich muss den Karren aus dem Dreck ziehen.«
>
> »Ich bin bereit, das Bestmögliche zu tun für die Wiederaufnahme der Analyse, wenn Sie bereit sind, die Grundbedingung einzuhalten.«

Nicht als Versprechen oder als Vertrag, sondern was möglich ist, eben als Sache des Ich (145).

5.2.9 Der innere Nazi

Sie spricht wieder über die Lügen und die Scham in ihrer Familie, als ob etwas lebenslang verborgen geblieben wäre, das mit Vater und Sexualität zu tun. Vielleicht habe es aber auch sehr viel mit dem Erbe der Nazis zu tun. Dazu erkundigt sie sich bei einem Besuch in Deutschland und vernimmt, dass der Großvater bei der Waffen-SS gewesen ist. Ihr Vater meint:

> »Wenn mein Vater ein Mörder war, kann ich nichts dafür«,

doch führt er gleichzeitig selbst Anklage gegen die Juden.

> »Die verborgene Nazischuld ist entscheidend … Das ist die andere Seite, dass er mich sehr gerne hat, aber dass er aus seiner Naziidentität nicht herauskommt … In mir tobt der Konflikt zwischen Mitleid und mörderischem Hass. Ich könnte ihn umbringen, aber wende es gegen mich selbst … Er blendet mich als Person völlig aus, schämt sich gleichzeitig, dass er so ungebildet ist. Er sagt, das Leichengift verseuche das Grundwasser« (150).
>
> »Wenn ich der Wahrheit ins Gesicht blicke und nicht mehr trinke, dann ist es eine ganz schreckliche Wahrheit und davor habe ich Angst, dass auch der Rest von Illusionen zerstört würde: doch irgendwie gute Eltern gehabt zu haben.«

Ich:

> »Die gleichen absoluten Urteile genauso wie bei Großvater und Vater. Sie verurteilen mit Worten, jene mit Taten. Der innere Nazi ist in Ihnen lebendig. Die fremde Macht besteht in dieser absoluten Verurteilung« (151).

Diese Erkenntnisse bringen nun eine Wende. Die Besessenheit mit der Vorstellung vom sexuellen Missbrauch durch den Vater als Erklärung für alles Übel schwindet:

> »Ich habe ein starkes Gefühl, ich werde es schaffen. Etwas ist in mir passiert, es nochmals so zu versuchen, auch ohne Antabus. Mich mit der Klinik, der Gruppe und dem Antabus auseinanderzusetzen hatte etwas Heilsames ... Ich sage dem inneren Mörder den absoluten Kampf an.«

Sie hat Angst vor der Wiedereinreise:

> »Ich werde an der Grenze eines Verbrechens überführt. Dieses sehr tiefe Schuldgefühl wird etwas deutlicher ... Ein großer Teil ist die Familienschuld. Ich habe Angst, dass Sie davon so abgestoßen sind. Wenn wir es zurückführen auf das Familiengeheimnis, mit der politischen Gesinnung meines Großvaters. Es ist so wie eine Nazischuld, die ich trage.«
>
> »Und die ganze Familieneinstellung, die zur Nazischuld führt: die Absolutheit der Verurteilung ... Sie haben Angst, dass man an der Grenze den inneren Nazi entdecken würde ... Der Dämon lebt in Ihnen und vor dem fürchten Sie sich: die Angst vor diesem Geist der Absolutheit und der Verurteilung, dem absoluten Gift.«

Sie wendet ein, sie sei nicht mit Hitler identifiziert. Ich:

> »Nein, aber mit dem dämonischen Geist der Verurteilung, dem Familiengeist der Verurteilung ... was Sie mir dann auch zuschreiben.«
>
> »Die Mutter hat die Fassade eingehalten. Es war ein Einbruch, als sie starb: Da wurde alles greifbarer und deutlicher. Ich habe auch öfters Angst; wenn ich mein eigenes Leben lebe, dass der Dämon mich dann tötet.«

Ich spiele auf die Geschichte von Jakob an:

> »Es heißt nur, wir müssen mit diesem Dämon ringen.«
> »Der tut mir was an, dass er mich zum Trinken bringt oder ich einen Unfall habe.«
> »Wenn wir ihn beim Namen nennen und ihm ins Auge sehen, ist seine Macht gebrochen, wenigstens zu einem gewissen Ausmaß.«
> »Einen großen Teil des Kampfes habe ich hinter mir. Ich habe nicht aufgegeben. Lieber sterben als mich dem Dämon unterwerfen. Das will ich auch nicht. Werde ich es schaffen?«
> »Sonst würde ich mich nicht so einsetzen.«
> »In der Begegnung mit der Trinkergruppe kam es durch: Ich hatte eine unglaubliche Wut darüber, dass sie sich einbilden, dass sie kein psychisches Problem haben. Das macht mich hoch aggressiv. Das ist eine totale Verleugnung« (153).

Ich erwähne

> »die Absolutheit der Erwartungen im Sinne der eigenen Vollkommenheit«.

Sie kommt auf die Familie zurück:

> »Entweder bist du so, dass du dich hier anpasst, oder du wirst ignoriert und als eine Tote behandelt. Ich erlebe es nicht einmal als schmerzhaft, sondern als unheimlich. Es gibt in dieser Familie pathologische Regeln, die man befolgen muss. Eines ist ein schlichtes Denkverbot: Du darfst nicht anders denken, als ich dir befehle: Die Ausländer sind schlecht, die Türken sind Messerstecher, die Juden sind am moralischen Untergang der deutschen Gesellschaft schuldig. Wenn ich mich kritisch äußere, bin ich ein Verbrecher. Ich kann mit ihm gar nicht darüber reden, was mich bewegt. Es wird ja nicht gehört. Auch ich blockiere mich selbst: dieses Denkverbot: dass ich Denkstörungen bekomme. Die letzten Tage konnte ich keine klaren Gedanken fassen« (154).

Schließlich, nach etwa 10 Monaten, worauf ich bereits hinwies, einigten wir uns darauf, dass wir, solange sie trinke, nur einmal wöchentlich eine Stunde hatten und psychotherapeutisch vorgingen. Nachdem sie sich entschloss, nun mit der Abstinenz und dem Verzicht auf das Rauchen zugleich ernst zu machen, konnten wir nach einem Monat erfolgreicher Selbstbehandlung die Analyse wieder voll aufzunehmen, obgleich dies aus äußeren Gründen nur als eine kurze Tranche von zwei Wochen, aber hochintensiver Arbeit (15 Stunden in der Woche) möglich war.

5.2.10 Ihre Doppelheit von Meeresjungfrau und messerstechender Frau

Mehr und mehr konnte nun auch die Doppelheit ihres Erlebens in den Brennpunkt unserer Arbeit rücken:

> »Als sie sagten, dass Sie morgen nur zwei Stunden haben, hatte ich den Gedanken, es hat bestimmt damit zu tun hat, dass ich so grässlich bin. Dass es so ist, wie ich vermutet habe, es nur eine Frage der Zeit ist, bis sie mich hassen. Dabei weiß ich schon, dass es anders ist, es nicht der Realität entspricht.«
>
> »Der Konflikt.«
>
> »Aber der andere Teil ist so stark, dass ich überzeugt bin, es ist so und Sie sich das nicht zugeben wollen, dass Sie mich hassen, da ich aus dieser Nazifamilie komme. Am liebsten wäre es Ihnen, Sie würden mich nie wieder sehen. Das ist, was ich dachte.«
>
> »Eine doppelte Wahrnehmung, eine neben der anderen.«

Sie wundert sich im Folgenden, warum sie selbst nie auf den Gedanken gekommen sei, wegen der Vergangenheit des Großvaters nachzufragen:

> »Die Verleugnung vonseiten der Eltern war so massiv.«

Ich sage:

> »Die Abspaltung eines Stücks der Realität.«

Sie fürchtet, es seien Verbrecher in meinem Gebäude versteckt, es sei ihr hier so unheimlich, also auch darin liege die doppelte Wirklichkeit (157–158).

> »Ich versuche, die Wahrheit zu sehen und klar zu denken, aber irgendetwas in mir verschleiert alles und lähmt mich ...«

Sie denkt an sexuelle Schlagefantasien mit Ekel und Abscheu, doch auch mit Erregung, vermeidet es zunächst aber, über sie explizit zu sprechen. Sie erwähnt, dass die Fixierung an die Geschichte vom sexuellen Missbrauch durch den Vater gewichen war, als sie die von der Nazifamilienschuld entdeckte. Es bringe nichts, darüber (die sexuelle Missbrauchsgeschichte) ständig zu brüten (164–165).

Dafür hat sie mehr und mehr Rücken- und Kopfschmerzen und fühlt sich übel, denkt, das sei nun wieder eine Streitfrage mit mir (da ich vermeintlich die Somatogenese betone). Erst wie sie dann über die tatsächlich inszenierten aggressiv-sexuellen Begebenheiten im Einzelnen spricht, über

> »die Lust geschlagen zu werden und den anderen zu schlagen und zu erniedrigen«,

verschwinden die Körperschmerzen schlagartig:

> »Ich habe diese Schmerzen, um so den Zustand der Erregung durch Schmerzen herbeizuführen. Ich kann der Wahrheit nicht ausweichen. Und wenn ich es nicht auslebe, füge ich es mir so zu.«

Die Angst sei gewichen; dafür spüre sie schwere, lähmende Depression und Depersonalisation.

> »Eine imaginierte Geisterfigur schlägt auf mich ein.«

Doch immer wieder hat sie das Gefühl, die wirklich äußerst schmerzhafte Empfindung, sie breche in der Mitte auseinander. Wiederum sieht sie es als etwas von außen Kommendes, dass ihr Vater ihr dorthin einen Gegenstand gestoßen haben könnte. Ich meine, es werde wieder nach außen verlegt, sodass sie das Opfer sei. Sie empfindet es wie einen Fremdkörper in ihr drin, doch seien es sicher die Mordgelüste von Vater und Mutter ihr gegenüber. Es sei, wie wenn jemand versuche, ihr die Wirbelsäule zu brechen, wie ein Stich mit einem Messer oder ein Schlag mit einem Gegenstand. Ich gebe zu bedenken, es könne entweder in der Tat die Erinnerung an ein Trauma sein, das nun dort ganz konkret wieder erlebt werde, oder es könne eine symbolische Bedeutung haben:

> »Ich breche in zwei Identitäten auseinander.«

Ihr leuchtet diese zweite Möglichkeit als solche ein, doch:

»Ich hör die Botschaft wohl, allein mir fehlt der Glaube.«

Dann bringt sie eine faszinierende Erweiterung des Themas, die das dynamische Verständnis entscheidend vertieft: Sie spricht eingehend über Andersens Märchen von der Meerjungfrau[14]:

> »Sie musste sich den Körper mit dem Schwert durchtrennen lassen und dann wuchsen ihr Beine statt des Schwanzes. Als Kind hatte ich die umgekehrte Fantasie, dass ich mich in die Meerjungfrau verwandle, den Körper durchtrenne und einen Fischschwanz bekäme und ich könnte im Meer leben. Als ich das Märchen [in der früheren Therapie] erzählte, bekam ich die Rückenschmerzen ganz extrem; es war qualvoll.«

Ich frage sie, wie sie die Bedeutung des Märchens für sich deute.

> »Ich habe etwas in mir getragen wie eine verborgene Liebe, wahrscheinlich sogar zu meinem Vater, wie eine Illusion.«
>
> »Es bricht mich in zwei Hälften, in zwei Selbste.«
>
> Sie fährt fort:
>
> »Nein, nein! Noch was anderes: Das Eigentliche ist, dass es darum geht, die Liebe zu realisieren, aber das unmöglich ist und mit dem Tod des Prinzen oder der Jungfrau enden muss. Ich aber wollte den Tod des Prinzen, im Märchen war es die Jungfrau. Ich wollte den [treulosen] Prinzen unter die Erde bringen. Das Entscheidende ist das Unerreichbare der Beziehung, die Sehnsucht nach der Liebe.«

Sie geht in die Einzelheiten des Märchens, wie die Nixe ihre Zunge und Stimme und Sprache opferte, sich vom Schwert durchtrennen und von der Wasserhexe ihre Haare abschneiden ließ.

> »Das hat mich am meisten geärgert.«

Ich sage:

> »Eine ganz masochistische Lösung.«

14 Übrigens im dänischen Original: »Die Meerfrau«, eine Parallelsage zur tschechischen von der Wassernymphe Rusalka in Dvořáks Oper.

Sie fährt weiter fort:

> »Und dann hat sie die Schmerzen, als wenn sie auf messerscharfer Klinge liefe. Sie nimmt es in Kauf. Das ärgerte mich schon immer. Ich entwickelte die Fantasie, es wäre lebenswerter, als Wassernixe zu leben. Hätte sie ihn erstochen, wäre sie zurückgekommen und der Fischschwanz wäre ihr zurückgewachsen. Aber sie hat es nicht geschafft. Für mich ist es die Sehnsucht nach der Liebe zu einem Mann und die Unmöglichkeit, sie zu gewinnen. Ich habe auch nicht die Bereitschaft, mich dafür masochistisch aufzuopfern und mein Leben hinzugeben für den blinden Prinzen, sondern ich hätte ihm das Messer in das Herz gestochen.«
>
> »Und da haben wir auch den stechenden Schmerz.« sage ich.
>
> »Und der ist jetzt auch ganz verschwunden. Der Wunsch zuzustechen, lieber den andern zu töten, als masochistisch hinzusiechen.«
>
> »Das ist wahrscheinlich die Deutung des Schmerzes.«
>
> »Doch gegen mich gerichtet.«
>
> »Die Wendung der Aggression gegen Sie selbst.«
>
> »Weil ich den Wunsch, zu töten, nicht zugeben kann.«
>
> »Oder eher der Konflikt, ihn nicht zugeben zu wollen und zugleich der, ihn zuzugeben und wenn sie ihn zugeben, verschwindet der Schmerz.«

Sie geht sofort über auf Wahrnehmungsstörungen, wie sie wie in Trance fast blind dahin stolpere. Ich gebe dem von ihr Entwickelten jetzt eine breitere Deutung:

> »Die zwei Identitäten, in die Sie auseinanderbrechen, sind die der masochistischen Meerjungfrau und die der zustechenden Frau.«
>
> »Der Prinz erkennt sie ja nicht; er ist seelenblind. Ich würde zustechen.«

Sie erweitert den Konflikt auf den Vater, der Tiere quält oder tötet. Sie selbst identifiziert sich auf der einen Seite mit dem Tier als Opfer, andererseits ist sie in ihrer Wut dem Vater gegenüber die stechende Frau:

> »Aus Wut könnte ich den Vater dafür umbringen, statt das Opfer zu sein.«

Eine andere, mehr affektbezogene Version ist der Konflikt zu Hause: Die Mutter, die den Vater verachtete, ihn als Trottel, als Idioten, als ungebildeten und verblödeten Menschen behandelte. Ich sage:

»Wenn Sie sich dumm nennen, identifizieren Sie sich eigentlich mit ihm. Und zugleich sind Sie auch die verurteilende Mutter. Da haben wir wieder die beiden Identitäten: dumm wie der Vater und verurteilend wie die Mutter zu sein … Die innere Stimme ist wie die der Mutter: Sie seien dumm und blöd wie der Vater und dann schreiben Sie es mir zu. Zugleich wissen Sie, dass ich das nicht denke.«

»In manchen Momenten weiß ich das nicht.«

»Doch dann, wenn die Besinnung kommt.«

»Manchmal. Es wechselt immer hin und her.«

»Wie verstehen Sie es, dass Sie mir das zuschreiben, was doch so klar innerlich zu verorten ist?«

Nach etwas Nachdenken und Erwägen antwortet sie:

»Dass ich etwas aufrecht erhalten und nicht verändern möchte. Vielleicht ist das aber keine Erklärung.«

»Ich glaube, es ist eine wichtige und gute Erklärung.«

»Es sind diese festgefahrenen Wahrnehmungsmuster. Es fällt mir schwer, die zu durchbrechen.«

»Wenn es draußen ist, können Sie dagegen kämpfen; Sie können mit mir streiten und dadurch Erleichterung spüren.«

»Dass ich Angst habe, dem innerlich ausgeliefert zu sein.«

Etwas später bringe ich sie von den Erinnerungen an die frühere Therapie und an die Familienzwiste zurück:

»Wenn es draußen ist, können Sie sich darüber entrüsten. Wenn es innerlich ist, ist das nicht so leicht.«

Ich frage mich im Nachhinein: Warum habe ich an diesem Punkt keine, doch eigentlich naheliegende Übertragungsdeutung von Liebeswunsch, Sexualität, schmerzvoller Enttäuschung und Rache gegeben?

Es ist offensichtlich, ich hielt mein Hauptaugenmerk auf die Über-Ich-Übertragung gerichtet. Doch sind die Bedeutungen der Übertragung von Liebe, Treulosigkeit und dem Wunsch, den Prinzen ins Herz zu stechen, unverkennbar. Trotzdem, ob zu Recht oder zu Unrecht, fühlte ich es nicht angemessen, ihr dies in diesem Moment aufzuzeigen. Im Rückblick bin ich mir keineswegs sicher über diese Entscheidung. In der Tat bin ich sogar im Ungewissen, ob diese nicht eher vorbewusst statt mit vollem Bewusstsein erfolgte. Mit aller Wahrscheinlichkeit fürchtete ich mich aber vor ihrer mörderischen Wut und dem körperlichen Angriff, wenn ich eine solche direkte Übertragungsdeutung auch von der Angstseite her an diesem Punkt unternommen hätte. Denn es war klar, wie alle sexuellen Inhalte ganz konkret mit Schlagefantasien und direkter Aggression verknüpft waren. Die Tätlichkeiten in der vorherigen Analyse waren tatsächlich auch in dem Moment ausgebrochen, als die Therapeutin ihr Körperkontakt anbot. Ich vermute, sie hätte eine solche Deutung dennoch mehr oder weniger als Triebdeutung und damit als Vorwurf oder direkte Bedrohung aufgefasst; und in dem Augenblick erkannte ich nicht die Möglichkeit, das Thema gerade von der Seite der Über-Ich-Übertragung her aufzugreifen und auf diese Weise eine angebrachte Abwehrdeutung zu machen. Im folgenden Material unternahm ich das, indem ich die sadomasochistische Übertragung immer klarer formulierte.

5.2.11 Die Verleugnung der Grenze zwischen Fantasie und Realität

In die folgende Stunde kommt sie ganz aufgebracht mit einem Crescendo von Anklagen, wobei ihre Fantasien zu Überzeugungen werden und die Grenze zwischen dem Aussprechen des Inneren mit Selbstreflektieren und unreflektiertem Angreifen überschritten wird. Die therapeutische Ich-Spaltung zwischen dem erlebenden und dem beobachtenden Ich wird aufgehoben. Der innere Konflikt wird zu einem äußeren Streit, nämlich zu einer paranoiden Anklage, gemacht. Ihre innere Verurteilung wird mir zugeschrieben und als äußere, wenigstens momentan, völlig geglaubt. Dabei versucht sie, mich deutlich zu dem zu provozieren, wessen sie mich anklagt. Dazwischen hat sie immer wieder Momente der Einsicht, in denen sie mir recht gibt und auch Weiteres zum Verstehen beiträgt. Aber der Übergang über jene Grenze zur Absolutheit und Konkretheit geschieht immer wieder, genauso da, wo die Fantasie zur bezweifelten Realität und die freie Assoziation zum Wahn wird.

Ich spüre, wie ich mich in eine Selbstrechtfertigung hineinzerren lasse, und versuche, mich immer wieder aus diesem äußeren Konflikt herauszunehmen. In einem Moment von Einsichtigkeit sagt sie, sie habe eine andere Idee, warum sie den inneren zum äußeren Konflikt mache, neben dem Grund, dass sie äußerlich bekämpfe, was innerlich zu schlimm sei:

> »Es geht nicht um das Bekämpfen, es geht um den Bruch, dass ich es dazu benutze [mich zu überzeugen]: Diese Analyse ist sinnlos. Warum

soll ich hierherkommen? Dass ich die Beziehung abbreche? Alle meine Beziehungen haben mit dem Bruch geendet, alle.«

Sie ist sogleich wieder von meiner Verachtung überzeugt und ich entgegne:

»Sie versuchen mit allen Kräften, die sadomasochistische Schlageszene hier zu wiederholen.«

»Ich möchte Sie wütend machen, dass Sie die Kontrolle verlieren und etwas tun, was Sie nicht mehr steuern können. Der innere Druck ist so stark, dass ich ihn nach außen bringen muss. Ist es nicht richtig, dass ich Ihnen sage, was ich denke?«

»Doch, das ist es. Aber das Problem ist, wenn Sie an die Grenze kommen, wo es zur wahnhaften Überzeugung wird, und Sie nicht mehr darüber reflektieren.«

Wie mit dem Schlagen gibt es nichts mehr, das sie stoppen könne. Ich frage, was diese Grenzüberschreitung, in der die Fantasie zur Realität auslöse und wo es wahnhafte Überzeugung werde. Sie geht dem nach: Es sei das Gefühl des Bruchs. Es habe am Wochenende damit angefangen, als sie im Bus gesessen sei.

»Die Schwarzen haben gehustet, waren krank und angetrunken. Dann hatte ich plötzlich die Fantasie, Sie können die Schwarzen nicht leiden. Ich war mit den Schwarzen identifiziert. Zugleich ekelte ich mich vor dem Dreck, den Hautausschlägen ... Sie haben etwas gegen die Schwarzen, gegen alle Menschen mit dunkler Hautfarbe, daher auch die, bei denen ich geforscht habe. Deshalb ist auch meine Arbeit minderwertig; Sie halten sie für schäbig und lächerlich. Dann wollte ich gern Alkohol trinken. Ich war total geschwächt und müde und krank und kehrte wieder zurück.«

Ich frage sie, wie sie es verstehe, dass diese Fantasie zur Überzeugung werde. Sie sagt sehr bedeutsam:

»Um mir den Beweis zu liefern, dass Sie meine Arbeit schäbig finden.«

Ich sage:

»Nicht nur die Arbeit, sondern Sie als Ganze.«

»Das stimmt. Und das Gegenstück ist: Sie machen schlechte Psychoanalyse und sind inkompetent und Ihre Arbeit taugt nichts.«

Ich sage:

»So ist es die Selbstverurteilung, die nach außen verlagert wird.«

Auch wenn ich ihr hundertmal sage, dass ich sie nicht für dumm halte, glaube sie es mir doch nicht. Wahn sei es nicht, doch eine Wahrnehmungsverzerrung. Sie glaube, dieses paranoide Erleben sei eine Abwehr:

»Wenn ich es in der Außenwelt finde, fühle ich mich entlastet von dem Druck in mir selbst.«

Sie spricht wieder davon, wie sie Schwierigkeiten mit der Gefahr der Nähe und zugleich dem Trauma der Trennung habe:

»Nähe löst in mir die Angst aus, vernichtet zu werden. Ich glaube, meine Mutter hätte mich gerne getötet. Und ich muss mich für alles schuldig fühlen, vor allem für ihr Unglück, ihr verdorbenes Leben und ihren Tod. Ihr Tod erscheint mir oft wie ein Triumph: ›Ihr habt mich mit eurer Selbständigkeit ins Grab gebracht‹ ... Dumm zu sein heißt, dass ich absolut nicht verstehe, was der andere sagt ... Jetzt ist es alles wie verschwommen. Das ist es.«

»Es ist ein Ausnahmezustand, ein Trancezustand.«

»Als ich versuchte, es Ihnen zu erzählen, kam ich da hinein: Das ist die Dummheit, das Gefühl, blöde zu sein« (181).

Es folgt ein neuer Trinkexzess. Sie habe sich nach der letzten Stunde völlig verstört und vor mir total entblößt gefühlt. Sie behauptet, sie sei nie wirklich zum Aufhören des Trinkens entschlossen noch dessen sicher gewesen. Ich weise sie darauf hin, wie sie dies doch behauptet habe, ehe wir die Analyse wieder aufgenommen haben. Es sei wieder die doppelte Buchführung: überzeugt zu sein, sie habe den Punkt erreicht, und doch die Gewissheit, sie werde früher oder später das Trinken wieder aufnehmen. Es sei eben beides: die volle Entscheidung und dann wieder deren Rücknahme. Sie sagt, was ihr solche Angst mache, sei, wenn das Gehen über die Grenze mit der Verwirrung des Denkens beginne. Jetzt habe der Dämon wieder von ihr Besitz ergriffen:

»Ich wusste, dass ich das tun würde. Ich hatte keine Chance mehr, mich zu wehren.«

Ich sage wieder, dass ich denke, es sei ihr fast unmöglich ohne zusätzliche Hilfe, was immer diese sei. Darin hakt sie nun mit ihrer gewohnten Vehemenz ein, dass ich ihr nie zugetraut habe, sie fühle sich von mir nicht ernst genommen und denke, dass ich nicht viel von ihr halte. Ich erwidere in Deutung der Veräußerlichung als Abwehr, dass sie sich selbst nicht trauen könne, sich selbst nicht ernst nehme, noch viel von sich halte: Es müsse immer draußen sein.

»Das Ziel ist der Bruch der Analyse«,

sagt sie schließlich.

Sie kommt zur nächsten Stunde (183) mit dem Entschluss, sie möchte nicht mehr Analyse machen; das könne sich später wieder ändern, aber jetzt sei es so, dass es für sie zu gefährlich sei:

»Da ist etwas sehr Mörderisches in mir; das kann ich nach außen oder innen richten. In der Übertragung habe ich das Gefühl, Sie wollen mich in den Selbstmord treiben.«

Ich frage schließlich nach weiterem Gezänk (184):

»Warum sind Sie so versessen darauf, mit mir die ganze Zeit zu streiten?«

»Das ist eine gute Frage. Weil ich wütend bin ... Vorher hatte ich ganz hohe Erwartungen, dass ich etwas auflösen kann. Dann geschah genau das Gegenteil, ich in diese Hölle stürzte, in diesen Albtraum ... Ich weiß nicht, warum Sie es als Streiten auffassen.«

»Wenn Sie alles anzweifeln, was ich sage, und in den Schmutz ziehen und ins Gegenteil verdrehen. Alles wird zu einem sadomasochistischen Streit und darüber bin ich traurig.«

»Sie sagen, dass ich jede Beziehung zerstöre.«

»Ich weiß nicht, ob alle, aber manche und darüber bin ich traurig, denn ich habe gehofft, ich könnte Ihnen helfen, darüber zu reflektieren, über den Sadomasochismus und die Absolutheit, und habe geglaubt, es werde mir gelingen. Und es gelingt mir nicht ... Sie sind wie zwei Persönlichkeiten: Eine gesunde, gescheite, kompetente Frau und eine, die ganz in den Sadomasochismus versinkt.«

»Das sehe ich auch so.«

»Und Sie sind nicht immer die zweite Persönlichkeit, aber Sie geben dieser ungeheure Macht, und ich habe nicht genügend eine Verbündete in der ersten und dieses Bündnis kracht jede Stunde zusammen. Und darüber bin ich traurig, nicht böse.«

»Das kann ich verstehen. Dass sie in den Hintergrund getreten ist, das ist Teil der Übertragung, weil ich wirklich davon überzeugt bin, dass Sie mich dumm finden, und das lähmt mich so sehr, mich zu entfalten. Das ist genau der Punkt, um den sich das Karussell drehte. Ich versuche, aus meinem Leben etwas zu machen und kann es Ihnen nicht erzählen, da Sie höhnisch über mich lachen wie der innere Richter. Das Problem ist dieser Konflikt, diese Übertragungsbeziehung – dass ich Angst habe, Sie belächeln höhnisch alle meine gesunden Anteile, und ich diesen Konflikt nicht auflösen könne.«

»Es ist nicht das Problem, dass Sie diese Gefühle haben, sondern Sie ihnen die Herrschaft geben und nicht darüber zu reflektieren vermögen.«

»Das ist das Problem. Ich fühle nie, dass Sie etwas von mir und meinen gesunden Anteilen halten. Mag es Einbildung sein, vielleicht ist es auch Realität.«

»Und das Gegenteil ist wahr.«

»Wenn ich das glauben könnte!«

Ich sage:

»Und das ist so schrecklich für mich, dass das nicht gehört wird, und das ist die Gegenübertragung: Das ist schrecklich für mich, dass alles, was ich an Anerkennung sage, nicht gehört wird.«

»Das habe ich nicht gehört. Ich habe es gehört, aber ich habe es uminterpretiert: Sie würden es aus Mitleid mit mir sagen, weil ich so dumm bin. Das Gefühl habe ich bei allen Personen; dass sie mich nur gut finden, wenn sie selber dumm sind oder sie so tun aus Mitleid.«

»Und das ist es, was mich zur Verzweiflung treibt: Dass nichts, was ich sagen kann, so gehört wird, wie ich es meine, auf Dauer so gehört wird, und dann ist es wirklich unmöglich zu arbeiten.«

»Das ist, was ich empfunden habe, dass es nicht geht, weil ich zu sehr leide und ich diesen Konflikt nicht auflösen kann. Ich habe es dahin interpretiert, dass meine Probleme zu schlimm sind, nur unter großer Gefahr und ich psychotisch werde.«

»Das Problem ist nicht die Psychose, sondern der Sadomasochismus. Und es ist nicht das Trauma, sondern es sind die Konflikte, die daraus resultieren und wie Sie dann mit den Traumatisierungen umgegangen sind.«

»So glauben Sie also nicht, dass ich traumatisiert worden bin?«

»Da ist es genau wieder wie bei Kafka im *Prozess*: ›Sehen Sie denn nicht zwei Schritte weit?‹ Ich habe eben gesagt, wie Sie mit den Traumatisierungen umgegangen sind. Was ich meine: Das Trauma ist nicht das Zentrale.«

Damit bricht die Analyse wenigstens für den Augenblick ab.

Ein ganz wichtiges Element über die im Text des Dialogs erwähnten hinaus, das vielleicht von mir zu wenig beachtet worden ist, ist das der narzisstischen Über-Ich-Übertragungen und der Wut: Die Erwartung auf eine magische Lösung und Rettung von mir und die tiefe und beständige Enttäuschung darüber, bei mir auch Grenzen zu spüren und zu erkennen. Zugleich wurden die symbiotischen, die Liebes- und die sexuellen Wünsche in der Übertragung erregt, wenn nicht geschürt, und doch unweigerlich frustriert. Die Überschreitung der Grenze zwischen Fantasie und Realität und damit das ständige Hin und Her zwischen wahnhafter Überzeugung von der Absolutheit des Urteils, das sie fällte und von mir erlebte, und einer gewissen Einsicht in deren Relativität war außerordentlich schwierig zu ertragen. Damit ging die Intensität der mörderischen Wut einher. Nicht nur genügte niemals jegliche Anerkennung meinerseits, sondern diese wurde gewöhnlich gleich außer Kraft gesetzt und in ihr Gegenteil verkehrt. All das stellte fast unüberwindliche Gegenübertragungsprobleme für mich dar. Sie bezichtigte mich unter vielem anderen Vorwürfen, ich könne die Schwere ihres Traumas nicht ertragen, wolle deren Inhalt nicht sehen und schrecke davor zurück. In meinem Erleben war es aber das Nicht-gehört- und Nicht-gesehen-Werden von ihr, die Aberkennung meines guten Willens und des ehrlichen Versuches, sie zu verstehen und ihr zu helfen, die Verkehrung des Sinnes dessen, was ich ausdrückte, das mir immer weniger erträglich wurde, mich immer stärker aufregte. Ich glaube, es war ihre Seelenblindheit mir gegenüber, die mir ein absolutes Gefühl der Hilflosigkeit gab. Natürlich war dies eine aktive Wiederholung dessen, was sie selbst erlitten haben musste. Doch alles Verstehen-Wollen und damit jede Deutung der Abwehrformen von Wendung vom Passiven ins Aktive, der Externalisierung, der Projektion und natürlich vor allem der Verleugnung schienen nicht nur immer wieder wirkungslos abzuprallen, sondern verkehrten sich in narzisstische Kränkungen. Was sie von mir wollte, war die Bestätigung, dass alles seinen Grund in ganz bestimmten Traumata, vor allem sexueller Natur, haben müsse, dies alles erkläre und sie überall und ständig weiterhin das Opfer von Boshaftigkeit, miteingeschlossen von mir, sei. Selbstverständlich gab ich ihr immer wieder recht, dass sie sehr traumatisiert worden war, und ihre Erinnerungen an die Gewalt, die Verachtung und den Hass zu Hause waren durchaus glaubhaft.

Nach mehr als drei Monaten Unterbrechung ersucht sie mich um Wiederaufnahme der Telefonkonsultationen. Sie hatte einen weiteren Absturz in schwere Trinkexzesse erlebt, durchfuhr mit 1,6 Promille Alkohol rote Ampeln und verlor den Führerschein. Sie fühlt sich nahezu beziehungslos und überwältigt von der dämonischen Macht der Selbstzerstörung. Für jeden Erfolg fühlt sie sich so schuldig, dass sie ihn sofort zerstören und sich bestrafen musste:

> »Dass ich meine Eltern verrate, wenn ich meinen eignen Weg gehe oder eine gute Beziehung aufbaue« (187).

Wir sprechen auch über die Enttäuschung an mir, dass ich ihr nicht magisch durch eine entscheidende Einsicht helfen konnte. Aus Angst davor, aufzufallen, beharrt sie immer auf dem Gedanken, es doch noch schaffen zu können, normal zu trinken, denn ihr ganzes Leben sei von magischem Denken bestimmt gewesen

> »und das ist die Illusion, die ich aufgeben muss« (187).

Sie spricht von der durchdringenden Scham mir gegenüber, denn sie habe das Gesicht verloren, wie sie die Kontrolle über das Trinken verloren habe. Sie nimmt an, daher sehe ich sie, als nicht zur wissenschaftlichen Arbeit berechtigt an (190). Doch hat diese Scham viel tiefere Wurzeln.

> »Ich habe den Eindruck, dass Sie höhnisch darüber lachen und sich darüber freuen: ›Sie sind so dumm, Sie müssen dem Ende entgegensteuern‹, und Sie sich freuen, wenn ich trinke, wie mein Vater. Und darauf entschloss ich mich: ›Die Blöße gibst du dir nicht; du kommst allein wieder auf die Füße‹« (191).

Auch die Denkstörungen können als Folge der Scham verstanden werden. Sie kann sich nicht verzeihen, bestimmte Schwächen und Grenzen zu haben – und natürlich ebenso wenig mir! Das führt zur absoluten Verurteilung. In der Schamübertragung sieht sie alles in einem Zerrspiegel und führt es dann auch herbei, dass alle gegen sie sind. Zutiefst ist es die fatale Absolutheitsforderung, die unweigerlich zu Enttäuschung und Scham führen muss.

Eine ganz wichtige Einsicht, die scheinbar eine entscheidende Wende brachte, kam, als wir den Ablauf eines schweren Rückfalles mikroskopisch untersuchten (206). Ihre Bewerbung für eine Stelle wurde erneut abgelehnt. Zuerst verspürte sie ungeheuren Ärger. Doch dies wurde dann in der folgenden Stunde abgelöst durch den Bericht:

> »Ich hatte einen totalen Rückfall; ein böser Dämon, der ergreift von mir Besitz. Und suggerierte mir, dass niemand mir helfen kann.«

Sie war durch die Absage sehr in ein Loch gerissen, fühlte sich depressiv und gelähmt. Es war Beschämung. Sie war dann von einer Freundin eingeladen, fürchtete schon die Möglichkeit, dass ihr Wein angeboten würde. Sie wollte sich herausreden, sie mache eine Diät.

> »Es ist dasselbe Muster, das immer wieder passiert: Ich bin eingeladen und dann trinke ich, um mir nicht die Blöße zu geben. Ich wusste es schon im Voraus und habe schon vorher etwas getrunken. Was mich belastet, ist, dass ich es nicht mit dem Alkohol sagen kann, wie mit dem Rauchen, nämlich dass ich süchtig bin. Es dreht sich im Kreis herum. Schon im Vorfeld habe ich getrunken.«
>
> »Denken Sie nicht, es ist in alledem wieder die Scham: Erstens die erlittene Beschämung, dann zweitens die Angst davor, stigmatisiert zu erscheinen, also erneut beschämt zu werden, und dann drittens die Beschämung vorwegzunehmen, sie einzuladen, indem Sie sich völlig betrinken, sie aktiv herbeizuführen.«
>
> »Ich habe die Leute gehasst, die mich dazu genötigt haben. Dann habe ich Unmengen getrunken und geraucht. Alles war zunichte. Ich dachte, ich komme nicht mehr weiter.«
>
> »Lassen wir es auch nicht außer Acht, dass Sie sich vor mir dann auf dem Boden wälzen: ›Schau, welch Scheusal ich bin!‹ Vielleicht ist da noch ein vierter Schritt: der Wunsch, den anderen, also mich, zu beschämen.«
>
> »Ich dachte, dass es mit Ihnen zu tun hat. Ich bin gescheitert; es sind jetzt schon zwei Jahre.«
>
> »Dass ich inkompetent bin.«

»Das steckt bestimmt dahinter, von Ihnen als dumm betrachtet zu werden, und ich räche mich an Ihnen, indem ich mich unmöglich benehme. Das Schlimme ist nur, ich komme aus diesem Teufelskreis nicht heraus. Ginge ich in eine Klinik, würde es nur gleich wieder neu anfangen: Es wäre eine noch massivere Schamwiederholung. Es wird dort mit Beschämung gearbeitet.«

»Der dritte und der vierte Schritt spielen sich ganz stark in der Beziehung mit mir ab.«

»Ich sehe die deutliche Parallele zum Konflikt mit meinem Vater, auch über die Beschämung. Was mich dabei so beängstigt, ist, dass ich in Zustände komme, wo ich keinen klaren Gedanken mehr fassen kann, wo ich nicht mehr Herr meines Inneren bin. Es entgleitet mir alles.«

Wir fragen uns dann, ob sich nicht etwas Paralleles mit dem Vater abspiele, nur dann zusätzlich auf der Schuldschiene:

»Er hat mich permanent beschämt und beschämt mich immer noch. Ich könnte ihn umbringen dafür. Ich habe einen unglaublichen Hass auf ihn. Das kippt ständig. Ich bekomme Mitleid mit ihm. Ich weiß nicht mehr, wie ich mit ihm umgehen kann. Es ist mir unerträglich, ihn wieder zu sehen, ich will ihn nicht sehen. Doch dann habe ich extreme Schuldgefühle und Mitleid, warme Gefühle … Ich fühle mich da von Ihnen im Stich gelassen. Mir muss jemand helfen. Ich muss mich selber umbringen, weil ich unfähig bin, den Konflikt mit ihm zu handhaben. Ich fühle mich völlig hilflos. Ich habe Angst, dass ich mir etwas antue in der Trance.«

»Ich kann nur dadurch helfen, dass wir miteinander zu verstehen suchen, Schritt für Schritt, ganz wie wir es eben mit der Scham und dem Trinken getan haben, doch nun in Bezug auf die Schuld.«

Sie hat Angst vor der mörderischen Wut dem Vater gegenüber. Ich erwähne die größere Angst vor der Liebe für ihn. Sie:

»Das ist das Dilemma, dass ich ihn geliebt habe und er früher etwas stärker Emotionales dargestellt hat und dann ist es so gekippt, und er sich in eine mörderische Bestie verwandelte, sodass ich ihn nicht in meinem Inneren integrieren konnte und noch nicht damit umgehen kann. Ich kann ihm nicht den Schädel einschlagen.«

> »Aber die Gefühle, die können Sie und ich analysieren: äußerlich, dass er diese zwei Gestalten hatte, und innerlich, dass Sie diese entgegengesetzten Gefühle haben … Die Angst vor der Liebe ist noch viel bedrohlicher als die Angst vor dem Hass.«

Danach fing sie sich recht gut auf und begann wiederum wichtige wissenschaftliche Arbeit zu leisten. Auch in der Vergangenheit vollbrachte sie gelegentlich selbst während der Zeiten schwerster Dekompensation immer wieder erstaunliche Leistungen. Sie begann nun Zukunftspläne zu schmieden, die ihren Fähigkeiten besser Rechnung trügen. Doch litt sie unter einer schweren Neuralgie und Problemen mit hohem Blutdruck. Sie betrachtete beide als psychosomatisch. Wie sie die Drogen weglasse und ein neues Leben beginnen wolle, strafe sie sich mit den Schmerzen,

> »als ob Sie das Messer gegen sich selbst wendeten«,

sagte ich (192).

Sie hat einen Traum, in dem sie hingerichtet werden soll. Es gelingt ihr, zu flüchten. Plötzlich beginne sie jedoch, sehr stark von innen her zu bluten. Sie spricht über ihre Angst, es nicht zu schaffen; der Kampf mit dem inneren Dämon sei so schwer. Ich frage:

> »Wer oder was ist dieser Dämon?«

Sie antwortet:

> »Der Teil, der mich sabotiert. Er raunt mir zu: Alle anderen sind schlecht; du musst dich mir unterwerfen … Zum Fliehen: Ich habe immer das Gefühl, ich müsse mich verstecken. Es ist das Gefühl, schuldig zu sein. Das begleitet mich ständig. Wenn ich mein Leben in die Hand nehme, dann passiert mir ein großes Unglück. Wenn ich erfolgreich bin, werde ich bestraft. Es hat mich eine unheimliche Kraft gekostet, wenn ich erfolgreich war: Man fände heraus, dass ich schlecht und schuldig bin. So suchte ich Stellen, die weit unter meiner Qualifikation lagen. Das war eine Form der Bestrafung. Als ob der Dämon meine Gedanken wäscht, dass ich absolut dumm bin, und dabei hatte ich überall eine eins. Nach meinem Examen war ich ganz erschöpft: ›Gott sei Dank hat niemand es gemerkt, dass ich dumm bin!‹«

»Es ist, als ob Sie sich jeden Erfolg vergällen müssten: ›Jeder Erfolg macht mich so schuldig, dass ich ihn zerstören muss.‹«

»Das ist der Mechanismus, wenn ich den anderen bezichtige, da ich mich abgelehnt fühle.«

»Wenn der Ausgangspunkt die unbewusste Schuld ist, heißt es dann: Nicht ich bin schuldig, du bist schuld.«

»Und die Entwertung?«

»Nicht ich muss mich schämen; ich beschäme dich.«

»Jahrelang war es so: Jedes Mal, wenn ich zum Briefkasten ging, erwartete ich einen Brief zu finden, der mich [eines Mordes in einem Trancezustand] überführte. Besonders eklatant: ermordet, hingerichtet zu werden. Das war deutlich in der Übertragung: Ich war überzeugt, Sie wollten mich in den Selbstmord treiben. Mein Vater möchte das: All die Jahre, als ich nicht trank, versuchte er mir immer wieder Alkohol anzubieten, schenkte mir Weinflaschen, goss mir das Glas ein, gab mir ein Buch über Wein. ›Wenn du schwach oder tot bist, gehörst du mir ganz allein.‹« (254).

Hier kommt das Wesentliche der Dynamik in der Charakterperversion zusammen: chronische schwere Traumatisierung, deren Sexualisierung, die Selbst- und Fremdaggression in Form der Schuld- und Schamdynamik, die Camouflage durch die Suchtthematik und schließlich die schwere psychosoziale Beeinträchtigung.

Katamnestisch ist zu berichten: Die Patientin begann mit weiterer niederfrequenter Behandlung beruflich wieder erfolgreich zu arbeiten und sich im Leben zu bewähren.

5.2.12 Was ist die Natur ihres vernichtenden Sadomasochismus?

Ich verstand das Ausagieren weitgehend als Ausdruck der Über-Ich-Übertragung und der rebellischen Wut gegen diesen inneren Despoten und Verhöhner, den sie in mir nicht nur vermutete, nicht nur immer wieder erlebte, sondern auch aktiv immer wieder zu schaffen suchte. Es war die Provokation der Bestrafung, etwas, was heute gemeinhin unter projektiver Identifikation verstanden würde. Die massive Verleugnung von allem, was mit Grenzen zu tun hatte, verstehe ich am ehesten als ihren Versuch, das Über-Ich aufzuheben. Dahinter und darunter war es die Verleugnung all der traumatisierenden Erlebnisse, wobei ich nicht nur an die Gewalt denke, sondern daran, was sie als mörderischen Hass in ihrer Familie erlebte. Ich erkannte von Anfang an die entscheidende Rolle des Über-Ichs in diesen Vorgängen, die enorme Angst, die damit einherging und die Sexualisierung als Abwehr. Die Absolutheit der Verurteilung, die ich fortwährend ansprach, war Ausdruck des totalitären Gewissens. Ich fand es das Allerschwierigste an der sadomasochistischen Übertragung, dass mir unablässig und oft in sehr geschickter Weise die Schuld an allem zugeschoben wurde. Diese Selbstverurteilung, dieser innere Henker, war, was gegen außen als sadomasochistisches Agieren eben durch Externalisierung sichtbar wurde und zwanghaft zu einem unablässigen Provozieren von Verachtung und Hass führte. Und zugleich war es das, was sie fast unaufhaltsam zur Selbstvernichtung trieb und so lange unsere Arbeit vereitelte.

Gwens paranoide Grundeinstellung schien zumeist unerschütterlich, obwohl es nicht zu einem ausgebildeten Wahn kam. Mir erschien es mehr ein Versinken im sadomasochistischen Sumpf zu sein als das Verfallen in einen Wahn, eher eine schwere sadomasochistische Charakterperversion als eine paranoide Psychose. Die Verleugnung der Grenzen und die ständige Doppelheit von Teilnahme an unserer gemeinsamen Wirklichkeit und einem Leben in Allmacht und Ohnmacht, in absoluten Urteilen und globalen Affekten erwies sich als so stark, dass ich mich selbst in den Strudel hereingerissen fühlte.

Allgemeiner gesagt ist die Welt der Absolutheit eine Welt der totalen Affekte und der totalen Abwehr. Die dadurch geschaffenen zwei Welten, die der Fantasie und die der Realität, bedeuten Nein und Ja und stiften die Verwirrung, schaffen also den Ausnahmezustand, die Trance. Wegen der totalen Affekte und Abwehrarten zerfällt in der Dissoziation scheinbar die Persönlichkeit in kleine Stücke, in Fragmente.

Wie bei allen hier vorgestellten Patienten spielt offenkundig die Abwehr durch Dissoziation eine hervorragende, aber analytisch gar nicht leicht angehbare Form der Abwehr. »Im Gegensatz zur Verdrängung, die bewusste von unbewussten Inhalten trennt, teilt die Dissoziation das erlebende Ich in verschiedene Zustände, die unabhängig voneinander existieren« (Krause, 1998, S. 230). Sie wird von Krause (S. 263) »als eine spezifische Form der Wahrnehmungsabwehr beschrieben, die den Speichervorgang beeinflusst. Einflüsse auf den Abruf ergeben sich erst sekundär«.

Es ist eine Abwehrform, die sich spezifisch auf die durch traumatische Erlebnisse ausgelösten inneren und äußeren Konflikte richtet, also nicht einfach eine quasi-biologische Traumafolge, sondern sehr stark konfliktbedingt ist. Es handelt sich nie um Trauma oder Konflikt, sondern immer um Trauma und Konflikt. In meiner Erfahrung ist dabei die Rolle des Über-Ichs, obwohl in diesem Zusammenhang gewöhnlich kaum erwähnt, ganz ausschlaggebend. Die Bearbeitung der Über-Ich-Thematik wirkt sich demnach spezifisch auch auf die Dissoziationserscheinungen aus.

Gwens Suchen nach dem unbekannten Trauma, das alles erklären sollte, diente der Abwehr gegen die Untersuchung all der Gefühle und Konflikte der bekannten Traumatisierungen in ihrer Vielfältigkeit und Widersprüchlichkeit, letztlich eine Nachaußenwendung eben jener extremen Selbstverurteilung. Ein Supertrauma, das plötzlich alles klarmachen sollte und das unbedingt sexueller Natur sein musste, schirmte gegen die Komplexität ab wie die Absolutheit aller Urteile, dieses totale Entweder-oder gegen die Differenziertheit schützte. Es war nicht nur das Verwischen der Unterschiede, die Abwehr gegen die Unterscheidung – verständlich, aber falsch, sondern es war eine andere Form der Anschuldigung. Die psychoanalytische Theorie wurde eingesetzt, Schuld zu finden und zu verurteilen. Die Haltung selbst durfte nicht infrage gestellt werden, nur der jeweilige Inhalt.

Andererseits wies ich die Vermutung der Patientin nicht ab. Ganz im Gegenteil fragte ich mich fortwährend, inwiefern sie nicht doch recht haben könnte. Manches sprach durchaus dafür. Wir lesen bei Krause (ebd., S. 284–286):

> »Bei den sexuell realtraumatisierten amnestischen Patienten findet man regelmäßig bereits in der Traumatisierungssituation eine Reservatio mentalis, dass dies alles nicht wahr sei. Ein Ausweg daraus besteht darin, dass das Kind sich für verrückt erklärt. Dies wird dann als unbewusste Fantasie festgehalten. Bei Annäherung an den Traumatisierungskomplex wird dieses Verrücktheitsthema, das natürlich massive Auswirkungen auf die Evaluierung von Gedächtnisinhalten hat, agiert. Die Erfinder von Traumata finden Entlastung vor einem ganz anderen, meist narzisstischen Konflikt durch die Schaltung von Erinnerungen. [...] Die Natur der Grenze zwischen dissoziiertem Material und dem restlichen Bewusstsein muss man wohl so sehen, dass immer weitere Bereiche der Alltagswahrnehmung durch unbemerkte, unbewusste Verbindungen mit dissoziiertem Material in den Bereich der Dissoziation hineingezogen werden.«

Krause beantwortet diese Problematik zusammenfassend:

> »Hinweise auf dissoziierte Erinnerungsprozesse mit einem traumatischen Hintergrund können sein, dass 1. ›Erinnerungsfetzen‹ in Albträumen oder flashbacks auftauchen; 2. es zu zeitweisem Gedächtnisschwund, Wahn-

zuständen, Depersonalisationsphänomenen und extremen Angstzuständen kommt, die vor dem Hintergrund der aktuellen Situation des Patienten in keiner Weise erklärbar sind; 3. manche Übertragungsreaktionen ebenfalls in dissoziierter Form stattfinden. Ihr Kennzeichen ist der plötzliche Ausbruch aus einem laufenden Übertragungsfluss und die Fremdheit dieser neuen Erfahrung für den Patienten wie auch den Therapeuten. Im allgemeinen ist man dann schon einer Neuinszenierung des Traumas sehr nahe gekommen. Die Reinszenierungen werden häufig in der Form gestaltet, dass die Patienten nun die Rolle des Aggressors übernehmen und in der Identifizierung mit dem Täter aktives aggressives Verhalten zeigen« (ebd., S. 287).

»Die Codierung der Ereignisse in dem modalitätsübergreifenden sprachlichen Speicher ermöglicht wenigstens tendenziell einen Abruf, wohingegen die als Kinder traumatisierten Opfer, die zu allem Überfluss meist nicht darüber sprechen *durften*, auch wenn sie es gekonnt hätten, keine modalitätsübergreifenden Speicher zur Verfügung haben« (ebd., S. 290).

Dies ist eine hochmoderne Formulierung dessen, was Ferenczi (1932) vor über 70 Jahren als »Verwirrung der Zungen« so eindrücklich beschrieben hat. Die Doublebind-Mitteilungsform dient gerade der Verhüllung solch traumatisierender Konflikte.

Das alles trifft genau auf Gwen und unsere Behandlung zu. Hinzuzufügen wäre die bedeutende Rolle des mörderischen Über-Ichs in diesen Reinszenierungen, namentlich in den episodischen Alkoholexzessen. Ganz allgemein gilt dabei (und dies trifft auch sehr für Gwen zu), dass die Charakter- und sexuelle Perversion die Abwehr der Schuld dient, und insbesondere die Allmacht der Verantwortung bezweckt:

»Ich bin nicht schuldig, und ich bin nicht verantwortlich. Ich fühle mich in den anderen gar nicht ein und verdingliche ihn ganz konsequent. Ich nehme alles ganz konkret, nicht deutend und bedeutungsvoll, denn damit kann ich das Eigenständig-Seelische und Personenhafte des Anderen leugnen.«

So dient die Abwehr gegen das Symbolische der Abwehr gegen die Allmacht der Schuldhaftigkeit und indirekt der Abwehr gegen die Hilflosigkeit.

Etwas ganz Ähnliches dürfte sich in Bezug auf die Scham abspielen: Die »Idealforderung *[den ideale forderingen]*« (in Ibsen, *Die Wildente*, 1887) von Unverwundbarkeit, Stärke und Bewunderung beinhaltet dieselbe Grenzenlosigkeit und muss zur gleichen überwältigenden Beschämung führen; die menschliche Welt wird verdinglicht und das Symbolische und Innerseelische im Anderen ausgeblendet: Die Grenze zwischen Realitätsprüfung und wahnhafter Verzerrung wird beständig verletzt. So war Gwen momentan völlig davon überzeugt, dass ich sie für dumm und schmutzig halte – eine ganz intensive Schamübertragung. Die Radikalität der Forderung an das Selbst ist aber selbst nur eine Folge der totalen Hilflosigkeit, vor allem im Sinne der lähmenden Beschämung darüber, ein Nichts zu sein, schwach und verächtlich als nicht wert gesehen zu werden.

Nur zu oft ist es so: Diese Patienten zwingen uns durch ihr schweres, destruktives Agieren in das Entweder-oder des archaischen Über-Ichs, statt bei der beharrlichen und bedachten Untersuchung und Selbstbeobachtung zu bleiben. Das Motto *Exploring instead of Judging* wird aufseiten dieser Patienten immer wieder in die Abwehr *Judging instead of Exploring* verkehrt und diese teilt sich auch dem Therapeuten unausweichlich mit, sei es in Form der verärgerten Gegenübertragung, sei es als notwendige Intervention: »So geht es nicht weiter.«

Bei solchen Formen der Regression wird es deshalb unvermeidlich, immer wieder in ein Gegenübertragungsagieren hineingezogen zu werden, und so der verzweifelte Versuch der Patienten immer wieder glückt, uns zum Teil ihrer inneren Konflikte zu machen. Doch damit besteht die große Gefahr, unsere berufliche Integrität zu kompromittieren. Wie oft habe ich es versucht, den Kopf über Wasser zu halten, indem ich es ebenso, wie ich es beschrieben habe, zu verstehen suchte! Wie ein altes lateinisches Wort sagt, das auch Freud zitierte: *Fluctuat nec mergitur*, »Es wird hin und her geworfen, aber es versinkt nicht«.

Die Arbeit mit diesen Patienten bedarf enormer Geduld und Durchhaltekraft auf beiden Seiten, um den eisernen Griff der Zwanghaftigkeit zu brechen, der Getriebenheit, die in Kafkas Worten so überaus prägnant gefasst ist: »Ich bin hier, mehr weiß ich nicht, mehr kann ich nicht tun. Mein Kahn ist ohne Steuer, er fährt mit dem Wind, der in den untersten Regionen des Todes bläst« (Kafka, 1931).

5.3 Verrat als masochistische Provokation

Als weiteres Beispiel für die komplexe Übertragungs- und Gegenübertragungsproblematik der Charakterperversion und deren regressiver Dekompensation, wiederum mit ausgeprägten Dissoziationserscheinungen, steht eine recht typische Geschichte, die ich aus einer Supervision kenne: Eine mit einem ihr ergebenen Mann verheiratete Frau legt sich einen Liebhaber zu, dessen sie nach stürmischer Verliebtheit jedoch bald überdrüssig zu werden beginnt, da er sich ihr nicht völlig zu verschreiben bereit ist. Sie wohnt weiterhin bei ihrem Mann und den Kindern zu Hause, findet aber seine sexuellen Ansprüche unangenehm und unannehmbar und die Kinder lästig, hält es nicht aus, ja, hat panische Angst davor, mit ihnen alleine zu leben. Sie hatte eine schwere Essstörung, wollte »leidend und ausgezehrt aussehen«, doch sie »frisst und kotzt«. Alles Gute muss immer wieder zunichte gemacht werden, auch alle Erfolge in der Analyse. Die oft empörend provokativen Akte scheinen Ausdruck von tiefer unbewusster Schuld zu sein. Sie braucht die Sexualität mit dem Liebhaber als magisches Mittel, um ihre Schuld- und Schamgefühle vorübergehend auszuschalten, einer Droge gleich. Dieselbe Funktion üben die Bulimie und das darauffolgende »Spucken« aus. Sie kann in der Tat mit der Bulimie nur dann aufhören, wenn sie sich mit einem Mann einlässt. Sie schmachtet die Männer beim Tanzen an, weist das Ansinnen aber entrüstet von sich, wenn eine Freundin ihr sagt, sei suche anscheinend einen anderen Mann. Sie braucht diesen, als sei er eine Ersatzdroge. Völlig blind reitet sie in ihre Abenteuer hinein und doch ist sie verzweifelt über das angerichtete Chaos, das ihren Schritten wie einem Wirbelsturm folgt. Kommt sie frühmorgens nach Hause und findet ihren Mann vor geleerter Weinflasche auf sie wartend, versucht sie, an ihm vorbei zu stolzieren, fühlt sich aber vor seinem vorwurfsvollen Blick schuldig und beschämt. Doch die Fantasie ist ohne Selbstkritik, scheinbar ohne Konflikt: »Wenn er tot wäre, wäre ich frei.« Der Mann gleicht dem Auge Gottes bei Nietzsche: das Auge, das einen verfolgt und das getötet werden muss; das Auge, das sie ansieht und in ihr Scham hervorruft. Umgekehrt folgen den Mordwünschen uneingestandene Schuldgefühle.

Die Übertragung ist stark darauf ausgerichtet, die Analytikerin auf die Probe zu stellen: »Ich zettle all dieses Unheil an und fordere dich heraus, mich nicht zu verurteilen. Ich provoziere die Verurteilung, doch hoffe ich, du wirst mich nicht verdammen. Ich bin erleichtert, wenn du es nicht tust, und doch glaube ich es nicht und beginne wieder von Neuem.« Es ist in der Tat eine doppelte Botschaft: »Verurteile mich ja nicht, aber du wirst mich verurteilen« – also wiederum sehr stark die doppelte Wirklichkeit, das harte Nebeneinander von Ja und Nein, die überwiegende Abwehr durch Verleugnung und Externalisierung, wo der innere Konflikt zum äußeren gemacht wird und damit auch die Übertragung, bei der das Agieren überwiegt, sehr schwer behandelbar und chaotisch wird. Sie verliert sich an den andern, fühlt sich hilflos und lehnt ihn schließlich mit Hass und Verachtung ab. Die Grenze zwischen ihr und dem Anderen wird verleugnet: Alles sind ihre Gefühle und Bedürfnisse und die seinen zählen nicht oder alle sind die des Anderen und sie ist ein Nichts und vom Anderen verschlungen. So begehrt sie völlige Übereinstimmung mit der Analytikerin und will diese als ihre Stabilisatorin, fühlt sich dann aber von ihr verschluckt:

> »Das bin ich ja eigentlich gar nicht.«

Die negative Gegenübertragung ist sehr schwer zu ertragen. Die Grenze wird durch das sadistische Über-Ich gesetzt: Sie sei wertlos und voll Schuld. Damit wird auch die Gegenübertragung in heilloser und oft ebenso unübersichtlicher Weise hereingezogen: als Unwillen, Ungeduld, Empörung und vor allem als Ratlosigkeit.

Hinter all dem steht ihre primäre Schuld: Das Gefühl, unerwünscht zu sein, dass sie der Mutter zu viel und dem Vater nicht recht und allen ein schwarzes Schaf sei; die Schuld, dass sie überhaupt da ist, neben der Scham, dass sie ist, wie sie ist, nämlich ein Mädchen.

Die Unsicherheit sei so schwer auszuhalten. Wenn die Kinder sie unsicher machen, flüchte sie sich ins Fressen und Brechen oder verprügle sie in maßloser Wut. Sie brauche den festen Rahmen und ertrage keine Flexibilität. Sie müsse ganz im System bleiben. Die Erklärung dafür liegt darin, dass bei jeder Unsicherheit, jedem Konflikt ihre Affekte sofort überwältigend, also traumatisch werden. Mit dieser Affektregression kommt zugleich eine kognitive Regression:

> »Ich weiß nicht, was das bedeuten soll«,

ein Konflikt über die Bedeutung. Und weiter:

> »Ich weiß nicht, was die Realität ist.«

Das Wort »Unsicherheit« steht für beide Seiten der Regression: Sie erlebt sich als dumm – genau so, wie wir es eben zuvor bei Gwen und in Kapitel 4 bei Eli erfahren haben. Diese »Dummheit« oder »Verwirrtheit« ist Ausdruck der Denkstörung und damit der wenigstens partiellen und passageren Dissoziation. Als Schutz dagegen braucht sie dann die Starre des Rahmens und zu dessen Garanten wird das Über-Ich eingesetzt. Das starre, autoritäre, analsadistische, in absoluten Kategorisierungen urteilende Über-Ich soll Halt und im Sturm der Affekte, deren Sexualisierung und dem aggressiven Toben Einhalt gebieten. In der Quälerei, die sie gegen andere wie sich selbst richtet, steckt auch viel Lust – als Abwehr, im Sinn von: lieber Lust als Angst.

Das starre Über-Ich kann dabei als Schutz sowohl gegen die überwältigenden Affekte wie gegen die kognitive Regressio, gegen die erlebte Mystifizierung angesehen werden: »Wenn ich soll und muss, weiß ich wenigstens, was ist. Und ich baue damit eine Wand von Entfremdung auf gegen die inneren Stürme: Das bin ich ja gar nicht. Der andere ist es.«

Die Unsicherheit in der affektiven und kognitiven Regression bedeutet Selbstverlust und das Fressen ist ein Protest dagegen, eine trotzige Autonomiebehauptung, und das Sich-Erbrechen ist die Buße dafür. Das Fressen kann etwa in dem Sinne verstanden werden: »Ich will totale und ganz konkrete Kontrolle über ein Ding haben, wenn ich schon gar keine Macht über meine Gefühle gewinnen kann.« Das konkrete Ding steht dabei sowohl für die überflutenden Affekte wie für die Objektbeziehungen, die diese Affekte auslösen. Im Erbrechen wie in der Trance, dem veränderten Bewusstseinszustand, wird alles in einen Nebel getaucht; dann sind die heftigen Affekte weg. Sie erstickt die Gefühle mit der Fresserei.

Für uns ist von besonderem Interesse, wie sie innerhalb und außerhalb der Stunden es immer wieder in Szene zu setzen versucht und wie ihr dies oft auch gelingt, sich an keine Grenzen zu halten, vor allem Grenzen der Zeit und der Moral oder Pflicht. Dabei hilft es ihr, keine Uhr zu tragen. Die Uhr, die Mahnung der Zeit, ist eine mächtige Repräsentantin des Über-Ichs und der von diesem gewahrten Grenzsetzungen. Wenn man keine Uhr trägt, schaltet man das realitätsbezogene Über-Ich aus. Wir sahen etwas Vergleichbares bei Fiona (Kap. 2); ihre Verleugnung bezog sich weniger auf die Uhrzeit stattdessen stärker auf die Terminsetzungen in der gelebten Zeit.

Gertrude hat zwar, wie gesagt, ihr archaisches Über-Ich, aber das ist eines, das in absoluten Kategorien bestimmt und das eben dadurch sich um keine Grenzen zu kümmern braucht. So kommt sie an einem Nachmittag zu spät zur Stunde, will auch früher aufhören, da sie eine wichtige Verabredung mit Mann und Rechtsanwalt über einen zu schließenden Vertrag habe. Dies hat sie freilich so arrangiert, dass auch dann, wenn sie früher aufhörte, sie dort vielleicht eine Stunde zu spät wäre, fragt aber die Analytikerin, sie fünf Minuten früher auf die Zeit aufmerksam zu machen und gehen zu lassen, bleibt dann trotzdem bis zum regulären Ende der Stunde, allerdings schweigend, liegen. Grenzen sollen nicht anerkannt, sie müssen überschritten werden. Dieselben inszenierten Grenzverletzungen spielen sich in ihrer Ehe ab, wo sie sich ständig neue Liebhaber erobert und diese bald wieder fallen lässt: Sie ist so eine Frau mit zwei Männern, statt dass es sich, wie in der ödipalen Situation und in der Urszene, um zwei Frauen und einen Mann handeln würde. Die ödipale Realität wird in ihr Gegenteil verkehrt. Es ist das, was wir als die perverse Haltung der Wirklichkeit gegenüber kennen. Sie baut sich auf massiven Verleugnungen auf.

Doch finden wir darin etwas noch Tieferes wieder, das auch eine überraschende weite klinische Gültigkeit hat: Das Vergessen und das Vergessenwerden – ein Thema, worüber ich schon eingehend im zweiten Kapitel berichtet habe.

Gertrude spricht nach einer längeren Unterbrechung in der Analyse und nicht lange vor dem Ablauf der Kassengenehmigung über einen Nachbarsjungen, der sich unter den Zug geworfen hat. Sie spricht darüber, wie rasch sie die Namen und das Gute in Beziehungen vergesse, auch wie sie das, was sie in der Analyse habe, rasch vergesse. Sie könne sich nicht vorstellen, was sie anderen geben könne.

> »Ich habe Angst, wie schnell ich die Menschen vergesse. Es ist ein Verlust innerer Lebendigkeit: Die inneren Bilder gehen verloren. Es dämpft zwar den inneren Schmerz, aber es bewirkt auch den Verlust der Freude. Die meisten Erinnerungen bringen viel zu viel schlechtes Gewissen mit. Die anderen beschweren sich, dass ich mich nicht melde. So war es mit dem Jungen. Es ist die Leere in der Beziehung.«

Sie könne kaum mit den Nachbarskindern reden.

> »Alles ist so unwirklich, weil ich es nicht anfassen kann. Es ist da und dann ist es wieder weg ... Ich frage mich immer, was fehlt.«

Wenn sie sich neu entscheiden könnte, würde sie keine Kinder haben wollen. Sie tue Dinge für sie nur wegen des Gewissens, nicht um deretwegen. Bezogen auf ihre Geliebten wünscht sie, sich ihnen nicht verpflichtet zu fühlen und so keinen Konflikt zwischen Pflicht und Neigung spüren zu müssen Die Absolutheit ihres Gewissens schlägt sich in einem »Kippbild« nieder:

> »Entweder bin ich böse und darf mir nichts gönnen oder die anderen sind böse und ich schlage gierig zu.«

Damit meint sie, sie gebe das Geld dann unbedacht aus, nehme sich, was sie für sich wolle, enthalte den Kinder Nötiges vor und betrüge den Ehemann.

Es ist entweder Unterwerfung unter das Über-Ich oder Rebellion dagegen, entweder moralischer Masochismus oder Kontramasochismus, das heißt eine Gegenhaltung von narzisstischer Arroganz und Grenzüberschreitung und von sadistischer Grausamkeit gegenüber den von ihr Abhängigen. Darin steckt auch zerstörerischer Neid darüber, die Mutter sein zu sollen und nicht das Kind sein zu dürfen – wohl ein Kind mit unbegrenzten Rechten und Ansprüchen. Gerade wegen der verzehrenden Eifersucht und dem giftigen Neid muss dann auch das Über-Ich so fatal absolutistisch sein.

Zugleich hegt sie die spiegelbildliche Fantasie, die Analytikerin müsse sie vergessen haben und vermöge sich auch nicht zu erinnern, wie ihr zumute sei. Es wird konkret erlebt, dass sie selbst den anderen und sich selbst vergisst, auch das Bild davon fehlt, nicht nur die Gefühle – sicherlich ein Ausdruck der Dissoziation als Konfliktabwehr. Sie schreibt das Problem der Analytikerin zu. Sobald es zum äußeren Bruch kommt, ist es vergessen, dass es ihr in den Ferien eigentlich ganz gut ergangen ist, und das Gefühl des Nichts wird ganz prominent. Das Neue dabei ist, es kommt nun nicht mehr zum Agieren. Sie fühlt trotz allem, auch nach Ablauf der genehmigten Stunden, nicht fallen gelassen zu werden. Die Beziehung trägt.[15]

5.4 Zwei Systeme der Selbstwertregulation

In früheren Ausführungen habe ich mich auch stark auf die wichtigen Arbeiten des Ehepaars Novick gestützt. Im jetzigen Zusammenhang zitiere ich einige Gedanken aus einer neuen Arbeit von ihnen (Novick & Novick, 2003, S. 19):

> »In unserer [bisherigen] Arbeit haben wir betont, dass wir den Glauben an die Allmacht nicht als Teil der normalen Entwicklung noch als Äquivalent zu ozeanischen Gefühlen, Grandiosität, Egozentrismus oder primären Narzissmus sehen. Vielmehr werden Allmachtsüberzeugungen als Antwort auf Zusammenbrüche der Wirklichkeit geschaffen; sie sollen die Person gegen physisches und psychologisches Trauma schützen. Wir definieren solche Abwehr durch Allmacht als einen bewussten oder unbewussten Glauben an die reale Macht, andere zu kontrollieren, sie zu verletzen, sie zur Unterwerfung unter die eigenen Begehren zu zwingen, letztlich wahrscheinlich die Mutter dazu zu bringen, dass sie ›gut genug‹, eine kompetente, schützende und liebende

15 Pers. Mitteilung von Fr. Dr. Grüneisen.

Elterngestalt sei. Repetitives, unbeeinflussbares, selbstzerstörerisches Funktionieren, Stagnation oder Blockierung in der therapeutischen Beziehung – all das stellt die Arena für die meiste analytische Arbeit dar. Wir sind der Meinung, das, was zu diesen Zeiten den Selbstwert der Patienten reguliert, ein geschlossenes, auf Allmachtsglauben beruhendes, sadomasochistisches System ist, wobei das aktive Suchen nach Schmerz und Leiden das Erleben von Hilflosigkeit in eine feindselige Abwehr verwandelt hat. Der organisierende Glaube in dieser Abwehr von überwältigenden, ja traumatischen Gefühlen von Angst, Schuld und Hilflosigkeit ist der Glaube an die magische Macht, so das Objekt zu kontrollieren. Alles, was der Patient unternimmt, ist darauf ausgerichtet, die anderen zu kontrollieren. Zu verschiedenen Zeiten in seinem Leben vermochte er sich von der Wirksamkeit dieser Abwehr zu überzeugen. Tatsächlich mag es Zeiten gegeben haben, wo sie die beste oder einzige Anpassung an innere und äußere Umstände darstellte. Wenn die auf Allmacht beruhende Abwehr sich als Konfliktlösung mit der Zeit verfestigt, dient sie mehr und mehr Funktionen und Motiven, was dann zum Teil zur späteren schweren Behandelbarkeit in der Therapie führt. Statt den Sadomasochismus als eine separate diagnostische Kategorie zu sehen, denken wir, dass der Sadomasochismus mit seinen Kernüberzeugungen der Allmacht in allen Fällen anwesend ist, manchmal sichtbarer und hartnäckiger als in anderen.«

Weiter führen die Novicks aus, wie alle Ich-Fähigkeiten und Begabungen der Person in den Dienst der Überzeugung gestellt werden, sie bilde eine »Ausnahme« von den Regeln der Wirklichkeit, sowohl von den sozialen wie den natürlichen Gesetzen, und sie seien wegen ihres Leidens auch berechtigt, die anderen sadistisch dazu zu zwingen, ihre Bedürfnisse zu erfüllen. An jedem Punkt der Entwicklung stehe dem ein Alternativsystem der Reaktion gegenüber, das auf Kompetenz und Effektivität abziele und auf gegenseitig respektvollen und lustbringenden Beziehungen beruhe; diese werden durch realistische Wahrnehmungen von Selbst und anderen geformt, seien inneren und äußeren Erfahrungen gegenüber offen und erlauben daher Kreativität in Leben und Arbeit. Das Ziel der Analyse sei, in Rangells Wort, die Wahlfreiheit.

Technisch bringe aber diese Dualität der Selbstwertregulation auch eine Doppelheit der Zugangsweisen, die immer mehr oder weniger nebeneinander herlaufen:

»Die Phänomene des geschlossenen Systems erfordern die klassische Methode der Übertragungs- und Widerstandsanalyse, wobei der Patient ins aktive Zentrum seiner Pathologie gestellt werden soll. Doch wenn Abwehr- und Übertragungsdeutungen auf das Funktionieren im offenen System angewendet werden, wird dieses pathologisiert und die Kompetenz verjagt. Spiegeln, Empathie, Rekonstruktion, Validierung, Unterstützung und entwicklungsgemäße Erziehung, um nur einige Maßnahmen zu erwähnen, verbinden die Phänomena des offenen Systems mit Funktionen des Analytikers, die über die des Übertragungsobjekts hinausgehen. Werden hingegen diese letzteren technischen Vorgangsweisen auf das Funktionieren im geschlossenen System angewendet, dann kommt es bestenfalls zu einer palliativen Zeitvergeudung und schlimmstenfalls dienen sie der Verstärkung der passiv hilflosen Opferstellung des Patienten.«

Im Fall von Gwen war es in der Tat entscheidend, flexibel zwischen diesen beiden Regulationssystemen und Vorgehensweisen hin und her zu pendeln: Ihre schwere Pathologie war ausbalanciert durch ihre großen Fähigkeiten und dem, was wir als »Ich-Stärke« beschreiben (nicht erklären) können.

5.5 Das gefühllose Monster und das verpackte Gegenüber

Die innige Verbindung von eigentlicher Perversion, Charakterperversion, chronischer, schwerer Traumatisierung, dissoziativen Vorgängen und Über-Ich-Pathologie können wir bei einem Fall studieren, den ich ebenfalls aus der Supervision kenne.[16]

Es handelt sich um einen Mann, Donald, in seinen 30er-Jahren, der aus einer Berggegend stammt. Er hat mehrere Studien zwar begonnen, keines beendet, doch gibt er vor, er habe mehrere abgeschlossen. Zugleich fungiert er als Vermögensverwalter und Börsenmakler an der Wallstreet, vor allem für Freunde und Familie. Dabei hat er, vielleicht nicht zuletzt, da er nicht dazu ausgebildet ist, große Verluste erlitten, wobei er dann die entstandenen Lücken aus Gewinnen von Investitionen für andere stopft. Auch in der Analyse ist es nie so ganz klar: Was ist Wahrheit, was ist Lug und Trug? Er scheint treuherzig und ehrlich, ist auch in manchem gewissenhaft und durchaus bewusster Scham und Schuld fähig, doch zugleich scheint er verlogen, raffgierig, grandios zu sein und die anderen skrupellos auszunutzen. Daneben hat er sich bislang zu keiner beständigen Freundschaft oder sexuellen Beziehung imstande gefühlt. Es gab eine schmachtende Fernbeziehung

16 Ich verdanke die Fallbeschreibung Frau I. Roski.

zu einer Lateinamerikanerin, doch besteht sein hauptsächliches sexuelles Fantasie-Interesse darin, entweder Verkehr mit einer fast vollständig in Latex gekleideten Frau zu haben, wobei nur Geschlechtsteil und Augen, vielleicht noch der Mund, freigelassen wären, oder selbst eine solche Latexpuppe zu sein. Die Onanie geschieht ohne Berührung des Penis mit der Hand, sondern durch Bauch- und Beckenbewegungen gegen eine Unterlage. Es wird zudem berichtet, wie sehr und wie viel der Patient zurückhält, »das Zurückhalten, bis es nicht mehr länger geht«, besonders auch in der Mitteilung und den Emotionen.

Aus seiner Vergangenheit ist anzuführen, dass die Ehe der Eltern streiterfüllt und auch durch körperliche Gewalt gekennzeichnet war. Die Mutter dominierte, wird zugleich als depressiv, zwanghaft und übergriffig beschrieben; der Vater habe zwar nichts zu sagen gehabt, doch sei er manchmal sehr gewalttätig geworden. Die Mutter sei vom Vater massiv geschlagen und bedroht worden, sodass der kleine Donald um ihr Leben fürchten musste:

> »Ich wähnte mich immer in der Gefahr, die Welt könnte in der nächsten Minute untergehen.«

Auch Großvater und Onkel haben die Mutter körperlich angegriffen oder bedroht. Die Familie der Mutter war fundamentalistisch, pietistisch, mit viel Bigotterie. Die Familie des Vaters war plebejisch, hatte Nazisympathien und war voller Alkoholismus und Gewalt. Er fühlte sich seit Kindheit »anders, unwürdig, minderwertig, ohne Heimat, ein Fremder in dieser Welt«.

In seiner Adoleszenz wurde der Streit mit der Mutter so schwer, dass Donald ihr einmal ihren Arm brach. So ist die Angst verständlich, er könnte die Kontrolle über seine Wut verlieren und selbst zum Mörder werden. Auch ist nicht ganz klar, ob es nicht zu körperlich-sexuellen Kontakten mit seiner Schwester gekommen ist: Die Schwester teilte mit ihm ein Ehebett bis zur Zeit, als er weg ins College ging.

Er empfinde besonders große Lust daran, mit gnadenloser Härte und brachialer Gewalt seine Feindseligkeit an Schwachen auszulassen, »ohne Gnade und ohne Mitgefühl«. In einem Traum sah er sich als eine Art komplizierte Exekutionsmaschine, eine Panzermaschine. Das Bild des gefühllosen Monsters ist mehr als Metapher und wird ganz konkret erlebt.

Ich bringe nun einen Auszug aus dem Material in einer Supervisionsstunde nach ungefähr 300 Behandlungsstunden, viermal wöchentlich, kurz vor dem von ihm eher abrupt gewünschten Abbruch, ungefähr so wie es in der Supervisionssitzung wirklich abgelaufen ist.

Der Patient spricht im Anschluss an einen ausführlichen Traum über das Bild darin von schmutziger Wäsche, die aus Koffern herausfällt, es sei ein Chaos, es herrsche Peinlichkeit:

> »Mir ist so schrecklich peinlich, dass die Wahrheit entdeckt werden könnte, dass ich ein Verlierer bin, schwach, beschämt, dass andere auf mich herabsehen, diese schreckliche Peinlichkeit ... Mir gelingt es immer mehr, die Fassade zu etablieren.«

Die Analytikerin bemerkt dazu in der Stunde mit dem Patienten:

> »Aber wie sieht es im Inneren aus? Damals die Geschichte mit den schmutzigen Unterhosen ... Sie hatten ja die Hosen in der Wohnung verteilt; die Mutter musste sie ja mit einiger Sicherheit finden. Wollten Sie die Mutter, von der Sie sagen, dass sie einen krankhaften Putzfimmel hat, ärgern oder wollten sie ihr Ihre innere Not mitteilen?«

Der Patient:

> »Mein Wunsch war es, dass sie die Hosen ohne Aufheben wasche. Ich hatte ja immer so lang gezögert, auf die Toilette zu gehen ... hatte ja Lustgewinn dabei.«

Die Analytikerin sagt:

> »Dieses Element spielt zwischen uns beiden eine große Rolle, das Zurückhalten, bis es nicht mehr anders geht ... Das Bloßgestellt werden, das ist so peinlich, so schmerzhaft.«

Er beschreibt, wie sich die Mutter für ihn so geschämt habe, da er beim Spielen unbeholfen gewesen sei.

Doch in Bezug auf das große Bild, auf seine beruflichen und finanziellen Machinationen (Intrigen), sind sich weder die Analytikerin noch der Patient klar, was nun erlogen und vorgetäuscht und was die Wahrheit sei. »Ich fühle mich vernebelt,« ist eine Gegenübertragungsfeststellung. Die Unklarheit, genauer: das Unklarlassen, das mögliche Lügen und Trügen, ist gerade ein wesentliches Übertragungsgeschehen.

> »Einerseits denke ich«,

sagt die Analytikerin,

> »ich habe ihn zu schwarz geschildert. Er weiß es selbst nicht: Wo ist Wahrheit, wo ist Nebel? Zugleich habe ich das Gefühl, er hat mich hereingelegt. Er spiele mit der Analyse. Ich empfinde Traurigkeit um ihn, dass ich ihn nun verliere.«

Nur dadurch, dass sie ihn innerlich loslasse, könne sie aus der sadomasochistischen Kollusion herauskommen. Sie fährt fort: Er leide darunter, dass er sich wie eine Maschine, wie ein gefühlloses Monster erlebe. Das sei sein Selbstbild, doch zugleich scheine er, ja wolle er sich nicht verändern:

> »Ich kam mir so getäuscht vor.«

Dann kommt wieder die Gegenseite zum Zug: Er verurteile sich dafür, verstohlen vom anvertrauten Geld der Schwester zunehmen, um irgendwelche anderen Verluste auszugleichen, doch ersetze er dann das Weggenommene später wieder mit Gewinnen von einer anderen Stelle.

Ich bemerke, ob wir es hier nicht mit einer Art von zweitem Bewusstsein zu tun haben, mit teilweiser Amnesie dafür, was die Wahrheit sei, wenigstens mit zwei schroff gegensätzlichen Persönlichkeitsteilen, vielleicht in Richtung einer MPD *(multiple personality disorder)*[17]. Die Analytikerin stellt fest, sie habe oft das Gefühl, »es war weg, dass ich mit ausblende, nicht dahin gucken wollte« – die Ansteckung der Dissoziation. Er verurteile sich auch moralisch: Er sei verwerflich, er nütze die Menschen aus, da es ihm rein ums Geld gehe; die Sehnsucht nach dem Geld sei so stark in ihm. Sie selbst habe nicht genügend nachgehakt, um nicht zur strengen Über-Ich-Figur zu werden:

> »Seine Selbstverurteilung ist ohnehin schon sehr stark ausgeprägt.«

Ich bemerke, dass wir hier wiederum sehen können, wie zentral bei der Perversion die Über-Ich-Pathologie sei, und zwar als Ursache, nicht als Folge, und hier wiederum spezifisch in Bezug auf die Dissoziation.

Die Analytikerin zitiert ihn weiter:

---

17 Diese Diagnose wird mittlerweile nach DSM-5 und ICD-11 unter dem Kürzel DID (Dissociative Identity Disorder) geführt.

> »Warum musste ich dieses Lügengebäude aufbauen?«

Sie antwortete ihm:

> »Es war als Abwehr, als Schutz gegen die erlittenen Traumata: Sie ungeschehen zu machen und wie schwer es ist, dies zu verändern.«

Donald antwortet, er wolle sich ändern, eine Familie haben, endlich ein Studium beenden, doch all dies nicht etwa aus Interesse an Menschen. Dann möchte er, wenn er erfolgreich sei, die Analyse wieder aufnehmen. Die Analytikerin spürt dabei, ohne es ihm aber ausdrücklich zu sagen, er dürfe jetzt nicht aufhören. Er fürchte sich vor seinen Aggressionen, habe Vernichtungsangst. Sie fährt fort, er habe beim Gedanken an den Abbruch Schwindelgefühle, fühle sich wie ein kleines Kind, voll von Verlassenheitsängsten, mit ungeheurer Todesangst, mit Trauer über den Verlust. Zugleich aber fühle er sich gleichgültig; eine Konversationsmaschine zu sein, sehe er als einzige Möglichkeit, darüber hinwegzukommen. Das andere wäre, von Affekten überflutet zu werden.

Ich füge hinzu, Verlassenheits- und Schuldangst seien ganz eng aneinandergekoppelt; alle die früheren Ängste fließen in die Über-Ich-Angst, also die Angst vor dem inneren Richter.

Die Analytikerin bestätigt wiederum, wie stark seine Angst vor der Verurteilung sei:

> »Er hat jüngst geträumt: Warum er nicht aufhören könne, sei deswegen, dass er einen Mord begangen, ihn aber vergessen habe. Er sei sich dabei nicht sicher, ob ich [die Analytikerin] nicht zur Polizei gehen werde, wenn er weggegangen sei? Dann handle es sich noch um einen zweiten Mord, den er begangen habe. Er wurde sogleich darüber unheimlich wütend: ›Das ist wieder Futter für die Psychoanalyse, die hervorruft, was sie hören will, den Vatermord.‹ Dann geht es um die Verzeihung, die er nicht erlebt; an ihrer Stelle stehe die Selbstverurteilung zum Tod. Seine Klugheit könne er nicht spüren, nur das Schwarze.«

Ich frage die Analytikerin:

> »Wie, denken Sie, passt die Perversion selbst ganz konkret da hinein?«

Die Analytikerin antwortet:

»Dass er sich magisch das Objekt erschafft, dass er es über den Computer herbeizaubert.«

»Dass es ganz unter seiner Verfügung stehe.«

Sie erwähnt zunächst die Beziehung des Fetischismus zur Kastrationsangst und seiner großen Schambereitschaft, wie viel er schamhaft verschweige.

»Er würde durch den verächtlichen Blick und die Entwertung vernichtet. Bei der Latexpuppe seien es eben nur die Augen – die sieht man doch – und eine Öffnung für den Geschlechtsverkehr. Sie müssen schwarzglänzend eingepackt sein, mit rotlackierten Mündern, die verächtlich die Zunge herausstrecken. Es geht um die Verhöhnung, die durch dieses Material gebannt wird. Er versteht sich selbst nicht und will das nicht [diese perverse Besessenheit].«

Dann bringt die Analytikerin einen anderen faszinierenden Zusammenhang mit etwas, was wir als Verleugnung der Differenzierung betrachtet haben:

»Er fasst seinen Penis nicht an und hat einen Orgasmus nur beim Reiben gegen die Unterlage. Als kleines Kind war er bei seiner Großmutter. Sie schlug ihn immer auf die Hände, wenn er den Penis angefasst hatte, um damit zu spielen: Das sei schmutzig, böse, schuldig und werde bestraft. Nicht nur die Masturbation wurde von solch drakonischer Drohung betroffen, sondern auch das Gehen auf die Toilette. Diese befand sich draußen im Hof und er musste warten, bis ihn jemand dahin brächte. So musste er die Exkretion oft lange zurückhalten. Dabei legte er sich auf den Bauch und empfand Lust dabei. Die Drohungen der Großmutter würden die Stärke der Kastrationsangst verständlich machen.«

»Die Angst, dass er den Penis und damit die Möglichkeit, Lust zu empfinden, verlöre.«

»Damit geht auch die Schmutzlust einher: Die Lust lag im Zurückhalten, bis es in die Hosen ging. Die volle Hose versteckte er dann und das ging so bis ins Jugendlichenalter.«

Die Analytikerin fügt hinzu, dass er mit jenem Rubbeln Lust zu empfinden vermöge, ohne die verbotenen Hände zu benutzen, also Lust ohne Schuld; es sei kein Penis da, den man ihm rauben könnte, damit auch die ganz zentral wichtige Verleugnung der Geschlechterdifferenz: Ich bin kein Junge.

»Es ist die Vermeidung des Traumas«,

sage ich.

»Den Glanz im Auge der Mutter sucht er, und zwar in der Hoffnung, weltberühmt zu werden, ein Genie als Triumph über die Mutter, die ihm so viel Schmach angetan hat. Die ganze Welt steht als Symbol für das Auge der Mutter. Und doch erreicht er es immer wieder, dass das Weltauge verächtlich guckt.«

»Und die Selbstmordgefahr ohne dieses Angenommen-Werden.«

»Er will stark sein, keine Gefühle zeigen, nicht in den Schoß der Mutter zurückkehren.«

Sehr zu Recht fügt die Analytikerin hinzu:

»Ich habe den Eindruck gewonnen, dass die Perversion bei Donald neben der Abwehr von Selbstverhöhnungs-, von Kastrations- und Trennungsängsten auch die Funktion hat, Selbstverlust- und Selbstauflösungsängste zu bannen. Der Konflikt kreist meiner Einschätzung nach um Verschmelzungswünsche und Selbstverlust-Auflösungsängste bei Sexualitätserleben als Obsession … Ich meine, Donald hat in seiner Form des Fetischismus einen Weg gefunden, um dieser Entgrenzungsgefahr entgegenzuwirken: Das Verpacken in ein festes, eng anliegendes Material, das Körper und Affekte zusammenhält; das Gefühl der Enge des Materials spielt wohl eine Rolle. So fest verpackt, das heißt gehalten, ist er in der Lage, sich den andrängenden Trieb- und Kontaktversuchen durch einen realen Menschen zu entziehen, indem die Über-Ich-Instanzen externalisiert werden, der innere Konflikt in eine sadomasochistische Kollusion transformiert wird, in der Donald sich verhöhnt und beschämt fühlt, dabei aber Lust empfindet. Die Situation ist dadurch unter anderem erträglich geworden, dass er Opfer nicht Täter ist. Der eigene Hass und die dafür notwendige Bestrafung wird in erotisierter Form externalisiert: ›Ich werde verhöhnt und beschämt, spüre aber nicht Scham, sondern Lust.‹«

Die Lust dient der magischen Verwandlung der Angst.

»Gleichzeitig wird das begehrte Objekt, das zugleich ein gehasstes ist, vor dem er sich seines eigenen Hasses wegen auch fürchten muss,

> durch die Latexeinschnürung daran gehindert, zerstörerisch zu werden. Ebenso wird Donald, der selbst verpackt ist, daran gehindert, seiner andrängenden Feindseligkeit Lauf zu lassen und Gefahr zu laufen, die Kontrolle zu verlieren, das heißt das zugleich geliebte und gehasste Objekt zu töten. Wenn dieses Ventil nicht zur Verfügung steht, nehmen Selbstverurteilung und Hass überhand und es kommt zu Symptomen wie Schwindel, Angst, verrückt zu werden, Todes- und Vernichtungsangst …«

Die Analytikerin fasst die Dynamik in einer schönen Synthese mehrerer Modelle zusammen:

> »Masochistischer Kleiderfetischismus als Abwehr von Kastrationsangst (Triebebene), Trennungsangst (Objektebene), Beschämungsangst (narzisstische Ebene), Über-Ich-Angst (Verurteilung, Verhöhnung, Schuld, Trennungspanik) und Auflösungsangst (Körperbild, Geschlechtsidentität). Das Interessante ist, die Exekutionsmaschine seines Traumes kann auch als Über-Ich-Metapher verstanden werden, als grausam-kalte, mechanisch exekutierende Strafinstanz … Die gefrorenen Affekte von Angst und Feindseligkeit haben offenbar im Über-Ich ihren in Stein und Panzerung gemeißelten Ausdruck gefunden.«

Was entscheidend zur symptomatischen Perversion hinzukommt, ist die auch in den eben gegebenen Schilderungen so hervorstechende Charakterperversion: Die ganze Realitätserfassung wird immer wieder ungültig gemacht. In seltsam selbstdestruktiver Weise bringt Donald sich immer wieder in Situationen, wo das Lügengespinst so dicht wird, dass er selber oft nicht mehr weiß, was die Wahrheit ist. Die Verleugnung ist zur Grundlage seiner Weltanschauung geworden, wie wir das bei Dostojewskis Kirillow in den *Dämonen* (s. u. Kap. 9) beobachten können. Wo die unbewusste Abwehr durch Verleugnung herrscht, bleiben Lug und Trug als bewusste Kontrollmechanismen nicht lange aus.

Wäre er nicht so in seinem sadomasochistischen System eingesperrt, wäre er ein kompetenter Mann.

Was aber ist diese Urverleugnung?

Meiner Erfahrung geht es immer darum, frühe Traumata, also Wunden, Nöte und seelische Schmerzen, unschädlich zu machen, wiedergutzumachen, eine Bewältigung zu finden, die der Mobilisierung dieser tiefen Affekte zuvorkommen könnten. Die Wahrnehmung von Unterschieden und Veränderungen in der Zeit wird so verhüllt und dadurch verleugnet, dass das traumatische Erleben ungültig, ungeschehen gemacht werden kann. So kommt es zur zerbrochenen Wirklichkeit, zu einem doppelten Selbst und einer doppelten Welt, einer Welt von Allmacht und Absolutheit, von Lüge und multiplen Wahrheiten, von entfesselter, ja mörderischer Wut und damit von ebenso globaler Selbstverurteilung in Richtung sowohl von Schuld wie der gegensätzlichen von Scham – und zur Gegenwelt der Wirklichkeit, der Kompetenz und Bemeisterung. Die Analytikerin ist für ihn die Hexe, die ihm den Glauben an diese Absolutheit wegnähme und ihn entseelt da liegen ließe. Das Erkennen der Wahrheit käme einem Todesurteil gleich. So muss er die Analyse weit vorzeitig abbrechen.

Dieser Fall erinnert an die Arbeiten von Cooper, auf die ich in meinem Buch *Das Rätsel des Masochismus* (2014) näher eingegangen bin und hier nochmals kurz zusammenfasse: Das Kerntrauma in manchen, wenn nicht allen Perversionen ist das Erlebnis einer schreckerregenden Passivität gegenüber der präödipalen Mutter, die als gefährlich, böse, übelwollend und allmächtig gesehen wird und sowohl Gefühle der Ehrfurcht wie der Unheimlichkeit weckt. Die Entwicklung einer Perversion ist eine misslungene Heilung dieser Verwundung, im Grunde durch Dehumanisierung des Körpers und der Konstruktion von drei Kernfantasien, die darauf angelegt sind, die Unerträglichkeit der hilflosen Passivität aufzuheben.

Diese drei Grundfantasien sind, weiterhin nach Cooper (zit. n. Wurmser, 1991):

1. Ich muss keine Angst haben, denn meine Mutter existiert nicht wirklich, denn sie ist tot oder mechanisch und ich bin in völliger Kontrolle.
2. Ich muss keine Angst haben, denn ich bin davor geschützt, von meiner übelgesinnten Mutter beherrscht zu werden, da ich selber nicht menschlich bin – das heißt tot und unfähig, Schmerz zu spüren – oder doch weniger als menschlich, ein Sklave, der nur unter der Einwirkung anderer steht und nicht selbst handelt.
3. Ich triumphiere und bin in vollständiger Kontrolle, denn gleichgültig, mit welcher Grausamkeit meine zerschmetternde, kastrierende, riesengroße Mutter, dieses ungeheure Unwesen, sich auf mich stürzt, vermag ich Genuss daraus zu ziehen und auf diese Weise führt sie aus, was ich möchte.

In anderen Worten: »1. Sie existiert nicht. 2. Ich existiere nicht. 3. Ich zwinge sie, nun als ein nicht-menschliches Es, mir Lust zu geben.« »Dies stellt offenbar den Kern der Perversion dar: zum passiven, manipulierten, toten und verformten Gegenstand der übelwollenden Frau zu werden.« So definiert er denn auch, was pervers ist, als »das Ausmaß, zu dem gegenwärtige Beziehungen entmenschlicht werden« (ebd., S. 31). »Insofern narzisstisch-masochistische Abwehrformen benutzt werden, bezwecken sie nicht eine Fantasievereinigung mit einer liebenden und fürsorglichen Mutter; vielmehr handelt es sich dabei um eine Fantasiekontrolle über eine grausame und schädigende Mutter.«

Er fügt nun etwas ganz Wichtiges hinzu: »Statt einer kategorialen Sicht der Perversion nehme ich eine dimensionelle ein« (ebd., S. 33). Dabei handelt es sich weniger um eine Diagnose als um eine Beschreibung einer Dynamik, die sehr viel weiter verbreitet ist als nur bei ausgeprägten »masochistischen Perversionen« oder auch bei »masochistischen Charakterstörungen«:

> »Ich habe den gemeinsamen psychologischen Mechanismus in den Vordergrund gestellt, der in all jenen Situationen wirksam ist, wo der Körper verdinglicht (dehumanisiert) wird und wo Mischungen der drei Abwehrphantasien, dass die Mutter nicht menschlich ist, ich nicht menschlich bin und ich das Opfertum genieße, gebildet werden, mit der Absicht, der Angst vor kindlicher Passivität zu entgehen ... Die Perversionsdynamik ist immer dann gegenwärtig, wenn eine Handlung oder Fantasie von der Verleugnung unbewusster Passivität beherrscht wird, und zwar mittels der dreifachen Fantasien von der Verdinglichung des Objekts, der Verdinglichung des Selbst und der Bewerkstelligung masochistischer Lust« (ebd., S. 33).

Doch dann müssen wir uns fragen: Wie kommt es zur tiefen Gleichung von Verschiedenheit und Veränderung mit Trauma und deren Abwehr durch Dehumanisierung? Ich glaube, es hat entscheidend nicht allein mit dem ganz zentralen Konflikt von Verschmelzung gegenüber Getrenntheit zu tun, sondern, wie wir das auch in diesem Fall beobachten konnten, mit den Grenzsetzungen durch das Über-Ich und deren Absolutheit.

»Ich anerkenne weder Verrat noch Nicht-Verrat«, sagt Kirillow in Dostojewskis *Dämonen*. »Alles ist mir gleich.« Was dabei mitschwingt, ist die Bedeutung: »Ich anerkenne weder Änderung noch Nicht-Änderung« (Dostojewski, 1996, dt., S. 426; 1994, russ., S. 338) somit die Aufhebung der Unterscheidungen.

5.6 Das Suchen nach magischer Verwandlung in der Übertragung

Eine andere überaus wichtige Form des Übertragungs-Gegenübertragungsagierens der Charakterperversion ist die fetischistische Umgestaltung der therapeutischen Beziehung. Darüber habe ich schon im 4. Kapitel einiges geschrieben, was ich hier jedoch anhand eines weiteren Falles vertiefen möchte.

Rainer Krause schreibt (Krause, 1998, S. 209):

> »Entwicklungsbedingungen, die dem Kind vorgaukeln, es könne mit seiner kindlichen prägenitalen Sexualität und seinen begrenzten Fähigkeiten ein idealer Substitut für den Vater sein, verhindern solche Identifikationsvorgänge, in denen die Idealität auf eine bewunderte andere Person, der man später zu gleichen hofft, verlagert werden. Das Kind hält an der inneren Überzeugung fest, seine infantilen sexuellen Spielereien und seine Größenideen könnten ohne den realen Erwerb der väterlichen Funktionen magisch sich und die anderen befriedigen. Der Fetisch als Urbild aller Perversionen ist eine idealisierte Prothese, die vorgibt, besser als die erwachsene Sexualität zu sein.«

Deshalb seien solche Patienten gewöhnlich gar nicht an Analyse interessiert, da sie ihre Sexualität als besser als die »hundsgewöhnliche« betrachteten.

Nun bezieht sich Krause dabei auf die sexuelle Perversion, spezifisch auf die von Männern. Im Folgenden handelt es sich hingegen um eine Frau und nicht um eine sexuelle Perversion im näheren Sinne, obgleich die sadomasochistische Prägung ihrer Sexualfantasien sehr stark und ihre gelebte Sexualität fast völlig verkümmert ist. Dennoch führte die Erkenntnis der Fetischisierung des analytischen Prozesses selbst zu einer Wende in der Therapie. Ihr Studium könnte daher das Verständnis für diese Problematik vertiefen.

5.6.1 Vergleichen, Wettstreiten und Verurteilen und die Rolle des Doublebind

Ich habe über diese Patientin, Regina, eingangs in meinem Buch *Magische Verwandlung und tragische Verwandlung* (Wurmser, 1999) geschrieben. Hier werde ich mich auf späteres, sich spezifisch auf das Thema des Analytikers als magisches Gegenmittel und Fetisch Beziehendes konzentrieren und nur das Notwendigste aus dem früheren Material zusammenfassen.

Sie ist eine tüchtige Ärztin in einem Spezialgebiet, das große physische und Zeitansprüche oft unberechenbarer Art stellt: Anästhesiologie in der Herzchirurgie. Ich sah sie zunächst anfangs 1990 als 29-jährige Assistenzärztin, als ihre Angstzustände das Weiterkommen an der Arbeit zu verunmöglichen drohten.

Sie ist das dritte von vier Kindern eines sehr autokratischen und fordernden Vaters und einer Mutter, die auf ihren Mann herabschaut, ihre Ehe bedauert und das Wanderleben einer religiösen Fanatikerin führt. Jede Sexualregung seitens Reginas, jedes Ausgehen noch in ihren Zwanzigerjahren wurde vom Vater mit Gewalt unterdrückt und von der Mutter verachtet. Die jüngere Schwester wurde als kleines Kind misshandelt, da sie widersprach. Obwohl es viel körperlichen Missbrauch aller Kinder gab, war der emotionelle Missbrauch im Sinne einer völligen Missachtung ihrer Individualität weit traumatischer. Auch heute noch setzt sich diese fort:

> »Was man vor mir baumeln ließ, war: ›Ich halte dich für großartig, vorausgesetzt, du tust nichts, was es verderben könnte ... Tu nichts, was die Illusion zerschlagen könnte!‹«

Gerade im jetzigen Zusammenhang ist es auch wichtig, nochmals daran zu erinnern, wie sie in ihrer Kindheit und Jugend zur alleinigen Vertrauten ihrer Mutter und zur Alliierten in deren unablässigem Kampf der Entwertung und Verachtung ihrem Mann gegenüber erkoren worden war. Auch heute noch versucht die Mutter, sie in dieser Herabsetzung des Vaters und ihrer fast mörderischen Grausamkeit ihm gegenüber zu benutzen. So war das auch eine Art von ödipalem Triumph, doch wie gewöhnlich war das ein pyrrhischer Sieg, und zwar eben in einem negativen ödipalen Konflikt – Ausschließung des Vaters und Ausschließlichkeit mit der Mutter. Das Wichtige für uns ist aber, wie sich dies in ihrer ganzen Charakterentwicklung und spezifisch in der Übertragung ausgewirkt hat.

Vorauszuschicken ist ebenfalls, dass ihr ehemaliger Geliebter, dessen Verlust sie in einem beständigen Vorgang der Spaltung sowohl anerkannt wie verleugnet hatte, sich verheiratete. Dies erlaubte nun doch eine gewisse abschließende Trauer und ein Verzichten, obwohl sie selbst beteuert, sie habe ihn keineswegs ganz aufgegeben – wiederum die Doppelheit von Anerkennung und Verleugnung bezeugend; dennoch konnte damit unsere Arbeit in bedeutsamer Weise vertieft werden. Sehr vieles, was bis jetzt recht blass und im Hintergrund geblieben war, rückte nun mehr in den bearbeitbaren Vordergrund.

Zwar war es ihr im Verlauf der Jahre gelungen, sich allmählich ein im Wesentlichen neurosenfreies Feld im Beruflichen zu schaffen, wo der narzisstische Zirkel von übermäßiger Selbsterwartung, Versagensscham, wütender Eifersucht, Schuld und Suche nach Verzeihung immer mehr in den Hintergrund getreten und ihr Handeln kaum mehr bestimmten. Die andere Hälfte ihres Lebens war hingegen nicht so glücklich: Sie hat es weiterhin vermieden, ihren sozialen Wirkungs- und Beziehungskreis zu erweitern, zum Beispiel überhaupt je mit einem Mann auszugehen. Ihre Essstörung in Richtung Anorexie ist markant. Die Beziehungen mit ihren Eltern bleiben die einer stark feindseligen Abhängigkeit, wobei sie als Retterin und Heilerin für alle medizinische Fragen in ihrer Familie rekrutiert wird, sich dabei sowohl schuldig für ihre angeblich ungenügende Aufmerksamkeit wie auch wütend für die unablässige Inanspruchnahme fühlt, dabei sich ständig als verworfen erlebt, da sie sich angesichts ihrer Aufgaben an der Arbeit nicht mit dem religiösen Wirken von Schwester und Mutter messen kann. Es ist gerade dieses letztere, was uns den Blick auf ihr eigenes ständiges Sich-Vergleichen, Sich-Messen und Sich-Verurteilen öffnet *(comparing, competing, condemning, the three C's)*. Dieses Muster ist aber genau der Familienhaltung nachgebildet: Die ganze Familie ergeht sich in solchem Vergleichen und Wetteifern. Jedoch sind die Ideale, nach denen gemessen wird, seltsam widersprüchlich. Wiederum so, wie wir das bei früheren Fällen gesehen haben, das prominente Doublebind als Beziehungstrauma: Im Körperlichen soll sie sowohl sexuell anziehend wie auch rein, das heißt asexuell, sein – »hübsch, doch unberührbar, rein und engelhaft« (741). Der Kampf um diese Doppelheit von Anziehung und Reinheit hat sich ganz auf das Körpergewicht verschoben, und bei jeder befürchteten oder wirklichen Gewichtszunahme steht sie innerlich vor dem Selbstmord. Die Selbstverurteilung ist erbarmungslos, wenn sie von diesem Doppelideal von Schönheit und Reinheit, wo sie sich als Mädchen und Ballerina vorstellt, eben nicht weiblich im vollen Sinne, abweicht. Daher kämpft sie neben ihrem vollen Tagespensum ständig mit Hunger und Gier und die Selbstverurteilung für ein anscheinendes Diätvergehen ist massiv. Hinzu kommt parallel ihr Doppelideal, erfolgreich zu sein und vollkommene Leistungen zu erbringen, ohne dabei mit anderen zu wetteifern, somit völlig frei von selbstsüchtigen Bestrebungen zu sein. Denn Gefühle von Eifersucht und Neid, also solche der Konkurrenz, werden von ihr als absolut schlimm verpönt erlebt. Auch hier ist es wieder der Tod, der solchen Selbstanteilen vorzuziehen wäre. Sie meint, im Gegenteil zu solch kompetitiver Selbstsucht müsste sie sich in Handlungen der Selbstlosigkeit wie ihre Schwester ergehen, die Besuche im Altersheim und die Maniküre der Greisinnen macht; das sei die Heiligkeit und das Gutsein, die allein von Wert seien. Ihre eigenen Leistungen, bei denen sie tagtäglich Menschen das Leben rettet, zählen einfach nicht im Vergleich mit jener »heiligen Güte«. Genauer betrachtet verhüllt jenes absolut gesetzte Ideal nicht nur die Gefühle von Eifersucht und Neid, ja alle Formen der Aggression überhaupt, insbesondere ihre sehr stark unterdrückte, doch immer wieder hervorbrechende Wut, sondern jeden Ausdruck manifester Sexualität. Und dies ist nun das zweite große Thema (neben der konflikthaften Einstellung gegenüber Wettstreit). Erst spät in dieser weiterhin sehr unregelmäßigen *long distance therapy* haben wir uns ernsthaft mit ihren Tagträumen beschäftigt. Nebenbei möchte ich bemerken, dass wir in dieser Behandlung, die nun 14 Jahre währt und etwa 1200 Stunden umfasst, kaum mehr als zwei oder drei Träume gehört haben. Trotz großer Anstrengung gelinge es ihr einfach nicht, sich an diese zu erinnern.

Ich schildere nun die sehr ausgebauten Fantasien, die einen großen Raum in ihrem Innenleben einnehmen:

> »Die Tagträume sind aggressiv und gewalttätig, nicht sexuell ... Wenn ich in Schwierigkeiten stecke, bin ich immer imstande, mich herauszufinden. Manchmal handelt es sich dabei um mein Leiden: Ich selber werde geschlagen, gefoltert, mit sexueller Gewalt bedroht. Gewöhnlich bin ich aber zu stark, als dass dies mir geschähe. Ich habe viel Wut gegen die Unterdrücker; sie sind Vergewaltiger und Mörder von anderen Frauen. Ich bin für die, die ich gegen unglaubliche Schwierigkeiten errette, unschätzbar.«
>
> »Sodass die zentrale Bedeutung der Fantasie die ist: ›Statt dass ich gefoltert und geschlagen werde, bin ich die Retterin und werde dafür bewundert.‹«

Ich deute damit die Umkehrung der masochistischen Schlagefantasie.

> »Ich verfasse dieses Szenario immer von Neuem, dass ich ›den Tag rette‹ und von den Leuten in meinem Leben dabei gesehen werde. Sie werden Zeugen meiner Fähigkeit, die Retterin zu sein, und sie lieben und bewundern mich dafür.«
>
> »Die magische Verwandlung vom geschlagenen Opfer zum verherrlichten Heiland.«
>
> »Ich bin zumeist nicht selber das Opfer, sondern arbeite als Teil eines Teams von Superhelden. Ich trage eine Narbe, da auch ich einmal unterdrückt worden war. Klein zu sein und wehrlos und überwältigt, ist fast unvorstellbar [d.h. zu beängstigend]. Sicher werde ich gefangen genommen, aber ich bin immer siegreich: Die Genugtuung ist eben die, das Leiden zu überwinden. Und so erhalte ich auch mehr Bewunderung. Ihr Herz blutet für mich ... Ich bin die loyale Freundin, aber unberührbar und erlaube kein sexuelles Interesse ... Die einzige sexuelle Beziehung zum Helden besteht darin, dass ich bewundert werde, da ich so stark bin.«

Fast beiläufig macht sie den wichtigen Zusatz:

»Ich ersetze die Heldin in der Geschichte«,

sie sticht eine andere Gestalt aus.

»So ist es das Szenario, das eine Schlagefantasie, eine Rettungsfantasie und die Fantasie eines Dreiecks kombiniert – eher das einer Heldin, die den Helden rettet, als einer, die vom Helden gerettet wird.«

»Es ist seine Bewunderung und Treue, seine Liebe, da ich nicht nur ein passives Opfer bin, eine, die ihm nur ihre Liebe bieten könnte. Wegen dieser Fähigkeit wandere ich weg von einem Leben, in dem ich mit dem Helden glücklich wäre, und ziehe mit der Gruppe von Rächern von dannen zur nächsten Aufgabe.«

»Und wo ist Sex?«

»Der ist nicht von Bedeutung. Es ist keine sexuelle Fantasie.«

»Es ist eine riesige Ersatzwelt, um keine Sexualfantasie zu haben.«

»Um dem entgegenzuwirken, wie ich mich wirklich fühle: defektiv, nicht bewundert.«

»Die sexuelle Bedeutung ist fast vergraben, selbst in dieser Fantasie.«

»Als Einziges sind es die Unterdrücker, die sexuell sind, und ich hasse sie dafür.«

»Sie sind Vergewaltiger.«

»Grobiane; sie überwältigen die Schwäche mit ihrer Stärke und ich hasse sie dafür ... Sie kennen keine Grenzen und ich hasse sie dafür und ich laufe persönliche Gefahr, um sie dafür zu zerstören, was sie sind ... Es tönt so, als ob ich selbst missbraucht worden wäre, aber dem ist nicht so. Ich entwickelte die Vorstellung, dass Sexualität gewalttätig und grausam war und Ausdruck davon, dass man überwältigt wird; dass ich dies niemals täte und doch muss ich. Ich weiß es nicht.«

Also hier wieder die doppelte Wahrnehmung, damit eine Art Verwirrung und wohl auch Dissoziation.

Ich stelle direkt fest:

»Es ist nicht einmal so unbewusst: Das ist ja die Beschreibung der Mutter von ihrer Ehe, wie Ihr Vater sie behandelt habe, wie sie von ihm missbraucht worden sei, auch wenn nicht [explizit] sexuell.«

> »Ich lebte in Angst vor meinem Vater. Aber das andere ist Mutters Fantasie; doch sollte sie nicht auch die meine sein.«
>
> »Es besteht aber eine sehr tiefe Bindung mit der Mutter und eine Identifizierung mit ihr.«
>
> »Es beschreibt sehr genau die Gefühle meiner Mutter gegenüber der Sexualität: dass sie falsch sei und man sie widerwillig geschehen lasse. Aber warum sollte ich diese Vorstellung entwickelt haben? Warum fürchte ich mich davor? N. [ihr ehemaliger Freund] sagte: Jedes Mal, wenn er sich mir näherte, wäre es, als ob ich vergewaltigt würde« (738).

Sie berichtet, wie sie die Vertraute der Mutter war und der Vater stets von diesem magischen Kreis ausgeschlossen gewesen sei. Sex und Liebe waren sehr verbunden mit Aggression. Die Familie lebte in großer Enge, besonders auch in den Ferien. Die Rekonstruktion ist daher unumgänglich, dass sie dem Verkehr der Eltern beigewohnt hat, mit Gefühlen von Überstimulierung, Angst, Wut und Eifersucht – Angst über die eigene Erregtheit angesichts eines Sexualaktes, der zugleich als sehr aggressiv erlebt wird, eine Mischung von Stimulierung, Aggression und Frustration. In allen Tagträumen gibt es eben all diese Erregtheit, verbunden mit der Fähigkeit, selbst so aggressiv zu sein, und damit ganz bestimmt nicht das Opfer der Aggression; aktiv zu sein, nicht die passive Zuhörerin und Zuschauerin wie in der Kindheit. So ist es die sadomasochistische Faszination und Erregung über etwas Schmerzhaftes; für diese ist sie voller Scham, gehemmt und phobisch (739). Ich werde etwas später noch mehr zu diesem Thema der Urszene anmerken.

Im Tagtraum handelt es sich um die magische Verwandlung von der Scham der Hilflosigkeit in den Triumph der Macht und damit bedeutet sie immense Freude, eine glorienreiche Fantasie von Sieg und Rettung und Macht, von der sie sich nicht trennen kann und will:

> »Sie [die Leute] würden sich über mich schämen, wenn sie wüssten, dass ich erregt bin von der Gewalt; stattdessen sind sie voller Bewunderung und Verehrung *[in awe]*. Diese würde zerschlagen, wenn sie von meinem krankhaften Beschäftigtsein mit dem Leiden wüssten.«

Das ist also die tiefere Bedeutung jenes Wortes: »Tue nichts, was die Illusion zerschlagen könnte.« Die ganz tiefe und ganz massive Gleichsetzung von Sexualität mit Gewalt und vermutlich darin die Wandlung des Urszenentraumas vom Passiven ins Aktive – wobei die ganze Familiendynamik eine

Abfolge von Vergewaltigung und Missbrauch war, die durch jene Urszene symbolisiert werden konnte. So bestand daheim das Doppeltabu: Sexualität als Gewalttat, also als schuldhafte Sünde, und Sexualität als unrein, als etwas Unkontrolliertes und besonders als masochistische Erregung und damit als Grund der Scham. Beide waren sehr beängstigend.

Diese die Traumatisierungen verleugnende Fantasie vertieft sich in Tötungsfantasien:

> »Ich töte im Namen des Rechtes. Statt der Scham ist es Ruhm und Triumph. Es hat den Doppelzweck, etwas, worüber ich mich schäme, in etwas Bewundertes zu verwandeln, und doch zugleich ist es so, dass man sich um mich als das Opfer kümmere.«
>
> »Dass sie sich um Sie als das Opfer kümmern, das aber zugleich äußerst machtvoll ist ... Man könnte sich fragen, ob der Tötungsteil der Fantasie nicht eine Abwehr sein könnte gegen den sexuellen Teil. Als Kern der Fantasie haben wir also die Umdrehung: Ich töte den Vergewaltiger ... Ich war das sexuelle Opfer und jetzt bin ich die Siegerin.«

Diese »Illusion« darf also um keinen Preis zerschlagen werden, gerade auch nicht durch die Behandlung.

Dabei ist die Erniedrigung, die Beschämung, noch wichtiger als die Vergewaltigung selbst; sie hasst den Mann mehr als Erniedriger denn als Vergewaltiger. So heißt es nun auch, sich vom gedemütigten Opfer in die zu verwandeln, die den Vergewaltiger mit ihrer wunderbaren Persönlichkeit und herrlichen Stellung demütigt (747–749).

Ich frage sie, ob wir ihre tiefe Loyalität der Mutter gegenüber nicht in den Mittelpunkt von all dem stellen müssen: Einerseits bedeutet dies die radikale Ablehnung jeglicher ödipaler Versuchung. Anderseits widerspiegelt sich dieser Protest, »Ich bin nur ein kleines, geschlechtsloses, heiliges Wesen«, in der Übertragung: die Loyalität zur Mutter gegenüber der zu mir. Es ist der Würgegriff dieser Loyalität verlangenden Muttergestalt, der es der Patientin unmöglich macht, sich zu ändern. Mir gegenüber sexuelle Gefühle zu haben, wäre unvorstellbar, denn sie liefe dabei Gefahr, danach zu handeln und ich würde sie wegschicken.

> »Gefühle und Handeln sind verbunden«,

sagt sie und fühlt sich darin natürlich von der Kirche in

> »dieser magischen Weltanschauung, dass es keine Grenzen gebe zwischen innen und außen«,

bestärkt. Die Folge ist, die Gedanken zu unterdrücken (zensieren), statt die Handlungen zu kontrollieren (750–752).

Und doch bekennt sie:

> »Ich bin wahnsinnig eifersüchtig *[insanely jealous]* auf jeden, der für die Mutter attraktiv ist.«

Sie bezieht sich dabei auf Filmstars und überhaupt öffentliche Persönlichkeiten. Ich bemerke:

> »Alles im Leben wird auf Vergleich, Wettstreit und damit auf Eifersucht und Neid reduziert. Das Ergebnis ist völliges Unglücklichsein.«

Diese Annahme erfolgte unter der Bedingung, im Vergleich die Allerbeste zu sein, in der Schule eine 100, nicht 99, zu erzielen, also entweder vollkommen oder nichts zu sein. Da Wettstreit alles ist, wie kann es da Liebe geben (755)? Im Vergleichen ist ständiges Urteilen enthalten: Siegt sie, bedeutet das Schuld; versagt sie, bedeutet das Scham. (756)

Mit seiner Zudringlichkeit, Inanspruchnahme und Vereinnahmung schaffe ihr Vater auch heute eine quasi-inzestuöse Beziehung mit ihr, sagt sie selbst: »Sie ist mein besonderes Mädchen«, behaupte er. Das erregt sowohl Angst wie Wut. Beide Eltern nehmen sie in Anspruch, der Vater mehr in sexueller Weise, die Mutter mehr für Bewunderung. Sie hat es gespalten: Sie will eben dieses Besonderssein, diese Bewunderung, ja Verehrung, von allen anderen, aber nur nicht von den Eltern (759).

Ich frage, ob nicht die Grundsünde in der Familie gerade darin bestehe, dass unablässig verglichen, konkurriert und verurteilt, jedoch jede wahre Beziehung und damit alle Liebe zerstört werde, und ob dies nicht die Grundschuld in der Familie sei, wofür man ständig mit Leiden büße und nach Verzeihung ausschaue. Man setze Macht an die Stelle der Liebe. Sie erwidert:

> »Ich bitte sie um Verzeihung für das Begehen einer Sünde, deren Ausführung sie verlangen«

(mithin wieder der Faktor des Doublebind). Dieser Selbstwiderspruch sei der unbewusste Konflikt, der noch hinter allem stehe. Es bestehe ein Circulus vitiosus: des Zwanges zu vergleichen, konkurrieren und verurteilen nach dem Maßstab von Heiligkeit und Reinheit, dem Suchen nach Verzeihung und der Unmöglichkeit, diese in dauerhafter Weise zu erhalten. (760–761).

Ich spreche über die Mystifizierung zu Hause: Was wie Liebe und Heiligkeit erscheint, ist in Wirklichkeit Hass und Verachtung und das erzeugt Wut. Liebe ist nicht, was sie scheint; vielmehr ist sie Macht.

> »Die Grenzen werden missachtet. Sie wollen, dass Sie die allmächtige Heilerin seien und sind völlig abhängig von Ihnen; sie lassen Sie nicht Ihr eigenes Leben leben. Ihre Allmacht ist zugleich Ohnmacht. Und dann kommt die Wut und zugleich die Schuld und die Gelähmtheit« (764–766).

Die einzige Möglichkeit, einzigartig und besonders zu sein, besteht darin, rein in Bezug auf Sex, Gewicht und Aggression, das heißt ätherisch und unberührbar, zu sein – Mutters Ideal und der Familienmythos, doch auch der Kern ihrer eigenen Identität –, zugleich hohl, substanzlos, falsch. Der Konflikt zwischen dem Wunsch, sexuell attraktiv zu sein, und dem Verbot, sexuell aktiv zu sein oder überhaupt sexuelle Gefühle zu haben, führt zur tiefen Angst, auch im Sexuellen zu versagen und damit zur Scham und Verwirrtheit und dazu, nicht mehr gerade denken zu können (770–773).

5.6.2 Der Analytiker als magisches Gegenmittel und Fetisch

In alledem ist es erstaunlich, wie diese tiefen Einsichten und Verbindungen zu keiner weiteren Veränderung führen. Sie scheint symptomatisch und in ihrer Haltung wie eingefroren zu sein, während dem sie gerne ihre Stunden und Besuche, auch unter beträchtlichen Opfern, fortsetzt und sich beflissen um Einsicht bemüht. Der Pfad von der Einsicht zur Handlung scheint versperrt.

Es geschieht somit etwas Ähnliches mit mir wie zwischen ihr und ihrer Familie, doch mit vertauschten Rollen: Jene hängen von ihr ab als Heilerin; sie hängt von mir ab, dass ich sie magisch heile, ihr das gebe, was sie vermisst. Sie entgegnet, sie wolle wohl anders sein, doch sei die Angst zu groß. Indem sie die Probleme von sich schiebe und in Therapie bleibe, müsse sie sich mit der Angst nicht konfrontieren. Ich sage, dass sie von mir die Unterstützung *(emotional sustenance)* zu bekommen hoffe, die sie zuvor von der Mutter, der Schwester und ihrem damaligen Geliebten erhalten habe. Zöge ich mich zurück, fiele sie auf jene zurück. Nur mit großer Ermutigung von mir konnte sie einige Schritte der Emanzipation unternehmen: einen Telefonanruf für ein »blind date« machen, ein Buch lesen (Tolstois *Auferstehung*). An der Arbeit zwangen sie hingegen die äußeren Umstände, die Einsichten in Handlung umzusetzen und umgekehrt, neue Einsichten zu erringen, die ihr verheerendes Agieren verminderten. So hängt sie vor allem dafür von mir ab, dass ich ihr Hoffnung und Ermutigung gebe und letztlich meine Ermutigung die magische Veränderung herbeiführen würde. Dabei sei, wie sie selbst sagt, die Scham sich selbstbestätigend: Denn wie könne sie für einen anderen interessant sein, wenn sie weder lese noch sich weiterbilde und für nichts wirkliches Interesse habe, also leer sei? Schließlich erkennt sie:

> »Ich hänge von Ihnen deswegen ab, da Sie dem strengen inneren Richter ein Gegengewicht bieten. Der ist sehr machtvoll und wenn er entfesselt ist und nicht von Ihnen ausbalanciert wird, dann gibt er die einzige Auffassung von mir wieder.«

So hängt sie von einem äußeren, billigenden Richter ab, um eine Gegenkraft gegen den inneren zu haben, und etwas Ähnliches mag wohl auch bei den Eltern der Fall sein: Regina muss für sie der Heiland sein, der sie von ihrem inneren Richter erlösen soll, und ich bin dasselbe für Regina, wie zuvor N., ihre Schwester und ihre Mutter. Ich glaube, dass diese Über-Ich-Figur als Wächter so stark ist, um einen Schutz gegen Eifersucht und Neid, ja gegen all die kompetitiven Wünsche, zu gewähren (780–783).

Sie wehrt sich dagegen, den Neid und die Eifersucht auch in ihrer Schwester zu sehen. So schwer es ist, sich die eigene Ambivalenz zuzugestehen, so scheint es noch schwieriger zu sein, diese in ihrer Schwester zu erkennen: Entweder ist es totale Liebe oder es ist nichts. Alles, was nicht volle Liebe ist, muss verleugnet werden.

Sie anerkennt, dass es viel mehr Hass als Liebe in ihrer Familie, viel mehr Neid, Eifersucht und Ressentiment als Liebe und Zuneigung gebe.

> »Ich wollte immer glauben, dass die Leute alle gut seien, und war verletzt, wenn ich sie nicht in diese Form *[mold]* hineindrücken konnte. Wenn ich nicht als die süßeste und moralischste Person gelte, heißt das, dass ich versagt habe. Ich muss noch süßer sein, sonst wäre meine Reputation ruiniert ... Es ist isolierend, eine Fassade; es mag bewundernswert sein, aber liebenswert ist es nicht, es ist nicht menschlich.«
>
> »Und es versteckt alle Aggressionen: Überidealisierung ist eine der

> machtvollsten Weisen, Neid, Eifersucht, Ressentiment, Wut, Hass zu verbergen.«
>
> »Deshalb bin ich so distanziert *[detached]* von anderen, ich bin so sehr damit beschäftigt, mich zu verbergen und zu schützen und zu leisten *[performing]*, dass ich nicht wirklich in Beziehung stehen kann« (803).

Einer ihrer tiefsten Wünsche ist es, total geliebt zu werden; dass sie nie etwas falsches getan habe, sie die begehrteste, netteste, am stärksten liebende, schönste Partnerin wäre, die beste Ärztin, jedermanns Liebling, die beste Person, die man je angetroffen hat. Daher sind alle realen Beziehungen nur enttäuschend, nicht viel wert und sie ist voll Scham, da sie den Erwartungen an sich selbst niemals entsprechen kann. Jetzt fühle sie sich am Rande davon, das gehen zu lassen, die alten Hemmungen und das Bedürfnis aufzugeben, ihre Unvollkommenheiten zu verstecken und alle Ambivalenz in ihr und anderen zu verleugnen. Sie möchte, in einer magischen Heilung, die Tafel sauber wischen. Auch hier ist es wieder ein Entweder-oder: »Wenn ich nicht alles total und radikal verändere, kann ich nichts ändern. Es gibt keine fließenden Übergänge.« Alles, was nicht absolut ist, wird in seinem Wert und seiner Gültigkeit verleugnet. Dann ist sie natürlich von der enormen Aufgabe überwältigt und überfordert, verfällt ins Essen und es geht ihr noch schlechter.

So ist es wieder und wieder die Absolutheit. Sie macht die Aufgabe enorm, total und ist dann gelähmt. Es ist genau wie mit dem narzisstischen Selbstbild. Es muss immer der Superlativ sein. So ist es auch mit den Ansprüchen, die in ihrer Familie an sie gestellt werden und sie muss dann wütend Nein sagen. Ein alternatives Leben wäre viel komfortabler und sie würde so viel mehr leisten können. Das ist auch das Problem mit dem Lesen (oder dem Anhören der Oper): Sie erwartet das absolute Verstehen, kann das natürlich nicht und vermag dann gar nichts zu verstehen. All dies wird damit zur neuen Quelle des Masochismus, indem sie sich unmögliche Aufgaben stellt, sich immer mehr auflädt und die Esszwänge zur Selbstqual macht. Auch die Übertragung ist damit stark masochistisch; ich werde aufgerufen, sie für ihr Versagen zu kritisieren und sie als ganze Person am Schluss zu verwerfen.

Im Folgenden erscheint im Dialog etwas, das seit einiger Zeit wiederholt wird: inwiefern wir unsere eigenen Gedanken, Erlebnisse, ja Gefühle und Gegenübertragung, enthüllen sollen. Renik und Rothstein haben jüngst dazu sehr interessante Beiträge gemacht (Renik, 1999, S. 521–540; Rothstein, 1999, S. 541–558).

Wir stellen uns nun die Frage, ob nicht das gleiche Fordern der Absolutheit es ihr unmöglich mache, sich an Träume zu erinnern. Da sie sich nie komplett erinnert, müssen sie auch gleich entschwinden. Plötzlich erinnert sie sich nun mehrerer Fetzen von Träumen. So habe sie auf dem Flug zu mir etwas geträumt aus einer Operation und Gespräche über die Anschaffung eines Computers, das völlig real schien. Ich erwähne einen sehr real erscheinenden und häufigen Traum von mir, wo ich zu einem großen Vortrag ohne das richtige Manuskript komme. Das erlaubt ihr plötzlich, sich an eine ganze Reihe ähnlicher Träume zu erinnern, in denen sie zu spät zur Arbeit komme, einen Fehler mache, jemandem schade, sie ihre Gefühle entblöße und verwundet werde. Darauf folge die Erleichterung, dass es nicht wirklich sei. Oder sie wird von ihrer Schwester verurteilt: Es geschehe ihr ganz recht, dass sie leide. Sie war dann sehr erleichtert, dass es nur im Traum so war.

> »Ich war zerschmettert, dass sie mich nicht beschützte.«

Die Schwester wurde zum inneren Richter.

> »Sie hatte viele Jahre Grund dazu, auf mich eifersüchtig zu sein. Ich wurde bevorzugt und sie misshandelt. Sie dachte, ich hatte, was sie wollte: die Billigung und Liebe der Mutter. Das beließ sie mit viel Aggression mir gegenüber.«
>
> »Mit Bitterkeit.«
>
> »Und ich will das nicht sehen.«
>
> »Und wenn wir auf die Träume hören, wäre diese Absolutheit zerbrochen, dass Sie absolut gut wären.«

Sie könne mit ihr nicht darüber sprechen, eigentlich kaum mit jemanden. Sie spreche selber nie über die Analyse:

> »Sie sind mein persönliches Geheimnis.«

Ich:

> »Der geheime Begleiter *[the fantasy of the secret companion]*.«

Sie versucht es zu entwerten, das sei nur eine Fantasie. Ich berichtige, es sei das, aber es sei auch mehr. Ich erzähle ihr von dem Bild von zwei Raben als Metapher für die ständige innere Gegenwart meiner hauptsächlichen Supervisoren und sie und ich seien schließlich nun schon zehn Jahre lang miteinander durch dick und dünn gegangen.

Erst damit kann sie offen darüber sprechen:

> »Sie werden für immer in meinem Inneren gegenwärtig sein; für mich ist es mehr als es je eine Beziehung gewesen ist, einzigartig, die einzige nicht-verurteilende Beziehung, die ich je gehabt habe, das Modell dessen, was eine Beziehung sein kann, wenn sie nicht auf dem Früheren basiert.«

Es ist ihr selbst nicht ganz klar, warum sie das noch geheim halten möchte.

> »Ich höre auf die Stimme und frage mich nicht selbst.«

Das bedeutet, Regina hat mich sehr lange vor allem als magisches Gegenmittel, ja als eine Art Fetisch, gegen ihre unablässig auf sie nieder hämmernde Selbstverurteilung gebraucht hat (Renik 1992, 1999; Grossman, 1992; Reed, 1997). Sie suchte mich und blieb von mir abhängig, damit ich sie gegen diesen inneren Gegner schütze und ihr vor allem erlaube, ihrer Scham vor und über sich selbst, ihrer Selbsterniedrigung, entgegenzuwirken. Ich war also ihren Tagträumen ähnlich, die ihre Beschämung und ihr Opfertum durch Macht und Triumph überwinden, sie darin bestätigen, ihr Ideal doch verwirklichen zu können und damit vor allem auch die unversöhnlichen Gegensätze in diesem Ideal nebeneinander bestehen zu lassen. Damit wurde ich selbst *nolens volens* auch zum Garanten ihrer Verleugnung und Spaltung. Sie suchte und fand bei mir Schutz gegen ihre Angst, das Verleugnete könnte wahr sein, und dass sie weder rein noch heilig, noch vollkommen, noch allmächtig ist, sondern hilflos, hin- und hergerissen zwischen sich befehdenden und hasserfüllten Eltern, eifersüchtig und neidvoll wie die anderen in der Familie und bedroht von Wut und ganz besonders auch von der als traumatisch erlebten Sexualwelt der Erwachsenen. Das Haupttrauma scheint die zwar in ihrer sexuellen Urform nicht erinnerte, doch von ihr in den Fantasien ständig in aktiver, asexueller Form wiederholte und umgewandelte »Urszene« zu sein – worin auch immer diese wirklich bestehen möge. Für die Bewältigung dieses Traumas genügt aber die Wendung vom Passiven ins Aktive nicht. Vielmehr bedarf es jenes Ideals von Reinheit und Heiligkeit, dass ihr von der Mutter als Liebesbedingung angeboten, ja auferlegt, worden war, dessen Bestätigung sie sich von mir erhofft und dessen Aufgeben für sie schlimmer als der Tod wäre.

Doch besinnen wir uns nun mehr auf die Natur jener Urszene!

5.6.3 Überstimulierung als Penetration und Urszenenäquivalente

In meinen Supervisionen und Nachanalysen beobachte ich immer wieder, zu welchem Ausmaß die Bedeutung der Urszene, der Teilnahme vor allem durch Wahrnehmung, aber auch durch Fantasie am elterlichen Geschlechtsverkehr und dessen Interpretierung durch das Kind, übersehen wird oder wurde und wie dadurch wichtige Zusammenhänge nicht erkannt werden und Symptome unauflösbar bleiben. Es scheint mir sehr wichtig, zu betonen, dass Traumata immer selbst Konflikte verursachen. So ist die Überstimulierung massiv konfliktträchtig: »Ich will, aber ich darf nicht.« Das gilt übrigens auch allgemein für die posttraumatischen Albträume. Wie Melvin Lansky (1995) in seinem Buch über diese bei Vietnam-Veteranen beschrieben hat, sind auch diese Angstträume nicht einfach Wiedergaben von traumatischen Geschehnissen, als welche sie zumeist betrachtet werden, sondern selbst, wie alle anderen Träume auch, komplexe Kompromissbildungen von Konflikten.

Das Ineinander-verwoben-Sein von Psychischem und Physischem im Zusammenhang mit der Urszene als Fantasie, als Rekonstruktion und als Symbol für gewisse Traumata wird von Regina gut ausgedrückt: Was als emotionell penetrierend, im Sinne der Überstimulierung in der Kindheit durch Aggression und Urszene, empfunden wird, wird ins Körperliche übersetzt und äußert sich als sadomasochistische Umdeutung jedes sexuellen Penetrierens und damit in einer panischen Angst davor, penetriert zu werden:

> »Sie [die Eltern] sagen absichtlich gemeine Dinge gegeneinander, um dem anderen weh zu tun; mein ganzes Leben hindurch. Der Schmerz ist durchdringend, penetrierend.«

Jedes Eindringen wird als ein grausamer Angriff, als eine Vergewaltigung erlebt, zwar mit Faszination gesucht, doch zugleich mit Grauen gefürchtet und phobisch gemieden (865).

Das gilt ganz allgemein für viele Patienten mit stark masochistischer Orientierung: Namentlich in der Urszene und den Streitszenen von Eltern wird die als penetrierend erlebte Perzeption als überaus gefährlich empfunden. Von da aus wird dann alle Penetration, ob passiv erlitten oder aktiv durchgeführt, mit viel offener Angst und versteckter Lust erlebt. Bei Regina im Besonderen drücken sich diese archaischen Gleichsetzungen, Affektstürme und Abwehr in psychosomatischen Störungen im weiteren Sinne aus: Essstörungen, vor allem in Richtung Magersucht, und deren körperliche Folgen und völliger Sexualblockierung und Frigidität, aber auch autoimmunen Symptomen und Körperschädigungen durch ihre Diät. Die kognitive Regression und Dissoziation äußert sich gerne als eine eklatante Pseudostupidität: das Nicht-sehen-Können und Nicht-sehen-Wollen als Charakterhaltung, so auch bei ihr. Macht durch Leiden ist alte Familienweisheit: dass man durch das Märtyrertum magisch wirken und den anderen durch das Schuldigmachen verändern und sich gefügig machen könne. Sie besteht auf Gerechtigkeit und weiß doch sehr wohl, dass sie die anderen nicht verändern kann. So rennt sie mit dem Kopf gegen die Wand einer unveränderlichen Wirklichkeit und wirft den anderen ihr Leiden vor. Sie könnte die ganze Situation ohne große Mühe oder Opfer verlassen. Aber an der Allmachtillusion, es liege nur an ihr und die anderen geben ihr Recht, hält sie fest (892–893). Der Protest selbst ist nicht ihr Problem, noch auf Gerechtigkeit zu bestehen, aber die Folgen ihres Handelns nicht annehmen zu können. Das wird dann zur doppelten Realität. Auch dass es vielleicht mehr darum geht, die Angst des anderen als seine Selbstsucht zu verstehen und das daraus folgende Unrecht zu beklagen. Doch dieser Welt der Macht durch Leiden steht bei ihr, wie sie sagt und wie wir von den Novicks wissen, die Macht durch realistische Kompetenz entgegen.

5.6.4 Die Schutzfantasie, Retterin und Heiland zu sein, und die Allmacht der Verantwortlichkeit

Nun möchte ich einen Auszug (1.001/1.002) bringen, in dem es weiterhin zumindest indirekt um die große Bedeutung der Urszene geht, doch völlig in deren anscheinend nicht sexuellen Form. Dabei geht es um die traumatisierenden Auseinandersetzungen und die Gewalttätigkeit zu Hause und die gegen alle traumatische Hilflosigkeit eingesetzte Schutzfantasie von der Retterin, wie diese in allen Beziehungen wiederholt wird und sich in der Übertragung rekonstituiert.

Sie beschreibt die Familientragödie einer Mitarbeiterin, die in einer extremen Ehekrise steht, mit wiederholter Polizei- und Gerichtsintervention, unglaublichen Anklagen und Übergriffen auf die drei Kinder im Kampf mit dem Ehepartner. Regina ist befreundet mit der Frau, einer Operationsschwester, und findet ihre Seite der Darstellung plausibel. Die Freundin erzählte ihr, ihre achtjährige epileptische Tochter, die mittlere der drei Töchter, sage über sie, sie sei böse gewesen, darum müsse sie gehen. Denn sie übernehme völlig die Anklage des Vaters gegen sie [die Mutter], der mit der älteren Tochter zur Polizei gehe und sie des Missbrauchs anklage. Gleichzeitig sage ihre epileptische Tochter:

»Ich bin böse, ich bin schuldig.«

So wendet sie die Anklage gegen die Mutter völlig gegen sich selbst. Regina fügt hinzu:

»Sie kann die Schuld nicht den Eltern zuschreiben *[assign blame]*; das wäre weltzerstörend. Mutter und Vater sind gut. Man kann nicht zugeben, dass es deren Fehler sein könnte. Es muss vielmehr dein eigener Fehler sein *[its better your fault]*.«

»Wir haben viel darüber gesprochen, dass sich etwas Ähnliches auch bei Ihnen abgespielt haben muss.«

»Sehr wahrscheinlich! Wie ich war, sehr sensitiv, beobachtend, gescheit: Ich konnte sehen, was vorging. Ich wollte das nicht. Ich hatte Angst vor der Gewalt, dem Zerbrechen des Heims *[breaking of the home]*. Ich war die ganze Zeit in Sorge *[worried]*. Die Quelle von allem Übel schien, dass da nicht genug Geld sei. Wäre das anders, wäre alles besser. Ich frage mich, ob sie einander liebten. Das war anscheinend für die Eltern nicht die Frage, sondern es ging immer um die Finanzen. Ich versuchte immer zu helfen, räumte auf, schaltete das Licht aus, um dann die Gefahr von Gewalt und Zerbrechen *[breakup]* zu verringern.«

»Wirkliche Gewalt?«

»Es war das Schreien. Doch hatte ich immer Angst, dass es zur körperlichen Gewalt käme. Beide schlugen uns. Ich erinnere mich an Vaters Wut, wie seine Augen aus dem Kopf traten. Meine Mutter hätte die Wut in Form von Schlägen nicht von ihm ertragen, aber sie wandte sich gegen uns.«

Ich:

»Und wurde verschoben auf das Geld.«

»Ihre Frustration über einander.«

Ich:

»Und zumindest nicht in Bezug auf die Sexualität.«

»Ob sie das wohl realisierten? Sie konnten es nicht zugeben.«

Sie spricht dann davon, wie sie auch heute noch dem Vater an allem die Schuld gibt, obwohl die Misere der Mutter, lang bevor sie ihn kennenlernte, begonnen hatte.

> »Er passt in die Rolle, die sie brauchte. Sie braucht einen Tyrannen, um ihr Elend zu externalisieren.«

Ich:

> »Auch darin drücken Sie viel Einsicht aus: die Psychopathologie Ihrer Eltern zu verstehen. Es macht es leichter, sich selbst zu verstehen, wenn Sie sie verstehen. Und umgekehrt.«

Wir erinnern uns hier an die Arbeit von Sheldon Bach (2001).

Regina spricht über ihre weiterhin schwelende Aggressivität den Eltern gegenüber und gleichzeitig darüber, dass es unangemessen sei, Zeit verstreichen zu lassen, um sie zu verstehen. Sie würden sie heute besuchen:

> »Mir ist es sehr klar, dass meine Billigung, Liebe, Gegenwart viel wichtiger sind als die von allen anderen Kindern.«

Sie spricht mehr über die chronische Unzufriedenheit ihrer Mutter und wie sie wohl auch sie, Regina, hinter ihrem Rücken anklage. Sie fragt sich, wie es schon in ihrer Kindheit dazu gekommen sei, die Auserkorene, der Liebling gewesen zu sein. Ich frage sie, ob es wohl deswegen gewesen sein könnte, dass sie die war, die die Eltern am meisten beschwichtigte *(appeasing)* und am meisten ihre Zuschreibungen *(assignments)* angenommen habe? Sie meint, sie habe wohl am stärksten nach ihren Forderungen gelebt und das wurde von ihnen gewürdigt. Ich erkläre:

> »Dass die Eltern Ihnen gewisse Rollen gaben *[delegated]* und Sie sie erfüllten.«
>
> »Ich war zuverlässiger darin, ihre Fantasiewelt in die Realität umzusetzen. Und doch zerstöre ich ihre Fantasie.«
>
> »Und doch erfüllen Sie sehr stark die Fantasie dadurch, dass Sie die große Heilerin sind.«
>
> »Dann können sie ihre Aggressionen beiseitelegen, wenn Sie mich in diesem Kontext sehen. Das ist sehr wichtig: Sie lösen dann auch die heftigste Aggression in mir aus und ich beginne sie anzuschreien, wenn

sie mich in ihrer Hilflosigkeit bitten, ihr Leben in Ordnung zu bringen. Ich versuche es und sie sind trotzdem unzufrieden damit. Diese Verantwortung, sie zu heilen, reicht weit zurück, lange bevor ich Ärztin wurde … Es bringt Erinnerungen an ungebührliche Verantwortlichkeit seit langer Zeit: Dass ich aufgerufen wurde, ihr Unglücklichsein zu heilen. Und ich kann es nicht erfüllen. Ich kann es nicht beseitigen, was in ihrem Leben nicht stimmt. Ich kann ihr Leben nicht für sie vervollständigen. Auf jedes Ansinnen, ich müsse ihnen in ihrer Hilflosigkeit zu Hilfe kommen, reagiere ich sehr übel.«

»Es ist die überhöhte Erwartung. Sie können diese bis zu einem gewissen Punkt erfüllen, aber nicht weiter.«

»Ich bemerke«,

sagt Regina,

»die Erwartungen der Eltern gingen viel weiter als nur um einen Zehenschmerz, sondern bei der Mutter: ›Nimm dich meiner an, mach mich glücklich, verlass mich nicht! Nimm mich weg von ihm! Beseitige alle meine Schmerzen, mit denen ich immer gelebt habe! Ich war doch so gut zu dir als deine Mutter, hilf mir doch!‹ Und ich kann nicht all das tun. Ein Teil von mir sagt, ich wünschte, ich könnte es tun, und dagegen: Ich kann es nicht. Ich bin unglücklich mit mir selbst. Und dann kommt alle Aggression mit ins Spiel und ich kann nicht einmal nett sein.«

»Es ist die Erwartung, dass Sie ein Heiland, ja, der Heiland wären, eine Christusfantasie.«

»Und wenn das ausgelöst wird, sträube ich mich, wie mit Bruder und Schwägerin: Ich konnte nicht helfen und ich möchte nicht. Ich könnte es versuchen, aber es ist zu viel. Es wird von allen in der Familie mehr von mir erwartet, als ich geben kann. Ich fühle das nicht so sehr mit Freunden oder an der Arbeit. Zu Beginn war es auch so mit den Patienten und das löste soviel Angst aus: Dass mehr erwartet wurde, als ich geben konnte. Jetzt fühle ich: Ich entspreche den Erwartungen. Aber in der Familie ist es dieser Schrecken *[dread]*, diese versteckten Erwartungen, die ich nicht zu erfüllen vermag. Ich bin vielleicht dafür verantwortlich; ich habe sie geweckt *[put them there]*.«

»Auch dort nehmen Sie die Verantwortung auf sich selbst und sicher ist es teilweise wahr, aber nur teilweise.«

»Es ist die Schuld, die mich für etwas verantwortlich fühlen lässt. Doch warum? Was schulde ich ihnen?«

Sie spricht von der tiefen Zuneigung und Dankbarkeit, die ihr nächstälterer Bruder ihr gegenüber äußert, und wie sie diese nicht verdiene; sie sei eine immer beschäftigte, von sich selbst absorbierte Person:

»Ich bin nicht diese wundervolle Schwester und ich schäme mich dafür. Und ich fürchte, er erkennt, dass das, was er in mir sehen will, nicht da ist, und dann liebe er mich nicht mehr. Ich werde nur für einen Scheingrund *[perceived reason]* geliebt, nicht dafür, wie ich wirklich bin. Und ich werde nur für eine Weile nicht entdeckt *[can get away with it]* und man sieht schließlich die wirkliche Person und man entzieht mir die Liebe. Seine Liebe steht in keinem Verhältnis zu dem, was ich verdiene, wie es bei den Eltern in keinem Verhältnis zu dem steht, was ich bin. Es ist sehr unangenehm.«

»Der Konflikt ist: ›Ich wünsche, diese Erwartungen zu erfüllen, und bin wütend, wenn ich dies nicht kann.‹ Und tiefer verbirgt sich dahinter: ›Nur wenn ich sie erfülle, werde ich geliebt.‹«

»Und ich bleibe stecken *[saddled]* mit dieser Verantwortung. Es ist mir unbehaglich: Dies sind empörende *[outrageous]* Erwartungen! Es ist nicht möglich, sie zu erfüllen. Das ist das Problem meiner Eltern. Doch [ich fühle] nur wenn ich diese Erwartungen erfülle, kann ich geliebt werden. Ich muss die Fassade aufrechterhalten, dass ich sie erfülle.«

Sie sei dadurch an die Familie gebunden, denn ohne sie hätte sie nur ein liebloses Leben.

»Ich erwarte so viel von ihnen, wie sie von mir. Ich erkaufe mir ihre Liebe. Ich erwarte von ihnen, dass sie mein Leben erfüllen, indem sie mich lieben. Doch das hat einem sehr hohen Preis für mich.«

»Und Sie können keine andere Beziehung eingehen, da die Erwartung vom andern und von Ihnen selbst zu hoch sind.«

Sie hat Mühe zu sehen, was konkret ihre Erwartung sei. Ich sage, es sei die Heilandfantasie, und zwar in beiden Richtungen.

»So behandelten Sie N. als ob er Ihr Heiland wäre … Und sein Ärger war der gleiche wie der Ihre gegenüber Ihren Eltern.«

»Er vermochte die Erwartungen nicht zu erfüllen.«

»Er wollte nicht Ihr Heiland sein, sondern Ihr Partner.«

»Doch war gerade das etwas, weswegen er sich mit mir eingelassen hatte: dass er auch diese Idee hatte und es auch seiner Familie gegenüber zu erfüllen suchte; und das war dann so anziehend für mich. In meinen Augen war er so christusähnlich.«

»Sie suchen es bei den Eltern zu erfüllen und können es nicht absolut tun und dann ärgern Sie sich über die unvernünftigen Erwartungen und weisen sie wütend von sich. Und etwas ganz Ähnliches geschah bei N. Ihnen gegenüber und auch Sie selbst nörgelten an ihm herum, dass er nicht diese Heilserwartung erfüllte. Und seine Reaktion war: Ich habe genug von dem Unsinn *[enough with this shit]*!«

»Wir hatten etwas sehr gemeinsam: Er war sehr motiviert, mein Heiland zu sein. Denn er war der Retter seiner [angeblich psychotischen] Schwester.«

Ich:

»Doch das Resultat ist: Es ist zu viel.«

»Man kann es nicht tun. Ich hatte mich entschieden, dass ich nur Liebe bekomme, wenn ich ein Heiland bin, und ich schaue aus nach Leuten, die gerettet werden wollen, und dasselbe war so für ihn. Und wir sind davon wie mit Magneten angezogen: Ich schaute nach jemanden, mich zu erretten. Und er wollte deshalb angebetet werden, da er ein Heiland war.«

Ich:

»Und ebenso Sie. Und die dritte Beziehung, in der sich etwas Derartiges abspielt, neben den Eltern und N., ist zwischen Ihnen und mir.«

»Das war in meinen Hintergedanken. Unsere Beziehung ist so intensiv, so zentral für mein Leben, dass sie eine viel enormere *[huger]* Rolle spielen muss, als ich gelten lasse *[that I give credit for]*. Ich habe einen solchen Mangel an Beziehungen in meinem Leben, dass diese Beziehung eine viel zentralere Rolle als bei den meisten in Analyse annimmt. Ich kann es nicht offen zugeben, aber Sie müssen Recht haben. Diese Beziehung muss die intime Beziehung mit einem Mann ersetzt haben.«

Ich:

> »Und der Heiland-Christus-Aspekt ist dabei entscheidend wichtig.«
> »Sie sind der Heiland.«

Ich betone wieder die Doppelrichtung:

> »Aber auch der Wunsch, dies umzudrehen.«
> »Dass ich Sie errette?«

Ich beziehe mich auf ihre sehr anteilnehmenden Nachfragen, wenn es zu Erkrankungen meinerseits gekommen war:

> »Wie wir sehen, wenn Sie sich sehr um meine Gesundheit kümmern *[very kind and solicitous for my health]*.«
> »In einer nahen Beziehung ist dies doch normal.«
> »Wir sprechen über den Sinn, nicht über die Normalität *[we speak about meaning, not about normality]*.«
> »Über meine Motivation« (1.001/1.002).

Erst im Anschluss an diesen Dialog wird es zu einem gewissen Maß möglich, Konflikte in der Übertragungsbeziehung herauszuarbeiten. Statt der pauschalen Idealisierung und der völligen Abwesenheit von aggressiven oder sexuellen Gefühlen mir gegenüber, vermag sie, klarer auszusprechen, wie sehr sie einerseits wünscht, an mich gebunden zu sein und mir zu gefallen, gegenüber der Angst, nicht meinen Erwartungen zu entsprechen. Sie brauche mich mehr als ich sie. In einer interessanten Verdichtung sagt sie, sie »trete auf dünnem Wasser *[treading on thin water]*« – ein Zusammenbringen der Redewendung »sich auf dünnes Eis begeben *[stepping on thin ice]*« und »Wasser treten *[treading water]*« im Sinn von »auf der Stelle treten«: Das heißt, sie bleibt stecken infolge dieser Angst, sie könnte mich verlieren:

> »Ich muss fortwährend prüfen, ob Sie mich nicht verlassen.«

So ist der tiefere Konflikt, mir alles sagen zu wollen, was in ihr vor sich geht, damit verbunden, ständig auf der Hut sein zu müssen, mir nicht zu missfallen und die Beziehung zu gefährden. Auch für mich möchte sie erfolgreich sein, doch zugleich muss sie meine Geduld *(forbearance)* auf die Probe stellen, Sicherheit gewinnen, ob ich auch wirklich zu ihr halte, bei ihr stehe.

Es sei ohne Zweifel die intimste Beziehung, die sie je im Leben gehabt habe. Doch ihre üblichen Probleme mit einem Mann seien hier nicht von Bedeutung. Die Regeln von Freundschaft oder Liebe spielten hier keine Rolle (1.006).

Doch auch diese Verneinung lässt sich bald durchbrechen: Sie kann anerkennen, es handelt sich um den Konflikt, mich zu lieben und es als verboten zu erleben, überhaupt solche Gefühle zu hegen. Und es erscheint ihr endlich auch plausibel, dass dieser tiefe Konflikt ein Substitut und eine Wiederholung dessen sei, was sie beim Vater erfahren habe: den Wunsch, ihn zu lieben, und die Gefahr und das Verbot (*wished for, but forbidden).* Sie fügt hinzu, solche Liebesgefühle mir gegenüber zu hegen, sei

> »schädlich, falsch, hindere den Fortschritt und die Fähigkeit, die Patientin zu sein.«

Ich gebe ihr zu bedenken, dass es gerade umgekehrt sei: Diese Gefühle zu unterdrücken, habe diese Wirkung. Die wesentliche Barriere bestehe vielmehr zwischen dem Fühlen und Denken einerseits und dem Handeln andererseits, während es für sie die Gleichsetzung von Vorstellung, Handlung und Sünde sei. Es ist klar, sie versucht immer wieder mit diesem inneren Konflikt so umzugehen, indem sie ihn zu einem äußeren Konflikt macht. So verwandelt sich das innere Verbot in eine äußere Unmöglichkeit, bei mir durch die berufliche Distanz, bei N. durch die Abweisung infolge ihrer sexuellen und emotionellen Abwehr oder bei anderen Annäherungswünschen, wo der Mann verheiratet war. Die Idealisierung von N. oder von mir und die Ausschließlichkeit der Liebesfantasie dient dann dazu, die Sexualität zu verdrängen, während deren Erfüllung in Wirklichkeit unmöglich ist.

Eine andere wichtige Übertragungsfolge liegt im moralischen Masochismus, etwa in dem Sinn: »Ich fürchte so sehr, bestraft zu werden, deshalb finde ich immer wieder Gründe, mich selbst zu beschimpfen, zu kritisieren und zu bestrafen und damit ständig den Anderen auf die Probe zu stellen, ob er mich verurteile oder er mir verzeihe oder, wenn er mich schon verdammt, mir danach doch Liebe und Aufmerksamkeit schenke.« Die Selbstverurteilung ist präventiv, die Übertragung ist ein Auf-die-Probe-Stellen (wie früher bei Fiona). Der tiefere Grund für diesen moralischen Masochismus in der Form der Selbst- und der eingeladenen Verurteilung liegt vor allem in den massiv unterdrückten Aggressionen von Eifersucht, Neid, Rache und Hass und sekundär in der Sexualisierung dieser Aggressionen in Abwandlungen der Schlagefantasie. Die doppelte, wenngleich nicht offenkundige Botschaft zu Hause war: »Sexualität ist schlecht und grundböse, aber wir üben sie doch aus, und zwar in grausamer Weise« (1.020–1.023).

Ich fasse zusammen: Das Erleben des Streits der Eltern als Urszenenäquivalent ist etwas überaus Häufiges und eine ganz wichtige Folge und Form chronischer Traumatisierung. Genauer gesagt handelt es sich dabei um eine innere Gleichstellung von Beobachtungen der Kämpfe in der Außenwelt mit der sexuell-aggressiven Übererregtheit *(overstimulation, overexcitement)* des Miterlebens oder der Fantasie des elterlichen Geschlechtsverkehrs, der ins Sadomasochistische uminterpretiert wird. Dabei denke ich immer mehr, dass es sich häufiger eben nicht um wirkliche Beobachtungen des elterlichen Verkehrs handelt, sondern um Sexualisierungen schwererer Zwistigkeiten und Gewalt in der Familie, was dann dynamisch als Urszenen-Äquivalent wirksam wird. Wie dem auch sei – ob es sich um wirkliche Sexualerlebnisse oder um uminterpretierte Gewaltakte handelt –, so wird diese Gleichstellung von Affektstürmen von Eifersucht und Wut, von Schamgefühlen über das Ausgeschlossensein (»der ausgeschlossene Dritte!«) und von sexuellen Wünschen begleitet und führt zu intensiven Angst-, ja Panikreaktionen. Eine ganz wichtige Abwehr dagegen erfolgt in Form von Über-Ich-Sanktionen als massive Selbstverurteilung, vor allem als Scham und des Gefühls eines erlittenen Unrechts als Ressentiment. Die Urszenenfantasie wirkt wie ein Kristallisationspunkt für mannigfache Konflikte. Die Rettungsfantasie und damit die der Christusübertragung sind wichtige Folgen dieser Kernfantasie. Die Angst vor dieser Konflikt- und Traumakonstellation macht es unerlässlich, die sexuelle Liebe, die in der Fantasie als penetrierend erlebt wird, aufs massivste zu verdrängen und durch Idealisierung zu überdecken.

Ich glaube, dass die Fetischisierung unserer Beziehung Ausdruck dieser Idealisierung als Abwehr gegen die sadomasochistische Fantasiewelt ist.

Ich sehe die Patientin weiterhin intermittierend und wir haben weiterhin Telefonsitzungen. Diese sind vor allem von den oft ganz großen inneren Belastungen bei heroischen Herzchirurgieoperationen und den damit verbundenen vielen beruflichen Spannungen und Schuldzuweisungen bei katastrophalem Ausgang einer Operation ausgefüllt. Oder sie sind bestimmt von den Verzweiflungskämpfen ihrer greisen Eltern und ihrer eigenen Verantwortlichkeit ihnen gegenüber sowie den Doublebind-Mitteilungen zwischen ihrer Schwester und ihr, die die untergründigen Rivalitätskämpfe verhüllen oder auch offenbaren. Im entscheidenden Punkt der äußeren Veränderung ihrer Lebenssituation oder auch der Übertragungsanalyse hat sich trotz aller Arbeit (jetzt weit über 1200 Stunden) wenig verändert. Dennoch empfindet sie die Analyse, respektive Therapie, weiterhin als eine große Hilfe.

5.7 Blutritual und magische Verwandlung – Doppeltes Selbst und das Schneideritual als magische Brücke

Krause (1998, S. 213–214) schreibt über Patienten, die in der frühkindlichen Affektabstimmung schwer gestört worden waren, dass sie diese Störung in ihrer eigenen Affektabstimmung weitergeben:

> »Die schwere Reduktion des affektiven Ausdrucks ist kein Korrelat fehlenden Erlebens, sondern stellt eine unbewusste Vorsichtsmaßnahme dar, die von der Voraussetzung ausgeht, dass ein geteilter, symbolischer, innerer Raum von Objekten, an die die Affekte ›angeheftet‹ werden können und über die man ohne Gefährdung der Beziehung kommunizieren kann, beim Partner unabhängig von seiner affektiven Befindlichkeit nicht existiert. Alle Probleme und Konflikte werden direkt auf der Beziehungsebene verhandelt, was bedeutet, dass die innere affektive Welt als Puffersystem zur Beziehungsregulierung (Moratorium) entfällt. Das Übermaß an Ausgeliefertsein an die Affekte des anderen, die Verweigerung einer eigenen inneren symbolischen Welt, die Unmöglichkeit, sich affektiv zu entäußern, mündet innerlich in die so oft beschriebenen Leerzustände mit Todes- und Versteinerungsfantasien, die sekundär als außerordentlich unangenehm und freudlos und als ein relativ elementares Wissen über die Unmöglichkeit von Begegnungen erlebt werden. Die betroffenen Patienten unternehmen Außerordentliches, um diese Zustände zu vermeiden, bzw. aus ihnen zu entkommen.«

Krause erwähnt unter anderem extremes Risikoverhalten, Sucht und schwere Selbstverstümmelungen, die benutzt werden, um dieser scheinbaren »Affektentleerung« entgegenzuwirken. Was bedeutet das nun aber für das Übertragungs- und Gegenübertragungsgeschehen?

Darüber können wir von der folgenden Fallschilderung mehr lernen.

> »Sexualität ist ungefährliche Nähe«,

sagt Tamar, eine 25-jährige Studentin, eine zwar beruflich bereits erfolgreiche, aber chronisch depressive, zeitweilig suizidale und schwersttraumatisierte Patientin, die sich in peinlich verschwiegenen Schneideritualen ergeht. Sie sei nur ein »fake«; sie brauche die Männer, und die Männer brauchen sie. In dieser depersonalisierten Sexualität passiere nichts Inniges. Und doch ist sie aufgelöst, wenn sie nichts mehr von dem Partner hört. Es sei zu schamvoll, meint sie, dass der Mann ihr etwas bedeuten könnte, sie sich Nähe und Beziehung wünschte und damit bedürftig wäre und sich Trauer und Schwäche aussetzte.

Der sie quälende Gelegenheitsgeliebte übernimmt ihre Ideen für seine Arbeit, ohne ihr Anerkennung dafür zu geben; er gibt sie als die seinen aus. Das Wichtige ist aber, sie verliert dabei ihre eigene Autorenschaft auch innerlich; sie weiß nicht mehr, ob die Ideen wirklich von ihr stammen. Sie habe nicht mehr die Kontrolle darüber, was aus ihren Ideen gemacht werde. Und trotz dem scheinbaren Vergessen des Eigenen leidet sie unter dem Verlust und ist enttäuscht von ihm, der sie sexuell und beruflich nur ausnützt und dann gleich aus ihrem Bett zu seiner Hauptfreundin weiterzieht. Sie hat einen Heulanfall, unterbrochen von einem Lachkrampf und wünscht, sich umzubringen. Das Sterben bereite Angst, doch das Leben noch mehr. Sie überlegt sich, wie sie sich umbringen solle. Dann setzen Trauer und Kälte ein. Der Verlust des Anderen bedeutet zugleich Verlust des Selbst. Es handelt sich offensichtlich um ein Spektrum masochistischer Pathologie.

Wir sahen immer wieder, wie es eine der wichtigsten dynamischen Erfahrungen bei der Charakterperversion ist, dass sowohl die sexuelle Form des Sadomasochismus wie auch die sadomasochistische Objektbeziehung klar in einem abgeleiteten Verhältnis zum moralischen Masochismus stehen: Das heißt die sexuelle Perversion und die Prädominanz von Opfer-Täter-Beziehungen verbergen die massive Über-Ich-Problematik. Im Kern der Misshandlung durch den inneren Richter steckt dann umgekehrt die Sexualisierung traumatischer Erlebnisse.

Wir sahen auch, die Traumatisierung gleiche einem schwarzen Loch, da sie als etwas Grenzenloses an Verzweiflung und Hoffnungslosigkeit erlebt wird und etwas Konkretes dann gesucht wird, das dieser wortlosen Verzweiflung Wort und Sinn geben soll und der Abwehr des Grauens dient.

Bei der Affektregression, dem Kernmerkmal des Traumas, wird jede Form der Erregung zur Übererregung, die in einen unausweichlichen Absturz führt und zur schmerzlichsten Enttäuschung. Dieser traumatische, passiv erlittene Ablauf wird jetzt stets von neuem ins Aktive gewendet, indem jede Freude, jede Befriedigung, jede Erwartung, alles Erleben von Gutem abgebrochen und ins Negative, ins Schlechte gewendet werden muss. Es scheint zwar, als ob eine unbewusste Schuld es einem nicht gönnen würde, erfolgreich zu sein. Hinzu kommt aber noch die gefährliche Erregung und das mit ihr verknüpfte tiefe Schamgefühl, die Kontrolle verloren zu haben und die darauffolgende intensivste Enttäuschung wegen dieses Kontrollverlustes. Das beinhaltet, das Über-Ich, der innere Richter, wird zum Verwalter der Verhütung von Lust. Auch dies zeigt die erwähnte Doppelheit: einerseits eine ganz rigide innere Autorität, andererseits ein weitreichendes Verkennen der Grenzen.

Nun zu Tamar, einem Fall, dessen Aufzeichnungen ich der Zusammenarbeit mit Frau Dr. A. Jung aus Berlin verdanke. Auch bei ihr spielen die Urszene und deren Äquivalente eine bedeutsame psychodynamische Rolle. Zunächst einiges aus der Geschichte der Patientin:

Die Mutter, die unverheiratet war und mehrere schwer sadomasochistische Beziehungen hatte, wird als sehr eindringend und zudringlich, sprunghaft und exzentrisch geschildert. Sie unternahm mehrere Suizidversuche und war immer wieder in psychiatrischer und psychotherapeutischer Behandlung. Über Jahre hatte sie sadomasochistischen Sex mit verschiedenen Geliebten, wobei sie geschlagen wurde, während die Patientin als Kind mit im Bett lag.

Zu den traumatisch überflutenden Erlebnissen gehören zwei Episoden aus Tamars achtem Lebensjahr: Der damals neue Freund der Mutter ließ eine Freundin im Zimmer der bereits schlafenden Tamar übernachten, ohne dass diese Frau wusste, dass im Hochbett ein Kind schlief. Diese Frau hatte einige Jahre vorher ihr eigenes Kind getötet, indem sie es aus dem Fenster warf. Als Tamar am Morgen aufstand und die Frau sie erblickte, schrie diese entsetzt auf, da sie dachte, ihr totes Kind sei zurückgekommen. Um Tamars Verwirrung kümmerte sich niemand. Oder: Ihre Mutter widersprach nicht, als die Eltern dieses Freundes Tamar zu sich aufs Dorf holen wollten, wo, wie Tamar wusste, eine andere Geliebte dieses Freundes vergewaltigt und ermordet worden war. Tamar war völlig allein mit ihrer Angst. Hatte die Mutter einen Freund, überließ sie Tamar völlig sich selbst; hatte sie keinen, drang sie grenzenlos in sie ein: »Wir waren eine Zelle.«

Die Mutter reklamierte die Begabung und den Erfolg ihrer Tochter für sich und zu ihrer eigenen Rechtfertigung. So gehörte ihr Erfolg der Mutter, nicht ihr selbst. Zudem hatte die Mutter keinen dauernden Lebensunterhalt oder eine Versicherung. Die Patientin war also dafür da, lebenslänglich die Mutter zu versorgen. Ihr Suizid hätte die Mutter mittellos zurückgelassen und würde daher als direkte Rache und Muttermord wirken.

Ihren Vater kannte Tamar kaum. Er wird als kauzig und einsam geschildert.

In der Gegenübertragung ist es für die Analytikerin sehr schwer, die lebensbedrohliche Haltung der Patientin mit ihrer Verweigerung von Auskunft mit anzusehen. Es stellt sich immer klarer heraus, es handelt sich dabei um eine allgemeine Haltung des Trotzes. Es ist wichtig, diese als ungeheuer wichtigen Selbstschutz zu behandeln, als letzte Verteidigungslinie nach außen gegen die vereinnahmende Mutter und nach innen gegen die tiefe

Scham und den Selbstekel angesichts der mütterlichen Seelenblindheit und ihrer eigenen mörderischen Wünsche. Es ist ein trotziges Ich-selbst-sein-Wollen und -Sollen, eine Loyalität sich selbst gegenüber, die sie fürchtet in der Analyse zu verlieren. Der Trotz richtet sich nicht nur gegen die Mutter und natürlich sehr stark gegen die Analytikerin, sondern auch gegen ihr eigenes sehr striktes und rigides Gewissen. Sie hat Teddybären in einer charakteristischen Doppelrolle, als Kuscheltiere und als Über-Ich-Figuren, die ihr verbieten, über manches in sich mit der Analytikerin zu reden. Seit früh hörte sie eine Gewissenstimme, die ihr streng und hart Dinge abverlangte, ganz im Sinne der Mutter: »Ich schütze dich nur, wenn du tust, was ich will.« Parallel zu diesem moralischen Masochismus sind der äußere Masochismus (in mitmenschlichen Beziehungen) und der sexuelle Masochismus (als manifeste Perversion: Ihre Sexualität ist an Qual und Erniedrigung gebunden) prononciert: Sie selbst ist ganz masochistisch an einen Drogensüchtigen gebunden, der sie quält und entwertet. Von ihrem ersten Freud, den sie mit 16 Jahren hatte, entdeckte sie allmählich, dass er wie seine Eltern ein überzeugter Antisemit und Nazi war und trennte sich deswegen von ihm. Sie selbst ist teilweise jüdischer Herkunft.

> »Was sie quält, ist, was sie schützt«,

sagt die Analytikerin. In all dieser Verwirrung boten ihr das strenge Über-Ich, die Disziplin von Studium und Arbeit, die Fantasie und ihre Begabungen Halt. Doch ist es vor allem der schützende Trotz, der sie am Leben erhalten hat und den sie nicht aufgeben darf. Ohne ihn würde sie in Scham versinken, in einer inneren Nichtswürdigkeit. Doch ist er zugleich ein schwerer Widerstand gegen die Analyse.

Der Hauptgrund, eine Therapie aufzusuchen, war, sich chronisch suizidal zu fühlen. Der direkte Anlass war der Selbstmord eines Kommilitonen, der selbst, wie sie, sehr erfolgreich gewesen war. Zwanghaft muss sie sich vorstellen, wie Blut aus ihr herausrinne, wie sie tot in der Badewanne liege, wie sie sich erhängt oder wie ihr Grabstein aussehe. Gelinge es ihr, sich solche Suizidfantasien in Form von Drehbüchern auszumalen, könne sie die dabei auftretenden Schuldgefühle in Schach halten. Auch das Schneiden sei nicht eigentlich Ausdruck akuter Suizidalität, doch habe sie Angst, sie könnte sich unbeabsichtigt tiefer schneiden und aus Versehen töten.

> »In der Depression fühle ich mich mir nahe und denke, ich erkenne Wahrheiten. In der Depression fühle ich mich wohl, einig, eins« (52).

Das Depressive gilt als wertvoll, das Heitere, Leichte als schuldbeladen. Sie ist mit der Überlebensschuld als Jüdin identifiziert und mit der Geschichte der Mutter, die lebte, während ihre eigene Mutter, also Tamars Großmutter, angeblich »infolge der Geburt« (von Tamars Mutter) an einer verunstaltenden Autoimmunerkrankung, als »Fratze«, verstarb. Vielleicht handelte es sich auch nur um eine Schuldfantasie der Mutter, während die Großmutter vielleicht den Zusammenhang mit der Geburt nur temporal, nicht kausal gemeint hatte.

Tamars Symptomatik erscheint als ein Geflecht von einander widerstreitenden Identifizierungen mit der Gestörtheit der Mutter: in der Depression, der Selbstverletzung und der Essstörung. In der Identifizierung mit dem Ich-Ideal der Mutter wünscht sie sich gesund, begabt, intelligent, erfolgreich und reich zu sein. In der Desidentifizierung der negativen Identität möchte sie anders depressiv sein, sich in anderer Weise schneiden (bei der Mutter aus wütendem Selbsthass und als Suizidversuch und als hysterische Inszenierung) und anders hungern sowie anders Therapie machen (Analyse statt unterstützender Psychotherapie).

Doch was bedeutet das Sich-Schneiden, das offenbar in engem Bedeutungszusammenhang mit der Übertragungsbeziehung entstand (sie begann damit erst zu Beginn der Analyse) und, wie sich später zeigte, auch am Ende wieder abklang? Die subjektive, zum Teil unbewusste Bedeutung ist mehrschichtig und komplex. Zunächst sagt sie:

> »Ich weiß dann, wer ich bin« (139).

Es sei wie eine Sucht.

> »Ich habe ständig ein Geheimnis, das trennt mich noch mehr von den anderen« (142).

Wie sie sich über ihr Gewicht schämt, so schämt sie sich über den Inhalt des Körpers, der mit Schmutz gleichgesetzt und gesäubert werden muss. Dieser Schmutz steht für tiefere Schaminhalte, für ihre sexuellen Fantasien und vor allem deren massiv sadomasochistische Färbung, das Gefühl, defekt zu sein, ganz besonders aber die Intensität der Gefühle von Sehnsucht, Bedürftigkeit und Trauer – wiederum das, was ich als »die unheilbare Wunde« ins Zentrum meiner Betrachtungen gestellt habe. Doch wird auch jeder eigene Erfolg gegenüber der Mutter als schuldhaft erlebt, da diese ihr Leben selbst verpfuscht hat – wahrscheinlich aus deren Schuldgefühlen gegenüber der sie hassenden Großmutter heraus, deren Gesicht sich in eine Fratze verwandelt hatte. Damit wird das Sich-Schneiden zu einer Art Blutopfer zur Linderung von Schuld und Scham, das heißt zur Sühne und zur Läuterung. So wie die Gottheit durch das Blutopfer dazu bewogen werden soll, zu verzeihen und so den Büßenden zu erlösen, so soll die Mutter sie annehmen, da sie, dank des Blutopfers durchs Schneiden, nicht mehr so scham- und schuldbeladen ist. Bei Tamara ist es dieses Blutopfer, bei ihrer Mutter das Fasten. In der Religion kommt beides zusammen: Sühne und Läuterung. Bei Mutter und Tochter ist es getrennt. Aber Tamar hungert auch. Das Ritual ist geblieben, aber die religiöse Verankerung fehlt. Es ist etwas Isoliertes, Abgespaltenes. Doch bezeichnet sie sich selbst manchmal als Christus. Und Christus ist ja das Schuldopfer, das die Sünden der Welt auf sich genommen hat. Sein Blut gilt auch der Sühne. So bekennt sie:

> »Ich bin Jesus. Die Binden sind das Leichentuch ... Es fing alles mit einem Schwamm aus Depression an. Das Schneiden ist fassbarer, ein Mahnmal, das nach Selbstmord aussieht« (148).
>
> »Die Akzeptanz der Gegensätze hat meine Erziehung geprägt, diese Dualität, bis ins Absurde und Falsche« (149).

Wir sehen hier das Nebeneinander von Ja und Nein, das Aufheben der Unterscheidung und Differenzen, womit wir vonseiten der Charakterperversion sehr wohl vertraut sind, sowie die tiefe affektive Ambivalenz. So sagt sie:

> »Es ist doch urkomisch und zum Verzweifeln, dass sie [die Mutter] die einzige Person ist, die mir Beistand leistet, die, die mir das angetan hat!«

Wir sehen das Nebeneinander von Liebe und Schmerz (147) und übrigens auch das Ausklammern der stets wichtiger werdenden Beziehung zur Analytikerin.

Sie spricht von »Genieversteinerung«.

> »Der Tod ist etwas Grauenhaftes. Aber das Leben auch! Ich bin eine kontrollierte Zementfigur. Alles ist versteinert und kalt« (154).

Eine andere Metapher für die Depersonalisation:

> »Ich fühle mich wie ein Schalentier, das nichts drin hat. Ich habe ein Gerüst, ein Ziel.«

Sie fährt fort:

> »Dem opfert sie alles; deshalb bedeutet ihr die Welt nichts; sie weiß, was sie will. Jetzt weiß sie nicht mehr, was sie will und ist nichts. Ich muss schnell wieder wissen, was ich will.«

Wir bemerken, wie die Patientin hier von der Ich-Form in die indirekte Sie-Form umschwenkt und dann wieder zurück. Dies ist selbst ein Ausdruck der Entpersonalisierung im Dienst der Distanzierung vom personenbezogenen, affektiv intensiveren Erleben und Ausdruck der umgreifenden Trauma-, Beziehungs- und Über-Ich-Abwehr durch Dissoziation.

Sie zeigt ein anderes überaus wichtiges Symptom, das zur Depersonalisation gehört: den Selbstbeobachtungszwang, die Autoskopie. Bei allem, was sie tut, erlebt, denkt, fühlt, sieht sie sich wie von außen her an und kommentiert mit einer inneren Stimme fortlaufend und in schmerzhaft erlebter Weise:

> »Tamar trinkt jetzt Kaffee ... Tamar sitzt jetzt im Park und wird angeguckt. Alle sehen, sie ist allein.«

Man merke es ihr an, sie sei nicht wirklich anwesend, sagt sie. Bei genauerer Betrachtung lässt sich folgende Sequenz bei Tamar vermuten: Meine Mutter war seelenblind, hat mich somit nicht wirklich gesehen. → Ich schäme mich dafür, nicht sichtbar zu sein, es nicht wert zu sein, erblickt und gehört zu werden. → Ich will gesehen werden, aber ich schäme mich für diesen Wunsch. → Damit empfinde ich mich erst recht und ständig als Ding, entmenschlicht, quasi-objektiv von außen angeschaut und kommentiert. → Es ist alles nur ein sinnloses Schauspiel, unwirklich unwesentlich. Wir können diese Dynamik als eine Kompromissbildung des Wunsches, gesehen zu werden, und der Schamabwehr für diesen Wunsch verstehen, indem dieser in sein schmerzhaftes Gegenteil verkehrt wird, mit der nachfolgenden alldurchdringenden Entfremdung (168).

Wie ihre Aggressionen wiederkehren, jubelt sie:

> »Die alte Tamar ist wieder da!«

Nur ihre eigene Kreativität sei verlässlich. Durch ihr Schneiden versucht sie eine Wiedergeburt aus ihrer Entfremdung zu bewirken, in der sie sich seit ihrer Kindheit als Teil der Objektwelt, des Bettlakens und ihre Haut als raue Betonoberfläche erlebte:

»Ich habe ein Bedürfnis nach vollkommen neuer Zusammensetzung.«

Das Schneiden gilt der Abwehr gegen diese Entfremdung, es soll ein Sich-wieder-lebendig-Machen sein. Schmerz und Blut sind das Lebendige und durchbrechen die Taubheit. Doch sie behauptet, sie empfinde keinen Schmerz. Die Depersonalisierung ist ein solch starker Schutz gegen den emotionalen und körperlichen Schmerz, ihr ganzes Dasein beherrschend. Die Analytikerin bemerkt dazu in unserer Diskussion:

> »Ich glaube ihr, dass sie nichts spürt, auch wenn ich wie sie selbst weiß, dass das Nichtspüren Abwehr ist.«

Mithin ist dies zu verstehen als eine gelingende konversionshysterische Nichtwahrnehmung, also eine Verleugnung des Schmerzes. Ist nicht auch dies Teil der magischen Verwandlung?

Sie verneint alles, was im Internet über das Schneiden steht: Im Gegensatz zur Mutter, in Desidentifizierung mit ihr und mit den »Gruftis« im Internet, handle es sich bei ihr nicht um Selbstverletzung, nicht um Selbsthass und Selbstzerstörung, es sei kein Masochismus, kein explosiver Impuls, kein Spüren, sie lebe oder kümmere sich damit um sich selbst. Sie schildert das Schneiden als Sucht, als Beruhigung, als Kontrolle über ihr eigenes Leben und den eigenen Tod. Es sei Macht, es sei eine Konkretisierung, das eigene Leiden fassbar zu machen. Es sei ein Aderlass, eine Katharsis. Vor allem aber sei es eine Wiedergeburt, aus Eigenem neu zusammengesetzt und »recycelt« zu werden. Sie sei darin wie Jesus; ihre Wundmale erinnern sie daran, dass es ihr nicht gut gehe. So stehen die sichtbaren Wundmale für die unstillbare innere Wunde. Dadurch stelle sie die Affekte über das psychologisierende Verstehen. Im aktiven Aufsuchen des Alleinseins überwinde sie dieses.

Wir können diese Gegenüberstellung so verstehen, dass sie die erste Säule magisch in die zweite verwandle. Die erste steht für die Mutter. Kurz gesagt ist daher das Schneideritual eine Selbstverletzung, die magisch in eine Wiedergeburt und Erlösung verwandelt wird, wo sie dann triumphierend sagen kann: Es ist keine Selbstverletzung. Durch das herausrinnende Blut lässt sie das Schlechte auslaufen, das von ihrer Mutter wie mit einem Schlauch in sie hereingepumpt worden sei. So sagt sie:

> »Sie pumpt alles Schlechte in mich herein und kann lachen. Es ist urkomisch und zum Verzweifeln« (147).

Was bleibt, wird zum Eigenen, Reinen. Das Gift ist dann draußen, aber sie ist sie selbst. Das Gift ist all das, wofür sie sich schämt und schuldig fühlt, vor allem alles, was in ihr sei und an ihre Mutter und ihre eigenen mörderischen Impulse gegen die Mutter gemahnt.

Dazu kommt eine Wendung des Schamerlebens vom Passiven ins Aktive. Sie schämt sich dafür, dass sie

> »dumm, uninteressant und hässlich sei und jüdisch aussehe und zerschnittene Arme habe« (159).

Doch lädt sie gerade mit dem Schneiden eine solche Demütigung und Unfähigkeit ein, geliebt zu werden: Dank dem Schneiden empfindet sie Scham für das, was sie tut und getan hat, nicht dafür, was sie ist.

Sie selbst sieht die Schnitte als Mahnmale, als Warnung gegen das Vergessenwerden, damit gegen das Vergessen des eigenen Selbst. So wie die bildhafte Gegenwart des Anderen vergessen wird, so entschwindet ihr in der Entfremdung das eigene Selbst. Die Schnitte bedeuten also »Vergissmeinnicht«. Damit wird immer deutlicher, wie sehr dieses Ritual zunehmend stärkere Übertragungsbedeutung angenommen hat, eigentlich erst in der Übertragung entstanden ist. Es ist, als ob sie sagte:

> »Denken Sie immer an mich mit Unruhe!«

Die Analytikerin sagt:

> »Klappt ja auch!«

Das Schneiden in ihrem Alleinsein ist wie die Kuscheltiere eine Art Fetisch, der die Trauer der verzweifelten Einsamkeit überwinden soll. Sie zeigt der Analytikerin ihre zerschnittenen und vernarbten Arme und versucht dadurch magisch eine neue Verbindung zu schaffen. Die Übertragungsbedeutung des Schneidens besteht darin, es zum geteilten Fetisch zu machen. Es sind ja auch die Blutrituale, die Gemeinschaft stiften. Sie sind bei ihr, wie in den Religionen und Blutsbrüderschaften, eine wesentliche Art der Kommunion, ein Teilen von Blut und Fleisch. Metaphorisch teilt sie mit der Analytikerin ihr Blut. Auch hier kann man sagen: Es soll keine Selbstverletzung, sondern eine Kommunion bedeuten.

Die Verbände nach dem Schneiden seien identitätsstiftend, ähnlich dem Gebunden-, Gehalten- und Umfasstwerden im Masochismus, damit sie durch all die Affektstürme und die sexuell-aggressive Überstimulierung nicht fragmentiert werde. Es ist der Schutz gegen das Bersten in der traumatischen Affekt- und Triebüberwältigung. Die »Genieversteinerung« und die »Zementfigur« dienen eigentlich demselben Zweck: dem der »Bindung«.

Eine andere Art der magischen Verwandlung, das sogenannte Treppenritual in ihrer Kindheit, wird von ihr so beschrieben:

> »Ich bin jetzt hier und habe die Schulprüfung vor mir und nachher werde ich wieder hier sein und die Prüfung hinter mir haben.«

Dann ging sie die drei Stufen bei einem Geschäft auf ihrem Schulweg hinauf und wieder hinunter. Auf dem Rückweg von der Schule kam sie wieder an den Treppen vorbei, tat wieder dasselbe Ritual, wobei sie die »Glückseligkeit« auskostete, die Arbeit wirklich hinter sich zu haben. Sie versuchte dann, die alte Angst zusammen mit der wirklichen Erleichterung zu spüren und derart Zukunft, Gegenwart und Vergangenheit zusammenzubringen. Die Analytikerin kommentiert, das Treppenritual sei eine Art Versuch, ein Zeitgitter zu schaffen, um aus dem Zustand der inneren Zersplitterung herauszukommen. Vorher war es reale Angst und vorgestellte Erleichterung; danach waren es reale Erleichterung und vorgestellte Angst. Genauer gesagt ist es ein Versuch, die beängstigende Zukunft in magischer Weise in Griff zu bekommen. Sie sieht dann die Zeit wie ein Ding, das sie ganz konkret damit kontrolliert. Es ist eine Art magischer Beschwörung. Das mögliche Versagen wird im vornhinein ungeschehen gemacht. Tiefer verstanden bedeutet das mögliche Versagen eine Aggression gegen die Mutter, deren Vorzeigekind sie ja ist. Indem sie versagt, bestraft sie sowohl die Mutter wie auch sich selbst. Diese Aggression wird durch die magische Handlung ungeschehen gemacht, indem sie diese als Trick ausführt, um trotz der gegen das eigene Selbst gewendeten Aggression dann doch erfolgreich zu sein (169).

Ich fasse zusammen: Wie die Patientin sich über ihr Gewicht schämt, so schämt sie sich über den Inhalt des Körpers, der mit Schmutz gleichgesetzt wird und gesäubert werden muss. Dieser Schmutz steht aber für die tieferen Inhalte. In all dem herrscht der Wunsch vor, erkannt zu werden und dass jemand sie in ihrem Wesen wahrnehme. Wenn sie sich im Spiegel sieht, erschrickt sie, denn sie weiß nie, ob sie es sei oder jemand anderer. Oder wie es in einem Traum heißt:

> »Ich bin da und ich bin nicht da«;

das doppelte Selbst, als Ausdruck der tiefgreifenden Dissoziation als lebenslange schützende Abwehr. Auch auf Fotos zögert sie und fragt sich, wer ist wer? Sie erschrickt dann, dass sie es ist. Es erfüllt sie ganz tiefe Scham darüber, keine beständige Identität zu haben, der sie treu sein könne, und sie träumt von einer Wiedergeburt, in der sie sich nicht mehr schämen müsse (178–181).

Doch wird auch jeder Erfolg als schuldhaft erlebt. Damit aber wird das Sich-Schneiden in der Fantasie zu einem Blutopfer zur Linderung von Schuld und Scham, das heißt also zur Sühne und zur Läuterung. So wie die Gottheit durch das Blutopfer dazu bewogen werden soll, Verzeihung zu geben und so den Büßenden zu erlösen, so soll der Andere sie annehmen, da sie, dank des Blutopfers durchs Schneiden, nicht mehr so scham- und schuldbeladen ist. Durch das Schneiden wird zugleich eine Wiedergeburt aus der Entfremdung gesucht. Das Schneiden gilt der Abwehr gegen die Entfremdung. Es soll ein Sich-wieder-lebendig-Machen sein. Schmerz und Blut sind das Lebendige und durchbrechen die Taubheit – als magische Verwandlung.

In jeder echten Beziehung befürchtet sie, von Sehnsucht überschwemmt zu werden. Es ist damit die Angst, verschlungen zu werden und zwar wohl auch vom anderen, doch ganz besonders von ihrem eigenen Gefühl. Wenn man sich öffnet, wird man sehr verletzt; Schmerz und Scham werden zur unheilbar scheinenden Wunde. Alle innigen Beziehungen sind daher überaus gefährlich.

Geschichtlich war es so, dass, wenn immer eine innige Beziehung anfing oder die Hoffnung darauf erstand, sogleich die bittere Enttäuschung eintrat. So muss sie nun a priori mit Zynismus und Depersonalisierung abgewürgt werden. Genau so ist die Übertragung manifest dehumanisiert und funktionalisiert; derselbe Ablauf kann direkt beobachtet werden. Das bevorstehende Ende durch den Ablauf der bewilligten Therapiestunden und somit die erzwungene Trennung von der Analytikerin bedeutet ihr scheinbar nichts. Sie meint, diese sei wohl nur auf ihre Erbschaft aus und möchte sie lediglich deswegen weiterhin in Behandlung behalten. Dieser große Zynismus wird als Abwehr gegen eine sinnvolle tiefe Beziehung eingesetzt, in der Trennung etwas bedeuten würde.

Das Schneiden ist die Brücke aus der Welt der Entfremdung zur Welt des vollen Erlebens, aus der Welt des Vergessens ihrer Identität und Kontinuität zu einer Welt, in der Kontinuität und Selbstsein wieder hergestellt sind. Es fungiert zudem als Brücke aus dem masochistischen Selbstverlust, der Identifizierung mit der Mutter und der völligen Unterwerfung unter die forderndverurteilenden Stimmen des inneren Richters zur Tilgung von Schuld und Scham durch das Blutopfer und damit zur Erlösung.

5.8 Das Heilende im Erkennen und im Erkanntwerden

Im folgenden Fall handelt es sich um die pathogene Bedeutung der Urszene im ursprünglichen Sinn bei einer Patientin, die nur in dem Sinn zu diesem Kapitel gehört, weil auch ihr Charakter stark sadomasochistisch bestimmt ist. Ihre Fähigkeiten der Introspektion, der Mitarbeit und des Schöpferischen sind aber so groß, dass die »unheilbare Wunde« weitgehend gestillt wurde. Übertragungsagieren und Gegenübertragungsprobleme spielten dabei eine eher geringe Rolle; und es waren besonders die Deutungen außerhalb der Übertragung, die zu sehr beträchtlichen und tiefen inneren Veränderungen führten – also ein Gegenstück zu den meisten anderen hier besprochenen Fällen.

Ich gebe Ausschnitte aus der Behandlung einer anderen, ebenfalls in ihrer Jugend schwer traumatisierten Patientin wieder, die wegen tiefer, allgemeiner Ängstlichkeit, Panikanfällen und spezifischen Phobien in längeren Intervallen zu periodischer, sehr intensiver psychoanalytischer Behandlung kommt (vgl Wurmser & Gidion, 1999). Jutta arbeitet im Gesundheitswesen, war ca. 50 Jahre und lebt in großer Distanz von Baltimore. So sah ich sie nur episodisch für sehr intensive analytische Behandlung mit überbrückenden Telefonkontakten dazwischen.

Ihre hauptsächliche Art der Phobie »vor überdimensionalen Sachen« bezog sich auf plötzlich auftauchende große Gebäude wie Windmühlen, Fabriken, Stauwerke. Auch hatte sie Mühe, Auto zu fahren, da sie von einer tiefen Unsicherheit beherrscht wurde, die Straße könnte nach der nächsten Kurve jäh ins Nichts abbrechen. Ihre Versagensangst konnte sich zu lähmender Depression und totaler Scham steigern. Ihre Selbstunsicherheit, ihre Selbstzweifel, ihr Gefühl, keine Identität zu haben und mit einem »falschen Selbst« zu leben, waren durchdringend. Sie spürte, sie gehöre nirgendwo dazu und habe kein Recht auf irgendeinen Erfolg oder auf Glück.

Nur kurz zu ihrer Geschichte: Ihre Kindheit war sehr traumatisch und die damals erlebte Affektüberflutung trägt viel zur heutigen Angst mit bei:

> »Ich war traurig und trotzig und verschlossen.«

Sie ist das uneheliche Kind ihrer damals noch sehr jungen Mutter. Der Erzeuger wollte nichts weiter mit seiner Freundin zu tun haben und anerkannte auch Jutta nie, obwohl er gerichtlich zur Unterhaltszahlung gezwungen wurde. Auch die Familie ihrer Mutter verstieß diese zusammen mit dem kleinen Kind. Die ersten vier Jahre verbrachten Kind und Mutter bei Juttas Großmutter väterlicherseits auf dem Lande. Die Mutter scheint während dieser Zeit wechselnde sexuelle Beziehungen gehabt zu haben, sehr wahrscheinlich in Anwesenheit, wenn nicht sogar physischer Nähe zum Kind; wenigstens zeitweise schliefen die beiden im selben Bett. Während die Mutter sprunghaft, ungeduldig und zuweilen auch brutal gegen das Kind war, bot ihr die Großmutter Geborgenheit und Stabilität, tiefes Verständnis und einen Kern von Grundvertrauen. Als Jutta vierjährig war, wurde sie jäh aus dieser Sicherheit gerissen, da die Mutter sich verheiraten wollte. Das Kind reagierte mit äußerster Verzweiflung auf diesen gewaltsamen Bruch. Auf der ganzen Reise habe sie geschrien:

> »Ich will bei meiner Oma bleiben.«

Lange Zeit verweigerte sie Kontakt und Essen, hielt ihren Stuhlgang zurück und wurde dafür mit Einläufen behandelt, die sie als schwere Eingriffe (»als Vergewaltigung«) empfand:

> »Alle Lebensäußerungen außer der Trauer wurden eingestellt.«

Der Stiefvater war ein tyrannisch jähzorniger, zwangsneurotisch-paranoider Mann. Er schlug seine Kinder oft und schwer, aber auch seine Frau wurde von ihm verprügelt. Er war voller Vorurteile gegen Schwarze und Juden. Die Mutter lernte ihn bald zu hassen und zu verabscheuen, vermochte sich aber nie von ihm zu trennen. Vielmehr vertraute sie ihre Gefühle der Tochter an und betrachtete diese als Verbündete gegen ihren Mann, um dann jedoch im Handumdrehen mit diesem wieder gemeine Sache zu machen und die Tochter in Wort und Tat zu misshandeln. Diese wurde rasch als verachtetes Aschenbrödel und Dienstmädchen gebraucht, um sich der in rascher Folge geborenen Halbbrüder anzunehmen. Alles wurde zur Pflicht. Freude gab es kaum. Jutta war ein zutiefst verängstigtes, abgewiesenes, depressives Kind. In der Adoleszenz wollte sie nicht mehr weiterleben und wurde für eine Weile hospitalisiert. Sie litt unter schweren, doch mit größter Scham verhüllten, vor allen geheim gehaltenen Essstörungen (Fress- und Brechanfällen).

Der Stiefvater misshandelte sie sehr oft und schwer, ja mit sadistischer Lust, und für die Mutter war sie der Sündenbock für alles Unheil ihres Lebens, schuld an all ihren Launen und Problemen:

> »Ich war der lebende Beweis für den Fehltritt ihres Lebens.«

Die Zeit für Studieren und Lesen musste sie sich stehlen oder bei einer sich ihrer annehmenden Lehrerin suchen:

> »Alles andere, als das Kindermädchen für die Brüder zu sein, war verboten.«

Jeder eigene Willen wurde als böse bestraft. Als einer der Brüder unter ihrer Obhut die Treppe hinunterstürzte und hernach in der Schule versagte, wurde ihr alle Schuld daran auferlegt.

Es kam zu einer Reihe unglücklicher Verbindungen, alle mit stark masochistischem Einschlag. Erst im letzten Jahrzehnt hat sie einen Partner gefunden, mit dem sie eine gute, stabile Beziehung hat. Doch auch hier schwelt unter der friedlichen Oberfläche das Feuer der Ambivalenz mit großer Bereitschaft zur Unterwerfung und Selbstaufgabe, doch damit auch viel verhaltenem Trotz, von Wut und immer wieder ausbrechendem Machtkampf. Dementsprechend bestehen sehr ambivalente Gefühle ihren Nächsten gegenüber, mit viel verdrängter Aggression, die sich vor allem in Gestalt der Panik kundtut. Die befürchtete, sie ängstigende Aggression an der Oberfläche richtet sich gegen den Gatten, geht aber in dieser konflikthaften Form durch ihr Leben hindurch und rührt am stärksten von ihrer schwer belasteten Beziehung zu ihrer Mutter her. Dass sowohl die Mutter wie auch ihre frühere Analytikerin frühzeitig verstarben, erschwert die Bearbeitung dieser Aggressionen (sehr stark auch Eifersucht und Neid) und den inneren Umgang damit. Die mit dieser Konfliktsituation verbundenen Schuldgefühle sind daher ganz überwältigend und heften sich an jeden Erfolg, jede Unabhängigkeit, jede eigene Willensregung, jede Form der Trennung, überhaupt an alles Gute, Schöne und Freudvolle.

Ich glaube, die untergründige Angst ist weitgehend Schuldangst.

> »Ich habe den Trotz in mörderische Fürsorglichkeit umgewandelt«,

bekennt sie einmal. Reaktionsbildung, altruistische Abtretung und die Allmacht der Verantwortlichkeit spielen dabei als Abwehrvorgänge die bedeutsamste Rolle.

Dahinter steht freilich die tiefe Scham und damit das Gefühl des Makels darüber, das uneheliche, unannehmbare, hässliche Kind zu sein. Vor allem ist es aber ihre vermeintliche eigene Schuld für ihr Unehelichsein, »die Schuld der eigenen Geburt«:

> »Ich muss gut sein, als müsste ich etwas sühnen.«

Sie war die Trägerin der Schuld für die Mutter, das Symbol für deren Fehltritt wie für ihre »eigene beschämende Schmutzigkeit«, der Verwurmung (66).

Die Allmacht der Verantwortlichkeit und damit auch der Schuld war nötig, um sie gegen das durchdringende Gefühl der Ohnmacht und der Scham zu schützen.

Ein für das unbeugsame, Allmacht erheischende Über-Ich kennzeichnender Spruch, den die Mutter als Motto an der Küchenwand angenagelt hatte, sticht hervor: »Sage nie: Das kann ich nicht! Vieles kannst du, will's die Pflicht. Alles kannst du, will's die Liebe. Darum dich auch im Schwersten übe! Sage nie: Das kann ich nicht!« Sie fügt hinzu:

> »Der lässt einem keinen Ausweg. Die Pflicht ist unerbittlich. Da gibt es kein Entrinnen: Du musst es auch alles tun« (122).

Die Allverantwortlichkeit und entsprechende Übergewissenhaftigkeit, Selbstquälerei und Selbstverurteilung haben die Hölle in die Gegenwart fortgesetzt. Auch die von der Mutter gepredigte Sexualfeindlichkeit, etwa im Sinne von »jungen Huren, alten Betschwestern«, machte ihr immer wieder zu schaffen.

Es dauerte nicht lange, bis uns klar wurde, ihre phobischen Ängste waren an die oft wiederholte, doch zum großen Teil verdrängte Urszene mit deren Überstimulierung im Sinne von sexueller Erregung, Hilflosigkeit, Eifersucht, Wut und massiver Angst geknüpft. Lange wohnte nämlich die Familie auch nach der Trennung von der Großmutter in sehr bedrängten Verhältnissen; alle schliefen im gleichen Zimmer. Die großen Gebäude, die sie so sehr ängstigten, besonders die Windmühlen, waren Bilder für das Gewaltige des Geschlechtsverkehrs. Die abbrechende Straße stand für den tiefen Vertrauensbruch, der sowohl durch die erzwungene Trennung (dem »Bruch«) von der Großmutter wie in den als äußerst gewalttätig empfundenen Urszenen und dem Gefühl des Verrates, besonders durch die Mutter, erzeugt worden war. Welt und Selbst waren entzweigebrochen: in das Heile und in das Böse; das schwarze Loch existiert auch heute; die Welt bricht immer wieder ein.

Die Wand, auf die sie während dieser Vorgänge starrte, war sowohl Symbol des Ausgeschlossenseins wie des Schutzes:

> »Es ist wirklich erstaunlich, wie ich die Wand auch noch jetzt vor mir sehen kann. Sonst ist nichts mehr da in der Erinnerung, nichts mehr als diese Wand mit den [Tapeten-]Blumen, dieses Zwanghafte, immer wieder diese Blumen angucken zu müssen, daran festhalten zu müssen, dass die Muster wieder kommen, dass es da eine Regelmäßigkeit gibt. Als ich dasselbe [vor zwei Jahren] im Hotel hörte [d.h. Geräusche des

Sexualverkehrs], war ich genauso gebannt an das Bett; ich konnte nichts tun … Es war das Gefühl, wie verrückt zu werden: Zuviel von allem! Nicht zu wissen, wie man das regeln kann. Dass ich fast denke, dass das das Schlimmste war, dieses Überwältigende, nicht zu wissen, wohin mit dem Gefühl, mit dem Stiefvater und ohne die Oma. Ich habe Angst vor allen plötzlichen Veränderungen, beim Segeln oder in der Dusche – die Veränderung der Mutter von einer normalen Frau in eine, die ganz außer Kontrolle geraten war. Das Perverse war, dass sie bei mir jegliche mögliche sexuelle Regung sofort bestrafte und mich schlug« (124).

Ein anderes, ebenfalls in seiner wirklichen Bedeutung verdrängtes Stück tauchte auf. Sie musste sich in Abwesenheit der Eltern mit etwa fünf Jahren des Halbbruders, der noch ein Säugling war, annehmen. Er drohte zu ersticken. Jutta jedoch sorgte dafür, dass er überlebte. Dafür wurde sie von den Eltern gelobt. Soweit war es zuvor erinnert. Was nun aber auftauchte, war die große Versuchung, zu erleben (oder nachträglich wiedererlebt), ihn sterben zu lassen oder sogar zu töten. Dies wurde so in vielen stereotypen Träumen vollzogen oder wieder abgewendet.

»Als ich allein mit ihm war, hat er sich übergeben. Da muss es in mir gekämpft haben, was ich tun sollte. Er war neugeboren; ich war fünf. Ich habe ihn gerettet. Es muss diesen schrecklichen inneren Kampf gegeben haben. Ich habe nur [in Erinnerung] behalten, dass ich ihn gerettet habe und die Eltern mich dafür lobten, dass ich die Atemwege und den Mund freikriegte. [Es stand auf der Kippe,] Ihm nicht zu helfen.«

Sie erweitert diese von ihr selbst gefundene Deutung:

»Bestimmt hatte ich auch mörderische Impulse gegenüber den Eltern, aber die sind nicht so bedrohlich, wie die gegen das hilflose Baby es hätten sein können« (101).

Die Doppelheit des Verdrängungsvorgangs wird sehr gut erfasst, wenn sie sagt:

»Man kann es sehen und doch nicht, wissen und doch nicht wissen.«

Diese eifersüchtigen Mordimpulse wurden sehr rasch durch das »Helfersyndrom« ersetzt:

»statt zu morden immer wieder gutzumachen«,

also durch Reaktionsbildung und zeitlebens, bis in die Gegenwart hinein, durch massive »altruistische Abtretung« als Abwehr und sehr spezifisch gegen die Eifersucht. Ihr ganzes Leben stand unter diesem Imperativ der Wiedergutmachung und des Rettens, des Helfen- und Verzichten-Müssens.

So ist auch, wie wir rekonstruierten, das Ressentiment ein wichtiges Motiv in der Bulimie:

»Wenn man es mir nicht gibt, nehme ich es mir«

mit sich daraus ergebender Schuld, die durch das Erbrechen gebüßt wird. Ebenso spielte mit, dass sie nicht wie die Mutter sein wollte und den Konflikt um die Sexualität abwehrte. Sie ging vornüber gekrümmt und trug einen dicken Pullover, um ihre Weiblichkeit zu verhüllen und auch die lebenslängliche Scham, den Makel der Unehelichkeit tragen und büßen zu müssen. So meinte sie, mit diesem Makel einfach

»keine Legitimation zu haben« (116).

Ihre Neugier, Abenteuerlust, ihre Interessen sind weit und tief, doch so sind die Verbote, gerade in Bezug auf das Sexuelle:

»Die Lösung war, es zum weißen Fleck auf der Karte zu machen«,

in einer Art pauschaler Verleugnung,

»als gäbe es weite Bereiche, denen ich mich nicht nähern darf.«

In der Übertragung ist besonders die Rückkehr in diese heile Welt, das Wiedererleben der Beziehung zur Großmutter und damit des heileren Selbst, erlebbar und tragfähig. Auch sieht sie in mir den alten weisen Rabbiner, von dem sie in ihrer Jugend geträumt hatte, der als Jude genauso wie sie am Rande der Gesellschaft, ausgeschlossen, verachtet leben muss und doch diese Ausstoßung und Ächtung transzendiert. Zwar erlebt sie ihre Aggressionen und ihre Trauer sehr stark in den Stunden, doch besteht dabei die entscheidende Übertragung im Teilen- und Anvertrauen-Können, im Wiedererleben der Affektregression ohne Verurteilung und mit sich vermindernder Angst.

Die Übertragung zeigt auch, wie ihr Leben überhaupt, die Prominenz von

Loyalitätskonflikten. Jetzt fühlt sie sich zwischen ihrer Ehe und unserer analytischen Arbeit, zwischen ihrem Mann und mir, zwischen verschiedenen Freundinnen hin- und hergerissen. Früher war es der Kampf zwischen Großmutter und Mutter, zwischen Mutter und Stiefvater, zwischen jener Lehrerin, die sich ihrer annahm, und ihrer eigenen Familie:

> »Ich ziehe Loyalitätskonflikte wie ein Magnet an« (110).

Nun zum ersten Exzerpt (130):

> »Ich dachte, wie wichtig das ist, dass man nicht nur ein allgemeines Verständnis hat, sondern das ganz Spezifische, dass es gar nicht spezifisch genug sein kann. Vielleicht ist es ja auch die Krankheit, nicht spezifisch wahrgenommen worden zu sein, und das Heilende ist, endlich einmal in dieser Individualität wahrgenommen zu werden.«

Es erinnert daran, was ich in Kap. 2 zum Thema der Diskontinuität und des Vergessenwerdens sagte. Sie spricht im Zusammenhang mit einem Traum, in dem sie sich in einer Riesenhalle mit Bettenreihen befindet und ihr ein Mädchen mit einer Wasserflasche nachläuft und ihr sagt, »Wenn du dich leicht machst, mach ich mich auch leicht«, von der Urszene:

> »Das Gefühl mit der Wand, die Erleichterung, dass ich das Schreckliche so spezifisch nochmal auf den Punkt bringen konnte. Worin das Schreckliche ganz genau bestand, war, dem hilflos ausgeliefert zu sein und weder Worte noch Entlastung dafür zu haben, es nicht ausdrücken zu können, es nicht mit jemandem besprechen zu können, keine Oma mehr zu haben, die beschützend wirkte, eine Mutter zu haben, die eben in keiner Weise entlastend, sondern zusätzlich belastend war, die sich bei mir ausweinte und dann mir die Einläufe machte, gleichzeitig mich aber nicht wollte, und der ich immer im Weg war. Sie war selber so sehr zerrissen und unglücklich. Wenn der Stiefvater schlecht gelaunt war, hat sie ihm uns Kinder zum Fraß vorgeworfen. Diese Betten im Traum, da ist ja auch keine Bewegung; es ist gegen dieses Gefühlschaos auch strukturiert.«

Es ist meinem Verständnis nach, wie mit den Blumenmustern an der Wand eine rigide Abwehr gegen Affektdysregulation und eine Lösung massivster Affektkonflikte durch globale Verleugnung und Umkehrung (die wilde

Bewegung und Erregung verwandelt sich wie bei Freuds »Wolfmann« in Regungslosigkeit. Eine Verbindung, die Jutta selbst zieht).

> »Es ist gut möglich, dass sich dieses leichte Gefühl [das sie jetzt hat und das mit der Flasche symbolisiert wird] genau darauf bezieht, was am allerschlimmsten war. Ich hatte immer das Gefühl von etwas Schrecklichem, von etwas Dunklem, aber ich hätte nie sagen können, was es eigentlich war. Die Trennung von der Großmutter war das eine, aber das wusste ich. Aber was nicht bewusst war [und jetzt erinnert und erlebt werden kann], ist, dass ich immer wieder der Urszene ausgesetzt war, was sicher mit Aggressivität vermengt war.«

Sie meint, die Gewalttätigkeit der Beziehung zwischen Mutter und Stiefvater wie auch ihre eigenen traumatogenen Aggressionen.

> »Dadurch, dass ich es endlich jetzt verstehe, ist es leichter geworden. Und vielleicht ist es auch noch eine Umkehrung im Traum, in dem ich alles als etwas sehr Gewalttätiges und Schmutziges erlebt habe, während das Schwimmbad ganz sauber und ordentlich ist. Was ja auch sonst typisch ist für mich, dass ich alles ins Gegenteil verkehre.«

Sie beobachtet hier selber sehr gut ihre Abwehr durch Affektumkehrung als Pendant zur Triebumkehrung in der Reaktionsbildung (wie dies Anna Freud beschrieben hat), und zwar in Traum und Fantasiewelt (in die sie sich seit früher Kindheit geflüchtet und wirklich dadurch auch gerettet hat).

Der zweite Auszug stammt von einer Stunde kurz danach (133). Wir versuchen uns Rechenschaft darüber abzulegen, was unsere Arbeit geleistet hat und was für die starke innere Veränderung, die von ihr sowohl verspürt wie auch von anderen bemerkt und angesprochen wurde, verantwortlich ist. Sie fühlt, sie sei aufgetaucht aus dem, was sie so lange festgehalten habe, dem Sumpf entronnen.

> »Das verstehe ich zum ersten Mal, warum ich mich durch alle Verpflichtungen davon abhalte, überhaupt den Blick für diese Dinge [für ihre berufliche Weiterbildung] frei zu haben: Es ist die Fortsetzung dieser Wand, auf die ich gucken muss vor lauter Angst, überwältigt zu werden, die Kontrolle zu verlieren, auch mich ein Stück zu bestrafen.«

»Und es ist gerade, wie Sie sagten, die Spezifität der Erinnerung und des Symboles. Wie bewusst war dies eigentlich zuvor?«

frage ich sie. Ich erwähne in diesem Zusammenhang auch, wie ich sonst eher die Erfahrung gemacht habe, dass die eigentlichen, zentralen Traumata selbst nicht wirklich verdrängt worden waren, sondern es deren Verbindungen und Bedeutung sowie die mit ihnen verbundenen Affekte und vor allem Konflikte waren, die der analytischen Arbeit an der Abwehr bedurften, ich aber bei ihr nicht so ganz sicher sei und die Theorie ins Wanken gerate.

»Das war mir nicht bewusst, auch nicht vorbewusst. Schon die Trennung von der Großmutter und die Einläufe, auch die Wurmkuren«

(die waren vor unserer Arbeit bewusst),

»aber die ganze Geschichte um die Urszene, das war ganz vergraben, ganz weit weg. Auch die Sache mit Erich [dem Säugling, ihrem Halbbruder] war bewusst, doch verdreht, nämlich das Lob für die Rettung. Aber dass dahinter etwas vollkommen anderes steckt, das habe ich nicht erinnert. Ich wusste auch, dass etwas sexuell los war, aber ich dachte, dass ich selber sexuell missbraucht worden sei. In dem Sinne war auch dies vorbewusst, dass da irgendetwas war.«

»Aber anders als Sie rekonstruierten.«

»Nur das Gefühl, dass in dem Bereich etwas mit mir nicht in Ordnung ist. Das muss schon sehr wichtig sein, weil ich die Veränderung spüre. Was ich auch am letzten Sonntag erlebte: Das ganz starke Licht und die intensiven Farben, mit den Wildgänsen, die Erinnerung an X [eine sehr bedeutsame Reisebekanntschaft mit 21] und die Vorstellung, ich könnte beruflich noch mehr lernen. Das gehört alles dazu, als hätte ich wieder Kontakt zu meinem gesünderen Selbst, zu meinem heileren Selbst, [dem] vor der Trennung von der Großmutter. Das fühlt sich relativ angstfrei an.«

»Leicht.«

Sie greift zurück auf die Essstörung:

»Wenn ich dieses kleine Kind an der Wand sehe, habe ich all das, was an unerträglichem Gefühl war, in diesem Symptom wieder vereinigt, den ganzen Ekel, das Überwältigtsein, auch die Einlaufgeschichte:

> dass ich es wieder von mir gegeben habe, die Scham dabei, auch die Erregung, das Essen haben zu wollen.«
>
> »Und, wie ich vermute, das Ressentiment über das Ihnen Vorenthaltene.«
>
> »Ja, aber das heißt doch, dass es vorbewusst war, nur nicht genau [erinnert].«
>
> »Das Trauma der Sexualität.«

Scham und Schuld begleiten sie wie zwei schwarze Reiter, die ihr alles Licht verdecken und ihren Schritt lähmen. Die analytische Arbeit hat sie in relativ kurzer Zeit von diesen Schatten weitgehend befreit.

> »Meine Mutter konnte vollkommen nebeneinander sagen: ›Ich werde mich vom Vater trennen‹ und ›Ich muss Kartoffeln schälen‹.«

Dies verweist auf die Charakterperversion der Mutter und im ganzen Charakter das Nebeneinander von Verleugnung und Anerkennung.

> »Was mich vollkommen irritiert hat, wie sie hochdramatische Dinge mit dem Banalsten mischte, sie mich schlagen konnte und dann im Handumdrehen freundlich war. Es blieb alles nebeneinander. Es gab keine Gewichtung, keine Entschiedenheit, keine Linie.«

Ja und Nein gleichzeitig. Es ist für den Anderen enorm mystifizierend, macht ihn völlig perplex.

> »Ich staunte: Das Banale und das Großartige, wie nahe das immer beieinander war; das Masochistische, das Sich-Beklagen, und zu wissen, dass nichts daraus wird. ›Glaubt es mir total und glaubt es mir nicht!‹ ›Schau, wie ich leide, wie unmöglich es ist, so weiter zu leben, aber jetzt lebe ich so weiter. Jetzt mache ich alles, was ich machen soll.‹ Meine Hilflosigkeit ihr gegenüber, mein Angerührt-Sein, meine Wut, auch ihr helfen zu wollen. Ich habe es nie geschafft, eine stabile Beziehung mit ihr zu kriegen. Immer war ich auf der falschen Seite. Wenn sie geschimpft hat, war ich böse, auch nachtragend. Das wechselte so schnell, dass ich es nicht nachvollziehen konnte.« (197).

Die Angst, ihren Partner zu verlieren, zwingt sie zur Unterwerfung. Doch diese Sehnsucht nach Zughörigkeit (Affiliation) und Bindung steht in intensivem Konflikt mit ihrem Wunsch zur Selbstbehauptung, ihre Identität gegen Eindringen und besitznehmende Übergriffe zu schützen. Der massive innere Konflikt musste versteckt werden hinter einer phobischen Ängstlichkeit, dem Vermeiden und dem Gehorsam, doch bei verborgenem und zähem Kampf für ihre Identität:

> »Eifersucht und Trauer konnten in meiner Kindheit nicht ausgedrückt werden. Aber es ist auch Stolz dabei: dass niemand sehen soll, wie es in mir drin aussieht, wie es wirklich ist.«

In Bezug auf ihre Behandlung, die von ihrem Partner nicht gerne gesehen wird, sagt sie:

> »Ich habe meine ursprüngliche Neugier: Die Dinge besser zu verstehen, aber ich kann es nur tun, indem ich sage: Ich brauche sie für meine Arbeit.«

Es ist nötig, dass ihr Über-Ich ihr die Erlaubnis erteilt, sich sowohl gegen die Einschränkung aufzulehnen, als ihr auch das tiefe Bedürfnis zu erfüllen, zu untersuchen, zu schauen und zu beobachten, zu forschen und zu wissen (237):

> »Vielleicht hat auch meine Lernstörung damit zu tun: Weil ich nicht richtig hingucken durfte« (297).

Doch war noch mehr daran:

> »Zu leben, ohne schuldig zu werden, war unmöglich. Wenn ich zur Mutter hielt, behandelte mein Stiefvater dies als Verrat, und wenn ich mich umgekehrt an ihn wandte, sah dies meine Mutter als verräterisch.«

Der Konflikt war zwischen diesen beiden entgegengesetzten Loyalitäten: Treue dem einen gegenüber war Verrat des anderen. Schuld wurde so unvermeidbar und eine Hauptmotivation für ihr Tun, Fühlen und Fürchten. Jede Art der Selbstbehauptung erfolgte vor diesen Hintergrund von Schuld und musste als Rettungsmission ausgegeben werden. Als Kind war sie tatsächlich manchmal trotzig und so war die eine Identität:

> »Du undankbares, böses, hässliches Kind, du Satansbraten! Man gab mir das Gefühl, dass ich an allem schuld war, dass, wenn ich nicht da wäre, alles wunderbar wäre.«

> »Wie kannst du uns das antun, nachdem wir dir all das gegeben haben!«

bemerke ich. Sie fügt hinzu:

> »Ich merke, wie ich diese schwache, weinerliche und gedemütigte Seite überhaupt nicht anschauen mag – besser trotzig zu sein« (237).

Die Scham ist zu groß, ein misshandeltes Kind zu sein; die Schuld ist zu groß, ein trotziges Kind zu sein. Dieser Konflikt zwischen gegensätzlichen Verboten zwischen diesen beiden Über-Ich-Haltungen: »Sei nicht schwach und gedemütigt!« und »Sei nicht stark und unabhängig und erfolgreich!« setzt sich bis in die Gegenwart fort, besonders in ihrem Ehekonflikt, klingt aber auch in der Übertragung an.

In der Reaktionsbildung musste sie in ihrem Inneren zwanghaft wiederholen:

> »Ich liebe dich«,

um so den Hass gegen ihre Mutter zu übertönen, und es gelang ihr damals als Kind auch, ihn vor sich zu verleugnen:

> »Dass ich alle Kraft aufwenden musste, um das zu wollen, die Mutter zu lieben und das Böse unwirklich zu machen.«

Es war eine Art Beschwörung und Selbstbetörung.

Sie fügt gleich hinzu:

> »Das besonders Schreckliche dieser Doppelbödigkeit ist, dass es ein relativ zügelloses Erleben von Sexualität gibt, bei gleichzeitiger völliger Unterdrückung und Verurteilung der Sexualität beim Kind und Jugendlichen. Das war bei mir so, dass meine Mutter wusste, warum sie das unterdrückte, weil es ihr klar war, wo das hinführe, dass dies den unauflösbaren Konflikt um Sexualität schaffe … Es [das Erleben] war überstimulierend, zu viel, nicht verstehbar« (298).

Die Patienten haben dann oft besonders große Mühe, sich an Träume und Fantasien zu erinnern. Das war nicht der Fall bei Jutta, sehr wohl aber bei Regina, über die ich später noch einmal sprechen werde. Doch Jutta besinnt sich genau an diesem Punkt auf einen etwas zurückliegenden, aber nie berichteten Traum:

> »Ich bin auf einer Insel, auf der es heißt, es sei bei Todesstrafe verboten, etwas zu sehen oder etwas zu wissen. Dann besucht mich eine Kollegin, eine Augenärztin, die will sich nicht an das Verbot halten. Ich erwache in größter Panik.«

Sie deutet:

> »Ich wollte sehen.«

Und ich füge hinzu:

> »›Ich wollte das Nichtsehen korrigieren.‹ Das mag sich auch auf mich beziehen, als den, der Ihnen hilft mit dem Sehen.«

Sie erwähnt dann, wie sie zeitlebens von Schuldgefühlen getrieben war, und wenn sie die Polizei sah, dachte, die kämen ihretwegen, oder im Supermarkt:

> »Jetzt denken die andern, ich habe was Böses getan. Ich bot mich selbst als Opfer an … das Getriebensein von Schuld. Zugleich war es mir völlig undenkbar, dass Erwachsene, besonders meine Mutter, sündigen könnten.«

Ich vermute, es gab dabei nicht nur die Verleugnung, sondern auch die Anerkennung:

> »Sie wollten es nicht wahrhaben.«
>
> »Da haben Sie sicher recht. Das hieße wohl, dass das Gefühl, das ich als Kind immer hatte: es gibt etwas ganz Schwarzes in meinem Leben, das ich nicht in Worte fassen konnte, aber furchtbar war, dass das der Hass war auf die Mutter, nicht nur die Trauer, und dass ich damit nicht umgehen konnte.«
>
> »Es war zu beängstigend. Es durfte nicht wahr sein, deshalb war es nicht wahr.«
>
> »Und dann kam der Hass auf den Bruder.«
>
> »Und die Eifersucht und die altruistische Abtretung.«

> »Und das alles in einem Zimmer.«

Dann erinnert sie sich an die als furchtbar erlebten Wurmkuren, also

> »böse Körperinhalte, das böse innere Objekt«,

sage ich halb im Spaß.

Die Schuldgefühle nach einer schweren und für sie erfolgreichen Auseinandersetzung mit einer älteren Kollegin sind überwältigend und sie fragt sich, warum ihr Erfolg dabei in ihr »unendliche Schuldgefühle« erzeugte. Es braucht nicht viel, bis sie zur Erkenntnis, die ihr vorher entgangen ist, gelangt:

> »Dass meine Todeswünsche gegen meine Mutter in Erfüllung gegangen sind.«

Doch was ist das eigentliche ödipale Dreieck, in dem diese Muttermordfantasie auftritt? Ich denke, es sei das Dreieck von Mutter, Großmutter und Jutta, und zeitweilig das mit dem Stiefvater und den Brüdern. Aber sie korrigiert mich zu Recht:

> »Es handelt sich um meinen leiblichen Vater als Fantasie«

– den Vater, den die Mutter in seiner Abwesenheit angeblich verraten habe.

> »Es war eine große Wutquelle; sie hat damit mein ganzes damaliges Leben zerstört, alles, die Welt, in der ich lebte. Die [zerschlagene] Hoffnung auf den [wirklichen] Vater, die war eine enorme Quelle dieser Wut.«

Das war in der Tat die für sie spezifisch wichtige und wirksamste Formulierung des Ödipuskonflikts. Das habe auch zur schwierigen Einstellung zur Sexualität beigetragen, fügt sie hinzu, sie könne nur dann schlafen, wenn sie die Beine überkreuzt halte, und beobachtet sich selbst auch in den analytischen Stunden in dieser Position (302).

Die Patientin selbst betont, wie folgenreich das Thema der Urszene für sie gewesen sei und es in mehreren früheren Behandlungen nie beachtet worden sie. Die Einsicht in deren Bedeutung und deren Durcharbeitung habe sie weitgehend von ihren Ängsten befreit.

5.9 Musik als Schutz gegen traumatogene Affekte

Den Übergang vom traumatogenen Zustand der Dissoziation, von emotional abgespaltenen Erinnerungen an das Trauma in Sexualisierung und Über-Ich-Verarbeitung möchte ich noch an folgender Vignette zeigen:

Ein junger, hochbegabter Musiker, Etan, hat große Mühe, sich in dem fremden Land zurecht zu finden. Er war in früher Kindheit schwer traumatisiert worden: Er wurde von seiner Ursprungs-Mutter bei der Geburt weggeben und verbrachte das erste Jahr zumeist im Spital. Dort war er zu mehreren Operationen wegen Deformationen seiner Hände und Füße sowie wegen Kryptorchismus. Er wurde erst mit zweieinhalb Jahren adoptiert.

Er leidet heute unter lähmenden Depressionen, in denen er sich umbringen will. Sein Ziel ist die totale Perfektion, der Allerbeste zu sein. Das Problem ist nicht dieser Wunsch selbst, aber die Absolutheit der Verurteilung, wenn er das Ziel nicht erreichen kann. Er fühlte, er könne nur durch Erreichen dieses Vollkommenheitsideals die Liebe seiner Adoptivmutter gegenüber seinem jüngeren Halbbruder, dem leiblichen Sohn der Familie, gewinnen. Das Versagen in diesem Streben bedeutete für ihn Versagung in der Rivalität. Es weckte ein brennendes Gefühl von Eifersucht, ein Ungerechtigkeitsgefühl und Wut, doch immer in der Wendung dieser Aggression gegen das eigene Selbst: »Ich hasse mich, da ich nicht perfekt bin.« Entweder wird er bewundert oder er ist eben nichts. Diese narzisstische Polarität ist eine Kompromissbildung, um sowohl mit den Konflikten um die Hilflosigkeit angesichts der traumatischen Trennungen in früher Kindheit, wie mit den Rivalitätskonflikten mit dem bevorzugten Halbbruder bezogen auf die schöne, junge Mutter fertig zu werden. Jedes Versagen bedeutet nicht einfach nur Beschämung, sondern, angesichts der Traumatisierung, völliges Verlassensein. Ich erwähne ihm gegenüber die talmudische Erzählung Choni ha Ma'agal, dem Zirkelzeichner, der nach 70 Jahren eines magischen Schlafes erwachte, niemanden mehr vorfand, den er gekannt hatte, und in Verzweiflung starb. Dazu wurden folgende Worte gesagt: »O chavrutá o mitutá – entweder Gemeinschaft (Freundschaft, Zugehörigkeit) oder Tod« (Wurmser, 1990, S. 95). Etan sagt:

> »Mein Leben hat keine Bedeutung, wenn ich nicht in Beziehung mit Menschen stehe.«

Ich sage:

»Und die Musik ist ein Sieg über Schwäche und Trauer.«

Er empfindet wieder den Zustand nach der Operation:

»Kein Raumsinn, ich bin nicht hier, nicht da; es ist mir schwindelig, etwas übel; ich bin mit gar nichts verbunden, hänge in der Luft, bin völlig von der Realität überwältigt, weiß kaum, wo die Körperteile sind, habe eine solche Entfernung *[departure]* von meinem Körper und von der Lokation des Körpers im Raum. Dies geschieht jetzt jedes Mal, wenn ich Angst habe oder mich überwältigt fühle, unfähig, damit fertig zu werden *[unable to deal with it]*.«

Diese Wiederholung des traumatischen Zustands ist eine Art Trance.

»Unfähigkeit, den Körper zu kontrollieren, eine Entfernung von der eigenen Identität, eine Vernichtung des wirklichen Selbst. Die Musik ist eine Heilerin davon, auf physischer Ebene. Sie wurde etwas, das mir Nahrung gab und mehr Ruhe *[calmness]*. Dann begann ich, mich darin zu verlieren, zuerst in einer lustvollen Weise, dann wurde sie zum Diktator über mein Leben durch meine Mutter: Statt dass die Musik mir half, musste ich für sie arbeiten, physisch arbeiten, um etwas zu erreichen. Ich wurde von etwas versklavt, woran ich mich freuen sollte. Genau dasselbe war mit meiner Mutter, sie rettete mich, sie nahm mich in ihr Haus, und plötzlich wurde sie so eine überwältigende Autorität. Statt dass ich mich geschützt fühlte, fühlte ich mich ständig angegriffen.«

Ich:

»Zuerst war es ein Schutz des Selbst, dann wurde es zu einer neuen Weise, das Selbst zu verlieren.«

»Auf dem Podium wiederholt sich das Trauma ... Ich intensiviere den Verlust zum überwältigenden Erleben, indem ich mich ausschließe *[shutting myself off]*, mich total heruntermache.«

Ich:

»Totaler Unwert und Scham.«

Etwas später:

»Exhibitionismus oder Scham. Musik wird zum sexuellen Akt und die Leute werden hysterisch darüber, das Tier tut, was niemand von ihm erwartet hat, oder es ist das völlige Gegenteil davon: Das Tier zieht sich in seine Höhle zurück und will niemanden sehen … Meine Rollenmodelle: Goldmund, Steppenwolf, Siddhartha.«

Etan ist es gelungen, die durch die Traumatisierung auseinandergebrochene Wirklichkeit in der Ausübung der Musik zusammenzubringen. Er ist zum Meister geworden, zum wirklichen und angesehenen Maestro, zu einem, der die Gefühlswelt der Musik aus dem Orchester und im Publikum hervorzuzaubern vermag. In der Kunst wandelt sich die individuelle Fantasie in eine komplexe Neuschöpfung. Wir können sie vielleicht eine Art Gruppenfantasie nennen, in der sich die tiefen inneren Konflikte von uns allen in neue Komplementaritäten verwandeln und tragische Verwandlung sich mit der magischen verbünden, um eine neue Wirklichkeit zu schaffen. Diese aber geschieht nur in mitmenschlicher Kommunion, ob es sich dabei zunächst vielleicht auch nur um Fantasiepartner handeln mag. Glückt sie aber, so versöhnt sie eine hohe Stufe des Selbstseins mit einem Miteinandersein, in dem sowohl Grenze wie Vereinigung, also Aufhebung der Grenze, möglich wird. Wiederum: Contraria sunt complementa.

5.10 Der Fluch der Vollkommenheitsfantasie und die Angst vor Grenzen

Was wir bei vielen dieser Menschen mit tragischem Charakter angetroffen haben, impliziert etwas, was zum Inbegriff des Narzissmus gehört: »Ich sollte keine Grenzen haben. Ich darf keine Grenzen haben, sonst wäre ich hilflos.« Das heißt aber oft auch: »Ich muss mich diesen Erwartungen zu Hause unterwerfen, um angenommen zu werden, nämlich dass ich für alles verantwortlich bin und das Wohlergehen, wenn nicht das Leben der anderen davon abhängt, dass ich eine solche Allmacht der Verantwortlichkeit auf mich nehme.« Der Mythos zu Hause ist sehr oft: »In der Schutzlosigkeit und Angst der Eltern brauchen diese ein Kind, das keine Grenzen hat in seiner Fähigkeit und seinem Willen, Verantwortung auf sich zu laden.« Die Grundfantasie des Kindes ist: »Ich darf keine Grenzen haben, sonst wäre ich hilf- und schutzlos.« Die narzisstische Fantasie ist eine Abwehr, sie ist eine machtvolle Schutzfantasie, gleich wie quälend sie ist, und kommt sie ins Wanken, bricht die große Angst aus. Sobald man sich dann der Grenzen bewusst wird, und das ist eine Gefahr bei jeglicher Unterscheidung und Veränderung, wird die Angst lähmend.

> »Sobald Kritik oder Kränkung geschieht, kommt ein Einfrieren und Erstarren über mich«,

sagt eine Patientin.

Was politisch gilt, ist ebenso wahr in der Familie und im Inneren des Menschen: Es geht entweder um konstitutionelle Demokratie, die die Grenzen von Macht und Verantwortung anerkennt und damit ein ausgeklügeltes System von *checks and balances*, von sich ausbalancierenden Rechten und Pflichten, das sich in der Verwaltung des Ganzen entwickelt hat, oder es geht um die grenzenlose Macht der Absolutheit, damit um Diktatur oder absolutistischer Monarchie.

Es gelte für diese Patienten, was Pylades der Iphigenie sagt

> »Das Leben lehrt uns, weniger mit uns
> Und andern strenge sein; du lernst es auch.
> So wunderbar ist dies Geschlecht gebildet,
> So vielfach ist's verschlungen und verknüpft,
> Dass keiner in sich selbst, noch mit den andern
> Sich rein und unverworren halten kann.
> Auch sind wir nicht bestellt, uns selbst zu richten;
> Zu wandeln und auf seinen Weg zu sehen,
> Ist eines Menschen erste, nächste Pflicht:
> Denn selten schätzt er recht, was er getan,
> Und was er tut, weiß er fast nie zu schätzen«
> (Goethe, S. 186–188; Akt 4, Sz. 4).

Teil II
Allgemeinere Betrachtungen

Das Verstehen der Seele in der tragischen Weltsicht

Prolog zu Teil II

Das Tragische als Wertverabsolutierung und Verleugnung in der Kultur

Wenn ich meine Beobachtungen unserer beruflichen Gegenwart zusammen mit denen der Kultur im Allgemeinen sichte, fällt mir vor allem eine Antikomplexitätswelle auf, eine Sehnsucht, die Vielfalt des Lebens auf ganz Einfaches zu reduzieren, das dann auch technologisch vor allem mit der Genialität des Computers leicht zu bewältigen ist. Die überaus große Feinheit und Komplexität der Innenwelt und der mitmenschlichen Bezüge werden auf mathematisch erfassbare Symbole oder auf Schlagworte heruntergeschraubt. Die Arbeiten und Bücher sollen einfache Antworten auf die schwierigsten Fragen des Daseins geben. Oder aber es wird eine neue Terminologie geprägt, um das Altbekannte neu zu verkaufen – alter Wein in neuen Schläuchen.

Leo Rangell sagte oft im Hinblick auf manch aktuelle Richtungen in der Psychoanalyse, das Problem bestehe nicht darin, was sie an Neuem bringen, sondern in dem, was sie auslassen.

Was oft in einem flachen Pragmatismus untergeht, ist die tragische Sicht des menschlichen Daseins: dass es unlösbare Konflikte gibt, Unrecht und Leiden zum Wesen des Menschseins gehören, man manche Grenzen ungestraft nicht überschreiten soll. Zugleich stellen sich tiefe Fragen gerade in der psychoanalytischen Arbeit über das Wesen des Seelischen, die viel mit Mythos, mit mythisch-magischem Denken, mit Religion und Mystik zu tun haben.

Doch über das Individuelle hinaus erkennt die tragische Weltsicht tiefere Schicksalswahrheiten. Ganze Völker und Kulturen scheinen einem zutiefst tragischen Geschick zu unterliegen. Es wird nötig, sich der Natur dieses Tragischen bewusst zu werden, um dem sonst Unerträglichen ins Antlitz sehen zu können. Anderseits wendet sich die Macht der Verleugnung beim Einzelnen wie auch in der Kultur, und damit das Nicht-sehen-Wollen, das Nichtanerkennen-Dürfen, mit ganz besonderer Vorliebe gegen die Wahrnehmung des Tragischen im Schicksal oder gegen die Annahme spezifischer Teile des Tragischen, nämlich der Vergänglichkeit und unentrinnbaren Schuldigkeit, der inneren Konflikthaftigkeit, der Tiefendimension des Seelischen.

Die tragische Weltanschauung sieht in prinzipiell unschlichtbaren Konflikten das Wesentliche oder etwas vom Wesentlichsten im menschlichen Dasein und muss daher immer wieder auf die Doppelsinnigkeit, das Paradoxe des ethischen Lebens stoßen. Daher erforscht sie die Gründe des Leidens, sucht nach dem Sinn und findet die Antworten in den Grundbedingungen der menschlichen Existenz. Sie erblickt den Ursprung des tragischen Erlebens in solch unversöhnlichen Konflikten, namentlich in Konflikten zwischen einem Gut und einem anderen Gut, zwischen einem Wert und einem anderen, der nicht leicht als der höhere zu erkennen ist, zwischen Recht und Pflicht. Im tiefsten Sinne ist es das, was als der »Umschlag des einen in sein Gegenteil« bezeichnet wurde: Die dialektische und unauflösbare Gegensätzlichkeit, bei der man gerade das herbeiruft, was man am meisten befürchtet und zu meiden versucht, wo die Rettung selbst unweigerlich in die Vernichtung umschlägt oder wo paradoxerweise der höchste Wert selbst in einen Unwert umschlägt.

Zugleich steht im Kern des Erlebens, hinter der unauflösbaren Konflikthaftigkeit, ein unlöschbares Leiden, eine Kombination von Scham, Schmerz, Schuld und Trauer, die als »tödliche Wunde« erlebt wird und in tiefer Traumatisierung wurzelt und zu der Absolutheit und Ausschließlichkeit von Gefühlen, Forderungen und Idealen führt. Diese Ausschließlichkeit ist der »Makel« des tragischen Helden und das Problem des tragischen Charakters. Die Dialektik zwischen dem Tabu der Ausschließlichkeit und dem Wissen um Begrenztheit und Maß wird zu einem zentralen Thema in der individuellen wie in der Kulturanalyse.

In jeder Kultur finden wir zumindest die Neigung zur Verabsolutierung eines zentralen Ideals und damit die Notwendigkeit der Verleugnung, die dann zu Handlungen führen muss, welche jene missachteten Lebensbereiche zertrampeln. Das muss sich früher oder später rächen. So stoßen wir auf etwas, das in Gesellschaft und Kultur dem ähnlich ist, was im Einzelschicksal als tragisches Element vorgefunden wird. Verdichtet und verstärkt es sich zur tragischen Wahl, führt es wie beim Einzelnen meistens zum tragischen Schicksal.

Jede Kultur hat ihre eigene Werthierarchie und ihre eigene Art und Weise, wie sie einen Fokus für die Erkenntnis der Wahrheit auswählt. Dabei bestimmt die Wahl der Wertprioritäten auch die der »Unwerte« und der Fokus der Erkenntnis bedingt, was nicht gesehen werden kann. Nun liegt es eben im analytischen Begriff der Verleugnung, dass man vieles nicht sieht, was man nicht sehen will, da man es aus Angst nicht sehen kann und aus Werturteilen nicht sehen darf. Doch steht damit diese »wahrhafte Lüge«

nicht allein. Sie gehört einer Konstellation verschiedener Beziehungen und Vorgänge an, über die uns vielleicht auch die klinische Erfahrung belehren kann.

Im Weiteren wähle ich als Paradigmata für die Anschauung von der wesentlichen und unausweichlichen Konflikthaftigkeit der menschlichen Persönlichkeit und ihrer Verwurzelung in Trauma die Struktur- und dynamischen Modelle von Psychoanalyse, Kabbala und Platon sowie die Philosophie der Tragödie. Teil meiner psychoanalytischen Darlegung ist der Fall einer Patientin, die ich als »tragischen Charakter« beschreibe. Umgekehrt soll anhand der Mystik eine antitragische Wendung in Seelenhaltung und Weltauffassung geschildert werden.

Ich werde nun einige Kernideen des psychoanalytischen Seelenverständnisses durch die Geistesgeschichte hindurch zurückverfolgen, nämlich zur jüdischen Mystik, zum Seelenbegriff bei Platon und Aristoteles und zur griechischen Tragödie. Ich versuche dabei, der psychologischen wie der historischen und philosophischen Vielschichtigkeit Rechnung zu tragen, des schönen Gleichnisses von Thomas Mann eingedenk: »[...] ihm [Jaakob] war, als wandelte er auf durchsichtigem Grunde, der aus unendlich vielen, ins Unergründliche hinabführenden Kristallschichten bestand, durchhellt von Lampen, die zwischen ihnen brannten« (Mann, 1943, S. 188).

6 Rückblick eines Psychoanalytikers auf Wesen und Struktur der Seele in der westlichen Geistesgeschichte

6.1 Konflikt als fundierendes Konzept des psychoanalytischen Seelenverständnisses

Was ist das Wesen der Psychoanalyse? Die Antworten auf diese Frage divergieren immer weiter auseinander. Wir finden sie im Betrachten des Hier und Jetzt der Intersubjektivität und der Arbeit an der Übertragung, dem Studium des Widerstandes, dem Verstehen des Seelischen aufgrund der frühkindlichen Entwicklung und der verändernden Macht der persönlichen Begegnung. Ich selbst sehe die Antwort immer noch am besten von Ernst Kris vor über 60 Jahren formuliert: »Psychoanalyse ist die Naturwissenschaft der Seele, ... die Psychologie der innersten geistig-seelischen Vorgänge des Menschen im Konflikt« (Kris, 1975, S. 348f.). Alles, was den Blick von dieser Zentralität von Konflikt abwendet, rückt an die Peripherie der Psychoanalyse. Es gibt andere, ebenso wertvolle, ja für andere Zwecke vielleicht wertvollere Verstehensformen des Seelischen, die nicht dieses Zentrum haben.

Die Psychoanalyse als Behandlungsmethode, als Theorie und als Philosophie beruht auf der a-priori-Prämisse, dass das Seelische am besten durch die systematische Untersuchung von innerem Konflikt zu verstehen sei. Wir können Psychoanalyse als die Methode definieren, welche die Subjektivität systematisch zu untersuchen und zu objektivieren strebt, und zwar spezifisch unter dem Gesichtspunkt einer konsequenten Konfliktanalyse.

Einerseits ist die Psychoanalyse die Behandlung des inneren Konflikts als einer lebendigen Gegenwart in Übertragung und Widerstand; andererseits ist sie die sich ständig weiter entwickelnde und stärker differenzierende Theorie, die den immensen Komplexitäten, der Vielschichtigkeit solcher Konflikthaftigkeit, eben jenen durchhellten Kristallschichten, Rechnung trägt. Der innere Konflikt des Augenblicks dient als Vertreter des ungelösten Lebensproblems.

Dieses Denken in Begriffen vom Konflikt sich im Innern bekämpfender

Kräfte ist tief in der literarischen Tradition im Allgemeinen und der griechischen und jüdischen Denktradition eines dialektischen Zugangs zur Wahrheit im Besonderen verwurzelt. Innerer Konflikt wurde schon in altägyptischen Dokumenten beschrieben, zum Beispiel im »Dialog zwischen dem Selbst und seinem Ba« im Mittleren Reich, um 2000 v. unserer Zeitrechnung (Assmann, 2002b). Wir sehen ihn bei Homer und in den griechischen Tragödien, in der Bibel, im Talmud und im Midrasch als Konflikt zwischen gegensätzlichen Strebungen, »Trieben« (auf Griechisch *epithymíai*, auf Hebräisch *jetzarím*).

Den Begriff »Konflikt« finden wir als Verbalform bei Augustinus: »So stritten in mir zwei Willen miteinander, ein alter und ein neuer, der eine fleischlich, der andere geistig, und ihr Hader zerriss meine Seele« (Augustinus, 8.5). In gleichem Sinne, aber mit anderem Verb: »Darum stritt ich mit mir selbst und war in mir selbst zerspalten.« Zugleich sei dies ein innerer Zwang, der eigenen freien Entscheidung entgegengesetzt: »Diesen Zwiespalt erlitt ich wider Willen.« Dabei handle es sich um eine Vielfalt von inneren Konflikten, die den Willen und damit das Selbstbewusstsein zerreißen (Augustinus, 8.10).

Goethe spricht davon, wie Shakespeare vor allen anderen den inneren Konflikt hervortreten lasse. Sei es in der Dichtung der Antike das Unverhältnis zwischen Sollen und Vollbringen gewesen, das vorherrsche, so sei es in der Moderne das zwischen Wollen und Vollbringen. Das Wollen sei der Geist der neuen Zeit. Shakespeare habe aber als Brücke zwischen der Antike und der Moderne vor allem den Konflikt zwischen dem Sollen und dem Wollen, zwischen einer sittlichen Notwendigkeit und der Willensfreiheit dargestellt (Goethe, 1962, S. 186–188).

Einerseits ist die Psychoanalyse die Behandlung des inneren Konflikts als eine lebendige Gegenwart, in Übertragung und Widerstand; andererseits ist sie die sich ständig weiterentwickelnde und stärker differenzierende Theorie, die den immensen Komplexitäten solcher Konflikthaftigkeit Rechnung trägt.

Psychoanalyse ist als Wissenschaft des Konflikts eine Wissenschaft sui generis, mit einer eigenen Methodik, einem eigenen Zentrum, ihren eigenen Gesetzen, ihrem eigenen Kanon der Beweisbarkeit *(verifiability)* und Widerlegbarkeit *(falsifiability)*, ihrem eigenen Standard dessen, was gut und was schlecht ist, dessen, was taugt oder wirksam ist und was es nicht sein kann. Sie benutzt als Hilfsmittel dafür all die Elemente, die sie von den Naturwissenschaften, von den Geisteswissenschaften, von Kunst und Mythos geborgt hat; doch kann sie auf keine von ihnen zurückgeführt werden.

Der Vorgang des Deutens bei einem Individuum ist der Zugang zum Konflikt des Augenblicks. Dies nicht nur zu einem Konflikt allein, sondern oft zu mehreren in einem gegebenen Moment und das auf mehreren Ebenen und in zahllosen Varianten. Dabei stehen die inneren Konflikte im Vordergrund, obwohl sie geschichtlich nicht auf diese beschränkt sein müssen. All diese Konflikte bezeugen sich durch Gefühle. Manche dieser Affekte sind von schwacher und sich ankündigender Eigenart. Sie haben die von Freud bei der Angst beschriebene Signalqualität (Freud, 1926d), andere erscheinen in massiv bedrohlicher und überwältigender Form, wiederholen sich in stereotyper Gestalt, dringen störend ins ganze Leben ein und lassen sich nicht abwehren. Auf diese Affekte als Hauptmanifestationen des Konflikts an dem »Punkt der Dringlichkeit« werde ich mich konzentrieren: Was sagen mir die verschiedenen Formen der Angst und der Depression, der Wut und des Ressentiments, der Scham und der Schuld jetzt über jene innere Polarität, also über das Warum? Was sind die Formen des Selbstschutzes gegen die negativen Affekte, die Abwehrstrategien und -sequenzen; das Wie? Und wie kann ich dies auf eine so spezifische Weise formulieren, dass der Patient erkennen kann: »Dies stimmt jetzt, es ist wahr für mich«, also spezifisch, nicht im Allgemeinen?

Alles andere wird Mittel zu diesem unmittelbaren Zweck, dem sich ständig wandelnden inneren Konflikt zu folgen und ihn dem inneren Beobachter vorzuweisen, damit die möglichen Lösungen erwägbar werden. Der innere Konflikt des Augenblicks dient so als Vertreter des ungelösten Lebensproblems. So ist denn der Prozess des Deutens eine Form der Heilkunst, die aufgrund wissenschaftlicher Beobachtungen und Verallgemeinerungen vorgeht und sich anhand einer äußerst umfangreichen naturalistischen (d. h. einer die »Natur« der Vorgänge sorgfältig studierenden) Erfahrung herausgebildet hat. Sie ist eine Kunst, die sich vorwiegend des Werkzeuges der Hermeneutik, also der Deutung, bedient. Sie schafft die sinnvolle Verbindung, verknüpft den erzählerischen Faden. Außerdem stellt sie in unzähligen Einzelheiten Kausalverbindungen in Form von regelmäßigen inneren Sequenzen her. All dies steht jedoch im Dienst von etwas Drittem, Übergeordnetem, Autonomem, eben der Lösung von Konflikten.

Konflikt ist ein Begriff, der die zu deutende Sinnhaftigkeit umgreift, nicht umgekehrt. Konflikt existiert bei Tieren, wahrscheinlich schon bei Kleinkindern. Er mag ein innerer oder äußerer, er mag bewusst oder unbewusst sein. Das Hauptinteresse des Analytikers ist auf den inneren unbewussten Konflikt gerichtet; doch ist dieser nur eine Sonderform.

Ganz konkret ist daher die leitende Frage bei der Arbeit nicht vordringlich: »Was bedeutet dies?«, sondern eher: »Welcher ist der Konflikt in diesem Moment?« Letztlich ist der Zweck der analytischen Intervention nicht die Deutung, sondern die Lösung; die Minderung eines pathogenen Konflikts und damit für das Individuum ein freieres inneres Funktionieren. Jedoch muss meines Erachtens diese Problemstellung dialektisch relativiert werden: Denn die Bedeutung, der wir nachspüren, ist eben der verhüllte innere Konflikt.

Dabei scheint es mir immer wieder nötig, zu betonen, dass unsere Hauptaufgabe nicht im Deuten selbst liegt, sondern darin, den Patienten durch unser Fragen sorgfältig dazu zu bringen, sich selbst der für ihn richtigen Deutung zu nähern. Es ist ein Prozess der Enträtselung, der vor allem vom Patienten selbst getragen wird. Unser Anteil an diesem Deutungsprozess besteht dann oft darin, das klar zu fassen und zusammenzufassen, was der Patient erarbeitet hat. Unsere Kunst besteht vor allem im taktvollen und doch pointierten Fragen.

Doch erhebt sich die Frage: Weist der Konfliktbegriff nicht auf Triebe zurück, also auf eine Energetik von einander widerstrebenden Kräften, mithin auf die Biologie? Ich denke nicht. Denn wir können über Wertkonflikte, Konflikte von Ideen, Motivkonflikte, Konflikte zwischen gesellschaftlichen Gruppen sowie Teilen der Persönlichkeit und Konflikte von Gefühlen und inneren Bildern sprechen. Es ist sogar möglich, an Konflikte zwischen verschiedenen Zielen bei Tieren zu denken und die einander bekämpfenden Kräfte in der Physiologie heranzuziehen, vor allem die zwischen Antigen und Antikörper, aber auch an den sich zwischen Narkotika und ihren Antagonisten an den Rezeptoren abspielenden Wettstreit; ein Konflikt, der sich selbst in Zellkulturen nachweisen lässt. Oder man mag an den »Kampf« für Licht und Nährstoffe zwischen den langsam wachsenden, doch feuerresistenten und schließlich riesengroßen Mammutbäumen und den zwischen ihnen rasch aufschießenden Weißtannen denken, der in regelmäßigen Zyklen von Waldbränden »geschlichtet«, zum Ausgleich gebracht wird.

Daher ist Konflikt ein Begriff, der eine theoretische Schlüsselstellung einnimmt und von dem aus sich Vorgänge auf vielen Ebenen neu ordnen lassen – in der Biologie, der Tiefenpsychologie, im Bewusstsein, in der Sozialpsychologie, in der Geschichte und der Kulturphilosophie, selbst in der Erkenntniskritik. In dieser bezeichnet zum Beispiel Edelson es als eine der Grundannahmen des Kanons der wissenschaftlichen Methode, dass »eine Hypothese nicht provisorisch als glaubhaft angenommen wird, wenn sich lediglich positive Beispiele für sie beobachten lassen, sondern erst, wenn die Evidenz sie gegenüber Gegenhypothesen *[rival hypotheses]* begünstigt« (Edelson, 1985, S. 573).

In anderen Worten ist Konflikt einer jener übergreifenden Begriffe – sogar eher eine ganze Denkweise – analog dem einer hierarchischen Ordnung in Systemen. Diese wird von Polanyi (1965, S. 136) so umschrieben: »[...] wir haben eine niedrigere Ebene isolierter Teile und eine höhere Ebene des funktionellen Ganzen, das von den Teilen gebildet wird. Diese höhere Ebene stellt dann den gemeinsamen ›Sinn‹ der Teile dar.« »Höher« bedeutet in diesem Zusammenhang größere Differenzierung und Integrierung, nicht unbedingt »besser«. Polanyi führt weiter aus, dass

> »der von der Biologie wirklich verfolgte Zweck, dank dessen sie ihre Triumphe erzielt, darin besteht, dass sie die Funktionen von Lebewesen durch die Begriffe eines Mechanismus erklärt, der in den Gesetzen der Physik und Chemie begründet ist, aber nicht durch diese Gesetze erklärbar ist« (1965, S. 134).

Das können wir auch in Bezug auf den Konflikt innerhalb eines Systems feststellen: Dessen Polaritäten lassen sich weder auf die niedrigeren oder höheren Ebenen des Diskurses reduzieren, noch durch diese erklären. Das heißt Wert- und Ideenkonflikte lassen sich nicht einfach auf Gefühls- und Triebkonflikte zurückführen, innere unbewusste nicht einfach auf äußere bewusste (noch umgekehrt), psychologische nicht auf biologische usw. Dass sie aber miteinander zusammenhängen, aufeinander – eben wieder dialektisch – verweisen, ist etwas Anderes, Bedeutendes und oft hilfreich für das Verstehen.

Konflikt ist damit eigentlich ein Gegenbegriff zu dem des Systems. Wobei *systema* »das Zusammengestellte, die Vereinigung, die Zusammenfassung, das Ganze« bedeutet.

Das heißt aber auch, Systemanalyse ohne Konfliktanalyse erfüllt nur die Hälfte der Aufgabe. Und umgekehrt soll sich die Konfliktanalyse der richtigen hierarchischen Ebene, auf der das infrage stehende System studiert wird, bewusst sein. Innerer Konflikt entspricht dem System des Intrapsychischen, das am genauesten und sorgfältigsten in dem von der psychoanalytischen Situation gebotenen »Laboratorium« studiert wird. Familienkonflikt lässt sich am ehesten in der für ihre Untersuchung geschaffenen Modellsituation der Konfliktlösung oder in der Familientherapie beobachten. Soziale, kulturelle und philosophische Konflikte haben ihre je eigenen, angemessensten Ebenen der Untersuchung.

Die Akzentverschiebung in den letzten zwei Jahrzehnten vom Intrapsychischen zum Intersubjektiven hat auch ein neues Überdenken des Konfliktbegriffs bewirkt: So wird der innere Konflikt nicht als etwas statisch Gegebenes aufgefasst, sondern als etwas, das sich immer wieder neu im psychoanalytischen Dialog rekonstituiert. Auch hier lässt sich die tiefe Komplementarität beobachten zwischen Intrapsychischem und Interpersonellem. Das heißt, die Persönlichkeit des Analytikers oder Therapeuten spielt eine wesentliche Rolle dabei, welche unbewussten Konflikte wieder erlebt werden können. Ich meine das weniger in dem Sinn, dass es entscheidend wäre, ob zum Beispiel der Therapeut Mann oder Frau, jung oder alt, Einheimischer oder Fremder, von der gleichen Religion oder einer anderen sei, obwohl all diese Merkmalspaare mitspielen. Vielmehr denke ich, die innere Offenheit, die Weisheit, die Freundlichkeit, die Spontaneität, kurzum alle jene unspezifischen Persönlichkeitseigenschaften ermöglichen es, dass sich bestimmte Konflikte lebendig und fühlbar artikulieren können. Noch wichtiger sind aber der technische Takt, die Fähigkeit, das Wesentliche zu spüren, die verborgenen Verbindungen zu sehen und in einer Weise dem Patienten oder der Patientin aufzuzeigen, sodass er oder sie sich nicht gekränkt, nicht beschämt, nicht angegriffen, nicht beschuldigt fühlen.

Dazu gehört, wie ich immer wieder betone, jeden Konflikt von der Abwehrseite aus anzugehen, und dies besonders von der Übertragung der Abwehr her, nicht von der Übertragung der Triebwünsche aus. Von ganz besonderer Wichtigkeit ist dabei immer wieder die Übertragung von Über-Ich-Funktionen auf den Analytiker und Therapeuten.

Klinische Erfahrung lehrt uns, eine solche Betonung von innerem Konflikt in der Therapie übt zumeist eine radikale Wirkung aus. Es entspricht einer Beobachtung, die ich schon oft in die Worte gefasst habe: Man kann fast alles sagen, wenn man es als inneren Konflikt formuliert, ohne dass es vom Patienten als kränkend und damit als empörend oder zerstörerisch erlebt würde. So viel von dem, was wir klinischen Takt und Empathie nennen, besteht gerade darin, den richtigen, gewöhnlich vorbewussten Konflikt anzusprechen, die gegensätzlichen Seiten im Inneren des Anderen, oder allgemeiner in uns überhaupt. Gewöhnlich fühlt sich der Patient damit verstanden. Ausnahmen sind stark paranoid reagierende Patienten, für die schon die Feststellung und Betonung von innerem Konflikt eine so überwältigende Beschämung bedeutet, dass sie davor mit Panik zurückweichen und dann in Zorn, Verachtung und Angriff übergehen.

Dieses Denken in Begriffen vom Konflikt sich im Innern bekämpfender Kräfte verdankt sich weit mehr der literarischen Tradition im Allgemeinen und der griechischen und jüdischen Denktradition eines dialektischen Zugangs zur Wahrheit im Besondern als einfach einem Kernstück von Freuds Theorie und der Ichpsychologie. Überdies ist Konflikt auch wieder nur eine Weise, wie man sich gegensätzliche Kräfte auf jeder Ebene des Geisteslebens vorzustellen hat. Ihre Komplementarität ist ihr notwendiges Gegenstück. Zumeist handelt es sich nicht um ein schroffes Entweder-oder, sondern um ein Mehr-oder-weniger, ein Ausbalancieren, das sich allmählich im Laufe der Behandlung einpendelt – die Idee der Dialektik, die Idee *contraria sunt complementa* und Bohrs Motto: Gegensätze ergänzen einander (Bohr, zit. n. Holton, 1973).

Was meine ich nun mit Dialektik?

6.2 Komplementarität und Dialektik

Durch die Geschichte der Philosophie erstand immer wieder die große Erkenntnis, dass Gegensätze sich nicht immer ausschließen müssen, es sich nicht immer um ein Entweder-oder von scheinbar Unversöhnlichem handelt. Zwar gilt die aristotelische Einsicht in weiten Bereichen, dass Widersprüche logischer Art aufzulösen sind und nicht zwei einander widersprechenden Aussagen zugleich wahr sein können. Dieser Grundsatz der Logik gilt in der Tat weitgehend in den Naturwissenschaften. Doch gerade, wenn es um tiefste Wahrheiten in Natur, Seele und Ethik geht, bedingen und bestimmen sich die Gegensätze gegenseitig; sie ergänzen sich und geben erst zusammen den vollen Sinn. Die von Niels Bohr als Wahrheits-und Wahlspruch geschätzte Aussage Schillers: »Nur die Fülle gibt die Klarheit, und im Abgrund wohnt die Wahrheit« fasst treffend und zusammenfassend diesen vollen Sinn. Ein Ausspruch übrigens, der auf die Antike (Diogenes Laertius) zurückgeht, bestimmt gerade auch uns Analytiker in unserem Denken. Konflikt und Komplementarität machen unseren Stoff, das menschliche Seelenleben, erst verständlich. Die Werte, Kräfte und Instanzen, die sich in unserem Inneren gegenüberstehen und miteinander unablässig ringen, lassen sich nicht zu ausschließlichem Sieg bringen.

Titus, Smith und Nolan (1986, S. 10) definieren:

> »Der dialektische Prozess ist ein Dialog zwischen gegensätzlichen Stellungnahmen: [...] Dialektik ist die Entwicklung des Denkens durch ein Zusammenspiel von Ideen *[the dialectical process is a dialogue between opposing positions [...] dialectic is the development of thought through an interplay of ideas]*.«

»Keine einzelne Stellungnahme ergibt ein vollständiges Verstehen der Wahrheit« (ebd.).

Ogden definiert die Dialektik so:

> »Eine Dialektik ist ein Prozess, in dem je zwei entgegengesetzte Begriffe einander schaffen, informieren, stützen und negieren und beide in einer dynamischen, sich ständig verändernden Beziehung mit dem anderen stehen *[A dialectic is a process in which each of two opposing concepts creates, informs, preserves and negates the other, each standing in a dynamic (ever changing) relationship with the other]*« (Ogden, zit. n. Hoffman, 1994, S. 208).

Judy Kantrowitz sagt, psychoanalytische Ideen sind in einem Glauben an die Dialektik verwurzelt. Die Vertreter der heute sehr einflussreichen »relational analysis«, wie Hoffman, denken dabei insbesondere an die dialektische Beziehung zwischen psychoanalytischer Disziplin und innerlicher und ausgedrückter Teilnahme – »the relationship between psychoanalytic discipline and expressive participation is dialectical in that sense«, die Komplementarität »between the analyst's personal emotional presence and the analyst's role-determined behavior« (Kantrowitz, zit. n. Hoffman, 1994, S. 197).

Diese Dialektik bezieht sich meines Erachtens auf viele Gegensätze, auf intrapsychische gegenüber interpersonellen oder intersubjektiven, auf inneren Konflikt gegenüber äußerem. Sie bezieht sich auch auf Übertragung und Als-ob gegenüber realer Beziehung, auf emotionelle Spontaneität und Selbstenthüllung aufseiten des Therapeuten gegenüber Anonymität, auf Befriedigung gegenüber Frustration, auf Neutralität als Distanziertheit gegenüber der Person und gegenüber Neutralität zwischen den inneren Instanzen, auf Einsicht gegenüber Suggestion und Psychagogie, auf Bestehen auf Rahmen und Disziplin gegenüber der Sicht auf das Wesentliche. Worum es in der Behandlung wesentlich geht, ist dem Patienten den inneren Konflikt in einer Atmosphäre des Vertrauens zugänglich zu machen. Zur Dialektik der Gegensätze gehört dann auch: Defekt gegenüber Konflikt und damit die psychoanalytische gegenüber der psychotherapeutischen Art des Intervenierens und ganz umgreifend, das Prinzip des Verstehens aus dem inneren Konflikt gegenüber dem Verstehen aus der Komplementarität der Gegensätze.

6.3 Der innere Richter

Alle wissenschaftlichen Konstruktionen sind auf Metaphern aufgebaut. Das systematische Studium der Seele stützt sich auf die Metaphern, die der vorliegenden Aufgabe am besten gerecht zu werden vermögen. Ich brauche in meiner klinischen Arbeit Umschreibungen, Metaphern für das Über-Ich, Begriffe wie »innerer Richter« oder »innerer Dämon« oder »Inquisitor«

und manch andere. Die erstere Metapher geht tatsächlich auf Kant zurück. Wir lesen nämlich in der »Metaphysik der Sitten«:

> »Das Bewusstsein eines inneren Gerichtshofes im Menschen (›vor welchem sich seine Gedanken einander verklagen oder entschuldigen‹) ist das Gewissen. Jeder Mensch hat ein Gewissen und findet sich durch einen inneren Richter beobachtet, bedroht und überhaupt im Respekt (mit Furcht verbundener Achtung) gehalten, und diese über die Gesetze in ihm wachende Gewalt ist nicht etwas, was er sich selbst (willkürlich) macht, sondern es ist seinem Wesen einverleibt. Es folgt ihm wie sein Schatten, wenn er zu entfliehen gedenkt. Er kann sich zwar durch Lüste und Zerstreuungen betäuben oder in Schlaf bringen, aber nicht vermeiden, dann und wann zu sich selbst zu kommen oder zu erwachen, wo er alsbald die furchtbare Stimme desselben vernimmt. Er kann es, in seiner äußersten Verworfenheit, allenfalls dahin bringen, sich daran gar nicht mehr zu kehren, aber sie zu hören kann er doch nicht vermeiden« (Kant, 1983, 2. Teil, § 13, A. 100).

Kant spricht deshalb von der »zwiefachen Persönlichkeit«, vom »doppelten Selbst, einerseits vor den Schranken eines Gerichtshofes, der doch ihm selbst anvertraut ist, zitternd stehen zu müssen, anderseits aber das Richteramt aus angeborener Autorität selbst in Händen zu haben« (ebd., S. 573–574). Dieser innere Richter müsse sowohl ein »Herzenskündiger« sein wie auch »allverpflichtend«, nämlich als Repräsentant Gottes gelten.

Doch fast seit Beginn schriftlicher Urkunden finden wir Hinweise darauf, was wir mit dem psychoanalytischen Über-Ich zu erfassen versuchen. In der altägyptischen Literatur ist das Prinzip der Ma'at, »der Gerechtigkeit, Wahrheit und Ordnung«, »das Ideal der gerechten Ordnung«, umgreifend (Assmann, 2000, S. 104, 182), einer Ordnung, die im Inneren des Herrschers inkarniert ist, Platons *nomos empsychos* (Platon, zit. n. Assmann, 2000, S. 182). Es ist sowohl immanent wie transzendent als Prinzip der *iustitia connectiva*, des »inneren Zusammenhang[s] einer funktionierenden Weltordnung« (Assmann, 2000, S. 186): Ma'at steht über den Göttern und bestimmt sie von innen her und zugleich wirkt sie als soziales und intrapsychisches Prinzip der ausgleichenden und ordnenden Gerechtigkeit, innerlich symbolisiert durch die Vorstellung des *Ka*, des »Gewissens oder sozialen Selbst«. Überdies finden wir schon die Nebeneinander- und Gegenüberstellung von zwei gegensätzlichen Aspekten des Über-Ichs in diesem ägyptischen »Strukturmodell«. Diesen Ausdruck zu gebrauchen ist freilich etwas verwegen, denn wir hören von den verschiedenen Teilen der Persönlichkeit, so wie sie sich während des langen Prozesses von Sterben, Tod und Wiedergeburt voneinander trennen. Ich zitiere aus Assmanns *Tod und Jenseits im alten Ägypten* (2002b, S. 137) eine Passage, in der die beiden Entitäten »Herz« und »Ka« miteinander verglichen werden:

> »Wie das Herz gehört [...] auch der Ka zum moralischen und damit sozialen Aspekt der Person [...]. Der Ka [bezeichnet] nicht die physische Lebenskraft, sondern die moralische Personalität, den ›normativen‹ Doppelgänger, fast eine Art Über-Ich, mit dem sich die sozialen Kategorien von Ehre, Würde und Status verbinden, genau wie mit dem Herzen die Kategorien der Tugend und Gerechtigkeit.«

Wir können in dieser Doppelheit der moralischen Aspekte der Persönlichkeit klar den Schamteil des Über-Ichs und seinen Schuldteil unterscheiden.

Hinweisen darauf, was wir mit dem Über-Ich bezeichnen würden, begegnen wir bei Sokrates in der stillen inneren Stimme des *daimónion*, also des »kleinen Gottes«, und in vergleichbaren Begriffen in der rabbinischen Tradition (die *bat qol,* »die Tochter einer Stimme«, gemeint als »ein Stimmchen«, und *demút de'iqón,* das »Gleichnis eines Bildes«, eine veräußerlichte Repräsentation des warnenden Gewissens, nämlich als eine flüchtige Erscheinung).

Überdies gibt es eine andere, sehr wichtige Form, sich die historischen Über-Ich-Vorläufer vorzustellen, nämlich der Begriff des Gottes oder der Götter. Was wir unter den Über-Ich-Funktionen subsumieren, kann alles in den verschiedenen Formen, die die Gottheit annimmt, gefunden werden. In der jüdisch-christlichen Fassung des Gottesbegriffs liegt die Betonung sehr stark auf der Gewissensseite des Über-Ichs auf Gerechtigkeit, Sünde, Verurteilung, Verzeihung und Erlösung. In der griechisch-römischen Welt ist die Aufmerksamkeit hingegen viel mehr auf den Ich-Ideal-Teil des Über-Ichs gerichtet, in Form von verschiedenen Tugenden und Fähigkeiten *(aretái)*: Schönheit, Stolz, Adel, Kunstfertigkeit, Pfiffigkeit und Macht und damit die wichtige Rolle, die Sichtbarkeit, Verhüllung und Scham spielen. Bestrafung erfolgt durch Verwandlung. Die Ehre muss zentral und vor allem anderen aufrechterhalten und verteidigt werden. Diese Dualität und Dialektik des Schamanteils und des Schuldanteils des Über-Ichs, ihre Gegensätzlichkeit und ihre Komplementarität, ihr Hin und Her, wurden in der psychoanalytischen Über-Ich-Analyse lange sehr vernachlässigt, fast ganz übersehen und immer wieder verschüttet. Erst etwa in den letzten 20 Jahren hat sich das, zumindest in der amerikanischen Psychoanalyse, etwas zu ändern begonnen.

Doch zurück zum Gedanken des Über-Ichs als moderner Fortsetzung der Gottesvorstellung: Tatsächlich können wir feststellen, dass das Über-Ich die Säkularisierung der Gottesidee ist. Es ist ein bewusster und unbewusster innerer Gott, wie wir das auch im Kantzitat erkennen. Ethik und Werthierarchien, zum Beispiel in Form einer Wertepyramide, wie sie der deutsche Philosoph Max Scheler vor etwa 80 Jahren ausgearbeitet hat, stellen in der Tat einen sehr wichtigen Teil eines solchen Gottsystems dar, erfassen aber bei Weitem noch nicht das gesamte Über-Ich-Konstrukt.

Verfolgen wir nun diese Vorstellungen von der Innenwelt als Ort des Kampfes und Widerstreitens verschiedener Seelengestalten und damit des Vorherrschens von Konflikt als konstituierend für die menschliche Existenz zurück in der Geistesgeschichte des Westens.

6.4 »Der äußerste Konflikt« in Platons Bild der Seele und Aristoteles' Begriff der Entelechie

Viele der Seelenvorstellungen der abendländischen Geisteswelt (im 7. Kapitel werde ich eine wichtige Brücke zwischen Moderne, namentlich der Psychoanalyse und tiefer Vergangenheit im Zohar aufzeigen), bei denen es um eine Dreifachheit der Seele geht. Sie weisen letztlich auf die Dreiteilung der Seele, so wie sie Platon im *Phaidros* und im *Staat* vorgenommen hat, zurück: Die Seele gleiche der zusammengewachsenen Kraft eines geflügelten Gespanns und seines Wagenlenkers, erzählt uns der platonische Sokrates im berühmten Gleichnis des Dialogs Phaidros.

> »Und zwar, was uns betrifft, so lenkt der Führer ein Doppelgespann; sodann ist ihm das eine der Rosse sowohl selbst edel und gut als von solcher [edler] Abkunft, das andere aber sowohl von gegenteiliger Abkunft als selbst das Gegenteil. Schwierig ist da notwendig die Wagenlenkung bei uns [...]. Denn das mit Schlechtigkeit behaftete Ross, wenn es von einem der Wagenlenker nicht gut genährt worden ist, beugt sich und drückt schwerfällig zur Erde hinab. Da ist nun wahrlich einer Seele Leiden und äußerster Konflikt auferlegt *[entha de ponos te kai agon eschatos psyche prokeitai]*« (Platon, 1925, Phaidros, 247b).

Kosmischer Gegensatz und Kampf wird so zum innerseelischen Widerstreit ewiger Kräfte; das menschliche Dasein zerfällt in heftige Gegensätze; denn das Sein als Ganzes erscheint gespalten. Der eine Teil, das nach unten reißende Pferd, sind die *epithymíai*, die Begierden, der zweite, das edle, nach oben strebende Ross, die moralisch-ethischen Aspirationen, Werte und Ideale, *thymós*, und der dritte Teil, der mühsam die Zügeln haltende Wagenlenker, ist das *logistikón*, der *noûs*, der Geist der Vernunft.

In der *Politeia*, dem »Staat«, zeichnet Platon ein Bild der Seele als ein zusammengesetztes Ungeheuer:

> »So schaffe dir denn einmal erstlich eine Gestalt eines mannigfach zusammengesetzten und vielköpfigen Ungeheuers, das rundum Köpfe von teils zahmen, teils wilden Tieren hat, dabei imstande ist, sich in alle diese Tiere zu verwandeln und auch alle diese Tiere aus sich zu erzeugen […]. Dann schaffe dir zweitens eine Gestalt eines Löwens, drittens in Menschengestalt einen Engel; denke dir dabei die erste Gestalt bei Weitem als die größte, die zweite auch der Größe nach als die zweite […]. Diese drei Geschöpfe verbinde nun zu einem, sodass sie irgendwie miteinander verwachsen sind« (Platon, 1991, S. 588, übers. Wiegand, leicht modif.).

Der ungerechte Mensch stärke nun durch Schwelgerei die Chimaera, das vielgestaltige Ungeheuer, und den Löwen und schwäche den Engel so, dass dieser sich dorthin schleppen lasse, wohin ihn jene beiden Tiere reißen. Wenn er nicht eines an den anderen gewöhne und versöhne, zerbeißen, bekämpfen und fressen sie einander auf. Der gerechte Mensch hingegen stärke den Engelteil so, dass er jenes vielköpfige Ungeheuer zu zähmen vermöge,

> »indem er dem Ackerbauern gleich die guten Triebe nährt und pflegt, die wilden am Emporwuchern hindert, an dem Mut des Löwen sich einen Gehilfen erzieht, für die Bildung aller Seelenbestandteile zusammen Sorge trägt, sie untereinander sowohl wie sich selbst befreundet und in diesem Zustand erhält« (Oates, S. 35–36).

Zugleich ist diese Dreiheit, eine komplexe Einheit, zusammengewachsen, *sýmphyton* (ebd.).

Wenden wir uns nun Aristoteles zu, so wird die Seele durch vier Fähigkeiten oder Funktionen, also nicht Strukturen, definiert *(hóristai)*: der Funktion der Ernährung, *threptikón,* und damit auch der der Fortpflanzung, der Funktion der Wahrnehmung, *aisthetikón,* und damit auch der Begierde, der des Denkens, *dianoetikón,* und der der Bewegung, *kínesis* (Aristoteles, De Anima, 413). Diese letztere aber wird durch das Streben und das Denken bewirkt, ist also abgeleitet (ebd., 433). Der Seelenbegriff befasst sich also nicht mit Konflikt, sondern richtet sich auf das Erreichen von Vollkommenheit, auf die Harmonie der verschiedenen Teile des Seelischen: Die Entelechie, die vollständige Verwirklichung des eigenen, besonderen Wesens, das »Haben der Vollkommenheit,« »das Ziel, to télos, in sich selbst zu haben« (*Oates*, S. 82). Es ist die Vervollkommnung der je eigenen Natur.

Das Gegenteil von *Entelecheia* ist *Stéresis,* der Mangel dessen, was ein Ding haben könnte, also in unserer Psychologie der Defekt, das Defizit. Eine Psychologie der Selbstverwirklichung, Harmonie und Überwindung von Entwicklungsdefekten steht in der aristotelischen Tradition, während eine Konfliktpsychologie die platonische wieder aufnimmt. Die Erstere erkennen wir bei Jung, bei Kohut und in der gegenwärtigen Forschung der frühen Kindheit, die Letztere in der Freud'schen Tradition.

Doch nehmen wir den Leitfaden des Konfliktes, der uns vom psychoanalytischen Menschenverständnis rückwärts führt, von Neuem auf, so sehen wir hinter Platon das tragische Begreifen des Menschen. Auch dieses ist nicht einfach ein Ding der Vergangenheit. Es lebt und webt im Freud'schen Verstehen der Seele und damit in der ganzen Praxis der Psychoanalyse weiter.

6.5 Das Wesen des Tragischen

Das allgemein menschliche Problem, dem sich die Tragödie stellt, ist der Konflikt zwischen hohen Werten, zwischen großen Idealen und Pflichten. Dieser Konflikt, den wir alltäglich, ja jeden Augenblick, in feiner Form in uns selbst wahrnehmen, wird dann unlösbar, wenn diese Werte als ausschließliche erlebt, also absolut gesetzt werden. Absolutsetzung der Gerechtigkeit oder der Ordnung, der Liebe oder der Selbstbehauptung, der Ehre oder der Verpflichtung anderen gegenüber, der Maßlosigkeit im Dienst dieser Werte und Pflichten. Hinzu kommt die zwanghafte Herbeiführung gerade dessen, was man am meisten zu vermeiden versucht. Vor allem erscheinen massive Konflikte zwischen gegensätzlichen Idealen, Verpflichtungen und Loyalitäten als zentrale tragische Konflikte. Die Tragödien entstammen aber dem Mythos.

Das mythische wie das neurotische Denken durchwirkt die Trias von Absolutsetzung, Polarisierung (Gespaltenheit) des Selbst- und Welterlebens und der Zwanghaftigkeit. Das Besondere des Tragischen ist, dass der Dichter, die Zuschauer und am allermeisten der Chor, im Gegensatz zu den Protagonisten, einen Standpunkt außerhalb dieser Trias einnehmen und nicht in ihr verhaftet bleiben. Die Verbindung zwischen Held und Publikum ist doppelt: Sie besteht einerseits in der Identifizierung mit der mythischen Absolutsetzung eines Ideals, mit der mythischen Spaltung in absolut Gutes und absolut Böses und mit derer völligen Aufhebung innerer Freiheit. Sie wird durch die Verkettung von innerer und äußerer Kausalität erzwungen. Damit meine ich, dass all dies Teil von uns ist und zugleich unser Problem. Andererseits wird das Verbundensein durch den Verlauf der tragischen Handlung hin zum Schmerz geführt und zur Verschuldung und Erniedrigung. All dies wird schließlich zur Belehrung und Einsicht, dem »Lernen durch Leiden«, der »tragischen Verwandlung«, wie es George Eliot genannt hat. Es ist die Doppelheit der Schau – die Maßlosigkeit des Helden gegenüber der Mäßigung des Chores – die das Mythische relativiert und befreiende Erkenntnis bedeutet. Damit soll die Distanz von Dichter, Chor und Zuschauer gegenüber Absolutsetzung, mythischer Polarisierung und Zwang erreicht werden. Die Distanz soll der Identifizierung entgegenwirken. Die Identifizierung und Verbundenheit mit dem Protagonisten gründet in der Bewunderung für seine Größe und Vornehmheit und im Mitleid für sein Leiden und seinen Schmerz, in der stellvertretenden, exemplarischen Natur seines Schicksals. Stellvertretend und beispielhaft wofür, können wir uns hier fragen? Für die gewaltigen Anteile unseres Innenlebens, die sich in unlösbaren Konflikten aufreiben, wie es bei Hiob (7.1) heißt: »Ist nicht ein Kriegsdienst des Menschen Los auf Erden?« Also der äußere und der weit stärkere innere Kampf *(haló tzavá le'enósch alei-áretz?)*. Somit stehen die tragischen Helden und die Hauptgestalten der Tragödie für die hauptsächlichen Gestalten innerer Konflikte und für die Hauptkonfigurationen menschlicher Konflikthaftigkeit überhaupt. Andererseits tritt der Chor für das Prinzip der Mäßigung ein, für die stellungnehmende und entscheidende, die Proportionen wahrende und das Ferne wie das Nahe zu versöhnen suchende Vernunft. In Worten des psychoanalytischen Strukturmodelles ausgedrückt, einer Sonderform des Begreifens des Innenlebens als eines inneren, unlösbaren, unbewussten Konfliktes, handelt es sich bei den Protagonisten der Tragödie um alle die in Konflikten einbezogenen, archaischen, weitgehend unbewussten Anteile, vor allem von Es und Über-Ich. Darüber hinaus betrifft es in gewissem Maße auch das Ich selbst, nämlich seine Abwehrfunktionen, während der Rahmen des Chores sich auf den beobachtenden, auf den sich selbst reflektierenden, entscheidenden und vernunftbestimmten Ich-Anteil, den Sitz von Autonomie, Wahl und Willensentscheidung bezieht. Die Gegensätzlichkeit dieser Konflikte zwischen dem Selbstteil, der von tiefen inneren Konflikten überwältigt wird und dem Teil, der sich bemüht, dieser Konflikte Herr zu werden, weist auf einen gewaltigen, die menschliche Geschichte immer wieder bestimmenden Kampf hinaus.

Das Tragische ist der Übergang vom Mythischen ins Philosophische. Der Glaube an die absolute Wahrheit wird durch das Sehen der unauflöslichen Gegensätzlichkeiten und ihrer Relativität ersetzt. Und doch sagt uns die Tragödie, das Tragische überhaupt: *Nostra res agitur,* diese Spannung, dieser Grundkonflikt, die Neigung zum Mythischen, Absoluten, Zwanghaften und zur gespaltenen Wirklichkeit, die gehen uns doch alle an, die hausen ja in uns selbst, die bedrohen uns alle jederzeit. Keiner von uns vermag ihnen allezeit zu entgehen. Es ist das menschliche Schicksal überhaupt, das von ihnen geprägt wird, weil es eben aus dem Wurzelreich des Tragischen emporwächst.

Das Mythische ist vorwiegend der Spiegel des archaischen Gewissens. Der Wiederholungszwang verbindet das Mythische mit dem Neurotischen. Bei beiden sind es Konflikte innerhalb des Gewissens – Kämpfe zwischen Göttlichem und Göttlichem – die die dynamische Notwendigkeit der Wiederholung erzwingen.

Das tragische Denken bricht mit dieser Befangenheit: Es konstatiert den Konflikt, es führt ihn zum bitteren Ende, indem es ihn verabsolutiert; aber es weist über den Konflikt hinaus: zum Nachdenken über Maß und Maßlosigkeit, zur Wortwerdung der Affekte und Begierden, zur Hierarchie von lebensbestimmenden Werten. Was Nietzsche als den Tod des Tragischen beklagt (z. B. bei Euripides), ist in Wirklichkeit seine Größe, dass es jenseits von Grenzenlosigkeit und Überschwang tritt, dass es also tapfer dem Tod begegnet und ihn nicht zu überwinden wähnt.

Warum ist aber das mythische Denken so wirksam und so verführerisch? Es befriedigt diese Fantasie: Wenn ich gut bin und mich mit den Mächten des Guten und der Reinheit verbinde, werde ich endlich Heilung finden, denn es besteht – trotz allem und wirklich – eine absolute Gerechtigkeit. In der Tragödie schwingt diese Urhoffnung des Menschen mit, dass es bei allem Leiden und bei aller empörenden Ungerechtigkeit doch eine ausgleichende kosmische Gerechtigkeit gebe. Dies ist ein für das Tragische so unerlässlicher Wert. Dem Loyalitäts- und Gewissenskonflikt ist die Beschäftigung mit dem Thema der Gerechtigkeit implizit oder explizit, eigen. »Geht es um Recht – wer will ihn vorladen?« (Hiob, 9.19), heißt es in einer der tragischen Dichtungen und Mythen der Bibel, dem Buch Hiob.

Das Tragische führt in der Suche nach Gerechtigkeit und der Absolutsetzung der Gerechtigkeit schließlich zum Scheitern dieser Erwartung. Das spezifisch Tragische ist das Suchen nach einer unbedingten Gerechtigkeit. Es ist der Schrei nach der Vermenschlichung des Göttlichen und dem Anrufen eines Du, das, aller Evidenz zum Trotz, gerecht wäre. Doch ist diese Suche vergebens, sie führt zur Verzweiflung darüber, dass es eine solche transzendente Gerechtigkeit und Rechtsprechung im menschlichen Sinne nicht gibt, sondern »der Weg der Welt« unmenschlich, also ungerecht ist und »die tödliche Wunde« unheilbar erscheint. Metaphorisch gesprochen führt diese Suche zu dem Ausblick aus dieser Verzweiflung auf einen fernen, dem tragischen Menschen unerreichbaren Gipfel.

Das Infragestellen der jenseits des Menschlichen gültigen Gerechtigkeit und aller anderen im mythischen Bewusstsein als unbedingt gesetzten Werte sowie das Suchen nach der tiefen, wirklichen, doch der Fairness entgegengesetzten »Gesetzlichkeit« wird zum eigentlichen Beginn der philosophischen Ergründung. Und auf diesen Neubeginn zielt das Tragische. Es wächst aus dem Glauben-Wollen an das Göttliche und es führt zum Zerbrechen dieses Glaubens und es zeigt darüber hinaus.

So können wir das Tragische als Kampf zwischen Gerechtigkeit und Weisheit verstehen, genauer noch: zwischen der verzweifelten Suche nach absoluter Gerechtigkeit und dem Annehmen-Können der Grenzen. So wird es zur philosophischen Einsicht, dass zwar die menschliche Gemeinschaft gerecht sein kann, doch das Schicksal niemals! Die Entscheidungen des Einzelnen und seine Haltung bestimmen sein Geschick mit, doch weiß er nicht, ob zum Guten oder zum Übel, oft auch nicht, ob zur Schuld oder zum Recht, zur Vernichtung oder zum Aufbauen. Je mehr er aber einem Absolut folgt und sich entschließt über das Maß hinauszugehen und versucht, all dem, was dem Wollen entgegensteht, entgegen zu treten, desto größer das Leiden. Damit rückt aber der Konflikt zwischen Maßlosigkeit und Maßhalten ganz ins Zentrum: dem Streben, alle Grenzen in Erkenntnis, Macht, Ehre und Geliebt-Werden zu überschreiten, und der Pflicht, das Erleben und Handeln nach rationalen Regeln zu ordnen, also dem Verlangen nach Ordnung und Maß. In unseren Begriffen ausgedrückt: zwischen Narzissmus und Integration, zwischen Lustprinzip und Realitätsprinzip.

Dasselbe gilt für das Therapeutische: Auch da schwingt die Erwartung mit, der Analytiker möge als Garant einer tieferen Gerechtigkeit wirken und das Unheil der Vergangenheit, die Schwere des erlittenen Traumas ausgleichen. Die Therapie wird dann zur Arena des tragischen Protests und des Unterliegens. Erst allmählich dämmert die Einsicht, dass der Therapeut der Vertreter einer neuen, anderen Gerechtigkeit und Gesetzlichkeit ist, die zwar jenseits der äußeren Gerechtigkeit steht, aber sehr viel damit zu tun hat, sich selbst gegenüber gerecht zu sein. Das bedeutet im tieferen Sinne zu lernen, auf sich selbst zu hören und ehrlich zu werden. Diese Art der Gerechtigkeit ist durchaus individuell, zeitbedingt und damit relativ. Der gute Analytiker geht über die Absoluta und das Zwingend-Zwanghafte (die »Ananke«), die allem Absoluten im Seelischen eigen ist, hinaus; er erkennt die ihnen unweigerlich innewohnende Tragik.

Eine kalte Objektivität ist bei diesem »Agon« unmöglich. Denn Konflikt, Entscheidung und Leiden bleiben im Rahmen intensiver Affekte; sie können nicht objektiviert und intellektualisiert werden. Das Philosophische bleibt ebenso sehr wie das Mythische leidenschaftlich vom Pathos erfüllt. Das Paradox des Leidens, der Schuld, des Bösen lässt sich nicht überwinden. Wir alle leiden daran.

So wäre dann die »Botschaft« des Tragischen: Man kann beladen sein mit Schuld und Scham und doch der Sympathie und Identifizierung anderer teilhaftig werden. Trotz der Ungerechtigkeit, trotz des Bösen gibt es eine Solidarität, die Zuschauer und Helden verbinden. Man ist nie nur draußen und auch nie nur drinnen. Es ist eine doppelte Sicht, ein Übergang des tragischen Konflikts in die Komplementarität Die Überwindung des Konflikts ist vorläufig und paradox. Es gibt weder Rechtfertigung noch Entrinnen, weder endgültige Versöhnung noch Ausflucht: Das Tragische gehört zum Wesen des Menschen.

7 Mythos, Mystik und Midrasch

7.1 Das mythische Denken

Assmann (2002a, S. 78) definiert: »Mythos ist die zur fundierenden Geschichte verdichtete Vergangenheit [...]. Mythos ist der (vorzugsweise narrative) Bezug auf die Vergangenheit, der von dort Licht auf die Gegenwart und Zukunft fallen lässt.« »[N]ur die mythische Zeit ist die Zeit des Werdens, während die historische Zeit nichts anderes als die Fortdauer des Gewordenen ist. Als solche [...] entspricht sie vollkommen der ›ewigen Gegenwart‹ totalitärer Regime« (ebd., S. 75). Das mythische Denken aber untersteht, wie Freud und Cassirer und seit ihnen viele andere ausführten, bestimmten Formen des Denkens, das wir aus der Psychoanalyse als »Primärprozessdenken« kennen.

Das Mythische ist der Grund und Boden, aus dem das Tragische wie auch das Mystische und das Allegorische des Midrasch gewachsen sind und noch immer und wieder wachsen. Es ist aber auch das Gegenstück im großen Geschichtlichen und für die Mächte unserer Innenwelt und damit für die Katastrophen seelischer Erkrankung, bei denen die Konflikte nicht mehr bewältigt werden können.

Dies spricht für die Radikalität und Absolutheit des Konflikts, dem wir sowohl beim Einzelnen wie in den Kulturen als besonderes Verhängnis immer wieder begegnen. Das bedeute: Je schwerer die Konflikte, desto mehr werden die Glieder der Konflikte zu Trägern von Absolutheitsansprüchen. Absolutheit ist aber eines der Kennzeichen mythischen Denkens. Doch besteht dieses mythische Denken aus weit mehr als diesem Stigma der Absolutheit.

Mythos kann am besten als ein elementarer Glaube an die konkrete Gültigkeit einer metaphorischen Erzählung beschrieben werden. Das mythische Denken bezieht sich auf eine ganze Weltanschauung und besteht aus den logischen Grundkategorien, die Freud als solche des Primärprozesses bezeichnet hat. Cassirer hat diese in gültiger Weise systematisch dargestellt.

Das mythische Denken ist das kulturelle und soziale Äquivalent des innerpsychischen Primärprozesses. Was für den Einzelnen gilt, ist auch wahr im Großen: Je schwerer die zu bewältigenden Konflikte sind umso ausgeprägter ist die Herrschaft dieser Art des Denkens. Auch hier begegnen wir wieder den in der Psychopathologie der schweren Neurosen angetroffenen Grundphänomenen von Absolutsetzung, Spaltung und vor allem der Unwiderstehlichkeit des inneren Zwangs. Hinzu kommen intensive Affekten wie Angst, Schmerz, Ressentiment, Scham, Schuld, Zorn, Ekstase und Versöhnung, außerdem der uns oft erzwungen erscheinende Versuch, eine neue Einheit des Verstehens zu schaffen.

Die Hauptprinzipien des mythischen Denkens und damit auch des Primärprozesses fasste ich eingehend in *Die zerbrochene Wirklichkeit* (1989) zusammen und wiederhole sie jetzt nicht. Das Denken des Mythos setzt sich in einer besonderen Form der erzählerischen Exegese der Bibel fort, nämlich dem Midrasch.

7.2 Die Welt des Midrasch

Was bedeutet Midrasch?

Auf der Tradition des Lernens, wie sie sich im Riesenwerk des Talmuds niederschlug, baute sich die reiche Tradition des Midrasch auf. Das Wort ist abgeleitet vom Verbum *darásch (lidrósch),* »Suchen«, und bedeutet »Deutung«, aber auch »Kommentar«, »Studium«, »Predigt«. Das Lehrhaus, oft auch die Synagoge wird Beth-ha Midrasch, das Haus des Lernens und Lehrens, des Studierens, genannt oder im Jiddischen *Schul.* Bei Midraschim handelt es sich um erzählerische Weiterdeutungen der biblischen Gedankenwelt. Der Midrasch muss allegorisch genommen werden: Er illustriert das Abstrakte durch etwas Konkretes.

Die bedeutendste Sammlung von Midraschim ist Midrasch Rabba, der ungefähr zur Spätzeit der Redaktion des Talmuds, also im 7. Jahrhundert unserer Zeitrechnung in Babylonien verfasst wurde. Aber Midrasch ist ein Genus der Deutung, das sich durch die Jahrhunderte weiterpflanzte. Die engere Bedeutung ist die Exegese in erzählerisch-allegorischer Form einer Bibelstelle. Die weitere Bedeutung des Wortes bezieht sich auf Erzählungen, die an die Welt von Bibel und Talmud anknüpfen und eine tiefe Wahrheit allegorisch ausdrücken

Ich gebe mehrere Beispiele (z. T. meinem Buch *Die Ideen- und Wertewelt des Judentums* [2001a] entnommen):

Die grundlegende Dualität von Liebe und Gerechtigkeit im Gottesbild, eben ihre Dialektik, wird in den folgenden Ausdeutungen der doppelten Schöpfungsgeschichte angesprochen; zugleich stellen sie die vernichtende Absolutheit des inneren Richters, des archaischen Über-Ichs, radikal infrage. In der ersten Schöpfungsgeschichte (I.1) heißt es: »Gott, Elohim, schuf Himmel und Erde.« Der Gottesname Elohim stehe für Gott als Richter (*elohim* wird später in der Thora auch für menschliche Richter gebraucht) »nach dem Maß der Gerechtigkeit« (*bemiddát haddín,* nach Raschi), während es in der zweiten Schöpfungsgeschichte (2.4) JHWH Elohim heißt. JHWH stehe für Barmherzigkeit *(rachamim)*. Raschi (1946) erklärt dazu: »Er sah, dass die Welt nicht Bestand hätte, wäre sie nur nach dem Maß der Gerechtigkeit. Er gab dem Maß des Erbarmens den Vorrang und verband es mit dem Maß des Rechts.«

Dazu (und zur selben Stelle Gen., 2,4) gibt es nun den folgenden Midrasch (Midrasch Rabbah, Gen., 12,15):

> »JHWH Elohim: Dies ist wie ein König, der leere Gläser hatte. Es sagte der König: ›Wenn ich heißes Wasser in sie gebe, brechen sie. [Gieße ich] kaltes [hinein], brechen sie.‹ Was tat der König? Er mischte das warme mit dem kalten und füllte sie und sie blieben bestehen. Also sprach der Heilige, gepriesen sei er: Schaffe ich die Welt in der Dimension der Barmherzigkeit, werden ihre Sünden groß sein. [Schaffe ich sie] in der Dimension des strengen Rechts, wie kann die Welt bestehen? Doch ich erschaffe sie auf Grund von Recht und auf Grund von Barmherzigkeit, auf dass *[wehalwai!]* sie bestehen bleiben wird!«

Ein Midrasch mit ähnlichem Sinn bezieht sich auf die Szene, wo Abraham Gott um Barmherzigkeit für die Leute von Sodom anfleht: »Ferne sei es von dir, solches zu tun, den Gerechten mit dem Gottlosen zu töten« (Gen.,18,25). Rabbi Acha erklärte dazu: »Du hast doch geschworen, keine Sintflut mehr über die Welt zu bringen. Willst du deinen Eid umgehen – nicht eine Sintflut von Wasser willst du bringen, doch eine Sintflut von Feuer? Dann bist du deinem Schwur nicht treu geblieben.« Rabbi Levi sagte: »Der aller Welt Richter ist, sollte der nicht Recht üben?« (Gen., 18,25). »Willst du, dass die Welt Bestand haben soll, so kann es nicht Recht geben. Willst du Recht, so kann die Welt nicht Bestand haben.«[18] Doch du willst die Schnur an beiden Enden halten und wünschest sowohl das Bestehen der Welt wie das der Ge-

18 »Im olám ata mevaqésch, en din; we'im din ata mevaqésch, en olám.«

rechtigkeit. Wenn du nicht ein wenig nachgibst, kann die Welt nicht Bestand haben« (Midrasch Rabba, zu Gen., XXXIX,6).

Im 4. Buch Moses 27:16 wird JHWH »der Gott der Geister für alles Fleisch genannt *[Elohé haruchót lekol-bassár]*.« Raschi erklärt dazu: »[Moses] spricht vor ihm: ›Herrscher der Welt! Enthüllt ist vor dir der Sinn [das Verstehen] jedes Einzelnen *[da'ató schel kol echád we'echád]*, und keiner ist dem anderen ähnlich. Ernenne über sie einen Führer [Leiter, *manhíg*], der jeden Einzelnen je nach seinem Sinn [Verständnis] duldet *[schejehé sovél kol echád we'echád lefi da'ató]*‹.« (Riskin, 2000, 28, S. 7).

In Prediger 7,13 (Zwingli-Bibel: 14) steht: »Betrachte das Walten Gottes! Wer kann gerade machen, was er gekrümmt hat?«

Dazu sagt der Midrasch Rabbah:

> »Als Gott den ersten Mann geschaffen hatte, nahm er ihn und brachte ihn zu allen Bäumen des Garten Eden. Er sagte ihm: ›Schau auf meine Werke, wie schön und wunderbar sie sind! Alles, was ich geschaffen habe, habe ich geschaffen für dich. Gib acht, dass du meine Welt nicht verdirbst und zerstörst! Denn wenn du sie verdirbst, gibt es niemanden, der sie nach dir wieder richtigstellen kann.‹«

Als Moses die Schafe seines Schwiegervaters am Berge Horeb weidete, heißt es in Exodus 3,2: »Da erschien ihm der Engel des Herrn in einer Flamme aus Feuer in der Mitte des Dornbusches, und er schaute, und siehe da, der Dornbusch brannte im Feuer, aber der Dornbusch wurde nicht verzehrt.« Dazu gibt es eine Reihe von Midraschim. Ich wähle nur diese drei aus: Rabbi Elieser sagte:

> »So wie der Dornbusch der niedrigste aller Bäume in der Welt ist, so war Israel in Ägypten niedrig und demütig; daher offenbarte sich ihnen Gott und erlöste sie; wie es heißt: ›Darum bin ich herniedergestiegen, sie aus der Gewalt der Ägypter zu erretten‹« (Exodus, 3,8).

Rabbi Jose sagte:

> »So wie der Dornbusch der stachligste aller Bäume ist und kein Vogel, der hineinfliegt, unbeschadet wieder herauskommt, so war die Sklaverei in Ägypten vor Gott schlimmer als alle anderen Verknechtungen in der Welt, wie es heißt: ›Und der Herr sprach: Ich habe das Elend meines Volkes in Ägypten wohl gesehen.‹ [...] Man deutet, dass das himmlische Feuer wie in Palm-

> zweigen aufwärts schießt, brennt, aber nicht verzehrt und von schwarzer Farbe ist […]. Warum zeigte Gott Moses ein solches Symbol? Da Moses bei sich gedacht hatte, die Ägypter würden Israel verschlingen. Deshalb zeigte Gott ihm ein Feuer, das brannte, aber nicht verschlang und bedeutete ihm: ›So wie der Dornbusch brennt und nicht verzehrt wird, so werden die Ägypter es nicht vermögen, Israel zu vernichten.‹ «

Doch gibt es auch eine weitere Bedeutungsfassung von Midrasch, nicht als direkte Ausdeutungen eines biblischen Satzes, sondern mehr im Sinne einer Geschichte, um eine metaphysische Wahrheit in konkreter Weise zu erläutern. Ich gebe zwei aus dem Zohar, dem Hauptwerk der jüdischen Mystik:

Als Moses in das Reich des Göttlichen stieg, um die Thora zu empfangen, streifte der Regenbogen seinen Strahlenglanz ab, der »im Bilde der Ehre Gottes« ist (Ezechiel, 1,28), und gab ihn Moses zu seinem Schutz. Nur mit der Kleidung des Regenbogens war Moses fähig, »hinaufzugehen und zu sehen, was er sah«. Wenn ein Mensch stirbt, fährt der Zohar fort, umhülle Gott seine Seele in Kleidern, die aus einem bestimmten Gottesnamen gewoben sind, um ihn zu schützen, bis er seinen Ort im Himmel erreiche. Der Hohepriester musste seine Kleider göttlicher Ehre tragen (der Name Gottes war in sein Stirnband eingewoben), wenn er das Allerheiligste im Tempel betrat, um am Leben zu bleiben. Darin wird die Ehre und Würde des Einzelnen, die Achtung für das Persönliche überhaupt betont: Hüllen der Ehre seien wesentlich zum Beschützen der Seelen, die sich ins Geistige erheben.

Der Zohar deutet die Aufforderung an Abram (= der »hohe Vater«; Abraham), sich auf den Weg zu machen *(lech lecha),* »aus deinem Land, aus deiner heimatlichen Familie (dem Ort deiner Geburt) und aus dem Haus deines Vaters« als die Fahrt der Seele aus ihrer göttlichen Wohnstatt in den menschlichen Körper und wandelt damit die Erzählung eines Besonderen zu einem allgemein menschlichen Geschehen: »›Vater‹ für den Körper und ›hoch‹ vom Ort des Höchsten« (Schorsch, 1998). Das Partikulare, Nationale wird hier zu etwas Allgemein-Menschlichem erweitert.

Bevor Adam und Eva aus dem Garten Eden verstoßen werden, verleiht ihnen Gott »Kleider aus Haut« *(kotnót por),* das heißt Felle (Genesis, 3,21). Der Zohar erklärt nun aber, dass Adam und Eva vor dem Sündenfall gar nicht nackt gewesen seien, sondern in reines Licht gehüllt – Licht heißt ebenfalls *ror,* doch mit einem anderen Guttural geschrieben (*aleph* statt *ayin*). Durch ihr Sündigen hatten »Mensch und Frau« ihr himmlisches Licht verloren und durch Fellhemden ersetzt, die nur noch schützen, aber nicht mehr erleuchten. »Nicht ihr Äußeres, sondern ihr Inneres hatte sich verwandelt.

Außerhalb des Paradieses gab es weder Trost noch Sicherheit noch Weisheit« (Zohar, II, 229a–b; ich folge hier dem Zitat und der Deutung von Ismar Schorsch in Kommentar zu »Bereschit«, 25. Okt. 2003).

Doch mit dem Zohar haben wir die Brücke vom Midrasch zur Mystik überschritten.

7.3 Was ist Mystik?

Mystik bedeutet Geheimnis, Verborgenheit, etwas dem Uneingeweihten Verbotenes, ein Tabu, doch etwas, das trotz allem mitgeteilt wird, wenngleich nur mit Zögern und nur den Erwählten. Joseph Dan spricht von einem Grundkonflikt zwischen Enthüllung und Esoterik und zitiert aus einem Brief Isaaks des Blinden in der Provence an die Kabbalisten von Girona (im frühen 13. Jh.), dass diese Geheimnisse nie offenbar werden sollen und man keine Bücher darüber schreiben dürfe, denn »für das geschriebene Buch gibt es keinen Schrank *[séfer hannichtáv en lo arón]*« (Dan, II, S. 30). Die Kabbalisten nannten sich selbst *ba'alé sod,* »Meister des Geheimnisses« (Dan, III, S. 7).

Zunächst zum Wort selbst: *Mýstes* bedeutet der in die eleusinischen Mysterien Eingeweihte. *Mystéria* waren die Geheimdienste einer Gottheit oder deren Fest, insbesondere die der Demeter in Eleusis. Das Grundwort dazu ist ein Verbum *myéo/myein,* »einreihen, insbesondere in die Eleusinischen Mysterien einweihen«; doch dieses ist selbst verwandt mit *mýein,* »sich schließen, die Augen schließen«, also bezogen auf etwas Geheimes.

Der Begriff der Mystik geht im Gegensatz zu den antiken Mysterienkulten, soweit ich herausfinden konnte, auf den sogenannten »Dionysios Areopagita« oder Pseudo-Dionysius zurück. Er war angeblich ein von Paulus bekehrter Athener, der die unter seinem Namen segelnden Schriften verfasst haben sollte. In der Tat wurden sie vermutlich im 5. Jahrhundert geschrieben und stellten eine christliche Fassung der neoplatonischen Philosophie von Plotin und Proklos dar. Eines seiner Werke trägt den Namen *Perí mystikēs theologías,* »über die mystische Theologie«. Diese beschreibt den Aufstieg der Seele zur unmittelbaren Gottesschau in der Ekstase. Dieser Aufstieg erfolgt in negativer (oder apophatischer) Weise: Zuerst werden die Sinne ausgeschaltet, dann alles Denken und alle Ideen bis die Seele in die »Dunkelheit des Nichtwissens eintrete«, die jenseits alles Lichtes und alles Seins sei.

Gershom Scholem zitiert in seinem Grundwerk *Die jüdische Mystik in ihren Hauptströmungen* (1957) eine Definition von Rufus Jones: »Ich werde das Wort Mystik für die Art der Religion gebrauchen, die auf einer unmittelbar wahrgenommenen Beziehung zu Gott beruht, auf einem direkten und fast greifbaren Erlebnis göttlicher Gegenwart. Dies ist Religion in ihrer innerlichsten, tiefsten, lebendigsten Form.« Scholem fährt fort, dass Thomas von Aquin Mystik als *Cognitio dei experimentalis* beschrieben habe (Ruh schreibt die Umschreibung Bonaventura, dem Franziskaner Theologen, zu), als ein experimentelles, durch lebendige Erfahrung gewonnenes Wissen von Gott, wie es im Psalm 34, 9 zum Ausdruck komme: »Oh schmeckt und seht, dass der Herr gut ist *[ta'amú ur'ú ki-tov JHWH].*«

> »Dieses Schmecken und Sehen, so vergeistigt es auch immer sein mag, ist es, worauf der Mystiker hinauswill. Es ist eine bestimmte fundamentale Erfahrung des eigenen Selbst, das in einen unmittelbaren Kontakt mit Gott oder der metaphysischen Realität tritt, die die Haltung des Mystikers bestimmt« (Scholem, 1949, S. 4–5).

Der Akt des mystischen Erlebens sei von höchst paradoxem und widerspruchsvollem Charakter; die religiöse Wirklichkeit des Mystikers sei für die rationale Erkenntnis nur durch Paradoxe auszudrücken, zum Beispiel Gott als das mystische Nichts. Das Fundamentalerlebnis werde oft als *unio mystica* beschrieben, die mystische Vereinigung mit Gott. Doch sei das keineswegs immer der Fall. Die älteste uns bekannte Form der jüdischen Mystik beschreibt ihre Erfahrung als einen Aufstieg der Seele bis vor Gottes Thron, wo ihr eine ekstatische Anschauung der Majestät Gottes und der Geheimnisse des himmlischen Thrones vermittelt wird. Sie geht aus von dem großen Abgrund zwischen dem Menschen und der Gottheit, über den nur die Stimme Gottes als leitend und gesetzgebend und die Stimme des Menschen im Gebet dringe. Die Mystik versuche die zerstörte Einheit wiederherzustellen, auf einer neuen Ebene, in der die Welt des Mythos und die der Offenbarung sich in der Seele des Menschen begegnen:

> »Daher ist ihr Schauplatz im Wesentlichen eben die Seele und ihr Gegenstand der Weg der Seele über die Abgründe der Vielheit hinweg zur Erfahrung der göttlichen Wirklichkeit, die nun als die ursprüngliche Einheit aller Dinge erscheint. In einem Grad ist also Mystik eine Wiederaufnahme mythischer Erfahrungen, wobei freilich nicht übersehen werden darf, dass ein wesentlicher Unterschied besteht zwischen einer Einheit, die vor aller Entzweiung liegt, und einer Einheit, die in einem neuen Aufschwung des Bewusstseins wiederhergestellt wird« (ebd., S. 8–9).

Dabei wird die Offenbarung aus einem einmaligen Akt zu einem sich dauernd wiederholenden. Die ursprüngliche Offenbarung, die öffentlich wurde, erscheint dem Mystiker als verhüllt und unentfaltet. Erst die geheime Erfahrung ist für ihn die eigentlich offene und entscheidende (ebd.). Der Konflikt zwischen dem lebendigen und dem verborgenen Gott nimmt eine besondere Bedeutung an. Isaak der Blinde, der erste uns als Person fassbare Kabbalist, nannte diesen Gott »das Unfassbare«, nicht »den Unfassbaren«. Die Termini sind spekulative Umschreibung wie »die Wurzel aller Wurzeln«, »große Wirklichkeit«, das »En-Sof«, das Unendliche – ein unpersönlicher Urgrund in Gott (ebd., S. 13). Ich werde später auf die jüdische Mystik eingehend zurückkommen (ebd., S. 10–13).

Joseph Dan betont, wie eingangs erwähnt, den Geheimnischarakter des Wissens als entscheidendes Kriterium:

> »Für den Mystiker ist die Wahrheit in ihrem Wesen verborgen, nicht durch die Sinne oder die Gesetze der Logik erfassbar. Der ehrliche Glauben an diesen transzendenten Bereich nicht wahrnehmbarer und begreifbarer Wahrheit ist für die Mystik charakteristisch, und unterscheidet sie von den meisten Aspekten der Religion überhaupt« (Dan, 1999, S. 11).

Er schlägt die folgende Definition »des historischen mystischen Phänomens« vor: »Mystik leugnet die Wahrhaftigkeit der Sprache als Mitteilung und glaubt an eine der Mitteilung ferne Wahrheit, die auf symbolische Weise tief in der enthüllten göttlichen Sprache liegt«.

Kurt Ruh fügt in seinem Werk über Meister Eckhart hinzu, dass jenes »existentielle Erfahren des Göttlichen« (Urs von Balthasar) im Christentum in mehreren Formen stattfinde: in der »Ekstase«, der Entrückung, dem Herausgerissenwerden aus dem Eigenen; in der »Kontemplation«, der Gottesschau in der »Versenkung« und »Erhebung«; in der »Erleuchtung« und der Teilhabe am göttlichen Licht (Ruh, 1989, S. 188).

Längl, ein Kollege, der die islamische Mystik der Sufis studiert, stellt sie so dar:

> »Mystik wird im weitesten Sinne definiert als das ›Bewusstsein der Einen Wirklichkeit‹ – ganz gleich, ob man diese Eine Wirklichkeit nun ›Weisheit‹, ›Licht‹, ›Liebe‹ oder ›Nichts‹ nenne. Jene Eine Wirklichkeit ist jedoch unaussprechlich und kann durch keinen normalen Erkenntnisakt begriffen oder ausgedrückt werden. Weder Philosophie noch Intellekt können sie enthüllen – nur die Weisheit des Herzens, die Gnosis, kann sie erfahren. Mystik kann als

›Liebe zum Absoluten‹ definiert werden; denn was echte Mystik von asketischer Haltung trennt, ist die Liebe« (Längl, pers. Mitteilung).

In der »Liebe zum Absoluten« wird jeder Konflikt unwirklich, in den Worten eines Sufi, Hudschwiri: »Sufismus ist, dass das Herz rein ist von der Beschmutzung durch Uneinigkeit« (zit. nach Längl, pers. Mitteilung).

Wir werden in Kap. 8 bei Dostojewski Stellen mystischen Erlebens wiederholt antreffen.

Es ist die Ehrfurcht vor dem unergründlichen Ganzen des Seins, die Ehrfurcht vor dem Eigenwert jedes einzelnen Menschen, ja von jedem Lebewesen, und die überindividuelle Gültigkeit des Gewissens. Es macht für mich das Wesen der Religion aus und wird symbolisiert durch die Vorstellung eines Gottes. Darüber hinaus ist es aber eine mystische Sicht, eine Verneigung vor dem Göttlichen und eine Vereinigung mit ihm, die wir in diesen Zitaten angedeutet finden.

7.4 Mystik und Psychoanalyse

Psychoanalyse und Mystik haben Frappantes und überaus Faszinierendes gemeinsam: Sie stellen beide ein systematisches, keine Mühe scheuendes Suchen nach dem Geheimnis dar, nach dem Kern der Wirklichkeit, der sorgsam verborgen, verhüllt, doch voll Spannung und Schönheit ist. Beide streben danach, den »Kontakt des Menschen mit der Urquelle des Lebens« (Scholem, 1960, S. 45) und einen Schlüssel zu seinem Innenleben und zum Innersten zu finden, die zugleich voller unendlicher Bedeutungen sind. Es sind Hüllen, die andere Hüllen verbergen, so wie das Hirn von mehreren Membranen umhüllt sei oder wie die Nussschale feine Häutchen habe, die den Kern umhüllen, in einem Bild aus dem Zohar (I. 19 b, zit. nach Scholem, 1949, S. 28). Beide sind sie ein »Produkt von Krisen« (Scholem, 1949, S. 49) und wenden sich immer wieder entschieden von der Not in den Verstricktheiten und Verwirrtheiten in der Außenwelt ab, um die Lösung in den inneren, tief verborgenen und vielschichtigen Sinnzusammenhängen zu finden. Den Ausgangspunkt für den Mystiker bildet die »mystische Erfahrung«, das Erleben von etwas Unsagbarem, Unfassbarem im Kern des Selbst, das Eigentlichste, das Wesen, doch *us unbenant, us unbekant* (»es ist ohne Namen, es ist unerkannt«) und nur zugänglich mit der Hilfe von Paradoxa: *us licht, us clâr, us vinster gâr* (»es ist hell, es ist klar, es ist ganz finster«; Ruh, 1989, S. 48). Ganz ähnlich lesen wir im Buch Zohar von

»dem Funken undurchdringlicher Dunkelheit *[botzina de-qardinuta]*« (Matt, S. XIX).

Am nächsten zu dieser Urerfahrung scheint mir der unaussprechliche Kern des Traumerlebens zu kommen. Wenn wir uns beim Erwachen den Traum vergegenwärtigen wollen, finden wir oft eine bilderreiche Erzählung, die zuweilen von starken Affekten begleitet wird, und doch auch ein nagendes Gefühl, dass sich das Wesentlichste des Traumerlebens unserem Erinnern und Erfassen entzieht. Freud sagte, dass jeder Traum gleichsam mit einer Nabelschnur mit dem Dunkeln verbunden sei und sich ins Unergründliche verliere. Wie beim Traum gibt es zuweilen auch so etwas Unsagbares, Überwältigendes bei den Affekten, handle es sich nun um Freude und Lust oder um Grauen, um Angst und Verlorenheit, vor allem aber auch um die Abgründe von Scham und Schuld. Ganz besonders ist uns dieses Erleben des allerinnigsten Wesens in der Liebesbeziehung bekannt. Alle kommen sie aus einem Urgrund des Erlebens, des Selbstseins und zugleich des Nicht-mehr-selbst-Seins. Urgrund wird Ungrund, wird Abgrund, wie es im 42. Psalm (8) heißt (ich zitierte die Stelle schon früher in Kap. 3 und 5.1 und sie wird bei Don Quijote nochmals auftauchen): »Die Tiefe ruft die Tiefe, in der Stimme [zur Stimme] deiner Wasserstürze *[Tehóm el tehóm qoré leqól tzinnorécha]*. All deine Sturmwellen und Wogen gehen über mich hin.« Der Abgrund ruft dem Abgrund zum Ton überwältigender Katarakte. Wenn wir diesen Spruch als Sinnbild für eine traumatische innere Erfahrung nehmen – was ist das Unheil, worauf es sich bezieht? Es sind im biblischen Text Trauer, Hohn, Verzweiflung, das Vergessen- und Verlassen-Sein vom Göttlichen, die die Seele bedrängen. In radikalem Gegensatz dazu können wir das Bild als Gleichnis nehmen für ein ekstatisches Erleben radikaler Innerlichkeit und Erfassens der Totalität des Seins. Oder es mag beides zugleich sein: ein Abgrund des Grauens und ein Abgrund der Ehrfurcht und des Staunens. Meister Eckhart braucht den gleichen Passus *abissus abissum invocat,* um zu postulieren, dass auf die Tiefe des mystischen Wortes die Tiefe von dessen Deutung antworte (Ruh, 1989, S. 51). So sollte es in der Tat *idealerweise* auch in der psychoanalytischen Erfahrung sein!

Ganz wesentlich sind dem dialektische Denken, eines aus dem Konflikt von Gegensätzen heraus und das unablässige Bemühen um deren Versöhnung. Beide sind dem mystischen Denken und Erleben und dem psychoanalytischen Prozess gemeinsam. Damit steht das Vorherrschen von Paradoxien im Vordergrund, von scheinbar unlösbaren Gegensätzen und Widersprüchen, die im Inneren nebeneinander bestehen. Freud sprach über den Primärprozess als die Gesetzlichkeit eines Denkens, das durch das

Unbewusste beherrscht wird und in dem nicht das aristotelische Prinzip des ausgeschlossenen Dritten gilt. Pinchas Noy sah in ihm die spezifische Gesetzlichkeit der Innenwelt, die Sprache des Subjekts, des Selbst und damit besonders auch des Schöpferischen überhaupt gegenüber dem von aristotelischen Kategorien der Logik bestimmten Erfassen der Außen- oder Objektwelt. Mystisches Erleben wie psychoanalytische Haltung bedeuten ein resolutes Sich-Hinwenden zur Innenwelt, zur eigenen Würde und überragenden Bedeutung der Subjektivität. Die Denkgesetze des Primärprozesses sind aber, wie gesagt, identisch mit denen des mythischen Denkens, so wie sie Cassirer herausgearbeitet hat (Noy, 1982).

Der große Gegensatz zwischen der mystischen und der psychoanalytischen Anschauungsweise wird am ehesten aus einem Gedankengang von Gershom Scholem (1960) deutlich:

> »Das Hineinscheinen der Transzendenz ins Kreatürliche, ihre Bezogenheit aufeinander nach dem Gesetz des Symbolischen gibt der Welt des Kabbalisten ihren Sinn: ›Was unten ist, ist oben, und was innen ist, ist außen.‹ [...] Alles ist miteinander verbunden und ineinander auf unfassbare, aber doch präzise Weise enthalten. Nichts ist ohne unendliche Tiefe und von jedem Punkt aus kann diese Tiefe des Unendlichen anvisiert werden.«

Zu diesem symbolischen Aspekt trete der magische, »der nicht nur alles in allem erscheinen, sondern auch alles auf alles wirken lässt« (Scholem, 1960, S. 164–166). Ein Beispiel: »Rabbi El'azar sagte: ›Mein Schweigen baute den Tempel in der Höhe und baute den Tempel in der Tiefe‹« (Zohar, 1,2a)

Scholem (ich übersetze aus der englischen Version) zitiert ein fast unglaublich wirkendes Wort des Rabbi Dov Bär von Meseritz (des *Maggid* oder Predigers von Meseritz), eines der bedeutendsten Vertreter des osteuropäischen Chassidismus aus dem Jahr 1770. Er spricht vom Unbewussten, *kadmút ha séchel,* lange bevor dieser Begriff im westlichen Schrifttum bekannt wurde: »Die Zaddikim machen Gott, wen man so sagen darf, ihr Unbewusstes.« Damit ist gemeint, das Göttliche werde so zur Tiefe der Seele des Zaddiks, dass er als seine Durchgangspforte zu den Menschen dienen kann. Ohne daraus einen Wortwitz machen zu wollen, können wir in der Psychoanalyse den Satz umkehren: dass das Unbewusste für uns »Gott« werde, nicht unbedingt im Sinn einer Idolatrie (obwohl es dies werden mag), sondern dass wir wenigstens teilweise die Gottesvorstellung als Ausdruck unbewusster Mächte und deren Symbolisierung verstehen können: Gott nämlich als Symbol für Gewissen in seinen großenteils unbewussten Dimensionen (zum

Über-Ich, s. Kap. 6) für unsere individuelle Identität oder für die untergründige, zeitüberdauernde Identität einer Gemeinschaft in ihren Widersprüchen, Konflikten und Komplementaritäten (Wurmser, 2001a).

7.5 Ein dialektisches Verständnis der Mystik

Ich versuche, mich der Mystik, vor allem der jüdischen und ihrem Hintergrund durch die Komplementarität verschiedener Gegensätze dialektisch anzunähern.

Ich beginne mit zwei faszinierenden Midraschim, die ich schon in meinem Buch *Die Ideen- und Wertewelt des Judentums* (2001a) zitiert habe. Der erste Midrasch stammt aus Sifrei, einem außertalmudischen Kommentar zum 4. Buch Moses: »Es steht geschrieben: ›Und ihr seid meine Zeugen, – sagt der Herr – und ich bin Gott.‹ [*we'atém edáj, ne'um JHWH, wa'aní El;* Jes., 43,12] Das heißt: ›Solange ihr für mich zeugt, bin ich Gott; aber hört ihr auf, für mich zu zeugen, bin ich nicht mehr Gott‹« (Sifre Deut. 346; zit. n. Finkelstein, 1990, S. 213). Es ist ein Wort auch der tiefen Reziprozität, der Gegenseitigkeit von Gott und Einzelmensch, vom Göttlichen und der Menschheit.

Etwas ganz Ähnliches sagt der Zohar, das heilige Buch der jüdischen Mystik. Es geht aus vom Satz in Leviticus 26,3: »Wenn ihr in meinen Satzungen wandelt und wenn ihr meine Pflichten beobachtet und sie ausführt [schafft: *wa'assitém otám*]« und fragt: »warum ›macht‹?« Darauf wird geantwortet:

> »Wer die Befehle der Thora erfüllt [schafft: *avíd*] und in meinen Wegen wandelt, von ihm könnte man sagen, es sei, als ob er den erschüfe, der in der Höhe ist. Es sagte der Heilige, gepriesen sei er: Es ist, als ob er mich geschaffen und zum Dasein gebracht hätte, und deswegen heißt es: ›wenn ihr sie schafft‹« (Zohar, zu Leviticus, Bechuqotáj, 113b; Übers. Bd. 5, S. 153; modif.; s. a. Drob, 2000, S. 39).

Nun wird dasselbe Jesajas-Wort des ersten Midrasch vom Koran aufgegriffen:

> »das Lieblingswort der Mystiker war seit altersher das urewige Gespräch Gottes mit der noch ungeschaffenen Menschheit, da Gott fragt: ›Bin ich nicht euer Herr?‹ […] *[alastu birabbikum]*, worauf die künftige Menschheit antwortet: ›Ja, wir bezeugen es‹ – durch diesen Vertrag ist die ewige Bindung des

Menschen an Gott, des Liebenden an den Geliebten festgelegt« (Rūmī, zit. n. Schimmel, 2001, S. 7).

Moses werde »zum Symbol des mystischen Geliebten, dessen Macht alles, was ihm nahekommt, verwandeln und lebendig machen kann« (Schimmel, 2001, S. 7). Schimmel (2001, S. 9) fährt fort:

> »Rūmī muss aber auch die Theorien der mystischen Liebe gekannt haben, die sich im Laufe der Jahrhunderte herauskristallisiert hatten und die in der Lehre von dem völligen Auslöschen des eigenen Ich vor dem Geliebten gipfeln: Der Liebende ist nur noch der Spiegel, in dem sich der Geliebte manifestiert, er hat keine Existenz in sich selbst; in ihm lebt und webt und hört und spricht nur noch der Geliebte, dessen Willen er sich ganz anheimgegeben hat.«

Doch auch hier bewährt sich ein dialektischer Zugang: Einerseits fanden die Kommentatoren genug Ansatz sein Werk »als den reinsten Ausdruck jenes All-Einheitsgefühls [zu sehen], das am Ende keinen Unterschied zwischen Schöpfer und Geschöpf mehr anerkennt, sondern als Ziel des Suchens das Aufgehen des winzigen Tropfens, welcher der Mensch ist, in dem Ozean der Gottheit sieht«. Doch ist das Bild der

> »Rückkehr in den ewigen Ozean [...] nur eines von zahlreichen Bildern, das er für die ersehnte Vereinigung verwendet. Viel häufiger denkt er in persönlichen Beziehungen: Die Rückkehr zum Fürsten, die Heimkehr in den Schutz des liebenden Freundes, die völlige Hingabe an den geheimnisvollen Geliebten, der bald als Freund, bald als Feind erscheint und täglich in anderen Gestalten sichtbar wird, der sich aber nicht mit den Fesseln des Verstandes fangen und nicht mit der Feder der Vernunft beschreiben lässt« (ebd., S. 10).

Dschalāl ad-Dīn Rūmī wurde 1207 in Balch, im nördlichen Afghanistan, als Sohn eines bekannten Mystikers geboren. Er und seine Familie flüchteten sich vor dem drohenden Einfall der Heere von Dschingis Khan, schließlich nach Konya in Anatolien, wo er 1273 starb. Er gilt als der hervorragendste Vertreter der islamischen Mystik der Sufis. Seine Liebe kehrt immer wieder zurück zur Gestalt des Wanderderwisch Schamsuddīn von Tabrizi im persischen Aserbaidschan: »Diese geheimnisvolle Persönlichkeit wird für ihn zur Verkörperung des göttlichen Geliebten. Er wird, getreu seinem Namen ›Sonne der Religion‹, zur zentralen Sonne in Dscheläladdīns Leben: Der Sonne gleicht dein Antlitz, Schamsuddīn, vor der, den Wolken gleich, die Herzen ziehn!« (ebd.,

S. 4–5). Diese innige Verbindung erweckte die Eifersucht von Familie und Schülern und der Geliebte wird, »wahrscheinlich durch eifersüchtige Mitglieder des Kreises[,] ermordet« (ebd., S. 5).

Muhammad al-Ghazālī (gestorben 1111), also rund anderthalb Jahrhunderte vor Dschalāl ad-Dīn Rūmī, vertrat eine Theorie der Skepsis. Längl fasst sie wie folgt zusammen: Die Instanzen der Sinne und der Vernunft sind trügerisch, die Realität ist eingebildet. Auch bei ihm ist das Ziel die unmittelbare Erfahrung Gottes durch die Negation der Welt. Die muslimische Bewegung der Sufis entsprang der alten jüdisch-prophetischen Tradition der *Tzofím,* der »Späher« (die Worte entsprechen einander, obwohl eine etymologische Verwandtschaft stark in Zweifel gezogen wird), die ihrerseits auf die biblischen Propheten, die *Nevi'ím* zurückgehen.[19] So heißt es im ersten Buch Samuel über die *Nevi'im,* sie seien *mitnabb'im,* was als *speaking in ecstasy* übersetzt wird (s. u.). Ihre Ekstase wird von Musik begleitet. So sind diese biblischen Propheten Mystiker und ihre Tradition setzt sich im Mittleren Osten fort. Bekanntlich ist es auch für die Sufis so, dass Musik und Tanz für sie eine wichtige Rolle bei der mystischen Ekstase spielen. Wir haben ja von den »tanzenden Derwischen« gehört. Bewegung, Musik und Meditation dürften aber bei allen Bewegungen mystischer Versenkung wichtig sein. So kennen wir das verzückte Tanzen der Chassidim zur Klezmermusik oder einfach auch nur zum Gesang ohne Instrumente, namentlich auch im Gottesdienst.

Hosea und Jeremias sahen sich als von JHWH bestellte Späher, *tzofím,* bzw. Warner (Längl), die für die Wiederherstellung einer gerechten Herrschaft *(mišpát)* eintraten und vor den Folgen des Unrechts im Namen Gottes zu warnen.

Interessant ist nun, dass es eine Bewegung jüdischen Sufismus, eine stark von den Sufis und namentlich auch al-Ghazzali beeinflusste, mystische und ethisch-asketische Vertiefung des aristotelisch-rational geprägten Judentums von Maimonides gab, der von seinen Nachkommen in Ägypten gepflegt und getragen wurde (P. Fenton, 1998)

Abraham Maimonides folgte seinem Vater Moses (dem Rambam, 1135–1204) als *Rayyis al Yahud,* als Haupt der jüdischen Gemeinschaft in Ägypten, obwohl er zu der Zeit erst 18-jährig war.

> »Er trat für eine strikt legalistische Orthodoxie ein, war indes auch ein begeisterter Anhänger des säkularen Humanismus als hellenistischer und arabischer Erbschaft. Was jedoch das hervorstechendste Merkmal seiner Persönlich-

19 Ich verdanke diese Angaben W. Längl.

> keit war: Er bezeugte eine starke Tendenz zu einem asketischen Pietismus, was ihm das Epitheton beibrachte, mit dem er in der späteren Literatur durchgehend benannt wurde: Abraham *heChassid*, der Fromme« (Fenton, 1998, S. 135).

Er bewunderte die Sufis und nannte sie »die geistigen Nachkommen der alten Propheten Israels« (ebd.). »Abraham widmete sich der Verbreitung seiner *via mystica* und der Gründung einer jüdischen *Tariqa,* ›eines Sonderpfads‹, dem eine Gemeinschaft von Schülern folgte, die sich der in seinem Werk *Kifaya* beschriebenen asketischen Disziplin hingab« (ebd., S. 137). Seine *tariqa* folgte nahe der der Sufis. In seinen Kommentaren bezog er sich durchwegs auf die »subtilen Mysterien« der Thora (ebd., S 142). Wie die Sufis trug er wollene Kleider (*suf:* arab. »Wolle« soll der Ursprung des Wortes »Sufi« sein) und manche seiner Erneuerungen der Rituale wie Waschungen, Fasten, sich zum Boden zu verneigen, Nachtwachen, Schweigen, sogar Zölibat waren vom Sufismus übernommen worden.

Meister Eckhart (ca. 1260–1327), der bedeutendste mittelalterliche deutsche Mystiker, benutzt jenes Wort »Abgrund dem Abgrund« *(Abissus abissum invocat)* als Prolog zur Auslegung seines Gedichtes »Granum sinapis«, in dem es heißt, »den selben reif nî sin begreif« (diesen Reif, der Dreieinigkeit, hat nie Verstand begriffen): »Er ist eine Tiefe ohne Grund, jenseits der kreatürlichen Kategorien Zeit, Spezies, Raum [...]. In ihrer geheimnisvollen Unerfassbarkeit jenseits menschlicher Kategorien wird die Wüste vom Dichter [...] heraufbeschworen« (Ruh, 1989, S. 51–53). Das Ich muss wie Raum und Zeit ausgelöscht werden:

> »Wirt als ein kint / wirt toub, wirt blint! / dîn selbes icht / mûz werden nicht, / al icht, al nicht trîb uber hôr! / lâ stat, lâ zît, / ouch bilde mît! / genk âne wek / den smalen stek, / sô kums du an der wûste spôr.«

In der Übersetzung von Ruh:

> »Werde wie ein Kind, werde taub, werde blind! Dein eigenes Ich muss zunichte werden, alles Etwas und alles Nichts treibe hinweg! Lass Raum, lass Zeit, meide auch das Bild! Gehe ohne Weg den schmalen Pfad, dann findest du der Wüste Fußspur« (1989, S. 48–49).

Wie in den zuerst erwähnten Midraschim heißt es bei Eckhart: »Wäre aber ich nicht, so wäre auch ›Gott‹ nicht: dass Gott ›Gott‹ ist, dafür bin ich die Ursache; wäre ich nicht, so wäre Gott nicht ›Gott‹« (ebd., S. 162).

Von Gott kann nur in Verneinungen gesprochen werden; das Sein wird wie bei al-Ghazālī als Nicht-Sein bestimmt. Es ist die Theologia negativa. Eckhart beruft sich dabei auch auf den bedeutendsten jüdischen Philosophen und Mystiker des Mittelalters, Rabbi Mosche ben Maimon (Maimonides, geb. 1135 in Cordova, gest. 1204 in Kairo oder in Tiberias in Israel). Eckhart sagt: »Ein [d.h. Gott] ist ein Versagen des Versagens« (ebd., S. 57).

So heißt es denn auch dreieinhalb Jahrhunderte später bei Angelus Silesius (1624–1677): »111. Die Gottheit ist ein Nichts. Die zarte Gottheit ist ein Nichts und Übernichts: / Wer nichts in allem sieht / Mensch glaube / dieser Sicht.« Er eröffnet aber seinen *Cherubinischen Wandersmann* (2001) mit einer Reihe von Versen, die etwas ganz Ähnliches wie die beiden zuvor zitierten Midraschim sagen (8–11):

> »8. Gott lebt nicht ohne mich: Ich weiß, dass ohne mich Gott nicht ein Nun kann leben / Werd' ich zu Nicht-Er muss von Not den Geist aufgeben.«

> »9. Ich habs von Gott / und Gott von mir. Dass Gott so selig ist und Lebet ohn Verlangen / Hat Er so wollen von mir / als ich von Ihm empfangen.«

> »10. Ich bin wie Gott / und Gott wie ich. Ich bin so groß als Gott / Er ist als ich so klein: Er kann nicht über mich / ich unter Ihm nicht sein.«

> »11. Gott ist in mir / und ich in Ihm. Gott ist in mir das Feuer / und ich in Ihm der Schein: Sind wir einander nicht ganz inniglich gemein?«

Und zur Überzeitlichkeit:

> »13. Der Mensch ist Ewigkeit. Ich selbst bin Ewigkeit / wann ich die Zeit verlasse / Und mich in Gott / und Gott in mich zusammenfasse.«

Das Überspringen der Grenze:

> »15. Die Über-Gottheit. Was man von Gott gesagt / das gnüget mir noch nicht: Die Über-Gottheit ist mein Leben und mein Licht.«

Das Ziel des mystischen Weges ist aber die *unio mystica* – wiederum bei Meister Eckhart:

> »Ô sêle mîn / genk ûz, got în! / sink al mîn icht / in gotis nicht, / sink in dî grundelôze vlût! / vlî ich von dir, / du kumst zu mir. / Vorlîz ich mich, / sô vind ich dich, / ô uberweselîchez gût!«

In der Übersetzung: »O meine Seele, geh aus, Gott ein! Sinke mein ganzes Etwas in Gottes Nichts, sinke in die grundlose Flut! Fliehe ich von dir, so kommst du zu mir. Verliere ich mich so finde ich dich, o überwesenhaftes Gut!« (Ruh, 1989, S. 49).

Bei Angelus Silesius (2001) wird die innere Identität von Seele und Gott so ausgedrückt: »32. Gott stirbt und lebt in uns. Ich sterb' und leb' auch nicht: Gott selber stirbt in mir: / Und was ich leben sol / lebt Er auch für und für.«

Eine Sonderform der *unio mystica* und der Liebesmystik ist die Leidensmystik: die Vereinigung mit dem gekreuzigten Gottessohn. Das beinhaltet die Abtötung und Zerstörung des Leibes in rigoroser Askese. Ich zitiere aus Ruhs Buch vom Tößener Schwesternbuch (wohl anfangs 14. Jahrhundert): »Etliche schlugen sich mit eisernen Ketten, etliche mit einer Peitsche, etliche mit Wachholderzweigen« (ebd.). Die Askese hat den doppelten Zweck: den Eigenwillen zu töten. Übrigens etwas, das auch bei Dostojewski immer wieder auftaucht, das heißt die Grundsünde des *svojevólje* und das absolute Gebot, dieses zu unterdrücken und die *compassio Christi,* die Vergegenwärtigung des Leidens Christi, in Ruhs Worten: die »*conformitas* mit Christus im Leiden« (Mechthild von Stans im Kloster Töß). »Die *unio mystica* ist fast immer mit visionären Zuständen verbunden. Die häufigste Erscheinungsform des Göttlichen ist das Licht. Sophie von Klinau (Töß) schaut die Vereinigung ihrer fleckenrein gewordenen Seele mit dem himmlischen Licht« (ebd., S. 110). Visionen und Ekstasen werden durch die Askese sehr stark befördert, besonders durch Fasten.

Hier wäre der Ort auch etwas über den großen mystischen Denker und Dichter Chinas, Lao Tse zu sagen, aber ich verweise auf meine Arbeiten über ihn, zum Beispiel im Anhang meines Schambuches (Wurmser, 1998, 3. Auflage).

7.6 Gedanken eines Psychoanalytikers zur jüdischen Mystik

7.6.1 Geschichtliche Hintergründe

Im 1. Buch Samuel, Kap. 10 weissagt der Prophet Samuel dem seine verlorenen Eselinnen suchenden Saul, er werde am Eingang der Stadt (Gibeah) Gruppen von Propheten *(nevi'ím)* mit Leiern, Flöten, Pauken und Harfen begegnen und diese »sprechen in Ekstase«, also in einem veränderten Bewusstseinszustand, *mitnabb'im:* »Der Geist Gottes *[ruach JHWH]* wird auf dich einwirken und du wirst mit ihnen in Ekstase sein *[hitnabbíta]* und du wirst zu einem anderen Mann werden *[wenehpachtá le'isch achér]*« (v. 6). Schon hier, also im 10. Jahrhundert vor der Zeitrechnung lassen sich Hinweise auf mystisches oder mysterienähnliches Erleben finden: Initiation, den heiligen Geist, Bewusstseinsveränderung und eine radikale innere Verwandlung, und dies alles mit Musik und Tanz verbunden. Der Heilige Geist, der Jesus und seine Jünger erfasst, erscheint im Neuen Testament wieder und wird dann zu einer der drei Wesenheiten, die die Dreieinigkeit ausmachen, hypostasiert. In der jüdischen Denktradition gibt es, wie wir sehen werden, viele Derivate dieses göttlichen Aspekts.

Ich fasse kurz einiges aus meinem früheren Buch *Magische Verwandlung und tragische Verwandlung* (1999) zusammen: Die Ansätze der jüdischen mystischen Tradition im eigentlichen Sinne lassen sich auf die frühe Zeit des Talmud zurückverfolgen, auf die Zeit der gnostischen Bewegungen des Spätaltertums und des frühen Christentums, etwa das erste und zweite Jahrhundert.

Die Gefahr des Vorgehens für den, der sich um die verborgenen Bedeutungen bemüht, wird kurz in der Vision oder dem Gleichnis in Chagigah 14b dargestellt:[20]

> »Vier betraten das Paradies [Pardes]: Ben Azzai und Ben Zoma, Acher [der Andere, ursprünglich Elisha ben Abuja, der zum Ketzer wurde und seinen Ehrennamen verlor] und Rabbi Aqiva. R. Aqiva sagte ihnen: Wenn ihr zu den Steinen von reinem Marmor [die Wasser vortäuschen] kommt, ruft nicht: ›Wasser, Wasser!‹ Denn es heißt [in Psalm 101,7]: ›Niemand, der Lügen spricht, wird vor meinen Augen bestehen.‹ Ben Azzai warf einen Blick darauf und starb. Von ihm sagt die Schrift [Psalm 116,15]: ›Teuer ist in den Augen Gottes das In-den-Tod-Gehen seiner Heiligen.‹ Ben Zoma schaute und wurde wahnsinnig [umschrieben: *nifga',* geschlagen]. Von ihm sagt die Schrift [Sprüche 25,16]: ›Findest du Honig, iss gerade genug, damit du dich nicht überisst und erbrichst!‹ Acher schnitt die Sprösslinge ab *[qitzetz bineti'ot]*. Rabbi Aqiva ging dahin in Frieden.«

Die unmittelbaren Folgesätze befassen sich mit Kastration und Schwängerung, unmittelbar vorher behandelt der Text das Problem von Verschweigen

---

20 Ich wies auf diesen Midrasch schon kurz in *Magische Verwandlung und tragische Verwandlung* (1999, S. 315) hin.

und Diskutieren geheimer Wahrheiten, Geheimhaltungspflicht und Enthüllung, Verbot und Verehrung des Aussprechens. Wer sich mit den verborgenen Bedeutungen befasst, wird in seinem Leben, in seiner Vernunft oder in seiner Ethik bedroht. Nur der Meister, der Rabbi, entgeht all dem ohne Schaden.

Doch eröffnet diese Geschichte noch viel tiefere Dimensionen, nämlich einen Einblick in die frühe Mystik und deren Warnung vor der Gefahr der Versenkung in die Tiefen der eigenen Seele.

Die erste uns bekannte mystische Bewegung im Judentum ist die sogenannte Merkaba- und Hechalotmystik, etwa im zweiten und dritten Jahrhundert. Die Worte bedeuten »Wagen« und »Paläste« und gehen von der Vision in Ezechiels erstem Kapitel aus. Es sind Schilderungen des göttlichen Thronwagens und »der himmlischen Hallen oder Paläste, die der Schauende betritt und in deren letzten siebenten sich der Thron der göttlichen Herrlichkeit erhebt« (Scholem, 1957, S. 48).

> »Die ›Großen Hechaloth‹ schildern nicht die Einzelheiten seines Aufstiegs durch die sieben Himmel, wohl aber die seiner Wanderung durch die im obersten Himmel befindlichen sieben Paläste. In der nichtjüdischen Gnosis spielen hierbei eine große Rolle die Herrscher (Archonten) der sieben Planetensphären, die der Befreiung der Seele aus den Banden der Welt feindlich gesinnt sind und deren Widerstand die erlösungsdurstige Seele zu brechen hat. In dieser judaisierten und ins Monotheistische abgebogenen oder vielleicht in ihm verbleibenden, noch vor-dualistischen Form der Gnosis übernehmen diese Funktion die Scharen der ›Torwächter‹, die rechts und links an den Pforten der himmlischen Hallen postiert sind und die beim Aufstieg zu passieren sind. Hier wie dort bedarf die Seele, um ungefährdet ihre Himmelsreise fortzusetzen, eines Passes: eines aus geheimen Namen bestehenden magischen Siegels, das die Dämonen und die Archonten, die feindlichen Engel, in die Flucht treibt. An jeder neuen Station des Aufstiegs bedarf es eines anderen Siegels, mit dem der Wanderer ›sich besiegelt‹, um wie ein Fragment uns überliefert, ›nicht hineingerissen zu werden in das Feuer und die Flamme, den Wirbel und Sturmwind, die um Dich sind, Du Furchtbarer und Erhabener‹« (ebd., S. 53–54).

Wir bemerken übrigens, wie Kafkas Erzählung *Vor dem Gesetz* diesen Mythos der Torwächter und der von ihnen bewachten Hallen der Wirklichkeit aufgegriffen hat (Kafka, 1970).

Doch Scholem fährt weiter: »Groß sind die Gefahren dieses Aufstiegs durch die Paläste der Merkaba-Welt, besonders für den, der sich mit unbereiter Seele und unwürdigem Wesen auf den Versuch einlässt« (1957, S. 55–56). Und darauf weise eben diese bedeutende Talmudstelle des Pardes hin. Scholem (1957) zitiert aus einem der Hechalot-Texte:

> »Wer aber nicht würdig war, den König in seiner Schönheit zu sehen, dem verwirrten die Engel an den Toren den Sinn. Und sobald sie zu ihm sagten: ›Tritt ein!‹, so trat er wirklich ein. Sofort pressten sie ihn und warfen ihn in den feurigen Lavastrom. Und am Tor des sechsten Palastes schien es, als ob Hunderttausende und Millionen Wasserfluten gegen ihn anstürmten, während doch nicht ein einziger Tropfen Wassers da war, sondern nur strahlender Äther und klare Steine aus lauterem Marmor, mit denen der Palast ausgelegt war. Die Engel aber standen vor ihm. Wenn er nun sagte: ›Was bedeuten diese Wasser?‹, so begannen sie ihn zu steinigen und riefen: ›Du Unwürdiger, siehst du es denn nicht mit deinen eigenen Augen? Bist du etwa einer der Kinder derer, die das Goldene Kalb geküsst, und nicht würdig, den König in seiner Schönheit zu sehen?!‹ […] Und er geht nicht von dannen, bis sie sein Haupt mit eisernen Stangen verletzen. Und das soll ein Zeichen für alle Zeiten sein, dass niemand am Tor des sechsten Palastes irren und den Ätherglanz der Steine sehen, nach ihnen fragen und sie für Wasser halten soll, auf dass er sich nicht in Gefahr bringe.«

Scholem fügt hinzu:

> »Die ekstatische Wasservision ist von schlagender Authentizität […] Es besteht keinerlei Grund, anzunehmen, dass diese mystische Erfahrung von den Gefahren des Aufstiegs zum Himmel nicht eben der einfache Wortsinn jenes schon in der Tossefta [›Anfügung zur Mischna‹, also im Talmud] erhaltenen Berichtes sei« (1957, S. 57).

Joseph Dan (1986, S. 290–291) gibt, aufgrund eines Textes (Hechalot Zutarti) eine noch radikalere Erklärung:

> »Es ist so, als ob sich dieser Bereich, das Tor des sechsten Palasts, außerhalb der kosmischen Ordnung befände und da ein anderes, anarchisches Gesetz herrschte. Es gibt für Gott keine Möglichkeit, wiederum Kontrolle über diesen Raum zu gewinnen; er verbleibt als ein Flecken des Chaos in der Mitte der göttlichen Struktur der sieben Paläste. Dies scheint ein merkwürdiges Überbleibsel eines frühen Mythos zu sein, ein Hinweis auf eine urtümliche Mythologie, die

> sich hartnäckig behauptete, nachdem Ordnung und Struktur die Herrschaft der Himmel errungen hatten. Der Text gibt keinen Hinweis auf die Art einer Alternativmacht, die sich Gott entgegenstellte und über diesen Ort regierte; die rebellische Natur des Ortes selbst ist alles, was vom früheren Mythos her bleibt [...] Es ist der Ort selbst, der außerhalb der Herrschaft Gottes steht und die Zerstörung verursacht. Könnte das Geheimnisvolle dieses Ortes sich in der kryptischen Verwirrung von Wasser und Marmor widerspiegeln, die in einer derart unerklärten Weise sowohl im Talmud wie in *Hechalot Zutarti* erscheint? Könnte die Stelle sich auf die zerstörerischen Urwasser beziehen, die den Kosmos vor der Schöpfung beherrschten und vom göttlichen, lichten Marmor verdeckt würden, und jede Bezugnahme auf die alten Wasser sie hervorbrechen und jeden zerstören lässt, der ihr Wiedererscheinen erlaubte?«

In vertiefter Deutung sagt José Faur in *Homo Mysticus* (1999), dass es sich um die mystische Versenkung in der Metapher des Eintretens in das Allerheiligste im Tempel handle. »Der Plan des Tempels diente als Modell für den esoterischen Diskurs« (Faur, 1992, S. 37). Wer auf die darin wohnende »göttliche Glorie« (Schechina) mit sexualisierten Gefühlen schaue, verwechsle seine Fantasien mit dem Göttlichen und verliere sich in Selbstbezogenheit und Abfall – im Verstehen von Moses Maimonides: Wer seine sexuellen Impulse nicht zu kontrollieren vermöge, könne kein Prophet sein (ebd., S. 38). Darauf beziehe sich auch die Stelle in Matthäus 4, 5ff., wo Satan Jesus dazu versuche, sich von der Zinne in die Tiefe zu stürzen. Es handle sich um den Abstieg aus »der oberen Kammer« in das Allerheiligste, als Symbol für Jesu Versuch, geistig das innerste Heiligtum zu betreten, so Zugang zum jüdischen esoterischen Wissen zu erlangen, damit die göttliche Gegenwart zu erspähen *(to take a peek at the Divine Presence)* und »sich die Augen daran zu erfreuen« *(to delight [lazun] their eyes from Him)*. Zu Recht verweigert sich Jesus dieser Verführung und vermeidet so das tragische Geschick jener drei Gelehrten (ebd., S. 202–203).

Es ist diese Gefahr, die immer wieder zur Warnung vor der mystischen Innenschau geführt hat, zum Beispiel auch zur Mahnung, niemand dürfe sich mit der Kabbala beschäftigen, der noch nicht vierzigjährig sei.

Auf ungefähr dieselbe Zeit weist ein Werk der Buchstaben- und Zahlenmystik, »Das Buch der Schöpfung« *(Sefer ha Jetzirá)*, ein wichtiges Werk der Kabbala zurück. Der sogenannte deutsche oder aschkenasische Chassidismus, vor allem in Worms und Regensburg um 1200, konzentrierte sich ganz darauf, Gottesnähe in einer Vertiefung des Verstehens und Erlebens des Gebetes zu erreichen. Die Hochzeit der jüdischen Mystik begann indes mit dem Beginn der Kabbala (»Überlieferung«) 1180 mit dem Buch *Bahir*, zunächst vor allem in der Provence und in Katalonien. Deren Hauptwerk ist aber der *Zohar*, eine formell dem Midrasch ähnliche Ausdeutung der Bibel, die von Scholem dem spanisch-jüdischen Gelehrten Mosche de León gegen Ende des 13. Jahrhunderts zugeschrieben wurde. Eine weitere Blüte der Kabbala war die Mystik von Isaak Luria in Z'fat (Safed), in Galiläa im 16. Jahrhundert. Ihre Hauptgedanken wurden vom Ba'al Schem Tov, dem Begründer des osteuropäischen Chassidismus, Mitte des 18. Jahrhunderts wieder aufgenommen. Sie wurden sowohl vertieft, als auch umgestaltet zu einer umfassenden mystischen Bewegung der gefühlsnahen Andacht und des Feierns der Freude, der Selbstbesinnung und psychologischen Einsicht, die breite Schichten der armen Bevölkerung erfasste.

In der jüdischen Mystik wird das Konzept des Konflikts, das schon in der Ethik wie in der Dialektik des Talmuds ganz bestimmend ist, zu einer metaphysischen Bewegung in Gott selbst weiterentwickelt – als Kampf wie als Komplementarität, als Streit wie als liebende Verschmelzung. Dabei wird der harten Logik des talmudischen Gesetzesstudiums eine sehr stark visuelle und mythopoetische Imagination, die manchmal sogar dem strikten Monotheismus zu widersprechen scheint, entgegengesetzt und dadurch eine sehr stark affektive Note eingeführt. Talmudische und mystische Religiosität ergänzen sich; sie widersprechen einander nicht, ähnlich wie Philosophie und Musik zueinander komplementär sein können. Einige der bedeutendsten Kabbalisten waren zugleich führende Gelehrte der *Halachá*, des talmudischen »Weges« (*Halachá* bedeutet »das Gehen«) eines gesetzestreuen Leben und der strengen Beachtung der Gebote. Zu ihnen zählt zum Beispiel der große Denker und Mystiker, Rabbi Moses ben Nachman (oder Nachmanides) von Girona in Katalonien in der Mitte des 13. Jahrhunderts, dessen halachische und exegetische Werke auch das heutige orthodoxe Judentum leiten, während sein mystisches Denken nicht aufgeschrieben wurde, sondern nur in strikter Esoterik den Schülern mündlich mitgeteilt wurde (Idel & Ostow, 1998).

Da ich anderswo genauer auf die dynamischen Hintergründe der mystischen Bewegungen im Judentum, namentlich auf deren Bedeutung als Gegenkraft zu schweren historischen Traumatisierungen und als Protest der Innerlichkeit gegen die äußeren Imperien, eingegangen bin (Wurmser, 2001a), konzentriere ich mich im Folgenden auf einige faszinierende Aspekte des Zohar.

Doch ist eine weitere Vorbemerkung vonnöten: Etwa um das Jahr 200 entstand, wie gesagt, ein Werk, »Das Buch der Schöpfung« *(Sefer Jetzirá)*, das in einer Art proto-wissenschaftlicher Analyse versuchte, die Weltwerdung aufgrund der 22 Buchstaben und der 10 Grundzahlen, *Sefirót,* zu erklären. Das Wort *Sefirá (Sfirá)* hat eine doppelte Herkunft. Im Hebräischen ist es abgeleitet vom Verbum *safár* und bedeutet »Zählung, Zahl, Ära, Datum«, doch auch »Erzählung« (von *sippér*). Zugleich aber klingt es an das Griechische *Sphaîra* (spätgriech. *sfira*) an, wovon unser Wort »Sphäre« bzw. »Kugel, Ball« abgeleitet ist. Diese *Sfirót (Sefirót)* repräsentieren fünf Dimensionen: Ost-West, Nord-Süd, Oben-Unten, Vorher-Nachher und Gut-Böse. Sie vereinigen also Grunddimensionen der *Physis* und der Ethik, also der kosmischen und zugleich der ethischen Dimension Gottes. Die Schaffung von Welt und Mensch sei durch diese 32 Grundkräfte erfolgt.

In diesem Zusammenhang ist es wichtig, sich stets daran zu erinnern, dass für die ganze jüdische Mystik und auch darüber hinaus Sprache, Schrift und Thora als absolut, als die schöpferische Grundkraft Gottes, nicht allein als Mitteilung Gottes an die Menschen verstanden werden. Sie gehen aller Weltenschöpfung voraus und dienen eben als Gottes Instrument. Gottes Geheimnisse liegen in dieser heiligen Sprache verborgen. Die Thora ist der »leuchtende Spiegel«, in dem sich die Erkenntnis spiegelt (Scholem, 1973, S. 265). »In einer solchen Kultur wird die Neigung, Gott in einem Buch zu finden, zumindest so natürlich sein wie ihn im Himmel zu suchen« (Dan, 1999, S. 184). Gott wird gesehen als Vorsitzender der himmlischen Akademie, in der er mit den Weisen und Gelehrten die Thora studiert. Alles Sein: Geistes- und Gottesbereich, Text und Natur sind in numerisch-struktureller Harmonie verbunden (Dan, 1986, S. 187). Oder wie der Zohar sagt: »Die ganze Thora ist ein einziger heiliger mystischer Name« (Scholem, 1973, S. 29).

Die provenzalische und spanische Kabbala des 13. Jahrhunderts entwickelte die Lehre von den zehn Sefirot zu einer gewaltigen Vision des Göttlichen und seiner Emanationen, »der Grundaspekte und -kräfte göttlichen Seins« (Scholem, 1991), und damit auch einer Vision des Innerlichen und der Vereinigung der beiden (des Göttlichen und der Welt) in immer neuen Bildern, die das Verborgene enthüllen und doch nur andeuten sollen (ebd.).

Das in meiner Sicht gewaltigste Werk der jüdischen Mystik ist der Zohar, ein sehr poetisches Epos, das wohl alte Stränge der Überlieferung in einer neuen Synthese zusammen wob. Er ist das Haupt- und Grundwerk der Kabbala. Nicht umsonst wurde er in der ganzen jüdischen Welt von vielen als das dritte heilige Buch neben Bibel und Talmud verehrt. Der Zohar (das »Leuchten«) wurde, wie schon von Gershom Scholem erwähnt, dem großen kastilianischen Kabbalisten Rabbi Mosche de León von Guadalajara (1240–

1305) als Autor zugeschrieben. Jedoch wird das Werk heute wieder eher als Ausdruck einer ganzen kabbalistischen Gemeinschaft und vielschichtigen Tradition angesehen. So schreibt Arthur Green (2004) in seiner Einführung zur vollständigen, kritischen Pritzker-Ausgabe:

> »Man denkt nicht, dass er der einzige Verfasser ist. Viele schöpferische Schichten können im Text unterschieden werden. So ist es eher anzunehmen, dass der Zohar das Produkt einer *Schule* von Ausübenden mystischer Praktiken und deren Schriftsteller war, ein Werk, das bereits vor 1270 bestand und dessen Niederschrift sich bis ins 14. Jahrhundert fortsetzte [...]. Es gibt auch beträchtliche Evidenz für etwas, was wir ›inneren Kommentar‹ innerhalb des Zohar nennen können.«

Die inneren Verschiedenheiten und vielfachen »Stimmen« im Text

> »deuten auf eine multiple oder kollektive Autorenschaft. Historische Evidenz hat gezeigt, dass in sich geschlossene Schulen oder Gesellschaften *[chavurot]* zu verschiedenen Zwecken bestanden und eine gemeinsame Organisationsform im spanischen Judentum darstellten. Das Bild von Shim'on bar Yochai und seinen Jüngern, die im Laufe ihrer Wanderungen einer Reihe von mysteriösen Lehrern begegneten, sieht eher nach einer Beschreibung einer wirklichen solchen Schule aus, die mit verschiedenen Mystikern von außerhalb ihren Rängen zusammentrafen, die dann von den Schulleitern als rechtmäßige Lehrer der geheimen Thora angenommen wurden« (ebd., S. LVII).

Zugleich versteht man den Zohar und die Geschichte von Schim'on historisch in neuen Untersuchungen auch als machtvollen Ausdruck des Protests gegen die aggressive und imperiale Ideologie des kastilischen Hofes und deren Vergöttlichung der Macht (Silberman, 2000) wie auch als »eine groß angelegte Verteidigung des jüdischen Glaubens, eine dichterische Demonstration der Wahrheit und Überlegenheit des jüdischen Glaubens [...]. Der Zohar ist voll von Verachtung und zuweilen sogar von Hass gegen die nichtjüdische Welt« (Green, 2004, S. LIX).

Vor allem aber wirkt er als Manifest des Glaubens, nämlich durch die Darstellung der mystischen Lehre als laufenden Bibelkommentar von Schim'on bar Yochai (2. Jahrhundert), dem Heiligen und Rebellen gegen die römische Verfolgung, der sich der Legende nach mit seinem Sohn zwölf Jahre in einer Höhle vor den Römern versteckt gehalten hatte. Silberman (2000, S. 97) sieht in ihm eine verhüllte Darstellung des religiösen Führers der kastilianischen Juden, Don Todros ben Joseph Abulafia, der »für immer die Verbindung zwischen Kabbalah und königlicher Ideologie zerschnitt«.

Der Text ist außerordentlich schwer zu verstehen. Er wurde in einem künstlich zusammengestellten Aramäisch geschrieben, doch was verständlich ist, zeigt oft große dichterische Schönheit.

Die mir zugänglichen Übersetzungen von Scholem bestehen nur aus bestimmten, kürzeren Abschnitten. Die umfassende fünfbändige englische Übersetzung von Sperling und Simon ist oft nicht komplett, kursorisch oder unklar. Die ebenfalls monumentale, vor 60 Jahren erschienene Übersetzung von Isaiah Tishby ist eine große Hilfe wegen ihrer tiefen Textstudien und der Hinweise auf viele Verständniszusammenhänge, aber sie ist immer noch nur eine Anthologie und nach Themen nicht durchlaufend geordnet.

Hingegen ist seitdem dank der Pritzker-Stiftung eine neue vollständige Übersetzung durch Daniel C. Matt in 12 Bänden erschienen, von der bis jetzt fünf Bände herausgekommen sind. Sie ist auf einem außerordentlich hohen wissenschaftlichen Niveau mit ausreichenden Kommentaren gehalten und eine wirkliche Fundgrube.

Ich möchte nun eine Erzählung daraus berichten (Scholem, 1949, S. 87–91 und 1960, S. 77–79; Zohar, 1956, S. 284–302, Zohar 94b–99b; Pritzker-Ausgabe Bd. V, 2009, S. 1–139). Denn wie im Psychoanalytischen muss es immer wieder um das konkrete und individuelle Beispiel gehen, das besser als die theoretischen Überlegungen zu verdeutlichen vermag, worum es geht. Die Komplementarität von direkter Erfahrung und Anschaulichkeit einerseits und den Abstraktionen andererseits gilt für beide Bereiche.

7.6.2 Die Geschichte des »Alten von den Urteilen (oder Rechtssatzungen) *[Savá de Mischpatím]*«

Mischpatim bezieht sich auf den Thoraabschnitt 2. Buch Mose, Kap. 21–24, der die Rechtsgrundlagen postuliert.

> »Rabbi Chija und Rabbi Jossi begegneten sich bei dem Turm von Tyros und freuten sich darüber. Es sagte Rabbi Jossi: ›Wie gut ist es, auf das Gesicht der göttlichen Gegenwart *[anpe schechinta]* zu schauen! Auf dem ganzen Weg hierher ärgerte ich mich über den alten Eselstreiber *[taja'a]*, der mich die ganze Zeit über ausfragte [mit dummen Fragen, wie]: »Welche Schlange fliegt allein *[befiruda]* durch die Luft, während eine Ameise ganz ruhig zwischen ihren Zähnen liegt? Was beginnt in Einheit *[chibbura]* und endet in Getrenntheit

[piruda]? Welcher Adler hat sein Nest in einem Baum, der nicht existiert und dessen Jungen von Geschöpfen geplündert werden, die noch nicht geschaffen sind, an einem Ort, der nicht ist? Was sind die, die aufsteigend hinuntergehen und absteigend hinaufgehen? Zwei, die eins sind, eines, das drei ist? Wer ist die schöne Jungfrau, die keine Augen hat, und einen Körper, der verborgen und doch enthüllt ist, enthüllt am frühen Morgen, doch verborgen am Tag und bedeckt mit Schmuck, der nicht ist?« Auf diese Weise belästigte der Alte mich während des ganzen Weges mit seinen Fragen. Endlich kann ich mich nun des Friedens und der Stille erfreuen und wir können uns dem Gespräch über die Thora hingeben, statt die Zeit in dummem Geschwätz *[tohu]* zu vergeuden.‹

Rabbi Chija fragte: ›Kennst du denn den alten Treiber überhaupt?‹

Rabbi Jossi erwiderte: ›Das weiß ich, dass an seinen Worten nichts Wirkliches ist. Wüsste er etwas, hätte er über die Thora gesprochen und nicht den ganzen Weg an leerem Zeug verschwendet.‹

Rabbi Chija fragte: ›Ist der Treiber denn hier? Denn zuweilen geschieht es, dass in leeren Gefäßen Goldkörner liegen.‹

Er sagte: ›Ja, er ist hier und gibt seinem Esel zu essen.‹

Daraufhin riefen sie ihn zu sich und er kam und sagte ihnen: ›Jetzt sind zwei zu dreien geworden und drei zu einem.‹

Es sagte Rabbi Jossi: ›Habe ich dir nicht gesagt, dass seine Worte leer sind und Unsinn?‹

Der alte Mann setzte sich vor sie und sagte: ›Meine Herren *[rabbanan]!* Ich bin erst seit kurzer Zeit zum Eselstreiber geworden; zuvor war ich das nicht. Aber ich habe einen kleinen Sohn, und ich sende ihn zur Schule und möchte, dass er sich mit der Thora beschäftige. Wenn ich auf meinen Wegen einen Gelehrten erblicke, folge ich ihm, und heute hoffte ich, etwas Neues über die Thora zu lernen, doch heute habe ich gar nichts gelernt.‹ Da sagte Rabbi Jossi: ›Von allen Dingen, die ich von dir gehört habe, schockierte mich eines ganz besonders. Entweder hast du in Verrücktheit gesprochen oder deine Worte sind leeres Geschwätz.‹

Der alte Mann fragte: ›Was meinst du damit?‹

Es sagte [jener]: ›Das über die schöne Jungfrau und alles damit.‹

Der alte Mann eröffnete dann [die Auslegung] und sprach: ›Der Herr steht mir bei. Ich fürchte mich nicht. Was kann ein Mensch mir antun? [...] Der Herr kommt zu meiner Hilfe [...] es ist besser, dem Herrn zu vertrauen [als Fürsten]‹ (Ps. 118, 6–9). Wie gut und angenehm, wie teuer und erhaben sind die Worte der Thora, und da bin ich und soll vor Herren sprechen, aus deren Mund ich bis jetzt überhaupt noch kein Ding erfahren habe? Aber ich muss darüber sprechen, und es gilt nicht davor zurückzuscheuen [sich zu verbergen], Worte der Thora vor allen zu sagen.«

Hier unterbreche ich kurz das direkte Zitieren. Es folgt im Text unmittelbar eine längere Passage der Auslegung, wo der alte Mann scheinbar gar nicht auf jene Frage eingeht, sondern einen längeren Exkurs einflicht, der eine Reihe von Thoraversen einer mystischen Deutung unterwirft. Es handelt sich dabei zunächst um zwei anscheinend unbedeutende Verse aus Leviticus (3. Buch Mose, 22,12–13):

> »Wenn die Tochter eines Priesters das Weib eines Fremden wird [Laien, *zar*], so darf sie nicht mehr von der Hebe *[trumá]* der heiligen Gaben [von der priesterlichen Kultabgabe] essen. Wenn aber eine Priestertochter Witwe oder von ihrem Mann verstoßen wird, und sie hat keine Kinder und kehrt wieder in das Haus ihres Vaters zurück [...], so darf sie von der Speise ihres Vaters essen [...].«

Diese Stelle wird nun auf sinnreiche Weise mit dem Abstieg der Seelen vom Göttlichen ins Irdische, ins Fremde und deren Rückkehr zur ursprünglichen Reinheit verknüpft. Das irdische Gebot erlangt dadurch eine durchaus metaphysische Bedeutung. Selbst Träume müssen nach gewissen Regeln gedeutet werden *(u mah i millin de chelma itzrichu lemefschar lon lefum orchoj),* sagt der Alte, und so müssen die Worte der Thora auch über ihren wörtlichen Inhalt hinaus verstanden werden. Des Priesters Tochter bedeute die höhere Seele, die vom bösen Trieb im Menschen, dem »Fremden«, heruntergezogen werde und nun nicht mehr der heiligen Speise teilhaftig werden könne. Der Absturz in die Unreinheit sei aber eine große Demütigung *(aluvta).* Die Seelen werden auf der Waagschale der Gerechtigkeit *(Tzedeq)* gegen die der Täuschung *(Mirma)* gewogen. Siege die Seite des Gerecht-Seins, so werde die Seele in ihrer weiteren Wanderung von einem göttlichen Kleid, »einem wertvollen schützenden Gewand«, umhüllt und mit dem Siegel des Gottesnamen *(Eloah)* beschützt. Da erscheint auch die schöne Stelle, wo es heißt, dass der Regenbogen sein äußeres Kleid, den Glanz der Ehre abgestreift und Moses zu seinem Schutz gegeben habe, als er auf den Berg stieg, sodass er alles Großartige [d. h. die großen Zusammenhänge, die Zukunft, die Thora und damit Gott selbst] zu schauen vermochte.[21] Der Alte spricht in seiner mystischen Sicht und Deutung davon, wie am Sabbattage unzählige neue heilige Seelen aus dem Baum des Lebens austreten und in die Erdenbürger am Abendbeginn des heiligen Tages einziehen und während des Tages da

21 Tishby (1989, S. 196) erklärt: »The bow is the *Shekhina,* in which appear the colors of the *sefirot*. When it dwells below, it is garbed in clouds of glory.«

auch weilen, um am Schluss des Sabbats wieder in die Lichtregionen zurückzukehren und mit heiligen Kronen des Glanzes gekrönt zu werden. So gebe Gott jedem zu seiner Seele eine andere Seele für den Sabbat, ohne damit aber seine Werktagsseele zu beeinträchtigen und darben zu lassen. Der Alte spricht von der höchsten Wirklichkeit von Gott in seinem Lichtgewand, dem »Geheimnis von der absoluten Einheit ohne Trennung *[raza chada belo firuda]*«.

Wir bemerken, wie hier in subtiler Weise die Fragen, die er selbst unterwegs gestellt hatte, aufgegriffen und zum Teil beantwortet werden. Doch will ich hier noch nicht genauer dieser Exegese folgen, sondern zur Antwort kommen, die der Alte auf Rabbi Jossis ungehaltene Forderung nach der Bedeutung jener sechsten Frage, der nach der »augenlosen Jungfrau«, gibt. Der Text fährt fort:

> »Die beiden Gelehrten warfen sich weinend vor dem Alten nieder und sagten ihm: ›Wären wir nur deswegen in die Welt gekommen, um diese Worte aus deinem Mund zu hören, hätte es genügt.‹ Der Alte antwortete: ›Freunde, es war nicht nur, um das zu sagen, was ich bis jetzt gesagt habe, dass ich in dieses Gespräch mit euch getreten bin, denn ein alter Mann wie ich würde sich nicht auf dies eine Wort beschränken, das nur kisch-kisch macht und nichts sagt [wie eine einzelne Münze in einem Krug]. Wie viele Weltenkinder leben in Verwirrtheit ihres Geistes und sehen nicht den Weg der Wahrheit [Geradheit] in der Thora und die Thora ruft sie jeden Tag in Liebe an und sie wenden ihr nicht einmal ihren Kopf zu.‹«

Die Fortsetzung zitiere ich nun in der Übersetzung von Gershom Scholem:

> »Freilich, die Thora lässt ein Wort aus ihrem Schrein nach außen gehen, und es erscheint einen Moment und verbirgt sich sofort. Und wo sie aus ihrem Schrein sich offenbart und sogleich sich wieder verbirgt, so tut sie das nur für die, welche sie erkennen und mit ihr vertraut sind. Denn die Thora ist wie eine schöne und wohlgewachsene Geliebte, die sich in einer verborgenen Kammer in ihrem Palast verbirgt. Sie hat einen einzigen Geliebten, von dem niemand weiß und der im Verborgenen bleibt. Aus Liebe zu ihr umwandert dieser Geliebte immer wieder das Tor ihres Hauses und lässt [in der Suche nach ihr] seine Augen nach allen Seiten schweifen. Sie weiß, dass der Geliebte stets das Tor ihres Hauses umkreist. Was tut sie? Sie öffnet einen kleinen Spalt in jener verborgenen Kammer, wo sie ist, enthüllt für einen Augenblick ihr Antlitz dem Geliebten, und sofort verbirgt sie sich wieder. Alle, die etwa bei

jenem Geliebten wären, würden nichts sehen und nichts wahrnehmen. Nur der Geliebte allein sieht es, und sein Inneres, sein Herz und seine Seele gehen nach ihr aus, und er weiß, dass aus Liebe zu ihm sie sich einen Augenblick ihm offenbarte und in Liebe zu ihm entbrannte. So auch steht es mit dem Wort der Thora. Sie offenbart sich nur dem, der sie liebt. Die Thora weiß, dass jener Herzensweise (d.h. Mystiker *chakima de libba*) täglich das Tor ihres Hauses umkreist. Was tut sie? Sie enthüllt ihm ihr Antlitz aus ihrem verborgenen Palast und winkt ihm zu und kehrt sofort an ihren Ort zurück und verbirgt sich. Alle, die dort sind, sehen es nicht und wissen es nicht, nur er allein und sein Inneres, sein Herz und seine Seele gehen nach ihr aus. Und daher auch ist die Thora offenbar und verborgen und geht in Liebe zu ihrem Geliebten und erweckt die Liebe bei ihm. Komm und sieh: So ist der Weg der Thora. Am Anfang, wenn sie sich dem Menschen zuerst enthüllen will, gibt sie ihm für einen Augenblick einen Wink. Versteht er ihn, so ist es gut; versteht er ihn nicht, so sendet sie zu ihm und nennt ihn töricht. Die Thora sagt zu dem, den sie zu ihm sendet: Sage jenem Toren *(péti)*, er solle hierherkommen, damit ich mit ihm spreche. Davon heißt es [Jewish Publication Society, 2011, Sprüche 9,4]: ›Wer töricht ist, kehre hierher ein, spricht sie zu dem, dessen Sinn blind ist.‹ Kommt er dann zu ihr, so beginnt sie, mit ihm hinter einem Vorhang zu reden, Worte, die seinem Verständnis entsprechen, bis er ganz langsam näher hinschaut und eindringt, und das wird *Drascha* genannt [die talmudische Ableitung der überlieferten Gesetzesnormen nach bestimmten hermeneutischen Regeln aus dem Wortlaut der Thora]. Dann spricht sie mit ihm durch einen dünnen Schleier allegorischer Worte *[millin de-chida]*, und das wird unter *Haggada* [Erzählung] verstanden. Dann erst, wenn er mit ihr vertraut geworden ist, enthüllt sie sich ihm von Angesicht zu Angesicht und spricht mit ihm von allen ihren verborgenen Geheimnissen und allen ihren verborgenen Wegen, die seit den Urtagen in ihrem Herzen sind. Dann wird ein solcher Mensch vollendet genannt, ein ›Meister‹, das heißt aber ein ›Vermählter der Tora‹ im genauen Verstand, wie der Meister des Hauses *(mare deveta)*, dem sie alle ihre Geheimnisse enthüllt und nichts von ihm fernhält und verbirgt. Sie sagt zu ihm: Siehst du jetzt, wie in jenem Wink, den ich dir am Anfang in einem Worte zugewinkt habe, so und so viele Mysterien enthalten sind und wie es wirklich darum steht? Dann sieht er ein, dass zu jenen Worten in der Tat nichts hinzuzufügen und nichts von ihnen wegzunehmen ist. Und dann wird ihm erst der wahre Wortsinn der Thora, so wie er dasteht, klar, zu dessen Wortlaut weder ein Buchstabe hinzuzufügen noch von ihm wegzunehmen ist. Und darum sollen die Menschen acht darauf geben, der Thora nachzugehen [das heißt, sie mit großer Präzision zu erforschen], um so ihre Geliebten zu

> werden, wie beschrieben worden ist« (Scholem, 1965; Übersetzung mit kleinen Modifizierungen).

Dies ist die Antwort auf die Frage nach der »Jungfrau ohne Augen«, nämlich in der Bedeutung von ungesehen, unsichtbar, verborgen. Darin ist aber auch eine Anspielung auf Rachel, die ihre Augen ausweint für ihre Kinder, wie sie ins Exil wandern (Jeremias, 31,15).

Der Text fährt fort:

> »Komm und sieh: ›Wenn er sich eine andere nimmt [heiratet]‹ (2. Buch Mose, Exodus, 21,10). Bei diesem Vers geht es darum, wie vielfältig und erhaben die Wanderungen sind, die alle Seelen unternehmen. Alle begeben sich zur Wanderung (*gilgula,* wörtl. ›Rollen‹), und die Menschenkinder *(bnei nascha)* kennen die Gotteswege nicht; sie wissen nicht, wie die Waage aufgestellt wird, noch wie sie jeden Tag und zu allen Zeiten beurteilt werden, noch wie die Seelen vor Gericht kommen, bevor sie in diese Welt eintreten, und wie sie vor Gericht kommen, nachdem sie diese Welt verlassen haben. [Sie wissen nicht, w]ie viele Wanderungen und wie viele geheime Werke *(ovadin stimin)* der Heilige, gepriesen sei er, mit vielen nackten Seelen [*nischmatin artila'in,* den höheren Seelen] bewirkt und wie viele Geister [*ruchin artila'in,* Vernunftseelen] in jener Welt herumirren und nicht zum Schleier (*pargoda,* Vorhang) des Königs gelangen können und wie viele Welten es sind, durch die sie wandern, und wie geheimnisvoll wundersam jede Welt ist, die durchwandert wird. Die Menschenkinder wissen es nicht und erschauen es nicht noch wie die Seele rollt wie der Stein in der Schleuder *(ke'avna vequspita),* wie es heißt: ›Die Seele deiner Feinde wird er wegschleudern in der Hand der Schleuder‹ (Samuel, 1. Buch, 25,29). Da es Zeit ist, die Geheimnisse zu enthüllen, ist es die Stunde, zu offenbaren, dass alle oberen Seelen *(nischmatin)* von einem gewaltigen und mächtigen Baum[22] ausgehen, so wie der Fluss aus dem Garten Eden strömt, und alle Vernunftseelen *(ruchin)* gehen von einem anderen, kleineren Baume[23] aus – die höhere Seele *(neschamá)* von oben und die Vernunftseele *(rúach)* von unten und sie vereinigen sich miteinander wie Mann und Frau. Und wenn sie sich vereinigen, leuchten sie mit einem überirdischen

22 Der »Baum des Lebens« bezieht sich sowohl auf die sechste Sfira, *Tif'eret,* »Schönheit«, wie auf die neunte Sfira: Tzaddik, der Gerechte = *Yessod Olam,* die Grundlage der Welt = das männliche, zeugende Prinzip, Phallus, der Fluß des Lebens.

23 Der kleinere Baum, »der Baum der Erkenntnis von Gut und Böse«, bezieht sich auf die zehnte Sfira, die *Schechina,* die göttliche Gegenwart = die Königin oder das Königreich, das empfangende, weibliche Prinzip.

> Glanz *(nehirin nehiru ila'a)*. Und von der Vereinigung der zwei heißt es, sie sei eine Leuchte *(ner)*, so wie es steht: ›Die Seele *[neschamá]* des Menschen ist die Leuchte Gottes, die das Innerste enthüllt‹ « (Sprüche, 20,27).[24]

Soweit die Stelle, die die Merkmale, die ich vorher kurz angeführt habe, illustriert, vor allem die Zentralität des Geheimnisses, der Vielschichtigkeit der Bedeutung, der paradoxen Weise, wie Wirklichkeit verstanden wird, der Versuch, das Unaussprechliche und Unsagbare in Worte zu fassen. Zugleich wird das Ganze von Selbst, Gott und Welt mit der Hilfe von Bildsymbolen, die für mythische Kräfte und Gegensätze eintreten, dargestellt. Aber wir spüren, darin ist viel mehr enthalten.

In dem Ausschnitt wird etwas für die Kabbala außerordentlich Wichtiges vorausgesetzt, nämlich jene »Sinnbrücke« zwischen Altertum und Psychoanalyse, die ich im 6. Kapitel erwähnt habe[25]: die dreifache Natur der Seele, eine Art von Dreiteilung des Seelischen (natürlich wie in aller Mystik basierend auf der nicht hinterfragten Annahme der Unsterblichkeit der Seele und ihrer Präexistenz). Die unterste Form ist *»néphesch« (naphscha)*, die Lebensseele, das Vitale, den Körper Beseelende, auch Wille und Wunsch *(desire)*. Blut ist *nephesch*. Die mittlere Form ist *»ruach« (rucha)* genannt, der Geist, die Vernunftseele. *Rúach* ist Atem und Wind. Die höchste Seele, die transzendente, sinngebende, dem Göttlichen nahe Seele ist *»neschamá« (nischmeta)*; sie ist die reine, mystische Seele, die unfähig ist, zu sündigen (Scholem, 1991, S. 219). Diese Dreifachheit hat nun aber Ähnlichkeit mit der platonischen Dreiteilung der Seele (s. Kap. 6). Das bedeutet zudem, dass besonders die spanische Kabbala des ausgehenden 13. Jahrhunderts eine dramatische Antwort auf die rationalistische und empirisch gerichtete Philosophie von Maimonides war, die sich entscheidend auf Aristoteles stützte. Wir sehen damit in diesen beiden Hauptrichtungen des mittelalterlichen Judentums ein Neuaufbrechen der Dialektik zwischen dem platonischen und dem aristotelischen Weltbild. Darüber hinaus erinnert diese grundlegende dreiteilige Struktur uns aber auch sehr an Freuds Strukturmodell von Es, Ich und Über-Ich. Sicher sind die Parallelen nicht vollständig und doch sind sie frappant. Mit einem solchen Strukturmodell geht indes die Zentralität des Konfliktverstehens einher. In allen drei Versionen ist es ein radikal dynamisches Modell.

24 *»Ner JHWH nischmát adám/ chofés kol-chadré-váten.«* In der Zwinglibibel: »Der Odem des Menschen ist eine Leuchte des Herrn; sie durchspäht alle Kammern des Leibes.«

25 Damit behaupte ich nicht, dass Freud direkt vom Zohar beeinflusst worden wäre, doch wissen wir, dass er aus einer stark kabbalistisch-chassidisch bestimmten Familie kam.

Dies könnte eine oder die Antwort sein auf die Frage: Was sind zwei, die eines werden, und eines, das drei wird (abgesehen von der trivialen Antwort, dass es sich um die Szene der drei Wanderer handelt)[26]? Die zwei oberen Seelen verschmelzen zu einer, die aber wirklich dreifach ist. Zugleich kann es ein verschlüsselter Hinweis auf die Leviratsehe sein: der Heirat der kinderlosen Witwe mit dem Bruder des Verstorbenen zum Zweck der Nachkommenschaft. Und die andere Frage nach dem Aufsteigenden, das zugleich absteigend sei: Der Aufstieg der Seelen und der Weg des Mystikers zum Göttlichen und ins Geheimnis ist zugleich ein Abstieg in das eigene Innere, eine Gleichsetzung, die auf Frühzeiten der jüdischen Mystik zurückweist: In der Vision vom göttlichen Thronwagen und den himmlischen Palästen (Ezechiel, Kap. 1), der *merkavá* und den *hechalót,* wurde der Zugang zu den Mysterien tatsächlich sowohl als *aliyáh,* »Aufstieg«, wie als *yeridá,* »Abstieg«, das heißt ins eigene Innere, bezeichnet (Wurmser, 2001).

Nun ist aber die Sachlage noch komplizierter. Die Teilung in die drei Seelen, wie ich sie eben vorgenommen habe, wird in positiven Farben und noch nicht in Konfliktbegriffen geschildert. Aber parallel zu dieser positiven Dreiteilung finden wir eine Dreiteilung der negativen, zerstörerischen Mächte, die als »andere Seite *[sitra achra]*« zum Inbegriff des Bösen wurden. Es sind zunächst die zerstörerischen Aspekte der Triebe, der Begierden: Macht, Neid, entfesselte Sexualität und diese als Aufstand gegen das göttliche Gesetz und die göttliche Ordnung verstanden. Dann mag es sich auf die gefährliche Vernunft als Philosophie beziehen. Vor allem ist es die richtende Gewalt Gottes, die von der Barmherzigkeit getrennte, autonom gewordene Rechtsbehauptung. Das Böse ist das, was wir als das Übermaß des Über-Ichs erkennen. »Das schwarze Feuer der Finsternis, die auf dem Gesicht des Abgrunds lag« (in den Worten des zweiten Satzes der Schöpfungsgeschichte), ist die »Macht der Linken«, der richtenden Gewalt, heißt es im Zohar. »Das Geheimnis der Linken« ist die Gewalt des Gerichts (ebd.). Die Thora selbst als Schreiben Gottes ist »schwarzes Feuer auf weißem Feuer« (Zohar, 1956, Bd. II, 114 a).

Auch hier befinden wir uns also dem psychoanalytischen Gedankengut ganz nahe. All dies stellt sich als komplexe Dynamik zwischen diesen Kräften in mythischer Form als Kampf zwischen Gut und Böse dar. In den Werken von Rabbi Jitzchaq haKohen von Soria in Spanien, kurz vor dem Erscheinen

26 In Tishby's (1989, S. 178) Worten: »Wie er die Gelehrten trifft, wird aus zweien drei, und die drei vereinigen sich im Studium der Thora«, was ohnehin nicht der Ausgangsfrage entspricht.

des Zohar, ersteht vor unseren Augen eine faszinierende Mythologie: *Satan* bedeutet seit eh und je »Ankläger« und oft wurde für ihn auch der aus dem Griechischen entliehene Name *kategor* (*kategoreúein* bedeutet anklagen, davon »kategorisch«) gebraucht. Fast ausschließlich wird der Teufel nun aber im Mittelalter *Samael* genannt, der »blinde Gott«, der »Gott der Blindheit«. Zu ihm gesellt sich eine ganz andere Gestalt, *Lilith,* ursprünglich eine dem Sumerischen entstammende Sturmgöttin und kindermordende Dämonin *(lilitu).* Sie wird nun als Adams erste Frau, die von Gott zugleich mit Adam geschaffen wurde, postuliert. Zwischen ihr und Adam sei es zum Zweikampf gekommen, wer die Macht über den anderen habe, wer »oben« und wer »unten« sei. Sie entflog dem Adam und ließ sich nun mit Samael ein, während Gott für Adam Eva, *Chawa* (»die Lebenspendende«), schuf. So gibt es nun auch hier diese parallele Doppelheit. Doch nicht genug damit. Ein niedrigerer Dämonenfürst war Aschmodai, der sich mit einer jüngeren Lilith einließ, worauf dann der alte Samael auch diese begehrte. Ich will uns nicht weiter in die verworrene Familiendynamik dieser Herrschaften verwickeln, doch wie wir wissen, hatten sowohl Lilith wie Samael später noch eine illustre Karriere, bis zum »Faust« und zum »Freischütz«. Die große Antithese zwischen der Welt der Fruchtbarkeit, symbolisiert durch Adam und Eva, und der Welt der Zerstörung und des Todeskultes von Samael und Lilith bestimmt weite Abschnitte des Zohar. In einem tiefen Sinn ist also die »andere Seite«, Samael, blind; der Teufel ist der Gott der Blindheit, somit des Nichtwissens, des Nichtkennens und der Scham. Er ist der »andere Gott«, *El achér,* das böse Prinzip, explizit auch das Prinzip der Unfruchtbarkeit und der Kastration.

Doch auch damit haben wir noch nicht ein besonders vielfach umhülltes Geheimnis aufgedeckt. Was ist das große Geheimnis? Was ist das änigmatische Doppelleben? Ist es dieser Dualismus, der dem Monotheismus zutiefst widerspricht? Von manchen wird die Macht des Bösen als unabhängige Kraft und Dämon, der von Gott geschieden ist, gesehen. Oder sie wird als die Macht der linken Seite in Gott selber verstanden, als die Macht von Gericht und Verurteilung, die als das »archaische Über-Ich« beschrieben wird und die so wichtig ist in der Gottessicht im »exklusiven Monotheismus« (Wurmser, 2012). Die erstere Auffassung scheint mehr mit Ausdrücken verbunden zu sein, die mit Scham, Verbergen und Blindheit zu tun haben, die letztere mehr sich auf Schuld, Sünde und Bestrafung, ja Kastration zu beziehen, wobei der Teufel dann der Ankläger des Menschen und Israels vor Gott ist (Dan, 1999, S. 402). Das Thema ist dann eines von Verurteilung und Erlösung, ausgedrückt durch ein stärker und stärker werdendes dualistisches

Verstehen des Metaphysischen hinter dem Schein von Welt und Seele. Auf dieser Ebene ist es der Konflikt um den Dualismus: Die Macht des Bösen ist unleugbar, doch wie soll ihre Existenz versöhnt werden mit der Einheit Gottes?

Ich vermute, dies könnte die Lösung des Rätsels von der allein fliegenden Schlange und die Antwort auf die Frage sein, was mit Einheit beginne und in Zweiheit ende. Die Schlange ist in der mythischen Sprache der westlichen Tradition (etwa im Gegensatz zur chinesischen) immer das Böse, spezifisch die sexuelle Versuchung. Der Dualismus ist das gefährliche Geheimnis. Der alte Mann (Rabbi Yeva) sagt immer wieder, wie gefährlich seine Reise der Enthüllung sei und vergleicht sie unter Tränen der Angst und mit selbstermutigenden Beschwörungen mit der Fahrt eines Bötleins auf hoher stürmischer See. Doch zurück zum Inhalt: Er beschreibt, wie der Mensch, der auch nach mehreren Seelenwanderungen willentlich ohne Nachkommen bleibt und so bewusst seinen Makel nicht behebt, wie ein »Stein aus der Schleuder« zum »mächtigen Felsen« geht. Dort aber bläst ihn der »Atem jenes Einzelnen *(Yechidai)*« an. Der aber ist Samael und der Alte fährt fort: »Dieser hatte sich getrennt von dem Weiblichen [Lilith] und vereinigt sich nicht mit ihr.« Sogleich muss nun die Seele dessen, der keine Nachkommen haben wollte, auf der Suche nach einem Erlöser weiterwandern. So sehe ich die Schlange im Rätsel als ein Doppelbild sowohl für die verbotene und gefährliche Sexualität wie für die heilige Sexualität, die Verwandlung vom Tabu ins Heilige und umgekehrt des Heiligen ins Destruktive, auf allen Ebenen der Seele – dreien im Zohar, fünfen in der späteren Kabbala. Arthur Green (2004, S. XLIII) bemerkt denn auch in seiner Einführung zur neuen Zohar-Übersetzung, dass »die Faszination mit den sexuellen Mysterien, [die sich, B.S.] widerspiegelt in der Vereinigung von göttlichem Männlichen und Weiblichen« alle anderen symbolischen Interessen überwältigte: »Dies *mysterium conunctionis* oder *zivvuga qadischa* liegt ganz im Innersten zoharischen Lehrens.«

Ich glaube aber, dass das eine wirklich große Geheimnis hinter der doppelten Wirklichkeit und dem gebrochenen Selbst, besonders auch in den Parabeln des alten Mannes, die Lehre von der Wiedergeburt ist. Dieses »Geheimnis der Geheimnisse *[raza derazin]*« ist eine radikal neue Weise, die den Gläubigen zutiefst erschütternden Fragen des Bösen und der göttlichen Gerechtigkeit, die Probleme von Sünde und Scham, von Strafe und Erlösung zu beantworten. Und das bezieht sich vor allem wie Jahrhunderte später für Iwan Karamasow auf das Leiden der unschuldigen Kinder, die ihren Müttern entrissen werden:

> »Diese lassen die ganze Welt weinen und es gibt keine Tränen, die den ihren gleichen, denn diese entspringen den tiefsten Tiefen des Herzens und lassen die ganze Welt fragen: ›Die Urteile des Heiligen sind immer gerecht und all seine Pfade sind Wege der Wahrheit. Aber warum ist es notwendig, dass diese armen Kleinen, die schuldlos und ohne Sünde sind, sterben müssen? Wo ist da das wahre und gerechte Urteil des Herrn der Welt?‹«

Die Wahrheit aber sei, dass diese Tränen der Unschuldigen sich für die Lebenden einsetzen. »Der Heilige liebt sie in Wahrheit mit einer ganz besonderen Liebe und er vereinigt sich mit ihnen und bereitet ihnen einen höchsten Ort, ganz nah bei sich« (Zohar, 1956, 113 b, S. 337).

Die Passage, die ich vorgestellt habe, befasst sich nun ganz zentral mit diesem großen Geheimnis der Wiedergeburt *(Gilgul),* doch nicht für alle, sondern spezifisch als Bestrafung derjenigen, die das Gebot der Fruchtbarkeit, des »Seid fruchtbar und vermehret euch *[prú urvú]*«, oder andere sexuelle Gebote und Verbote verletzt haben. Da wird auch das schöne Wort gesagt: »Es wurde uns gelehrt, dass über den, der sich von seiner ersten Frau scheiden lässt, der Altar Tränen vergießt [...]. Wenn ein Mann sich von seiner Frau scheidet, beschädigt er den Stein des himmlischen Altars« (ebd., 102b/103a). Erst in anderen kabbalistischen Werken ist der *Gilgul* das Hauptinstrument einer ausgleichenden Gerechtigkeit überhaupt (Scholem, 1991, S. 197–250).

Dieses eine große Geheimnis der Wiedergeburt als Strafe und Sühne für gewisse Vergehen, die mit Sexualität zu tun haben, ist aber gepaart mit dem großen Geheimnis der mystischen Bedeutung der sexuellen Vereinigung, die sich auf vielen Ebenen im Metaphysischen abspielt und deren irdische, rituell geheiligte Durchführung symbolisch für jene das Göttliche durchwaltenden Vereinigungen einsteht.

Schließlich die Frage nach den geraubten Jungen des Adlers: Ihr Nest ist ins Nichtsein, ins Nichts gebaut. Dieses »Nichts *[Ajin/En]*« ist »eines der wichtigsten und tiefsten Symbole der Kabbala« (Dan, 1999, S. 63) und die erste Sfira, auch »Krone«, *Keter,* genannt: »Das Nichts ist die höchste und göttlichste Form von Existenz« (ebd., S. 65), in der alle Widersprüche vereinigt werden: »Für diese Kabbalisten wurde das mystische Geheimnis von Sein und Nichtsein vereinigt im tiefen und machtvollen Symbol des *ayin*« (ebd., S. 67). Zugleich ist es die Verleugnung des »falschen, das heißt materiellen Daseins« (ebd., S. 68). Das Nichts (als *En-Sof,* Unendliches) ist das erste Aus-sich-Heraustreten Gottes aus der Fülle seines tiefsten Seins, dem *Pleroma* der neuplatonischen und gnostischen Tradition.

7.6.3 Eine andere Geschichte aus dem Zohar

Ich komme noch einmal auf den alten Mann zurück, der seine Deutung der Schrift fortsetzt, indem er aus dem Buch »Prediger« *(Kohelet)* zitiert:

> »Und wiederum [wörtlich: Ich kehrte zurück, *weshavti*] sah ich all die Bedrückungen, die unter der Sonne geschehen, sah die Tränen der Unterdrückten fließen und niemand tröstete sie; von der Hand ihrer Bedrücker erlitten sie Gewalt und niemand tröstete sie […]. Warum heißt es: Ich kehrte zurück *[weshavti]*? Was heißt denn das? Woher kehrte ich [Salomon, der angebliche Verfasser des Kohelet] zurück? […] Es wurde gelehrt, dass jeden Tag Salomon früh aufstand und sich gegen Osten wandte und sah, was er erschaute. Dann wandte er sich gegen Norden […], senkte seine Augen und hob sein Haupt. Und siehe da, eine Feuersäule und eine Säule aus Wolken kam und auf der Wolkensäule erschien ein großmächtiger Adler, mit seinem rechten Flügel auf der Feuersäule und seinem linken auf der Wolkensäule. Dieser Adler trug zwei Blätter in seinem Mund. Die Feuersäule, die Wolkensäule und der Adler auf ihnen kamen und verneigten sich vor König Salomon. Der Adler näherte sich ihm, verbeugte sich vor ihm und reichte ihm die beiden Blätter. König Salomon nahm sie entgegen, roch an ihnen und nahm dabei ein Zeichen wahr. Er sagte: Dies ist vom ›Fallenden‹ und dies ist vom ›Augen Aufgedeckten‹. Wie er die beiden Blätter hielt, wurde ihm durch beide bewusst, dass ›fallend‹ und ›Augen aufgedeckt‹ etwas enthüllen sollten« (Zwingli, 1995, 4,1 übers.).

Zu diesem Teil kommentiert der Übersetzer Daniel C. Matt (Zohar, 2003–2017):

> »Wörtlich genommen kehrte König Salomon von seinem täglichen fantastischen Ausflug zurück. Jeden Morgen wandte er sich der aufgehenden Sonne zu und erblickte gewisse Zeichen im Himmel. Dann wandte er sich gegen Norden, der strenges Urteil symbolisiert und Quelle der dämonischen Mächte ist. Ein Adler erschien und gab Salomon zwei Blätter. Der König erkannte, dass sie von zwei gefallenen Engeln stammten, Uzza und Aza'el, die bekannt waren je als ›fallend‹ und ›Augen aufgedeckt‹.
>
> Woher? Nach rabbinischer Legende widersetzten sich die Engel Uzza und Aza'el der Schöpfung von Adam und Eva, stürzten vom Himmel herab und waren angezogen von den ›Töchtern der Menschen‹ (Genesis, 6,2). Sie wurden bestraft, indem sie mit Eisenketten in den Bergen der Finsternis ge-

fesselt wurden, von wo es ihnen jedoch immer noch gelingt, Unheil zu stiften, indem sie die Menschen in Zauberei unterrichten. Ihre Namen hier als ›fallend‹ und ›Augen aufgedeckt‹ stammen von der Beschreibung des Propheten Bile'am, im 4. Buch Mosis [Numeri], 24,4: ›So spricht der Mann, des Auge aufgeschlossen ist, so spricht, der göttliche Reden vernimmt, der Gesichte des Allmächtigen schaut, hingesunken und enthüllten Auges.‹ Nach der Deutung des Zohars beriet sich Bile'am mit diesen beiden gefallenen Engeln.«

Der Text fährt weiter:

> »Was tat er [Salomon] nun? Er versiegelte seinen Thron mit seinem Siegelring, in den der heilige Name eingraviert war [damit der Dämon Aschmodai ihn nicht an sich risse], stieg auf das Dach und ritt auf dem Adler davon. Der Adler hob sich und flog zu den höchsten Wolken, und überall wurde das Licht überschattet. Die Weisen unter den Menschen wussten es und sagten: ›Schaut, Salomon zieht vorüber!‹, aber sie wussten nicht, wohin er gehe. Die Narren aber sagten: ›Es ist eine Wolke, die vorüberzieht und Dunkelheit verbreitet.‹
>
> Der Adler erhob sich mit ihm und flog 400 Parasangen bis zum Gebirge der Dunkelheit, dem Ort von Tarmod in den Wüstenbergen, und dort senkte er sich. Er [Salomon] hob sein Haupt und erblickte die Berge der Finsternis; und er wusste, dass er da eintreten müsse. Er ritt weiter auf dem Adler und flog in die Berge, bis er zu einem Olivenbaum kam. Machtvoll schrie er auf: ›YHWH, hoch erhoben ist deine Hand, doch sie sehen es nicht. Sie sollen es sehen und zuschanden werden! Der Eifer um dein Volk und das Feuer wider deine Feinde soll sie verzehren‹« (Matt, 2006, Jesaja, 26; Zohar, 2003–2017).

Der Kommentator erklärt, dass Salomon mit diesem Zitat Gott anfleht, die dämonischen Kräfte, repräsentiert durch Uzza und Aza'el, zu unterdrücken.

Worauf bezieht sich Tarmod? Dies ist eine verzerrte Form des Namens der Oasenstadt Tadmor, auf Griechisch Palmyra in der syrischen Wüste. Der Name ist wahrscheinlich abgeleitet vom Semitischen *tamar,* Palme, und Palmyra ist dessen Übersetzung. Die rabbinische Tradition schaut auf Tadmor mit Animosität, da ihre Einwohner angeblich an der Zerstörung des ersten wie des zweiten Tempels teilgenommen hatten. Nach arabischer Tradition sei Tadmor von *jinns* (Dämonen), unter dem Befehl von Salomon erbaut worden. Die Blätter stammen von dem erwähnten Olivenbaum.

Der Text fährt fort:

»Hier trat er ein [...] und legte den [mit dem göttlichen Namen eingravierten] Siegelring vor sie [Uzza und Aza'el] und näherte sich ihnen. Er lernte von ihnen alle die fremde Weisheit [das Wissen der Dämonen], die er kennen zu lernen wünschte. Nachdem sie ihm alles erzählt hatten, bestieg er wiederum den Adler und kehrte an seinen Ort zurück. Wie er auf seinem Thron saß, war er erleichtert, und er äußerte Worte wertvoller Weisheit. In dem Moment würde er sagen: ›Ich kehrte zurück und sah‹ – ›ich kehrte zurück‹, nämlich tatsächlich von jener Reise; ›ich kehrte zurück‹ von jener Weisheit, die sich verwurzelt hat in meinem Herzen und meiner Seele. Dann: ›und ich sah alle die Gequälten.‹«

Das heißt in Matts Erläuterung: »Er verstand jetzt die Rolle, die dämonische Kräfte beim Quälen der Menschen auf Erden spielen und er vermittelte Elemente fremder Weisheit [d. h. Zauberei] in einer heiligen Sprache.«

Der Text setzt sich dann fort, indem er als die Gequälten die ungeborenen Kinder bezeichnet, die »gequält sind im mächtigen Schoß« ihrer Mütter: Nämlich wenn ihre Seelen in den kosmischen Waagschalen gewogen werden und manche auf die Seite der *Sitra achra,* die Seite des Bösen, fallen und zu einem Leben von Qual und frühem Tod bestimmt werden, je nach dem Stand der Reinheit und Unreinheit der Welt.

Ich glaube, diese magisch-fantastischen Vorstellungen und Bilder sollen das Rätsel des menschlichen Leidens, besonders des Leidens der Unschuldigen ergründen und durch gewaltige metaphysische, unpersönliche Prozesse fast mechanischer Art erklären.

7.6.4 Mehr zum geschichtlichen Hintergrund der jüdischen Mystik im Allgemeinen, des Zohar im Besonderen – Die Dialektik der Enthüllung des Verborgenen, des Geheimnisses im Offenbaren

Ich möchte in diesem Abschnitt einen Gedanken etwas ausführen, der in mir durch eine Bemerkung von Joseph Dan im ersten Band (1986) seines vierbändigen Werkes zur jüdischen Mystik angeregt wurde. Im Zusammenhang mit der eben erwähnten Hechalotmystik des 2. Jahrhunderts (dem »Aufstieg« zu den himmlischen Palästen bzw. Ein- oder Abstieg in die innere Tiefe und der Vision der göttlichen Welt und Gestalt) zitiert er Rachel Eliors Ansicht,

»die Hechalotmystik widerspiegle das Ritual der Opfer und Gesänge im heiligen Tempel, die Terminologie dieser Literatur folge den priesterlichen Tempel-

> funktionen und das Auftauchen der jüdischen Mystik im Altertum solle daher als eine vergeistigte Fortsetzung der Tempelrituale aufgefasst werden. Nach dieser Ansicht soll der Anfang der jüdischen Mystik im Altertum als eine Reaktion auf das schreckliche Trauma der Zerstörungen von Jerusalem und des Tempels angesehen werden« (Dan, 1986, S. 107).

Ähnlich postuliert Chernus, »der Aufstieg der jüdischen Mystiker ist ein geistiger Ersatz für die Pilgerfahrt nach Jerusalem«. Die in den Manuskripten beobachtbaren Anachronismen wären dann absichtlich: »eine Verleugnung der traumatischen Tragödie der Tempelzerstörung« (ebd., S. 117). Eine höhere Wahrheit, die den allgemein von Talmud und Midrasch anerkannten Wahrheiten widerspreche, beruhe auf mystischer Erkenntnis. Eine mystische Geschichtsschreibung, die der gegebenen Chronologie widerspricht, drücke diese tiefere, komplexere mystische Wahrheit aus (wir sahen etwas Ähnliches zuvor in der Legende von Moses' Besuch in der Akademie von Rabbi Aqiva). Rabbi Elieser ben Hyrkanos der Große und Rabbi Aqiva (Akiba) werden zu zentralen Gestalten in dieser mystischen Geschichte.

Nun ist es aber so, dass mehrere andere mystische Aufschwünge unmittelbar gewaltigen geschichtlichen Katastrophen folgen. Dazu gehören der sogenannte »aschkenasische Chassidismus« im 12. Jahrhundert (v.a. im Rheinland und in Regensburg) nach der Vernichtung vieler Gemeinden in den Kreuzzügen und dem Märtyrertod im Feuer all derer, die sich der Taufe widersetzten. Weitere Katastrophen folgten in der Blüte der Mystik in Zfat (Safed) in Galiläa im 16. Jahrhundert im Gefolge der ebenso traumatischen Vernichtung des spanisch-portugiesischen Judentums und schließlich der galizianische Chassidismus in Nachfolge des Vernichtungszugs des Kosakenführers Chmelnyzkyi und anderer Pogrome. Einzig die provenzalisch-katalanische Mystik am Ende des 13. Jahrhunderts scheint mehr als Reaktion auf die rationalistisch-philosophische Durchdringung des Judentums durch Maimonides und andere arabisch-jüdische Exegeten zu verstehen zu sein, die eine Verbindung der jüdischen Geisteswelt mit der aristotelischen Metaphysik anstrebten.

Jede dieser geschichtlichen Katastrophen wirkte als mehrfaches Trauma: durch ihre Gewalt, den Verlust von Leben, Tradition, Kultur, Haus und Gut, durch die Erschütterung des Vertrauens in eine metaphysisch gegründete Gerechtigkeit.

Die eine mögliche Antwort auf solche Traumatisierungen war deren Verarbeitung in der Weise, die ich als tragische Verwandlung beschrieben habe. Sie gipfelte konkret als genaueste rechtlich-ethische Erfüllung des Gesetzes im Talmud und der darauf aufgebauten Exegetik, in der Kodizifierung der Halacha bis in genaueste Details, vor allem im Schulchan Aruch durch Joseph Karo, Anfang des 16. Jahrhunderts. Karo selbst stammte aus einer aus Spanien vertriebenen Familie, die sich nach Bulgarien geflüchtet hatte. Er selbst war nicht nur der Kodifikator des Gesetzes, sondern nahm auch selber Teil an der mystischen Renaissance in Z'fat.

Zusätzlich zur tragischen Verwandlung tritt die magische: Die Wiederherstellung des Tempeldienstes durch die Kraft der Worte in der Hechalotmystik, die Vereinigung mit dem Göttlichen durch die Macht der ganz genau gesprochenen Gebete im deutschen Chassidismus, die Enthüllung der Geheimnisse durch die Zahlen- und Buchstabenmystik und damit die Macht über das Böse in der provenzalisch-katalanischen Kabbala (v. a. in Bahir und Zohar) und schließlich die Herbeiführung der Erlösung und das Ungeschehen-Machen des Traumas durch die »Zurückführung der zersprengten Funken« und der »Wiederherstellung der Welt« *(Tiqqún ha-Olám)* durch inbrünstige Andacht im Gebet und in der guten Handlung in der lurjanischen und galizianisch-chassidischen Mystik.

Die Gegensätze, die sich in Talmud und Mystik gleichermaßen in variabler, oft komplementärer Form verfolgen lassen, sind die zwischen Messianismus und Antimessianismus, Tradition und Erneuerung (Dan, 1986, S. 9), rationalistisch philosophischer Erklärung und emotionell verinnerlichter, visionärer Schau des Verhüllten. Im Verlaufe dieser Entwicklung »wurde der Dualismus von Geist gegen Stoffliches, von Seele gegen Körper zentral für das jüdische religiöse und ethische Denken wie für das der anderen monotheistischen Religionen« (ebd., S. 58). Demgegenüber »hatte das Judentum des Altertums nicht den Begriff eines dualistischen Konflikts zwischen Körper und Seele und bestand auf dem physischen Ausdruck jeder religiösen und ethischen Praxis« (ebd.).

Im aschkenasischen Chassidismus »zählt nicht die Tat, sondern die Anstrengung und das Leiden. Die aschkenasischen Chassidim brauchten das alte aramäische Schlagwort ›*lefum tza'ará agrá*‹, das bedeutet: ›Gemäß dem Leiden die Belohnung‹« (ebd., S. 62). Im Verhältnis zu Gott überwiegt daher mehr und mehr Furcht über Liebe, Leiden über Freude.

Zugleich wirkt es als Manifest des Glaubens, nämlich durch die Darstellung der mystischen Lehre als laufenden Bibelkommentar von Schim'on bar Jochai (2. Jahrhundert), dem Heiligen und Rebellen gegen die römische Verfolgung, der sich, der Legende nach, mit seinem Sohn 12 zwölf Jahre in einer Höhle vor den Römern versteckt hatte. Silberman sieht in ihm eine verhüllte Darstellung des religiösen Führers der kastilianischen Juden, Don

Todros ben Joseph Abulafia, der »für immer die Verbindung zwischen Kabbala und königlicher Ideologie zerschnitt« (Silberman, 2000, S. 97).

Um eine Idee der Vorstellungswelt des Zohar zu vermitteln, gebe ich die ersten Sätze wieder, mit denen der biblische Kommentar einsetzt (ich folge Scholems Übersetzung, modif.): »Am Anfang – als der Wille des Königs zu wirken begann, grub er Zeichen in die himmlische Aura.« Eine Alternativübersetzung desselben könnte etwa so lauten: »Zu Beginn ritzte des Königs Willen Zeichen in die oberste Leere.« Der Text fährt weiter (nach Scholem, 1935, S. 45; Zohar 25b, Livorno-Ausgabe, 15a trad.):

> »Eine dunkle Flamme entsprang im allerverborgensten Bereich aus dem Geheimnis des ›Urgrunds‹ En Sof, wie ein Nebel, der sich im Gestaltlosen bildet, eingelassen in den Ring [jener Aura], nicht weiß und nicht schwarz, nicht rot und nicht grün und von keinerlei Farbe überhaupt. Erst als jene Flamme Maß und Ausdehnung annahm, brachte sie leuchtende Farben hervor. Ganz im Innersten der Flamme nämlich entsprang ein Quell, aus dem Farben auf alles Untere sich ergossen, verborgen in den geheimnisvollen Verborgenheiten des En Sof. Der Quell durchbrach und durchbrach doch nicht den ihn umgebenden Äther [der Aura] und war ganz unerkennbar, bis infolge der Wucht seines Durchbruchs ein verborgener höchster Punkt aufleuchtete. Über diesen Punkt hinaus ist nichts erkennbar, und darum heißt er Reschit, Anfang, das erste Schöpfungswort [von jenen zehn, durch die] das All [geschaffen ist].«

Im Lebensbaum und in der Gestalt des ursprünglichen Adam war die ganze göttliche Macht vereinigt, in Gestalt eben der 10 Sfirót. Statt des Jungfrauenkults von König Alfonso X steht die Beschreibung der großen und schmerzerfüllten Trennung zwischen dem himmlischen König und der himmlischen Königin, zwischen der sechsten Sfirá *Tif'éret* (Pracht), die als männlich dargestellt und mit dem Phallus identifiziert wird, und der zehnten Sfirá, der *Schechiná* (Einwohnung) oder *Malchút* (Königtum), »die königliche, mütterliche Wächterin über Israel, die von den Mächten der Finsternis entführt worden ist« (Silberman, 2000, S. 91). So gleicht der Zohar einer großartigen Psychoanalyse des Göttlichen, nicht nur in Bezug auf die reiche sexuelle Symbolik und die Gegenüberstellung von Eros und Macht in Gott selbst, sondern in der Zentralität des Konfliktverstehens.[27] Dazu kommt die

27 Drob (2000, S. 106) schreibt ebenso: »Kabbalah is not only, in effect, a ›psychoanalysis of God‹; but a complete psychoanalysis of man is at the same time a kabbalistic inquiry into the deity.«

»Übertragungsfigur« des auf tiefstes Verstehen eingestellten, dem Schweigen verpflichteten und verfolgten Shim'on bar Jochai, der dem gegenwärtigen der Macht und der Heuchelei verpflichteten Königtum trotzt, seine geheime Wirklichkeit als die entscheidende bewahrt und sie in der Metaphorik der Seele versteht, statt sie in der Sprache der Sachen zu erniedrigen. Es ist der Vorrang des Seelischen vor dem Dinglichen, des Subjektiven vor dem Objektiven, der Sprache der Innerlichkeit vor der Sprache der sachlichen Außenwelt und »deren königlichen Arroganz« (Silberman, 2000, S. 90). »Das Böse wurde als ein sehr reales und unabhängiges Netz *[network]* von dämonischen Mächten angesehen, das schon bei der Schaffung der Welt gebildet worden war« (Silberman, 2000, S. 79).

Die große Dialektik, die auch heute die Psychoanalyse und die Philosophie beherrscht, zeichnet sich so in dieser Bilderwelt des Zohar in der Auseinandersetzung mit der »anderen Seite« ab. Wie die himmlischen Paläste und die Bilder des Thronwagens sich gegen den Kult der römischen Kaiser gerichtet haben, so sei der Urmensch, der ursprüngliche Adam (Adam Qadmon) als Personifizierung der Kräfte des Guten, ein Antityp zu den machtvollen Symbolen und Privilegien der Monarchie und ihrer grundlegenden Brutalität, die sich so lange als Aufklärung gebärdet hatte (ebd., S. 96–97).

Wenn wir aber sowohl auf das über den Zohar und besonders über den Bahir Geschilderte psychoanalytisch blicken, ist das Böse genau das, was wir als das Übermaß des Über-Ichs erkennen – also eine Anschauung, die genau der entspricht, die ich im Einführungskapitel dem »Absolut-Bösen« zugrunde gelegt habe. »Das schwarze Feuer der Finsternis, die auf dem Gesicht des Abgrunds lag« (in den Worten des zweiten Satzes der Schöpfungsgeschichte) ist die »Macht der Linken«, der richtenden Gewalt, heißt es im Zohar (Scholem, 1935, S. 52–53). »Das Geheimnis der Linken« ist die Gewalt des Gerichts (ebd.).

Wo immer wir ein Übergewicht der Innerlichkeit finden, ist die Gefahr des mythisch-magischen Denkens groß und damit öffnet sich die ganze Problematik des Narzissmus. Die ganze Mystik im Licht der verschiedenen Narzissmus-Theorien zu deuten, ist naheliegend, und doch denke ich, dass wir uns damit einen wirklichen Zugang zu deren Verständnis verschlössen.

Ein anderer der früher beschriebenen Gegensätze, der in der späteren Kabbala, das heißt in Z'fat (Safed) brisant wird, ist der zwischen dem Einzelnen und der Gemeinschaft:

> »Religiöses Leben als Kampf für kosmische Erlösung wurde nicht als Sache des Einzellebens, sondern als Kollektivpflicht betrachtet, wobei die besonderen

> Anstrengungen eines einzelnen Guten für die Übertretungen von jemand anderem sühnend eintreten konnten, selbst wenn ihm dieser unbekannt ist. Es ist, als ob Gott nicht die Handlungen jeder Person beobachtete und belohnte, sondern eine kollektive Abrechnung für die Nation als Ganze führte. Jede Sünde beeinträchtigt daher den Stand von jedermann und jede gute Tat unterstützt den religiösen Wert von allen anderen. Die Nation als Ganze ist über geografische und zeitliche Grenzen hinaus zusammen verantwortlich vor Gott« (Dan, 1986, S. 83f.).

Jede Tat, ja jeder Gedanke wird dadurch zu einem Wirkfaktor in einem göttlichen Drama, zugleich konkret und symbolisch. Das göttliche Exil ist der Anfang des Daseins (ebd., S. 94). Der Mensch ist der Kampfplatz zwischen den kosmischen Mächten von Gut und Böse, den göttlichen Lichtern oben und den »zerbrochenen Gefäßen« unten, in deren »Schalen« die Funken göttlichen Lichtes gefangen gehalten werden. Seine Aufgabe ist es, diese Funken zum Urlicht zurückzuführen, sie zu erretten, zu erlösen. Dieser Begriff der Wiedergutmachung oder Korrektur des Tiqqún ist in Dans Worten, »die mächtigste Idee, die je in der jüdischen Gedankenwelt erschienen ist; sie drückte ein intensives messianisches Bemühen von kosmischen Dimensionen aus und ihre Folgen erstrecken sich auf alle Aspekte des individuell religiösen und ethischen Lebens« (ebd., S. 98). Es sind eben die Pflichten, die Mitzwót, die »die göttlichen Waffen in dem kosmischen Kampf zwischen Gut und Böse« darstellen (ebd., S. 99). Jede Handlung oder deren Unterlassung vermag das Schicksal der ganzen Welt zu entscheiden, mit einbeschlossen der göttlichen Mächte, zum Guten wie zum Schlechten. Jeder muss die Sünden der anderen bereuen und für sie die Buße auf sich nehmen, auch für die Gemeinschaft in Vergangenheit und Zukunft (ebd., S. 100–101). »Zum ersten Mal in der Geschichte der jüdischen Mystik wurden die spezifischen Charakteristika des Individuums und der Fortschritt seiner oder ihrer Seele im Laufe der Wiedergeburten als zentral angesehen für die Erlösung des Volkes« (Silberman, 2000, S. 184). Jeder Einzelne ist aufgerufen, die letzten, noch von den Schalen gefangen gehaltenen Funken zu befreien (ebd., S. 182). Der göttliche Erlösungsprozess beziehe sich nicht auf Macht oder materiellen Wohlstand, sondern auf die Reinigung der Seele und der Welt von den Prinzipien der Habgier und Machtsucht, die Ungleichheit und Leiden verursachten (ebd., S. 176).

> »Die Legende enthüllt, wie nahe der Kulmination der Geschichte sie sich während jener kurzen Monate ekstatisch metaphysischen Wirkens *[engineering]*

> gefühlt haben mussten: Die bösen Seelen von den rechtschaffenen zu scheiden und die langgetrennten Funken, die derselben Seelenwurzel im Urmenschen entstammen, miteinander zu vereinigen« (ebd., S. 190),

und damit die unmittelbar bevorstehende Welterlösung zu erwirken erhofften.

Es ist also die Allmacht der Verantwortung in Reinkultur, ein Konzept, dessen gewaltige Wichtigkeit wir aus der Psychoanalyse schwer traumatisierter Patienten erkennen. Auch hier besteht dann die Gefahr der moralischen Diktatur, einer lebensfeindlichen, überwältigenden und totalitären Über-Ich-Struktur. Der Graben zwischen der inneren Welt von Allmacht und Ohnmacht und der Welt wirklicher Macht wird unüberbrückbar tief, ihr Gegensatz unversöhnlich radikal. Die Versuchung, die Erlösung in dieser Allmacht der Verantwortlichkeit und damit der Allmacht des Leidens zu suchen, also dem religiösen Masochismus zu verfallen, wird zur großen Gefahr und damit die Notwendigkeit der Selbsttäuschung durch Verleugnung unausweichlich.

In der magischen Verwandlung wird nicht nur das Trauma (»das Zerbrechen der Gefäße«) ausgelöscht und der Trauer und dem Schmerz über den Verlust eine Bilderwelt des Glanzes entgegengesetzt, sondern eine beherrschende Fantasie von der Allmacht des Geistes, der Worte und des Gebets, von der Zahl und dem Buchstaben als Schlüssel zur Erlösung, muss gegen die lähmende Hilflosigkeit schützen. Letztendlich aber kommt es zu einem Aufstand gegen die äußere Macht durch die Macht der Innerlichkeit. Diese Macht der Innerlichkeit ist aber nur möglich, wenn die Aggression, im Sinne der Allmacht der Verantwortlichkeit, der ständigen Selbstkasteiung, mehr und mehr gegen das eigene Selbst gerichtet wird.

Es ist übrigens erstaunlich, inwiefern Dostojewskis Mystik diese Gedanken der Allverantwortlichkeit, der Allschuldigkeit des Herzens des Menschen als Kampfplatz der kosmischen Mächte von Gut und Böse und der doppelten Wirklichkeit von göttlichem Licht und den versprengten Samen (statt Funken) im Irdischen mit der lurianischen Mystik teilt. Alle diese Ideen sind in Reinkultur in den Ausführungen des Starez Sossima in *Die Brüder Karamasow* anzutreffen:

> »Vieles auf Erden ist uns verborgen, doch stattdessen ist uns in unserem tiefsten Inneren das Gefühl unserer lebendigen Verbundenheit mit einer anderen Welt gegeben, einer erhabenen und höheren Welt. Die Wurzeln unserer Gedanken und Gefühle ruhen nicht hier, sondern in anderen Welten. Darum behaupten auch die Philosophen, das Wesen der Dinge ließe sich auf Erden

> nicht erkennen. Gott nahm die Samen aus anderen Welten und säte sie auf dieser Erde aus und alles ging auf, was aufgehen konnte, und es erwuchs Sein Garten. Doch alles, was aufgegangen ist, lebt und ist lebendig allein dank dem Gefühl seiner Berührung mit geheimnisvollen anderen Welten; erlahmt in dir dieses Gefühl und hört es auf, so stirbt auch, was in dir aufgekeimt war. Dann wirst du auch dem Leben gegenüber gleichgültig werden und es sogar hassen. So denke ich.«[28]

Ich weiß nicht, ob es sich dabei einfach um die Konvergenz mystischen Gedankenguts allenthalben handle oder ob es direktere Bezüge, Brücken zwischen den beiden gebe.

Eine andere Folge, die wir auch eher als Psychoanalytiker infrage stellen müssen, ist die magisch-mythische Konkretisierung. Ganz spezifisch beziehe ich mich auf die mystische Deutung der »Heiligkeit des Landes« *(qeduschát ha'áretz)* gegen den Hintergrund »des unablässigen Kampfes zwischen Licht und Dunkelheit, zwischen Gut und Böse, der gleichzeitig im Himmel und auf Erden ausgefochten wird« (Unbek. Quelle, S. 225). Das zwischen Juden und Arabern umstrittene Land wird als Verkörperung der Schechiná, der göttlich-weiblichen »Einwohnung«, der zehnten und letzten der lebensspendenden Sfirót, gesehen. Während in Kastilien und in Z'fat die Schechina mit dem von den Mächten des Bösen gefangenen und von den Dämonen gemarterten Volk Israel identifiziert wurde, nämlich in Gestalt der über ihre Kinder weinenden Urmutter Rachel, verwandelte sich in unserer Zeit diese Personifizierung aus einem großartigen Symbol zu etwas sehr Konkretem: der Territorialität.

> »Jede Besetzung eines Teiles des heiligen Landes von Israel durch palästinensische oder andere arabische Kräfte wird von gewissen Kabbalisten heute als Gefahr für das freie Fließen der göttlichen Energie zum Volk Israel und als eine Bedrohung für das heilige Gleichgewicht der Welt angesehen« (Silberman, 2000, S. 225–226).

Jeder, der ein solch heiliges Stück des Landes und damit der Schechiná aufgäbe und an die dämonischen Kräfte auslieferte, würde damit zumindest ein ahnungsloser Komplize von »Samael«, dem teuflischen Dämon. Zwischen Licht und Finsternis könne es nie einen Kompromiss geben (ebd., S. 226).

28 Russ., S. 347–348; engl., S. 320; dt., S. 431–432. Es ist eine Passage, die von V. Terras als Passepartout für den Roman bezeichnet wird: »probably the master key to the philosophic interpretation, as well as to the structure« (Dostojewski, 1994, engl., S. 788).

Wie ich im Eingangskapitel des Buches beschrieben habe, hat eine solche Desymbolisierung und Regression zum magisch-mythischen Denken für Kultur und Politik bedenkliche Folgen, nicht anders als wir das aus der persönlichen Pathologie kennen.

Aber damit sind wir aus der gewaltigen Werte- und Gedankenwelt des Jüdischen in die des Allgemein-Menschlichen und der ungelösten inneren Konflikte, also der Neurose getreten. Jenes auf dieses zu reduzieren, wäre indes ein Unrecht und ein Fehler. Beides aber zu erkennen ist notwendig, »auch wenn das geschriebene Wort dabei nicht im Schrank verborgen bleibt« (Dan, 1989, S. 30).

7.7 Vertiefte psychoanalytische Erwägungen zur Mystik im Allgemeinen

Scholem sagt am Ende seines Buches *Judaica 3* (1973, S. 259): »Die Aufgabe des Historikers ist erfüllt, wo die des Psychologen anfängt.« Das bedeutet im Folgenden, dass ich meine Gedanken nicht mehr nur auf die jüdische Mystik beschränke.

Für die eben dargestellte metaphysische Konfliktdynamik ist, wie es Dostojewski so schön fasste, das Herz des Menschen die Kampfstätte. Der Mensch steht genau wie bei Dostojewski zwischen dem Abgrund des Guten und dem Abgrund des Bösen, »dem Abgrund über uns« und »dem Abgrund unter uns«. In diesem kosmischen Kampf ist aber die Verantwortung des Einzelnen wie der Gemeinschaft riesengroß, wie es dann später in der lurianischen Kabbala im 16. und 17. Jahrhundert noch vertieft und verschärft wird. Solche Allverantwortung muss zu intensiven Schuld- und Schamgefühlen führen, die in der ekstatischen Freude und Vereinigung mit der guten Seite überwunden werden sollen. Dieser ekstatische Aufschwung wird aber teilweise durch das Singen alter und neuer Lieder mit ihrer rhythmischen Bewegung erreicht, wie wir sie vor allem von den Chassidim her kennen. Eine andere Weise der mystischen Selbstentäußerung ist die Meditation, verstärkt durch das Fasten und ein oft äußerst asketisches Leben bei gewissen Mystikern. Dies obwohl es im Judentum viel weniger prominent gewesen zu sein scheint als im Islam, in gewissen Mönchsorden im Christentum und im Fernen Osten und in Indien. Im Zohar sind es aber sehr stark auch die Dialoge unter den Genossen, den *chaveraija,* geleitet von dem weisen Alten, die die mystische Vertiefung vorbildhaft symbolisieren.

Mystik versucht, sich den Geheimnissen des Seins durch eine Gefühls-,

Bilder-, Gedanken- und Wunschwelt der Innerlichkeit zu nähern. Sie kann als ekstatisch-verzückte, erotische Liebe ohne körperliche Sexualität auftreten, wie wir das eher in der christlichen und islamischen Mystik antreffen, paradigmatisch bei den Mystikerinnen im Christentum oder bei Jalāl al-Dīn Rūmī. Oft will sie dann Geist sein ohne Körperlichkeit, reine Seele in Sehnsucht; ja, der Körper soll vernichtet werden und Sexualität wird dann als das Unreinste erfahren. Gerade durch diese Abtötung des Leiblichen kommt eine intensiv masochistische Blut- und Leidenssucht, ein Verquicken von Verzückung und Identifizierung mit der *Passio Christi* zur Geltung. Diese Phänomene liegen, soweit ich weiß, der jüdischen Mystik ferner; in ihr wird stattdessen eher der moralische Masochismus wichtig, wie wir dies in der lurianischen Version sehen (Wurmser, 2001). In der jüdischen Mystik wird die Sexualität als Bild des göttlichen Prozesses hoch bewertet; das Gebot der Fruchtbarkeit hat große Priorität. Zugleich nimmt die dämonische, unfruchtbare Sexualität einen breiten Platz ein. So ist es eine bedeutsame Vorstellung, dass aus den Samenergüssen dank Lilith Dämonenkinder erstehen, die sich beim Sterben des Mannes um ihn drängen und den legitimen Kindern die Rechte strittig zu machen suchen.

Bedeutende Formen der Mystik im Allgemeinen wollen die Grenzen des persönlichen Daseins aufheben, möchten sie soweit möglich ungültig machen. Die Grenzen des individuellen Daseins sollen deshalb dahin schmelzen, damit die Seele in ihrem Wesentlichsten sich mit Gott als dem Wesentlichsten schlechthin vereinigen könne. Doch kann bezweifelt werden, dass dies das Ziel der jüdischen mystischen Erfahrung ist: Der Wert der individuellen Existenz ist einfach viel zu groß. Eine Idee darin ist zum Beispiel, dass alle individuellen Seelen schon vor der Welt geschaffen worden waren. Sie mögen sich in verschiedene Individuen aufspalten, aber ihre Grundzahl ist dennoch vorbestimmt. Trotzdem ist die Nähe zu Gott und das Eingehen in eine Welt der transzendenten, geistigen, das heißt unsterblichen Sinnhaftigkeit auch in der jüdischen Mystik prominent. Gleichgültig wie radikal eine solche *Unio mystica* in der einen oder anderen Form auch »Erlösung« suche, wenigstens *implizit* will sie die Gefühle von Schuld und Scham, von Schmerz, Ungerechtigkeit und Trauer auslöschen, und damit sowohl Verurteilung wie Neid, Eifersucht und Rache überhaupt überwinden. So können wir auch den letzten Abschnitt über die Reise Salomons ins Reich der Finsternis verstehen.

Damit ist die Mystik vor allem auch Aufhebung der Sündenlast und jedes Grundes zur Scham. In anderen Worten: Sie will alles Traumatische, alle Über-Ich-Sanktionen und alle Aggressionen prinzipiell transzendieren, wenn nicht überhaupt verleugnen. All dies wird durch Liebe, durch Sehnsucht, durch das Bild des Eins-Werdens ersetzt. In der christlichen und der islamischen Mystik geschieht dies sehr stark auch durch die erlösende Qualität des Leidens in Form der Abtötung der körperlichen Bedürfnisse. Dabei kommt es immer wieder dazu, dass das Äußerliche wie das Körperliche verneint, in seiner Bedeutung entwertet und die einzige Wertigkeit im Seelischen in der Innerlichkeit gesucht wird. Die traumatische Außenwelt und damit Leiden, Zerstörung, Verfolgung und Exil müssen aufgehoben werden. Das tragische Welterleben und die tragische Selbsterfahrung mit ihrer Gewissheit vom unlösbaren inneren Konflikt stehen damit in schroffstem Gegensatz zur mystischen Erfahrung von der Überwindung solchen Konflikts und der dahinterstehenden Traumata.

Mystische Erlebnisse sind typischerweise veränderte Bewusstseinszustände. Solche tranceähnlichen Zustände beinhalten notwendigerweise ausgedehnte Verleugnungsprozesse. Ich meine das nicht negativ und kritisch. Verleugnung bedeutet zumeist nicht so sehr, dass ein Stück der Wirklichkeit einfach als solches nicht wahrgenommen würde, sondern dass die Wahrnehmung in ihrer emotionalen Bedeutung außer Kraft gesetzt und als unwichtig deklariert wird. Man hört oder sieht zwar, aber das Wahrgenommene wird so behandelt, als ob man nicht gehört oder gesehen hätte. Es wird bedeutungslos gemacht. Es handelt sich also um die Aberkennung der seelischen, affektiven Bedeutung. Wir selbst leben in einer Welt, in der weite Teile in ihrer Wichtigkeit inoperativ gemacht werden, spezifisch, in der das Äußere, das Quantifizierbare, das Zähl- und Zahlbare überbetont und große Bereiche der Innerlichkeit, des Seelischen, auch des Qualitativen quasi ausgeklammert werden. So viel des Wissenschaftsbetriebs ist prinzipiell undenkbar, ohne die methodologische Außerachtlassung des Individuellen, ja des Lebendigen überhaupt.

Manche Formen der Mystik unternehmen nun genau das Gegenteil: Das Körperliche, Äußerliche, Dinghafte wird ausgeklammert und als unwesentlich entwertet und verurteilt. So schreibt etwa Tolstoi nach dem plötzlichen Tod seiner 35-jährigen Tochter Macha in sein Tagebuch: »Mascha ist tot… In der Tiefe der Seele war ich ruhig… Ja, dieses Ereignis gehört ins Gebiet des Körperlichen, und deshalb ist es bedeutungslos« (Keller & Sharandak, 2009, S. 276).

Seele und Gott und die Affekte von Liebe und Sehnsucht sind die einzige Wirklichkeit, die zählt; oder es sind die Visionen erschauter höherer Wahrheit, das Wissen »des göttlichen Namens als der mystischen Gestalt der Gottheit« (Scholem, 1991, S. 17) oder »die Wirklichkeit selbst als Ganze ist die mystische Gestalt Gottes« (ebd., S. 37).

Man kann dies alles unter dem psychoanalytischen Begriff des Narzissmus subsumieren, mit den beiden von Heinz Kohut betonten Polen von Idealisierung und Grandiosität sowie als Phänomene der spiegelnden und idealisierenden Übertragung in stetem Wechselspiel. Mortimer Ostow sagt in seinem Buch zur Psychodynamik der jüdischen Mystik, das mystische Erlebnis sei auf zwei gleichzeitigen Regressionen aufgebaut: Eine bestehe in der Sehnsucht, sich mit dem Elternbild der frühen Kindheit zu vereinigen, und die andere sei die Regression der Ich-Funktion auf eine ungehemmte Tendenz zur Synthese und Integration, sodass das Individuum seinen Sinn für Individualität verliere und ins All zu verschmelzen scheine. Bilder und Symbole ersetzen die Wirklichkeit (Ostow, 1995, S. 21–23). Er entdeckt eine zugrundeliegende antinomische, also rebellische Tendenz bei allen Mystikern (ebd., S. 39). Das mystische Suchen, *the mystical quest,* sei psychologisch die Suche nach der archaischen Mutter. Die Trance sei ein Zustand veränderten Bewusstseins, der diese Vereinigung mit dem Göttlichen erleichtere (ebd., S. 45). Das Thema von Tod und Neugeburt sei dabei von besonderer Bedeutung (ebd., S. 27–28).

Damit ginge eine großartige Verleugnungsstrategie einher, in der namentlich die ganze tragische Dimension des Menschseins, die innere Zerrissenheit des Menschen und die Unlösbarkeit von Grundkonflikten der Seele transzendiert, letztlich eben verleugnet wird. Wenn Eckhart sagt: »Die Gerechten haben überhaupt keinen Willen. Was Gott will, das gilt ihnen alles gleich, wie groß auch das Ungemach sein mag« (Ruh, 1989, S. 156), so haben sie natürlich auch keinen inneren Konflikt.

Als Analytiker denken wir auch an die idealisierend-ekstatischen Verschmelzungserlebnisse auf symbiotischer Ebene. Doch ist es dabei notwendig, diese Zustände als pathologisch zu sehen? Keineswegs! Der Unterschied liegt wie immer zwischen Zwang und innerer Freiheit. Sehr wohl können wir dabei von Regression im Dienst des Ichs sprechen, so wie es Ernst Kris für das Schöpferische in der Kunst beschrieben hat. Vielleicht können wir es auch so formulieren, dass es sich bei den mystischen Einsichten um eine Art seelischer Wahrheiten handelt, als Ausdruck von Versuchen, das Ganze von Seele, Dasein und Welt in nicht-wissenschaftlicher Weise zu verstehen. Diese Weise ist für uns als etwas Symbolisches von großer Wirkkraft nachvollziehbar, obgleich sie für den Mystiker selber ganz konkret nicht allegorisch und symbolisch erlebt wurde. Was ich damit meine, ist ebenso wenig unwirklich und einfach nur fantastisch, als dass dies für mathematische Formeln oder große Kunstwerke gälte. Es sind symbolische Formen, die sich mit den Grunddilemmata des Daseins und den hauptsächlichen Traumata auseinandersetzen. Sie sind selbst Lösungsversuche, die die Ehrfurcht, das Grauen und die Dankbarkeit der religiösen Grundhaltung widerspiegeln. Aber in ihrem Zentrum steht die Liebe für die Gottheit, für die transzendente Ganzheit. Die Liebe erhebt sich als die Gegenmacht zum Über-Ich-Druck und vor allem zum Identitätsverlust, denen die Scham innewohnt.

Anders gesagt ist die Vereinigung mit dem Göttlichen und das Aufgeben des eigenen Selbst als Ziel des Mystikers ein Ungeschehen-Machen von Trauma, Leid, Sünde und Scham. Entgegen jener ganz großen, unser Leben beherrschenden Zwietracht zwischen Liebe und Macht, über die ich in meinen Arbeiten zur Eifersucht spreche, wird hier ein für alle Mal zugunsten einer totalen, ausschließlichen, alle Gegensätze aufhebenden Liebe entschieden: Neid und Eifersucht, Macht und Ohnmacht, Schuld und Scham entschwinden und die Zeit steht still.

Was wir dazu als Analytiker fragen: Wird dadurch der Konflikt wirklich auch gelöst, die Dialektik wirklich aufgehoben? Wir würden das verneinen. Und wir würden fragen: Was verhüllt das ewige Jetzt?[29]

Doch habe ich eben gesagt, dass unser Dasein von weitgehenden Verleugnungen begleitet wird. Wir können sagen, dass oft gewaltige Verleugnungen nötig sind, um überhaupt noch weiterleben zu können. Auch hier besteht eine tiefe Dialektik zwischen grundverschiedenen Formen von Verleugnung und Anerkennung.

Worum geht es nun aber in diesem Verleugnungsprozess? Ich nehme an, es handelt sich

1. um Schmerz, Angst und Trauer, verbunden mit chronischen Traumatisierungen,
2. um den unablässigen Gewissensdruck im Sinne von Schuld und Scham und
3. um die inneren Gefahren von Sexualität und Aggression, namentlich jener Urgewalt der Macht.

In Bezug auf dieses Dritte treten im Zohar auch explizit und unverhüllt Motive von Inzest und Kastration neben anderen mit dem Triebhaften verbundenen Gefahren auf.

7.7.1 Das Verborgene hinter dem Offenbaren in Wissenschaft, Psychologie und Metaphysik

In seinem bereits zitierten Werk schreibt Neil Asher Silberman, die Kabbala sei bis heute eine »politisch explosive Untergrundtradition gewesen, die über

29 Ich verdanke diese Gedankengänge den Gesprächen mit H. Jarass.

Macht, Unterdrückung, Widerstand und Freiheit« (Silberman, 2000, S. 2) spreche. In jeder Periode ihrer Entwicklung schufen ökonomische und politische Veränderungen große Gelegenheiten für Wohlstand und Fortschritt, doch nur zu oft führten sie zu Tyrannei und Ungleichheit. Die Kabbala bot einen Alternativweg der Weisheit an, indem sie im Himmlischen die Visionen ewiger Wahrheiten und die Prinzipien kosmischen Gleichgewichts suchte, die, wenn auf das Irdische angewandt, die Welt aufs Äußerste verwandeln würde.

> »Die Magie, die besonderen Symbole und die Techniken der Meditation geben uns machtvoll Anlass zur Einsicht, dass die Strukturen der Gesellschaft um uns herum nicht göttlich erschaffen oder unvermeidbar sind, sondern dass es sich bei ihnen um künstliche Ordnungen handelt, aufgezwungen von Privatinteressen, die in unserer Alltagswirklichkeit nach Macht hungern« (ebd.).

Die Kabbala sei als leidenschaftlicher Ausdruck des Glaubens an eine tiefere und wahrere Realität, die unter den Oberflächenphänomenen liege, zu verstehen (ebd., S. 6). Die Gegnerschaft der jüdischen Mystik habe sich über 2000 Jahre hin konsequent gegen die großen Imperien gerichtet und sich immer wieder gegen die Verherrlichung der Gewalt und die Durchsetzung der selbstgerechten Autorität gestellt (ebd., S. 212).

Im Gegenteil zu solch äußerer Macht- und Autoritätsdurchsetzung liege ihre größte Macht in ihrer Vision einer intimen Verknüpfung zwischen einer irdischen und einer himmlischen Ordnung und der Möglichkeit, dass der Menschheit eine entscheidende Rolle in der Schaffung dieser Verbindung zukomme (ebd., S. 228). Übernommen von den Platonisten in Cambridge übte die Kabbala eine überraschende Wirkung aus: In seinen 1687 veröffentlichten *Principia* legte Newton in Cambridge der westlichen Wissenschaft ein Konzept zugrunde, das seit Jahrhunderten in kabbalistischen Kreisen Gemeinplatz gewesen war: »dass die Oberflächenerscheinungen und das Verhalten des Naturgeschehens nur Symptome und Symbole großer Naturgesetze und von Mechanismen seien, die dem göttlichen Architekten des Alls zuzuschreiben seien« (Newton, zit. n. Silberman, 2000, S. 219). So kann uns

> »am Treffpunkt von Politik, Theologie, Ökonomie und Philosophie die Kabbala erkennen lassen, dass die Schöpfung der Ort eines ständigen Kampfes ist zwischen Beherrschung und Widerstand, zwischen Sklaverei und Freiheit. Und mit dieser Einsicht kommt Involvierung. Im versteckten Herzen der jüdischen mystischen Tradition liegt die von uns allen geteilte Verantwortung, hinter die

Oberflächenerscheinungen zu schauen und, wie immer wir dazu fähig sind, zu helfen, das Gleichgewicht der Welt wieder herzustellen« (ebd., S. 228).

Das entspricht der Grundeinstellung der Psychoanalyse, ihrer Weltanschauung: Die verborgenen Bedeutungen und die versteckten Gesetze zwischen den Zeilen zu lesen, den Alltag nur als Symbol für etwas darüber Hinausreichendes, für etwas weit Tieferes, Bedeutenderes zu erkennen. Dies ganz besonders unter dem Siegel des Konflikts und geschützt von der Vertraulichkeit und Verschwiegenheit des persönlichsten Dialogs, den die Menschheit je erschaffen hat. Implizit darin ist wie in aller Wissenschaft und eben im Kern der Kabbala nicht nur die »Überlieferung« (die wörtliche Bedeutung des Wortes *Qabbaláh*), sondern auch das Aufrührerische, Trotzige, die Weigerung, sich dem Selbstverständlichen zu unterwerfen, das Streben, alles Bestehende wieder und wieder zu hinterfragen. Dazu kommt die heilende Bedeutung, die in ganz besonderem Maß sowohl der mystischen Tradition im Judentum wie der Psychoanalyse eigen ist: der *Tiqqún ha-Olám,* die Wiederherstellung der Welt.

Doch stellt sich ein weiteres Problem: Das des grundsätzlich Paradoxen, des in sich Widersprüchlichen der seelischen Wahrheit, der philosophischen Wahrheit und sogar gelegentlich der Wahrheit in der Naturwissenschaft, wie wir es heute aus der modernen Physik, dem »Unbestimmtheitsprinzip«, kennen. Uns Psychoanalytikern ist diese dialektische Natur der Erkenntnis außerordentlich vertraut. Dabei rührt es an das, was wir in der Psychopathologie als Verleugnung der Grenzen, als das Nebeneinanderbestehen von Gegensätzlichem, als die Doppelheit von Ja und Nein kennen. Ich habe schon im Eingangskapitel darüber gesprochen.

Doch wäre es grundfalsch und ungerecht, eine umfassende philosophische, mythopoetische, mystische und psychologische Weltanschauung auf pathologische Kategorien zu reduzieren. Die ganze Unterscheidung davon, was pathologisch sei, ist, wie ich in früheren Werken ausgeführt habe, unabhängig vom Inhalt der psychischen Akte. Sie ist auch unabhängig von deren formalen Eigenschaften, sondern bezieht sich auf den Gegensatz von innerem Zwang und innerer Freiheit (Wurmser, 1997b, 1988).

Ich sage, dass diese Dialektik uns als Psychoanalytiker vertraut ist. Insbesondere handelt es sich dabei um die *Coincidentia oppositorum,* in der je nach Perspektive und Ebene die Gegensätze beide wahr sein können, in den Worten, die Niels Bohr als seine Wappendevise wählte: »Contraria sunt complementa« (Holton, 1973, S. 121). Ein gutes Beispiel in der Psychoanalyse ist das, was Merton Gill in Bezug auf inneren Konflikt beschrieb:

»ein Verhalten ist eine Abwehr in Hinsicht auf einen Trieb, der primitiver ist als es selbst, und ein Trieb in Bezug auf eine Abwehr, die fortgeschrittener ist als es selbst« (Gill, 1963, S. 122–123).[30] Ebenso seien Ich und Es relative Begriffe, die sich wechselseitig bestimmen. Die Komplementarität der Gegensätze ist ein umfassendes Prinzip im Innenleben. Deshalb dreht sich der ganze zweite Teil meines Buches *Die zerbrochene Wirklichkeit* (1988) um eine Analyse von solchen Komplementaritäten in der Psychologie. Sie ist das eigentliche Thema.

Der Psychologe, Philosoph und Kabbalist Sanford Drob (2000) vertieft die Deutung der mythischen Symbolik, wenn er die Sfirót als die folgenden zehn Dimensionen oder Werte der phänomenologischen Erfahrung so darstellt:

> »die Stellung des Dings *[entity]* in der Zeit in den drei Dimensionen des Raums, in der ästhetischen, moralischen und geistigen Wertigkeit, im existenziellen Status (ob es wirklich oder imaginär ist), die Ideen, die es repräsentiert und der Zweck (Willen), dem es dient.«

Er fügt hinzu:

> »Man kann sehr wohl sagen, dass die Dinge und Geschehnisse der Welt besser durch das zehndimensionale sefirotische Schema beschrieben und verstanden werden können, als dies ›in wissenschaftlicher Weise‹ geschieht. Indem die Wissenschaft es unterlässt, Ideen, Willen und Werte als Elemente ihrer Welt zu berücksichtigen, ist sie in ihrer Erfassung solcher Dinge wie menschlicher Persönlichkeiten, geschichtlicher Geschehnisse, ästhetischer Gegenstände usw. im Nachteil. Demgegenüber bietet das sefirotische Schema, da es phänomenologisch vollständiger ist, eine Ontologie, die viel breiter in ihrem Kompass und ihrer Anwendbarkeit ist« (ebd., S. 36).

Er vertieft das moderne Verstehen vor allem der lurianischen Kabbala in sehr eindrücklicher Weise, wenn er feststellt, dass das kabbalistische Symbol der zerbrochenen Gefäße und des damit verbundenen Mythos vom Exil Gottes von sich selbst bedeuten, dass alles Dasein Entfremdung und alle Wirklich-

---

30 »In general, a behavior is a defense in relation to a drive more primitive than itself, and a drive in relation to a defense more advanced than itself« (Gill, 1963, S. 122–123). Und später: »In this range of the continuum, behavior would be called ›id‹ in relation to behavior higher in the hierarchy but ›ego‹ in relation to behavior lower« (ebd., S. 146)

keit irgendwie zerbrochen, beschädigt und unvollständig seien. So sei es uns möglich, unter einem Symbol derart verschiedene Phänomena wie das Exil des Menschen vom Menschen (Existenzialismus), des Menschen von sich selbst (Freud) und des Menschen von den Produkten seiner schöpferischen Arbeit (Marx) zusammenzufassen. Damit erlaube uns die Theorie, in einem Gedankenakt die Abgründe zwischen den Begriffen Freiheit und Notwendigkeit, Erscheinung und Wirklichkeit, Gut und Böse, universell und besonders, Theologie und Wissenschaft zu überbrücken und die immer wiederkehrenden Antinomien zu lösen. So sei das Erleben des historischen Exils nur ein Beispiel für das viel breitere ontologische Exil, das in den kabbalistischen Symbolen transparent gemacht werde (ebd., S. 27–28).

Nicht nur kompliziert sich im Laufe der Geschichte der Kabbala zunehmend das Verständnis Gottes, sondern es führt zur Betrachtung einer ganzen innergöttlichen Dynamik von gegensätzlichen Kräften. Das Konfliktverstehen wird zu einem metaphysischen Grundprinzip. Alle die in diesem Kapitel von mir untersuchten Polaritäten im Judentum finden eine bildliche Darstellung in Form dieser göttlichen Vielfalt und Dynamik. Wie die Seele vielfältig und in im Konflikt stehenden Gestalten erfasst wird, so gilt dies auch für das Gottesbild.

Eine grundsätzliche Antithese besteht in der »dialektischen Spannung im kabbalistischen Denken zwischen der Verborgenheit und Unaussprechbarkeit Gottes einerseits, und seiner Wissbarkeit, seinem Erscheinen und Offenbarwerden anderseits« (ebd., S. 63).

Ein anderer Grundgegensatz der Kabbala besteht in einer ständigen Doppelheit und Dialektik zwischen Sein und Sinn: Wenn die Schöpfung einerseits durch einen intellektuellen Prozess so verstanden wird, dass sie in der göttlichen Vernunft, Weisheit, Intelligenz *(Chochmá)* begründet ist, und anderseits als ein Akt des Willens, des Begehrens, der Bedeutsamkeit und des Wertes begriffen wird (ebd., S. 75–81). Einerseits sei der Grund der Welt die Antwort auf die Frage: »Warum gibt es überhaupt Sein?« (ganz im Sinne Hegels, doch lange vor ihm so postuliert). Die Antwort lautet, die Vernunft selbst und damit die prinzipielle Erklärbarkeit des Seins durch die Vernunft: »Reason itself is an ultimate, an ›Absolute‹, a definition of *En-Sof*« (*En-Sof* = das Unendliche, der göttliche Urgrund in der kabbalistischen Philosophie; ebd., S. 78). Anderseits werde eine Antwort auf die Frage gesucht: »Was ist der Sinn des Seins?« Und werde im göttlichen »Willen« *(ratzón)* gefunden. Diese zweite Antwort erwies sich als sehr bedeutsam für die weitere Entwicklung der jüdischen Mystik, da sie »Platz machte für Werte, neben der Vernunft, spezifisch für die Irrationalität, Sexualität, den Erotizismus und den ›Glauben‹, die in der Kabbala so prominent sind« (ebd., S. 81). Entsprechend sagt auch Moshe Idel: »Ein kabbalistisches Symbol lud einen eher dazu ein, zu handeln als zu denken« (Idel, zit. n. Drob, 2000, S. 53). Auch diese Doppelheit liegt im Wesenskern der Psychoanalyse.

Darüber hinaus wird schließlich sogar der Gegensatz von Sein und Nicht-Sinn transzendiert, indem das Göttliche im Begriff des *En-Sof* (des Unendlichen), alle Möglichkeit neben dem Existierenden miteinschließe (Nozick, zit. n. Drob 2000, S. 68/69). Im Psychologischen erinnert dieser »Urgrund des En-Sof«, des »Unendlichen«, an das Unbewusste (Drob, 2000, S. 107). Die Gesetze der Wandlungen gemahnen an den Primärprozess und damit an die tiefe Gesetzlichkeit unserer Innenwelt, die sich so radikal von den aristotelischen Gesetzen der materiellen wie auch weitgehend der sozialen Außenwelt unterscheiden. Die Kabbala kann als großartiger Versuch verstanden werden, diese Gesetzlichkeit bildlich und begrifflich zu formulieren, und zwar immer wieder in Bildern von Gegensätzlichkeit, Konflikt und Komplementarität.

Der psychoanalytische und der mystische Dialog sind zwei verschiedene Sprachen der Innerlichkeit. Ihnen gemeinsam ist, dass die äußere Welt Symbol ist für die innere. Das Konkrete ist selbst schon Symbol für etwas Unsinnlich-Anderes und die Wirkungen sind gegenseitig und gehen in beide Richtungen. Sie denken in Gegensätzen, die miteinander im Konflikt stehen und die doch immer wieder einander ergänzen. So bestimmt die Polarität von Geheimnis und Enthüllung, von Wesen und Maske den Dialog. Das Auseinanderbrechen in Gegensätze ist eine Grundbefindlichkeit des Menschen, der wir auch immer wieder bei unseren Patienten begegnen: Spüren und Nicht-Spüren, heilig und verboten und vor allem Wissen und Nicht-Wissen.

Ich schließe mit drei Parabeln. Die erste stammt aus einem kabbalistischen Werk des Rabbi David ibn Abi Zimra (1479–1573):

> »Wie eine Frau schwanger wird und gebärt, ohne dass ihr in ihrem Wesen etwas mangelt, so werden die Seelen der Gerechten und Frommen schwanger und gebären und senden Lichtfunken in die Welt, um die Generation zu schützen. Das ist dem Vorgang gleich, wenn einer eine Kerze an einer anderen anzündet; dabei wird die erste Kerze in ihrem Licht nicht vermindert« (Scholem, 1991, S. 223; die gleiche, tiefgründende Metapher findet sich schon 1000 Jahre früher im Midrash Rabba: Shemot Rabbah, 36.3; übers., Bd. 3, 439–440).

Die zweite: Gott, Seele und Thora werden in einem wunderbaren Midrasch durch die Lichtmetaphorik zugleich symbolisiert: »Gott sagte: Wenn mein Licht in deiner Hand sein wird, wird dein Licht in meiner Hand sein«

(Schemót Rabba, 36:3; zit. n. Schorsch, 10. März, 2001),[31] das heißt wenn der Mensch der Thora gemäß lebe, werde seine Seele in Gottes Hand sein. Reziprozität – Komplementarität – ist ein Schlüssel zur Ewigkeit (eine tiefe Deutung von Schorsch). Gegenseitigkeit ist aber ein Attribut von Liebe.

Die dritte Parabel ist dem Zohar entnommen (2.176, zitiert vom Übersetzer des Zohar, Daniel C. Matt, Bd. 1, S. XXV):

> »Es gab einen Mann, der im Gebirge lebte. Er wusste nichts über die, die in der Stadt lebten. Er säte Weizen und aß die Körner roh. Eines Tages kam er in die Stadt. Man bot ihm gutes Brot an. Der Mann fragte: ›Wozu dient das?‹ Man antwortete: ›Dies ist Brot, und es ist zum Essen.‹ Er aß, und es schmeckte ihm sehr. Er fragte: ›Woraus ist das gemacht?‹ Man antwortete: ›Aus Weizen.‹ Später boten sie ihm dicke Laiber, die mit Öl durchknetet waren, an. Er versuchte sie und fragte: ›Woraus sind die gemacht?‹ Man antwortete: ›Aus Weizen.‹ Später bot man ihm königliche Süßwaren an, die mit Honig und Öl zubereitet waren. Er fragte: ›Und woraus sind denn diese gemacht?‹ Sie antworteten: ›Aus Weizen.‹ Er sagte: ›Gewiss bin ich der Meister von all dem, denn ich esse das Wesentliche von all diesen Dingen: Weizen.‹ Wegen dieser Ansicht wusste er nichts von den Genüssen dieser Welt, die für ihn verloren waren. So geht es einem, der das Grundprinzip erfasst, aber all jene reichen Genüsse nicht wahrnimmt, die vom Prinzip abgeleitet sind und anders sind.«

Ich beende dieses Kapitel zur Ideengeschichte einer ganzen, großen, die Jahrtausende überdauernden Kultur mit einem alten hebräischen Satz, den ich Yerushalmis (1991, S. 26) schönem Freudbuch entnehme: »Beendigt, aber nicht vollendet *[Tam weló nischlám]*.«[32]

---

31 Amár haQódesch barúch hu: jehí nerí bejadchá we nerchá bejadí.

32 Nach Information von Hr. Dr. G. Schüler fand sich dieses Wort am Ende von frühen hebräischen Drucken. Hr. J. Gellis führt genauer dazu aus, das ursprüngliche Zitat heiße z. B. bei Maimonides: »*Tam wenischlam be'ezrat haschem jitbarach* – beendet und vervollständigt mit der Hilfe Gottes, es sei gesegnet.« Der Kommentator R. Jitzchaq Lifschitz (Maschedlitz) frage nach dem Ursprung dieses Gebrauches und weise auf den Schlusssatz der Thora hin: »[I]n all der starken Hand, in all der großen Furchtbarkeit, die Mosche dartat den Augen von Jissrael« (Deut. 34,12, in der Buber-Rosenzweig-Übersetzung), dass so die Verfassung des Textes *(chibbur)* mit Gottes Hilfe abgeschlossen sei. Unmittelbar darunter steht denn auch das Wort gedruckt: »*Tam wenischlám tehillá le'él boré olám* – beendigt und vollendet; Preis sei Gott, dem Schöpfer der Welt,« und dasselbe gilt nach jedem Buchabschluss im Tanach. Die Negation ist Ausdruck der Bescheidenheit: vollständig wie das Werk Mose (oder Gottes) kann das eigene Manuskript nicht sein.

8 Die Vernunft der Unvernunft[33]

Betrachtungen eines Psychoanalytikers zu Don Quijote

»Die reine Wahrheit unseres Kunstwerks *[la pura verdad de nuestro artificio]*«

Cervantes, 2000, dt., modif., S. 338; 1989, span., S. 339

Irgendwo in der Mancha in Spanien lebt der Landadelige Alonso Quijano. Ritterromane, die er gelesen hat, hält er für absolut wahr. Er möchte nun als fahrender Ritter selbst Abenteuer bestehen und ändert zunächst seinen Namen in »Don Quijote von la Mancha«. Sein mageres, altes Pferd nennt er fortan »Rozinante«. Ein Bauernmädchen, für das er in seiner Jugend schwärmte, wird zu seiner Herzensgebieterin, zu »Dulcinea von Toboso«. In einer alten Rüstung reitet Don Quijote seinem ersten Abenteuer entgegen.

Fortan bringt er alles, was er erlebt, mit dem Rittertum in Zusammenhang. Doch endet fast jedes damit, dass er verprügelt und völlig zerschlagen nach Hause gebracht wird. Dorfpfarrer und Barbier verbrennen daraufhin fast alle Ritterromane. Aber Don Quijote beschließt, nach seiner Genesung wieder neue Abenteuer zu erleben, und nimmt sich einen Bauern – Sancho Panza – als Stallmeister. Auf einem Esel reitend begleitet dieser treu seinen neuen Herren.

Die beiden sind ein ungleiches Paar: Don Quijote ist lang, dürr und unerschrocken und ganz der Realität entrückt. Sancho Panza ist klein, dick und ängstlich, bauernschlau und pragmatisch. Da Don Quijote ihm die Statthalterschaft auf einer Insel versprochen hat, folgt er ihm in jedes noch so absurde Unternehmen. Der erste Teil des Romans endet damit, dass Don Quijote wieder völlig lädiert auf einem Ochsen-Karren in seine Heimat zurückgebracht wird.

Auch im zweiten Teil müssen Don Quijote und Sancho Panza wieder viele Abenteuer durchleben, die aber meist glimpflicher enden als im ersten Teil. So begegnen die beiden beispielsweise auf ihrem Weg zu einem Turnier nach Saragossa einem Herzogspaar, das sie auf ihre Residenz einlädt. Das ergötzt

---

33 »*la razón de la sinrazón*«, oder auch: »der Sinn im Unsinn« oder »der Sinn des Widersinns«, im ersten Kapitel von Teil 1, dt., S. 22, span., S. 37; ein Zitat aus Feliciano de Silvas *Segunda Celestina*.

sich wochenlang an deren Narrheiten und Sancho Panza wird vom Herzog zum Statthalter einer kleinen Stadt ernannt. Doch der hat nach kurzer Zeit das Regieren satt und schließt sich wieder seinem Herrn an und reitet mit ihm zu einem Turnier nach Barcelona. Dort wird Don Quijote vom »Ritter vom Silbernen Mond« bezwungen und dieser verpflichtet ihn, in seine Heimat zurückzukehren. Schon bald sucht ihn dann ein Fieber heim. Als er im Sterben liegt, erkennt er den Unsinn seiner Taten und beklagt seine späte Einsicht.

8.1 Ein Buch verhüllter Rebellion

Es ist eine wesentliche Aufgabe sowohl des Psychoanalytikers wie des Dichters, Sinn aus dem Unsinn zu machen, das heißt Ordnung in das scheinbare Chaos des Innenlebens zu bringen. Somit Sinn dort zu suchen und insistierend zu fragen, wo »der gesunde Menschenverstand«, das allgemeine, konventionelle Verstehen, seine Grenze erreicht. Diese Fragen werden gestellt, um hinter den Phänomenen auch im verrückt Erscheinenden dessen tiefere Sinnstruktur zu erkennen. Je näher beide an die seelische Wahrheit herankommen und je genauer sie verstehen, die verborgenen Sinnzusammenhänge so darzustellen, dass der Leser sie erspürt, desto größer der Dichter und desto besser der Analytiker. Was der Dichter schildert, dem gibt der Analytiker die theoretische Struktur. Don Quijote sagt: »Erdichtete Erzählungen sind insoweit gut und ergötzlich, als sie sich der Wahrheit oder der Wahrscheinlichkeit nähern, und die wahren sind um so besser, je wahrer sie sind« (Cervantes, 2000, S. 1030). Es geht also um die Wahrheit. »Wenn dies auch nur poetische Dichtung ist, so sind darin doch Geheimnisse von tiefem Sinn verschlossen, die wohl wert sind, beachtet und verstanden und zur Richtschnur genommen zu werden«, heißt es in der eingeschobenen Erzählung von Anselmo und Lotario (Anselmo und Lotario, in ebd., S. 332–333).

Dies brachte aber Cervantes sofort in das furchtbare Problem, wie weit die Wahrheit gesagt werden darf: Denn wie kann in einem Staat, in dem die Kirche eine nahezu totale Gewalt ausübt und der Staat im Dienste des Glaubens und der Macht des königlichen Apparates die Rechte des Individuums kaum kennt und mit Verbrennungen auf dem Scheiterhaufen, mit Erhängen und Massenausweisungen seiner Bürger reagiert und nur das Recht und die Willkür der Könige und der kirchlichen Instanzen anerkennt, die Wahrheit gesagt werden? Nur sehr indirekt, nur mit den Verschiebungen und Verwandlungen, den Verzerrungen und den Beschönigungen, die wir aus dem

Traumleben, den dissoziativen Zuständen und der Psychose – oder eben der Untergrundliteratur aller Tyrannien kennen.[34] Die Weisheit und die Wahrheit können dann nur im Narrenkleid daherkommen. Es ist nicht von ungefähr, dass das fiktive Autorenselbst, ein eigenes Arbeitsideal, ein Maure und Mohammedaner ist: Cide Hamete Benengeli. Nicht von ungefähr ist auch, dass sich einige der bewegendsten Szenen mit der sich zur Zeit der Verfassung dieses Epos abspielenden Massenausstoßung der *Moriscos,* der getauften Mauren (1609–1613), befassen. Darin spiegelt sich eine Wiederholung der Judenverfolgungen und ihrer großen Ausstoßung von 1492 und der massenhaften Verbrennungen der getauften Juden, der *Conversos.* Zu denen zählte Cervantes Familie möglicherweise selbst. Trotzdem wagte es Cervantes mehrfach, das Lob der Freiheit zu singen – er, der selbst sowohl lange Zeit Sklave der Araber wie Gefangener in mehreren spanischen Gefängnissen gewesen ist. So belehrt Don Quijote Sancho Panza:

> »Die Freiheit, Sancho, ist eine der köstlichsten Gaben, die der Himmel dem Menschen verliehen; mit ihr können sich nicht die Schätze vergleichen, welche die Erde in sich schließt noch die das Meer bedeckt. Für die Freiheit wie für die Ehre darf und muss man das Leben wagen; Gefangenschaft dagegen ist das größte Unglück, das den Menschen treffen kann« (Cervantes, 2000, S. 984).

Oder der flüchtige Morisco Ricote findet Asyl in Deutschland: »dort, kam es mir vor, könne man mit größerer Freiheit weilen, weil die Bewohner des Landes es mit vielen Dingen nicht so genau nehmen; jeder lebt, wie es ihm behagt, denn in dem größten Teile des Landes herrscht Gewissensfreiheit« (Cervantes, 2000, S. 963). Das war im Deutschland ganz kurz vor dem Dreißigjährigen Krieg. Doch welch ein aufrührerischer Gedanke in einem nahezu totalitären Imperium! Ganz ähnlich, doch viel verhüllter, sagt der »verzauberte Kopf«: »Über Gedanken urteile ich nicht« (ebd., S. 1024; 1989, span., S. 993).

So ist das Werk unter anderem ein Epos der Freiheit und insbesondere eine Dichtung der Gedanken- und Redefreiheit, aber kaschiert durch die Verrücktheit oder Verschrobenheit des Ritters und die scheinbare Einfältigkeit des Schildknappen oder im letzten Beispiel durch die kunstvoll aufgebaute

34 Faur schreibt: »A favorite strategy of the *converso* (and of those writing under the specter of persecution) is to produce a polysemic text, where different meanings interlace, disguising one another, thus creating diversionary movements and the possibility of multiple interpretations« (verm. 1992 oder 1999, S. 58).

Betrugsgeschichte der Zauberbüste in Barcelona. Dahinter erahnen wir bestimmt auch Cervantes eigene Erlebnisse der Demütigung und Scham. Und deshalb muss es ein Buch verhüllter Rebellion sein.

8.2 Wahrheit, Trug und Wahn

Zunächst stellen sich die Fragen von Wahn, von bewusster Lüge und Täuschung, wie zum Beispiel Sancho Panza mit der Gestalt Dulcineas umgangen ist, außerdem von unbewusster Verleugnung und »Verblendung«, von der Würde der dichterischen Fiktion und vom Traum. Das Auge verwandelt das Geschehene, sagt Sancho: Der Fastenprediger habe gesagt, »dass alle Dinge, die unser Auge in der Gegenwart erschaut, weit besser und mit gewaltiger Kraft sich in unserem Gedächtnis darstellen, haften und verbleiben als das Vergangene« (Cervantes, 2000, S. 583). Die Schmach bestehe nicht mehr, es bestehe nur das, was wir als Gegenwärtiges sehen.

Der Unterschied von bewusster Lüge und Verleugnung: Durch das ganze Werk hindurch gibt es, soweit ich sehe, keine bewusste Lüge Don Quijotes. Dafür aber erkennen wir sehr viel Verleugnung im Dienst der Idealisierung der Frau und seiner eigenen Größenfantasien, und zwar nicht so sehr im Sinne der Allmacht als der Selbstidealisierung, des Sendungsbewusstseins und der grandiosen Rettungsfantasie. Die Grenzen müssen einfach weggezaubert werden. Demgegenüber ist die Lüge ein beherrschendes Motiv bei fast allen anderen Personen gesellschaftlich-staatlichen oder kirchlichen Ranges. Eine Hauptstelle nehmen Sanchos Lügen über Dulcinea ein, für die er dann in Folge auch immer wieder büßen muss.

So verhüllen Zauberei und Wahn, Lug und Trug die eigentliche, aber nicht aussprechbare Wahrheit und deuten sie zugleich an – als Kompromissbildung. Damit erkennen wir die verschiedenen Ebenen der Wahrheit und Wirklichkeit. Die Wahrheit ist vielfältig. Die Alltagsrealität wird in ihrer Wirklichkeit bezweifelt. Hinter ihr bergen sich Mysterien, Geheimnisse, unsichtbare Kräfte, die von größerer Bedeutung sind als das, was die Sinne wahrnehmen, und damit die Rolle der verborgenen Wahrheit und die Beziehung zur Mystik. Die Vielschichtigkeit von Bedeutungen der Wahrheit widerspiegelt sich in den sich wechselnden Ebenen und Perspektiven der Erzählung: Immer wieder werden Novellen und Anekdoten, geschichtliche und philosophische Streiflichter eingeschobenen. Sie vermitteln die Ansicht, dass die menschliche Seele nicht einheitlich, sondern voller Widersprüche, eben voller Konflikte ist – die »Seele als Subjekts-Vielheit« und als »Dividuum«, in Nietzsches Fassung. So lassen sich bei der Lektüre von *Don Quijote* immer wieder neue Bedeutungen entdecken, sagt Crow: »Daher wurde dieses Meisterwerk zu Recht von fast allen Kritikern der größte Roman der Welt genannt« (Crow, 1985, S. 198).[35]

Die Ebenbürtigkeit der inneren oder subjektiven Realität mit der äußeren oder scheinbar objektiven Realität und deren verschiedenen Gesetzlichkeiten nimmt die Erkenntnisse Freuds und der modernen Psychoanalyse vorweg. Zu Recht wurde darauf hingewiesen, zu welchem Ausmaß Freud selbst in seiner Entwicklung seit seiner Adoleszenz durch die Lektüre von Cervantes beeinflusst war und wie das »Gespräch der zwei Hunde« (in den *novelas ejemplares*) Wesentliches der psychoanalytischen Methode vorwegnehme (Grinberg & Rodríguez, 1984).

Die eingeschobenen Erzählungen dienen denselben Themen wie die Haupthandlung, doch mit anderen Perspektiven und tragen dadurch wesentlich zum Gefühl der Vielschichtigkeit des Werkes bei. So heißt es zum Beispiel in der Geschichte vom *curioso impertinente* (vom »törichten Vorwitz« oder »dem dreisten Neugierbesessenen«) von Anselmo, der seine Frau und seinen Freund zugleich auf eine unmögliche Probe der Versuchung stellt, die natürlich in einer Tragödie enden muss: »Wer Unmögliches begehrt, soll das Mögliche nicht haben« (Cervantes, 2000, dt., I. Kap. 33, S. 342–343). Dasselbe kann über Don Quijote gesagt werden: Ist Don Quijote als Zerrbild des Fanatikers damit nicht nur die verhüllte Protestfigur gegen die Kirche und den Staat, sondern selbst auch stellvertretend für eine fanatische Machtreligion, eben als Karikatur? Diese Welt, wo es nur um Stark und Schwach, um Macht und Ohnmacht, um Ehre und Scham, um Durchsetzung des Willens und schmähliche Niederlage geht, wird von Don Quijote radikal infrage gestellt – mit dem Inhalt seiner Mission. Darüber mehr später.

Bei der zuvor erwähnten Ebenbürtigkeit von innerer und äußerer Realität stellen sich uns auch hochaktuelle Fragen über die kognitive Regression zu *pretend mode* und *equivalency mode* (Fonagy). Denn Don Quijote klammert sich an die Fantasie von magisch-mythischen Mächten, die er sich zur Realität macht, und verliert so immer wieder die Realität. Es ist das Schwanken zwischen dem Modus der psychischen Äquivalenz und dem des Spielens-

35 Dasselbe ergab eine Umfrage in 2002, berichtet seine englische Übersetzerin Edith Grossman in ihrer Einleitung: »The extraordinary significance and influence of this novel were reaffirmed, once again, in 2002, when one hundred major writers from fifty-four countries voted *Don Quijote* the best work of fiction in the world« (S. XIX). Thomas Mann hegte dieselbe Meinung.

als-ob *(pretend mode),* was nach Fonagy et al. Traumatisierung am meisten kennzeichnet. Der Äquivalenz-Modus nimmt an, »dass alles im eigenen Inneren in der körperlichen Welt draußen existiere und dass alles in dieser Außenwelt ebenso im Innenleben vorkomme«. Umgekehrt wird infolge von schwerem Trauma »das Prinzip des Als-Ob-Modus, in dem die Fantasie von der wirklichen Welt abgeschnitten ist, so ausgedehnt, dass nichts Implikation für etwas anderes hat« – der Zustand der Dissoziation (Fonagy et al., 1993, S. 105f.). Die Symbolisierungsfähigkeit wird in diesem Zustand momentan suspendiert und es kommt zur Zerstörung des symbolischen Denkens und zum Angriff auf Metapher und Imagination.

Was aber ist das Trauma, das auf diese Weise abgewehrt werden muss?

8.3 Trauma und der Zwang, es zu wiederholen

Diese doppelte Reaktion auf schwere Traumatisierung, *mode of equivalency* und *pretend mode,* wird von Fonagy et al. als Abwehr verstanden, als Schutz gegen die überwältigenden Affekte, die mit dem Trauma verbunden sind. Aus der Wiederholung gewisser Szenarien, die dieser »tragische Charakter« des Don Quijote erlebt und heraufbeschwört, können wir ablesen, welche die dahinter liegenden Traumata sind. In veräußerlichter Form sagt es Don Quijote immer wieder, zum Beispiel: »Ist ja doch der fürnehmste Zweck meines Berufs, die Demütigen zu schonen und die Hochmütigen zu bestrafen; ich meine, den von Elend Bedrängten beizuspringen und die Bedränger zu vernichten« (Cervantes, 2000, S. 946). Einmal persifliert Sancho unbewusst diese Rettungsmission, indem er kurz vor der Fingierung des Fundes von Dulcinea zu sich selbst in innerem Dialog sagt: Er stehe »im Auftrag des ruhmreichen Ritters Don Quijote, der alle Unbilden abtut und dem Durstigen zu essen und dem Hungrigen zu trinken gibt«.[36] Hier stechen Trauma hervor und damit zusammenhängend eine Art von Konflikt: Es handelt sich um erlittene Demütigung und Ungerechtigkeit, die nun beim anderen wiedergutgemacht werden sollen. Zugleich würden ihm selbst bei gelungener Rettungsmission Rechtfertigung, Ehre und Selbstbestätigung zuteil. Doch misslingt dieser Versuch der zwanghaften Wiederholung und des Ungeschehen-Machens in mehrfacher Weise. Zum einen ist am Ende Don Quijote doch immer der, auf dem die Scham sitzen bleibt. Er, der so

36 »de comer al que ha sed, y de beber al que ha hambre« (S. 603); die deutsche Übersetzung (dtv) verkehrt den Sinn und misst die Pointe vollständig.

sehr die Ehre seines Rittertums betont und verfolgt, wird immer wieder zum lächerlichen Narren und damit zur Zielscheibe von Spott und zum Urbild der Lächerlichkeit gemacht. Die abzuwehrende Scham kehrt stets als erneuerte Scham zurück. Don Quijote ist der Narr, der auf seine Weise ständig die Ehre sucht, um Scham und Entehrung zu entgehen. Gleichzeitig lädt er diese immer wieder durch seine Narreteien und Verrücktheit ein und scheint sie so hervorzurufen. Es wird als sein Zwang beschrieben, sich als stark und nobel zu zeigen und sich dadurch Stolz, Ehre und Ruhm zu erwerben, doch immer wieder dabei die Demütigung zu erleben, als verrückt zu gelten, ohne aber seine Handlungen selbst als absurd und verrückt zu erkennen. Es wäre also eine Art von Umkehrung vom Passiven ins Aktive: »Ich tue es lieber zuerst unter meiner eigenen Regie.«

Zur Illustration dieses ersten Ablaufs wähle ich die Szene, in der die beiden Wanderer voller Angst die Nacht im Kastanienwald unweit eines Wasserfalls verbringen, während derer ein unheimlich lautes Getöse und Stampfen einem immensen Ungeheuer zugeschrieben wird. Don Quijote erklärt stolz seinen Spieß in der Finsternis schwingend, voll Grandiosität:

> »Sancho, mein Freund, du musst wissen, dass ich durch des Himmels Fügung in diesem eisernen Zeitalter zur Welt kam um in ihm das Goldene zur Auferstehung zu bringen. Ich bin der, für den die Gefahren, die Großtaten, die Werke des Heldentums aufgespart sind« (Cervantes, 2000, S. 166);

und er vergleicht sich mit den großen Helden der Sagenwelt. Sancho bindet Rosinante (das Pferd ist männlich) unbemerkt die Füße zusammen, damit der Ritter sich nicht in der Mitte der Nacht davon mache und ins Unheil stürze. Es wird beschrieben, wie Sancho dabei seine Notdurft insgeheim und mit so wenig Geräusch wie möglich zu verrichten sucht, während er den Schenkel seines Beschützers umschlungen hält, bis dieser sich die Nase zuhalten muss und ihn bittet, sich seitwärts zu schlagen, mit der doppeldeutigen Bemerkung, es sei schlimmer, daran zu rühren (ebd., S. 174; 1989, span., S. 186). Bei Tagesanbruch wagen sie sich zusammen vor und entdecken, dass es sich bei dem nächtlich wahrgenommenen Getöse um das rhythmische Stampfen von Walkmühlen am Bergbach handelt.

> »Als Don Quijote sah, was es war, verstummte er und ward starr von oben bis unten. Sancho schaute ihn an und sah, dass er den Kopf auf die Brust hängen ließ, was deutlich verriet, dass er sich beschämt fühlte. Auch Don Quijote schaute seinen Knappen an und sah, wie er die Backen aufgeblasen

> und den Mund zum Lachen verzogen hatte, mit unverkennbarem Anzeichen, herausplatzen zu wollen; und sein Trübsinn vermochte doch nicht ihn so zu vereinnahmen, dass er beim Anblick Sanchos das Lachen hätte unterdrücken können. Wie aber Sancho bemerkte, dass sein Herr den Anfang gemacht hatte, ließ er sich freien Lauf, so unaufhaltsam, dass er sich mit beiden Fäusten die Seiten halten musste, um nicht vor Lachen zu bersten. Vielmal hielt er inne und ebenso oft brach er wieder so gewaltsam wie zu Beginn in Lachen aus. Schon hierüber war Don Quijote des Teufels; aber es kam noch ärger, als er Sancho, wie zum Hohn sagen hörte: ›Du musst wissen, oh Sancho, mein Freund, dass ich durch des Himmels Fügung in diesem eisernen Zeitalter zur Welt kam, um in ihm das Goldene zur Auferstehung zu bringen. Ich bin der, für den die Gefahren, die Großtaten, die Werke des Heldentums aufgespart sind‹« (Cervantes, 2000, S. 175–176).

Die Schamwut des Ausgelachten trieb ihn dazu, dem Knappen zwei schwere Schläge mit dem Spieß auf den Rücken zu versetzen.

Diese Abfolge macht deutlich: Nach mehreren kläglich verlaufenden Abenteuern, aus denen Don Quijote schwer lädiert herausgekommen ist und einen Sieg über einen Leichenzug davongetragen hat, und nachdem er von Sancho den nicht eben großartigen, aber sinnreichen Titel des Ritters von der traurigen Gestalt *(el Caballero de la Triste Figura)* erhalten hat, ziehen die beiden geplagt von Schmerz, Hunger und Durst weiter. So lang bis sich Don Quijote erneut in großartig allmächtigen Selbsterwartungen ergeht. Denen folgen massive Beschämung und ein wilder Ausbruch von Aggression, ohne dass aber diese Wiederholung von Scham zu Größenwahn zu Lächerlichkeit und zu Schamwut zur Auflösung der zugrundeliegenden Problematik führt.

Auch zeigt sich, dass der von Don Quijote mit seinen Wohltaten und Rettungsversuchen Bedachte hernach oft noch schlimmer daran ist als zuvor. Der Wiederholungszwang führt also in tragischer Weise gerade das herbei, was der Handelnde am meisten verhindern, vermeiden oder korrigieren möchte. Dabei ist es so, wie Sancho sagt: sein Herr will niemandem Schaden zufügen, sondern vielmehr das Gute tun, doch sehr oft in einer Weise, die nur noch zu größerem Schaden führt (beschrieben besonders im ersten Buch). Die Geschichte von Andrés ist hier paradigmatisch – die fromm-naive Rettung des geprügelten Knaben, die nur in schlimmerer Misshandlung endet (I, Kap. 4 und 31) – das Vorbild für so viele wohlmeinende Philanthropen oder vermeintlich friedenstiftenden Politikern, die durch Beschwichtigung, *appeasement,* das Böse noch viel schlimmer machen. Die Intervention, die von Don Quijote als Abhilfe von »Kränkungen und Ungerechtigkeiten«

beschrieben wird, gründet sich in der wahnhaften Annahme, »[d]ass ich es ihm (dem misshandelnden Bauern) gebiete, ist hinreichend, damit er mir Gehorsam erweise, und sofern er bei dem Ritterorden, den er empfangen hat, mir es schwört, lasse ich ihn frei gehen und verbürge die Zahlung« (Cervantes, 2000, S. 43). In dieser Darlegung finden sich mehrere Schichten von falschen, ja widersinnigen Annahmen Don Quijotes: dass der Bauer ein Ritter und an die Gesetze des Ritterordens gebunden sei, er überhaupt eine Ethik von Ritterlichkeit besitze, die schon durch sein ursprüngliches Handeln Lügen gestraft wird, sein Schwur überhaupt einen Wert habe und schließlich Don Quijote selbst ein Ritter sei. Der Ritterschlag in der vorausgehenden Nacht war nämlich selbst so falsch und unecht wie eine Dreidollarnote. Denn der Wirt der Schenke hatte überhaupt keine derartige rechtliche Befugnis.

Andrés widerlegt die Annahme des Rittertums seines Herrn, doch Don Quijote beharrt darauf und begründet, nochmals wider die Realität: Der Bauer werde ihn nicht zu Tode schinden, »um so mehr, da jeder der Sohn seiner Taten ist«. Andrés widerlegt ihn von neuem: »aber dieser mein Herr, welcher Taten Sohn ist er, da er mir meinen Lohn, meinen Schweiß und meine Arbeit vorenthalten will?« (ebd.).

So sagt ihm denn auch viel später im Roman der misshandelte Junge, den Don Quijote vermeintlich von den Peitschenhieben des erbosten Meisters gerettet hatte, dem es jedoch hernach nur noch viel schlimmer erging, da er fast zu Tode geschlagen wurde, sobald sein Retter im Wald verschwunden war:

> »›Ich bitte Euch um Gottes willen, fahrender Herr Ritter, wenn Ihr mich wieder einmal irgendwo antrefft, und solltet Ihr auch sehen, dass man mich in Stücke haut, so kommt mir nicht zu Hilfe und steht mir nicht bei, sondern lasst mich in meinem Unglück. Denn dieses kann doch nie so groß sein, dass das Pech nicht noch größer wäre, das mir von Eurem Beistande kommen würde, Herr Ritter, den Gott verdammen wolle samt allen fahrenden Rittern, soviel ihrer je zur Welt gekommen!‹ […] Don Quijote aber stand aufs tiefste beschämt ob der Erzählung des Andrés, und die andern mussten sich große Mühe geben, das Lachen zu verbeißen, um seine Beschämung nicht aufs Äußerste zu treiben« (ebd., S. 316–317).

Zwei Kapitel danach zitiert die eingeschobene Novelle vom törichten Vorwitz den italienischen Dichter Luigi Tansillo zum Thema dieser inneren Scham, bezüglich Petrus, der seinen Herrn verraten hatte:

»Es wächst der Schmerz, es wächst das Schambewusstsein
In Petrus, da der Hahn den Tag verkündigt;
Und stürmisch zieht die Scham in seine Brust ein,
Obwohl es niemand sah, als er gesündigt.
Ein edles Herz muss sich der Schmach bewusst sein,
Weiß auch kein andrer, dass er sich versündigt;
Es schämt sich vor sich selbst ob dem Vergehen,
Wenn auch nur Himmel es und Erde sehen«
(Tansillo, ebd., S. 332).

Biografisch können wir uns natürlich fragen, was sich da aus Cervantes eigenem Leben spiegelt? Lesen wir seine Lebensgeschichte, sind wir zutiefst berührt, wie sehr diese aus einer unaufhörlichen Kette von schweren Demütigungen, versuchtem Aufbäumen dagegen und immer wieder erneuter Niederlage besteht: Zuerst die chronische Armut der Familie und die Familienscham wegen Betteln um neue Vorschüsse und die geschäftlich-berufliche Untauglichkeit seines Vaters, dann Miguels Flucht in seiner Jugend vor schwerer Bestrafung (durch Abhauen der Hand) aus Spanien nach Italien, die Verstümmelung bei der Seeschlacht von Lepanto, wie er denn fortan »der Krüppel von Lepanto« hieß. Hinzu kam dann das verzweifelte Dasein als Sklave mehrerer äußerst grausamer Herren in Algerien, nachdem er und sein Bruder auf hoher See von Piraten gekapert worden waren. Nach seiner Befreiung erlebte er das entwürdigende Suchen nach Einkommen und die Arbeit als Steuereintreiber bei armen Bauern oder bei der Kirche, die ihn deswegen exkommunizierte. Dann folgten die mehrfachen Anschuldigungen, den Fiskus betrogen zu haben, die ihn wiederholt ins Gefängnis brachten, und dabei die Missachtung seiner sehr genauen Aufstellung der Einnahmen und Ausgaben, die falsche Mordverdächtigung, als er einem Verwundeten zu Hilfe geeilt war. Außerdem litt er unter seiner andauernden Armut sowie der seiner Herkunftsfamilie, seiner Frau und Tochter und die zweifelhaften (uns heute »soziopathisch anmutenden«) Liaisons und Prozesse, die seine Schwestern und seine Tochter anzettelten, um sich über Wasser zu halten. Man kann sagen, dass er aus einer verwahrlosten Familie kam, die sicher nicht im üblichen Sinne durch Moralität glänzte. Nicht umsonst heißt es schon im Prolog, dass das Werk, »sein Sohn«, im Gefängnis erzeugt worden sei. Aber wir werden dieser Herkunft gerechter, wenn wir sie eine solche der Verzweiflung nennen.

Dazu kommt nun auch die überaus gefährliche Abstammung von Juden und seine immer wiederholte Beteuerung der Reinheit des Blutes. Nicht umsonst sagt der Pfarrer über Cervantes: wie er wisse, sei dieser erfahrener im Leid als im Lied (ebd., S. 61).

8.4 Juden und Conversos

Wie gefährlich war es für Cervantes, den Verdacht einer Verbindung mit der *Conversos*-Gemeinschaft[37] zu erregen? Überhaupt: Wie wirkt sich die schwer traumatische Lebensgeschichte von Cervantes als dynamischer Hintergrund in seinem Werk aus?

Es war zunächst der Gelehrte Américo Castro (1885–1972), der auf diese Verbindung aufmerksam machte. Ich zitiere aus dem Werk von José Faur *In the Shadow of History* (1992):

> »Indem er sich auf die kulturelle und wissenschaftliche Lethargie, die Spanien nach dem 16. Jahrhundert charakterisierte, bezieht, schreibt Américo Castro: ›Der Grund dafür war ganz einfach. Beinahe die Gesamtheit des wissenschaftlichen und philosophischen Denkens und die am meisten ausgestaltete Technologie war die Arbeit der spanischen Juden gewesen, der spanisch-hebräischen Kaste zuerst integriert als Juden nach der Religio und seit 1492 als neue Christen.‹ Der Grund dafür, warum die Spanier nicht an den wissenschaftlichen und kulturellen Bewegungen, die im Rest Europas stattfanden, teilnahmen, war nicht die Politik eines besonderen Monarchen oder die Angst vor der Reformation, sondern um es zu vermeiden, als ›jüdisch‹ wahrgenommen zu werden: ›Die kulturelle Regression der Spanier seit der Mitte des 16. Jahrhunderts war nicht der Effekt von irgendeiner Gegenreformbewegung oder der antiwissenschaftlichen Phobie von Philipp dem Zweiten, sondern einfach des Terrors, für einen Juden gehalten zu werden.‹ […] Die alte christliche Bevölkerung kannte keine Tradition von Arbeit und Produktivität. Deshalb lief es darauf hinaus, wenn man produktiv oder schöpferisch war, dass man ein Jude war« (Castro, zit. n. Faur, 1992, S. 49, übersetzt von L. W.).

Dies bezog sich vor allem auch auf alle intellektuellen Aktivitäten.

Stephen Gilman, ein anderer führender Gelehrter, führt im Einzelnen aus:

---

37 Als Conversos wurden jüdische Nachkommen, die im 14./15. Jahrhundert in Spanien und Portugal aufgrund ihrer Verfolgung zum Katholizismus konvertiert waren, bezeichnet (B. S.).

> »Die *Conversos* trugen manches für Spanien bei: Verwaltung, intellektuelle Leistung, große Dichtung, religiöse Reform und das Übrige. Aber was sie der ganzen Welt schenkten, war nichts Geringeres als die Möglichkeit des hauptsächlichen literarischen Genres der modernen Zeit: des Romans. Cervantes und die Männer, die ihm diese Tradition übergaben – Mateo Alemán, Alonso Nuñez de Reinoso (der erste der in Spanien den byzantinischen Roman wiederbelebte), Jorge de Montemayor (der die erste Schäfernovelle auf kastilianisch schrieb), der anonyme Autor des *Lazarillo de Tormes,* Fernando de Rojas, der ›sentimentale Novellist‹ Diego de San Pedro und am allerfrühesten Alonso Martínez de Toledo, der im Corbacho zuerst direkte Rede in die kastilianische Prosa brachte – waren allesamt *Conversos,* obwohl gewisse Gelehrte in Einzelfällen Rückzugsgefechte liefern« (Gilman, 1979).

Wie steht es nun um die Cervantes selbst?

Ich folge darin der 1978 erschienenen Biografie von William Byron. Er beginnt damit, dass Miguel de Cervantes Saavedra im *Converso*-Viertel von Alcalá de Henares 1547 geboren wurde. Alcalá war selbst ein Zentrum des Humanismus und von *Conversos* und die Nachbarstadt von Guadalajara, wo 250 Jahre früher der Zohar, das Hauptwerk der Kabbala, geschrieben worden war. Die Cervantes waren eine Tuchhändlerfamilie in Córdoba gewesen, wiederum ein »jüdischer« Beruf, der dem spanischen Begriff der »Ehre« widersprach. Die großmütterliche Familie war die der Torreblancos, eine bekannte *Converso*familie. Die Torreblancos und die Cervantes waren Teil des Zirkels in Córdoba, der Christoph Columbus 1486 beherbergte, eines Zirkels, der wiederum vor allem aus *Conversos* bestand – Ärzte, Apotheker, Leute, die sich brennend für die Wissenschaften interessierten, Intellektuelle. All diese Identitäten und Aktivitäten liefen dem spanischen Ehrbegriff zuwider. »Medizin war berüchtigt als *Converso*beruf und hier in der Familie von Cervantes Großmutter finden wir fünf Ärzte«, sagt der Biograf (Byron, 1978, S. 30). Die *Conversos* blieben eng verbunden und heirateten untereinander.

Über die mütterliche Herkunft, Leonor de Cortinas, ist viel weniger bekannt. Sie wird als stark und durchtrieben geschildert. Zwischen ihr und ihrem mächtigen Schwiegervater bestanden Hass und Abscheu auf den ersten Blick, trotz oder vielmehr wegen ihrer Ähnlichkeit im Charakter (ebd., S. 44).

Der Vater Rodrigo war selbst ein unpraktischer Träumer, der es nie auf einen grünen Zweig brachte; immer unterwegs, immer voll Hoffnungen auf neue erfolgreiche Abenteuer, »Ironie, Optimismus und Ohnmacht« (ebd., S. 39) – klar ein Vorbild für Don Quijote. In Córdoba wurde er, wohl dank der Intervention seines *möglichen* Vaters Juan, zum Chirurgen im Gefängnis der Inquisition.

Doch auch in Bezug auf diese mögliche Bezichtigung der »Blutschande« zeigt sich Cervantes revolutionärer Mut, indem er beiläufig anlässlich der Suche nach dem Buchmanuskript in der Alcaná von Toledo – der Straße der Kaufleute – sagt, er habe nach einem Dolmetscher für das arabische Manuskript Ausschau gehalten: »[D]enn wenn ich mir solchen auch für eine bessere und ältere Sprache gesucht hätte, hätte ich ihn ebenfalls dort gefunden« (ebd., S. 78). Damit meint er das Hebräische und einen jüdischen Übersetzer.

Kennzeichnend ist auch, dass er die Autorenschaft dem Cide Hamete Benengeli, einem von der Mancha übergibt. Der Name wird übrigens sowohl mit »Hirschchen« wie mit »Auberginen« in Verbindung gebracht – der erstere eine verhüllte Anspielung auf den Namen Cervantes, der letztere auf eine Lieblingsspeise von Juden und Arabern. Doch um was es geht: Unter der braven Angepasstheit an das imperiale Spanien und der ebenso braven Gläubigkeit schwelt die Rebellion in einem so zentralen Aspekt des Werkes, nämlich der Autorenschaft, als ob er damit sagen würde: »Meine peinlich versteckte Scham ist eine Würde, die ich mir im Innersten wahre.«

Als Pseudo-Caballero (Ehrenmann [B. S.]) und ein bisschen fraglicher Hidalgo (Edelmann [B. S.]) ist Don Quijote eine Infragestellung durch Lächerlich-Machen der ganzen Idee des imperialen Spaniens und eines Ehrenkodex der Aristokratie. Er besteht aus einem Kult der Blut- und Rassenreinheit und der Absolutsetzung des Begriffes der *honra,* der Ehre, die wichtiger als das Leben ist: »der Mensch ohne Ehre ist schlimmer daran als ein Toter« (Worte von Lotario in der Geschichte des *curioso impertinente;* Cervantes, 2000, dt., S. 330; 1989, span., S. 332). Zur Ehre gehörte aber auch, nicht auf Arbeit angewiesen zu sein. Das ganze Imperium lebte dies im welthistorisch riesigen Rahmen aus: Es schwelgte vom Reichtum der anderen und deren Unterdrückung und Plünderung, ja des schrecklichsten Genozids.[38]

Macht und die äußere Erscheinung, so wie man gesehen wird, waren die Hauptzwecke des Daseins. Also eine ganz auf die Vermeidung der Gleichung von Schwäche = Scham ausgerichtete Kultur, eine Schamkultur *par excel-*

38 So wurden in den ersten Jahrzehnten der Eroberung von Amerika von den Spaniern 70 Millionen von den 80 Millionen Eingeborenen umgebracht, z.T. auf die allergrausamste Art, alles aus Hab- und Machtgier, v.a. auch mithilfe von speziell trainierten Bluthunden, obwohl die Indigenen durchaus bereit waren, zu konvertieren. Der Geistliche Bartolomé de Las Casas, der die spanischen Gräueltaten dokumentierte und publizierte, war selbst ein *Converso* (Faur, 1992, S. 5); für seine Offenlegung wurde er zum Feind Spaniens gestempelt.

lence. Don Quijote führt diese Philosophie *ad absurdum,* indem er sie ins Fantastische und Bizarre romantisiert und damit lächerlich macht – er ist eine Protestfigur durch Lächerlichkeit und Absurdität. Doch ist darin sein Gegensatz enthalten. Denn er ist dadurch weit mehr als eine Karikatur, indem der Inhalt seiner Mission und Ehre nicht die Macht selbst ist, sondern der Schutz der Bedürftigen, der Misshandelten, der Ausgenützten, immer wieder symbolisiert und karikiert durch die gefangene, sehnsüchtig schmachtende, schöne Frau. Diese Rettungsfantasie steht als große Gegenposition und zugleich in Komplementarität zur Behauptung der Ehre. Das Ideal des Eroberers wird durch das des Retters, des wandernden Ritters, ersetzt. Seine Ehre wird in der Befreiung der gefangenen Frau und dem Schutz der gepeinigten Kinder gesucht, nicht in der Unterwerfung und Ausstoßung anderer Gemeinschaften. Beide Werte, die Errettung und die Ehre werden indes ins Grandiose und damit ins Lächerliche gesteigert. Beide stehen sie in ihrer Maßlosigkeit und Grenzenlosigkeit für das Motto Kastiliens: *Plus ultra!* Das heißt: »Über die Grenzen hinaus« – gemeint als Gegensatz zum klassischen *Non plus ultra,* den Grenzen, die durch die Säulen des Herakles gesetzt wurden.

Die Rassengesetze der *pureza de sangre,* der Rassenreinheit, verboten schließlich Christen, die selbst teilweise jüdische Ahnen hatten, irgendwelche Ämter in Staat oder Kirche zu bekleiden. Cervantes kommt wiederholt darauf zurück. So betont er, wie stolz die hässliche, verunstaltete und sexuell promisküöse Maritornes (garstig schmutziges Weib [B. S.]), eigentlich eine Gegenfigur zu Dulcinea, auf ihre asturische Abstammung ist. Die Leute des Berglandes von Asturien waren nämlich weitgehend frei von nicht-christlichem Blut. Sie bezeichnet sich selbst als *hidalga* (Edelfrau [B. S.]), die es sich zur Ehre macht, ihre Versprechen zu sexueller Verfügbarkeit jederzeit, auf dem Dachboden oder im tiefen Wald, einzulösen – wiederum ein *ad absurdum*-Führen. Sancho Panza prahlt auch immer wieder damit, dass er ein Altchrist, ein *viejo cristiano,* sei und deshalb auf besondere Vorrechte Anspruch habe und ganz ähnlich tut es die Hofdame der Herzogin Doña Rodríguez (Cervantes, 2000, Kap. 48, Teil II).

Darüber hinaus besteht in der *Converso*tradition ein tiefer Zweifel an dem Wert der Worte: »In der sephardischen philosophischen Tradition besteht keine Verbindung zwischen Sprache und Natur: Sprache hat ihren Grund in Konvention nicht in der wirklichen Natur der Dinge. Infolgedessen widerspiegelt der Wortsinn nicht die wirkliche Natur der Dinge«, lesen wir bei Faur (1992, S. 99). Er gibt dem erlebten Betrug und der Verfolgung Ausdruck, und zwar in einer auf äußerster Heuchelei basierten Kultur. Dieser Zynismus steht übrigens in radikalem Gegensatz zur mystischen Tradition der spanischen Kabbala, die zutiefst in der jüdischen Gemeinschaft eingebettet war. Er wird aber der Auftakt zur westeuropäischen Denkrevolution des Skeptizismus (Sanchez, Montaigne, Descartes).

Don Quijote macht die Worte, das Gelesene wie seine eigene Rhetorik, zur absoluten mythisch wirksamen Realität und führt dadurch die herrschende Philosophie wiederum *ad absurdum*. Die Gleichung Wort = Wirkung ist innere, psychologische Realität doch nicht äußere. Bei ihm werden die Grenzen zwischen Innen- und Außenwelt aufgelöst, wie wir es zuvor in Bezug auf die Modi von Äquivalenz und Vortäuschung sahen. Aber es ist auch genau diese Gleichstellung und damit die Auflösung dieser Grenzen, die der Mystik zugrunde liegt. Darüber jedoch später mehr.

8.5 Der dreifache Kampf gegen Machtmissbrauch

Wir können den Kampf gegen Machtmissbrauch als Don Quijotes Zentralmission, symbolisiert durch seinen Krieg gegen die Riesen und seine Rettungsmission als *caballero andante* (fahrender Ritter [B. S.]) erkennen. Der Protest gegen Staatsmacht und Kirche erscheint verhüllt durch die Verrücktheit und damit gefeit gegen Verfolgung. Der Narr sagt die Wahrheit. Die missbrauchte Macht des Imperiums steht der wilden Macht der Innenwelt entgegen. Beide werden absolut gesetzt. Ihrer beider Gefahr und Gewalt kann nur durch die Lächerlichkeit gebannt werden. Das absolute Ideal ist ebenso gefährlich wie die absolute Macht.

Ich glaube, auch das Herzogspaar gehört zu den Vertretern dieser Macht und damit des Machtmissbrauchs und der Lüge. In ausgeklügelten Spielen und Kniffen versuchen sie, Don Quijote und Sancho Panzo in deren Irrglauben und Mythen zu bestärken. Alle werden für sie zu Schach- und Theaterfiguren, an denen sie sich ergötzen. Dabei erscheint das wirklich Noble sowohl in der philosophischen und intellektuellen Überlegenheit des Don Quijote wie in der überlegenen und weisen Gerechtigkeit, mit der Sancho Panza seines Amtes als Statthalter waltet. Das Innere, die Innerlichkeit, erscheint als Waffe der Mittel- und Unterkaste gegen die falschen Werte der Oberkaste. Teresa Panza gibt dieser Umkehrung in unfreiwilligem Humor im Dialog mit ihrem Mann vor dessen dritter Fahrt Ausdruck, indem sie die Devise des absoluten Staates umkehrt: »Dorthin gehn die Gesetze, wohin die Könige wollen« (Cervantes, 2000, dt., S. 582; 1989, span., S. 574), und zu wissen glaubt: »Wohin Gesetzes Wille geht, dahin wird der König gedreht *[Peró allá van reyes do quieren leyes]*« (Cervantes, 2000, dt., S. 582; 1989, span., S. 574).

Aber der verhüllte Protest ist nicht nur gegen das Imperium und seine Repräsentanzen gerichtet, sondern auch gegen den Glauben, so wie er von der Kirche vertreten wurde: Das Unsichtbare muss geglaubt und verteidigt werden. So konfrontiert Don Quijote sogleich nach der vermeintlichen Errettung des gegeißelten Andrés einen Trupp von Kaufleuten aus Toledo und fordert von ihnen, dass sie auf der Stelle bekennen müssen, »dass es in aller Welt kein schöneres Fräulein gibt als die Kaiserin der Mancha, die unvergleichliche Dulcinea von Toboso« (Cervantes, 2000, S. 46). »Gerne«, sagt der Sprecher für die Kaufleute, »zeigt sie uns!« Doch Don Quijote entgegnet: »Wenn ich sie euch zeigte, [...] was würdet ihr Großes damit tun, eine so offenkundige Wahrheit zu bekennen? Das Wesentliche in der Sache besteht gerade darin, dass ihr, ohne sie zu sehen, es glauben, bekennen, behaupten, beschwören und verfechten müsset; wo nicht, so seid ihr mit mir in Fehde ungeschlachtes und übermütiges Volk« (ebd.). Es ist die konsequente Verfechtung des kirchlichen Grundsatzes des Tertullian (erster lateinischer Kirchenschriftsteller [B. S.]): »Gerade, weil es absurd ist, glaube ich.«

Das wird auch deutlich in Verbindung zur Bücherverbrennung und dem Verfechten des konventionellen Verstandes durch einen Geistlichen, von dem – seine Beteiligung an mehreren ausgetüftelten Lügenspielen und Täuschungsmanövern gegenüber dem fahrenden Ritter verschweigend – gleichzeitig das Gegenteil beteuert wird, so als sei ihm alles an der Rettung der Seele des armen Irren Don Quijote gelegen. So heißt es vom Barbier: »[...] denn ihm war wohl bewusst, dass der Pfarrer ein so guter Christ und so großer Freund der Wahrheit war, dass er um aller irdischen Dinge willen nie etwas als eben die Wahrheit gesagt hätte« (ebd., S. 56). Noch waghalsiger für Cervantes und noch näher an den parodistischen Sinn kommt er, wenn der Pfarrer selbst bei der Bücherverbrennung über das Buch vom Kreuzritter ruft: »Hinter dem Kreuze lauert der Teufel. Ins Feuer mit ihm!« Dasselbe Sprichwort wird viel später einmal auch von Sancho Panza gebraucht. Cervantes spricht sogar von »der Lust am Tode dieser Unschuldigen«, das heißt der Freude von Pfarrer und Barbier an der Bücherverbrennung (ebd., S. 54; 1989, span., S. 67).

Das Misslingen der Interventionen von Pfarrer und Barbier, ihre Verlogenheit, die als absolute Ehrlichkeit und fromme Seelsorge ausgegeben wird, und die groteske Bücherverbrennung zu einer Zeit, in der in Wirklichkeit unzählige Menschen als Ketzer vor allem als versteckte Juden verbrannt wurden, sind eine machtvolle Aussage, ein Plädoyer gegen die Grausamkeit und Doppelzüngigkeit der kirchlichen Macht.

> »In Spanien waren die Priester berüchtigt für ihr unmoralisches Verhalten. Ein *Converso*dichter, Diego Sánchez de Badajoz (st. 1549) gibt dem Volksgefühl beredten Ausdruck: ›Bitte zu Gott, Jungfrau Maria, dass er meine Frau vor allem vor den Mönchen und Geistlichen beschütze!‹ Darüber hinaus hat unser Autor (der Dichter des *Lazarillo de Tormes,* 1554) besser als irgendwer vor ihm die Neigungen der Priester zu Lügen, Täuschungen und Betrug bloßgestellt« (Faur, 1978, S. 65).

Dies alles ist ein verhüllter Angriff auf die Selbstgerechtigkeit und Brutalität der Kirche, der Staatsreligion, auf das, was uns Jahrhunderte später Dostojewski im *Großinquisitor* (1880) vorstellt. Ich sehe zusätzlich in der Gestalt des Don Quijote eine verhüllte Christusfigur, jemanden, der kommt, die Welt zu retten, und erneut geschlagen, gelästert und verhöhnt und für seine Erlösungsmission als verrückt abgetan wird. Christus erscheint gerade im Gegensatz zum offiziellen Christentum, wie das übrigens auch Dostojewski in seinen Vorarbeiten zum *Idioten* (1997) so gesehen hat. Prinz Myschkin ist darin bewusst eine Weitergestaltung von Don Quijote. In diesem Zusammenhang sei auch der Rolle des Esels gedacht. Als (wie es in der zweiten Ausgabe des Don Quijote nachgetragen wird) Sancho Panza sein geraubtes Tier wiedergefunden und den Räuber Ginés de Pasamonte mit Schreien und Schimpfen verjagt hatte, »umarmte er ihn [seinen Grauen] und sagte ihm: Wie ist es dir ergangen, mein Guter, Grauer meiner Augen, mein Kamerad? – Und damit küsste und streichelte er ihn, als wäre er eine Person gewesen«. Ganz so finden wir es bei Prinz Myschkin: Wir finden ein besonders einfühlsames Zeugnis für die tiefe Identifizierung mit dem Unschuldigen, Leidenden als nicht verdinglichende Einstellung dem Tier gegenüber, wenn er seine tiefe Rührung angesichts eines Esels, wie er in Basel aus seinem epileptischen Dämmerzustand erwacht, so ausdrückt: »Der Esel ist ein edler und nützlicher Mensch« (Dostojewski, 1956, dt., S. 69).

Es gibt neben Staatsmacht und Religionsmacht eine dritte Instanz, die infrage gestellt wird: die Justiz und damit die Frage der Gerechtigkeit überhaupt. Als Don Quijote dem Zug der Galeerensklaven begegnet, fragt er zuerst deren Wächter und dann die Gefangenen einzeln aus. Er fragt, warum sie gegen ihren Willen daher getrieben werden? Dann schließt er aus ihren Antworten, es sei »überhaupt die verkehrte Beurteilung vonseiten des Richters die Ursache eures Verderbens und der Grund, weshalb ihr nicht zu eurem Recht gekommen, das ihr doch auf eurer Seite hattet«. Es sei denn auch sein Lebenszweck, so Don Quijote, den von den Mächtigeren Unterdrückten beizustehen, es sei »nicht recht, dass Männer von Ehre sich zu Henkern ihrer

Nebenmenschen hergeben« (Cevantes, 2000, S. 199–200). Dies ist übrigens eine Idee, die von Tolstoi in seiner *Auferstehung* (1993) in großartiger Weise wieder aufgenommen wird. Auch hier verkehrt sich dann wiederum Don Quijotes Guttun, seine Befreiung der Sklaven in deren Angriff auf ihn. Dies nachdem er sie heftig beschimpft hat, da sie es unsinnig fanden, mit ihren Ketten auf dem Rücken nach Toboso zu seiner Herrin zu pilgern. Auch hier wird erneut eine noble Absicht und die Behebung vermeintlicher Ungerechtigkeit *ad absurdum* geführt und in ihr Gegenteil verkehrt, mit schlimmen Folgen: »Don Quijote [war] höchst ingrimmig, sich von den nämlichen Leuten so übel zugerichtet zu sehen, denen er so viel Gutes erwiesen hatte« (Cervantes, 2000, S. 203).

Überhaupt bestätigt es sich immer wieder, dass er das Gegenteil von dem zustande bringt, was er will. Ein gutes anderes Beispiel geschieht anlässlich seines Überfalls auf einen Leichenzug. Ihm erschien es, als ob auf der Bahre ein »hartverwundeter oder erschlagener Ritter liegen müsse, den zu rächen allein ihm vorbehalten sei« (ebd., S. 159). Auch hier gilt, was anderswo von ihm gesagt wird: Dass er seine Wahrnehmungen sofort im Sinne seiner vorgefassten Ideen umdeutet: »alles, was er sah, wusste er seinem wahnwitzigen Ritterwesen und seinen Fantasien von fahrenden Abenteurern, womit er so übel führ, mit großer Leichtigkeit anzupassen« (ebd., S. 181). So fällt er nach kurzer Widerrede den Vorreiter, der sich dann bei seinem Fall das Bein bricht. Fromm erklärt er dem am Boden liegenden Baccalaureus, es sei sein Beruf, »durch die Lande zu fahren, um das Krumme gerade und Verletzungen und Kränkungen ungeschehen zu machen«, worauf er die Antwort erhält:

> »Ich weiß nicht, wie man das heißen kann, alles Krumme gerade zu machen; denn mich, der ich gerade war, habt Ihr krumm gemacht, da Ihr schuld seid, dass mein Bein entzwei ist, und es wird mein Leben lang nicht wieder ganz werden; und die Verletzung, die ihr in mir ungeschehen gemacht habt, lag darin, mich in einer Weise verletzt zu lassen, dass ich für immer gekränkt bleiben werde; und es ist ein schlimmes Abenteuer gewesen, auf Euch zu stoßen, der nach Abenteuern sucht« (Cervantes, 2000, S. 161–162, modif. von L. W.).

8.6 Idealisierung der Keuschheit und Sexualabwehr ad absurdum geführt

Ich sagte: Das Unsichtbare, Unbekannte muss geglaubt und bis auf den Tod verfochten werden und Dulcinea ist das Symbol für dieses höchste Gute, sowohl als Wert wie als Wahrheit. Nie erscheint sie wirklich, außer in total verzerrter und »verzauberter«, das heißt anscheinend magisch verwandelter Gestalt, eine lächerliche Konkretisierung des Ideals, zumeist in einer aus Sanchos Not erfundenen Witzfigur. Doch für Don Quijote leuchtet hinter der Flucht der Erscheinungen nicht nur dieses Ideal auf, das vor allem als innere Vorstellung und Fantasie umschrieben wird, sondern auch dessen mythische Gegenwelt der *encantadores,* der Zauberer.

Don Quijote sagt »der fahrende Ritter ohne eine Dame seines Herzens ist wie ein Baum ohne Blätter, ein Gebäude ohne Grundmauer, ein Schatten ohne den Körper, der ihn wirft«, worauf die Herzogin fragend bemerkt, dass sie der gedruckten Fassung des ersten Teils entnehme,

> »dass Euer Gnaden das Fräulein Dulcinea niemals gesehen hat und dass ein solches Fräulein gar nicht auf der Welt vorhanden, sondern dass es eine erträumte Dame ist, die Ihr in Eurem Geiste erzeugt und geboren und mit allen Reizen und Vollkommenheiten ausgemalt habt, die Euch beliebten.«

Darauf antwortet Don Quijote:

> »Darüber lässt sich viel sagen. Gott allein weiß, ob es eine Dulcinea in der Welt gibt oder nicht, oder ob sie ein Traumbild ist oder nicht; dies gehört nicht zu den Dingen, deren Ergründung man bis zum letzten Punkte durchführen darf. Ich habe meine Herzensgebieterin weder erzeugt noch geboren, wiewohl ich mir sie so vorstelle, wie eine Dame sein muss, die in sich alle Eigenschaften vereinigt, welche sie in allen Landen der Welt berühmt machen könnten, wie zum Beispiel: schön ohne Makel, würdevoll ohne Hochmut, liebefühlend mit Züchtigkeit, dankbar, weil sie fein gesittet ist, fein gesittet, weil wohlerzogen, und endlich hochgestellt durch Abstammung, denn über adligem Blut strahlt und waltet die Schönheit mit höherem Grade der Vollkommenheit als bei den Schönen von niedriger Abkunft« (Cervantes, 2000, S. 795/796).

Sie sei also ein Ideal, dessen reale äußere Existenz nicht mit letzter Sicherheit festzustellen sei, die aber in seiner inneren Vorstellung alle Eigenschaften, alle Teile umfasse, die sie zur Schönsten und Besten mache, vor allem äußere und innere Schönheit, gute Abkunft und gute Bildung (also gut ist in *physis* und *paideia,* in Aristoteles Sinn). Zugleich darf sie jedoch nicht sexuell sein (ihre und des Ritters *honestidad* wird unablässig gepriesen): »Das sittsame Weib muss man behandeln wie eine Reliquie, die man verehrt, aber nicht berührt« (ebd., S. 334).

Doch als anderes Abgewehrtes steht hinter dieser idealisierten, erotisierten, aber sexualfeindlichen Frauengestalt die andere große Herrin, der Tod. So sagt Sancho anlässlich der Hochzeit des Camacho: »Diese große Herrin ist weit gewalttätiger als wählerisch [*melindre:* Ziererei, Honigpfannkuchen]; vor nichts ekelt es ihr, von allem frisst sie und alles ist ihr recht ... sie hat einen Wolfshunger, der nie zu sättigen ist.« Es dürste sie nach dem Leben aller Lebenden, wie einer einen Krug frisches Wasser hinuntertrinke (ebd., S. 699–700). Im Deutschen wird die Rede ins Maskuline gewandelt, doch handelt es sich hier in Wirklichkeit um die verschlingende Muttergestalt, die der erhabenen, körperfremden Schönheit entgegengesetzt wird.

Andere Figuren stehen der Dulcinea als Anti-Ideal entgegen: manche Edelfräulein und Jungfrauen, die deren Gegenteil sind. Dann sind es die knoblauchriechenden Hässlichkeitsgestalten, wie die von Sancho Panza aufgegabelter Pseudo-Dulcinea oder die schon erwähnte rassenreine, aber nachthässliche, dumme und gutmütige Maritornes.

Aber ich denke an etwas Weiteres. Wie der Autor nach zusätzlichen Informationen über »jenes Licht und den Spiegel der Manchaner Ritterschaft« fahndet (so heißt es im 9. Kapitel, Teil I), beschreibt er als eine von Don Quijotes heroischen Aufgaben

> »Jungfrauen zu schirmen von der Klasse derer, die mit der Reitpeitsche, auf ihren Zeltern, mit ihrer ganzen Jungfräulichkeit beladen, von Berg zu Berg und von Tal zu Tal zogen. Denn wenn nicht etwa ein schuftiger Lümmel oder gemeiner Kerl mit Axt und Eisenhut oder ein ungeschlachter Riese ihr Gewalt antat, so gab's in vergangenen Tagen manche Jungfrau, die nach Verfluss von achtzig Jahren, während welcher langen, langen Zeit sie nicht ein einzigmal unter Dach geschlafen, so völlig unberührt zu Grabe ging wie die Mutter, die sie geboren« (ebd., S. 77).

Kurz danach predigt der Don den Ziegenhirten vom Goldenen Zeitalter und stellt dem die gegenwärtigen abscheulichen Zeiten mit ihrer Unkeuschheit gegenüber. In die, selbst wenn sich die Jungfrau im kretischen Labyrinth verbärge, »auch hier durch Ritzen oder durch die Luft mit der Anreizung der verruchten Umwerbungen die Liebespest hereindringt und ihre ganze Enthaltsamkeit zum Scheitern bringt« (Cervantes, 2000, S. 89). Die Betonung der Sittsamkeit oder sexuellen Enthaltsamkeit zieht sich wie ein roter Faden durch die Moral des Don Quijote, die Schilderung der Dulcinea und der Ehrenjungfrauen *ad absurdum* führend. Ist dies nicht selbst ein Kommentar zur Sexualmoral seiner Kultur und auch zum Marienkult, besonders wenn wir jenen Satz von der 80-jährigen Unberührten und ihrer ebenso intakten Mutter zu Gemüte führen?

Schließlich können wir die Dulcinea-Verehrung zusammen mit den Gigantenkämpfen auf tieferer Ebene als ödipales Drama verstehen: Der Kampf gegen die männlichen Mächte und die Bewunderung der heiligen, reinen, unnahbaren, unberührbaren, höchstidealisierten Frauengestalt. Da ist der Held, der gegen den dämonischen Vater kämpft und sich nach der idealisierten Frau sehnt. Im Hintergrund und Gegensatz dazu finden wir die verehrten väterlichen Autoritäten und die gefährlichen Mutterfiguren. Im Dienst dieser inneren Phantome werden die äußeren Gestalten verdinglicht: die Ausnützung der Frau bei ihrer gleichzeitigen Idealisierung.

8.7 »Wer dich sehr liebt, macht dich weinen *[Ése te quiere bien, que te hace llorar]*«[39]

Man kann den ganzen Roman auch als eine ausgedehnte Schlagefantasie verstehen, selbst wenn die Schläge von Sancho immer wieder verleugnet werden. Beide waren von den Yangüesen tüchtigst durchgebläut worden und schließlich konnte Don Quijote nur quer über dem Esel liegend in die Schenke gebracht werden. Aber der ebenfalls verwundete Sancho beteuert: »Schläge waren es nicht« (Cervantes, 2000, dt., S. 129; 1989, span., S. 144). Vielmehr sei der Don von einem Felsen gestürzt und er, Sancho, habe seine Striemen nur aus Sympathie umwickelt. Schläge waren es nicht und doch bei einer jeden Begegnung, wenigstens im ersten Teil des Romans, lädt Don Quijote immer wieder Schläge und andere böse Verwundungen ein, und zwar dadurch, dass er die mit Schimpfnamen belegt, die ihm nicht die nötige Ehrerbietung erweisen. Alles, was er selbst als Kränkung erlebt, führt zur Beschämung des anderen mit groben Schimpfworten oder aber zum direkten tätlichen Angriff, doch stets mit dem Ergebnis, dass er selbst jämmerlich zerschlagen, im Blut schwimmend, ohne Zähne, bewusstlos am Boden oder in der Nacht in der dunklen Kammer wie tot liegen bleibt.

Was ist die Bedeutung dieses alles überschattenden Masochismus? Und was ist die damit verbundene Grandiosität, die wir heute als Narzissmus bezeichnen?

Wir wissen von Freud, dass die Schlagefantasie »das Wesen des Masochismus« ausmacht und heute von den Arbeiten des Ehepaars Novick, dass im Kern dieses Masochismus immer ein »Allmachtswahn«

39 Cervantes, 2000, S. 177.

stecke. Was heißt das? Es ist vor allem ein Nichtanerkennen der Grenzen, ein Anrennen gegen die Realität. Es bedeutet metaphorisch gesprochen: mit dem Kopf durch die Wand rennen zu wollen, zum Beispiel gegen Windmühlen anzukämpfen und sie zu Riesen umzudeklarieren. Don Quijote ist ein Symbol dafür. Unabhängig davon, wie viel er misshandelt wird, geht er beharrlich weiter auf seinem Pfad von Größen- und Verfolgungswahn und von Schlägen und Wunden, von Demütigungen und Lächerlichkeit. Das Motto des Masochisten ist »Macht durch Leiden« – der Märtyrer, der, wenn er nicht das Himmelreich erringt, so doch das Schuldbewusstsein der anderen erweckt und diese zu seinen Zwecken manipuliert. Was geschähe, wenn er, Don Quijote oder der Masochist allgemein, das nicht täte? Das Gefühl der Sinnlosigkeit und der Lieb- und Respektlosigkeit nähme überhand. Erinnern wir uns nochmals: Alonso Quijano ist unverheiratet, hat keine Kinder, zehrt vom Erbe seiner Eltern und Ahnen, hat im Grunde in seinem Leben nichts geleistet, worauf er stolz zu sein könnte, und das Einzige, worauf er sich berufen kann, ist, dass er ein Angehöriger des niederen Adels ist. Die Fantasie ist das Einzige, was bleibt, und es sind Fantasien der Allmacht in Form von Rettungsmissionen und von deren Belohnung durch die »höfische Liebe«, einem Mythos aus der provenzalischen Troubadourzeit, die im Ritterroman und den Romanzen weiterlebte. Der neue Name eben »Don Quijote« soll ihm eine neue Identität, ein neugeborenes Selbst verschaffen, das jene Kränkung überwinden soll. Diese Allmacht fantasiert als Ausweg aus Sinnlosigkeit und Unwertgefühl verwirklicht sich in seiner Fahrt ins Magische, der Suche nach den Abenteuern, die ihm Ruhm, Größe und Liebe bescheren sollen, aber unweigerlich immer in Scham, Schmerz und Schlägen münden. Die einzige Macht, die er kennt, ist eine, die durch Allmachtserwartung, Ohnmachtserleben und Schmerz erreicht werden kann, wie es typisch ist für Menschen, die als Kinder schwer traumatisiert worden sind.

Mit dieser emotionellen Regression geht jene kognitive einher, die ich eingangs bereits erwähnt habe: Das Aufheben der Grenze zwischen dem Reich von Spiel, Fantasie und Metapher und der Konkretheit des Erlebens, dem buchstäblichen Verstehen davon, was außen vor sich geht.

Ein Beispiel von vielen: Das Spiel des Puppentheaters des Meister Pedro (alias Ginés des Pasamonte) wandelt sich plötzlich in blutige Wirklichkeit:

> »›Nie würde ich gestatten, dass während meiner Lebenstage und in meiner Gegenwart einem so ruhmvollen Ritter und so kühnen Liebeshelden wie Don Gaiferos so von der Übermacht mitgespielt werde. Haltet an, gemeines Ge-

> sindel, keinen Schritt weiter, sonst seid ihr in Fehde mit mir!‹ Ein Mann, ein Wort! Schon zog er das Schwert, sprang in einem Satze dicht vor das Puppentheater und begann mit raschester, beispielloser Wut auf das Mohrenpuppenvolk Hiebe niederregnen zu lassen […].«

Dies tat Don Quijote ungeachtet des Schreiens von *maese* Pedro: »[…] das sind keine wirklichen Mauren, sondern Püppchen aus Pappe.« (Cervantes, 2000, S. 749). Kurz danach verwandelt es sich wieder in Schein und Spiel und Don Quijote kommt bereitwillig für den angestifteten Schaden auf.

Was sich abspielt, mutet wie ein momentaner Dissoziationszustand, eine Trance, an, weniger wie eine paranoide Psychose. Gerade bei schwer traumatisierten Menschen mit masochistischer Persönlichkeitsentwicklung finden wir diese Neigung zu solchen Ausnahmezuständen. In dem Sinne sind wir alle in einer Weise Don Quijote, denn die Bereitschaft zu solchen Zuständen und die Überschreitung jener festen Grenzen, die plötzlich ins Wanken kommen, schlummert in uns allen. Auch das spricht uns in diesem Werk so unheimlich an.

8.8 »Ich weiß, wer ich bin *[Yo sé quién soy]*«[40]

Wiederholt kommt zum Ausdruck, man wolle »nicht dagegen handeln, das sein zu müssen, was man ist«; konkret im Kampf zwischen innerer Pflicht und Selbstloyalität und den »heiligen Gesetzen der Freundschaft« gegenüber der sexuellen Leidenschaft (Cervantes, 2000, dt., S. 360; 1989, span., S. 359); und ganz ähnlich sagt es Lucinda dem Don Fernando, der sie ihn zu heiraten genötigt hatte: »Lasst mich um Eurer Pflicht willen, der sein, der ihr seid« (ebd., dt., S. 378; span., S. 374). Es ist das große Thema der Identität und des großen Gewissensbefehls, sich selbst treu zu bleiben – der Selbstloyalität. In zweideutiger Weise sagt Dorotea, die der Pfarrer als Prinzessin Micomicona ausgegeben hatte, sie habe sich nicht verwandelt, sie habe nicht aufgehört, die zu sein, die sie vorher war (ebd., S. 389; span., S. 384). Hinter diesen Beteuerungen steht aber das Problem der doppelten Wirklichkeit und damit auch des doppelten Selbst. Sancho sagt Don Quijote bei dessen schmachvoller Heimfahrt im Käfig, er wissen die volle Wahrheit, es gehe dabei gar nicht um Verzauberung, sondern darum, dass Don Quijote betrogen und zum Narren gehalten werde und dass er nicht verzaubert, son-

40 Dt.: Cervantes, 2000, S. 51. Span.: Cervantes, 1989, S. 63.

dern verrückt sei. Dieser antwortet ihm, es möge wohl so scheinen, dass die vermummten Männer, die ihn eingesperrt haben, der Pfarrer und der Barbier seien,

> »[…] so kann es ganz gut so scheinen, dass sie es sind; aber dass sie es wahr und wirklich wären, das glaube nur ja nicht. Was du glauben und meinen musst, ist dieses: Wenn sie ihnen in der Tat gleichsehen, wie du sagst, so kann es nur so zugehen, dass jene, die mich verzauberten, ihre äußere Gestalt angenommen haben. Denn den Zauberern ist es leicht, jegliche Gestalt anzunehmen, die ihnen gerade beliebt, und sie werden die unserer Freunde angenommen haben, um dich zu dem Wahnglauben zu verleiten und dich in ein Labyrinth von Selbsttäuschungen zu verlocken, aus dem dir kein Faden des Theseus heraushelfen würde […].« (Cervantes, 2000, S. 503).

Warum nun diese doppelte Wirklichkeit? Kurz danach gibt Don Quijote, wie ich glaube, die Antwort darauf:

> »Ich weiß und bin des festen Glaubens, dass ich verzaubert bin, und das genügt mir zur Beruhigung meines Gewissens: Ja, ich würde mir ein großes Gewissen daraus machen, wenn ich glaubte, nicht verzaubert zu sein, und es geschehen ließe, dass ich müßig und feig in diesem Käfig sitze, und so viele bedrängte und in Nöten befangene Leute um die Hilfe betröge, so ich selbigen gewähren könnte, welche gerade zu dieser Zeit und Stunde ohne Zweifel meines Beistandes und Schirmes aufs Dringendste und aufs äußerste bedürfen« (ebd., S. 506).

Der Wahn ist also nötig, wenigstens in diesem Zusammenhang, um dem überwältigenden Über-Ich-Druck auszuweichen – genauer: um der »Allmacht der Verantwortlichkeit« eine äußere, ihn entschuldigende Allmacht der Magie und Zauberei entgegenzustellen. Nur dank des Wahnes und damit der Verdoppelung der Wirklichkeit kann er dem Gewissensdruck standhalten.

Immer wieder stellt sich Don Quijote die Frage der Identität: Was das wirkliche Sein sei, um der selbstgestellten Pflicht und Schuldigkeit zu genügen. Zugleich vermeidet das Auf-sich-Nehmen einer so übergroßen Verantwortlichkeit die Gefahr, dass er sich für sein wahres Selbst schämen müsste. Noch mehr hätte er sich schämen müssen, hätte er sich der Welt der Konventionalität hingegeben. Das hätte bedeutet, sich für das falsche Selbst zu schämen, für all die Heuchelei, das Lügen im Dienst von Macht und Ehre und Religion, die ihn umgibt. Oft bezieht sich die Scham auch wie bei Sancho auf ein Lügen, das selbst wieder Abwehr gegen Scham und Angst ist. Sein Leben ist ein ständiger Kampf gegen eine falsche, heuchlerische, verlogene Welt, gegen die Welt der Lüge, im Dienst einer anderen, besseren Wirklichkeit und für eine echtere Identität, in der er der sein könnte, der er ist.

Dies möchte ich nun vertiefen.

8.9 Doppelte Identität, zerbrochene Wirklichkeit

Ich gehe davon aus, dass die Wendung der Scham vom Passiven ins Aktive einen Teil der Identität Don Quijotes ausmacht. Gehen wir weiter, sehen wir, das ganze Konzept des Rittertums und der Ritterehre wird umformuliert und in den Dienst ethischer Zwecke gestellt, anstelle der Ziele von Stolz und traditionell verstandener Ehre und Würde. Der Konflikt ist mehr und mehr der zwischen den höfischen Werten von Macht und Pracht und denen des Außenseiters, der die Scham, Mühsal und Entbehrung auf sich nimmt, um eine andere Art der Ehre zu gewinnen. Es ist der persönliche Mut, die »verrückte« Kühnheit des Fremden, der außerhalb der Gesellschaft steht, »auf einsamer Heide«, in den Einöden und Wüsten, den Bergen und Wäldern. Die Scham der Verrücktheit ist der Preis, den er zahlt, um einer Art Gegenehre, einer Gegenwelt der Werte zu dienen und eine Gegenidentität zu behaupten – nämlich die von unablässigen Rettungsmissionen. Die Ordnungen und die Gesetze der fahrenden Ritter sind in seiner Brust als »Verwahrungsort und Archiv« (Cervantes, 2000, dt., S. 674; 1989, span., S. 661) wiederzufinden.

Ist dieser Verwahrungsort auch ein Symbol für die wandernden Juden? Denn das Bild erinnert an die zerschlagenen Gesetzestafeln, die in der Bundeslade aufbewahrt und mitgetragen worden seien. Don Quijotes erste Identität ist die des Verrückten, des *loco,* die zweite die des »Verständigen«, des besonders Gescheiten und Gewitzten. Wie der »Ritter vom grünen Mantel« beobachtet: In seinen Gedanken ist er sehr vernünftig, in seinen Handlungen sehr verrückt. Da er den ersten Teil der Geschichte nicht kannte »so hielt er ihn bald für verrückt und bald für gescheit; denn was der Ritter sprach, war vernünftig und gut ausgedrückt, und was er tat, ungereimt, tollkühn und albern« (Cervantes, 2000, S. 672–673). Diese doppelte Identität ist seine Wahrheit. In beiden ist er sich selbst treu. Nur in dem Konflikt zwischen diesen beiden Seiten, ihrer Dialektik und Komplementarität, ist er seinem Wesen treu. Auch hier lebt er im Protest gegen die konventionellen Ordnungen von Ehre und Scham; er verkehrt sie und darum wird und bleibt er uns spannend und sympathisch.

Ja, antwortet Don Quijote dem Ritter vom Grünen Gewand, das mag wohl sein, dass man ihn für unsinnig und verrückt ansehen müsse, wenn man nur auf seine Taten schaue, doch sei er nicht so geisteskrank, wie es dem anderen vorkommen möge. Zwar werde es als hohe Ehre angerechnet, wenn sich Ritter in Turnieren und Stierkämpfen am Hof und vor Fürsten und Königen schlagen und sich zu deren Ergötzung in kriegerischen Übungen ergehen. Doch stellt er diesem Spiel die Aufgabe des fahrenden Ritters gegenüber:

> »Aber über all diesem, weit schöner ist es, wenn ein fahrender Ritter über Wüsteneien, über Einöden und Kreuzwege hin, durch wilde Forsten und Bergwälder hindurch auf die Suche geht nach gefahrdrohenden Abenteuern, mit dem Vorhaben, sie zu glücklichem und wohlgelungenem Ziel zu führen, lediglich um strahlenden Ruhm zu erringen.«

Also ist es einfach wieder die höfische Jagd nach der Fama und Glorie, den Schwestern der Ehre, den falschen Idealen der alten, seichten Ritterromane? Gewiss, damit hat auch das Konzept des Romanes begonnen. Aber nun geht Don Quijote weit darüber hinaus. Er sagt: »Schöner ist es, sag ich, wenn ein fahrender Ritter irgendwo in einer verlassenen Öde einer Witwe zu Hilfe eilt, als wenn in den großen Städten ein Ritter vom Hofe ein Fräulein mit Liebesworten umwirbt«. Er stellt den Gegensatz profiliert heraus:

> »Ein jeglicher Ritter hat seinen besonderen Beruf; der am Hofe lebt, möge den Frauen dienen, mit der Pracht seines Gefolges dem Hof seines Königs größeren Glanz verleihen, ärmere Ritter mit den prunkenden Schüsseln seiner Tafel nähren, Kampfspiele veranstalten, Turniere abhalten, sich groß, freigebig und prachtliebend, vor allem aber sich als guten Christ zeigen, und durch solch Gebaren wird er seinen vorgeschriebenen Obliegenheiten gebührend erfüllen. Jedoch der fahrende Ritter soll die dunkeln Winkel in der weiten Welt aufsuchen, in die verworrensten Labyrinthe dringen, bei jedem Schritt das Unmögliche versuchen, auf einsamer Heide die glühenden Strahlen der Sonne männlich aushalten inmitten des Sommers und im Winter die raue Strenge der Stürme und der eisigen Kälte; ihn sollen Löwen nicht schrecken, Ungetüme nicht mit Entsetzen schlagen, Drachen nicht in Furcht jagen, denn jene aufspüren, diese angreifen und sie alle überwinden, das ist sein hauptsächlicher und wahrer Beruf« (Cervantes, 2000, S. 673–674).

Diese dialogischen Erwägungen erfolgen im Anschluss an das Abenteuer mit dem Löwen, von dem Thomas Mann sagt, es sei

> »unstreitig der Höhepunkt von Don Quijotes ›Tathandlungen‹ und im Ernst wohl der Höhepunkt des ganzen Romans – ein herrliches Kapitel, mit einem komischen Pathos, einer pathetischen Komik erzählt, die die echte Begeisterung des Dichters für das heroische Narrentum seines Helden verrät« (Mann, 1977, S. 325).

»Die Löwen anzugreifen ... war mir eine unerlässliche Pflicht, ob ich gleich wusste, dass es eine ungeheure Tollkühnheit sei«, erklärt Don Quijote. Doch die Tapferkeit sei eine Tugend in der Mitte zwischen zwei zu verachtenden Enden, der Feigheit und der Tollkühnheit, wobei die letztere weniger in Gefahr sei, die Tugend in der Mitte zu versäumen. Mann fügt bei: »Welche moralische Intelligenz!« Man habe beinahe den Eindruck, als ob der Dichter das »als eine natürliche und unvermeidliche Antinomie des höheren moralischen Lebens hinstellen wollte« (ebd., S. 326). Damit aber wird eines der Kriterien des tragischen Erlebens und des tragischen Charakters erfüllt.

In diesem Zusammenhang ist die zentrale psychoanalytische Frage: Was bewirkt den Umschlag vom vernünftig gesetzten Ideal zu einem Gegenideal der höfischen Kultur und der imperialen Philosophie? Was bedingt den Umschlag vom verständigen, weisen Umgang mit der Realität nicht nur in die Tollkühnheit, sondern in die Verrücktheit, in der die Wirklichkeit vollkommen verkannt wird? Dabei kommt es dazu, dass Don Quijote die Niederlage zum Triumph umdeklariert, wie es Luís Fernando Crespo (1987, S. 56) schildert:

> »[...] das Sinnreiche besteht im Aufsuchen der Antithese in der Schlussfolgerung, die der Wahrheit widerspricht. Don Quijote schließt aus der Niederlage auf den Triumph, aus der Ohnmacht auf die überragende Bedeutung seines Wertes und seiner Mission, die durch überlegene, dem Neid auf seinen Ruhm zuzuschreibende Kräfte unwirksam gemacht werden: Die neidischen Objekte, die ihm so viele Leiden verursachen werden, Schläge zu empfangen, der Gegenstand von Schwänken zu sein, sich körperlich und seelisch angegriffen und verletzt zu fühlen – all diese Übel verwandelt seine Gewitzheit in gute Dinge, wie er früher die Mühlen in Riesen verwandelt hatte.«[41]

41 Ich bin Fr. Dr. Crawford, Oakland, CA, sehr dafür dankbar, dass sie mich auf diese Arbeit aufmerksam gemacht hat.

Untersuchen wir dies nun genauer: In dem eben geschilderten Löwenabenteuer ist es klar ein Gewissenskonflikt. Das, was Thomas Mann eine unvermeidliche Antinomie des höheren moralischen Lebens nannte. Psychoanalytisch würden wir es als einen Konflikt im Über-Ich bezeichnen. Don Quijote nimmt das Lächerlich-Werden und den Anschein des Verrücktseins auf sich, um der Pflicht der Ehre, so wie er sie von Mal zu Mal sieht, zu genügen, gleich wie absurd dies dem konventionellen Denken erscheinen mag. Damit verwandelt er Niederlage in Sieg; hier ganz konkret, indem er sich aus dem »Ritter von der traurigen Gestalt« in den »Löwenritter« verwandelt und sich auch so umbenennt. Es ist das Ideal der konventionellen Moral und der höfischen Stellung von Pracht und Macht und der darin innewohnenden Ehre, die angezweifelt und radikal infrage gestellt und durch ein anderes Ideal ersetzt wird. Nun gilt das des fahrenden Ritters, das heißt des Außenseiters, Fremden, der sich einer höheren Moral der Hilfe an die Bedürftigen verpflichtet. Gewiss bedeutet auch die Treue zu diesem Ideal Ehre und Ruhm, aber dieser »narzisstische« Gewinn scheint nicht den Wesenskern zu treffen. Vielmehr geht es um eine höhere Pflicht: besser verwegen und tollkühn als feige und ängstlich zu sein. Denn die Scham für die Ängstlichkeit und die Feigheit scheint viel schlimmer und verpönter zu sein als die für eine wahrscheinliche Niederlage, wenn zu viel gewagt wird. Bei jeder faktischen Niederlage bei all seinen Abenteuern sind es äußere Feinde. Es sind neidische Kräfte, die ihm sein Verstehen verwirren, die Riesen in Windmühlen und Walkmaschinen verwandelt haben, so auch feindlichen Heere in Schafe, seine Triumphe in schmachvolle Stürze und Prügel, und großartig Geleistetes in Anlässe für Spott und Hohn. Dadurch wird die Scham des eigenen Versagens zu einem heroischen Bestehen angesichts übermächtiger Feinde, die mit Zauberkräften manipulieren, umgedeutet und er zum tapferen, tollkühnen Helden verwandelt.

Wenn aber die ganze Mission scheitert, bedeutet das eine äußerste Schmach, die zur Melancholie und schließlich zum Tod von Don Quijote führt. Dies geschieht, wie er im Zweikampf mit dem Ritter vom weißen Monde unterliegt und dem unerkannten vormaligen »Spiegelritter«, *el bravo Caballero de los Espejos,* und verhüllten Sansón Carrasco. Dabei muss sich Don Quijote zum Aufgeben seiner Mission verpflichten. Gleichzeitig geht es um die hohe Pflicht, ein eingegangenes Versprechen gegenüber dem Duellanten zu erfüllen, obwohl es die Lebensmission zumindest für ein Jahr außer Kraft setzt und im Konflikt steht mit der sonst höchsten Pflicht Don Quijotes, die Dienste des fahrenden Ritters auszuüben. Beá und Hernández (1984, S. 150) sprechen folgerichtig von einem Loyalitätskonflikt: dem zwischen der Loyalität gegenüber seiner Dame, Doña Dulcinea, und dem

Versprechen, das er für den Fall der Niederlage im Zweikampf eingegangen war. Es ist dieser Gewissens- oder Pflicht- und Wertekonflikt Don Quijotes. Zwar heilt seine reale Entscheidung allmählich seine Verrücktheit, führt aber gleichzeitig zur Aufgabe seiner Identität und zur Wiederannahme seiner früheren, des Alonso Quijano des Guten, und zu seinem Tod.

Psychoanalytische Studien des Romans sehen den Wandel darin, dass der Narzissmus der schizoid-paranoiden Position zugunsten der Depression aufgegeben werde und im Laufe der »Sitzungen«, das heißt der »Abenteuer«, diese Reifung erfolge und er sich von Größen- wie Verfolgungswahn und Halluzinationen zur Reue und Schuldfähigkeit sowie zur Fähigkeit zu trauern entwickle. Dieser Prozess geschehe infolge der schmerzhaften Konfrontationen mit der Realität und im therapeutischen Dialog mit Sancho Panza, in dem, was der große spanische Philosoph Salvador de Madariaga (zit. n. Crespo, 1987, S. 66) »den wundersamsten Dialog, der je in irgendeiner Sprache geschrieben wurde« nannte. Das ist gewiss alles richtig. Jedoch möchte ich jenen Konflikt zwischen gegensätzlichen Idealen und Pflichten hinzufügen.

8.10 Scham, Ehre und Grandiosität

Die psychoanalytischen Essays sehen als auslösenden Faktor die Depression angesichts des vorangeschrittenen Lebens: Don Quijote ist etwa 50-jährig – und damit in der Phase des herannahenden Lebensendes. Vor dieser Melancholie habe er sich zunächst in das frenetische, »manische« Lesen der hoch populären, aber auch geschmähten Ritterbücher geflüchtet. Mehrfach sagt Don Quijote, sie seien als allgemein anwendbares Antidepressivum sehr zu empfehlen. So verheißt er dem Domprobst von Toledo auf der Heide: »Lest diese Bücher und Ihr werdet sehen, wie sie Euch den Trübsinn, der Euch etwa drückt, verbannen und die Stimmung bessern, wenn Ihr Euch etwa in einer schlechten befinden solltet« (Cervantes, 2000, S. 516).

Doch habe diese »manische« Abwehr in Form der Lektüre nicht genügt; er habe dann den Ausweg in die Taten, in die Abenteuer, gebraucht, um dem Lebenskonflikt, dass der Tod einen jeden stellt, durch Verleugnung zu entgehen.

Ich möchte diesen Ansatz vertiefen und sagen, es geht Don Quijote um den Lebenssinn, den Wert und die Würde seiner eigenen Identität und die Infragestellung eines Lebens der Unbedeutsamkeit und Unsichtbarkeit. Lange Zeit hat er von seinem Geerbten gelebt und das typische Leben der spanischen Hidalgos und Grandes geführt, in dem Arbeit verpönt war. Er führte das Leben eines grandios Imperialen, als Gipfel der Ehre erachteten Schmarotzertums und des Sich-Nehmens, das auch geschichtlich zum Ruin Spaniens stark beitrug. Das aber ist meines Erachtens ein wichtiger Anlass für Scham und, wenn man so will, für narzisstische Kränkung und Minderwertigkeitsgefühl. Dass sich dieses Gefühl der Unbedeutsamkeit angesichts des sich herabneigenden Lebensweges verstärkt, ist nachvollziehbar. Dazu kommt, er hat nie geheiratet, noch je Kind und Familie gehabt und nur mit Nichte und Wirtschafterin gelebt. So sehe ich die grundlegende Konfliktproblematik in tiefer Scham, die er durch seine großartigen Entwürfe von Abenteuern zu lösen sucht. Trotz dieser Abwehr erreicht seine Scham eine sich immer mehr vertiefende Qualität: dies, indem er seine großartigen Abenteuer einerseits in den Kampf gegen übermächtige äußere Gefahren wie die Riesen, Zauberer und das Böse schlechthin verwandelt und andererseits in den Dienst eines hohen äußeren Ideals, eben der unvergleichlichen Schönheit Dulcineas, stellt. Einer der Kulminationspunkte dieser tiefsten Demütigung und deren Umdeutung ist, wie er im Ochsenkarren in einem Käfig durch die Landschaft zurück in sein Dorf geschleppt wird. Seine Wahnideen dienen dann der Verleugnung der Scham. Jene äußeren Gefahren, in denen sich Don Quijote immer wieder wähnt, werden von anderen zu Recht als innere erkannt. Doch glaube ich, sie dienen ihm zur Rechtfertigung vor seinem eigenen inneren Richter, warum er immer wieder in seinen Unternehmungen versagt. Schließlich wird die Gestalt der Dulcinea, wie schon betont, von ihm selbst sowohl äußerlich wie besonders auch innerlich als Schöpfung seiner Imaginationen und damit seiner Fantasie erkannt.

Ich frage mich, ob sich nicht auch hier ein viel tieferer Konflikt verbirgt und ob dieser etwas mit der Stellung des *Converso* und des Juden in der spanischen Kultur zu tun hat? Ich kann darauf nur kurz eingehen.

Ich erwähnte zuvor den mehrfachen Hinweis auf das »eigentliche Sein« oder die Pflicht, so zu sein, wie man ist. Schauen wir uns die radikal persönliche Moral des Don Quijote an, so sehen wir, sie steht völlig im Konflikt mit Hof und Kirche. Seine Verteidigung von Allverantwortlichkeit und der »Gewissensfreiheit«, der Hinweis auf tolerantere Länder. Wenn wir noch weiter das ganze Werk als ein Postulat der Humanität nehmen, das auch die Achtung und das Verstehen des Verrückten miteinschließt, steht all dies in grundlegendstem Konflikt mit einer Welt- und Religionsauffassung, die seit ungefähr 200 Jahren Spanien immer stärker und seit knapp 100 Jahren absolut beherrschte und aus dem Mittelalter stammte. »Durch die Taufe und die dadurch erfolgende Inkorporation in die Kirche hat der Christ keinen autonomen Charakter. In der Tat wird das Individuum ein *fidelis* (Gläubiger) und ein *subditus* (Unterworfener) und schuldet dadurch der Autorität fraglosen Gehorsam«, zitiert Faur (1992, S. 33) die Worte Walter Ullmans. Der *fidelis Christianus* hatte als Einzelner keinen rechtlichen Stand; rechtlich war er eine Unperson. Nicht nur hatte er keine Rechte, sondern er hatte auch keine autonome Stellung in der Kirche oder in der Gesellschaft. Das ernsteste Hindernis für die totale Absorption des Gläubigen war der Begriff der *humanitas:* das natürliche Selbst und die Individualität, die Gültigkeit menschlicher Einsicht und die absolute Autonomie des Individuums. Dies war aber eine Ideologie, die von den Juden vertreten und von den *Conversos* nicht abgelegt wurde. Die Ausstoßung und Verfolgung von beiden verbreitete diese Ideologie der *humanitas* durch Europa, half dem Renaissance-Humanismus beträchtlich und trug wesentlich zur Reformation bei. In Spanien wurde aber die Grausamkeit der Verfolgung immer drastischer und rassistischer.

> »Die alt-christliche Ideologie forderte eine totale Unterdrückung des Individuums und absolute Unterwerfung unter die Hierarchien des ›establishments‹. Diese Ideologie manifestierte sich besonders im spanischen Begriff von *honor* und *honra* (Ehre und Würde). Für den Spanier werden *honor* und *honra* ausschließlich durch die öffentliche Meinung bestimmt, nicht durch individuelle Verdienste. Wie Lope de Vega (1562 – 1635) schrieb, habe niemand Ehre für sich selbst; Ehre zu haben sei nicht dasselbe wie tugendhaft zu sein und Verdienste zu haben. Vielmehr besteht die Ehre im Ausdruck der Billigung durch den politischen, kirchlichen und sozialen Körper – die Korporation – für ihre besonderen Glieder und die ihr Untergeordneten. Für den Juden und *Converso* hingen Ehre und Selbstgefühl ausschließlich von individuellen Verdiensten, nicht von der öffentlichen Meinung ab. Im Rahmen des Geistigen hieß dies, dass Erlösung unmöglich von der Abkunft abhängig war, von dem, was die Altchristen die ›Reinheit des Blutes‹ nannten, sondern von persönlichen Verdiensten und guten Werken« (unbek. Quelle, S. 35).

Diese Ansichten wurden aber als subversiv erachtet und dafür wurde 1481 die Inquisition eingesetzt, die immer massiver und brutaler gegen diesen Geist der Individualität und Selbstverantwortung einschritt. Und das war ganz entschieden der Fall zur Zeit von Cervantes.

Für ihn und für Don Quijote sind *honor* und *honra* in der Tat Zentralbegriffe, aber nicht im Sinne der Unterordnung unter die Autorität von Kirche und Staat, sondern ganz im Gegenteil im Dienst der Humanität. So stellt denn auch Don Quijote fest, dass »Glaube ohne Werke tot« sei (Cervantes, 2000, dt., S. 516; 1989, span., S. 502). Beide Ideologien stehen auch in Cervantes Werk in schroffem, obwohl verhülltem Konflikt miteinander. Dem konnte sich aber nur ein Verrückter, ein Narr, ein lächerlicher Außenseiter stellen – kein Lope de Vega, sondern eben ein Cervantes. Ob er nun *Converso* war oder nicht – seine Einstellung, sein Konflikt sind die des Humanisten mit der Hierarchie des *Corpus Christi,* als was sich die Kirche verstand. Sancho ist ganz der Vertreter der Altchristen; ob Don Quijote ein Neuchrist war, wird nicht gesagt. Was immer er von sich sagt, seine Gesinnung passt nicht zur Welt der *cristianos viejos,* noch passt die von Cervantes zu ihr. Es brauchte daher ungeheuren Mut, dieses Werk zu schreiben. Es ist ein tragischer Dialog unter der Maske der Satire, ja zuweilen des Schwankes.

Wenn wir diesen Gedanken noch weiterverfolgen, zeigt sich: Don Quijote, der so sehr ein Held sein will, ist ein *Antihero*[42] (Antiheld [B. S.]) und zugleich ein tragischer Held. Das erstere ist Don Quijote als der, der für das Unmögliche kämpft, aber wesentliche Aspekte der Realität verleugnet und infolgedessen als lächerlicher Narr endet. Doch ist er auch ein tragischer Held, da er für ein Ideal von Menschlichkeit, der *humanitas,* eintritt und es mit den Idealen der christlichen Tradition ernst meint und diese zu verwirklichen sucht. Dabei will er aber nicht erkennen, dass er in einer verfolgenden Gesellschaft, einer amoralischen Staats- und Kirchenwelt lebt, die nur Unterwerfung verlangt und die Werte von Menschenwürde, *Caritas* und Freiheit als tödliche Gefahren für ihr Imperium auszurotten bemüht ist. Die Fanale der Scheiterhaufen der Inquisition werden nicht erwähnt. Doch erleuchten sie den dunklen Hintergrund, vor dem der hagere Ritter mit seinem »Bruder« Sancho seiner Mission nachgeht. Seine Ideale sind tragisch fehl am Platz, obwohl sie die des offiziell hochgehaltenen, doch in der Wirklichkeit verratenen Evangeliums sind. Darin gleicht er dem *Converso* und dem Humanisten, der den Beteuerungen der Aufnahme in die Glaubens- und Zivilgemeinschaft Glauben geschenkt hat und sich dann ausgestoßen und tödlich verraten gefühlt hat. Er ist und bleibt der Fremde, der ewige Außenseiter – der *peregrino errante,* der irrende Pilgrim, wie es im Gedicht eines anderen *Converso,* Luis de Góngora, heißt. Der *Caballero andante,* der fahrende Ritter, ist der im Exil herumirrende und doppelt entwurzelte, seiner Heimat zweifach beraubte und um seine Hoffnung auf Befreiung und Würde betrogene Jude oder *Converso* oder Humanist. Oft mögen diese drei in einer Identität verschmolzen sein. So sehe ich den Don Quijote.

Damit stellen sich aber weiter Fragen.

42 Dostojevsky nennt den »Paradoxalisten« seiner *Aufzeichnungen aus dem Untergrund* einen *antigerój,* einen Antihero.

8.11 Visio mystica

Lassen sich in diesen Themen Beziehungen zur Mystik und besonders zur Kabbala herstellen? Dies im Hinblick auf mannigfache, zumeist indirekte Evidenz dafür, dass Cervantes aus einer Familie von *Conversos* stammt (wie auch manche seiner Freunde).

»Wer dich bedeckt, entdeckt dich«, heißt ein von Teresa Panza zitiertes Sprichwort (Cervantes, 1989, span., S. 575). Es bedeutet: »Wer dich verhüllt, enthüllt dich« (fehlübersetzt in Cervantes, 2000, dt., S. 583 als: »Wer dir was schenkt, zeigt, dass dir was fehlt«, L. W.).

Don Quijotes Heimfahrt auf dem Ochsenkarren wird durch einige Szenen unterbrochen, unter anderem auch durch ein langes Gespräch mit dem Domherrn, dem Canónigo von Toledo (50. Kap., I), in dem von Don Quijote etwas Hochinteressantes aus den geschmähten Ritterbüchern geschildert wird, nachdem er des sich ankündigenden Gestankes wegen zeitweilig aus dem Käfig befreit worden war. Er spricht von dem Auftauchen, hier vor unseren Augen, eines großen brodelnden Pechsees, voll entsetzlicher Ungeheuer, voller Schlangen und Drachen, und wie daraus eine qualvolle Stimme dringe:

> »Du, Ritter, wer du auch seiest, der du diesen fürchterlichen See beschauest, wenn du das Heil erringen willst, das unter diesen schwarzen Wassern verborgen liegt, bewähre die Tapferkeit deines heldenstarken Busens und wirf dich mitten in das schwarze, flammende Nass dieses Sees hinein; denn du solches nicht tust, bist du nimmer würdig, die erhabenen Wunder zu erschauen, die da enthalten und beschlossen sind in den sieben Burgen der sieben Feen, welche unter dieser Finsternis liegen« (Cervantes, 2000, S. 514).

Stürze er sich dann hinein, gelange er unter der Finsternis in eine Zauberlandschaft mit blühenden Gefilden und Himmel und Sonne erstrahlend in unerhörtem Glanz: mit Wasser und glattem Marmor, Wiesen und goldener Burg, schönen Mädchen und Damen, nacktem Baden und duftenden Salben, aber vor allem den Fräulein in wundersamem Schweigen. Ähnliches finden wir in der Erzählung von der Höhle von Montesinos mit ihrer wunderbaren Verwandlung der Zeitdimension.

In dieser Darstellung erscheint das seelische Heil als verhüllt in der Tiefe und nur unter großer Lebensgefahr zu erreichen. Zugleich ist aber dieser Abstieg in den Abgrund ein Aufstieg zu etwas Himmlischem, Seligmachendem, doch gehüllt in tiefes Schweigen. All dies sind Bilder, die uns aus der jüdischen Mystik wohl bekannt sind, auch die sieben Paläste mit ihren Wächtern und die großen Gefahren, die der Sich-Versenkende durchzustehen hat. Das mag alles wohl in den Ritterbüchern stehen, dennoch birgt das ganze Leben des Don Quijote etwas Mystisches.

Ich denke dabei spezifisch an die jüdische Mystik, namentlich die sich auf die Wanderung zu den Hechalot (Paläste) bezieht. Daran erinnert der Abstieg Don Quijotes in die Höhle von Montesinos, deren Eingang von schwirrenden und krächzenden Raben bewacht wird, zur gewaltigen kristallenen Königsburg, dem ehrwürdigen Greis, der ihn zärtlich empfängt und umfängt – eine Vater- und Gottfigur der mystischen Schau. Das gewöhnliche Zeiterleben wird aufgehoben, eine Stunde wird erfahren, als wären drei Tage vergangen, der alte Montesinos scheint unsterblich und sein Freund, der tote Durandarte, dessen Herz seiner Geliebten dargebracht wurde, spricht und schreit. Auch hier ist es wieder die Liebe, die mit Opfer und Qual verbunden ist und nicht mit sexueller Lust erfüllt werden darf, die ins Unendliche ad absurdum getrieben wird: Die geliebte Belerma trägt des Ritters dürres und ausgetrocknetes Herz in endloser Prozession vor sich her. Die Unsterblichen essen und schlafen nicht und haben auch keinen Stuhlgang. Der Abstieg in die Unterwelt gleicht einer Rückkehr in den Schoß und Mutterleib, wo Don Quijote einer Vater-Gott-Gestalt begegnet, die verzaubert und mit all den anderen Brüder- und Schwestergestalten ewiger Trauer verfallen ist, während der mystische Sucher ganz mit der Muttergestalt vereinigt bleibt. Das Auftauchen der als Bauerndirne verzauberten Dulcinea, die ihn durch ihre Freundin um Geld anpumpt, vervollständigt das Ad-Absurdum-Treiben dieser Visio mystica.

Cervantes Philosophie einer Theorie der Liebe verdankt viel seinem Studium des platonischen Philosophen Leone Ebreo, eines jüdischen Flüchtlings von Spanien, der in Italien lebte und stark von der Kabbala beeinflusst war.[43] Nebenbei sei auch beachtet, dass sowohl der Zohar als Ganzes wie der »Don Quijote« einem angeblichen Auffinden alter Manuskripte und mythischen Autoren zugeschrieben werden. Der eigentliche Autor wird verhüllt und damit werden mehrere neue Schichten der Wirklichkeit erschaffen, um so mehr als die Auseinandersetzung mit der Fälschung des Alonso Fernadez de Avellaneda im Werk selbst hinzukommt. Diese Vielschichtigkeit der dargestellten Wirklichkeit ist nicht nur dem großen Kunstwerk, sondern der psychoanalytischen und vor allem auch der mystischen Erfahrung eigen.

Ausgehend von einigen der späten Erzählungen Cervantes, schreibt der

43 Moshe Idel (in Ostow, 1955, S. 238) schreibt: »It seems indeed that kabbalistic material influenced Leone Ebreo's thought, which was described as ›the radical polarization of the entire universe in terms of male and female symbols …«

Biograf: »Was wird uns gesagt? Vielleicht, dass die Wahrheit nicht in der konventionellen Weisheit liege; vielmehr ist sie ein mysteriöses, wunderbares Ding, so tief verborgen wie ein heiliges Gefäß in einer tiefen Höhle.« Der Dichter müsse »sich lösen von den sozialen Bindungen und vordringen in die tiefsten, dämonischsten Schichten der menschlichen Seele und ein Pilgrim durch die unerforschte Dunkelheit der menschlichen Dualität werden« (Byron, 1978, S. 468). Für Cervantes sind die Träume das Wichtige, »das poetische Mark des Daseins«: »Alle meine Schätze sind in Träumen,« sagt Periandro im Spätwerk *Die Irrfahrten von Persiles und Sigismunda* (Cervantes, 2016, S. 515). Byron spricht von der sich vertiefenden Mystik in Cervantes Alterswerk und Crespo nennt Don Quijote *el místico-genio.*

Es gibt noch einen anderen Punkt zu beachten. Wir sahen, wie das ganze Werk im Wesentlichen als ein langer freier Dialog zwischen zwei sehr verschiedenen Persönlichkeiten betrachtet werden kann. Der zwar unter dem Schatten gewisser pathologischer Prozesse steht, aber sich allmählich entwickelt und vertieft. Beide Partner wachsen in dieser quasi-therapeutischen Zwiesprache. Strukturell sind auch der Talmud wie der Zohar Formen des Dialogs. Dabei ist Wahrheit nie endgültig erreicht, sondern vielschichtig und vielstimmig und ist der Diskurs nie abgeschlossen. Dasselbe gilt natürlich *par excellence* für die Übertragungsbeziehung in der Psychoanalyse. Alle diese Dialoge verweisen auf die sokratisch-platonische Weise der Wahrheitssuche: Dank der arabischen Vermittlung war sich die spanische Kultur Cervantes der griechischen Philosophie durchaus bewusst. Es ist also nicht möglich, eine direkte oder sogar indirekte Beziehung zur jüdischen Mystik nachzuweisen. Aber die Frage kann auch nicht einfach verworfen werden.

Wie wir im vorigen Kapitel gesehen haben, gehört zur mystischen Sicht der Welt, dass sie ein systematisches Suchen nach dem Geheimnis darstellt, nach dem verhüllten und sich nur dem Eingeweihten offenbarenden Kern der Wirklichkeit.

In der im 7. Kapitel erzählten Geschichte des »Alten Manns von den Rechtssatzungen *[Sava de Mischpatím]*« kommt es immer wieder dazu, dass der alte Mann sagt, wie gefährlich seine Reise der Enthüllung sei und vergleicht sie unter Tränen der Angst und mit selbstermutigenden Beschwörungen der Fahrt eines Bötleins ohne Ruder und Segel auf hoher stürmischer See. Ganz ähnlich spricht Don Quijote vom fahrenden Ritter als einem,

> »der sich am Meeresstrande unverzagten Herzens in einen kleinen Kahn ohne Ruder, Segel, Mast und Tauwerk, den er dort gefunden, hineinwerfen würde und sich preisgäbe den unerbittlichen Wogen des tiefen Meeres, die ihn bald

zum Himmel emporschleudern, bald in den Abgrund hinabreißen« (Cervantes, 2000, S. 554).[44]

Seine Aussage, er sei geboren worden, um sterbend zu leben, während Sancho geboren sei, um essend zu sterben (ebd., S. 996), ist die Aussage eines Menschen mit mystischem Bewusstsein. Eine andere Fassung dieser Idee kommt gegen das Ende hin: »[…] du bist zum Schlafen geboren; ich aber geboren, um zu wachen« (ebd., S. 1064).

Don Quijote scheint im Wachzustand zu träumen und oft ist es ihm selber nicht klar, was Traum und was Wirklichkeit sei, wie etwa beim Besuch der Höhle von Montesinos. So fragt er den verzauberten Kopf: »Sage mir, der du auf alles antwortest, war es Wahrheit oder Traum, was ich von meinen Erlebnissen in der Höhle des Montesinos erzählt habe?« »Es ist von allem was dran«, ist die Antwort (ebd., S. 1026). Nicht nur hier, sondern immer wieder ist die Grenze zwischen Traum und Wahrnehmungswelt, zwischen Fantasie und konkreter Realität durchlässig. Der Traum ist unmittelbar erlebte Innenwelt mit ihren oft sehr intensiven Gefühlen und Bildern eine radikal andere Wirklichkeit als die äußere. Für Don Quijote gelten die Gesetze der inneren Wirklichkeit weitgehend auch für die äußere Realität, wie dies für den Mystiker gilt.

Wie beim Traum gibt es in der Mystik etwas Unaussprechliches, Überwältigendes bei den Affekten, handle es sich nun um Freude und Lust oder um Grauen, um Angst und Verlorenheit, vor allem aber um die Abgründe von Scham und Schuld. Alle kommen sie aus einem Urgrund des Erlebens: Ich zitiere erneut aus dem 42. Psalm: »Die Tiefe ruft die Tiefe.« Im Werk *Don Quijote* kommt dasselbe Bild vor, zwar nicht von Don Quijote ausgesprochen, aber vom katalonischen Rebellen- und Bandenführer Roque Guinart: »[…] so wie ein Abgrund dem anderen zuruft und eine Sünde der anderen Sünde«, so haben sich für ihn die Rachetaten aneinandergereiht (Cervantes, 2000, S. 1012, modif. L. W.).

Don Quijotes Lebensziel wird mehr und mehr die Entzauberung der Dulcinea und damit die 3300 Peitschenhiebe, die Sancho als Mittel zur Erlösung von Dulcinea und zum Heil von Don Quijote, aber auch als Prüfung für Sancho selbst auf sich nehmen muss. Durch die Verwischung der Grenze von innen und außen – eben jenem *equivalency mode* – ist es Don Quijote nicht bewusst, dass er selbst Dulcinea verzaubert hat, noch dass er von Sancho (und

44 Es sei auch beachtet, dass sowohl der Zohar wie der *Don Quijote* einem angeblichen Auffinden alter Manuskripte und mythischen Autoren zugeschrieben werden.

später auch vom Herzogspaar) in dieser Hinsicht nach Strich und Faden belogen und betrogen worden war – deren Lügen und seine eigene Idealisierung haben jedoch seiner mystischen Sehnsucht konkreten Inhalt gegeben. In der im Kapitel 7.6.2 dargelegten Erzählung aus dem Zohar hörten wir die Frage des Eselstreibers: »Wer ist die schöne Jungfrau, die keine Augen hat und einen Körper, der verborgen und doch enthüllt ist, enthüllt am frühen Morgen, doch verborgen am Tag und bedeckt mit Schmuck, der nicht ist?« Die Antwort wird von ihm in der verhüllten Wahrheit der Thora gesehen. Die Thora wird aber auch gleichgesetzt mit der »göttlichen Einwohnung«, der *Schechina,* »der königlichen, mütterlichen Wächterin über Israel, die von den Mächten der Finsternis entführt worden ist« (Silberman, 2000, S. 91).

Man kann sich fragen, inwiefern die Suche nach Dulcinea die Suche nach dieser innersten mystischen Wahrheit ist, die als Jungfrau auch in der christlichen Mystik symbolisiert wird? Die Bilder sind sich sicher nicht nur zufälligerweise ganz ähnlich.

Versuchen wir dies nun auf Don Quijote anzuwenden, so können wir sagen, er lebe *teilweise* in einem mythischen Universum mit einem mystischen Ziel, einem Universum, in dem die Grundgesetze des mythischen Denkens gelten. Dazu gehört die Aufhebung der Grenzen zwischen innen und außen, Traum und Außenwelt, Symbol und Konkretheit, Vergangenheit und Gegenwart, mit Momenten von Verzücktheit und apokalyptischer Rage. Alles wird immer wieder in Zuständen von Trance erlebt, mit dem Ziel, sich mit etwas Überpersönlichem zu vereinigen, das mit der vergöttlichten Gestalt der Dulcinea gleichgesetzt wird – und *teilweise* im Zustand der Besonnenheit und Rationalität, ja der Weisheit. Seine drei Fahrten *(salidas)* sind Formen dieser Suche, die mit dem Tod des alten Ich, der alten Identität und einer Art Neugeburt. Sie beginnt mit neuem Namen, neuem Ziel, und vor allem einer ganz neuen inneren Identität und einem Sendungsbewusstsein. Dieser Pfad zur Erlösung ist aber überaus schmerzvoll und schwierig und führt am Ende scheinbar zum Anfang zurück.

So denke ich, dass Don Quijote selbst eine Art Mystiker ist – hinter all seiner Absurdität.

8.12 Schlussgedanken – Die tragische im Konflikt mit der komischen Dimension

Manifest endet Don Quijote immer wieder in Niederlage und erneuter Schmach und Lächerlichkeit. Und doch stimmt das letztlich und bei tieferem

Verständnis eben gerade nicht. John A. Crow (1985) betont die tragische Dimension von Don Quijote:

> »Er muss den unaufhörlichen Kampf gegen die Verteidiger der Vernunft, gegen die Männer des *common sense,* die Gefangene der körperlichen Realität sind, weiterführen [...]. Den Ehrenkodex selbst angesichts der Todesdrohung zu wahren [...], ist die Quintessenz der spanischen Ehre auf ihrem Höhepunkt, und zwar nicht der Ehre, wie sie im Goldenen Zeitalter des Dramas verstanden wurde, wo die Mannesehre durch Blut abgefordert werden muss, sondern der Ehre im tieferen Sinn von Menschenwürde als einer Methode des Überlebens, als eines Mittels des Gutseins und als eines Weges zur Unsterblichkeit.«

Er anerkannte nichts dergleichen wie praktischen Idealismus.

> »Für den guten Don bedeutete Idealismus, sich in einen Todeskampf gegen die stärkeren Kräfte von Ungerechtigkeit und dem Bösen zu stürzen, ungeachtet dessen, was die Chancen oder Folgen wären. Dabei konnte es nie etwas Praktisches in einem solchen Kampf geben, denn dabei hat ein Mensch seine ganze Seele dazu verpflichtet, ohne an Kompromiss, Rückzug oder Beschwichtigung zu denken. Auf diese Weise nähert sich Don Quijotes Religion – denn sie ist eine Religion – der von Jesus Christus an, der auch für seine Glaubensinhalte starb. Wenn wir am Ende des Romans einen besiegten Helden antreffen, ist es allen intelligenten Lesern offenkundig, dass die Niederlage des Helden das Überleben des Ideals des Helden bedeutet. Darin besteht immer die große Tragödie in der Literatur. Wenn wir sehen, wie ein vornehmer Charakter in Niederlage untergeht, sei dies auf der dramatischen Bühne oder im Roman, lebt das Wesen und die Wirklichkeit dieses Kampfes weiter in den Herzen der Beobachter, und dies ist es genau, was der Autor bewusst oder unbewusst zu erreichen beabsichtigte. Brauchte es nicht in der Tat den Tod Christi, damit die Religion des Christentums erstehen konnte?« (ebd., S. 197).

Es gehört zum Wesen des Tragischen, dass die Grenzen nicht geachtet werden, indem das Unmögliche in der Verfolgung eines hohen Wertes gesucht wird und dieses Suchen in die Katastrophe umschlagen muss. So heißt es (wie schon zuvor zitiert) in der Geschichte von Anselmo und Lotario: »Wer das Unmögliche sucht, dem geschieht nur recht, wenn das Mögliche ihm versagt wird [...]. Wer Unmögliches begehrt, soll das Mögliche nicht haben« (Cervantes, 2000, S. 342).

Zur komisch-humoristischen Dimension können wir auf Freud zurückgreifen (Freud, 1905, S. 264):

> »Der geistreiche Ritter ist hingegen [im Gegensatz zu Sir John Falstaff] eine Gestalt, die selbst keinen Humor besitzt und uns in ihrem Ernst eine Lust bereitet, die man eine humoristische nenne könnte, obwohl deren Mechanismus eine wichtige Abweichung von dem des Humors erkennen lässt. Don Quijote ist ursprünglich eine rein komische Figur, ein großes Kind, dem die Fantasien seiner Ritterbücher zu Kopfe gestiegen sind. Es ist bekannt, dass der Dichter anfangs nichts anderes mit ihm wollte, und dass das Geschöpf allmählich weit über die ersten Absichten des Schöpfers hinauswuchs. Nachdem aber der Dichter diese lächerliche Person mit der tiefsten Weisheit und den edelsten Absichten ausgestattet und sie zum symbolischen Vertreter eines Idealismus gemacht hat, der an die Verwirklichung seiner Ziele glaubt, Pflichten ernst und Versprechen wörtlich nimmt, hört diese Person auf, komisch zu wirken. Ähnlich wie sonst die humoristische Lust durch Verhinderung einer Gefühlserregung entsteht sie hier durch Störung der komischen Lust.«[45]

Hinzuzufügen wäre, dass es Teil der Gefühlsintensität und Vielschichtigkeit des Werkes ist und sich die tragische und die humoristisch-komische Dimension ständig in unauflöslichem Gegensatz bewegen. Dieser emotionale Konflikt im Leser wie im Autor ist eine der ganz tiefen Lebenswahrheiten, die dieses Werk so unsterblich gemacht haben, wie das Don Quijote selber mehrfach auch erwartet.

Carlos Fuentes (2003) spricht in seiner Besprechung der neuen Übersetzung von Edith Grossman vom »Dialog der literarischen Genres«, vor allem dem

> »Dialog zwischen dem Epos (Don Quijote) und dem Pikaresken (Sancho Panza). Dann aber bringt er die Erzählung innerhalb der Erzählung, die maurischen, die pastoralen, die byzantinischen Modi und natürlich die Liebesgeschichte. Die moderne Novelle wurde sowohl als Begegnung der Genres wie als Verweigerung der Reinheit geboren«.

Sie ist, sagt er, »die Mischung, *mestizaje,* aller bekannten Genres« (Fuentes, 2003). Das aber bedeute, dass er in eine Welt der dogmatischen Sicherheit ein Universum einführe, in dem nichts gewiss sei – alle Namen ändern sich und

45 Ich verdanke diesen Hinweis Hrn. Dr. Eickhoff in Tübingen.

bleiben ungewiss. Alle Illusionen werden zerschlagen. So nennt denn Dostojewski »Don Quijote das traurigste Buch, das je geschrieben wurde, denn es ist die Geschichte der Desillusionierung«, der Enttäuschung (Dostojewski, zit. n. Fuentes, 2003). Im Grunde glaube ich, ist es die lebensbeherrschende Dialektik zwischen dem Tragischen einerseits und dem Humor, der Mystik, der Realität und der Ironie anderseits. Etwas *ad absurdum* führen heißt, es letztlich zum Witz zu machen. Das Werk *Don Quijote* ist eine in Witz gehüllte Rebellion, ein als Satire maskierter Protest, eine unter der Maske der Verrücktheit aufgezeigte Tiefgründigkeit und Vielschichtigkeit der Wahrheit und ein mystisches Begreifen, dass hinter dem Offenkundigen, Äußerlichen tiefe Geheimnisse lauern, die dem Außenseiter, dem Verfolgten, dem Geschlagenen sichtbar werden, aber den Machthungrigen, den Ungerechten und Grausamen wie den nach Reichtum oder nur nach sinnlicher Befriedigung Gierigen verschlossen bleiben müssen. Es geht um eine Leidensgeschichte des Einzelnen in einer Welt der Vielen, der die Lächerlichkeit auf sich nimmt, um seine Rettungsmission zu vollbringen. Letztlich ist sie die versteckte Darstellung einer Suche *(quest)* nach einem neuen allumfassenden und alles erklärenden Lebenssinn und einer Identität, die dem verlogenen Parasitentum seiner Umwelt den Rücken zu zukehren versucht. Das offenkundige Misslingen der Absichten entwertet die Vornehmheit einer neuen Menschensicht und der mystischen Suche nicht, sondern bestätigt sie paradoxerweise in ihrer Würde.

Zugleich ist Don Quijote das Paradigma des Menschen im Konflikt. Heißt das, der Konflikt ist damit auch das Paradigma des modernen Menschen? Nein und Ja. Nein, da innerer Konflikt weit zurückgeht auf Homer und Platon, die Bibel und auf Augustinus. Ja, insofern wie sehr dieser innere Konflikt studiert und ins Zentrum der Betrachtung gestellt wird. Er ist wie Hamlet, Lear, Faust, Karamasow, Wersilow und Nechljudow der Mensch der doppelten Identität, des zweifachen Selbst, der Repräsentant der tragischen »Selbstentzweiung des Sittlichen« und damit von ungeheurer Bedeutung auch als Emblem für die Psychoanalyse.

9 »Die Liebe ist höher als das Sein, die Liebe ist die Krone des Seins«

Die tragische Doppelheit des Menschen bei Dostojewski

9.1 Psychologische Erwägungen

Der Umfang des Werkes Dostojewskis ist gewaltig, deshalb bin ich gezwungen, mich sehr zu beschränken, obwohl die Beobachtungen der Innenwelt und der Familien- und sozialen Beziehungen von einem psychoanalytischen Standpunkt aus überaus faszinierend und vielfältig sind. Ich werde mich auf Dostojewskis Hauptwerke konzentrieren und dabei werden sich bestimmte psychologisch, biografisch, geschichtlich und philosophisch relevante Problemgruppen herauskristallisieren. Da es mir nicht möglich ist, der riesigen Sekundärliteratur gerecht zu werden, muss dieses Kapitel eine persönliche Skizze bleiben, die aber mit vielen Fäden dem Hauptthema des Buches verbunden bleibt.

»Der Mensch ist ein Mysterium: Wenn du dein ganzes Leben im Versuch verwendest, es zu lösen, sag nicht, du habest deine Zeit verschwendet! Ich beschäftige mich mit diesem Mysterium, da ich ein Mensch sein will.« Dies schrieb der 18-jährige Dostojewski seinem Bruder (Mochulsky, 1973, S. 649; Dostojewski, 1966).

»So bekam jedes Ihrer Worte einen doppelten Sinn, als stecke immer ein anderes noch darunter«, sagt der Untersuchungsrichter Porfirij Petrowitsch gegenüber Raskolnikow, aber auch: »Das ist ja das Fatale, dass diese ganze verdammte Psychologie ihre zwei Seiten hat!« (Dostojewski, zit. n. Braun, 1976, dt., S. 609; russ., S. 705–706;).

Der Verlobte Lisas in den *Dämonen* (1996), Mawriki Nikolajewitsch, sagt seinem Gegenspieler Stawrogin über Lisa:

> »Aus dem steten, aufrichtigen, maßlosen Hass, den sie Ihnen gegenüber empfindet, funkelt jeden Augenblick die Liebe und ... die Torheit *[bezumije]*, die aufrichtigste, grenzenloseste Liebe und – die Torheit. Und andrerseits wiederum durch all die Liebe, die sie für mich empfindet, funkelt ebenfalls jeden Augenblick der aufrichtigste und stärkste Hass hindurch. Ich hätte mir früher das gar nicht vorstellen können, all diese ... Metamorphosen« (ebd., S. 435–436; russ., S. 345).

Ebenso: »[...] sie schätzte, liebte und achtete ihn [Mawriki] ... empfand aber gleichzeitig einen eigentümlichen unbewussten Hass gegen ihn« (ebd., S. 380; russ., S. 302). Die unversöhnlichen inneren Konflikte, das Verhüllen eines Affektes durch einen anderen und die damit einhergehende »Unvernunft *[bezumije]*« ist psychoanalytische Einsicht, psychodynamisches Verstehen. Tichon, der weise Mönch, warnt Stawrogin, er werde ein weiteres, noch schrecklicheres Verbrechen begehen (als die Schändung des Kindes), um der zugleich doch auch von ihm angestrebten Veröffentlichung des Bekenntnisses zu entrinnen – auch hier wieder die Einsicht in die verborgenen inneren Konflikte. »Stawrogin erbebte vor Zorn und fast auch vor Schreck.« »›Verfluchter Psychologe! *[Prokljaty psycholog]!*‹ stieß er plötzlich in seiner Besessenheit hervor und ging, ohne sich umzusehen, aus der Zelle« (ebd., S. 519; russ., S. 646).

»Ein Psycholog, mit dem ich mich verstehe«, sagte Nietzsche, als er Dostojewskis *Aufzeichnungen aus dem Untergrund* in einer französischen Übersetzung 6 Jahre nach dem Tode des Schriftstellers entdeckte, »ein wahrer Geniestreich der Psychologie [...], dass ich vor Vergnügen dabei ganz berauscht war« (Janz, 1978, Bd. 2., S. 506). »Nietzsche sagte, er lese Dostojewski mit einem großen Gefühl der Erlösung, und an einer anderen Stelle fügte er hinzu, sein ihm vorschwebender Übermensch unterscheide sich nicht sehr vom Mann aus dem Kellerloch, wie ihn der russische Schriftsteller erdacht hatte« (Magris, 1981, S. 67). Damit werde ich nun beginnen.

9.2 »Kristallpalast« und »das lebendige Leben« – Betrachtungen zu den *Aufzeichnungen aus dem Untergrund* und dem *Spieler*

In *Aufzeichnungen aus dem Untergrund* beschreibt sich der namenlose Protagonist und Erzähler des Romans, ein ehemaliger Beamter, der von einer kleinen Erbschaft in einem ärmlichen St. Petersburger Kellerloch lebt, als bösartig, verkommen und hässlich, aber hochgebildet. Der erste Teil der *Aufzeichnungen* ist eine Niederschrift seiner Gedanken zur Gesellschaft und zu seiner eigenen Person. Seine polemischen und scharfen Analysen zielen vor allem auf den »modernen Menschen« und die von ihm geschaffene Gesellschaft, die er bitter und zynisch kommentiert und gegen die er Aggressionen und Rachsucht aufbaut. Die Ideen und Ideologien seiner Zeit lehnt er als oberflächlich und verlogen ab und fühlt sich zunehmend isoliert und unverstanden und immer weiter in einen Zustand der Einsamkeit und Verbitterung getrieben. Mit seinen Aufzeichnungen spiegelt er dem Leser die Gedankenwelt seines zerrissenen Charakters, der sich gegen die Konventionen und Normen seiner Zeit auflehnt.

Im zweiten Teil erzählt er von verschiedenen, schon lange zurückliegenden Episoden aus seinem Leben, seinem beruflichen und zwischenmenschlichen Scheitern und dem seines Liebeslebens. Eine Episode beschreibt ein Treffen mit alten – im Gegensatz zu ihm – erfolgreichen Schulfreunden, die ihm mit Herablassung begegnen. Daraufhin wendet er seine Aggressionen gegen sich selbst, in Form von Selbsterniedrigung. Gleichzeitig richtet er seine Aggression gegen noch tiefer stehende Menschen. So inszeniert er sich bei der mittellosen Prostituierten Lisa als möglicher Retter. Doch in dem Moment, in dem sie Hoffnung zu schöpfen beginnt, weist er sie zurück.

Der Roman *Der Spieler* spielt in der fiktiven Stadt Roulettenburg und wird aus der Sicht des Hauslehrers Aleksej Iwanowitsch erzählt, der in den Diensten eines Generals steht. In Roulettenburg ist das Verhalten aller Protagonisten durch das dortige Casino und das Roulettespiel bestimmt. Dort hält sich auch ein hochverschuldeter russischer General mit Familienmitgliedern und Gefolgschaft auf. Der General hat Schulden bei dem französischen Verehrer seiner Stieftochter de Grieux und ist seinerseits verliebt in Mademoiselle Blanche, die ihn wegen seiner Schulden immer wieder zurückweist. Dies ganze Hoffnung des Generals liegt in einer möglichen und überaus großen Erbschaft durch das Ableben seiner Erbtante. Der Erzähler Aleksej, eine exzentrische Figur, kann den Franzosen de Grieux nicht ausstehen, da auch er in die Stieftochter des Generals, Polina Alexandrowna, verliebt ist. Polina nutzt Alexej lediglich für Botengänge und schätzt ihn aufgrund seines geringen Reichtums und seiner minderen gesellschaftlichen Position mit Spott und Verachtung gering. Dies löst bei Aleksej einen stark ausgeprägten Hass auf Polina aus. Von ihr erfährt Aleksej aber auch, dass Mademoiselle Blanche ihren Stiefvater nur heiraten wird, wenn ihm die erhoffte große Erbschaft zukommen wird. Doch statt dieser erscheint die Tante lebend in der Stadt und verspielt in wenigen Tagen ihr ganzes Vermögen. Kurz vorm Nervenzusammenbruch stehend verlässt Madame Blanche den gescheiterten General, bei dem nichts mehr zu holen ist. Aus dem gleichen Grund wird auch Polina von de Grieux verlassen. Um der Einsamkeit zu entgehen, wendet sich Polina nun Aleksej zu, der sich, um ihr zu helfen, dem Glücksspiel zuwendet. Unter glücklichen Umständen gewinnt er zunächst viel Geld, sodass es Polina möglich wird, ihre Schulden bei de Grieux abzubezahlen. Schließlich muss Aleksej, der mit dem Glücksspiel nicht aufhören kann, aber erkennen, dass sich seine Liebe zu Polina in Spielsucht verwandelt hat. Er verfällt ihr immer mehr.[46]

9.2.1 Kontur

Die Geschichte vom Untergrundmann *(Zápisky iz podpólja)* ist einer der psychologisch herausforderndsten Werke der Weltliteratur, rätselhaft und hoch komplex, einem Grundriss und Entwurf gleich, der die Hauptthemen der späteren fünf großen »Roman-Tragödien« vorwegnimmt (Wurmser & Gidion, 1999, S. 108–118).

In ihrer Verdichtung von psychologischem, philosophischem und metaphysischem Sinn und beinahe programmatischen Zügen erinnert sie an die Legende vom *Großinquisitor*. Sie besitzt einen relativ einfachen *plot* und geht mit äußeren Handlungen sehr sparsam um. Vor allem besteht sie aus einem inneren Drama voller Paradoxe, logischer und psychologischer Widersprüche. Im Gegensatz dazu stürmt *Der Spieler* wie übrigens die meisten anderen Romane Dostojewski in seiner äußeren Handlung vorwärts, in einem komplizierten Ablauf, einem Detektivroman *(mystery novel)* nicht unähnlich. Dabei ist das innere Drama weniger prominent, die psychologischen Probleme scheinen weniger verwickelt und paradox zu sein.

Und doch haben die beiden Erzählungen ein markantes Element gemeinsam – das Alexej Iwanowitsch »mit einer seltsamen Art von Lust *[naslazhdjénije]*« Polina mitteilt: »Nun ja, ja, Ihr Sklave zu sein – ist für mich eine Wonne. Es gibt, glauben Sie mir, es gibt ein Lustgefühl, das man in dem Bewusstsein auf der letzten Stufe der Erniedrigung *[prinízhenost']* und Nichtigkeit *[nitózhestvo]* zu stehen, empfinden kann!« (Dostojewski, zit. n. Braun, 1976, dt., S. 52; russ., S. 165). Noch viel dramatischer drückt sich dies in den *Aufzeichnungen* aus: »[…] die Lust rührte gerade vom allzu grellen Bewusstsein der eigenen Erniedrigung.« »Nun, wie wäre es denn überhaupt möglich, wie wäre es etwa einem Menschen möglich, sich selbst zu achten, wenn er sogar im Gefühl seiner eigenen Erniedrigung versucht, Lust zu finden?« (Dostojewski, 1982, russ., S. 8, 13).

Wir würden diese Bekenntnisse masochistisch nennen, mit der eindeutig sexuellen Lust am Leiden, besonders an der Demütigung, der Erniedrigung, der Lust also bei den Affekten der Scham. Doch was bedeutet

46 Die Beschreibung des Inhalts wurde von Beate Steiner zur besseren Verständlichkeit hinzugefügt.

dies wirklich? Was ist der tiefere Sinn? Wie verhält es sich zu den weiteren Fragen des Masochismus: zum »moralischen Masochismus«, zu den selbstzerstörerischen Handlungen und Beziehungen, also zum »äußeren Masochismus«, und zu dem, was Berliner den »Gegenmasochismus« nannte, der sadistisch-narzisstischen Reaktionsbildung gegen den zugrunde liegenden Masochismus?

Das Gegenstück zu den zitierten Ausrufen besteht in dem, was Alexej Iwanowitsch in *Der Spieler* seiner Freundin und unerreichbaren Geliebten Polina sagt, wie sie ihn verwundert fragt, warum sie denn daran interessiert sein sollte, dass er sich von der höchsten »Pointe« der Terrasse am Schlangenberg ihretwegen hinunterstürzen würde, wenn sie es nur von ihm verlange:

> »Aber ein Vergnügen ist doch niemals ›nutzlos‹ und gar erst wilde, grenzenlose Macht *[díkaja, bespredél'naja vlast']* über ein Wesen – und wenn's auch nur eine Fliege ist – ist doch ein ganz besonderer Genuss. Der Mensch ist von Natur ein Despot und liebt es zu quälen *[ljúbit byt' mutschítělem]. Sie* lieben es ungeheuer« (Dostojewski, 1997, dt., S. 56; 1983, russ., S. 168).

Und gegen das Ende der Novelle sagt der Engländer Astley Alexej:

> »Nur die Russen können so viel Gegensätze in sich vereinigen. In der Tat, der Mensch liebt es seinen Nächsten, auch wenn er sein bester Freund ist, vor sich erniedrigt zu sehen: Auf der Erniedrigung *[uniženije]* des anderen beruht zum größten Teil die Freundschaft« (ebd., dt., S. 219; russ., S. 275).

Ganz ähnlich heißt es in den *Dämonen,* wie die Festgesellschaft sich neugierig um die Leiche des Jünglings schart, der sich erschossen hatte: »Überhaupt liegt in jedem Unglück eines Menschen immer etwas, woran sich das Auge des Nächsten weidet [...] und das geht allen Leuten so« (ebd., dt., S. 373; russ., S. 297).

Gegen außen hin ist es ein beherrschender Trieb zur sadistischen Macht und der Zufügung von Schmerz und Scham. Durch die ganzen *Aufzeichnungen aus dem Untergrund* ist diese Neigung zur Grausamkeit, zum rachelüsternen Schwelgen in der Macht äußerst stark, besonders gegen Ende gegenüber der jungen und naiven Prostituierten Lisa.

Dann gibt es ein drittes psychologisches Konzept, das in verschiedener Weise als Bosheit, als Trotz, manchmal als Ressentiment übersetzt wird. Wie ich mich in diese Erzählung aus dem Untergrund vertiefte, fand ich, dass dessen konsequentes Verstehen als Ressentiment am besten die Psychologie dieser Haltung von *zlost'/zloj,* die den Untergrundmann weiter und weiter treibt, zu erfassen ist. Umgekehrt ist dieser Affekt des Ressentiments innig mit denen der Scham (*styd* und ähnlichen Ausdrücken) und Demütigung *(uniżénije)* verknüpft und diese ihrerseits, wie wir eben bemerkt haben, tief verbunden mit sexueller Lust *(naslaždĕnije).*

Ich greife ein Viertes heraus: »Ich warne Sie, mein Freund ist eine zusammengesetzte Persönlichkeit *[licó (litzó) sobiratĕlnoje]* und deshalb ist es schwer, ihn als Individuum [nur als Einen: *tol'ko jevó odnovo*] anzuklagen«, sagt der Untergrundmann über »meinen und Ihren Freund«, mithin den Menschen im Allgemeinen, doch zugleich auch ganz konkret, so wie er wirklich ist (Dostojewski, 1982, russ., S. 17). »Mein Leben ist entzweigebrochen«. sagt Alexej in *Der Spieler* (Dostojewski, 1997, dt., S. 197; 1983 russ., S. 259, *Žisn' perelamyvalas nádvoje*), nachdem Polina auf sein überschwängliches Angebot von finanzieller Rettung, von Schutz und leidenschaftlicher Liebe, ja übergroßzügiger Selbstopferung mit einem hysterischen Ausbruch und rabiater Zurückweisung reagiert hat.

Von Lebesjatnikow (in *Verbrechen und Strafe*) wird gesagt, er habe »eine gewisse verschmitzte Zwiefältigkeit seiner Seele *[dvójstvennost' dúši]*« (Dostojewski, 1994, dt., S. 302; 1958, russ., S. 242). Diese Doppelheit von Selbst, Leben und Welt, diese Identitätsspaltung kehrt immer wieder.

Diese kann sich zu einer viel seltsameren Empfindung der Spaltung vertiefen, der Spaltung des Bewusstseins selbst: »[...] zu sehr bewusst zu sein – das ist eine Krankheit, eine wirkliche, volle Krankheit« heißt es im »Untergrund« (Dostojewski, 1982; russ., S. 7). Es ist ein fünftes Thema, das bedacht werden soll.

Wie hängt dies nun alles zusammen? Was ist der Grund, dass uns dieser Meisterpsychologe ein solch weites Panorama an Psychopathologie und Psychodynamik beschert? So erkennen wir ein Panorama von Masochismus und Sadismus, von Lust in Scham und Lust in unbeschränkter Macht und Quälen, von Ressentiment, von Spaltung von Leben und Identität, vom Zerbrechen der Persönlichkeit und des Bewusstseins.

Ich beginne mit dem Thema des Ressentiments.

9.2.2 Das Ressentiment

»Manchmal erstickte mich das Ressentiment geradezu *[inogdá zloba menjá prosto dušila].* [...] ich spazierte nicht wirklich, sondern empfand vielmehr zahllose Qualen, Erniedrigungen und Gallenergüsse *[razlítija žólty].*« (Dostojewski, 1919, dt.; 1982, russ., S. 35–36).

Ich habe früher schon von Patienten berichtet, die in der Kindheit routinemäßig als »Stinker« benannt, verlacht, verhöhnt, in ihrer Individualität missachtet und verworfen wurden. Bei ihnen spielte die Aggression gewöhnlich eine Rolle im Sinne der unbarmherzigen Wut und Verachtung gegenüber sich selbst: Ihr Gewissen fungierte als rücksichtloser Richter und Henker, der nichts Gutes stehen ließ, keine Lust auf die Dauer erlaubte, jeden Selbstwert zertrümmerte und jeder Selbstachtung mit Spott und Hohn entgegentrat, das Selbst eben zu stinkendem Unrat erniedrigte. Scham und Ekel über sich selbst und über die Welt waren beherrschende Affekte, oft mit plötzlichen Wutausbrüchen, denen ihr eigenes Leben und das der anderen zum Opfer fallen konnte.

Ein hervorragendes Beispiel dafür ist, was der Untergrundmann sagt: »Ich wollte [durch Meiden aller Kontakte mit früheren Kameraden] mich von meiner ganzen verhassten Kindheit abschneiden« (ebd., dt.; russ., S. 41). »Da wuchs ich ohne Familie auf; wahrscheinlich deswegen wurde ich derart … gefühllos« (ebd., dt; russ., S. 62).

> »Ich wurde von entfernten Verwandten, von denen ich abhängig war und von denen ich seither nichts mehr gehört habe, in jene Schule geschickt. Sie verfrachteten mich dorthin, einen vereinsamten, von ihren Vorwürfen schon zerschmetterten, von Zweifeln zerrissenen Knaben, der schweigend und wild alles beargwöhnte. Meine Schulkameraden begegneten mir mit boshaftem und erbarmungslosem Spott, da ich keinem von ihnen ähnlich war. Aber ich konnte Hohn nicht ertragen; ich konnte nicht in einer so billigen Weise mit ihnen zurechtkommen, wie sie miteinander zurechtkamen. Sofort wurden sie mir verhasst und ich schloss mich von allen in ängstlichem, gekränktem und unangemessenem Stolz ab. […] ich wollte dann schon nicht mehr ihre Liebe; im Gegenteil, ich sehnte mich danach, von ihnen gedemütigt zu werden« (ebd., dt.; russ., S. 45–46).

In seinem giftspritzenden Ausbruch gegen Lisa, schreit er: »[…] ich bin der scheußlichste, lächerlichste, nichtigste, dümmste und neidischste aller Würmer auf Erden« (ebd., dt.; russ., S. 80). Er nennt sich selbst einen »Antihelden *[antigerój]*« (ebd., dt.; russ., S. 84; Ich wendete diesen Begriff auch auf Don Quijote an, s. Kap. 8).

Er wundert sich nachher, nachdem er Lisa so schmählich verstoßen hat, »indem er den lebendigen Herzensschmerz mit Fantasien erstickte«:

> »Wird es nicht besser sein, wenn sie nun für immer das Ressentiment mit sich herumtragen wird? Ressentiment, das ist doch sicher Läuterung; das ist das ätzendste und schmerzlichste Bewusstsein … das Gefühl der Kränkung wird

> sie nun erheben und läutern ... noch lange danach befriedigte ich mich mit der Phrase vom Nutzen des Ressentiments und des Hasses, ungeachtet dessen, dass ich damals beinahe krank wurde von Wehmut [*toská*: Schwermut, Sehnsucht]« (ebd., dt.; russ., S. 83–84).

Es ist seine unheilbare Wunde, der unstillbare Schmerz und die unerfüllbare Sehnsucht des tragischen Charakters.

Vom Untergrundmann führt eine gerade Linie zu einer der Hauptfiguren in *Die Brüder Karamasow,* dem unehelichen Sohn und Mörder von Fjodor Pawlowitsch Karamasow, der nur unter dem Namen Smerdjakow, der Stinker, bekannt wird. Er geht den Weg zur Außerkraftsetzung der Wirklichkeit und zum Mord und versucht auf wilde Weise, die Balance der Gerechtigkeit wieder herzustellen. So wie der Untergrundmann dies in seinen immer wieder vergeblichen und erniedrigenden Konfrontationen mit denen versucht, die ihn angeblich oder tatsächlich gekränkt haben: dem unbekannten Offizier, den Schulkameraden.

Vertiefen wir diese Analyse des Ressentiments!

Ebenfalls in *Die Brüder Karamasow* sagt der Starez Sossima (*Stáretz* = ehrwürdiger Greis, Ältester im Kloster) dem Vater Karamasow, dem närrisch-brutalen Alkoholiker:

> »Ist es doch mitunter sogar sehr angenehm, sich gekränkt zu fühlen *[obídt'sja]*, nicht wahr? Und der Mensch weiß doch, dass ihn niemand kränkt, dass er sich die Kränkung selbst ausgedacht [...] er weiß es selbst und ist doch der allererste, der sich beleidigt fühlt, bis zum Wohlbehagen, bis zur Empfindung großer Befriedigung, aber gerade dadurch gelangt er auch zu wahrem Hass« (Dostojewski, 2001, dt., S. 46–47).

Swidrigailow sagt in *Verbrechen und Strafe* Raskolnikow etwas Ähnliches: »Der Mensch liebt es im Allgemeinen sehr, wirklich sehr, beleidigt zu sein« (Dostojewski, 1958, dt., S. 380; 1994, russ., S. 523).

Vor allem bei Smerdjakow können wir an das von Frankenstein erschaffene und die moderne Fantasie immer wieder beschäftigende Unwesen *(monster)* in Mary Shelleys Roman denken, der das Unrecht, das er durch seine völlig höhnisch-entsetzte Ausstoßung durch seinen Schöpfer erlitten, durch die Ermordung jenem Nächsten ahndet: »Seine Seele ist so höhnisch wie seine Gestalt, voll von Verrat und teuflischer Bosheit *[His soul is as hellish as his form, full of treachery and fiendlike malice]*« (Shelley, S. 327).

Nietzsche wies immer wieder auf das Ausmaß des Ressentiments hin, das die Moralität des Westens, namentlich des Christentums, beseelte. So ist es nicht überraschend, dass er die Lektüre Dostojewskis, vor allem der *Aufzeichnungen aus dem Untergrund* als eine Befreiung erlebt. Hören wir uns an, was Nietzsche dazu sagt. Zugleich soll es einige vorläufige Bemerkungen zum Thema der Verbindung von Dostojewski und Nietzsche erlauben. Ich zitiere dazu aus meinem Masochismusbuch und aus *Magische Verwandlung und tragische Verwandlung:* »Der Sklavenaufstand in der Moral beginnt damit, dass das Ressentiment selbst schöpferisch wird und Werte gebiert: Das Ressentiment solcher Wesen, denen die eigentliche Reaktion, die der Tat, versagt ist, die sich nur durch eine imaginäre Rache schadlos halten« (Nietzsche, 1976, S. 263). Ihr Wesen ist die Passivität, wie er kurz danach sagt:

> »[...] der Mensch des Ressentiments [ist] weder aufrichtig, noch naiv, noch mit sich selber ehrlich und geradezu. Seine Seele schielt; sein Geist liebt Schlupfwinkel, Schleichwege und Hintertüren, alles Versteckte mutet ihn an als seine Welt, seine Sicherheit, sein Labsal; er versteht sich auf das Schweigen, das Nicht-Vergessen, das Warten, das vorläufige Sich-Verkleinern, Sich-Demütigen« (ebd., S. 265).

Unwahrhaftigkeit, Täuschung nach innen und nach außen und vor allem eine passive Einstellung zur Umwelt, dies alles aus einem durchdringenden Gefühl der Schwäche, der Ohnmacht heraus, getragen von einem Geist unstillbarer, doch hinterhältiger Rachsucht und in Ausdrücke gekleidet von Gift, Zersetzung, Verfall und Betäubung – diese sind für Nietzsche die schändlichen Eigenschaften des »Menschen des Ressentiments«, dieses Gegentyps zum vornehmen Menschen.

Stawrogins Mutter wie auch die ganze Gruppe der »Dämonen« sind geladen mit Ressentiment. Ich werde darauf zurückkommen. Zuvor möchte ich kurz dem nachgehen, inwieweit Nietzsche von dem Werk Dostojewskis *Aufzeichnungen aus dem Untergrund* in seiner Analyse des Ressentiments entscheidend beeinflusst war?

Denn der Untergrundmann ist der Mann des Ressentiments par excellence. Nietzsches *Zur Genealogie der Moral* erschien im Sommer 1887. Seine Begeisterung über Dostojewskis *Aufzeichnungen aus dem Untergrund* hatte er einige Monate früher bekundet, wenn er in einem Brief am 23. Februar 1887 seinem Basler Freund Overbeck mitteilte:

> »Von Dostojewski wusste ich vor wenigen Wochen auch selbst den Namen nicht – ich ungebildeter Mensch, der keine ›Journale‹ liest. Ein zufälliger

> Griff in einem Buchladen brachte mir das eben ins Französische übersetzte Werk ›l'esprit souterrain‹ unter die Augen … Der Instinkt der Verwandtschaft (oder wie soll ichs nennen?) sprach sofort, meine Freude war außerordentlich« (Verm.: zit. n. Janz, 1978–1979).

Der Biograf fügt indes hinzu: »Nun, den Namen Dostojewskis musste Nietzsche seit der Widmann-Rezension, also seit Ende September kennen, und ›Der bleiche Verbrecher‹ im Zarathustra lässt sogar eine noch frühere Bekanntschaft vermuten« (Janz, 1978, Bd. 2, S. 505).

Jene Rezension bezieht sich auf ein Zitat aus Dostojewskis großem Roman *Der Jüngling*. Dieser ist ein weniger bekanntes, aber dennoch bedeutendes Werk Dostojewskis. In dem Roman geht es um die Geschichte des Arkadi Makarowitsch Dolgorukij, eines jungen Mannes aus bescheidenen Verhältnissen, der sich nach sozialem Aufstieg sehnt und gleichzeitig nach seiner Identität sucht. Aus der Provinz stammend begibt er sich nach Sankt Petersburg, wo er seinen leiblichen Vater sucht, den reichen Aristokraten mit Namen Andrej Petrowitsch Wersilow. Er erhofft, über ihn seinen Platz in der gehobenen Gesellschaft zu finden. Arkadi, der aus einer Liaison Wersilows mit seiner Mutter, einer einfachen Frau, entstammt, ringt mit seiner Zugehörigkeit und Identität, seinen Gefühlen und dem Wunsch, von seinem Vater anerkannt und geliebt zu werden. Der Roman folgt Arkadis Leben und seinen komplexen Beziehungen zu seinem Vater und anderen Figuren aus verschiedenen sozialen Schichten Russlands, die alle von ihren eigenen Idealen, Leidenschaften und Geheimnissen bestimmt sind. Der Roman zeigt Arkadis inneren Kampf zwischen Idealismus und den harten Realitäten der Gesellschaft, seine moralischen und ideologischen Konflikte sowie seine Bestrebungen, sich auf dem Weg seiner Selbstfindung von den Schatten seiner Vergangenheit zu befreien.[47]

In seiner Rezension hatte Widmann (im Berner »Bund«, 16./17. Sept. 1886) den *Jüngling* über seine Besprechung von Nietzsches »gefährlichem Buch« *Jenseits von Gut und Böse* gesetzt. Das Zitat lautet:

> »Erlauben Sie, ich hatte einmal einen Kameraden, Lambert; dieser sagte mir, schon als er fünfzehn Jahre alt war, dass, wenn er einmal reich würde, es sein Genussreichstes werden solle, Hunde mit Brot und Fleisch zu füttern, während die Kinder der Armen vor Hunger stürben, und wenn es den

47 Die Beschreibung des Inhalts wurde von Beate Steiner zur besseren Verständlichkeit hinzugefügt.

> Armen an Holz mangelte, den ganzen Vorrat eines Holzhofes aufzukaufen, auf freiem Felde aufzustapeln und dort verbrennen zu lassen. Das war sein Gefühl! Nun sagen Sie, welche Antwort müsste ich diesem Vollblutschuft auf die Frage geben, warum er durchaus anständig sein sollte?« (Janz, 1979, Bd. 3, S. 258).

Auch in diesem Zitat finden wir wie soeben bei Smerdjakow und dem Untergrundmann die Abwehr des Gewissens und moralischen Masochismus durch eine sadistisch-narzisstische Haltung.

Aus der frappanten Konvergenz von Idee und Zeit liegt es für mich nahe, dass Nietzsche von diesem Werk Dostojewskis in seiner Analyse des Ressentiments, die für die Geschichte des 20. Jahrhunderts so außerordentlich bestimmend wurde, entscheidend beeinflusst war. Wir können uns weiterhin fragen, ob er nicht mehr Vorwissen über den Autor hatte, da er jahrelang Lou Andreas-Salomé sehr nahestand und sie ihrerseits besonders eingestimmt auf die zeitgenössische russische Literatur war. Die Haltung und Terminologie des Übermenschen und Nietzsches ganze Philosophie vom rücksichtslosen, sogenannten »vornehmen« Helden, dem Unberührbar-Starken, nie Schwachen, die einem resoluten Krieg gegen die Scham gleichkam, ist auch den Hauptfiguren in einer Reihe von Dostojewskis Romanen verdächtig ähnlich, nicht nur dem Untergrundmann, sondern Raskolnikow, Rogoschin, Kirillow, Stawrogin und Iwan Karamasow.

Mochulsky (1973, S. 651) schreibt in seinem Epilog zur Dostojewski-Biografie:

> »Dostojewski machte eine seiner größten Entdeckungen: *Die Natur des Menschen entspricht der Natur Gottes*: Gibt es keinen Gott, gibt es auch keinen Menschen. Im vergotteten Menschen *[man-god]*, dem neuen dämonischen Wesen, muss alles Menschliche verschwinden. Der russische Schriftsteller sagt das Erscheinen Nietzsches voraus: Der Übermensch des Autors des *Zarathustra* bedeutet mit seiner Gegenwart auch die Zerstörung des Menschen: ›Das Menschliche, Allzumenschliche‹ wird in ihm als Scham und Schande ausgerottet.«

An dieser Stelle möchte ich die Phänomenologie des Affekts des Ressentiments beschreiben, wie ich es bereits in Kapitel 4 von *Die zerbrochene Wirklichkeit* (1988) tat.

Sechs Gruppen kennzeichnen den Affekt und die Haltung des Ressentiments:

1. aggressive Wünsche und Gefühle vor allem Neid, Eifersucht und Rachsucht.
2. Diese wurden durch eine wahrgenommene Verletzung der Gerechtigkeit geweckt und setzen die Überzeugung von der Wichtigkeit des Wertes der Fairness voraus.
3. Das Gefühl der Mach- und Hilflosigkeit, das aggressive Wünsche, Gefühle und Impulse erzeugt, zielt darauf, das Gleichgewicht der Gerechtigkeit wiederherzustellen und dies auch erreichen zu können.
4. Das Bedürfnis, Neid und Rachgier hinter einer Maske der Unschuld zu verstecken und damit die Notwendigkeit der Täuschung und der Lüge nicht nur anderen, sondern auch ganz besonders sich selbst gegenüber: »aus Ressentiment log ich *[so zlosti navral]*«, sagt der Untergrundmann.
5. Die Bereitschaft, den Sinn des erlittenen Unrechts zu verallgemeinern und den Rachewunsch auf andere Gegenstände zu verschieben. Wobei beide sich zu einer ganz allgemeinen Stimmung und Haltung ausweiten. Dabei kommt es
6. zum Totalanspruch der Absolutheit von Recht und Unrecht und damit zur Entpersönlichung und Entmenschlichung der anderen. Das, was Balzac in *Cousine Bette* zur *haine* (Hass) ausführt: »eine aktive, sich über die Lebewesen und Dinge erhebende Abstraktion *[une abstraction active, au-dessus des êtres et des choses]*« (Balzac, 1874, S. 141).

Wir erkennen diesen sechsten Punkt in allen Beziehungen des Untergrundmenschen, namentlich gegenüber seinem früheren Kollegen Zverkov (*zvěr'/ zvěrók* bedeutet »wildes Tier, Raubtier«), vorher gegenüber dem Offizier, später gegenüber seinem Bediensteten und Lisa: Die Gefühle und Eigenrechte der Mitmenschen gehen völlig verloren; der Wiedergutmachungsanspruch, die Korrektur der gestörten Gerechtigkeitsbalance verdinglicht alle anderen.

Schließlich ist es aber nicht nur das Ressentiment gegen den anderen, sondern auch das gegen das eigene Selbst, das so überaus verheerend wirkt. Es ist das im Über-Ich lauernde Ressentiment, eine mächtige Figur der Abwehr, die als solche die gesamte Familie, ganze Gesellschaften, ethnische Gruppen und Nationen heimsucht. Es ist der Geist des rächenden inneren Richters, der das Absolute verlangt, der nur auf dem Müssen, Sollen und Nichtdürfen beharrt und einem keine Freude und keinen Erfolg gönnt (ein Hauptmerkmal des tragischen Charakters). Ein solch freudloses Leben unter dem Gewissenszwang scheint sinnlos. Das ressentimentgeladene Über-Ich treibt dessen Träger symbolisch oder wirklich in den Tod. Wenn man so passiv dem inneren Richter ausgeliefert ist, drückt sich das auch als äußere Passivität aus: Man ist gelähmt, gehemmt, allen äußeren Kräften ausgeliefert.

In dieser Weise wird das Gewissen zu einem »Menschen des Untergrunds«, einem »bösen Zwerg«, der wie die mythische Figur des Zwerges in Per Lagerkvists Novelle *Dvärgen* (1944/1951) unablässig nach Strafe und Rache schreit. Diese Gewissensfigur muss alles, was mit Liebe und (phallischer) Sexualität zu tun hat, zerstören. Dementsprechend sagt der Untergrundmann am Ende:

> »Doch möchte ich nun von mir aus eine müßige Frage stellen: Was ist besser – ein billiges Glück oder ein erhabenes Leiden? [...] Die ganze Zeit, während ich diese Geschichte niederschrieb, schämte ich mich; so ist sie denn nicht Literatur, sondern eine Züchtigung, um mich zu bessern *[ispravítělnoje nakazánije]*« (Dostojewski, 1982, russ., S. 84).

Diese symbolische Gestalt, die für eine innere Figur in uns steht, ist von den analen Zielen von Macht, Besitz und Rache besessen, ein kleinlicher, rachsüchtiger »Antihero«, das präödipale, besonders anale, in absoluten Gegensätzen denkende Über-Ich.

Doch schlägt diese innere Unterwerfung unter den rächenden inneren Richter früher oder später in wilden Aufstand um, in maßlose Wut oder lodernden Hass oder in denselben Groll und dieselbe Missgunst, die man innerlich gegen sich richtet. Die Anklage und die Schuldzuweisung gegen den anderen ist Teil dieser Externalisierung: »Auch in meinen Untergrundträumen konnte ich mir Liebe nicht anders vorstellen als einen Kampf. Ich begann sie immer mit Hass und beendigte sie mit moralischer Unterwerfung und hernach wusste ich nicht, was ich mit dem unterworfenen Gegenstand anfangen sollte« (Dostojewski, 1982, russ., S. 82).

Das Böse wird als die entfesselte Macht des Gewissens erkennbar. Denn es ist im Grunde ganz wesentlich die Externalisierung der Macht-, Selbst- und Rachsucht, erwachsen aus der archaischen Scham, die stark zur Bildung des archaischen Über-Ichs beigetragen haben. Es ist das Vernichtende, das sich in den Mantel des guten Gewissens kleidet und fest davon überzeugt ist, dass es stets das Gute will und schafft und das absolute Recht auf seiner Seite hat.

Bezogen auf unsere innere Wirklichkeit kann der Untergrundmensch letztlich als eine Figur verstanden werden, die gegen Angst im Allgemeinen schützen soll. Insbesondere soll diese Figur vor der Furcht bewahren, wir könnten unsere Identität, unser Selbst verlieren und uns als hilflos und entehrt hingestellt erleben sowie der Würde und des Rechtes auf unsere eigene Persönlichkeit beraubt. Diese Teilpersönlichkeit fordert unbegrenzte und rücksichtslose Macht und genießt ihre Herrschaft über andere mit einer sexuell-sadistischen Art von Lust. So verwirklicht sie eine wilde Fantasie, in der unsere vorherige Ohnmacht und Demütigung ins Gegenteil verkehrt wird. Mit bissiger Bitterkeit und Wildheit besteht daher der Untergrundmann auf seinen Rechten gegenüber jener alten Schande und Schmach. Mit höhnischer Selbstgerechtigkeit trampelt er auf den Rechten der anderen herum: Da er Unrecht erlitten hat, will er seine Rachsucht als das Streben nach einer ausgleichenden Gerechtigkeit sehen. Am allermeisten geht es ihm darum, sie dort auszuleben, wo er seine eigenen Rechte am meisten zertrampelt erlebt hat: in Bezug auf Respekt und Liebe. Dies ist die verachtungsvolle Umkehrung des Gefühls von erlittenem Unrecht.

In seinem Ursprung ist das Böse auch die Macht des anal-sadistischen Gewissens. Verhüllterweise bedient sie sich der Aggression wie der Macht- und Selbstsucht im Dienst gegen das eigene Ich. Die Einsicht in die tiefe Doppelheit unseres Lebens wird außer Kraft gesetzt. Nun gibt es nur noch diese absoluten Dilemmata des Entweder-oder, diese Postulate unbezweifelten Rechtes gegenüber radikalem Unrecht, die mythische Spaltung der Welt in absolut Gut und absolut Böse. Absolutheit, Unversöhnlichkeit und Einseitigkeit verbünden sich mit der aus der Scham stammenden Rachsucht und dem Hass und werden dadurch zum Dämon der Vernichtung.

Der Scham des Verraten-worden-Seins und der Entehrung versucht sich der Untergrundmann dadurch zu erwehren, dass er sich wähnt, mächtig zu sein, und Rache auszuüben unternimmt, um die gestörte Gerechtigkeitsbalance wieder herzustellen und sein Ressentiment so zu beseitigen. Das Ressentiment führt daher zu einer Rache, die sich in den Mantel der Gerechtigkeit hüllt. Jedoch schafft das Gefühl der Ungerechtigkeit in immer weiteren Kreisen fortwährend neues Unrecht. Wie ich es früher ausdrückte, gleicht das Ressentiment einer Lawine, die durch die Weltgeschichte rollt und rollt und mehr und mehr mit sich in den Abgrund reißt.

Im Untergrundmann finden wir dieses doppelte Ressentiment. Sein Ekel, seine Verachtung, sein Neid und das Nichtgönnen sind alle gegen die anderen wie gegen das eigene Selbst gerichtet, ganz besonders aber »gegen alles, was gut und schön ist *[vsému prekrásnomu i vysókomu]*«. »Ich war vor dieser ganzen Welt bloß eine Mücke, eine garstige, nutzlose Mücke, [...] eine Mücke, die ununterbrochen allen aus dem Weg ging, von allen erniedrigt und von allen beleidigt« (Dostojewski, 1982, russ., S. 15/36). »Ich berauschte mich an meinem Ressentiment, wenn ich auf ihn schaute [den unbekannten

Offizier, von dem er sich beleidigt wähnte], und [...] jedes Mal wich ich ihm voller Ressentiment aus« (ebd., S. 36). Er spricht davon, wie er »sich selbst lebend im Untergrund aus Gram 40 Jahre lang vergraben habe [...] in jener ganzen Hölle von unbefriedigten Begehren, die sich nach innen gewendet hatten« (ebd., S. 11).

Wie Lagerkvists Zwerg, jene andere große Verkörperung des Ressentiments, der im Keller des Schlosses angeschmiedet weiterlebt und auf den Ruf seines Meisters, des Fürsten, wartet, ist der Untergrundmann verborgen: »Ich wünschte ›Ruhe‹; allein gelassen zu werden im Untergrund, wünschte ich mir« (ebd., S. 82).

Doch in unserem Versuch, Dostojewski zu verstehen, muss dieses Ressentiment nicht nur als Teil der Psychologie des Protagonisten begründet und möglicherweise später als biografisch ergründet und analysiert werden, sondern als geistiger Protest gegen eine Welt der Dehumanisierung, in der Macht und Materialismus vorherrschen und eine geistige Leere schaffen, die Welt des Teufels, des Großinquisitors, für den die Menschen nichts anderes als eine Herde sind. Integral zu dieser Abfolge von Scham, Ressentiment und Rache ist die innere Doppelheit: Da gibt es immer eine Maske, die das wahre Wesen jenes Absolut-Bösen abzuschirmen hat. Doch damit kommen wir zu einer Erfahrung, die eine viel breitere Rolle spielt im Oeuvre von Dostojewski, die Doppelheit von Identität und Leben.

9.2.3 Der Aufstand gegen das ressentimentgeladene Gewissen

Für Nietzsche (1976, S. 20) ist die Gegenposition zum »Menschen des Ressentiments« der Aufstand gegen das ressentimentgeladene Gewissen: »Der Zweifel frisst mich auf, ich habe das Gesetz getötet, das Gesetz ängstigt mich wie ein Leichnam einen Lebendigen; wenn ich nicht mehr bin als das Gesetz, so bin ich der Verworfenste von allen.« Es ist der Charakter des (scheinbar!) gewissenlosen Narzissten, der nur an die Macht glaubt und nichts mehr hasst als die Scham. Es sind bei ihm die »bleichen Verbrecher«, die wir aber auch in Dostojewskis Werk antreffen. Etwas später werde ich mich mit zwei Romanfiguren eingehend beschäftigen: Rodion Raskolnikow und Nikolai Stawrogin.

Wie ich in meiner früheren Nietzschearbeit (Wurmser, 1993, Kap. 13) ausgeführt habe, steht die neue Moral und Metaphysik Nietzsches im Dienst des Krieges gegen das Schamgefühl im Sinne des Sich-Schämens. Es ist die Freiheit eines »Menschen, für den es nichts Verbotenes mehr gibt, es sei denn die Schwäche, heiße sie nun Laster oder Tugend« (Nietzsche, 1976, S. 173). Das bedeutet aber das Befürworten eines Wertsystems, das sich ganz auf rücksichtslose Stärke abgestellt hat, auf Selbstkontrolle und Willenskraft, auf ein absolutes Vermeiden jeder Verwundbarkeit, jeder Bloßstellung, jeder Schwäche – in einem Crescendo der Macht:

> »Und der Krieg erzieht zur Freiheit. Denn was ist Freiheit? Dass man den Willen zur Selbstverantwortlichkeit hat. Dass man die Distanz, die uns abtrennt, festhält. Dass man gegen Mühsal, Härte, Entbehrung, selbst gegen das Leben gleichgültiger wird. Dass man bereit ist, seiner Sache Menschen zu opfern, sich selber nicht abgerechnet. Freiheit bedeutet, dass die männlichen, die kriegs- und siegesfrohen Instinkte die Herrschaft haben über andere Instinkte, zum Beispiel über die des ›Glücks‹. Der freigewordene Mensch, um wie viel mehr der freigewordene Geist, tritt mit Füßen auf die verächtliche Art von Wohlbefinden, von dem Krämer, Christen, Kühe, Weiber, Engländer und andre Demokraten träumen. Der freie Mensch ist Krieger« (ebd., S. 160).

Und vom Arzte verlangt er »das rücksichtsloseste Nieder- und Beiseite-Drängen des entartenden Lebens« (ebd., S. 154).

Es ist denn dieser Vorrang des Kampfes gegen das Sich-Schämen und gegen die Beschämung des anderen, eines Kampfes, der zeitweilig nahe an »Unverschämtheit« reicht, der uns den Schlüssel zu vielem gibt, das uns in Nietzsches Moral oft so änigmatisch und paradox, oft auch schockierend scheinen will.

Am klarsten, am prägnantesten fasst Nietzsche diese Wertphilosophie am Ende des dritten Buches, *Die Fröhliche Wissenschaft* (ebd., S. 268–275, S. 177, Herv. i. O.), zusammen:

> »Was macht heroisch? – Zugleich seinem höchsten Leide und seiner höchsten Hoffnung entgegengehen.
> Woran glaubst du? – Daran, dass die Gewichte aller Dinge neu bestimmt werden müssen.
> Was sagt dein Gewissen? – ›Du sollst der werden, der du bist.‹
> Wo liegen deine größten Gefahren? – Im Mitleiden.
> Was liebst du an anderen? – Meine Hoffnungen.
> Wen nennst du schlecht? – Den, der immer beschämen will.
> Was ist dir das Menschlichste? – Jemandem Scham ersparen.
> *Was ist das Siegel der erreichten Freiheit?* – Sich nicht mehr vor sich selber schämen.«

9.2.4 Scham, ihre Sexualisierung und Schamlosigkeit

Hinter all dem Ressentiment, der Wut und Rachsucht steht, wie ich und H. Gidion (1999) betonen, das Schamerlebnis. Starez Sossima spricht in *Die Brüdern Karamasow* vor einer bemerkenswerten Passage über das Schwelgen im Ressentiment von »der Lust daran, sich beleidigt zu fühlen«, die ich später aufgreifen werde: »Vor allem anderen, schämen Sie sich nicht so sehr über sich selbst, denn dies ist die Ursache von allem« (Dostojeweski, 2001, dt.; 1988, russ., S. 46).

Der Untergrundmann appelliert an uns:

> »Schauen wir nun auf diese Maus, wie sie sich verhält! Nehmen wir z. B. an, sie sei gekränkt (und sie ist fast immer gekränkt) und sie wolle sich auch dafür rächen. Da findet sich in ihr eine noch größere Menge von Ressentiment als in *l'homme de la nature et de la vérité*. Das hässliche gemeine Begehren, dem Kränkenden mit diesem Groll heimzuzahlen, wurmt sie vielleicht noch erbärmlicher als *l'homme de la nature et de la vérité* ... Dort, in ihrem ekligen, stinkenden Untergrund, beschäftigt sich unsere beleidigte, zerschmetterte und verhöhnte Maus nun unverzüglich und unablässig in kaltem, giftigem und vor allem ewig währendem Groll *[zlost']* ... Sie selbst wird sich über ihre Fantasie schämen, aber sie erinnert sich dennoch an alles, trägt alles zusammen und ersinnt unerhörte Dinge gegen sich selbst mit der Vorgabe, dass diese Dinge ja doch einmal eintreten können; nichts wird sie verzeihen« (Dostojeweski, 1982, russ., S. 10).

Eine wesentliche Abwehr gegen solche Demütigung und das Gefühl der Beschämung ist deren Sexualisierung: »Nun – aus diesen blutigen Kränkungen, aus diesen Verhöhnungen von unbekannter Seite ersteht zum Schluss Lust *[naslaždĕnije]*, die sich zuweilen zur höchsten Wollust *[sladostrástije]* steigert« (Dostojeweski, 1982, russ., S. 12). Ganz ähnlich heißt es im »Doppelgänger«: »Sich auszuhöhnen und so Salz in seine Wunden zu reiben, war für Hrn. Goljadkin zu der Zeit eine große Befriedigung, fast ein wollüstiges Entzücken« (Dostojeweski, zit. nach engl. Übers., S. 92).

Teils ist es die sexuelle Lust am Leiden, also der direkt sexuelle Masochismus, teils ist es die Erleichterung von der Schuldenlast durch Absolution, also der moralische Masochismus.

Ein überaus eindrückliches Exemplar dieser doppelten magischen Verwandlung durch Sexualisierung und Verzeihung – auch klinisch ungeheuer wichtig und oft übersehen – ist Marmeladow, Sonjas Vater, in *Verbrechen und Strafe* (die angemessenere Übersetzung des Titels, den wir als *Schuld und Sühne* kennen). Der Roman umfasst sechs Teile und einen Epilog.

Teil eins führt den Leser in das Leben von Rodion Romanowitsch Raskolnikow ein. Es handelt sich um einen ehemaligen Jurastudenten in St. Petersburg, der unter extremer Armut leidet und sich von der Gesellschaft isoliert erlebt. Da er von finanziellen Nöten und tiefer Verzweiflung geplagt ist, plant er die alte Pfandleiherin, Aljona Iwanowna, zu ermorden. Er fühlt sich dazu berechtigt, weil er sie als unmoralisch und schädlich für die Gesellschaft erachtet. Bei der Durchführung des Mords tötet er auch ihre unschuldige Halbschwester, Lisaweta. Nach dem Doppelmord suchen Raskolnikow heftige Schuldgefühle und Paranoia heim. Sich von seinen Freunden und seiner Familie distanzierend wird schließlich die Polizei auf ihn aufmerksam und er legt bei der Befragung fast ein Geständnis ab. Er trifft auf eine junge Frau, die, um ihre Familie zu unterstützen, zur Prostitution gezwungen wird. Im Verlauf der Handlung wird sie Raskolnikows geistige und moralische Retterin.

Teil drei beschreibt Raskolnikows weiteres Ringen mit seinem Gewissen und der Angst vor Entdeckung und wird er immer paranoider. Dies besonders im Umgang mit dem Untersuchungsrichter Porfirij Petrowitsch, der Raskolnikow verdächtigt und versucht, ihn in die Enge zu treiben. Gleichzeitig verschlechtert sich Raskolnikows Beziehung zu seiner Familie und seine Schuldgefühle intensivieren sich. In Teil vier des Romans vertieft sich Raskolnikows Beziehung zu Sonja, die ihm geistigen Trost bietet. Gleichzeitig sieht er sich von den offenen Verdächtigungen Porfirijs konfrontiert und erlebt sich hin- und hergerissen zwischen der Hoffnung, seiner gerechten Strafe zu entgehen, und dem Wunsch, seine Schuld zu gestehen. Teil fünf beschreibt, wie Raskolnikow zwischen Selbstzerstörung und dem Bedürfnis nach Erlösung schwankt. Intensive Gespräche mit Sonja, die ihm von ihrer eigenen Hoffnung auf Vergebung und Erlösung erzählt, bringen ihn dazu, über die Möglichkeit der eigenen Sühne nachzudenken. In Teil sechs, in einem entscheidenden Moment der Selbstkonfrontation, gesteht Raskolnikow den Doppelmord bei der Polizei mit beeinflusst durch Sonjas unerschütterlichen Glauben und ihre moralische Unterstützung. Es kommt zu seiner Verurteilung und Deportation nach Sibirien. Der Epilog spielt in einem sibirischen Straflager. Hier beginnt Raskolnikow, unterstüzt durch Sonja, die ihm dorthin gefolgt ist, und konfrontiert mit seinem eigenen inneren Elend, einen Weg geistiger Erneuerung und Erlösung zu gehen. Durch diese Transformation wird auf die

Möglichkeit der Erlösung durch Leiden und die transformative Kraft der Liebe hingewiesen.[48]

In Marmeladows betrunkenen Beichte dem ihm unbekannten Raskolnikow gegenüber sagt dieser chronische Alkoholiker, Sonjas Vater: »Darum trinke ich doch, weil ich in diesem Trank hier Mitleid und Gefühl suche … Ich trinke, weil ich doppelt leiden will …« Und dem Wirt gegenüber:

> »Kreuzigen sollte man mich, ans Kreuz nageln und nicht Mitleid haben! Ja, kreuzige, Richter, kreuzige ihn, aber nachdem du ihn gekreuzigt hast, habe Mitleid mit ihm! Und dann will ich selbst zur Kreuzigung zu dir kommen, denn mich dürstet nicht nach Fröhlichkeit, sondern nach Kummer und Tränen! […] Meinst du denn, du Krämer, dass diese deine Flasche mir zur Freude gereichte? Kummer, Kummer suchte ich auf ihrem Grunde, Kummer und Tränen.«

Er wird schließlich von Raskolnikow nach Hause begleitet und gesteht ihm in Bezug auf die von seiner Frau zu erwartenden Schläge: »Du sollst wissen, mein Herr, dass solche Schläge mir keinen Schmerz, sondern Genuss bereiten.«

Eine zweite Abwehr ist die Wendung vom Passiven ins Aktive: »Warum hat er [der Mensch] auch eine solch leidenschaftliche Vorliebe für Zerstörung und Chaos?«, fragt der Untergrundmann (Dostojewski, 1982, russ., S. 24). Er erzählt Lisa im Bett: »[…] ich kannte eine solche Frau. Sie schien zu sagen: Ich liebe dich sehr, und aus Liebe quäle ich dich und fühl du es nur! Weißt du, dass es möglich ist, aus Liebe einen Menschen absichtlich zu quälen?« (ebd., S. 63). Und später: »Macht, Macht *[vlasti]* war es, was ich damals brauchte, Spiel *[igrý]* war es, wessen ich bedurfte, deine Tränen wollte ich erzwingen, deine Erniedrigung, deine Hysterie – schau, das war mir damals vonnöten!« (ebd., S. 79). Und im selben Zusammenhang erklärt er: »Man hat mich erniedrigt, so wollte auch ich erniedrigen; man hat mich wie einen Lappen gerieben, so wünschte ich auch meine Macht zu zeigen« (ebd.). »Ohne Macht und Tyrannei über irgend jemanden kann ich ja gewiss nicht weiterleben« (ebd., S. 81).

In der Beziehung des *Spielers* mit Polina wird, genau wie in der des Untergrundmannes zu Lisa, die sadomasochistische Verstrickung durch jeden neuen Schritt der Nähe und Intimität verstärkt. Denn jedes Sich-dem-

48 Die Beschreibung des Inhalts wurde von Beate Steiner zur besseren Verständlichkeit hinzugefügt.

anderen-Eröffnen ruft gleichzeitig massive Scham hervor, das Gefühl, ausgeliefert, schwach, verwundbar zu sein, entblößt und bloßgestellt zu werden, und muss daher immer wieder zu einer neuen Ausübung von Macht und Grausamkeit führen.

Die dritte Abwehr ist Verleugnung und Reaktionsbildung durch Schamlosigkeit. Sowohl der Untergrundmann wie Alexej, der Spieler, setzen sich wie absichtlich der Lächerlichkeit und dem Hohn aus, nicht allein um der Demütigung durch aktive Vorwegnahme zuvorzukommen, sondern sich auch mit ihr zu brüsten, als ob sie verkünden möchten: »Darum schere ich mich nun wirklich nicht mehr; ganz im Gegenteil kann ich durch Scham gar nicht verletzt werden, denn ich bin ja schamlos!« In einem Sinn kann schon die Sexualisierung der Demütigung als eine Art Darbietung von Schamlosigkeit aufgefasst werden: »Nicht nur leide ich gar nicht wirklich darunter, sondern ich genieße es sogar.« Ähnlich schreibt der Biograf von Dostojewski, Konstantin Mochulsky, über den Vater Karamasow: »Seine Schamlosigkeit ist eine Perversion des Schamgefühls« und er zitiert ihn denn auch in der Weise: »Daran liegt es, dass ich ein Narr [oder: Clown] bin, *ein Narr aus Scham*« (Mochulsky, 1973, S. 609).

Doch die beste mir bekannte Darstellung dieser Art der Abwehr ist die von Stawrogin in den *Dämonen* (Wurmser, 1997). Ich komme später darauf zurück, wenn ich eingehender gewisse Betrachtungen zu den *Dämonen* anstellen werde.

Am Ende der Geschichte *Bobok* (1873) beschließen die Leichen in ihren Gräbern, die scheinbar für den Lauschenden zu sprechen begonnen haben: »Ich bin dafür, wir sollten frei von jedem Schamgefühl werden!« »Oh ja, wir wollen uns über nichts mehr schämen.«

> »Es ist nicht möglich, auf der Erde zu leben, ohne zu lügen, denn Leben und Lügen sind Synonyme. Doch hier werden wir zum Spaß die Wahrheit sagen. Verdammt, das Grab bedeutet doch immerhin etwas! Wir werden alle die Geschichten unseres Lebens erzählen und uns über gar nichts schämen.«

Dieses chronische Gefühl der Demütigung, das auf verschiedene Weise abgewehrt wird, ist eine zentrale Form von Versagung, nämlich das Vorenthalten von Respekt, Ehre und Würde. Diese Versagung wird als erlittenes Unrecht empfunden und führt daher zum Gefühl des Ressentiments.

Doch wie hängt dies nun mit einem anderen Schlüsselerlebnis zusammen, der Doppelheit des Selbst und der Wirklichkeit?

9.2.5 Die Spaltung der Identität

Im großen Roman *Der Jüngling* sagt der Protagonist Wersilow: »Wissen Sie, mir ist so, als ob ich mich gleichsam spaltete *[razdvajivájus].«* Hernach zerschmettert er in einem impulsiven, doch zuvor angekündigten Ausbruch ein Heiligenbild in zwei Stücke. So symbolisiert er in äußerer Handlung den inneren Vorgang der Desintegration (genauer: der Dissoziation) in zwei gegensätzliche Persönlichkeiten, einen Vorgang, der noch massiver in Stawrogin und in Iwan Karamasow dargestellt wird (s. Kap. 9.9.6).

In extremer Form findet dieser Vorgang Ausdruck in Dostojewskis – noch vor dem Todesurteil und der Verbannung nach Sibirien geschriebenen – Roman *Der Doppelgänger*. In ihm findet sich die Hauptfigur Goljadkin in einem falschen Selbst wieder:

> »Alle Vorahnungen Herrn Goljadkins erfüllten sich vollständig, alles, was er gefürchtet hatte, trat jetzt in Erscheinung. Der Atem ging ihm aus, der Kopf schwindelte ihm. Der Unbekannte saß vor ihm auf seinem Bett, gleichfalls in Hut und Mantel: Er lächelte ein wenig, blinzelte ihm zu und nickte freundschaftlich mit dem Kopfe. Herr Goljadkin wollte schreien, konnte aber nicht – wollte irgendwie protestieren, doch die Kräfte reichten nicht. Die Haare standen ihm zu Berge und er setzte sich starr vor Schreck neben den anderen hin. Dazu hatte er freilich Ursache. Herr Goljadkin erkannte sofort seinen nächtlichen Freund. – Sein nächtlicher Freund war aber niemand anders als er selbst – ja: Herr Goljadkin selbst, ein anderer Herr Goljadkin und doch Herr Goljadkin selbst – mit einem Wort und in jeder Beziehung war er das, was man einen Doppelgänger nennt« (Dostojewski, 1919, dt., S. 319).

Interessanterweise geschieht diese Verdoppelung des Selbst gerade nach einigen albtraumartigen Szenen von innerer Desintegration und öffentlicher Demütigung. Sie gipfelten in einem Nicht-empfangen-Werden zu einem Familiendinner, das sein Vorgesetzter ausrichtete. Es sind Erlebnisse äußerster Scham:

> »Im Begriff einzusteigen, empfand Herr Goljadkin plötzlich den größten Wunsch, in die Erde zu versinken oder mitsamt der Equipage in ein Mauseloch zu verschwinden, denn es schien ihm, oder richtiger, er fühlte und wusste plötzlich mit tödlicher Sicherheit, dass jetzt alles, was es an Lebewesen in der Wohnung Olssufij Iwanowitschs [sein Vorgesetzter] gab, an den Fenstern stand und ihn mit den Blicken verfolgte. Und er wusste auch, dass er auf der Stelle

> tot hinfallen würde, wenn er sich jetzt nach diesen Fenstern umsehen würde« (ebd., S. 282).
>
> »Zweifellos wäre er in diesem Augenblick mit der größten Bereitwilligkeit in den Boden versunken: Doch was nicht geht, das geht nun einmal nicht, ebenso wenig wie Geschehenes sich ungeschehen machen lässt« (ebd., S. 296).
>
> »Selbst wenn ihn ein ganz Ahnungsloser in diesem Augenblick von der Seite hätte beobachten können, wie er so gleichsam blind und taub durch das Unwetter einhertrabte – er hätte doch sogleich diese ganz fürchterliche und unerträgliche Qual erraten und wohl gesagt, Herr Goljadkin sehe aus, als wolle er sich vor sich selbst verstecken, als wolle er am liebsten vor sich selber fortlaufen. Und so war es auch wirklich. Ja, wir können sogar sagen, dass Herr Goljadkin sich am liebsten auf der Stelle vernichtet, in Staub und Nichts verwandelt hätte […], er war so verwirrt, dass er mehrmals jäh stehen blieb, von nichts anderem erfüllt, als von dem Gedanken an eine unfassbare Schmach […] in diesen Augenblicken starb er fast, verging er […]« (ebd., S. 309).

Es wird deutlich, dass diese Erfahrung äußerster Beschämung die Desintegration hervorruft. Der Doppelgänger entpuppt sich mehr und mehr als Darsteller der verleugneten schrecklichen Aspekte seiner Persönlichkeit. Dazwischen erkennt er dies halb und halb: »Ich bin mein eigener Feind; ich bin mein eigener Mörder« (ebd., S. 398; ich übersetze von der engl. Übers., 1960). Doch ist zu bemerken, wie diese ganze Schamtragödie und der daraus folgende innere Zerfall weitestgehend als selbstverursacht erscheint und diesem Ablauf schon dissoziative und paranoide Episoden vorausgehen. Denn Herr Goljadkin, der Protagonist der Erzählung, endet in der Irrenanstalt.

Sicherlich erscheinen sowohl der Untergrundmann wie *Der Spieler,* Alexej Iwanowitsch, als ob sie doppelt wären, und dasselbe gilt für das Gegenüber des Spielers, Polina Alexandrowna. Der Untergrundmensch sagt gleich zu Beginn: »Jeden Moment war ich mir dessen bewusst, dass sich in mir viele, viele äußerst gegensätzliche Elemente befanden. Ich hatte das Gefühl, dass sie so geradezu in mir wimmelten, diese gegensätzlichen Elemente« (Dostojewski, 1982, russ., S. 6).

Was sind diese Gegensätze im Selbst? Einerseits ist der anonyme Untergrundmann ein philosophischer Geist mit weitem Horizont, in einem tieferen philosophischeren Sinne vernunftgeleitet. Er ist nicht einfach nur jemand, der Vorteil und Nachteil, Lustgewinn und Schmerz abwiegen würde.

Er erkennt den großen Konflikt zwischen Begehren und Verstand und den noch größeren und umfassenderen zwischen einem flachen Pragmatismus und einer Art Existenzialismus: Die in der Erkenntnis, dass »der Wille [oder Wunsch, Trieb, Begehren] eine Offenbarung [ein Sich-Zeigen] des ganzen Lebens ist…«. Auch was widersinnig, dumm, selbstschädigend ist, eine »Caprice«, möge in einem tieferen Sinne von Vorteil für uns sein: »deshalb nämlich, da es unter allen Umständen das für uns Wichtigste verteidigt, nämlich unsere Persönlichkeit und unsere Individualität« (ebd., S. 21). Selbst wenn das bedeute, er müsse die ganze Welt verfluchen *(prokljátije)*, »so erreicht er einzig durch dies Verfluchen das Seine [sein Ziel], das heißt, sich wahrhaft davon zu überzeugen, dass er ein Mensch ist und nicht eine Klaviertaste« (ebd., S. 23). Er besitzt tiefe Einsicht in den Eigenwert und Selbstzweck des Menschen, auch ganz konkret seiner eigenen und Lisas Persönlichkeit und drückt ihr gegenüber scheinbar echte Anteilnahme und Einfühlung aus. Seine große Furcht ist immer wieder die vor der Dehumanisierung, davor, zu einem mathematisch, physikalisch, biologisch und psychologisch definierbaren und voraussagbaren Gegenstand zu werden, zu einem Objekt, also dem, was Brouček (1991) als Objektifizierung bezeichnete und als die Hauptquelle der Scham betrachtete. Als ein derartiges Objekt würde er dann auf ein paar »Grundinteressen«, eben »Triebe«, wie wir sagen würden, reduziert werden können. Er findet jedes Einschließen in ein System der Erklärung und des Voraussagens, des Zählens und der Berechenbarkeit eine tiefste Herabsetzung und protestiert dagegen voller Trotz; er macht all dem »eine lange Nase« oder »speit darauf«.

> »Unser eigenes, freiwilliges und freies Wollen, unsere eigene Caprice [Willkür], auch wenn sie die allerwildeste sein sollte, unsere Fantasie, selbst wenn diese manchmal zum Wahnwitz aufgestachelt wäre – all das gerade ist denn auch der übersehene, doch vorteilhafteste Vorteil, der unter keine Klassifizierung passt und an dem alle Systeme und Theorien immer wieder in Scherben [zum Teufel] zersplittern […]. Was dem Menschen einfach notwendig ist, ist ganz allein das *unabhängige* Wollen, was immer ihn diese Selbstständigkeit kosten und wohin immer sie ihn führen würde« (Dostojewski, 1982, russ., S. 19).

Es ist genau diese Freiheit und Selbstständigkeit, die der Großinquisitor (in *Die Brüder Karamasow*) von den Schultern der Menschen nehmen möchte, da diese Last für sie zu schwer sei, und sie mit der Trojka von »Wunder, Geheimnis und Autorität« ersetzen würde. In dieser Hinsicht repräsentiert der Untergrundmann akkurat, vehement und zwingend Dostojewskis eigene Überzeugung, den Kern seiner Wertphilosophie, die durchgehend in all seinen Schriften von den frühesten bis zu den letzten nachweisbar ist: Es ist ein biblisch begründeter Humanismus, der den absoluten Wert und die absolute Würde der individuellen Seele in ihrer Innerlichkeit fordert. Damit ist er eine Widerlegung von all dem, was durch das »Goldene Kalb« symbolisiert wird. Dementsprechend verweist Dostojewski immer wieder auf die metaphysische Zentralität des Wortes (in Deuteronomium 8.3): »Er [Gott] demütigte euch … um euch zu lehren, dass der Mensch nicht durch das Brot allein lebt; sondern durch alles, was aus dem Mund des Ewigen geht, lebt der Mensch.«

All dem gegenüber steht jedoch einen großen Teil der Zeit die geradezu gegenteilige Persönlichkeit des Untergrundmenschen: Diese ist alles andere als ein souveräner protestierender Philosoph, ein vorzeitiger Existenzialist und religiöser Humanist, sondern eine ressentimentgeladene, hasserfüllte, verachtungswürdige Maus, passiv, untätig, in Träumen und Fantasien versponnen, voller Selbstverachtung, stummer Wut und Verachtung gegen die ganze Welt. Plötzlich wird diese Teilpersönlichkeit überwältigt von der Furcht vor Erniedrigung und Schwäche. Gewalttätig und stupid bricht sie dann in besinnungslose Wut und vernichtenden Hohn gegen die anderen aus und überhäuft sie mit derselben Scham und Schande, die unablässig an ihr nagt.

Der Spieler ist wie ein umgedrehtes Spiegelbild des Untergrundmenschen. Seine erste Persönlichkeit wird von seinem Freund, dem Engländer Astley, als Mann der Selbstständigkeit angesprochen: »Nun, es freut mich, dass Sie sich Ihre alte geistige Unabhängigkeit und sogar noch Munterkeit bewahrt haben, wie ich sehe […]. Ich erkenne in ihnen [den Bemerkungen] meinen alten begeisterten und gleichzeitig doch zynischen Freund von früher« (Dostojewski, 1997, dt., S. 219; 1983, russ., S. 275). Daneben ist seine zweite Persönlichkeit erfüllt von einer fieberhaften Leidenschaft. Sie stürzt sich in frenetische Aktivität, die sich immer wieder um eine Unterwerfung dreht, die jede Würde aufgibt, und um Selbstverleugnung und Selbstentwertung, nichts anderes zu sein als der Sklave von Polina. In seiner Fantasie kann diese auch unversehens in ihr absolutes Gegenteil umschlagen:

> »Und weshalb ärgern Sie sich denn über mich? Etwa deshalb, weil ich mich einen Sklaven nenne? Bedienen Sie sich, bedienen Sie sich nur meiner Sklaverei, bedienen Sie sich ihrer! Wissen Sie, dass ich Sie einmal töten werde? Und nicht aus Eifersucht oder weil ich aufhörte, Sie zu lieben, sondern so, ich werde

> Sie einfach töten, denn – es verlangt mich zuweilen so maßlos, Sie zu zerreißen, Sie zu ver… verschlingen! Sie lachen […]« (ebd., dt., S. 55; russ., S. 167).

Zumeist lebt er hingegen ganz den unterwürfigen Aspekt seiner zweiten Persönlichkeit. Im Gegensatz dazu schwelgt der Untergrundmensch in wirklichen Episoden von Wut, Ressentiment, Trotz und besonders von absolutem Hohn gegen die Außenwelt, in einer großartigen Abwehr der Scham durch Wendung vom Passiven ins Aktive.

Ich erwähnte schon, wie Alexej es empfand, als ob sein Leben entzweigebrochen wäre (ebd., dt., S. 197; russ. S. 259). Dies ereignet sich, wenn Polinas Stimmung und Haltung von weicher Selbsthingabe umschlägt, einem »Delirium von Zärtlichkeit und Liebe« (ebd., dt., S. 187; russ. S. 251), in »unendlichen Hass«, nachdem er ihr die für sie im Spiel gewonnene Summe hingelegt hat: »Sie holte aus und schleuderte sie mir ins Gesicht. Das Paket traf mich schmerzhaft mitten auf die Stirn und fiel zerflatternd zu Boden« (ebd., dt., S. 190; russ. S. 253). So erscheint denn auch Polina als zwei schroff entgegengesetzte Persönlichkeiten: Stolz abweisend und mit Alexejs Angeboten spielend, sanft nachgebend, um ihn dann wiederum »hysterisch« zur Selbsterniedrigung, Katastrophe und Selbstauflösung wegzuschicken und beinahe sein Darbieten, sich von der Felsenterrasse in die Tiefe zu stürzen, anzunehmen.[49]

Die Persönlichkeiten scheinen verdoppelt, wie es Astley gegen den Schluss der Erzählung *Der Spieler* sagt: »Nur die Russen können zu ein und derselben Zeit soviel Gegensätze in sich vereinigen« (ebd., dt. S. 219; russ. S. 275). »Dostojewskis Werke sind *die Geschichte des menschlichen Bewusstseins in seiner tragischen Doppelheit*«, sagt sein Biograf Mochulsky (1967, S. 394).

Doch können wir von einem psychoanalytischen Gesichtspunkt aus mehr zum Verständnis der Dynamik dieser inneren Spaltung beitragen. Dies, da wir bei unseren Patienten, wie wir das im ersten Teil beobachten konnten, eine solche Widersprüchlichkeit gut kennen, letztlich eine Doublebind-Botschaft: »Hab' Mitleid mit mir, aber wehe dir, wenn du dieses zeigst! Zeig

49 Wir wissen übrigens, dass es sich bei dieser charakteristisch »hysterischen Persönlichkeitsspaltung«, um ein ziemlich getreues Porträt der Geliebten von Dostojewski und seiner eigenen Spielsucht, z.T. in ihren Diensten, handelt. Sie hieß Apollinaria Prokofjewna Suslowa, die selber Ambitionen hegte, eine Dichterin zu sein, und es auch z.T. versuchte und Dostojewski in grausamer Hörigkeit an sich fesselte. Dabei stellt sich freilich auch die Frage, zu welchem Ausmaß er selbst sie auch zu seinen Zwecken gebraucht hat.

Zärtlichkeit und Zuneigung, aber ich hasse dich dafür, ich stoße dich von mir!« Diese Menschen sind unglaublich verletzbar für Scham, da jede Art der Nähe und Liebe, jedes positive Gefühl, das gezeigt oder empfangen wird, jedes Sich-Öffnen als Schwäche erlebt wird, als Kontrollverlust und daher als eine unerträgliche Demütigung, die mit völliger Selbstverachtung und mit Hass gegen den, der zu viel gesehen hat, quittiert werden muss. Und doch verlangen und erwarten sie unablässige Bezeugungen von Hingabe und Liebe. In totalem Gegensatz dazu werden die trotzige Abweisung des anderen, die Indifferenz, der Spott, ein wütender, hassvoller Angriff als Zeichen der Stärke gedeutet, die einen Ausweg aus der tiefen Scham bieten und bekundet sich letztlich als grenzenloser Hass auf die Welt.

Razumichin sagt über seinen Freund Raskolnikow: »Er liebt es nicht, seine Gefühle zu zeigen, und würde lieber hart erscheinen, als sein Herz in Worten aufzudecken. Zuweilen erscheint er übrigens gar nicht hypochondrisch, sondern einfach kalt und gefühllos bis zur Unmenschlichkeit, als ob in ihm zwei entgegengesetzte Charaktere abwechselten« (Dostojeweski, 1958, dt., S. 287).

Warum wäre es aber so überaus schamvoll, seine Gefühle zu zeigen? Ich legte in *Magische Verwandlung und tragische Verwandlung* (1999) die mit chronischer Traumatisierung verbundene Schamsensitivität dar. Dazu gehört auch das für Dostojewski (wie auch für Tolstoi; s. Wurmser, 1999) so zentrale Thema, dem ich mich jetzt zuwenden werde.

9.2.6 Das Trauma der Verdinglichung und der Mensch als Selbstzweck

Razumichin spricht (in *Verbrechen und Strafe*) entrüstet über seine progressiven Freunde:

> »Werden Sie es glauben: Sie verlangen völlige Unpersönlichkeit des Einzelnen und finden eben darin den Sinn des Lebens. Bloß nicht man selbst sein, bloß möglichst wenig sich selber gleichen! Und das halten sie für den allergrößten Fortschritt! Und wenn sie wenigstens auf eigene Art lügen würden, so aber … So ein Lügen ist das einzige menschliche Privilegium vor allen anderen Organismen. Wenn du so lügst, wirst du dich schon zur Wahrheit durchkrabbeln. Ich bin ja darum Mensch, weil ich lüge, das heißt fantasiere! … Wir verstehen aber nicht einmal, aus eigener Fantasie zu lügen! … In seiner eigenen Weise zu lügen, ist doch fast besser noch als Wahrheit nur aus fremder Quelle

nachschwätzen; im ersten Falle bist du ein Mensch, im letzteren bist du bloß ein Papagei!« (Dostojewski, 1958, dt., S. 270).

> »Die menschliche Natur wird von ihnen überhaupt nicht in Betracht gezogen, die wird hinausgejagt, die wird ignoriert! Ihrer Anschauung nach wird die Menschheit nicht von selbst, indem sie ihren historisch bedingten, *lebendigen* Entwicklungsgang fortsetzt, ihre gesellschaftliche Struktur schließlich entsprechend ändern und verwandeln, sondern umgekehrt: jenes soziale System, das irgendein mathematischer Kopf ausgeheckt hat, soll unverzüglich die ganze Menschheit anders einrichten und sie im Nu gerecht und sündlos machen *vor* jedem lebendigem Prozess, *ohne* jeden historischen und lebendigen Entwicklungsgang ... Darum mögen sie auch nicht den *lebendigen* Lebensprozess: Sie brauchen ja nicht die *lebendige Seele!* ... Mit der Logik allein ist die menschliche Natur nicht zu überspringen! Die Logik sieht drei Möglichkeiten voraus, dabei gibt es ihrer eine Million!« (Dostojewski, 1958, dt., S. 341/342; 1994, russ., S. 495/496).

Mit den im Prolog beschriebenen, kulturell-gesellschaftlich sanktionierten Haltungen der Seelenblindheit und des Seelenmords wird die Dreieinigkeit von Scham, Neid und Ressentiment erst recht heraufbeschworen.

Wir sehen, wohin es führen kann, wenn der »Gebrauch des anderen Menschen« nicht als Mensch, sondern ausschließlich als Mittel zum Zweck genutzt wird. Oder auch wenn er mit anderen Formen chronischer Entwürdigung, mit der Verleugnung der Individualität und der schöpferischen Fähigkeiten, der Originalität und des Privatlebens beschwert wird. Auch sehen wir dann, wie diese Verleugnung all dessen, was den Menschen ausmacht, zu anarchischem Aufstand und Selbstsabotage führt, einer Reaktion, wie wir sie auch in unserer klinischen Erfahrung beobachten können. Je strikter das kulturelle Gebot der Unterwerfung, Selbstverneinung und Konformität ist, desto größer wird im Versteckten die aufrührerische Kraft und umso stärker die verhohlene Wut gegen die Unterdrücker. Der Sieger in diesen Machtkämpfen wird aber umso mehr über die ursprünglichen Einschränkungen hinaus zu totalitären Gegenschlägen ausholen und ethische Prinzipien verwerfen. Dann tragen aber beim Einzelnen die Flucht vor dem Gewissen und damit der Aufstand gegen das Über-Ich, das die Verleugnung großer Anteile der inneren ethischen Forderungen an das Selbst beinhaltet und die magischen Fantasien, die diese Verleugnung begleiten, sowie der Trotz, der sich in gewaltsamen Handlungen äußert, wesentlich zu Geschehnissen der Tötung und der vorerst nur geplanten Massenvernichtung bei, die sonst als sinnlos und inhuman empfunden würden. Dies werden wir bei Raskolnikow und der Verschwörerbande um Pjotr Werchowenski und Kirillow antreffen.

In diesem Zusammenhang sollten wir zusätzlich im Blick haben, dass die Bürokratie im Besonderen und die politische Verwaltung im Allgemeinen all das, was besonders individuell und persönlich ist, zugunsten der technischen Kontrolle verleugnen müssen. Die logische Konsequenz davon ist die bürokratische Eliminierung derer, deren Individualität nicht ins System passt. Diese Verleugnung ist es dann, die, wie Rubenstein (1978) und Lifton (1986) ausgeführt haben, den Holocaust möglich und in seiner Weise »logisch« gemacht hat.

Dostojewski sagt dazu in den *Dämonen* in einem Dialog zwischen Stepan Werchowenski und Warwara Petrowna, Stawrogins Mutter, das Folgende:

> »Sie werden wohl kaum je im praktischen Leben erfahren haben, was das Beamtenentzücken *[administratívny vostórg]* bedeutet und was es eigentlich ist ... *En un mot,* stellen Sie sich den elendesten Nichtsnutz vor, der an einem Eisenbahnschalter lumpige Fahrkarten verkauft; diese Null wird sich sofort für berechtigt halten, wenn Sie sich eine Fahrkarte lösen wollen, wie ein Jupiter auf Sie herabzusehen, *pour vous montrer son pouvoir*. Warte, denkt er bei sich, ich werde dir meine Macht schon zeigen! ... Und das artet dann bei diesen Leuten in Beamtenentzücken aus ...«

Dieses Zeigen der Macht ohne jede Rücksicht auf den anderen braucht diesen lediglich als Instrument, dehumanisiert ihn also völlig.

In einer tieferen subtileren Weise ist der ganze Roman eine großartige und zugleich schreckliche Demonstration solchen Missbrauchs: So wenn Warwara beschließt, ihr junges Pflegekind Dascha mit dem alten Stepan zu verkuppeln und das zunächst auch scheinbar selbstherrlich durchzusetzen vermag, da beide völlig von ihr abhängig sind. Und wenn umgekehrt ihr Sohn Nikolai die Leute in seiner Umwelt in ähnlicher Weise für seine Bedürfnisse der Schamabwehr benutzt, ohne sie als Personen zu berücksichtigen.

Diese Idee der verheerenden Folgen der Verdinglichung des anderen kommt 30 Jahre später auch zentral in Tolstois Roman *Auferstehung* zur Sprache.

Dieser Roman, der stark von Dostojewskis Werk, den *Dämonen,* beeinflusst ist, geißelt den offiziellen Gebrauch von Religion und Philosophie durch den Staat als Perversionen ihrer ursprünglichen Ideen und als Werkzeuge im Dienst der Dehumanisierung der Menschen. Es ist Nechljudows leidenschaftliches Streben nach den hohen Idealen von Ehrlichkeit und

Authentizität, von Gerechtigkeit und von Liebe, das seine Handlungen bestimmt. Es veranlasst ihn zu seiner langen, letztlich mythischen Reise durch die Höllenwelten von Gefängnissen, Festungen und Transport-»Etappen« in den sibirischen Osten und treibt auch sein inneres Suchen und Wandeln voran. So stellt Tolstoi die Polarisierung von Individualität gegenüber Entmenschlichung ganz in den Mittelpunkt seiner Gesellschaftskritik – wie es wörtlich eine ehemalige politische Gefangene über ihre eigene Einkerkerung sagt: »Ich hörte auf, ein Mensch zu sein, und wurde zum Ding« (Tolstoi, 1911, S. 207).

9.2.7 Die Krankheit des Bewusstseins

Ich kehre zurück zu Dostojewskis *Aufzeichnungen aus dem Untergrund:* »zu sehr bewusst zu sein, das ist eine Krankheit, eine echte, volle Krankheit«, sagt der Untergrundmann zu Beginn seiner Aufzeichnungen (Dostojewski, 1982, russ., S. 7). »Die Antithese des normalen Menschen [ist] der Mensch, der sich verstärkt bewusst ist.« Er ist ein Retortenmensch, eben unnatürlich, und sieht sich, wenn konfrontiert mit dem Normalmenschen, dem Naturmenschen, als eine Maus, nicht als Menschen. »Mag dies auch eine verstärkt bewusste Maus sein, so ist es dennoch eine Maus, während jener andere eben ein Mensch ist« (ebd., 10ff.).

Was aber ist die Krankheit dieses Bewusstseins?

> »Dort in ihrem ekelhaften, stinkenden Untergrund verbohrt sich diese beleidigte, zerquetschte und ausgelachte Maus unablässig in kaltem, giftigem und vor allem ewig dauerndem Groll. 40 Jahre lang wird sie sich bis zur letzten, beschämendsten Einzelheit an ihre Beleidigung erinnern, und jedes Mal von sich aus noch beschämendere Einzelheiten hinzufügen, indem sie sich boshaft mit ihrer eigenen Fantasie reizt und quält. Sie wird sich selber über ihre Fantasie schämen, aber sie wird sich trotzdem vollständig an sie erinnern, wird alles der Reihe nach durchgehen, wird über sich unerhörte Märchen ersinnen, indem sie sich vortäuscht, dass diese auch geschehen könnten, und sie wird nichts verzeihen« (ebd., S. 10).

Später spricht er von »einem Gefühl der Scham, das mich nie verließ«, und gleich danach ganz entscheidend: »Schon damals trug ich meinen Untergrund in meiner Seele« (ebd., S. 34). Diese Selbstspaltung wird auch, wie er sie ganz am Ende beschreibt, als Abgetrenntheit vom Leben geschildert:

> »wir sind alle des Lebens entwöhnt [vom Leben geschieden], alle verkrüppelt, jeder einzelne mehr oder weniger. Wir sind sogar zu einem solchen Ausmaß davon geschieden, dass wir zu Zeiten einen Ekel spüren gegen das wirkliche ›lebendige Leben‹ *[živoj žizni]*, und wir es daher nicht ertragen können, wenn wir uns daran erinnern« (ebd., S. 84).

Ganz am Ende nennt Dostojewski, in einer Bemerkung, die selbst eine unvermutete Verdoppelung darstellt (nämlich zwischen dem Autor und dem Erzähler, der bis dahin als mit dem Autor identisch erscheint), den Erzähler einen »Paradoxalisten« (ebd., S. 85).

Mochulsky (1973, S. 517) sagt über das Werk *Der Jüngling:* »Doppelheit, Antinomie der Seele, das ist das letzte Wort über ihn [Arkady, den Sohn] und Versilow [den Vater] ... *Jedes menschliche Bewusstsein ist in sich widersprüchlich.*« Das aber ist, was ich eingangs mit dem tragischen Bewusstsein meinte.

In den *Dämonen* berichtet der Erzähler:

> »die nervöse, zerquälte und in sich gespaltene Natur der Menschen unserer Zeit lässt ein Bedürfnis nach jenen unmittelbaren und starken Empfindungen gar nicht mehr aufkommen, nach denen damals manche in ihrem Tätigkeitsdrang ruhelosen Herren der guten alten Zeit so sehr trachteten« (Dostojewski, 1996, dt., S. 233; 1994, russ., S. 187).

Was ist diese Krankheit des Bewusstseins? Was ist diese Spaltung, diese Antinomie und Paradoxalität?

Ich möchte drei Antworten auf diese Frage geben und drei Arten des erkrankten oder gespaltenen Bewusstseins aufzeigen.

Zunächst scheint es sich um die Selbstreflexion zu handeln. Und da haben wir einen wichtigen Hinweis in jenen »sich wimmelnden inneren Gegensätzen«, mit denen der Untergrundmann seine Aufzeichnungen eröffnet. Wie es sich für diesen »Paradoxalisten« in seinen Monologen geziemt, die zur selben Zeit auch einen fortlaufenden inneren Dialog darstellen, widerspricht er dauernd jeder seiner Aussagen. Keine Wahrheit darf stehen gelassen werden und sich bekämpfende Gefühle stehen nebeneinander. Er selbst spricht von »Widersprüchen und Leiden, von einer quälenden inneren Analyse«. Wir würden hier eher an Zwangsgedanken, einhergehend mit unablässigen Zweifeln und Urteilssucht denken als an eine echte Selbstanalyse.

Am schärfsten können wir dieses Phänomen im Frühwerk *Der Doppelgänger* beobachten. Der Erzähler berichtet über Herrn Goljadkin, unmittelbar nachdem er seines Doppelgängers gewahr geworden ist:

»Inzwischen bemächtigte sich seiner eine neue Empfindung: Es war wie eine Beklemmung, und doch wieder nicht; es war wie Angst … und doch anders als Angst … Ein fieberhaftes Zittern lief durch seinen ganzen Körper und zerrte an allen Sehnen. Der Augenblick war unerträglich« (Dostojewski, 1919, dt., S. 311).

Diese Doppelheit gegensätzlicher Gefühle, von Anerkennung und Verleugnung ist charakteristisch für den Untergrundmann und, so glaube ich, ebenfalls für manche andere dämonische Gestalten bei Dostojewski.

Wir erkennen psychoanalytisch diese Doppelheit als Spaltung im ursprünglichen Sinn, wie sie in Freuds Auffassung (1927e) den Fetischismus kennzeichnet, dann von ihm allgemeiner auf Erlebnisse der Entfremdung und in traumatischen Zuständen ausgedehnt wurde und die heute, wie in Kapitel 4 ausgeführt, im Begriff der »Charakterperversion« (Renik, 1992; Grossman, 1992, 1993) von besonderem Interesse ist: Unliebsame Aspekte der Wirklichkeit müssen gewohnheitsmäßig als Charakterzug verleugnet und durch eine Gegenhaltung und Gegenwahrnehmung ersetzt werden.

Was den Untergrundmenschen betrifft, verschmäht und verleugnet er alles, was dazu führen könnte, ihn seiner persönlichen Wahlfreiheit und damit Würde zu berauben. Diese Dehumanisierung wird im Symbolbegriff des »Kristallpalastes *[chrustal'noje zdanije]*« erfasst und soll die bürokratische oder sozialistische Organisation der Gesellschaft bedeuten; jeden Versuch, menschliche Gemeinschaft zur »Herde« und zum »Ameisenhügel« zu machen und so herabzusetzen, letztlich alles, was das Individuum zur Zahl reduziert. Diese Abweisung, ja Verleugnung gipfelt in seiner Feindseligkeit gegen das Rechnen überhaupt. Triumphierend fordert er – darin ein Geistesverwandter von Don Quijote –, dass zwei und zwei fünf sein müssen. Dadurch soll dem Despotismus der Mathematik und der Naturwissenschaft getrotzt und dem Gott der neuen Zeit abgeschworen werden. Das Einzige, was zählt ist das, was einen Menschen ausmacht, die Individualität, das, was er letztlich das »lebendige Leben *[živája žizn']*« nennt, die voll erlebte menschliche Existenz. Ganz so, wie es der lebenssprühende Razumichin in der Verteidigung des »lebendigen Lebensprozesses« und »der lebendigen Seele« gegenüber der Anwendung der Mechanik und Logik auf Leben und Seele ausspricht (Dostojewski, 1991, dt., S. 342; 1982, russ., S. 496).

Übrigens betont Dostojewski dabei die Individualität, ungeachtet dessen, dass er, wie nach ihm Nietzsche, den Einzelnen zugleich als *Dividuum* behandelt, als aus unversöhnbaren Teilpersönlichkeiten bestehend.

Dieser Aufstand gegen das Rechnen bedeutet indessen, dass die rationalen Kategorien des Verstehens der Außenwelt durch magisch-mythisches

Denken untergraben werden, dass der Primärprozess den Sekundärprozess beherrscht und ihn ersetzt, dass das Innenleben wichtiger wird als das äußere Leben. Der Anspruch des Untergrundmenschen bedeutet den Triumph der Gesetze des Unbewussten über die des Bewusstseins. Was der Psychotiker unbewusst durchführt, fordert der Untergrundmensch bewusst, aus ressentimentgeladenem Protest.

Ein anderes frappantes Beispiel für dieses Ersetzen der rationalen Kategorien durch magische Erwartung findet sich in der festen Erwartung des *Spielers* Alexej. Übrigens auch von Dostojewski selbst, dass er beim Spiel die statistischen Wahrscheinlichkeiten (oder eher Unwahrscheinlichkeiten) in vorhersagbare Quasi-Gesetze zu verwandeln vermöge, die Annahme, ja Überzeugung, dass das, was stochastisch ist, in lineare Kausalität verwandelt werden könne.

Wir können die Analyse vertiefen und uns fragen: Wogegen richtet sich diese durchdringende Abwehr durch Verleugnung am meisten? Die Antwort findet sich auf der zweiten Ebene. Diese zweite Schicht der Selbstreflexion besteht darin, wie der Untergrundmann gerade vor Beginn seines eigenen Bekenntnisberichts »In Bezug auf den nassen Schnee« einfügt, dass man »Dinge vor sich selbst verberge«: Es gebe Dinge,

> »bei denen ein Mensch sich fürchtet, sie auch sich selbst gegenüber aufzudecken, und jeder ordentliche Mensch hat eine ganze Menge solcher Dinge in sich aufgehäuft. Es ist sogar so: je anständiger der Mensch ist, desto mehr hat er solche Dinge in sich ... Jetzt, wenn ich mich nicht nur an diese [früheren Vorfälle] erinnere, sondern mich sogar entschlossen habe, sie niederzuschreiben, jetzt möchte ich insbesondere dies prüfen: ob es möglich sei, auch mit sich selbst absolut offen zu sein und sich nicht vor der ganzen Wahrheit zu fürchten?« (Dostojewski, 1982, russ., S. 28).

Solche Selbsttäuschung gehe sogar so weit, dass man sich selbst aus Eitelkeit anlüge, nicht nur, indem man Unanständigkeiten vor sich verberge, sondern dass man wie etwa Rousseau im Gegenteil Verbrechen und schändliche Taten bekenne, die man überhaupt nicht begangen habe.

Doch kulminiert diese Selbsterforschung der Selbstspaltung auf der folgenden, der dritten Ebene: Solche Selbstreflexion wandelt sich zur Selbstbeobachtung, diese zur Selbstkritik und dann zur Selbstverurteilung in Form von Schuld und vor allem in Form von überwältigender Scham. Jeder Akt wird überdacht und zu einem neuen Anlass für Selbsterniedrigung gemacht. Alle diese sind Funktionen, die wir gelernt haben, mit dem Über-Ich zu verknüpfen. Ich möchte daher behaupten: Letztlich ist jene Erkrankung des Bewusstseins das harsche, unbarmherzige, verachtungsvolle Gewissen, ein archaisches, vornehmlich anal-sadistisches Über-Ich, das jene »Untergrundwelt« voll von Ressentiment, Scham, Hass und Vernichtungswut schafft und die Verleugnung antreibt, die immer die Wahrnehmung und das Anerkennen, begleitet. Natürlich sind die Erwartungen ebenso total wie die Verurteilung: »Entweder Held oder Schmutz, etwas dazwischen gab es nicht« (ebd., S. 39).

So würden die drei Schichten des gespaltenen Bewusstseins, in psychoanalytischen Begriffen ausgedrückt, in Verdrängung, Verleugnung und Selbstbestrafung bestehen, das heißt gegen das eigene Selbst im Dienst des Über-Ichs gerichteter Aggression. Zusammengenommen machen sie das aus, was von Dostojewski durch seine Werke hindurch als die Untergrundwelt geschildert wurde, eine Welt von versteckten Verbrechen, von Grauen und Angst, von Bestrafung und ihrer Sexualisierung.

Hinter all diesen Beobachtungen des schweren inneren Konflikts mit den daraus resultierenden globalen Abwehrformen und ebenso globalen Über-Ich-Forderungen erkennen wir die zugrundeliegende Traumatisierung, mit deren massiven Störungen in der Affektregulation und entsprechenden globalen Affekten. Es sind diese »verschlingenden Affekte«, die zur verzehrenden Qualität des Standardcharakters und -verhaltens bei Dostojewski führen. Ich zitierte schon, was der *Spieler* seiner Freundin Polina zuschreit: »Ich werde Sie einfach töten, denn – es verlangt mich zuweilen so maßlos, Sie zu zerreißen, Sie zu ver... verschlingen« (Dostojewski, 1997, dt., S. 55).

Trauma, Stürme von überwältigenden, doch miteinander in Konflikt stehenden Gefühlen, die verzehrende, »orale« Natur allen Erlebens, Sexualisierung und die Gleichsetzung mit Gewalt stellen eine Sequenz und Gleichung dar, die uns von den schweren Neurosen wohl bekannt ist, und sie alle können in dem wieder gefunden werden, was ich bis jetzt dargestellt habe.

9.3 Die Zwanghaftigkeit und der Kampf Raskolnikows gegen die Scham

Als sich in Raskolnikow die Entscheidung zum Mord nach dem überhörten Gespräch am Heumarkt über die Abwesenheit der Schwester des Opfers immer mehr verfestigte, heißt es:

> »Er ging wie ein zum Tode Verurteilter. Er dachte an nichts und konnte auch an gar nichts denken, aber mit seinem ganzen Wesen fühlte er plötzlich, dass

er weder Entschlussfreiheit noch einen eigenen Willen *[ni svobody rassudka ni voli]* mehr besaß und dass alles mit einem Male endgültig entschieden war« (Dostojewski, 1996, dt., S. 88; 1994, russ., S. 293).

»Zu guter Letzt glaubte er sich einfach selbst nicht und suchte eigensinnig, sklavisch immer abseits tastend, nach Entgegnungen, als ob ihn jemand dazu zwänge und hinter sich herzöge. Der letzte Tag aber, der so unerwartet eintrat und der alles mit einem Male zur Entscheidung brachte, wirkte auf ihn fast rein mechanisch: Wie wenn ihn jemand an der Hand genommen und unwiderstehlich, blindlings, mit einer übernatürlichen Kraft nach sich gezogen hätte, ohne Widerrede, ganz als wäre er mit einem Zipfel seines Rockes in das Rad einer Maschine geraten und mitgerissen worden. [...] Nach seiner Überzeugung ergab es sich, dass diese Verdunkelung des Verstandes und der Zusammenbruch des Willens den Menschen gleich einer Krankheit befallen, sich allmählich entwickeln und kurz vor der Vollbringung des Verbrechens ihren Höhepunkt erreichen, bei der Ausführung, oder noch etwas länger, je nach Veranlagung, auf demselben Höhepunkt anhalten und dann vergehen wie jede andere Krankheit« (Dostojewski, 1958, dt., 99/100; 1997 russ., S. 301/302)

– die Beschreibung eines dissoziativen Zustands *par excellence*. Dasselbe finden wir im Moment, wo er Sonja alles gesteht:

»Er war wie seiner selbst nicht mächtig. Er konnte auch keinen Augenblick auf einer Stelle stehen bleiben, konnte auch seine Aufmerksamkeit auf keinen Gegenstand konzentrieren; seine Gedanken übersprangen einander, er war ins Reden gekommen und schien nicht aufhören zu können [...]« (Dostojewski, 1958, dt., S. 704).

Doch fragen wir uns: Was sind die Motive, die ihn so sehr als Zwang zu beherrschen beginnen, dass sie ihn mehr und mehr nicht nur des Gefühls der inneren Freiheit, des Willens, der Entscheidungsfähigkeit zu berauben scheinen, sondern auch »des Gedächtnisses, ja sogar des einfachen Denkens« (ebd., S. 127)?

Das oberflächliche Motiv, auf das er sich auch in seinem Artikel, den der Verhörrichter benutzt, stützt, ist: Es gibt auserwählte, spezielle Einzelne, die im Dienst einer höheren Verantwortung, nämlich der einer größeren Gerechtigkeit, die ethischen Grenzen überschreiten und morden dürfen, sogar müssen. Er nimmt also den Standpunkt eines Sonderanspruchs, der

Grandiosität und der Macht ein. Für solches Allmachtsprotzen scheint es gerechtfertigt, im Einverständnis mit dem Gewissen und für das Gewissen Blut zu vergießen:

> »dass es in der Welt angeblich einige solche Persönlichkeiten gibt, die tun können ... das heißt nicht bloß können, sondern volles Recht dazu haben, allerhand Unfug zu treiben und Verbrechen zu begehen, und dass angeblich für sie das Gesetz nicht geschrieben ist« (ebd., S. 345).

Die großen Gesetzgeber der Menschheit seien alle »Übertreter, somit Verbrecher« gewesen (ebd., S. 347). Sein Grundgedanke sei es,

> »dass die Menschen im *Allgemeinen* nach einem Naturgesetz in zwei Klassen oder Gattungen eingeteilt sind: in eine niedrigere (die gewöhnlichen), das heißt sozusagen in Material, das einzig zur Weitererzeugung von seinesgleichen dient, und in eigentliche Menschen, das heißt in solche, die die Gabe oder das Talent haben, in ihrer Umgebung ein *neues* Wort zu sagen« (ebd., S. 348).

Er kommt immer wieder auf Führergestalten wie Napoleon zurück: »Siehst du, ich wollte ein Napoleon werden, deshalb habe ich erschlagen« (ebd., S. 556).

So behauptet Raskolnikow in seinem vor dem Mord an der alten Wucherin veröffentlichten Aufsatz, ein außergewöhnlicher Mensch habe von sich aus das Recht, seinem Gewissen zu gestatten, gewisse Hindernisse zu übertreten. Razumichin wendet dagegen ein, es entsetze ihn zu hören, dass Raskolnikow das *Blutvergießen vor dem Gewissen* gestatte:

> »und dass du dies noch dazu, entschuldige mich, mit so einem Fanatismus tust [...]. Denn diese Erlaubnis, Blut zu vergießen *dem Gewissen nach*, das ... das ist doch meiner Meinung nach schrecklicher, als es eine offizielle Erlaubnis zum Blutvergießen wäre, dem Gesetze nach [...]« (Dostojewski, 1958, dt., S. 352/353; 1994, russ., S. 504).

> »Was für ein Verbrechen ..., etwa weil ich eine scheußliche, bösartige Maus, eine alte Wucherin ermordet habe, die niemand braucht, für deren Ermordung einem vierzig Sünden vergeben werden müssten, die den Armen den letzten Blutstropfen aussaugte, und das soll ein Verbrechen sein? Ich denke gar nicht daran, es tilgen zu wollen« (ebd., dt., S. 698).

Zwei Gedanken kommen mir dazu in den Sinn: Der eine ist die Verwischung jeder Grenze zwischen Individuum und Kategorie in dieser Art des Denkens: Die Menschen werden allesamt auf abstrakte Klassen reduziert und damit völlig entpersönlicht, dehumanisiert, sowohl die Führer wie die Masse. Der Mensch wird zur Laus oder Maus gemacht, wie schon in der Weltanschauung des Untergrundmannes. »Wie, ein Mensch soll eine Laus sein?«, fragt Sonja entgeistert. Er antwortet mit der typischen doppelten Buchführung, der Spaltung von Ja und Nein:

> »Auch ich weiß es ja, dass er's nicht ist [...]. Aber ich lüge ja, Sonja ... ich lüge schon die ganze Zeit ... Es war nicht das; du sagst die Wahrheit. Es waren ganz, ganz, ganz andere Gründe« (Dostojewski, 1991, dt., S. 558/559).

> »Ich erriet damals [...], dass die Macht nur dem gegeben wird, der es wagt, sich zu bücken und sie aufzugreifen, sie einfach zu nehmen. Hier gilt nur eines: dass man sich untersteht, es zu wagen! [...] Ich wollte mich *unterstehen,* und erschlug ... ich wollte mich bloß unterstehen, Sonja, das war der ganze Grund« (ebd., S. 561).

Doch war es der innere Konflikt, der Zweifel an seiner eigenen Grandiosität, der Konflikt zwischen Allmachtsanspruch und Scham, nicht etwa vordergründig Schuld, der ihn zur Tat trieb:

> »Oder meinst du etwa, ich hätte z. B. nicht gewusst, dass ich, wenn ich überhaupt damit anfing, mich zu fragen und auszuhorchen, ob ich denn auch ein Anrecht auf Macht habe, schon allein deswegen dieses Anrecht auf Macht *nicht* hatte? Oder dass, wenn ich mir die Frage vorlegte: Ist der Mensch eine Laus? dann *für mich* der Mensch schon keine Laus war, sondern eine Laus für den, dem eine solche Frage überhaupt nicht in den Sinn kommt und der ohne Fragen einfach auf sein Ziel losgeht ... Wenn ich mich schon so viele Tage damit abgequält hatte, ob Napoleon es getan hätte, da fühlte ich doch schon deutlich, dass ich kein Napoleon war ... Ich habe die ganze Qual, ja Qual, dieses ganzen Geschwätzes ausgehalten, und da wollte ich sie endlich einmal loswerden, Sonja, sie von den Schultern wälzen, mit einem Ruck: ich wollte, weißt du, ohne Kasuistik töten, einzig um meinetwillen, Sonja, für mich allein! Hier wollte ich nicht einmal mir selbst etwas vorlügen! Nicht um meiner Mutter zu helfen, habe ich getötet – das ist Unsinn! Nicht um Mittel und Macht zu erlangen und dann ein Wohltäter der Menschheit zu werden, habe ich getötet. Unsinn! Ich habe einfach getötet; für mich getötet, für mich allein [...].

> Und v. a., Sonja, war es mir nicht ums Geld zu tun, als ich tötete [...]. Aber ich musste etwas anderes feststellen, und dies andere stieß mich vor: Ich musste damals feststellen, und zwar so schnell wie möglich feststellen, ob ich eine Laus war, wie alle, oder ein Mensch? Würde ich es fertigbringen zu übertreten, oder würde ich es nicht fertigbringen? Würde ich es wagen, mich zu bücken und die Macht zu packen, oder würde ich es nicht wagen? Bin ich zitternde Kreatur oder *habe* ich das Recht [...].«

Später: »Mich habe ich getötet, aber nicht die Alte! Eben dort habe ich mich mit einem Hieb umgebracht, für immer! [...] Jene Alte hat der Teufel erschlagen, aber nicht ich.« Sonjas Antwort: »Das Leiden auf sich nehmen und sich dadurch erlösen, das ist es, was man tun muss« (Dostojewski 1958, dt., S. 562/563/564).

Der zweite Gedanke ist der: Wo es eine derartige Besessenheit zum Allmachts- und Größenanspruch gibt, vermuten wir dahinter sehr viel Neid auf diese Macht-, Führer- und Ruhmesfiguren. Und dieser Neid ist seinerseits in Tieferem in Scham, Hilflosigkeit, Ohnmacht und Angst gegründet. Diese Größenansprüche sind manifest im inneren und äußeren Dialog Raskolnikows erkennbar als Abwehr gegen seine Scham für jede Schwäche, für jedes Versagen, und für alle stärkeren Gefühle überhaupt. Jede Nähe wird als Schwäche empfunden und schlägt sogleich in Hass oder Wut um.

Jedoch lässt sich in dieser zu verhüllenden Schwäche und den ihn überwältigenden Affekten Raskolnikows tiefe Identifizierung mit dem Opfer, das durch das erschlagene Pferdchen symbolisiert wird, erkennen. Dieses Mitfühlen für den Leidenden, für das misshandelte Tier, für die missbrauchten Kinder, für die entwürdigte Frau wandelt sich in intensive Wut über die Ungerechtigkeit. Für diese Opferidentität schämt er sich aber am tiefsten. Doch wurde ihm gerade für dieses Mitfühlen für den Leidenden, für den versoffenen Marmeladow, für die entwürdigte Sonja, für die sterbende Katerina Iwanowna, für die Kinder, die er unter Lebensgefahr und mit Brandverwundung aus dem Feuer gerettet hat, mildernde Umstände zugebilligt und seine Strafe reduziert.

Noch tiefer liegt die Angst vor dem Übermanntwerden von Affekten, dem Zusammenbrechen der Affektregulation, wie es typisch für schwer traumatisierte Menschen ist, und die ständige Neigung zu süchtigem Verhalten. Dies gilt für mehrere Hauptgestalten: die Trunksucht Marmeladows, das süchtige Suchen nach Lust beim Pädophilen und Falschspieler Swidrigailow, der das missbrauchte Mädchen in den Suizid getrieben, sowie die Leidenssucht der meisten Gestalten oder auch die Rauchsucht von Porphiry. Die Neigung zu süchtigem Verhalten vieler Protagonisten findet sich auch in anderen Romanen Dostojewskis und die aus seiner eigenen Biografie bekannte Spielsucht. Swidrigailow sagt:

> »In dieser Ausschweifung ist wenigstens etwas Beständiges, sogar auf der Natur und nicht auf der Fantasie Beruhendes [...]. Ich gebe zu, dass es eine Krankheit ist, wie schließlich alles das Maß Überschreitende – und hierbei muss man ja unbedingt das Maß überschreiten« (ebd., S. 633).

Dieser Sequenz von Angst vor überwältigenden Gefühlen und Scham darüber und der Wut über Ungerechtigkeit, gefolgt von Identifizierung mit den Opfern und damit der eigenen Opferhaltung, die dann aber wieder von Scham über alle solche Schwäche im Wechsel von Größenanspruch und Maßlosigkeit (die Hybris des tragischen Protagonisten) verdeckt wird, steht Sonjas Annahme des Leidens als Erlösung und Selbsthingabe gegenüber.

Es ist überdies bemerkenswert, wie Raskolnikow nirgendwo, selbst in Sibirien nicht, Schuldgefühlen Ausdruck gibt. Einmal wird beiläufig erwähnt, »als ob er unter Gewissensbissen gelitten hätte« (Dostojewski, 1958, dt., S. 593; 1994, russ., S. 693). Auch seine Schwester Dunja ruft (in Bezug auf den Mord) im Schlussgespräch mit Swidrigailow aus: »Aber das Gewissen ... die Gewissensbisse?« Swidrigailow antwortet lediglich, jetzt habe sich doch ohnehin alles verwirrt und getrübt (ebd., dt., S. 662). Raskolnikows Bedauern hat nur mit Scham, nichts mit Schuld zu tun:

> »er erkrankte an verwundetem Stolz [...]. Er ging aber streng mit sich ins Gericht, und sein vor Ingrimm erbittertes und verstocktes Gewissen konnte in seiner Vergangenheit keine besondere Schuld finden, außer einem einfachen *Fehlschlag,* der jedem passieren kann. Er schämte sich hauptsächlich deswegen, dass er, Raskolnikow, so blind, hoffnungslos, still und dumm, infolge eines Spruches des blinden Schicksals, zugrunde gegangen war, und dass er sich vor der ›Sinnlosigkeit‹ irgendeines Urteils beugen und ergeben musste, wenn er einigermaßen zur Ruhe kommen wollte« (ebd., S. 731),

also das Urteil des Vaters angesichts des zu Tode gemarterten Pferdchens annehmen musste:

> »Sie sind betrunken ... versündigen sich, uns geht es nichts an ... komm!« (ebd., S. 84).

> »Aber er bereute sein Verbrechen nicht« (ebd., S. 731).

Und doch verrät sein Handeln seine unbewussten Schuldgefühle und richtet den Verdacht mehr und mehr auf ihn. Wir können uns sogar fragen, ob er nicht einer jener »bleichen Verbrecher« Nietzsches, der »Verbrecher aus Schuldgefühl« Freuds sein könnte? Er, wie auch sein Double, Stawrogin, verlor seinen Vater frühzeitig und wurde zum vergötterten Liebling der Mutter, deren eigene Größenfantasien er zu erfüllen hatte. War es im Hintergrund der ödipale Triumph in seiner ganzen Hohlheit und narzisstischen Liebesleere, der dem Mordszenario überhaupt zur Geltung verhalf – der sowohl narzisstischen Größenanspruch als auch die Bestrafung für diese Usurpation verwirklichen sollte?

Weiterhin beobachten wir wiederum wie bei Stawrogin die große Rolle von »Fieberzuständen«. In unserem Verstehen handelt es sich um Ausnahmezustände, Trance-, Hypnoidzuständen und Depersonalisationen, somit um dissoziative Phänomene. Unsere klinische Erfahrung zeigt, dass diese sowohl zu den Folgeerscheinungen von Traumatisierung gehören wie zu ganz massiven, globalen Konflikten, vor allem zu Konflikten im Über-Ich. Ich glaube, es ist der Konflikt zwischen narzisstischen Forderungen: einerseits dem Idealbild von grenzüberschreitender Berechtigung zur Macht, andererseits der Identifizierung und dem Mitgefühl für den Leidenden – einer Allmacht der Verantwortung –, der das Innere zerreißt.

Der hochmütige Narzisst ist verzweifelt in seiner Einsamkeit, so auch Raskolnikow. Als er Sonjas Fuß küsst, sagt er: »Ich habe mich nicht vor dir verneigt, sondern vor dem ganzen Menschenleid« (ebd., S. 431). »Oh, wenn ich doch allein wäre und niemand mich liebte, und wenn ich selbst niemals jemanden geliebt hätte! *Dann wäre dies alles ja gar nicht geschehen!*« (ebd., S. 701). Und zum Schluss:

> »Überhaupt und am meisten begann ihn jener furchtbare, jener unüberbrückbare Abgrund zu wundern, der zwischen ihm und all den anderen Menschen lag. Es war, als gehörten er und sie verschiedenen Nationen an [...]. Ihn selbst aber liebten alle nicht, und man ging ihm aus dem Wege. Man begann ihn schließlich sogar zu hassen. Warum? Er wusste es nicht. Man verachtete ihn, lachte über ihn, und über sein Verbrechen machten sich manche lustig, die bedeutend größere Verbrechen begangen hatten als er« (ebd., S. S. 733–734).

Das Umschlagen, die Peripetie der Tragödie, kommt im Wissen um die Liebe:

> »und es gab für sie keinen Zweifel mehr, dass er sie liebte, unermesslich liebte [...], aber in diesen kranken und bleichen Gesichtern leuchtete schon

die Morgenröte einer neuen Zukunft, der völligen Auferstehung zu neuem Leben. Die Liebe hatte sie erweckt, das Herz des einen enthielt unerschöpfliche Lebensquellen für das Herz des anderen.«

»[E]r wusste, mit welcher unendlichen Liebe er jetzt all ihr Leiden sühnen würde […], an Stelle der Dialektik begann das Leben« (ebd., S. 739–740).

9.4 Psychologische Bemerkungen zu den *Dämonen*

Dieses Werk bietet sich fast unmittelbar zu einer politisch-historischen Analyse des Totalitarismus an und sehr viel wäre von diesem Gesichtspunkt aus zu sagen: zum Terror der französischen Revolution, zu Thesen Robespierres und Babeufs. Wir könnten den Gegensatz zu Turgenjews *Väter und Söhne* aufzeigen oder es als Prophezeiung, als Handbuch für die kommenden totalitären Ideologien des 20. Jahrhunderts studieren. Wir könnten auch untersuchen, mit welcher Akkuratheit Dostojewski die kommende Diktatur von links und deren Verfilzung mit dem Liberalismus vorausgesagt hat, aber deren Spiegelung in der Diktatur von rechts und deren Verfilzung mit der Reaktion, vor allem mit der Kirche und dem Staat, nicht berücksichtigt hat. Diese zweite Untersuchung in Form eines Romans hat erst Tolstoi in der *Auferstehung* unternommen, und in der Tat war er selbst dabei sehr von Dostojewskis *Dämonen* beeinflusst.

Ich werde mich aber hier auf die psychologische Analyse beschränken.

Nikolai Stawrogin ist zwar die Hauptgestalt des Romans, vielschichtig, vielseitig, rätselhaft, für den Psychologen überaus faszinierend. Wenn ihn seine irre Frau verdoppelt, erfasst sie eine tiefe Wahrheit über ihn: »Nur war meiner ein reiner Falke und ein Fürst, du aber bist nur ein Käuzchen und eine Krämerseele … Mein Falke hätte sich niemals und vor keinem vornehmen Fräulein der Welt meiner geschämt« (Dostojewski, 1996, dt., S. 317; 1994, russ., S. 253). Doch möchte ich die Studie seines Charakters und dessen Psychodynamik zunächst aufschieben.

9.4.1 Die Vergöttlichung der unheilbaren Wunde und die Fantasiewelt vom Übermenschen und Totalitarismus

Der angehende Mitverschwörer Liputin berichtet über eine Abhandlung, die der Ingenieur-Anarchist Kirillow zum Thema der Zunahme des Selbstmords und deren Ursachen geschrieben hat:

»Auf den Kern der Frage aber, sozusagen auf ihre moralische Seite, geht er überhaupt nicht ein, stellt die Moral selber sogar ganz in Abrede und hält sich an das moderne Prinzip der allgemeinen Zerstörung zwecks Erreichung guter Endziele. Er verlangt sogar über hundert Millionen Köpfe, um die gesunde Vernunft in Europa zur Herrschaft zu bringen, also noch bedeutend mehr, als auf dem letzten Weltkongress verlangt worden sind« (ebd., dt., S. 111; russ., S. 88).

»Nur eines scheint mir bedenklich: Sie wollen unsere Brücke bauen und verfechten gleichzeitig das Prinzip der allgemeinen Zerstörung«, bemerkt Stepan Werchowenski, der hochliberale Vater des Revolutionskomplotts, dazu (ebd., dt., S. 112; russ. S. 89).

Kirillow bestätigt etwas später Liputins Worte und vertieft sie in schaurig wahrer Prophetie: »Die volle Freiheit wird dann da sein, wenn alles ganz gleich sein wird, leben oder nicht leben. Das ist für alles das Ziel.« Auf die Bemerkung seines Gesprächspartners: »Der Mensch fürchtet den Tod, weil er das Leben liebt, so fasse ich es auf [...], und so hat es auch die Natur gewollt«, entgegnet Kirillow: »Das ist niedrig, und hierin liegt der ganze Betrug.« Seine Augen funkelten.

»Das Leben ist Schmerz, das Leben ist Angst, und der Mensch ist unglücklich. Jetzt ist alles Schmerz und Angst. Jetzt liebt der Mensch das Leben, weil er Schmerz und Angst liebt. Und so hat man es gemacht. Das Leben wird jetzt für Schmerz und Angst gegeben, und hierin liegt der ganze Betrug. Jetzt ist der Mensch noch nicht jener Mensch. Es wird einen neuen Menschen geben, einen glücklichen und stolzen. Wem es ganz gleich sein wird, ob er lebt oder nicht, der wird ein neuer Mensch sein. Wer Schmerz und Angst überwindet, wird selber ein Gott sein. Aber jener Gott wird nicht sein« (Dostojewski, 1996a, S. 153).

Der Gesprächspartner, der am Geschehen teilnehmende Erzähler Anton Lawrentjewitsch, fragt »unschuldig«: »Also gibt es Ihrer Ansicht nach jenen Gott doch?« (ebd.).

Und Kirillow antwortet, getreu dem Stil jenes »Paradoxalisten«, den wir vom Untergrundmenschen wie auch klinisch von der Charakterperversion sehr wohl kennen, mit einem inneren Widerspruch, einer *contradictio in adiecto,* einer Doppelheit: »Es gibt ihn nicht, aber er ist da.« Er greift einen vorherigen Gedanken auf, in dem er gefragt hatte, ob denn im erwarteten Tod unter einem herabstürzenden haushohen Stein Schmerz stecke: »Im Stein ist kein Schmerz, aber in der Angst vor dem Stein ist Schmerz. Gott ist der Schmerz der Todesangst. Wer Schmerz und Angst überwindet, der wird selbst Gott werden. Dann wird ein neues Leben sein, dann wird ein neuer

Mensch sein, alles wird neu sein … Dann wird man die Weltgeschichte in zwei Abschnitte einteilen: vom Gorilla bis zur Vernichtung Gottes und von der Vernichtung Gottes bis …«

»Bis zum Gorilla?«, unterbricht ihn der andere.

»… bis zur physischen Umwandlung der Erde und des Menschen. Ein Gott wird der Mensch sein und sich physisch verändern. Die Welt wird sich verändern und die Dinge werden sich verändern und die Gedanken und alle Gefühle. Was meinen Sie, wird der Mensch sich dann physisch verändern?«

»Wenn es ganz gleich sein wird, ob man lebt oder nicht, werden sich alle umbringen, und darin wird vielleicht die Veränderung bestehen.«

»Das ist ganz gleich. Den Betrug wird man umbringen. Jeder, der den Willen zur wichtigsten Freiheit hat, muss es wagen, sich zu töten. Wer es wagt, sich zu töten, der hat das Geheimnis des Betruges erkannt. Weiter gibt es keine Freiheit; das ist alles, weiter gibt es nichts. Wer sich zu töten wagt, ist ein Gott. Jetzt kann es jeder machen, dass Gott nicht mehr ist und überhaupt nichts ist. Aber noch keiner hat es jemals getan.« Und kurz danach: »Wer sich das Leben nimmt, nur um die Angst zu töten, der wird sogleich ein Gott.«

»Dazu wird er vielleicht keine Zeit mehr haben«, bemerkt der Erzähler.

»Das ist ganz gleich,« erwiderte Kirillow leise mit ruhigem Stolz, fast mit Verachtung. »Es tut mir leid, dass Sie sich anscheinend darüber lustig machen.«

Kurz danach sagt Kirillow: »Ich schimpfe nicht gerne und lache niemals […]. Jeder denkt und dann denkt er gleich an etwas anderes. Ich kann nicht an anderes [denken, B. S.], ich [denke] mein ganzes Leben [lang nur] an eines.«

Anton fragt sogleich: »Aber sagen Sie, wenn ich mir die Frage erlauben darf, warum sprechen Sie nicht richtig russisch? Haben Sie es in den fünf Jahren im Ausland wirklich verlernt?«

Kirillow verneint es und wundert sich sogar: »Spreche ich denn unrichtig?« Er ist sich also gar nicht gewahr, wie er in gebrochener Sprache spricht und wie sich darin, in jenem Auslassen, etwas ganz Wichtiges ausdrückt: eine durchgehende Verleugnung oder ein Nebeneinander von Anerkennung und Verleugnung der Spaltung. Kirillows ganze sadomasochistische Fantasiewelt von magischer Allmacht und Ohnmacht, von einer Figur des Übermenschen, die ein Leben von Hilflosigkeit, Schmerz und Angst ungültig zu machen sucht, stellt eine illusionäre Gegenwelt dar, die traumatisches Erleben verleugnen soll. Er fügt denn auch stereotyp immer wieder hinzu: »Mir ist alles ganz gleich.« Auch dieses Gleichgültigmachen ist eine

Art der Entfremdung. Es drückt dramatisch die Verleugnung von schmerzlich-angstvoller Wahrnehmung und Erinnerung aus – was immer das Trauma gewesen sein mag (Dostojewski, 1996b, dt., S. 134–136, 196; 1994, russ., S. 107–108).

Es ist bezeichnend, dass Kirillow, der alle Unterschiede leugnet und seinen Selbstmord den Verschwörern versprochen hat, so geschildert wird: »[Er sah] jeden Redner mit seinen starren, glanzlosen Augen hartnäckig an und hörte alles ohne die geringste Erregung und das geringste Staunen mit an« (ebd., dt., S. 448; russ., S. 356). Aus dieser Schilderung ergibt sich das Bild des seelischen Todes. Und ein solches ist auch das maskenhafte Gesicht Stawrogins.

9.4.2 Mehr zur Verleugnung der Unterscheidungen und Grenzen

Die machtsüchtige, eitle und durch ihre Blindheit das Verhängnis mit heraufbeschwörende Frau des Gouverneurs, Julia Michailowna von Lembke, sagt ihrem Widerpart im Narzissmus, der Warwara Stawrogina (der Mutter): »Man darf nicht sein Leben lang auf den Gipfeln seiner eignen Fantasie thronen« (ebd., dt., S. 342; russ., S. 273) – in äußerster poetischer Ironie. »Sie träumte davon, Glück zu geben und das Unversöhnliche zu versöhnen oder, richtiger gesagt, alle und alles in der Verhimmelichung ihrer eignen Person zu vereinigen« (ebd., dt., S. 393; russ., S. 312–313).

Doch diese vorherrschende Verleugnung geht sehr viel weiter und tiefer und macht einen der bedeutsamsten psychodynamischen Stränge in diesem Werk aus.

Der Drahtzieher der Verschwörung, Pjotr Werchowenski, erklärt Stawrogin (über dessen bitteren Feind und Duellanten Gaganow, den Sohn des von Stawrogin tödlich beleidigten Edelmannes): »Ich habe ihm sofort die volle Wahrheit gesagt, das heißt natürlich nicht die volle Wahrheit« (ebd., dt., S. 257; russ., S. 206).

»Ich anerkenne weder Verrat noch Nicht-Verrat«, sagt Kirillow (gegenüber Pjotr; ebd., dt., S. 426; russ., S. 338). Dabei klingt die Verleugnung von Veränderung und Nicht-Veränderung an.

Im Kreise der Unzufriedenen und von Pjotr zur Verschwörung Versammelten ruft der Gymnasiast: »Es gibt nichts Moralisches noch Unmoralisches« (ebd., dt., S. 454; russ., S. 360).

Die Nivellierung aller Unterschiede, diese Verleugnung von Differenzierung, Individuation und Grenzen, zugleich mit der Aufhebung von grammatischen Ordnungen und von differenzierter Sinnhaftigkeit, vertieft sich in Kirillows späterem Dialog mit Strawrogin. Und dies, nachdem er ihn gebeten hatte, sein Duell mit Gaganow vorzubereiten und ihm als Sekundant zu dienen, nachdem Kirillow seinen Plan, sich gelegentlich zu erschießen, bekräftigt hatte: »Das Leben gibt es, den Tod aber [gibt es] gar nicht.«

»Glauben Sie neuerdings an ein künftiges ewiges Leben?«, fragt ihn Stawrogin. »Nein, nicht an ein künftiges ewiges, sondern an ein ewiges hier. Es gibt Augenblicke, man gelangt zu Augenblicken, und die Zeit bleibt plötzlich stehen und wird ewig.« Etwas später erklärt er, den Gedanken aus der Offenbarung (Apokalypsis) aufgreifend, dass es keine Zeit mehr geben werde: »Wenn jeder Mensch das Glück erreicht hat, wird es keine Zeit mehr geben, weil sie nicht mehr nötig ist […].«

Stawrogin fragt ihn: »Wohin wird man sie denn stecken?«

»Nirgendhin. Die Zeit ist kein Gegenstand, sondern ein Begriff. Sie wird im Geist erlöschen.« In der Deutung aufgrund eines extremen philosophischen Idealismus verleugnet er die unabhängige Existenz der Zeit, wie überhaupt jeder objektiven Wirklichkeit – im Grunde eine konkrete Fassung des Symbolischen.

»Sie scheinen sehr glücklich zu sein, Kirillow?«

»Ja, sehr glücklich«, ist seine lapidare Antwort. Hernach schildert er, wie er als Kind sich mit geschlossenen Augen im Winter ein grünes Blatt ganz lebhaft vorgestellt habe. »Ich öffnete die Augen und traute ihnen nicht, weil es so schön gewesen war, und schloss sie wieder.« Stawrogin fragt, ob das eine Allegorie sei, und Kirillow verneint es überrascht: »Das Blatt ist gut. Alles ist gut.« (Dostojewski, 1996a, S. 325). In anderen Worten: Die Wirklichkeit kann einfach außer Kraft gesetzt, »inoperativ gemacht« werden, die Innenwelt kann durch Zustimmung wirklich gemacht werden, dem Äquivalenzprinzip gehorchend.

»Alles?«, fragt Stawrogin.

»Alles. Der Mensch ist unglücklich, weil er nicht weiß, dass er glücklich ist; nur deshalb. Das ist alles, alles! Wer das erkennt, wird sofort glücklich. Diese Schwiegermutter wird sterben und das kleine Mädchen wird zurückbleiben – alles ist gut.« Auch hier verwechselt Kirillow »Schwiegertochter« mit »Schwiegermutter«, verkehrt also den Generationenablauf und -unterschied.

Stawrogin spitzt seine Frage in ein Extrem um, das, wie wir später erfahren werden, seinem eigenen Verhalten entspricht: »Und wenn jemand vor Hunger stirbt, wenn jemand ein kleines Mädchen beleidigt und schändet – ist das gut?« (ebd.). Er selbst hat in einem Akt extremer Perversion die grundlegendsten menschlichen Grenzsetzungen überschritten; seine Frage drückt seine Selbstverurteilung und das Suchen nach Entschuldigung aus.

Kirillow antwortet wiederum: »Gut! Und wenn jemand den Kopf zerschmettert eines Kindes wegen, so ist das auch gut, und wenn jemand das nicht tut, ist es auch gut. Alles ist gut, alles. Alle jene haben es gut, die wissen, dass alles gut ist. Wenn sie wüssten, dass sie es gut haben, so hätten sie es gut, solange sie aber nicht wissen, dass sie es gut haben, werden sie es nicht gut haben. Das ist der ganze Gedanke, weiter gibt es keinen« (ebd.).

Wann er denn dies erkannt habe, fragt ihn Stawrogin (ich verkürze hier etwas den von Dostojewski wörtlich wiedergegebenen Dialog, der selbst ein psychologisches Meisterstück ist) und Kirillow antwortet, es sei Mittwoch früh gewesen: »[I]ch ging im Zimmer auf und ab [...] einerlei«, wörtlich wiederum seine Floskel: »Alles ist gleich, sowieso *[vsjo ravnó]*«, und fährt fort: »Ich hielt die Uhr an, es war 37 Minuten nach zwei.«

»Als Sinnbild dessen, dass die Zeit stehen bleiben muss?«, fragt wiederum Stawrogin. Wie zuvor in Bezug auf das Schließen der Augen, um das Bild des grünen Blattes zu bewahren und er sich erkundigt, ob er es allegorisch meine, nimmt Stawrogin das, was Kirillow sagt, symbolisch und Kirillow schweigt, nimmt es nicht an, obwohl er kurz zuvor scheinbar das Symbolische der Zeit angenommen, doch eben ins ganz Konkrete gewendet hat, indem er das Innere mit dem Äußeren gleichsetzte, etwa im Sinn: Wenn ich in mir die Unterscheidung nach Zeiten aufzuheben beschließe, dann gibt es eben auch keine Zeit mehr. Die beiden Fragen Stawrogins nach der symbolischen Natur des Gesagten: *allegórija, embléma,* prallen an ihm ab.

Stattdessen greift Kirillow die vorherige Frage auf und beantwortet sie mit einer magisch-allmächtigen Zustimmung, das durch die Zeiten gedonnert hat: »Die Menschen sind schlecht, weil sie nicht wissen, dass sie gut sind. Wenn sie das erkennen, werden sie kein Mädchen mehr vergewaltigen. Sie müssen erkennen, dass sie gut sind, dann werden alle sofort gut werden, alle bis auf den letzten.«

Und er erweitert den Gedanken bald darauf: »Wer die Menschen belehren wird, dass alle gut sind, wird die Welt vollenden.«

»Den, der das lehrte, hat man gekreuzigt«, bemerkt Stawrogin.

Doch Kirillow bleibt unbeirrt: »Er wird kommen, und sein Name wird Menschgott sein.« Stawrogin fragt verwirrt: »Gottmensch?« (ebd.).

»Menschgott, darin liegt der Unterschied«, und etwas später illustriert er, dass er damit eben eine Religion der Aufhebung aller Grenzen meint: »Ich bete zu allem *[ja vsjemú moljús']*. Sehen Sie, dort an der Wand kriecht eine Spinne, ich sehe sie an und bin ihr dankbar dafür, dass sie kriecht.« Dann klingt ganz kurz an, was Schatow unmittelbar danach wiederholen wird: »Denken Sie daran, was Sie in meinem Leben bedeutet haben, Stawrogin!« (Dostojewski, 1996b, dt., S. 270–272; russ., S. 216–218).

Schatow sagt, indem er seinen Faustschlag in Stawrogins Gesicht erklärt: »Ich tat es wegen Ihrer Verkommenheit ... wegen der Lüge […]. Ich tat es, weil Sie so viel in meinem Leben bedeutet haben ... Sie, Sie, Stawrogin, wie konnten Sie sich in einen so schamlosen, unbegabten Lakaienunsinn verlieren?« (ebd., dt., S. 274–277; russ., S. 220–222) – die Wut und der Schmerz über die verratene Verehrung und Anbetung. »Er schlug sogar die Hände zusammen, als könnte es für ihn nichts Bittreres und Trostloseres geben als diese Entdeckung.« Stawrogin bemerkt daraufhin: »Entschuldigen Sie, aber Sie scheinen mich für eine Art Sonne zu halten und sich selbst, im Vergleich mit mir, für ein Käferchen« (ebd., dt., S. 277; russ., S. 222).

»Stawrogin, warum bin ich verdammt, bis in alle Ewigkeit, an Sie zu glauben?« (ebd., dt., S. 291; russ., S. 233).

So führt Enttäuschung am übermäßig idealisierten Anderen zur Aufhebung entscheidender Grenzen und Unterscheidungen: Die Erwartung ist maß- und grenzenlos und nicht weniger ist es dann auch die Enttäuschung.

Doch zurück zu Kirillow: In seiner Auseinandersetzung mit Pjotr vor dem Suizid spricht er über diesen selben Konflikt, doch auf metaphysischer Ebene:

> »Gott ist unumgänglich, deshalb muss er sein […]. Aber ich weiß, dass er nicht existiert und gar nicht existieren kann […]. Begreifst du denn wirklich nicht, dass ein Mensch mit diesen zwei Überzeugungen gar nicht mehr am Leben bleiben kann?«

Dasselbe gelte für Stawrogin: »Wenn Stawrogin glaubt, so glaubt er es nicht, dass er glaubt. Wenn er nicht glaubt, so glaubt er es nicht, dass er nicht glaubt« (ebd., dt., S. 741; russ., S. 558); auch er sei »von einer Idee verschlungen worden.« Daraus folge: »Wenn es keinen Gott gibt, so bin ich Gott« (ebd., dt., S. 742; russ., S. 559). Das Einzige, was bleibt, ist der Stolz auf den eigenen Willen, auf die Macht über das eigene Sterben. Das ist die einzige Aktivität, die noch bleibt; sonst ist alles Passivität. Doch neben all seinen völlig antimoralischen Äußerungen der allgemeinen Zerstörungen blitzen immer wieder ethische Erwägungen auf: Wenn er dem ihm verfeindeten Schatow zu Hilfe kommt, wenn dessen Frau zu ihm zurückgekehrt ist und ihr Kind gebiert, das nicht von Schatow, sondern von Stawrogin gezeugt worden ist. Oder er weigert sich zunächst die Lügen, die ihm Pjotr diktieren will, niederzuschreiben. Oder er spricht in Formulierungen des Gewissens: »Ich bin verpflichtet, mich zu erschießen, weil eben dies der höchste Punkt meines Eigenwillens ist, mich selbst zu töten. [...] Ich bin verpflichtet, meinen Unglauben zu bekunden« (ebd., dt., S. 743; russ., S. 559–560). Paradoxerweise appelliert der völlig gewissenslose Pjotr ebenso an sein Pflichtgefühl: »Sie haben eine Pflicht auf sich genommen, haben Ihr Wort gegeben, haben Geld genommen« (ebd., dt., S. 739; russ., S. 556). Und doch anerkennt er nur den eigenen Willen und kein anderes Motiv mehr für sein Tun.

Auch darin zeigt sich die Doppelheit von Verleugnung und Anerkennung. Doch was daraus folgt, ist die Allherrschaft der Lüge. Auch hier wieder Nietzsche vorwegnehmend sagt Kirillow:

> »Wenn die Naturgesetze [...] Ihn [Christus] gezwungen haben, inmitten der Lüge zu leben und für eine Lüge zu sterben, dann folgt daraus, dass der ganze Planet eine Lüge ist und auf Lügen und dummem Hohn beruht. Dann sind selbst die Gesetze dieses Planeten Lüge und diabolisches Vaudeville« (ebd., dt., S. 744; russ., S. 560).

Der einzige Ausweg scheint ihm darin zu liegen, die völlige Eigenmächtigkeit durch seinen Selbstmord zu beweisen:

> »Das Bewusstsein, dass es keinen Gott gibt, ohne das gleichzeitige Bewusstsein, dass man selber zum Gott geworden ist – ist eine Ungereimtheit, andernfalls tötet man unbedingt sich selbst. Wenn man es erkannt hat, so ist man Herrscher und tötet sich selbst nicht mehr, sondern man wird im glänzendsten Ruhm leben« (ebd., dt., S. 745; russ., S. 561).

Es sei eben nur er als der erste, der diese Einsicht habe, der sich unbedingt selbst töten müsse. Doch sei die Angst vor diesem Eigenwillen unerträglich:

> »Ich bin entsetzlich unglücklich, denn ich fürchte mich entsetzlich. Die Angst ist der Fluch des Menschen. [...] Das Attribut meiner Gottheit ist – Eigenwille! Das ist alles, wodurch ich hauptsächlich Ungehorsam und meine neue, furchtbare Freiheit zeigen kann. Denn sie ist ganz furchtbar. Ich töte mich, um meinen Ungehorsam und meine neue, furchtbare Freiheit zu zeigen« (ebd.).

»Man liebt nicht eigentlich. Oh – da ist Höheres als Liebe!« (ebd., dt., S. 712; russ., S. 535).

Auf diese Weise erwächst aus dem Konflikt zwischen Anbetung, Vergöttlichung, Glauben und radikaler Enttäuschung, Entgöttlichung, Desillusionierung der Konflikt zwischen der Absolutsetzung des eigenen Willens und ebenso absoluter Angst. Sowohl die menschlichen Beziehungen, die Liebe wie das Gewissen haben ihre Gültigkeit scheinbar eingebüßt und an ihre Stelle ist ein radikaler Narzissmus getreten. Das ist Kirillows eine Persönlichkeit. In seiner anderen hingegen anerkennt er weiterhin Verpflichtungen und zeigt sogar Mitgefühl, zum Beispiel dem ermordeten Schatow gegenüber. Darüber hinaus vermag er Pjotr für dessen völlige Amoral zu verachten und zu verhöhnen – die Fratze mit herausgestreckter Zunge, die er über das diktierte Schriftstück malen möchte. Doch ist ihm das Umschlagen von dieser zweiten zur ersten Persönlichkeit philosophisch zur unausweichlichen Notwendigkeit und psychologisch zum unentrinnbaren Zwang geworden. Er unterwirft sich Pjotrs Ansinnen schließlich völlig, denn alles soll ihm gleichgültig sein, also auch Gewissen und Ethik. Das Beste, das er in diesem Bereich noch leisten kann, ist, dass er Pjotr fast im Moment des Suizids in den kleinen Finger beißt.

9.4.3 Die gewaltige Spinne und Pjotrs Motivation

»Pjotr Stepanowich [Werchowrenskij] war sicher kein dummer Mensch, aber der Sträfling Fedka hatte recht, wenn er von ihm behauptete, dass er sich selbst den Menschen zurechtmache und mit ihm lebe« (ebd., dt., S. 412–3; russ., S. 327). Er verleugnet die innere Wirklichkeit des anderen nicht weniger als Julia und Warwara und eigentlich wie die allermeisten Gestalten in diesem Roman der Seelenblindheit (die Ausnahmen sind vielleicht Dascha und der Erzähler selbst). Er verdreht, was die anderen sagen, und legt ihnen in den Mund, was er hören will, wobei oft gar nicht klar ist, wie viel es bewusste Lüge und Verleugnung bzw. ein Nicht-hören- und Nicht-sehen-Können ist. Auch Pjotr Stepanowich hat ein charakteristisches Wortemblem, das er mit gewissen Varianten immer wieder von sich gibt: »Hol's doch der Teufel!« Auch: »Ich spucke darauf.«

Kirillow sagt ihm: »Sie haben Fähigkeiten, aber Sie begreifen sehr vieles nicht, weil Sie ein niedriger Mensch sind.« »[E]r fand den richtigen Ton nicht« (ebd., dt., S. 674/5; russ., S. 505). »[D]aran aber, dass Pjotr Stepanowich mit ihnen [den Mitverschwörern] spiele wie mit Schachfiguren – glaubten sie ebenfalls ... Sie hatten das Gefühl, als wären sie plötzlich in das Netz einer riesigen Spinne geraten, ärgerten sich darüber, aber zitterten vor Furcht« (ebd., dt., S. 667; russ., S. 499). Das große Verbrechen ist in seinen

Augen Eigenmächtigkeit bei anderen, *svojevolije,* das nur mit dem Tod geahndet werden könne. Es ist der Eigenwille, den wir bei Kirillow als das Höchste – und als das Signal für seinen Suizid angetroffen haben. Dagegen wird jeder Eigenwille anderer von Pjotr als Verrat und Treuebruch an ihm persönlich bestraft. Es gelingt ihm mit seiner allmächtig und allwissend anmutenden Spionier- und Manipulierfähigkeit jede Regung der Selbstständigkeit und anderer Meinung zu ersticken. So heißt es von dem Mitverschwörer Liputin, nachdem er seine Fluchtvorbereitungen vor dem Mord an Schatow unter dem Eindruck der Tötung des erschlagenen Fedka aufgegeben und der sich Pjotr gewalttätig widersetzt hatte: »[E]s war, als wäre ein Felsblock auf ihn herabgefallen, der ihn für immer niederdrückte« (ebd., dt., S. 682; russ., S. 511).

Doch was steckt dahinter?

Pjotr schildert Stawrogin in prophetischer Weise, wie das totalitäre System mit Uniformen und Sentimentalität zu bauen sei und fügt den Groß-Inquisitor vorwegnehmend hinzu: »Und endlich das Hauptmoment, der Zement, der alle zusammenkittet, das ist die Scheu vor einer selbständigen Meinung. Was das für einen Einfluss hat!« (ebd., dt., S. 439; russ., S. 348). Doch Stawrogin belehrt ihn eines Besseren: »Das ist alles nur Bürokratismus und Sentimentalität – meinetwegen ein ganz guter Kleister. Aber es gibt einen noch viel besseren Kniff: Bereden Sie vier Mitglieder des Komitees, das fünfte zu ermorden, unter dem Vorwand, dass jenes ein Verräter sei, und sogleich werden Sie durch das vergossene Blut alle wie mit einem Tau zusammenketten. Sogleich werden sie alle Ihre Sklaven sein, werden nicht wagen, sich zu empören oder Rechenschaft zu fordern« (ebd., dt., S. 440; russ., S. 349). Stawrogin steht scheinbar jenseits von Gut und Böse. Er kennt wenigstens in Wort und Handlung keine ethische Schranke. Genauer gesagt: sie wird verleugnet. Über die tiefere Wahrheit, was hinter seinem narzisstischen Aufheben aller Schranken steht, werde ich später zu sprechen kommen.

Er und sein Gegenstück Pjotr rechtfertigen philosophisch die Vertiefung der Abwehr gegen Scham durch Schamlosigkeit. Doch ist es der eitle, sich den Revolutionären anbiedernde Schriftsteller Karamsin, das Konterfei von Turgenjew, der es ausspricht: »Soviel ich sehe und beurteilen kann, ist der Kern der russischen revolutionären Idee, die Verneinung der Ehre. Es gefällt mir, dass dies so kühn und furchtlos ausgesprochen wird. Nein, in Europa versteht man so etwas noch nicht, aber bei uns stürzt man sich gerade darauf am meisten. Für den Russen ist die Ehre nur eine überflüssige Last, ja ist ihm immer nur eine Last gewesen in seiner ganzen Geschichte. Mit dem vor aller Öffentlichkeit erklärten ›Recht auf Ehrlosigkeit‹ kann man ihn am ehesten mitfortreißen. Ich gehöre noch zur alten Generation und muss gestehen, dass ich noch für die Ehre einstehe, aber wohl auch nur aus Gewohnheit. Doch mir gefallen die alten Formen vielleicht aus Kleinmut, aber man muss doch irgendwie sein Zeitalter zu Ende leben« (ebd., dt., S. 423; russ., S. 336).

Dem Wort stimmt Stawrogin begeistert bei. Der alte Liberale, der eitle Dichter Karamsin der Rote, ist wie der andere der Väter, Stepan, ein Wegbereiter der revolutionären Söhne und beide entwerten und verraten auf ihre Weise die ethischen Ideale und vor allem verwischen sie die Grenzen. Sie werden als die Wegbereiter des Totalitarismus dargestellt.

Schigaljow, das Sprachrohr für Pjotrs Philosophie und Entwerfer des Programms der Weltrevolution, sagt: »Ich bin von der uneingeschränkten Freiheit ausgegangen und schließe mit dem absoluten Despotismus« (ebd., dt., S. 459; russ., S. 364). In seinem Buch schlägt er als »Endlösung« »die Teilung der Menschheit in zwei ungleiche Teile vor. Ein Zehntel erhält alle persönliche Freiheit und unbeschränktes Recht über die übrigen neun Zehntel. Diese müssen ihre Persönlichkeit aufgeben, sich in eine Art Herde verwandeln und bei ewigem Gehorsam durch eine Reihe von Wiedergeburten ihre ursprüngliche Unschuld […] zurückerlangen« (ebd., dt., S. 460; russ., S. 365).

Pjotr führt dieses kommunistische Ideal gegenüber Stawrogin weiter aus: »Jeder gehört allen und alle jedem. Alle sind Sklaven und in der Sklaverei gleich […] das Hauptprinzip ist die Gleichheit […]. Voller Gehorsam, voller Unpersönlichkeit« (ebd., dt., S. 476–477; russ., S. 377–378). Nur einer soll darüberstehen: Stawrogin, der Zarewitsch, Pjotrs Talisman (oder Fetisch) (ebd., dt., S. 475; russ., S. 376), das Idol seiner Fantasie, das er seinerseits durch das Blut von Stawrogins Frau und dann des zu ermordenden Schatow an sich ketten möchte: »Sie sind mein Idol! […] Ich wüsste keinen anderen außer Ihnen. Sie sind der Führer, Sie sind die Sonne, und ich bin nur ein Wurm vor Ihnen … ohne Sie bin ich eine Null« (ebd., dt., S. 478; russ., S. 378–379).

Kein Wunder, dass Goebbels seiner Dissertation ein Zitat aus den *Dämonen* voranstellte (Gerigk, 2001). Die große Lüge wie das Feuerfanal, die Verherrlichung eines Führers und der rücksichtslosen Stärke scheinen direkte Blaupause für das Naziregime zu sein. Doch weisen sie nicht nur voran, sondern auch zurück auf den Terror Robespierres.

Die Herrschaft von Lüge und Zynismus, auf der Pjotr seine Macht aufzubauen sucht, hat etwas Seelenloses und Seelenblindes; sie ist eine Herrschaft des Todes. Das gilt auch für die Gesellschaft selbst: »Ein allgemeiner wirrer Zynismus hatte den Thron bestiegen, ein Zynismus, der über aller Kraft ging und Anstrengungen kostete« (ebd., dt., S. 561; russ., S. 417). Richtig sagt es Pjotr voraus: »Verfinstern wird sich das Russenland, weinen wird die Erde nach den alten Göttern« (ebd., dt., S. 480; russ., S. 380).

Was aber Pjotr treibt, ist das Ressentiment: »Pjotr Stepanowitch vergaß niemals eine Beleidigung. Ich bin sogar überzeugt, dass gerade dies der Hauptgrund war« (ebd., dt., S. 668; russ., S. 500). Der Mörder Fedka nennt ihn eine »menschliche Laus« (das Gegenstück zum »Menschgott«), »den ersten Mörder« und »Götzendiener *[idolopoklónnik]*« (ebd., dt., S. 677; russ., S. 507). Er ist der Untergrundmensch in neuer Form und der Vorläufer des Smerdjakow. Aber er ist auch der Pfadfinder und Wegweiser für den Totalitarismus des 20. Jahrhunderts, dessen Hauptquelle das Ressentiment ist: Das Ressentiment ist die mächtigste Gegenmacht gegen das Gewissen.

Der Gegenpol zu Pjotrs Ressentiment ist der Allmachtsanspruch, sein »Spinnennetz«, das zu weben ihm mit außerordentlichem Geschick auch gelingt. Da er im Dienst seines Ressentiments keine Menschen mit Eigenrecht und damit eigenem Willen anerkennt und jegliche Individualität absolut verleugnet, außer seiner eigenen und manchmal auch der Stawrogins, kann er mit ihnen als Werkzeuge, als »Bauern« umspringen. »[E]iner ist wie der andere, es gibt kein Besser oder Schlechter, sondern nur ein Klüger oder Dümmer und wenn nun einmal alle Schurken sind (was übrigens Unsinn ist), darf man gar kein Nichtschurke sein« (ebd., dt., S. 740; russ., S. 557).

Er kennt und berechnet das Gebaren der anderen mit großer Schläue und ist ein Genie der Organisation, aber bar jedes Einfühlungsvermögens in den anderen (oder vielleicht eher mit der negativen Empathie, auf die Warren Poland (1996) hingewiesen hat: die Fähigkeit von Demagogen »andere zu lesen« im Dienst der eigenen narzisstischen Begehren, s. Kap. 5.1). Er verkörpert eine antihumanistische Weltanschauung, die sich eines flachen sozialen Darwinismus bedient: »Allerdings trat ja der Kampf ums Dasein überall zutage, ein anderes Prinzip gab es eben nicht, das wussten alle wohl« (ebd., dt., S. 667; russ., S. 499), heißt es über die »Unsrigen«, die Gruppe der Verschworenen.

Das Erstaunliche daran ist, wie erfolgreich diese Strategie der Entmenschlichung ist, wie sich die darin Verstrickten diesem Netz nicht mehr zu entwinden vermögen. Teilweise sind es sicherlich die sehr geschickt belegte Allmacht und das Allwissen, verbunden mit der Todes- oder Denunziationsdrohung, die aus denkenden Menschen »maschinenähnliche Automata« machen (die letzteren beiden Worte kommen in manchen Zusammenhängen im Buch vor). Doch scheint das ursprüngliche Motiv bei den Mitläufern ihr eigenes Ressentiment und ihr Wunsch zu sein, an der allmächtigen Vernichtung des Systems teilnehmen zu dürfen, gekoppelt mit der Aufhebung von allen Schranken des Gewissens im Dienst eines neuen Ideals, das aber durchgehend ganz verschwommen bleibt. Der Kampf gegen ein altes Gewissen, das sich auf Rücksicht auf Rechte und Leiden anderer aufbaut, und für ein neues Gewissen, das ganz auf der Schamverhütung durch unbarmherzig durchgesetzte Stärke beruht, dürfte den Kern der Dynamik aller Totalitarismen bilden. Dies ist *eine* Bedeutung dessen, was Nietzsche im *Zarathustra* (1925, S. 78) meint, wenn er sagt: »Frei wovon? Was schiert das Zarathustra? Hell aber soll mir dein Auge künden: frei *wozu?*«

Die Vernichtung des Bestehenden, also die Ermächtigung des Ressentiments, steht im Mittelpunkt. Nach dem Mord an Schatow wendet sich Pjotr an die Mitverschworenen: »Ein jeder Ihrer Schritte führe vorläufig nur dazu, dass alles zusammenstürze, sowohl der Staat als auch seine Moral. Dann werden nur wir übrig bleiben, die wir uns von vornherein zur Machtübernahme bestimmt haben« (Dostojewski, 1996, dt., S. 731; 1994, russ., S. 550). Es wäre eine Schande, sich der Macht nicht mit der Ermordung von Tausenden zu bemächtigen. Ljamschin, der den Obrigkeiten zum Schluss das ganze Komplott enthüllt, nennt als Grund, das geschehe, »um systematisch alle Grundfesten zu erschüttern, um systematisch die ganze Gesellschaft und alles von alters her Bestehende zu zersetzen, um alle zu entmutigen und alle in einen Topf zu werfen, um dann das so zermürbte, kranke, zerschlagene, zynisch und ungläubig gewordene Volk, das aber dennoch eine unendliche Sehnsucht nach irgendeiner führenden Idee und nach Selbsterhaltung habe, plötzlich in die eigene Hand zu nehmen, die Fahne des Aufruhrs zu erheben, gestützt auf eine ganze Kette solcher Fünfergruppen […]« (ebd., dt., S. 800; russ., S. 607). Es geht also ausschließlich um wilde Zerstörung zum Zweck der Machtübernahme, nicht um eine umgreifende Idee.

Im Zusammenhang mit der allgemein menschlichen Faszination durch Feuersbrünste spricht Dostojewski davon, dass »die Zerstörungsinstinkte […] leider in jeder Seele verborgen liegen, selbst in der des sanftmütigsten Familienmenschen und Titularratess« (ebd., dt., S. 624; russ., S. 466). Der Agitator und Manipulator, der die Kunst des Lügens meisterhaft versteht, ist imstande, das Ressentiment in vielen zur mörderischen Zerstörungskraft anzufachen. Vor dem Mord an Schatow sagt Pjotr denn auch über diesen, er habe gehofft, »ihn so, wie er war, als verbitterten Menschen für die allgemeine Sache auszunützen und zu verwenden« (ebd., dt., S. 724; russ., S. 545).

Dem ist hinzuzufügen: Der vom Ressentiment beherrschte Mensch lügt gewöhnlich. Da ihm in seiner Sicht nie wiedergutzumachendes Unrecht angetan wurde, ist ihm jede Grenzüberschreitung erlaubt. Eine der wichtigsten Übertretungen ist das Verbiegen der Realität. »Pfui Teufel, welche Lüge nimmt der Mensch auf sich!« (ebd., dt., S. 646; russ., S. 482), ruft Pjotr in Verzweiflung, nachdem Stawrogin Liza die Wahrheit angedeutet hat.

Etwas anderes wird angesprochen, wenn Dostojewski »den gefühllosesten von allen Mördern«, den Fähnrich Erkel, das »Dummköpfchen«, beschreibt: »Der ausführende Teil zu sein, war das Bedürfnis dieser kleinen, an Urteilskraft armen, immer nach Unterordnung unter einen fremden Willen lechzenden Natur« (ebd., dt., S. 694; russ., S. 521). Der »kleinliche Fanatiker« war vollständig und blind der Persönlichkeit, die für ihn die »Idee« verkörperte, nämlich Pjotr, ergeben: »[D]enn Sie sind – alles, und wir – nichts« (ebd., dt., S. 754; russ., S. 568). Er ist eben der Mensch, der die Freiheit fürchtet, sein eigenes Gewissen aufgibt und sich einem Fremden begeistert unterwirft, wie es Dostojewski dann im *Großinquisitor* in den Mittelpunkt rückt. Die Last der Entscheidung zwischen Gut und Böse und damit die Willensfreiheit, die Freiheit der Wahl, ist zu schwer zu tragen. Doch warum? Die klinische Antwort ist: Wenn ein analsadistisches Über-Ich überaus aggressiv und regressiv mit der verheerenden Gewalt der Absolutheit und Ausschließlichkeit operiert, dann ist es eine Erlösung, wenn einem diese innere Macht von einer äußeren, ähnlich grausamen, ähnlich absoluten und totalitären Autorität abgenommen wird.

Doch woher hat Pjotr diese Charakterperversion von Ressentiment, Lüge, Allmachtsanspruch und völliger Verdinglichung des Menschen? Sehr wenig ist über seine Kindheit bekannt. Er war der Sohn eines »leichtfertigen Mädchens«, der ersten Frau von Stepan. Sie starb, als er fünfjährig war, doch sei er schon von Anfang an bei entfernten Tanten großgezogen worden. So wuchs er vermutlich in starker Armut an Objektbeziehungen und mit wenig Objektkonstanz auf. Den Vater habe er kaum je gesehen. Dieser wird als ein überaus selbstbezogener, eitler Mensch gezeichnet, der sich immer wieder in Schulden stürzte und unter anderem nicht nur das Erbteil des Sohnes verschleuderte, sondern auch, um eine Schuld zu begleichen, den Leibeigenen Fedka an die Armee verkaufte. Dieser entlief der Armee, dann der Verbannung und wurde zum Mörder und Brandstifter – und zu einem der Werkzeuge von Pjotrs Plänen. Von Stepan sagt die Stawrogina in eifersüchtigem Zorn und unauslöschlichem Ressentiment, er sei »das erbärmlichste, leerste Menschlein« (ebd., dt., S. 790; russ., S. 599). Stepan sagt von sich selbst, wie er todkrank Rechenschaft über sein Leben ablegt: »[I]ch habe mein ganzes Leben gelogen. Selbst dann, wenn ich die Wahrheit sagte. Ich habe nie der Wahrheit zuliebe, sondern nur mir selber zuliebe geredet; das wusste ich auch früher, aber jetzt erst sehe ich es [...]. Die Hauptsache aber ist, dass ich mir selber glaube, wenn ich lüge. Denn das ist das Schwerste von allem, ein Leben zu leben und nicht zu lügen ... und ... und an die eigene Lüge nicht zu glauben, ja, ja, das eben ist es« (ebd., dt., S. 781; russ., S. 591; Korrekturen in der Übersetzung von L. W.). Bis zum Ende aber lebt er für die hohen Ideale und für diese beschwindelt er sich selbst und die anderen. Das Symbol, das er dafür findet, wie er sich auf seine letzte Reise, seine Wanderschaft in den Tod hineinbegibt, ist indes schön und wahr: »Die große Landstraße – das ist etwas Langes, Langes, von dem man kein Ende sehen kann – genau wie das menschliche Leben, genau wie der menschliche Traum. Die große Landstraße umschließt eine Idee, die Postkutsche aber, wo liegt da die Idee? Die Postkutsche ist das Ende der Idee« (ebd., dt., S. 785; russ., S. 572).

Der Sohn tötet diese Ideale mit rabiater Konsequenz. Seine Verachtung dem Vater gegenüber ist ebenso mörderisch wie gegen alle anderen.

Der Wunsch, Rache am Vater zu nehmen, scheint ein wichtiges Motiv im Charakter Pjotrs zu sein. So viel in seinen Handlungen kann als verkappter Vatermord verstanden werden. Der direkte Mord an Schatow erscheint besonders symbolisch dadurch, dass dieser eben erst zum rührend besorgten Vater geworden ist. Alles, was schöpferisch und generativ ist, muss von diesem Rachedämon vernichtet werden. Doch ist die perverse Haltung der Wirklichkeit und den Menschen gegenüber zugleich Ausdruck von schwerer früher Traumatisierung. Zudem lässt die Szene, in der er unter dem Tisch sitzt und Mitverschworene belauscht, um sie hernach zu entlarven, und überhaupt der ganze Anschein seines Allwissens, den er zu verbreiten sucht, an Urszenenfantasien denken.

Er ist aber auch der Ankläger und Nutznießer eines korrupten, autoritären, autokratischen Systems, das die Lüge unausweichlich und die Instrumentalisierung des Menschen zur Norm macht.

9.4.4 Stawrogins scheinbare Schamlosigkeit

Stawrogin, der Sohn einer egozentrischen, hochmütigen Mutter

> »wusste, dass seine Mutter ihn sehr liebte, aber er selbst liebte sie wohl kaum. Sie redete wenig mit ihm, legte ihm selten ein Hindernis in den Weg, und doch fühlte er immer mit einem fast krankhaften Unbehagen ihren Blick auf sich ruhen, der ihm ununterbrochen folgte.«

Sie ist äußerst manipulierend, wie es sich in ihrem Refrain ausdrückt: »Tun Sie mir bitte den Gefallen …«

Bei all ihrem Stolz ist sie auch sehr eine Frau des Ressentiments. So heißt es denn über sie: »Nachtragend *[zlopámjatna]* war sie bis zur Unglaublichkeit.« »Das werde ich Ihnen nie vergessen *[Ja nikogdá vam étovo ně zabúdu]*« (ebd., dt., S. 20–23; russ., S. 17–20), sagte sie zweimal dem von ihr mehr oder weniger ausgehaltenen Stepan Werchowenski, dem Erzieher ihres Jungen. Einmal als er unbedacht auf den Bericht der großen russischen Reformen Hurra gerufen und sich dadurch vor einem Baron nicht als so geschliffen gezeigt hatte, wie sie es von ihm erwartet hatte, und das zweite Mal als er möglicherweise und unwillkürlich durch seine Miene ausdrückte, dass er zu einem Heiratsantrag an sie nicht bereit war. »So viel Reichtum und so wenig Fröhlichkeit«, sagte die teils irre, teils tiefsichtige Frau des Sohnes, die lahme Marija Timofejewna (ebd., dt., S. 313; russ., S. 250).

Sie hatte ihren Sohn ganz der Pflege dieses Schützlings von ihr, dem in Selbstmitleid und Selbstverliebtheit schwelgenden »Liberalen«, Stepan Trofimowitsch Werchowenski, anvertraut. Der

> »trug keine Bedenken, diesen kleinen Knaben, sobald er nur ein wenig herangewachsen war, zu seinem Freunde zu machen. Es fügte sich ganz von selbst so, dass sich zwischen ihnen nicht der geringste Abstand fühlbar machte. Mehr als einmal weckte er nachts seinen zehn- oder elfjährigen Freund, nur um vor ihm unter Tränen seinen verletzten Gefühlen freien Lauf zu lassen oder ihm ein Familiengeheimnis zu enthüllen, ohne zu bedenken, dass so etwas doch durchaus unstatthaft war. Dann umarmten sie sich und weinten … Auch ist zu vermuten, dass die beiden Freunde, wenn sie sich nachts in die Arme fielen, nicht immer nur über Familienangelegenheiten weinten. Stepan Trofimowitsch verstand es, im Herzen seines Freundes die tiefsten Saiten zu berühren und in ihm das erste, noch unbestimmte Gefühl jener ewigen, heiligen Sehnsucht wachzurufen […]« (Dostojewski, 1996b, dt.; 1994, russ.).

Wir sehen darin die Blindheit Stepan Trofimowitschs gegenüber den Bedürfnissen des Kindes wie auch Anzeichen für eine homosexuelle Überstimulierung. Beide sind gewöhnlich Ursachen schwerer Schamkonflikte.

Das Interesse der Mutter an ihrem Sohn scheint erst dann stärker geworden zu sein, als er in den höchsten Kreisen der St. Petersburger Gesellschaft Zutritt und Erfolg hatte. Doch dann drangen seltsame Gerüchte an ihr Ohr: »[M]an erzählte … von seiner wilden Zügellosigkeit: von Menschen, die er mit seinen Trabern überfahren habe, von seiner brutalen Handlungsweise einer Dame aus der guten Gesellschaft gegenüber, mit der er ein Verhältnis gehabt und die er dann öffentlich beleidigt habe.« Es heißt, er »suche mit jedermann Händel anzufangen und alle zu beleidigen, nur aus Vergnügen am Beleidigen«. In einem Duell schießt er seinen Gegner zu Tod, im zweiten macht er den anderen zum Krüppel. Er wird in der Armee degradiert, avanciert jedoch anscheinend auf Betreiben seiner Mutter rasch wieder zum Offizier. Er nimmt aber dann unvermutet seinen Abschied aus dem Heer und scheint danach ganz zu verwahrlosen. Er wird von seiner Mutter nach Hause zurückgeholt. Über ihn wird gesagt, er sei zwar bildschön, doch finden ihn manche Menschen zugleich abstoßend, denn sein Gesicht gleiche einer Maske. Bei vielen Damen spalte sich ihre Ansicht: Die eine Partei vergöttere ihn, die andere hasse ihn bis aufs Blut und beide Parteien haben in ihrem absoluten Urteil den Verstand verloren. Doch alle finden ihn »äußerst vernünftig«. Nach einigen Monaten »zeigte das Raubtier plötzlich seine Krallen« (Dostojewski, 1996a, dt., S. 60).

> »Plötzlich beging unser Prinz [gemeint ist Stawrogin, B. S.] ohne die geringste Provokation einige noch nie da gewesene Schandtaten, die sich von all dem, was man sich vorstellen konnte, so sehr unterschieden; es waren nicht die üblichen Dreistigkeiten. Sie waren völlig geistlose, nicht herausgeforderte, kindische Trotzausbrüche. Einer der ehrwürdigsten Mitglieder unseres Klubs, Herr Gaganow, hatte die harmlose Angewohnheit, wenn er aufgeregt war, an jeden seiner Sätze anzufügen: ›Ah, nein, ich werde mich nicht von ihnen an der Nase herumführen lassen.‹ Was ist schon Unrechtes daran? Nun, eines Tages, als er diese Bemerkung gegenüber einigen wichtigen Besuchern machte, ging Stawrogin, der die ganze Zeit über in einer Ecke gestanden und sich an der Unterhaltung gar nicht beteiligt hatte, auf Herrn Gaganow zu, streckte plötzlich seine Hand aus, packte die Nase des alten Herren zwischen Daumen und Zeigefinger und zog ihn einige Schritte hinter sich drein« (ebd., S. 61).

Wir haben ähnliche Impulse beim Untergrundmann angetroffen und das, was Alexej, *der Spieler,* mit Frau Baronin Wurmerhelm anstellte, war genau dasselbe, außer dass er dies stellvertretend für Polina, die ihn dazu angestiftet hatte, tat.

Was Dostojewski weiterhin über Stawrogin sagt, ist von großer Bedeutung: »Auf jeden Fall schien er nicht im Mindesten verlegen zu sein. Im Gegenteil, er lächelte maliziös und schaute höchst amüsiert um sich, ›ohne‹, wie sie es nannten, ›das leiseste Zeichen des Bedauerns für das, was er getan hatte!‹« (ebd.).

»Es war – das konnte man auf den ersten Blick erkennen – eine absichtliche und berechnende Beleidigung unserer ganzen Gesellschaft« (Dostojewski, 1996, dt., S. 55; 1994, russ., S. 44).

Natürlich wurde sein Benehmen zunächst als Stolz gedeutet: »Ich würde sagen, es war sein Stolz, der sich diesen ganzen Hass zuzog.« Die Mutter spricht vom »Dämon der Ironie«, von seinem Spötterleben, von »seinem unersättlichen Durst nach äußersten Gegensätzen« (ebd., dt., S. 216; russ., S. 174). »[Seine] Bosheit war kalt, ruhig und wenn man sich so ausdrücken darf, *vernünftig [razúmnaja]*, also die abscheulichste und furchtbarste, die es geben kann«, sagt der Erzähler (ebd., dt., S. 234; russ., S. 188). Doch fragen wir uns, was ist denn die Dynamik dahinter?

9.4.5 Stawrogins Abwehr gegen das Gewissen

Schatow fragt Stawrogin: »Ist es wahr, dass Sie sich gebrüstet haben, der Marquis de Sade hätte noch von Ihnen lernen können? Ist es wahr, dass Sie Kinder an sich gelockt und missbraucht haben?«

Stawrogin erwidert: »Ich habe diese Worte gesagt, aber Kindern habe ich nichts zuleide getan.« Er log.

»Oh, Sie wandeln nicht am Rande des Abgrunds, Sie stürzen sich kühn kopfüber hinab. Sie haben geheiratet aus Leidenschaft für Quälerei, aus Leidenschaft für Gewissensbisse aus moralischer Wollust«, sagt Schatow später (Dostojewski, 1996, dt., S. 289–290; 1994, russ., S. 232). Damit erfasst er das tiefe Motiv: Stawrogins Masochismus, seine Selbstbestrafung für die Schändung des Mädchens (dessen Alter verschieden angegeben wird), das sich schließlich erhängte.

Sein bitterer Feind Artemi Pawlowitsch Gaganow nennt ihn einen »schamlosen Feigling *[besstýdnyj trus]*« (ebd., dt., S. 321). Schamlos?

Im Gespräch mit Dascha sagt er: »Wissen Sie, seit gestern Nacht habe ich schreckliche Lust zu lachen, immer nur zu lachen. Ich bin von lauter Gelächter verpestet« (ebd., dt., S. 335; russ., S. 267).

Viel später gesteht Stawrogin dem Mönch Tichon, »dem heiligen Narren«, »dass er hauptsächlich nachts von einer Art Halluzination heimgesucht werde und manchmal ein boshaftes, spöttisches und ›vernünftiges‹ Wesen neben sich sehe oder fühle, mit verschiedenen Gesichtern und Charakterzügen aber immer ein und dasselbe, aber ich werde immer zornig« Dies werde mit einer Offenheit gesagt, die ihm sonst nicht eigen sei, »als wäre der frühere Mensch in ihm plötzlich und unvermutet gänzlich verschwunden. Er schämte sich durchaus nicht, die Furcht zu zeigen, mit der er von seinen Gesichtern sprach« (ebd., dt., S. 488; russ., S. 621–622). Er versucht diese zu verscheuchen: »Das ist alles Unsinn, schrecklicher Unsinn. Das bin ich selber in verschiedenen Gestalten und weiter nichts.« Doch zugleich fragt er, ob Tichon nicht denke, er »sei nicht völlig überzeugt, dass ich das sei und nicht wirklich der Teufel«. Das letztere kann meines Erachtens auch so übersetzt werden, »dass ich es sei und nicht zugleich ein Dämon« (ebd., dt., S. 489; russ., S. 622).

Die Frage: Ist es konkrete äußere Wirklichkeit? Ist es etwas völlig Innerliches? Ganz klar wird es nicht. Es steht dazwischen wie der talmudische Begriff des *d'mut de'iqon,* über den ich schon mehrfach berichtet habe, zuletzt in ähnlichem Zusammenhang von Conrads *Under Western Eyes*. Es handelt sich um eine Über-Ich-Gestalt, hier um einen radikal verurteilenden, höhnischen, sich vor allem auf Scham gründenden inneren Richter, der zwar innerlich ein Teil des Selbst ist, doch zugleich sehr leicht veräußerlicht werden kann und als Quasi-Halluzination oder eben als wahnhafte Übertragung in der Therapie oder Analyse erlebt wird. Die Grenze zwischen Innen und Außen ist durchlässig und wird immer mehr verwischt. Es ist nie ganz sicher: Bin ich es? Oder ist es äußere Wirklichkeit? Ebenso wie es in der Behandlung fast nicht analysierbar ist. In der Gegenübertragung führt es fast unentrinnbar zum Gegenagieren von Über-Ich-Stellungnahmen.

Zu solchen zwingt Stawrogin Tichon immer wieder und damit zu Verurteilungen oder Verzeihungen, so sehr dieser sich auch bemüht, zu verstehen und dem Beichtenden ein Verstehen zu eröffnen. Sein Bemühen misslingt in doppeltem Sinn: in der Übertragung auf ihn und im äußeren Handeln. Stawrogin stößt ihn als »verfluchten Psychologen« und als Vertreter einer konventionellen Moral von sich und unternimmt sein nächstes Verbrechen. Er duldet den Mord an seiner Frau und die Entführung Lizas, die ebenfalls in deren Tod endet. Stawrogin, der unter seinem Gewissen leidet und doch dieses mit aller Kraft abzuwehren versucht, ist einer, der den Tod bringt. Die Nachaußenwendung des mörderisch-höhnischen Gewissens wendet sich zu mörderisch-zynischem Handeln, das sich an keine Werte und darum an keine Grenzen hält. Der amoralische Pjotr ist das willentliche Werkzeug dieser Umkehrung. Dieselbe Dynamik mag übrigens für Pjotr selbst gelten, obwohl sie dort viel weniger klar hervortritt. Man hat bei diesem das Gefühl, seine Abwehr gegen das Über-Ich sei in einer Weise geglückt, dass er völlig amoralisch erscheint.

Doch habe ich vorgegriffen, was die Frage nach innerlich oder äußerlich angeht? Stawrogin fragt ähnlich Smerdjakow Tichon: »Können Sie einen

Berg versetzen oder nicht?« »Wenn Gott es befiehlt, werde ich einen Berg versetzen können«, sagte Tichon leise (ebd., dt., S. 490; russ., S. 623). So wird das Innere zum Konkreten, Äußeren. Ich werde später darauf zurückkommen.

In dem Moment, wo Stawrogin ein warmes Gefühl bekennt und sagt: »[I]ch liebe Sie«, wird er ärgerlich. Es ist die Wut, die aus der Scham resultiert, sich mit der Äußerung eines zärtlichen Gefühls eine Blöße gegeben zu haben. Es ist auch etwas, was wir von stark schambeladenen Patienten in der Übertragung gut kennen. Stawrogin sagt: »Hören Sie, ich kann Spione und Psychologen nicht leiden, wenigstens solche nicht, die mir in die Seele dringen. Ich fordere niemanden auf, in meine Seele einzudringen, ich brauche niemanden, ich kann allein fertig werden. Sie denken wohl, ich habe Angst vor Ihnen?« (Dostojewski, 1996, dt.; 1994, russ.).

Psychodynamisch wird deutlich: Jede Form von seelischer Abhängigkeit ruft unmittelbar größte Scham hervor. Deshalb sind Stawrogins höchste Werte die der Kontrolle, der Macht, der Unabhängigkeit. Dies bedeutet, nicht zu lieben, sich nicht in emotionelle Nähe einzulassen, denn die ist überaus gefährlich. Wenn wir an seine drei Elternfiguren denken: an die kalt manipulative, emotionell unberechenbare Mutter, seinen abwesenden Vater und den überstimulierend selbstsüchtigen Stepan, ist es einfühlbar, dass Kontrolle, Macht und Unabhängigkeit zur obersten Maxime für Stawrogin geworden sind. Umgeben von seelenblinden und seelenmörderischen Narzissten wird er zu einem, der jede Schwäche in sich bekämpfen und immer auf Abwehr der Scham bedacht sein muss. Zugleich benutzt er seine Umgebung völlig für diesen Zweck seiner sadistischen Schamabwehr. So dient sein Sadismus der Abwehr des moralischen Masochismus, indem er ihn umkehrt.

In *Die Dämonen* wie in seinem gesamten Werk legt Dostojewski uns Zeugnis für die Einsicht in innere Komplexität und Vielschichtigkeit der menschlichen Psyche ab, die ihn zum wahrscheinlich bedeutendsten Seelenkenner in der Literatur macht.

Das zeigt sich auch in der geschriebenen Beichte, die Stawrogin Tichon zum Lesen gibt. Denken wir dabei daran: Stawrogin ist der »Mann der Kreuzigung«; denn *staurós* heißt auf Griechisch »das Kreuz«. Der Erzähler sagt mit schärfster Erkenntnis:

> »Der Grundgedanke des Dokuments ist das schreckliche, ungeheuchelte Bedürfnis nach einer Strafe, nach dem Kreuz, nach einer öffentlichen Hinrichtung … der Verfasser erklärt, dass es ihm unmöglich gewesen sei, es nicht zu schreiben, dass er dazu ›gezwungen‹ gewesen sei – und das ist ziemlich wahr-

scheinlich – er wäre froh, diesen Kelch nicht zu trinken, wenn er das könnte, aber er konnte es anscheinend tatsächlich nicht und ergriff nur die günstige Gelegenheit zu neuen Exzessen.«

Auch dies führt sogleich zur Veräußerlichung des inneren Konfliktes: »Ja, wie der Kranke sich im Bett hin und herwirft und eine Qual gegen die andere zu vertauschen sucht, so erschien auch ihm der Kampf gegen die Gesellschaft als die leichteste Lage und er wirft ihr die Herausforderung zu« (Dostojewski, 1996, dt., S. 494).[50] In ihnen zeigt sich Stawrogins Zwang zur Schamwut, zur darauffolgenden Selbstverurteilung und Selbstbestrafung sowie der Sexualisierung der Selbstqual und des Quälens des anderen:

> »Jede außerordentlich schändliche, maßlos erniedrigende, gemeine und vor allem lächerliche Lage, in die ich während meines Lebens gekommen bin, hat neben einem grenzenlosen Zorn einen unglaublichen Genuss in mir erregt. Ebenso war es in den Augenblicken eines Verbrechens oder in Augenblicken der Lebensgefahr.«

Wie wir sehen, ist auch hier die Grenze zwischen Innen und Außen verwischt: Ob er Täter oder Opfer ist, ist von geringer Wichtigkeit, sexualisiert ist beides.

> »Wenn ich etwas gestohlen hätte, so würde ich während der Ausführung des Diebstahls in dem Bewusstsein der Tiefe meiner Niedertracht einen Rausch empfunden haben. Nicht, dass ich die Niedertracht an sich etwa liebte – in dieser Hinsicht war mein Urteil ganz gesund –, nur der Rausch infolge des quälenden Bewusstseins meiner Niedertracht gefiel mir.«

Darin steckt die Selbstverurteilung, also der moralische Masochismus, der durch Sexualisierung gekennzeichnet ist und in einer Art Dissoziation, einem Trancezustand erlebt wird. Er suche diese Selbstqual selbst im Duell in akuter Lebensgefahr: »Es ist die stärkste Empfindung dieser Art, die ich kenne.« Wenn Stawrogin bei der Erniedrigung zum Beispiel nach der Ohrfeige Schatows die Wut bezwingt, »so übersteigt das Lustgefühl alles, was man sich vorstellen kann« (Dstojewski, 1996, dt., S. 496–497; 1994, russ.,

50 Diese wichtigen und illuminierenden einleitenden Passagen fehlen sowohl in meinem russischen Text wie in der neuen englischen Übersetzung von Pevear und Volokhonsky, 1994 (L.W.).

S. 627–628). Alle Angst, aller Schmerz, alle Scham, alle Wut, alle Schuld wird durch Sexualisierung abgewehrt und durch Agieren draußen erledigt, also externalisiert. Er habe diese Abfolge »immer als Schimpf und Schande geheim gehalten« (ebd., dt., S. 497; russ., S. 628). Damit ist aber die scheinbare Freiheit und Kontrolle erreicht: »Ich bin immer Herr meiner selbst, wenn ich nur will« (ebd., dt., S. 498; russ., S. 628), nämlich in Bezug auf die sadomasochistische Masturbation, der er wie Rousseau in seiner Adoleszenz mit Maßlosigkeit gefrönt habe (dies ist in der dt. Übers. ausgelassen [L. W.]).

Doch was ist der Grund für diese Selbstverurteilung und Selbstbestrafung? Stawrogins Antwort scheint darin zu liegen, der Kern seiner Scham und seiner Schuld liege in seinem Sadomasochismus. Dieser habe zur Schändung Matrjoschas und ihrem Selbstmord geführt, eines von ihrer Mutter bereits missbrauchten Mädchens.

Die Zeichnung des misshandelten Mädchens ist selbst sehr subtil. Als es für das Verschwinden von Stawrogins Messer unschuldig bestraft wurde, heißt es: »Aber auch an dieser Schande gab sie, da sie ja noch ein Kind war, nur sich selbst die Schuld« (ebd.). Dasselbe geschieht mit fataler Macht in Bezug auf die sexuelle Verführung durch Stawrogin: »Sie glaubte […], dass sie ein ganz unglaubliches Verbrechen begangen, sich des Todes schuldig gemacht und ›Gott erschlagen‹ habe« (ebd., dt., S. 501; russ., S. 630). Die Verführung selbst begann mit einem fetischistischen Akt Stawrogins, dem Küssen ihrer Füße (übrigens ebenfalls ausgelassen in der deutschen Übersetzung [L. W.]); »ihr ganzes Gesicht glühte vor Scham« (ebd., dt., S. 500). Bei ihm ist die Folge panische Angst, dann Hass, Verachtung und Ekel gegen das Mädchen, so sehr, dass er sie töten könnte. Dann hat er mit einer anderen Geliebten, Nina, ein Stelldichein in Anwesenheit von Matrjoscha. »Es bereitete mir entschieden Vergnügen, nicht mit Matrjoscha zu reden, sie zu quälen, ich weiß nicht, warum … Ich war so gemein, dass mir das Herz vor Freude darüber bebte, dass ich charakterfest gewesen war und gewartet hatte, bis sie herauskam« (ebd., dt., S. 503; russ., S. 632). Dies wird potenziert, wie Stawrogin ganz bewusst ihren Selbstmord provoziert und nicht verhindert. Warum aber seine Angst, warum der Umschlag in Brutalität in ausgesuchten »moralischen Sadismus«? Meine Vermutung ist die: Es ist die Angst vor seiner eigenen Selbstverurteilung und seiner inneren Scham und Schuld. Hinzu kommt der Genuss der äußeren Macht, nämlich die erfolgreiche Wendung seiner gegen das eigene Selbst gerichteten Aggression gegen Matrjoscha als Substitut seiner eigenen Scham und Schuld und seiner Beseitigung. Selbst über die Erinnerung daran glaubt er, volle Herrschaft zu haben: »Ich erwähne dies nur, um zu zeigen, zu welchem Grad ich Herr über meine Erinnerungen und wie unempfindlich ich ihnen gegenüber war. Ich vertrieb das ganze Heer meiner Erinnerungen mit einem Schlag, und es verschwand gehorsam, sobald ich nur wollte« (ebd., dt., S. 508; russ., S. 635).

Fragen wir weiter: Warum begeht er diese Schandtat überhaupt und all die anderen Verbrechen, auch die Tötungen in Duellen, alle jenen kapriziösen Attacken, in denen er so sehr schamlos wie schuldfrei zu sein scheint?

> »Ich entsinne mich, dass ich mir bewusst war, ich sei ein niedriger und gemeiner Feigling, hauptsächlich wegen meiner Freude über die Befreiung, und ich würde niemals wieder edel sein, weder hier noch nach dem Tode noch irgendwann. Und noch eines: An mir erfüllte sich in diesem Augenblick die jüdische sprichwörtliche Redensart: ›Eigener Mist, aber er riecht nicht.‹ Denn obgleich ich innerlich fühlte, dass ich ein Schuft war, schämte ich mich dessen nicht mehr und quälte mich überhaupt wenig ... [Formulierung v. L. W.] Zum ersten Mal im Leben war klar, dass ich das Gute und das Böse weder kenne noch fühle und dass nicht nur ich das Gefühl dafür verloren habe, sondern dass es ein Gut und Böse überhaupt nicht gibt« (Dostojewski, 1996, dt., S. 506. Diese Textstelle findet sich weder im russischen Text noch in der englischen Übersetzung, L. W.).

Doch bald nehmen Langeweile und dann Wut wieder überhand:

> »Ich ließ meine Wut an jedem aus, wo ich nur konnte. In dieser Zeit kam mir ohne irgendeinen besonderen Anlass der Gedanke, mein Leben irgendwie zu verunstalten, und zwar so widerlich wie nur möglich. Schon vor einem Jahr hatte ich mich erschießen wollen, aber es bot sich noch etwas Besseres. Als mein Auge einmal auf die hinkende Marija Timofejewna Lebjadkina fiel, die [...] damals noch nicht ganz verrückt, sondern nur eine exaltierte Idiotin und im Geheimen sinnlos in mich verliebt war [...], entschloss ich mich plötzlich, sie zu heiraten. Der Gedanke an eine Ehe zwischen einem Stawrogin und diesem letzten aller Wesen machte meine Nerven erbeben. Etwas Krasseres konnte man sich gar nicht vorstellen« (ebd., dt., S. 507; russ., S. 635)

Doch alles ist umsonst. Matrjoscha erscheint ihm als beinahe wirkliches Gesicht im Traum und er wünscht, sie wäre wieder erstanden: »Und niemals hat mich etwas mehr gequält! Die klägliche Verzweiflung dieses hilflosen Wesens mit dem kindlichen Verstand, das mir drohte [...] und das selbstverständlich nur sich allein die Schuld gab ... Heißt man das Gewissensbisse oder Reue?«

»Das, ist es, was ich nicht ertragen kann, denn seit jener Zeit sehe ich es fast täglich vor mir ... Oh, wenn ich sie nur einmal im Wachen sähe! Obwohl es eine Halluzination wäre« (ebd., dt., S. 510; russ., S. 637). Er denkt an die anderen Leben, die er auf dem Gewissen hat, und dem folgt sogleich die Erinnerung an die Leidenschaft gegenüber Liza, die Versuchung, neue Verbrechen zu begehen, denen er widerstanden hat. Er wolle büßen: »Es wird immer solche geben, die alles wissen. Sie werden mich anstarren und ich werde sie ansehen. Ich will, dass alle mich anstarren, obwohl ich nicht weiß, ob dies es wirklich leichter für mich machen würde« (ebd., dt., S. 511; russ., S. 638, korr. Übers. L. W.).

Der Beichtvater Tichon fragt ihn: »Da Sie sich nicht schämen, Ihr Verbrechen einzugestehen, sollten Sie sich etwa Ihrer Reue schämen?«

»Wer sagt, ich schäme mich?«

»Sie schämen sich und haben Angst.«

»Angst wovor?« Stawrogin grinste nervös und seine Oberlippe begann wieder zu zittern.

(Dieser Abschnitt findet sich nicht in meinem russischen Text, doch in der älteren englischen Übersetzung von MacAndrew [Dostojewski, 1962] und teilweise in der deutschen Übersetzung, die ich benutze.)

»Fürchte ich mich?«

»Tödlich. ›Mögen sie auf mich blicken!‹, sagen Sie, aber Sie selbst, wie werden Sie ihnen ins Auge schauen? [...] Sie ergötzen sich gleichsam an Ihrer Psychologie und bekommen da jede Kleinigkeit zu fassen, nur um den Leser durch eine Empfindungslosigkeit in Erstaunen zu setzen, die Ihnen gar nicht eigen ist. Ist das etwas anderes als die hoffärtige Herausforderung eines Schuldigen seinen Richtern gegenüber« (ebd., dt., S. 513; russ., S. 640).

Stawrogin sagt etwas später: »Ich zwinge sie nur, mich noch mehr zu hassen, das ist alles. Vielleicht wird mir dann leichter werden.«

Tichon antwortet: »Das heißt, deren Hass wird Ihren Hass erwecken, und wenn sie Sie hassen, wird es für Sie leichter sein, als wenn Sie von ihnen Mitleid angenommen hätten« (ebd., dt., S. 514; russ., S. 641; korr.).

Tichon spricht von der Allmacht der Verantwortung (in einer Passage, die in der deutschen Übersetzung ausgelassen ist, L. W.): »Jeder Mensch, wenn er sündigt, hat er auch schon gegen alle gesündigt, und jeder Mensch ist zu einem gewissen Maß an der Sünde des anderen schuldig. Es gibt keine einzelne Sünde« (Dostojewski, 1994, russ., S. 641; engl., S. 708).

»Sie denken, ich könnte ihn nicht aushalten? Ihren Hass nicht aushalten?«

»Nicht nur ihren Hass.«

»Was denn noch?«

»Nun – ihr Gelächter ... Die Hässlichkeit [von Stawrogins Verbrechen] tötet ... Die Welt schwelgt in ihrem eigenen Dreck und wird aus jedem, der versucht, ihn aufzukehren, einen lächerlichen Dummkopf machen, weil Spott die schnellste Tötungsart ist« (in dieser Form finde ich, L. W., die Stelle in der englischen Übersetzung von MacAndrew, aber nicht im russischen Original noch in der deutschen Übersetzung von Kegel).

Fast zum Schluss dieses Dialogs sagt Stawrogin: »Hören Sie, Vater Tichon: Ich will mir selbst verzeihen, das ist mein hauptsächliches, mein letztes Ziel ... Ich weiß, dass nur dann die Wahnvorstellungen verschwinden werden. Und deshalb suche ich die maßlosen Leiden, ich selbst suche sie. Schrecken Sie mich nicht davon zurück, sonst gehe ich in Bosheit unter« (ebd., dt., S. 517; russ., S. 643). Hier entgleist nun der Dialog, wie Tichon ihn auffordert, ins Kloster als Novize einzutreten, einem Eremiten zu folgen, statt der Veröffentlichung der Beichte Buße zu tun und an »das Lamm« zu glauben.

Dies ist die Peripetie: »Ich sehe ... ich sehe im Wachen [...], dass Sie armer, verlorener Jüngling niemals so nah vor einem neuen, noch schrecklicheren Verbrechen gestanden haben wie in diesem Augenblick.« Er werde das Verbrechen begehen, »um der Veröffentlichung der Blätter zu entgehen«. Stawrogin zittert vor Wut und Angst und stürmt mit den Worten »Verfluchter Psychologe!« ohne Gruß aus der Zelle (ebd., dt., S. 519; russ., S. 646).

Warum es im Gespräch mit Tichon zum Umschlag, zur tragischen Peripetie kommt, liegt meines Erachtens einerseits am Ansprechen und der Vertiefung seiner Angst vor der Lächerlichkeit und damit seiner abgewehrten Schamangst durch den »verfluchten Psychologen«. Andererseits ist es der Wechsel Tichons vom empathischen Verstehen seiner tiefen Verwundung zur Anwendung von unpersönlich religiösen Kategorien von Glauben und Gehorsam und damit einer Erneuerung traumatischer Seelenblindheit, mit der Stawrogin aufgewachsen ist. Beide Aspekte stellen narzisstische Kränkungen dar: »Demnach muss ich Ihnen beim Lesen meines ›Dokumentes‹ als eine sehr komische Person vorgekommen sein, ungeachtet der ganzen Tragödie?«, fragt Stawrogin (ebd., dt., S. 516; russ., S. 642; der Nachsatz ist in der deutschen Übersetzung ausgelassen, L. W.).

9.4.6 »Ich habe mich in zwei Persönlichkeiten entzweigeschlagen« – Versuch einer Deutung von Stawrogins Charakter

Das Titelzitat stammt nicht von Stawrogin, sondern von seinem Ziehvater und dem Quasigeliebten seiner Mutter, Stepan Werchowenski (in der deutschen Übersetzung ist es verwischt, mindestens doppeldeutig; L. W.). Wie der alte, desavouierte Mann in den brandroten Morgen hinaus- und in die Fremde wandert, begegnet er Liza, die ihrerseits der Brand- und Mordstelle und ihrem eigenen Tod entgegeneilt. Weinend sagt er ihr: »Jetzt habe ich mich in zwei Hälften entzweigeschlagen: Dort, hinter mir, ist der Tor, der 20 Jahre lang davon geträumt hat, in den Himmel hochzufliegen! Hier aber steht ein niedergeschmetterter, durchfrorener alter Mann, ein Hauslehrer« (Dostojewski, 1996, dt., S. 652; 1994, russ., S. 487; engl., S. 537–538).

Ich glaube, dass diese Metapher auch auf Stawrogin anwendbar ist. Doch ehe ich mich mit dieser Spaltung befasse, möchte ich eine vierfache Schichtung seiner Ausdrucks- und Verhaltensweisen vornehmen, die Einblick in sein Inneres gewähren.

1. Die erste und vordergründige Schicht ist die der Frechheit, der Unverfrorenheit, des Trotzes gegen alle gesellschaftlichen Normen, eben der offenkundigen Schamlosigkeit, mit der Stawrogin seine Taten begeht, die sich zu Beginn des Romans abspielen. Wie ich in *Maske der Scham* (1997a) schrieb, ist der Schamlose ein Analogon zum »Verbrecher aus Schuldgefühl«: Er begeht ein Verbrechen, um sich für eine bekannte und klar umrissene Missetat schuldig fühlen und sie sühnen zu können, statt mit einer vagen, gestaltlosen inneren Schuld für unbewusste Wünsche belastet zu bleiben. Man könnte dies mit Fenichel (1985, S. 128, 212) als »Reaktionsbildung gegen eine Reaktionsbildung« betrachten – eine unverfrorene Verletzung eines Tabus, um ein Schuldgefühl abzuwehren, das seinerseits als Abwehr gegen die Verletzung eines noch viel tieferen Tabus eingesetzt wurde.

Parallel lädt der Schamlose durch dreiste Schandtaten zu Beschämung, Hohn und Hass ein. Um damit einem tieferen, meist unbewussten Zustand der Schande einen konkreten Ausdruck zu verleihen und so wirkliche Bestrafung zu erlangen. In diesem Zusammenhang ist Schamlosigkeit als Reaktionsbildung gegen Scham aufzufassen. Sie kann wiederum selbst eine Reaktionsbildung gegen Wünsche des Sich-Zeigens und der Neugier sein. Oberflächlich betrachtet tritt sie einfach als Verschiebung des Schamgefühls in Erscheinung.

Stawrogin setzt eine vergleichsweise kleine Schandtat, die die Demütigung anderer einschließt und alle möglichen Racheakte heraufzubeschwören vermag, an die Stelle des einen »äußerst schambeladenen, entwürdigenden Verbrechens«. Es ist eine mildere Wiederholung der Erniedrigung, die er dem Mädchen angetan hatte und für die er sich nun unaufhörlich von innerer Scham und Angst vor der Verachtung durch andere verfolgt fühlt. Dies ist auch eine Art der Externalisierung: ein Versuch, in der Außenwelt immer wieder aktiv das zu wiederholen, was zum unerträglichen inneren Konflikt geworden war. Weil er befürchtet, er könnte sich in suizidaler Scham umbringen, entwürdigt er alle anderen, ohne jenes Ende schließlich verhindern zu können. Am wichtigsten ist dabei jedoch, dass es außer der Verschiebung des Schamkonflikts, außer dem Bemühen zu reexternalisieren, außer der Wendung vom Passiven zum Aktiven eine ähnlich charakterologisch fixierte Reaktionsbildung gegen Scham ist wie die bei ihm ebenfalls sehr prononcierte Hochmütigkeit, Verächtlichkeit und Arroganz im Sinne von: »Ich mache mir nichts mehr aus der Scham. Die ist die letzte meiner Ängste. Im Gegenteil, ich kann die Welt höhnisch verspotten.«

Sein manifestes Verhalten der Schamlosigkeit verdeckt die eine große Schandtat, das Verbrechen an Matrjoscha und führt zu ihm zurück. In der »Analyse« durch Tichon wird es offenkundig, wie sehr er sich gerade vor der Scham fürchtet, vor der Lächerlichkeit, vor der Hässlichkeit des Verbrechens. Diese Angst zeigt sich sowohl in der »Halluzination« vom höhnischen Dämon wie in der Angst, die Tichon anspricht: dass Lächerlichkeit töte. Stawrogin hofft durch das öffentliche Sündenbekenntnis in Form von Selbstbeschämung unter seiner aktiven Regie die nagende innere Scham und Schuld zu beseitigen. Doch zugleich hat er vor dieser Selbstentblößung panische Angst, die durch Tichons Reaktion verstärkt und nicht, wie er gehofft hat, gemildert oder gar beseitigt wird.

2. Die Handlung gegen Matrjoscha, von der Tichon sagt: »Ein größeres und schrecklicheres Verbrechen als Ihre Schandtat an dem kleinen Mädchen gibt es selbstverständlich nicht und kann es nicht geben« (ebd., dt., S. 514; russ., S. 640), ist Ausdruck von Stawrogins schwerer Pathologie. Sein ganzer Sadomasochismus steckt darin wie seine anderen Untaten, die dieser Schändung vorausgegangen waren, sowie eine unbekannte und erfolgreiche Vergiftung, die er in einer Beichte anführt. Ich glaube daher, es handelt sich um weit mehr als nur um die Abwehr gegen die Scham oder seinen manifesten Sadomasochismus, der zuzeiten alles zu beherrschen scheint. Ganz sicher spielt die bewusste und vor allem unbewusste Schuld ebenfalls eine große Rolle. Meines Erachtens können die Verbrechen als Ausdruck der unbewussten Schuld verstanden werden. Denn die stark sexualisierte Erleichterung, die in ihm eine bewusste Schuld über ein begangenes Verbrechen bewirkt, wird durch die Veräußerlichung der unbewussten, stark abgewehrten Schuld erzielt.

In anderen Worten ausgedrückt, gehe ich davon aus, dass die gesamte Psychodynamik von einem Übergewicht des Gewissens, vor allem im Sinne der Schuld, bestimmt wird, das durch eine radikale Externalisierung des Opfertums abgewehrt wird. Statt dass er das Opfer der Brutalität seines inneren Richters ist, schafft er sich immer neue Opfer seiner Grausamkeit, ohne dass er dabei frei vom inneren Schuldgefühl würde. Es zeigt sich zum Beispiel klar nach der mit Liza verbrachten Nacht und angesichts des Mordes an seiner Frau, den er durch sein Schweigen ermöglicht hat. Diese Gewalt des inneren Richters erklärt zum Teil auch die Tiefe der Angst, wie sie nach der Verführung von Matrjoscha auftrat. Auch in seinem letzten Brief, unmittelbar vor seinem Selbstmord, spricht er von seinem Gewissen und seinen Schuldgefühlen. Doch worin gründet diese massive innere Schuldhaftigkeit?

3. Die tiefste Schicht scheint die der bedrohlichen Affektstürme zu sein, wie sie bei schwer und früh traumatisierten Patienten auftreten (s. Kap. 3). Ein guter Teil der Hypertrophie des Über-Ichs wird durch die Allmacht der Verantwortlichkeit als Abwehr gegen die traumatische Hilflosigkeit begründet: »Es liegt völlig an mir, das Schreckliche zu verhindern. Tritt es ein, ist es ganz und gar meine Schuld.« Dies ist die Magie der Verantwortung. Auf dieser dritten Ebene ist auch die tiefste Angst Stawrogins zu finden, nämlich die vor der traumatischen Affektüberflutung, die mehrfach durchbricht, bei Matrjoscha, bei Tichon, bei Liza.

Die starke Sexualisierung, der sowohl gegen das eigene Selbst wie gegen die anderen gerichteten Aggression, besteht , so meine Annahme, in der magischen Verwandlung der Angst in Lust: »Ich fürchte mich gar nicht; ich bin ja sexuell erregt.« Dabei spielen bei Stawrogin sowohl die erotisch gefärbte Machtbesessenheit seiner Mutter wie das homosexuell verführerische Verhalten seines Erziehers Stepan, seines Quasivaters, -rivalen und -intimus, eine bedeutsame Rolle in der Verbindung von Überstimulierung und Frustration, von Sexualität und Aggression.

4. In seinem Abschiedsbrief spricht er von der inneren Öde und Kraft- und Energielosigkeit, von der Schwäche seiner Gefühle und der Konfliktzerrissenheit seiner Wünsche. Sowohl über das Gute wie über das Böse könne er Genugtuung empfinden, beides wünsche er. Seine Götter, seine Heimat, seine Ideale und Ziele habe er verloren. »Entrüstung und Scham kann es bei mir niemals geben, folglich auch keine Verzweiflung.« Selbst der Selbstmord könnte als Wunsch, hochherzig zu erscheinen, gedeutet werden und wäre doch nur damit ein Betrug, »der letzte Betrug in einer endlosen Kette von Betrügereien« (ebd., dt., S. 806–807; russ., S. 611–612). Auch hier dürfte es sich um die tiefe, allumgreifende Abwehr gegen Grenzen und Unterscheidungen und damit auch gegen das ganze Über-Ich, dem Wächter über

die Grenzen, handeln. Diese Abwehr gegen Unterschiede, die der Charakterperversion zugrunde liegt, weist aber wiederum auf die schwere chronische Traumatisierung und die daraus resultierenden globalen Konflikte um jene überwältigenden Affekte zurück. Sie ist vor allem eine globale Form der Verleugnung.

So scheint er schamlos und gewissenlos und so handelt er auch, aber die Wahrheit ist komplizierter. Er vermeidet das Schamgefühl durch Frechheit, das Schuldgefühl durch Umkehrung dessen, wer das Opfer ist. Er vermeidet die Affektstürme durch sexuelle Verführung, durch Mord und sadistische Quälerei und er vermeidet Unterscheidungen und Beziehungen durch die Verleugnung der Grenzen.

Doch wie steht es mit der Doppelheit seiner Persönlichkeit? Es ist, umfassend gesagt, die eine Identität, die alle Grenzen leugnet, die alle Schranken zerbricht und völlig rücksichtslos mit dem eigenen Leben und dem der anderen umspringt. Es ist das Verhalten, das er oder Tichon als »komisch, lächerlich, hässlich« bezeichnet. Die andere Identität versucht, wiedergutzumachen, was er verbrochen hat, und seine innersten Gedanken und Verbrechen zu beichten. Diese Identität schreckt vor der anderen Seite mit Grauen zurück und ist zur tragischen Einsicht fähig, jedoch ohne die »tragische Verwandlung«. Es ist diese zweite Seite, die Liza im Gegensatz zu Stawrogin aufrichtig gestehen kann: »Ich habe sie [seine Frau] nicht getötet und war dagegen, aber ich wusste, dass man sie töten würde, und hielt die Mörder nicht zurück« (ebd., dt., S. 645; russ., S. 482). Und der ihr ebenso ehrlich bekennt: »Ich wusste, dass ich dich nicht liebe, und habe dich zugrunde gerichtet« (ebd., dt., S. 636; russ., S. 475). Stawrogins Verzweiflung ist nicht gekünstelt. Es ist die Seite, der Teil von ihm, den Tichon »die Not eines tödlich verwundeten Herzens« nennt (ebd., dt., S. 513; russ., S. 639).

Alle seine Schandtaten beinhalten die völlige Verdinglichung von Menschen, von Männern wie Frauen, was darauf hinweist, dass sie alle eine Wendung seiner eigenen Dehumanisierung vom Passiven ins Aktive darstellen. Darunter aber liegt seine mörderische Wut darüber, wie er durch die Erwachsenen in seinem Leben traumatisiert wurde, vor allem durch Seelenblindheit und Seelenmord und die Allmachtsfantasie, in der diese Traumatisierung aufgehoben werden soll. Natürlich misslingen diese sadomasochistischen Lösungsversuche und steigern sich immer mehr in einem verzweifelten Circulus vitiosus, in dem immer weitere Menschen in den Abgrund mitgerissen werden. In Tichons Worten: »Vor Ihnen gähnt ein fast undurchschreitbarer Abgrund« (ebd., dt., S. 515; russ., S. 642).

9.4.7 Die Antithese zu den *Dämonen*

Die Gegenposition zur Philosophie von Pjotr und Stawrogin wie auch zur ersten Persönlichkeit Kirillows wird am eloquentesten von Schatow gegenüber seiner zurückgekehrten Frau ausgedrückt, die ihn für seine politische Wandlung verachtet. Schatow spricht wohl am ehesten für Dostojewski selbst:

> »Von wem aber habe ich mich abgewandt? Von den Feinden des pulsierenden Lebens, von den veralteten Liberalen, die sich vor persönlicher Unabhängigkeit fürchten, von den Lakaien des Gedankens, den Feinden der Persönlichkeit und der Freiheit und von den hinfälligen Predigern des Aases und der Verwesung! Denn was findet man bei ihnen? Greisenhaftigkeit, die goldene Mitte, die spießigste, elendeste Unbegabtheit, eine Gleichheit aus dem Neide geboren, eine Gleichheit ohne persönliches Wertgefühl, eine Gleichheit, wie sie ein Lakai sich denkt oder der Franzose von 1793 sich gedacht hat« (Dostojewski, 1996, dt., S. 699; 1994, russ., S. 524).

Und nach der Geburt des Kindchens, das ja nicht von ihm, sondern von Stawrogin stammt, nimmt er dieses sogleich als das seine an und bekennt:

> »Das Erscheinen eines neuen Lebens ist ein großes, ein unerklärliches Geheimnis ... Es waren zwei, und plötzlich ist ein dritter Mensch da, ein neuer, ganzer, vollendeter Geist, wie er aus Menschenhänden nicht hervorgeht; ein neuer Gedanke und eine neue Liebe ... das ist geradezu schrecklich ... und es gibt nichts Höheres in der Welt!« (ebd., dt., S. 715; russ., S. 537).

Ebenso glaube ich, dass die abschließenden Gedanken des sterbenden Stepan Werchowenski für den Autoren sprechen:

> »Die Liebe ist höher als das Sein, die Liebe ist die Krone des Seins und wie wäre es also möglich, dass ihr das Sein nicht untertan sein sollte? [...] Das ganze Gesetz des menschlichen Seins besteht nur darin, dass der Mensch sich immer vor dem unermesslich Großen beugen kann. Nimmt man den Menschen das unermesslich Große, so werden sie nicht mehr leben, sondern in Verzweiflung sterben. Das Unermessliche und Unendliche ist für den Menschen ebenso notwendig wie dieser kleine Planet, auf dem er haust ... Ihr meine Freunde, alle, alle: es lebe der große Gedanke! Der ewige unvergessliche Gedanke!« (ebd., dt., S. 793–794; russ., S. 601–602).

Es ist die Ehrfurcht vor dem unergründlichen Ganzen des Seins, die Ehrfurcht vor dem Eigenwert jedes einzelnen Menschen, von jedem Lebewesen, und die überindividuelle Gültigkeit des Gewissens. Dies macht für mich das Wesen der Religion aus und wird mit der Vorstellung eines Gottes symbolisiert. Ich glaube, wenigstens in den letzten Gedanken drückt Dostojewski etwas Ähnliches aus.

Und ist es nicht so, dass dieses Bekenntnis zur Liebe die Überwindung der tragischen Zerrissenheit, die Transzendierung der unschlichtbaren Gegensätze sein könnte?

9.5 Betrachtungen zum Leben Dostojewskis

Vielleicht werden wir imstande sein, ein vertieftes Verständnis von alledem zu bekommen, wenn wir uns nun dem Dichter selbst zuwenden.

9.5.1 Traumata und die Allmacht der Verantwortlichkeit

Hinter all den bis jetzt anhand mehrerer Werke betrachteten Konflikten finden wir immer Traumatisierung. Es sind die Konflikte zwischen gegensätzlichen Anteilen der Persönlichkeit, den zentralen Wertkonflikten, zwischen sinnlicher Leidenschaft und Heiligkeit, Rationalität und religiöser Ekstase, dem geistigen Menschenbild und der positivistischen Hingabe an den Vorteil und den materialistischen Reduktionismus. All diese massiven traumatogenen Konflikte treiben die Handlung an und erzeugen in allen Werken des Dichters eine fast unerträgliche Spannung. Dabei ist eine er Hauptmanifestationen von Traumatisierung der sexuelle und körperliche Missbrauch eines Kindes, besonders eines Mädchens. Diese taucht immer wieder auf, wie wir es weiter oben in der Schilderung von Stawrogins Verbrechen beobachten konnten.

Wir wissen relativ wenig über Dostojewskis eigene Kindheit. Es wurde früher behauptet, er habe einen gewalttätig tyrannischen Vater gehabt, einen Militärarzt, der Frau, Kinder und seine Leibeigenen schlug, der aber auch seine Liebe zu seiner Frau sentimentalisierte. Nach dem Tod seiner Frau habe er sich dem Trunk und Ausschweifung ergeben. Fjodor sei ihm gegenüber sowohl verdrossen rebellisch wie sentimental unterwürfig gewesen. Als er 18-jährig war, sei sein Vater von den leibeigenen Bauern erschlagen worden.

»Der Mann war eine Bestie«, sagte einer der Bauern. »Seine Seele war dunkel, so ist es ... Der Meister war ein strenger, ungerechter Herr, aber die

Meisterin hatte ein gutes Herz. Er lebte nicht gut mit ihr; er schlug sie. Er peitschte die Bauern für nichts aus« (Mochulsky, 1973, S. 6). Der Biograf notiert weiter, dass Dostojewskis Verdrossenheit, Schweigsamkeit und sein Argwohn Teile der Erbschaft seines Vaters waren.

> »Das Innenleben des Sohns wurde tief durch die dramatischen Umstände beim Tod des Vaters erschüttert, aber auch durch die Gefühle seiner eigenen Schuld gegenüber Michail Andrejewitsch [dem Vater]. Er liebte ihn nicht; er pflegte sich über seinen Geiz zu beklagen; kurz vor seinem Tod hatte er ihm einen gereizten Brief geschrieben; und jetzt fühlte er sich zu einem gewissen Grad für den Tod seines Vaters verantwortlich. Dieses moralische Trauma ebnete den Weg für seine anfänglichen epileptischen Anfälle. Das Problem von Vätern und Kindern, von Verbrechen und Bestrafung, von Schuld und Verantwortlichkeit begegnete Dostojewski an der Schwelle seines bewussten Lebens. Dies war ein physiologisches und moralisches Trauma in seinem Dasein; und es war erst am Ende seines Lebens, in den ›Brüdern Karamasow‹, dass er sich davon befreite, indem er es in ein schöpferisches Kunstwerk verwandelte.«

Doch fügt er hinzu: »Alle Romane Dostojewskis sind in einem tiefen Sinn autobiografisch« (ebd., S. 7). Im Manuskript zum Roman *Der Jüngling* schreibt der Dichter:

> »Es gibt Kinder, die noch in ihrer Kindheit über ihre Familien nachzudenken beginnen, die noch in ihrer Kindheit anfangen, von der Hässlichkeit ihrer Väter und ihrer Umgebung verletzt und abgestoßen zu werden, und die vor allem schon in ihrer Kindheit die Unordnung und das Chaotische gerade der Grundlagen ihres ganzen Lebens zu verstehen zu beginnen, die Abwesenheit von festen Formen und von Familientradition« (Dostojewski, 1972, zit. n. Mochulsky, 1973, S. 8 [übers. v. L.W.]).

Später stellt Mochulsky (1973, S. 105) fest: »Dostojewski trug ein tiefes Trauma aus der Zeit seiner Kindheit und seine Gedanken wandten sich immer der Frage nach der Familie zu.« »Dies ist der Grund dafür, warum es soviel ›angstvolle Selbstqual‹ *[anguished torment]* in Dostojewskis psychologischem Ansatz *[approach]* gibt. Er analysierte sein eigenes Selbst nicht um der leidenschaftslosen Erkenntnis willen *[dispassionate knowledge],* sondern als eine Therapie« (ebd., S. 103). Wenn wir dem bisher Gesagten folgen, können wir davon ausgehen, dass Dostojewski in seiner Kindheit das erlebte, was Shengold (1989, 1995) als »Seelenmord« beschrieben hat.

Manches in Mochulskys Schilderung wird mittlerweile durch neue Deutungen angezweifelt. Nach diesen soll es sich nicht um eine Ermordung des Vaters, sondern um einen Schlaganfall gehandelt zu haben. Ein raffgieriger Grundbesitzer und Nachbar soll versucht haben, sich nach dem Tod des Vaters das Gut zu ergattern, indem er die versklavten Bauern des Mordes bezichtigte und sie damit der Verschickung nach Sibirien aussetzte. Nach eingehender gerichtlicher Untersuchung wurde diese Anklage aber zurückgewiesen. Nach den neueren Darstellungen soll der Vater den Kindern regelmäßig vorgelesen und sich eingehend, sogar hingebungsvoll ihrer Erziehung gewidmet haben.

Was aber erwiesen ist, sind Dostojewskis spätere schwere Traumatisierungen. Als Mitglied einer revolutionären Zelle wurde er als 28-Jähriger, schon recht bekannter Schriftsteller zunächst eingekerkert, dann zur Hinrichtung auf den Platz geführt, gefesselt und mit verbundenen Augen an den Pfahl gebunden. Erst im letzten Moment galoppierte ein Bote mit seiner Begnadigung herbei. Er wurde nach Sibirien in ein Gefangenenlager deportiert. Später musste er dort als Soldat dienen. Kurz nach seiner Rückkehr starb unerwartet sein älterer Bruder, dem er besonders nahegestanden hatte. Nach langer Krankheit starb auch seine erste Frau, mit der er in einer Hassliebe gestanden hatte von der Art, wie wir sie aus seinen Romanen kennen. Hinzu kam immer der Kampf mit Schuldenbergen, die er durch sein Spielen abzutragen versuchte, doch nur noch höher anhäufte. Später, in seiner besseren zweiten Ehe mit Anna Grigorjewna Snitkina, kam es zum frühen Tode mehrerer seiner Kinder.

Sein eigenes Ressentiment, seine Übersensitivität für Beleidigungen und Beschämungen, seine Arroganz und Grandiosität, alle Kennzeichen des Untergrundmenschen wurden beschrieben (ebd., S. 59), genauso seine tiefe Aggression und zugleich sein überwältigendes Schuldgefühl. Wir finden in Dostojewski das, was uns klinisch bei schwer traumatisierten Patienten wohl bekannt ist: die Allmacht der Verantwortlichkeit. Mochulsky nennt sie sein Grundthema: »Alle Menschen sind verantwortlich für alle.« Dieser Idee, begründet im 16. Jahrhundert zu Zfat (Safed) in Galiläa sind wir schon in der späteren jüdischen Mystik begegnet.

Daneben gibt es Anzeichen für seine eigenen masochistisch-fetischistischen Neigungen, vor allem in seiner Beziehung zu seiner ersten Frau und zu der schon früher im Zusammenhang mit dem *Spieler* erwähnten Apollinaria Suslowa oder in seinem suchtartig-masochistischen Verhalten beim Glücksspiel.

Erst vor kurzer Zeit kam es zur Entdeckung der Geschichte eines Traumas, das einen direkteren Bezug auf das immer wiederkehrende Motiv des geschändeten Kindes in Dostojewskis Werk hat. Dabei berufe ich mich auf einen Artikel von Verena Flick in der Neuen Zürcher Zeitung: »Das Ende einer Legende« (1987, 9./10. Mai).

Ein langzeitiger, früherer Freund von Dostojewski, Nikolai Strachow, verbreitete nach dessen Tod (in einem Brief an Tolstoi vom 28. November 1883) das schreckliche Gerücht, Stawrogins Untat sei die des Dichters selbst gewesen: »[Professor] Wiskovatow hat mir erzählt, Dostojewski habe sich ihm gegenüber gerühmt, er habe im Dampfbad ein kleines Mädchen missbraucht, das ihm dessen Gouvernante zugeführt hatte.« Wiskovatow war aber, wie Flick ausführt, nie ein Freund von Dostojewski gewesen, ganz im Gegenteil. Doch wurde dann diese Schauermär von André Gide aufgegriffen, als Wahrheit verbreitet und ausgeschmückt, nämlich Dostojewski habe ein entsprechendes Bekenntnis gegenüber Turgenjew abgelegt. Thomas Mann kolportierte die Geschichte in etwas gemilderter Form, »eine sicherlich erlogene Beichte, mit der er den klar-humanen und gänzlich unsatanischen Turgenjew nur erschrecken und verwirren wollte«. Vielleicht geschah es etwa in dem Sinn der »Eitelkeit«, wie wir den Bemerkungen des Untergrundmannes über die falschen Bekenntnisse schon entnommen haben. Es besteht kein Zweifel darüber, wie wir aus mannigfachen Quellen wissen, dass Dostojewski immer wieder über dieses Motiv als eines sprach, das er für seine Werke brauchen wollte, eine »wiederholte, zwanghafte Beschäftigung ... mit diesem Thema«. Flick schreibt: »[...] zu wahrscheinlich schien es ihm [Marc Slonim], dass diese Obsession in realen Erlebnissen Dostojewskis wurzelte.«

Ich zitiere nun wörtlich aus dem Artikel von Verena Flick:

> »Nun haben neuere Ergebnisse der russischen Dostojewski-Forschung den autobiographischen Hintergrund der Obsession erhellt; überraschende, unerwartete Ergebnisse. Wir verdanken sie dem Eifer des Leningrader Dostojewski-Forschers Sergei Below, der sich unermüdlich auf die Suche nach Nachkommen von Menschen machte, die mit Dostojewski bekannt waren, um dadurch neue Informationen über den Autor zu erhalten. Bei dieser Suche stieß er auch auf die exilrussische Fürstin Sinaida Trubezkoi, die in Kanada als Literaturwissenschafterin lebt. Sie ist die Enkelin von Anna Pawlowna Filosophowa, einer bekannten Frauenrechtlerin und Philanthropin, in deren Salon Dostojewski gern verkehrte. Sinaida Trubezkoi besuchte 1971 einen Leningrader Kongress und traf dort mit Below zusammen, dem sie die Erzählungen ihrer Mutter und ihres Onkels über Dostojewskis Besuche bei ihrer Großmutter anvertraute. Dieser Bericht schien Below so interessant, dass er Sinaida Trubezkoi um seine schriftliche Formulierung bat. 1985 erschien in

der Januarnummer der russischen Zeitschrift ›Nowi Mir‹ im Rahmen eines Forschungsberichts von Below ein Auszug aus dem Text Sinaida Trubezkois. Darin heißt es unter anderem: ›Mein Onkel Vladimir Vladimirovitsch erzählt uns folgende Episode, bei der er selbst Augenzeuge war. Damals hatte Anna Pawlowna wenig Gäste; nach dem Essen gingen sie alle zum Kaffeetrinken in ein kleines Gastzimmer, darunter auch Dostojewski. Der Kamin brannte, und die Kerzen des Kronleuchters bestrahlten die schön schillernden Kleider und Juwelen. Die Unterhaltung begann. »Weil ich jung war«, erzählte der Onkel, »überlegte ich, wie ich mich unauffällig davon machen könnte.« ... Da stellte plötzlich einer der Gäste die Frage: »Was ist Ihrer Meinung nach die größte Sünde auf der Erde?« Die einen nannten den Selbstmord, die andern den Mord aus Habgier, die dritten den Verrat an einem geliebten Menschen. Da wandte sich Anna Pawlowna an Dostojewski, der schweigend und mürrisch in der Ecke saß. Als Dostojewski die an ihn gerichtete Frage hörte, schwieg er, als zweifelte er daran, ob sich das Reden lohnte. Plötzlich verwandelte sich sein Gesicht, die Augen funkelten wie Kohlen, deren Glut von Blasebälgen angefacht wurde, und er begann zu sprechen. »Ich blieb«, erzählte der Onkel, »wie angekettet an der Tür zu Vaters Kabinett stehen und rührte mich während der ganzen Erzählung Dostojewskis nicht mehr.«

Dostojewski sprach schnell, geriet in Aufregung und verhaspelte sich... »Die schrecklichste, entsetzlichste Sünde ist es, ein Kind zu vergewaltigen. Das Leben zu nehmen, ist furchtbar«, sagte Dostojewski, »doch den Glauben an die Schönheit der Liebe zu nehmen, ist ein noch fürchterlicheres Verbrechen.« Und Dostojewski erzählte eine Episode aus seinem Leben: »Als ich in meiner Kindheit im Moskauer Armenkrankenhaus lebte, wo mein Vater Arzt war, spielte ich mit einem kleinen Mädchen (dem Töchterchen des Kutschers oder des Kochs). Es war eine zarte, graziöse Neunjährige. Wenn sie eine Blume sah, die sich durch die Steine hindurchwand, sagte sie immer: ›Schau, was für ein schönes, was für ein gutes Blümchen!‹ Und da vergewaltigte ein anscheinend betrunkenes Scheusal dieses Mädchen und es starb durch Verbluten. Ich weiß noch«, erzählte Dostojewski, »wie man mich zum Vater in den anderen Flügel des Krankenhauses schickte. Vater lief herbei, doch es war schon zu spät. Das ganze Leben lang verfolgt mich diese Erinnerung als das fürchterlichste Verbrechen, die entsetzlichste Sünde, für die es keine Verzeihung gibt und geben kann. Mit diesem fürchterlichsten Verbrechen bestrafte ich Stawrogin in den Dämonen ...« Diese Erzählung hörte ich nicht nur einmal von meinem Onkel, und ich erinnere mich, wie furchtbar empört er war, als er den traurig berühmten Brief Strachows an Tolstoi las, in dem Strachow das Verbrechen Stawrogins Dostojewski selbst zugeschrieben hat. Der Onkel erinnerte sich erneut an die Erzählung Dostojewskis im Salon Anna Pawlownas und sagte, dies sei eine ungeheuerliche Verleumdung, nicht einmal in Gedanken hätte Dotojewski so etwas tun können, denn der Gedanke ist noch sündiger als die Handlung!‹

Diesen Worten des Onkels ist nichts hinzuzufügen. Seine Erzählung wirft nicht nur ein Licht auf Dostojewskis ständige Rückkehr zum Thema der Kinderschändung, sondern auch auf seine intensive Beschäftigung mit dem Thema des Kinderleidens überhaupt. Das frühe Trauma, das Dostojewski durch den Verlust seiner Spielgefährtin erlitten hat, bewog ihn später dazu, die radikalsten metaphysischen Fragen zu stellen. Ihnen durch die Diffamierung des Menschen Dostojewski auszuweichen, wird nach den neuen Ergebnissen der Dostojewski-Forschung nicht mehr so leicht sein.«

Soweit der Bericht von Verena Flick.

Ich möchte eine zweite biografische Erweiterung anführen. Wir haben gehört, wie zentral es für Dostojewskis Philosophie war, die Würde der Person zu bewahren und wie deren Verletzung zur intensivsten Demütigung, zum Ressentiment und damit zu verheerenden Gefühlen und Taten von Wut und Hass führten. Sein eigenes Ideal war eine Haltung des Verzeihens denen gegenüber, die andere demütigen. Das Christusbild, wie es von den heiligen Figuren des Prinzen Myschkin, der Ältesten Tichon und Sossima und von Aljoscha repräsentiert wird, die Imago »des völlig schönen Individuums« (Mochulsky, 1973, S. 344), steht in radikalem Gegensatz zum »Atheisten«, der stolzen, egozentrischen Person wie Raskolnikow, Rogoshin, Stawrogin oder sogar Iwan Karamasow.

Um so erstaunlicher sind dann, wenigstens von einem oberflächlicheren psychologischen Gesichtspunkt aus, seine politischen Ansichten und Freundschaften. Mochulsky beschreibt sehr gut die Ausdrücke von russischem Imperialismus, von russisch-orthodoxem Messianismus und panslawischem Kriegstreiben. Mochulsky (ebd., S. 562) zitiert Schigaljow aus den *Dämonen*: »Ich beginne mit grenzenloser Freiheit und ende mit grenzenlosem Despotismus.« Der Biograf (ebd.) fügt hinzu:

> »Derselbe tragische Widerspruch liegt in Dostojewskis christlichem Imperialismus. Er begann mit der Idee, ›allen zu dienen‹, und endete mit einer Verteidigung des Krieges ... in der tragischen Dialektik seiner Ideen glitt Dostojewski vom Thema des religiösen Dienens ab zum Thema der nationalen Macht; russischer Messianismus wandelte sich zum kriegerischen Imperialismus; der letztere wurde zum ersten.«

Schatow zitiert vor Stawrogin, was dieser ihm gegenüber früher vertreten (und jetzt verraten) habe. Ich nehme an, die folgenden Ansichten kommen zum Teil dem, was Dostojewski selbst glaubte, nahe und lassen sich auch als die philosophische Haltung des Untergrundmannes finden:

> »Die Wissenschaft und die Vernunft haben im Leben der Völker immer, heutzutage und seit Urzeiten, nur eine zweitrangige und dienende Rolle gespielt; so wird es auch bis in alle Ewigkeit bleiben. Eine andere Kraft bildet und bewegt die Völker, eine gebietende und herrschende, deren Ursprung aber unbekannt und unerklärlich ist. Es ist die Kraft des unersättlichen Verlangens, bis ans Ende zu gehen, die gleichzeitig das Ende leugnet« (Dostojewski, 1969).

Es ist das, was wir aus unserer analytischen Arbeit als die Verleugnung der Grenzen, der Differenzierung und der Unterschiede und letztlich des Zeitwandels kennen. Bemerkenswerterweise ist es gerade dieser Ausspruch Stawrogins, den Goebbels 1921 als Geleitwort seiner Dissertation voranstellte, wie Gerigk im Nachwort schreibt (2001, S. 832).

Schatow (alias der frühere Stawrogin) fährt weiter fort:

> »Es ist die Kraft der fortwährenden und unermüdlichen Bejahung des eigenen Seins und der Verneinung des Todes. Der Geist des Lebens, wie die Schrift sagt, die Ströme des lebendigen Wassers, mit deren Versiegen die Apokalypse so sehr droht. […] ›Das Suchen nach Gott‹, wie ich es am einfachsten nenne […]. Gott ist die synthetische Persönlichkeit des ganzen Volkes, von seinem Anfang bis zu seinem Ende […] ich hebe das Volk zu Gott empor […]. Aber es gibt nur eine Wahrheit, folglich kann auch nur ein einziges Volk den wahren Gott haben, wenn auch alle übrigen Völker ihre eignen und großen Götter besitzen mögen. Das einzige ›Gottesträgervolk‹ ist das russische« (Dostojewski, 1996, dt., S. 285–287; 1994, russ., S. 228–230).

Mit unheimlicher Voraussicht nennt er die Halbwissenschaft »die furchtbarste Geißel der Menschheit, schlimmer als Seuchen, Hunger und Krieg […] Die Halbwissenschaft ist ein Despot, wie es bis jetzt noch keinen gegeben hat« (ebd., dt., S. 285, russ., S. 229).

Stawrogin sagt denn auch folgerichtig später, im Gespräch mit Dascha: »Auf der Welt hat nichts ein Ende« (ebd., dt., S. 332; russ., S. 265).

Mehr ist zu Dostojewskis Antisemitismus noch zu sagen: In *Die Brüdern Karamasow* fragt Liza Chochlakowa Aljoscha, ob es wahr sei, dass die Juden an Ostern Kinder raubten und sie zu rituellen Zwecken schlachteten; Aljoscha, das ideale Selbst des Autors, weiß nichts besseres zu antworten als: »Ich weiß es nicht« (Magris, 1982, S. 67). Der Dichter drückte wiederholt scharf antisemitische Gefühle in seinem *Tagebuch eines Schriftstellers* aus. Alle Bezüge auf Juden, die ich gefunden habe, sind verächtliche Stereotypien, zum Beispiel in den *Dämonen*, »wehmütig, aber hochnäsig lächelnde Jüdchen« (Dostojewski, 1996, dt., S. 562; 1994, russ., S. 418), oder: »unsere Juden *[židam]*, deren Zahl sich … entsetzlich vermehrt hatte« (ebd., dt., S. 568; russ., S. 422).

Ich vermute, dass es ganz allgemein vier hauptsächliche Motive für Antisemitismus gibt und wodurch sie als vierfache Gefahr erscheinen. Es ist schwer zu sagen, inwieweit dies auch für Dostojewski zutrifft.

1. Das eigene Schamselbst, alle Schwäche, alles Unkontrollierte, alles Anale, auch die Fantasie des Kastriertseins wird auf die Juden projiziert. Sie sind die »Schweine«, die »Schleimigen«, »die Unsauberen« und »Stinkenden«.
2. Sie sind die Zielscheibe für das Ressentiment. Alles selbst erlittene Unrecht wird ihnen als scheinbar Allmächtigen und Überlegenen zugeschoben, die einem das, was man verdient hat und einem zusteht, geraubt haben. Im Ressentiment sammelt sich aller Neid.
3. Sie stehen für das Über-Ich, dem man zu entrinnen wünscht; sie vertreten das Gesetz, dem man trotzen möchte. Sie symbolisieren das Gewissen, das die Aggressionen unterdrücken will.
4. Dazu kommt, dass sie die Zweifel an dem eigenen Glauben verkörpern: an die Erlösung durch Gnade.

Für mich war es die erstaunlichste Entdeckung bei der Lektüre der Biografie Dostojewskis, dass einer der allernächsten Freunde und Vertrauten in seinen späteren Lebensjahren Konstantin Petrowitsch Pobedonoszew (1827–1907) war. Nicht nur teilte er mit ihm seine intimsten Schreibpläne und Entwürfe, sondern vertraute ihm auch die Vormundschaft für seine Kinder nach seinem Tode an (Mochulsky, 1973, S. 580).

Die Encyclopaedia Britannica schreibt über diese historisch kritisch wichtige Persönlichkeit:

> »Er war der Auffassung, dass westliche Einrichtungen radikal schlecht an sich und auf Russland völlig unanwendbar seien. […] Parlamentarische Verwaltungsmethoden, moderne Organisation und Prozedur der Gerichtsbarkeit, Geschworenengericht, Pressefreiheit, säkulare Erziehung – diese gehörten zu

den Hauptgegenständen seiner Abneigung. Er verfolgte deshalb alle Andersdenkenden [...] und bestand auf schweren Unterdrückungsmaßnahmen in der Erziehung und der Presse« (Byrnes, 1998).

Mit dieser immens einflussreichen Gestalt habe ich mich in einer literarisch verwandten Form bereits früher in *Magische Verwandlung und tragische Verwandlung* beschäftigt und zwar mit Toporow in Tolstois *Auferstehung*. Ich zitiere, was ich damals dazu zu sagen hatte: Im 27. Kapitel des 2. Teils kommt es zu Nechljudows Intervention beim allmächtigen Beamten Toporow (*topór* bedeutet Axt, Beil) zugunsten der Sektenanhänger, deren Bibelstudium in kleinen Gruppen zu ihrer Gefangennahme, Deportation und dem Auseinanderreißen ihrer Familien geführt hatte: »Er selbst [Toporow] glaubte in der Tiefe seiner Seele an nichts« (Tolstoi, 1911, S. 213f., zit. n. Wurmser, 1999, S. 384). Er zeigte sich aber davon überzeugt,

> »dass der Zweck seines Amtes war, durch äußere Mittel, Gewalt nicht ausgeschlossen, diejenige Kirche zu unterstützen und zu schützen, die nach ihrer eigenen Definition von Gott selbst eingesetzt war und weder durch die Pforten der Hölle, noch durch irgendwelche menschlichen Anstrengungen erschüttert werden konnte ... Diese himmlische und durch nichts zu erschütternde göttliche Institution zu schützen und zu schirmen, war die Aufgabe der menschlichen Institution, an deren Spitze Toporow mit seinen Beamten stand«

– der Heiligen Synode (ebd., S. 212f.). »Toporow sah diesen Widerspruch nicht oder wollte ihn nicht sehen« (ebd., S. 385–386).

Dieser Widerwille und die Unfähigkeit, den »inneren Widerspruch« *(vnútrennjaja protivorétschije)* zu erkennen, sind im »Wahnsinn des Egoismus«, der sich hinter geschwollenen Reden von Idealen versteckt, verwurzelt:

> »Es erschien ihm völlig klar ..., dass all diese Menschen durchaus keinen Anstoß daran nahmen, dass bei einer solchen Ordnung Unschuldige litten, sondern nur darum besorgt waren, wie sie alle gefährlichen Elemente beseitigen könnten ... Es konnte doch nicht sein, dass eine so komplizierte Erscheinung eine so einfache und schreckliche Lösung fand, es konnte doch nicht sein, dass all die Worte von Gerechtigkeit, Moral, Gesetz, Glauben, Gott usw. nur Worte waren, mit denen der gröbste Eigennutz und die furchtbarste Grausamkeit verdeckt wurden« (Tolstoi, 1911, S. 220f.).

Toporow im Roman stellt aber die wirkliche Gestalt von Pobedonoszew dar, den Prokurator der Heiligen Synode und allmächtigen Schattenherrscher Russlands. Es ist also kein Wunder, dass der Zensor diesen explosiv demaskierenden Dialog ausschnitt.

»Ja, der einzige, einem ehrlichen Menschen geziemende Ort ist in Russland zu jetziger Zeit das Gefängnis!«, denkt Nechljudow, mit Thoreau (ebd., 2. Teil, Kap. 29, S. 229).

So weit das Zitat aus der früheren Arbeit.

In Übereinstimmung damit schreibt Mochulsky (1973, S. 580): »Die Ideologie des Autors des ›Tagebuchs eines Schriftstellers‹ [d. h. Dostojewski] bestimmte zu einem beträchtlichen Ausmaß die Richtung der Staatspolitik unter der Herrschaft von Alexander III.« Es ist vielleicht nicht sehr überraschend zu lesen, dass Pobedonoszew durch den Entwurf des Mythos vom *Großinquisitor* stark beunruhigt war: »Ihr Großinquisitor machte einen starken Eindruck auf mich. Wenig, das ich gelesen habe, ist so stark. Doch wartete ich darauf, zu sehen, wo die Zurückweisung, die Antwort und Erklärung kämen, und bis jetzt habe ich keine gefunden« (ebd., S. 590). Seine eigene politische und historische Stellung hatte sich in jene Perversion des Christentums verkehrt, die Dostojewski in diesem Mann der Macht verkörperte, der über ein großes Auto-da-Fé in Sevilla präsidiert hatte. Er hatte keinen geringen Anteil daran, Russland für die gewalttätigen Umwälzungen des 20. Jahrhunderts reif zu machen. Es war ein intoleranter Idealismus, der den Weg zum Totalitarismus öffnete.[51] Der verschrieenen Absolutheit einer positivistischen, materialistischen, atheistischen Philosophie und Kultur wird eine ebenso absolute Weltanschauung von religiöser Intoleranz und Arroganz der Macht entgegengestellt.

Es kam übrigens aus diesen Kreisen, dass 1905 die Fälschung, die als »Protokolle der Weisen von Zion« bekannt und eine ungeheuer einflussreiche antisemitische Schmähschrift ist, an die Öffentlichkeit gebracht wurde (Ingold, 1999), ein Hauptstück der zaristischen, dann der nationalsozialistischen und schließlich und leider bis heute der arabischen Propaganda.

Doch Russlands *éminence grise* steht eigentlich für einen anderen Persönlichkeitsanteil Dostojewskis: Hinter seinem Ideal von christlicher Liebe

51 Was Ernestine Schlant in ihrem wichtigen Buch *The Language of Silence. West German Literature and the Holocaust* (1999, S. 76) schreibt: »Grass seems hopeful that Germany … will slowly shed its fanaticism and intolerant idealism, which, in the narrators terms, brought about the disaster of the Holocaust.«

und Bereitschaft zur Verzeihung und hinter einer Weltanschauung von der absoluten Würde jedes Einzelnen und seinem Wert, versteckte sich ein grausamer innerer Richter voller Ressentiments. Dies in Gestalt des Untergrundmannes und der Arroganz und Machtsucht der »Übermenschen« wie Raskolnikow oder Iwan Karamasow hinter denen sich das verwundete, misshandelte und gedemütigte Kind verbirgt. Dostojewskis eigener »moralischer Masochismus« war keineswegs gefeit gegen ein Umschlagen in jenen »moralischen Sadismus«. Dessen Meister sind sowohl im ganzen Stamm der »Untergrundmenschen« und »Dämonen« zu finden wie in jenem Stammbaum von Übermenschen, von denen Mochulsky (1973, S. 464) sagt: »Dieser [Stawrogin] ist der Mensch eines neuen Zeitalters, dies ist der Mann-Gott, von dem Kirillow träumte und im Vergleich mitNietzsches Übermensch ein bloßer Schatten zu sein scheint« – wie eben dieser Kirillow in seinem Erstgespräch im Roman *Dämonen* von seinem Freund Liputin zitiert wird (ich erwähnte es schon):

> »[Er] stellt die Moral selber sogar ganz in Abrede und hält sich an das moderne Prinzip der allgemeinen Zerstörung zwecks Erreichung guter Endziele. Er verlangt sogar über hundert Millionen Köpfe, um die gesunde Vernunft in Europa zur Herrschaft zu bringen, also noch bedeutend mehr, als auf dem letzten Weltkongress verlangt worden sind« (Dostojewski, 1996, dt., S. 111; 1994, russ., S. 88).

9.5.2 Die schöpferische Ichspaltung

Dostojewskis Größe liegt darin, dass er sich in diese gegensätzlichen Persönlichkeiten mit ihren Extrempositionen aufspaltet, ohne sich auf je eine von ihnen einschränken zu lassen. Er sieht die Realität als zweideutig, widersprüchlich, voller Konflikt. Und doch versucht er wieder und wieder, solch anscheinend unlösbaren Konflikt durch Komplementarität zu überwinden. Es ist dieses Aufspalten seines Selbst in die verschiedenen Gestalten seiner Schöpfungen – eine Form der Selbstverdoppelung, des *self-doubling*, ich möchte es eine Art poetische Ironie nennen –, die das Anrecht jedes großen Schriftstellers ist. Dass jede dieser Figuren eine psychologische Komplexität und eine vielschichtige Tiefe erhält, die bisher noch kaum sonst erreicht wurden, verändert, was einige wie Nabokov, auch zuweilen Conrad, als Irrsinn bezeichnen, in eine einzigartige Größe.

Doch nun mehr über diese letzten Gedanken.

9.5.3 Eine philosophische Betrachtung

Sowohl die *Aufzeichnungen aus dem Untergrund* wie Raskolnikow und die *Dämonen* sind von einer starken Grundidee getragen.

Wie wir beim »Untergrundmann« sahen, ist dies wahr und unbestreitbar: Wenn die Gesetze der äußeren Wirklichkeit, der Natur auf das Innenleben der Person angewendet werden, wird der Mensch verdinglicht und damit dehumanisiert und seiner Würde und Selbstachtung beraubt. Er wird auf Zahlen reduziert, auf das, was quantitativ ist. Seine Einzigartigkeit wird damit ausgelöscht. Wird aber das Umgekehrte getan, nämlich die Welt der Natur, das Nichtmenschliche, besonders das Unbelebte, mithilfe der Gesetze der Innenwelt begriffen, dann kommt es zu einer magisch-mythischen Weltanschauung: In sie werden Wunsch und Abwehr, Willensakte und Konflikte hinzugezogen, um die Naturprozesse anscheinend zu erklären. Dann werden die Grundgesetze des Primärprozesses wie die sogenannte »Freiheit der Wahl« zu Willkür und »Caprice«, wie es der Untergrundmensch fordert. Dabei werden innerer Zwang, Absolutheit und Polarisierung in Gegensätze zur Herrschaft über das Universum aufgeboten. Gott und Teufel verwandeln sich von inneren Kräften zu Herrschern über den Kosmos. Keine rationalen Grenzen werden anerkannt; die Vernunft selbst wird umgestürzt: 2 + 2 = 5, wie der Untergrundmann verlangt. So wie Juvenal sagte: »Dies will ich, daher fordere ich: an Stelle eines Grundes genüge der Willensakt *[Hoc volo, sic iubeo: sit pro ratione voluntas]*!« (Dostojewski, 1991, dt.; 1982, russ.)

Wenn der Bereich dessen, was im Geist und in der Seele ist, darauf zurückgeführt wird, was mathematisch ist, was berührt und gezählt werden kann, wird der Mensch in seinem Wesen vergewaltigt. Dann eben wird der »Kristallpalast« zum »Ameisenhaufen« und der Mensch wird zur Herde und sein Leben unerträglich. Wenn aber umgekehrt der Bereich der Natur durch das Psychische erklärt wird, wenn die gelebte Erfahrung, »das lebendige Leben« zum Merkmal alles Verstehens wird, dann wird die Wissenschaft unmöglich und Gebet und mystische Ekstase ersetzen vernunftgeleitete Handlung.

In den *Dämonen* beschäftigt sich Dostojewski umfassend mit der Dehumanisierung des Menschen durch alle Formen von -ismen. Wie Richard Pevear (1994) in seiner prägnanten Einführung zu seiner und Larissa Volokhonskys englischen Übersetzung dieses Werkes sagt, bezieht sich die Gestalt der Dämonen auf diese Ideen, die Russland vom Westen her überschwemmten: »Idealismus, Rationalismus, Empirizismus, Materialismus, Utilitarianismus, Positivismus, Sozialismus, Anarchismus, Nihilismus, und ihnen allen zugrundeliegend, Atheismus.« »Stawrogin ist alles«, notierte sich Dostojewski. Von ihm gehen, immer noch nach Pevear (1994), Schatows Slavophilismus, Kirillows Mann-Gott und Pjotrs revolutionärer Nihilismus aus. Stawrogin sei aber nicht identisch mit den widersprüchlichen »Ideen-Dämonen«, die ihm entstammen. Die ihm eigene, ihn bestimmende Idee, die ihn verschlinge, sei die Behauptung der menschlichen Autonomie als Revolte gegen Gott, also die Absolutsetzung des Eigenwillens. Dies sei die endgültige Lüge, die Mystifikation, die hinter aller Entmystifizierung der Moderne lauere. »J'ai menti toute ma vie«, sagt Stepan Werchowenski ganz am Ende (Dostojewski, 1996, dt., S. 793; 1994, russ., S. 601). Alle diese Ideen verkehren sich in ihr Gegenteil, sagt Pevear: absolute Freiheit in absoluten Despotismus, Bewunderung in Hass, Luzidität in Blindheit, die Befreiung der Menschheit in Mord, Zerstörung und Anarchie. In einer Urparodie werde »das autoritative Bild eines Menschen«, wie es Bachtin genannt hat, durch den autonomen menschlichen Willen ersetzt. Ich würde sagen: Das Persönliche wird durch Kategorien ersetzt und damit vernichtet. Seelenblindheit und Seelenmord führen zur Vernichtung des Menschlichen.

Die schwierige Sache liegt aber darin, dass der Mensch nicht nur Geist, sondern auch Körper ist und die menschliche Gemeinschaft nicht nur aus Personen besteht, sondern für ihr Überleben auch von ihren Funktionen, das heißt von ihrem Funktionieren abhängig ist. Die Funktionalisierung und Instrumentalisierung des Menschen ist eine Notwendigkeit in der Moderne wie auch die Anerkennung jedes einzelnen Menschen in seiner Individualität. Was aber zerstörerisch wirkt, ist die Ausschließlichkeit des einen oder anderen – die vernichtende Gewalt der Absolutheit: entweder der Verdinglichung des Menschen oder der Animierung der Natur. Das bedeutet, wenn die eine auf die andere reduziert wird, erhalten wir Formen des Totalitarismus, die entweder das verletzen, was Person ist, oder das vergöttlichen, was äußere Natur und Sache ist – kurz: entweder das Seelische oder das Dingliche. Die Frage stellt sich die ganze Zeit: Wie viel vom einen, wie viel vom anderen? Die Lösung bestünde darin, dass beide Formen der Gesetzlichkeit in einer weisen Komplementarität gebraucht würden. Aber es ist der Fluch des Westens, dass er die Balance massiv in Richtung der Naturgesetze verschoben hat, und der Fluch des Ostens, das Gegenteil getan zu haben. Das eine wird im Extrem ein *materialistischer Totalitarismus,* das andere eine *religiöse Autokratie*. Es ist ein Phänomen des Tragischen, wenn versucht wird, das Seelische zu benutzen, um über das Äußerliche zu herrschen. Es ist zum Scheitern verurteilt. Werden umgekehrt Naturgesetze benutzt, um das Innenleben zu erklären und es dadurch zu dehumanisieren, ist das eine Perversion.

9.5.4 Die Brücke

Es mag so scheinen, dass es für Dostojewski die Religion gewesen wäre, der Glaube an Gott und die Selbstunterwerfung unter seine Autorität, die es ermöglichen würde, jene Dämonen aus den Menschen auszutreiben: Ein großer Wille von oben werde diesen Exorzismus bewirken.

Ich glaube aber, dass diese Deutung nicht so stehen bleiben darf. Vielmehr ist es das Werk selbst, die Darstellung im menschlichen Drama und menschlicher Psychologie und vor allem im menschlichen Dialog, die der Verdinglichung des Menschen und seiner Kategorisierung machtvoll entgegentreten und vielleicht sogar auch eine konkretistische Religiosität infrage stellen. Dabei handelt es sich keineswegs um eine Ästhetisierung des Moralischen. Ich nehme an, es geht ihm vielmehr um die metaphysische Anerkennung der Unterscheidungen und Grenzen, der Schranken und Begrenzungen. Jede Anmaßung ist des Teufels und damit dämonisch und pervers. Sie achtet die Grenzen nicht, macht das Menschliche zum Dinglichen. Sie macht den Menschen zum Gott, die Natur zum Seelischen, Magischen und auch die Sachen wie beim Goldenen Kalb zum Göttlichen, zum Götzenbild, zum Idol. Pjotr wird daher folgerichtig auch als »Götzenverehrer« tituliert.

Das Kunstwerk, große Dichtung, ist aber etwas Symbolisches.

Das *tertium comparationis,* die Versöhnung zwischen beiden und ihnen übergeordnet ist die Welt der Symbole. Symbole sind zwar geschaffen, aber nicht willkürlich. Sie sind Brücken zwischen der Innenwelt, der Welt von Geist und Seele und der Außenwelt, der Welt der Dinge und ihrer Bezüge. So ist das Symbol die Brücke zwischen dem Sinn und dem Sinnlichen.

Dazu einige Aussagen von Cassirer, die ich im Buch *Zerbrochenen Wirklichkeit* (1989) zitiert habe:

> »Wir dagegen haben dem Symbolbegriff von Anfang an eine andere und weitere Bedeutung gegeben. Wir versuchten mit ihm das Ganze jener Phänomene zu umfassen, in denen überhaupt eine wie immer geartete ›Sinnerfüllung‹ des Sinnlichen sich darstellt; in denen ein Sinnliches, in der Art seines Daseins und So-Seins, sich zugleich als Besonderung und Verkörperung, als Manifestation und Inkarnation eines Sinnes darstellt« (Cassirer, zit. n. Wurmser, 1989, S. 109).

Diese Doppelheit von Sinnlichem und Geistigem liege in der Natur des Bewusstseins: »Immer erscheint es als ein Lebendiges, das sich in sich selber trennt, als ein *hen diapheron heauto*«, das sich jedoch in seiner »Ent-Zweiung« erst der theoretischen Weltbetrachtung offenbare: »Denn jetzt wird die Verschiedenheit der Momente, die es in sich birgt, zu einer Verschiedenheit im Ursprung gesteigert« (ebd., S. 110).[52]

> »Noch klarer und überzeugender [als in Monolog und Dialog] tritt diese doppelte Funktion alles Symbolischen, die Funktion der Spaltung und Wiedervereinigung, in der Kunst hervor. ›Man weicht der Welt nicht sicherer aus als durch die Kunst und man verknüpft sich nicht sicherer mit ihr als durch die Kunst.‹ Dieses Wort Goethes drückt ein Grundgefühl aus, das in jedem großen Künstler wirksam ist« (Cassirer, 1942, 1961, S. 55).

Es obliegt den symbolischen Formen und ihrer philosophischen Erforschung, diese metaphysisch begründete Doppelheit und Gespaltenheit des Daseins wieder zu versöhnen.

> »Das Verhältnis von Seele und Leib stellt das erste Vorbild und Musterbild für eine rein symbolische Relation dar, die sich weder in eine Dingbeziehung noch in eine Kausalbeziehung umdenken lässt ... hier waltet eine Verknüpfung, die nicht aus getrennten Elementen erst zusammengefügt zu werden braucht, sondern die primär ein sinnerfülltes Ganze ist, das sich selbst interpretiert – das sich in eine Doppelheit von Momenten auseinanderlegt, um sich in ihnen ›auszulegen‹. Der eigentliche Zugang zum Leib-Seele-Problem wird erst gefunden, wenn einmal generell erkannt ist, dass Sinn-Verknüpfungen dieser Art es sind, auf denen auch alle Dingverknüpfungen und alle ursächlichen Verknüpfungen letzthin beruhen« (Wurmser, 1989, S. 117).

---

52 Eine weitere Umschreibung erfolgt in Cassirers *An Essay on Man* (1962): »Between the receptor system and the effector system which are to be found in all animal species, we find in man a third link which we may describe as the *symbolic system* ... No longer in a merely physical universe, man lives in a symbolic universe. Language, myth, art, and religion are parts of this universe« (S. 24–25). »Hence, instead of defining man as an *animal rationale*, we should define him as an *animal symbolicum*« (S. 26). »Signals and symbols belong to two different universes of discourse: a signal is a part of the physical world of being; a symbol is a part of the human world of meaning. Signals are ›operators‹; symbols are ›designators‹. Signals, even when understood and used as such, have nevertheless a sort of physical or substantial being; symbols have only a functional value« (S. 32). Symbole transzendieren das Hier und Jetzt und erreichen Allgemeingültigkeit: »The principle of symbolism, with its universality, validity, and general applicability, is the magic word, the Open Sesame! giving access to the specifically human world, to the world of human culture« (S. 35).

Es stellt sich heraus,

> »dass die symbolische Funktion der ›Darstellung‹ und die der ›Bedeutung‹ erst den Zugang zu jener ›objektiven‹ Wirklichkeit schaffen, in der von Dingbeziehungen und ursächlichen Beziehungen mit Fug gesprochen werden kann. Und so ist es die geistige Trias der reinen Ausdrucksfunktion, der Darstellungs- und der Bedeutungsfunktion, kraft deren uns die Anschauung einer gegliederten Wirklichkeit erst möglich wird« (ebd., S. 118).

So verwandeln die Symbole in der Philosophie der symbolischen Formen Substanz in Funktion und Wesen in Beziehung[53] Sie mögen eine solche Transformierung entweder nur teilweise oder aber vollständig erfüllen – im mythischen gegenüber dem theoretisch wissenschaftlichen Verständnis.

9.6 Das Wesensbild

> »… jede fremde Seele ist immer ein Rätsel, und die russische Seele ist ein Rätsel«
>
> *Dostojewski, 1956, dt., S. 260; 1997, russ., S. 266*

Dostojewski sah seine Arbeit nicht als Fiktion, sondern als eine Verdichtung des beobachteten Lebens. Der jungen Warwara Timofejewa, der Korrekturleserin in seinem Zeitungsverlag, die selber Schriftstellerin werden wollte, riet er:

> »Nie versuchen, etwas zu erdichten, weder Sujet noch Intrige, sondern das verwenden, was das Leben einem bietet. Es ist so unendlich viel ergiebiger als alles, was wir ausdenken! Die Fantasie gibt Ihnen nie und nimmer so viel wie das Leben, ganz gleich, wie gewöhnlich und alltäglich es scheint. Sie müssen Respekt vor dem Leben haben!« (Kjetsaa, S. 347).

Dieser Ratschlag lässt sich in einem tieferen Sinne als ein positivistisches Sammeln von Fakten und eines fotografischen Realismus verstehen. In *Der Jüngling* (1957) weist Dostojewski auf etwas Bedeutsames hin, das Wesensbild, das wir von Platon und Aristoteles kennen. Es ist eine Realität im höheren Sinn als das einfach faktisch Übermittelte:

53 »Cassirer's philosophy transforms substance into function and essence into relation«, schreibt Slochower (1949, S. 638) im Gedächtnisband für Cassirer.

> »Merke dir [sagt Wersilow seinem Sohn Arkadi], fotographische Aufnahmen sind sehr selten ähnlich, und das ist leicht zu erklären: Das Original, das heißt, ein jeder von uns, ist ja auch im Leben nur äußerst selten sich selber ähnlich. Das Gesicht eines Menschen zeigt seinen wesentlichsten Zug, seinen kennzeichnendsten Gedanken eben nur ausnahmsweise in Augenblicken. Der Künstler studiert das Gesicht, das er malen soll, und erhascht diesen eigentlichen Ausdruck des Gesichts, er errät sozusagen den Hauptgedanken des Menschen und gibt ihn im Bilde wieder, auch wenn das Gesicht des Betreffenden diesen Ausdruck während des Modellsitzens zumeist gar nicht hat« (Dostojewski, 1957, dt., S. 702; 1972, russ., S. 453).

Auch für uns als Analytiker gilt das sehr oft: Das Wesentliche eines Menschen zeigt sich in ausgesuchten Momenten, nicht nur im Aneinanderreihen von Beobachtungen, und es ist die Kunst, das genau Treffende auszuwählen.

Ebenso heißt es im *Idioten*:

> »In Romanen und Erzählungen bemühen sich die Schriftsteller meist, ausgeprägte Typen der Gesellschaft aufzuzeigen und diese so plastisch und künstlerisch als möglich zu schildern – freilich Typen, die in der Wirklichkeit so mit Haut, wie sie geschildert werden, nur sehr selten vorkommen, und nichtsdestoweniger fast wirklicher sind als die allerwirklichste Wirklichkeit selbst« (Dostojewski, 1956, dt., S. 523).

9.7 Eine übergreifende Antithese

Mochulsky (1973) gibt dem Spätroman *Jüngling* die metaphysische Deutung einer Grundpolarität bei Dostojewski: Die von Gott geschaffene Welt wird von einer zentripetalen Kraft geleitet. Der Einheit in Liebe stellt die stolze Persönlichkeit eine zentrifugale Kraft entgegen – Macht in der Einsamkeit. Dostojewski, der Komponist der größten zeitgenössischen Tragödien, schafft ein dynamisches Bild der Weltgeschichte: Vor ihm enthüllt sich das tragische Schauspiel des Antagonismus von zwei Kräften: des göttlichen »Zusammenbringens in Eines« und der dämonischen Trennung und Fragmentierung. Der vereinigenden Liebe stellt er nicht Hass gegenüber, sondern *Macht*. In der Welt Gottes herrscht freie Übereinkunft; im Reich des Teufels werden zersprengte Atome zusammengezwungen durch *Macht und Despotismus*. Macht ist ihrer Natur nach selbst dämonisch; sie erschafft keine geistige Gemeinschaft, sondern ein materialistisches Kollektiv, kein Königreich Gottes, sondern einen kommunistischen Ameisenhaufen. Des *Jünglings* Idee bereitet das Erscheinen des Großinquisitors in *Brüder Karamasow* vor. Wir können hinzufügen, dass wir diese auch schon in der ekstatischen Rede des Fürsten Myschkin im Salon der Familie Jepantschin finden können.

9.8 *Der Idiot* (1956)

Der Roman *Der Idiot* erzählt die Geschichte von Fürst Myschkin, einem jungen Adligen, der an Epilepsie leidet und für seine Naivität bekannt ist. Trotz seines Beinamens »der Idiot« ist er ein hochmoralischer und gutherziger Mensch, der aber von seiner nahen Mitwelt oft missverstanden wird. Nach einem langen Aufenthalt in einem Sanatorium kehrt er nach St. Petersburg zurückkehrt. Dort wird er in eine komplizierte Dreiecksbeziehung verwickelt, die sein Leben für immer verändern wird. Myschkin ist hin- und hergerissen zwischen seiner Liebe zu Aglaja und seinem tiefen Mitgefühl für Nastassja. Sie ist eine unkonventionelle und leidenschaftliche Frau, in die Myschkin sich verliebt hat und die von der Gesellschaft geächtet wird. Die Handlung des Romans konfrontiert den Leser mit existenziellen Fragen über Liebe, Moral und die Natur des menschlichen Seins.[54]

9.8.1 »Der absolut gute Mensch« – *Der Idiot* als Nachfolger *Don Quijotes*

Dem eben wiedergegebenen metaphysischen Thema der zwei Weltmächte stellt Dostojewski nun im *Idioten* zunächst einmal in einer Parlor-Diskussion eine psychologische Antithese zur Seite: »Das Gefühl der Selbsterhaltung ist doch das normale Gesetz der Menschheit«, sagt Ganja. Ihm entgegnet Jewgeni Pawlowitsch: »[E]in Gesetz ist es, das ist wahr, allein es ist genau so normal wie das Gesetz der Zerstörung und vielleicht sogar das Gesetz der Selbstzerstörung.« Und Lebedew bestätigt etwas später: »Das Gesetz der Selbstzerstörung und das Gesetz der Selbsterhaltung sind gleich wirksam in der Menschheit« (Dostojewski, 1956, dt., S. 426–427; 1997, russ., S. 435).

Wir können die vier Hauptfiguren: Myschkin, Rogoschin, Nastassja und Aglaja als vier Gestalten auf der inneren Bühne sehen, als innerpsychische

54 Die Beschreibung des Inhalts wurde von Beate Steiner zur besseren Verständlichkeit hinzugefügt.

Traumfiguren: Sie erscheinen dann als mehrere aufeinander bezogene in Liebe und Hass verbundene Paare, die miteinander mehrfach verschmelzen und dann wieder in mörderischem Hass auseinanderbrechen. Jedoch werde ich den Roman zunächst nicht aus dieser Perspektive untersuchen, sondern als von Dostojewski psychologisch in höchst interessanter Weise, sich entwickelnde Einzelpersonen.

In seinen Vorarbeiten zu diesem Roman schreibt Dostojewski, er wolle »das positiv schöne Individuum« darstellen, was für einen Schriftsteller aber die allerschwierigste Aufgabe sei. Auf Erden habe es nur eine solche absolute schöne Gestalt gegeben, Christus. Von allen in der Literatur unternommenen Versuchen dieser Art sei der *Don Quijote* der gelungenste, »aber er ist einfach deshalb schön, weil er zugleich auch komisch ist«. Der neue Roman soll, so Mochulsky, eine Art russischer Don Quijote sein (1973, S. 345–346).

Tiefer betrachtet stehen sich in der Person von Prinz Myschkin innerlich die gleichen metaphysischen Grundkräfte gegenüber. Denn er kommt immer wieder auf das Grauen, auf die unaussprechliche Angst des zum Tode Verurteilten zu sprechen. Es ist für ihn etwas Unmenschliches, eine völlige Verdinglichung der noch lebenden Person zu etwas Totem, die Unvorstellbarkeit des nahen Endes. Dostojewski arbeitet in diesen sich wiederholenden Schilderungen sein eigenes Trauma der Scheinexekution durch:

> »Was mag wohl in der Seele in dieser Minute geschehen, bis zu welchem Schaudern wird sie gebracht? Eine Vergewaltigung der Seele ist es, nicht mehr und nicht minder! Es heißt doch: ›Du sollst nicht töten‹, wie darf man dann, weil einer getötet, ihn wiederum töten?‹ Nein, das ist unmöglich« (Dostojewski, 1956, dt., S. 29; 1997, russ., S. 28).

> »Die Hauptsache aber, der allerentsetzlichste Schmerz besteht vielleicht gar nicht in den Wunden [bei der Folterung, L. W.], sondern darin, dass man bestimmt weiß, dass nach einer Stunde, dann nach zehn Minuten, darauf nach einer halben Minute und schließlich sofort, jetzt gleich die Seele sich vom Körper trennen wird und man aufgehört haben wird, ein Mensch zu sein, und dass das alles bestimmt eintreten wird; das ist die Hauptsache, dieses *bestimmt* […]. Wozu eine solche abscheuliche, unnütze, sinnlose Vergewaltigung? […] Nein, es ist undenkbar, so mit einem Menschen zu verfahren« (ebd., dt., S. 30; russ., S. 29).

Dieser äußersten Angst vor der bevorstehenden Hinrichtung steht die mystische Vereinigung in der Welt- und Gottesliebe unmittelbar vor dem epileptischen Anfall gegenüber, »die Harmonie und Schönheit im höchsten Grade [...], das bis dahin unerhörte und ungeahnte Gefühl der Fülle, des Maßes, der Beruhigung und des aufgerührten, gebettiefen Verschmelzens mit der allerhöchsten Synthese des Lebens« (ebd., dt., S. 257; russ., S. 263).

»[A]lle Erregungen, all seine Zweifel, alle Unruhe waren mit einem Mal zur Ruhe gebracht, lösten sich in einem höheren Frieden auf, in einen Frieden voll klarer harmonischer Freude und Hoffnung, voller Vernunft und endgültiger Ziele.«

»[F]ür solch einen Augenblick vermag man freilich sein ganzes Leben hinzugeben.«

»[I]n solch einem Augenblick wird mir, ich weiß nicht wie, das ungeheure Wort verständlich, dass *Zeit nicht mehr sein wird*« (ebd., dt., S. 258; russ., S. 264).

Das Thema der Zeitlosigkeit in der Zeit ist der Kern des mystischen Erlebens und taucht auch in den späteren Romanen mehrfach auf (in den *Dämonen, Die Brüder Karamasow*).

Zwischen diesen beiden Extremen der Sehnsucht nach mystischer Verschmelzung mit dem Göttlichen und der absoluten Todes- und Vernichtungsangst spannt sich Myschkins Innenleben. Gegen außen ist er ein *Júrodivy,* ein heiliger Narr, der »tumbe Thor«, der das Oberflächliche nicht versteht, aber die tiefsten Beziehungen und Bezüge erkennt und der den Kindern nahe ist und sagt:

> »Einem Kinde kann man alles sagen – schlechterdings alles; mich hat stets der Gedanke bestürzt gemacht, wie wenig die Kinder von den Großen gekannt werden, wie schlecht selbst Väter und Mütter ihre eignen Kinder kennen [...]. Die Großen wissen nicht, dass ein Kind auch in den schwierigsten Dingen ungemein wichtigen Rat zu erteilen vermag [...]. Kinder heilen doch eine jede Seele« (ebd., dt., S. 82; russ., S. 81).

Für ihn selber gilt: »Mitgefühl ist das hauptsächlichste und vielleicht das einzige Gebot im Dasein der ganzen Menschheit« (ebd., dt., S. 262; russ., S. 269).

Wir finden ein besonders einfühlsames Zeugnis für die tiefe Identifizierung mit dem Unschuldigen, Leidenden als nicht verdinglichende Einstellung dem Tier gegenüber, wenn der Fürst seine tiefe Rührung angesichts eines Esels, wie er aus seinem epileptischen Dämmerzustand erwacht, so ausdrückt: »Der Esel ist ein edler und nützlicher Mensch« (ebd., dt., S. 69). Seine Einfühlung aber befähigt ihn, sich in ungewöhnlicher Weise in andere einzufühlen: »Sie bemerken, was andere nie bemerken würden«, sagt der ehrgeizige und egozentrische Ganja (ebd., dt., S. 140; russ., S. 142), der von sich selbst sagt: »Ich will nicht lächerlich werden; ich will vor allem nicht lächerlich werden« (ebd., dt., S. 142; russ., S. 145). Die von einem aristokratischen Wüstling geschändete und beleidigte, ressentimentgeladene Nastassja Filippowna sagt von ihm: »Der Fürst bedeutet für mich, dass ich ihm als dem ersten wirklich ergebenen Menschen, dem ich meinem Leben begegnet bin, vertraue. Er hat an mich beim ersten Blick geglaubt und so glaube auch ich ihm« (ebd., dt., S. 179; russ., S. 183). Und später: »Leb wohl, Fürst, zum ersten Mal habe ich einen Menschen zu Gesicht bekommen!« (ebd., dt., S. 200; russ., S. 206). Es wird von seiner »ungewöhnlichen Naivität der Aufmerksamkeit« gesprochen; es sei »ein Vertrauen, das nie auch nur im Entferntesten Ironie oder Spott beim anderen argwöhnte« (ebd., dt., S. 384; russ., S. 391). Oder während des Empfangs bei den Jepantschins zu seiner vorgesehenen Verlobung mit deren Tochter Aglaja: »Der Fürst jedoch bemerkte die Kehrseite der Medaille nicht und gewahrte keinerlei Untertöne« (ebd., dt., S. 609; russ., S. 622).

Zu dieser Naivität und dem Mitleiden gehört die radikale Weigerung, den anderen zu verurteilen: Der Selbstanklage der Hinterhältigkeit von Keller, der den Schmähartikel über ihn verfasst hat, entgegnet Myschkin, ihn entschuldigend: »Zwei verschiedene Gedanken sind zusammengetroffen, das gibt es häufig […] es ist sehr schwer, mit diesen zwiespältigen *[dvójnyj]* Gedanken zu kämpfen […]. In jedem Falle ist es nicht meines Amtes, über Sie zu Gericht zu sitzen« (ebd., dt., S. 354; russ., S. 362). Überhaupt ist er ein Mann der Demut, ein Mann, der weder das Ressentiment noch den Stolz kennt und anscheinend einfach keine Aggressionen hat, eine Idealgestalt christlicher Menschenliebe, bei der doch etwas Entscheidendes fehlt. Dabei war er ein nach dem frühen Tod seiner Eltern schwer misshandeltes Kind »immerzu nur Ruten und Ruten für ein krankes Kind« (ebd., dt., S. 612; russ., S. 625). In seiner chronischen Beschämung als Idiot findet er übrigens eine tiefe Seelen-Gemeinsamkeit mit der geschändeten Nastassja.

Diese Haltung aber reizt die in ihn verliebte Aglaja zur empörten Verachtung: »Warum erniedrigen Sie sich dann und halten sich für geringer als die anderen? Warum haben Sie alles in sich entstellt, warum haben Sie keinen Stolz?« (ebd., dt., S. 391; russ., S. 398). Auch die alte Balokonskaja sagt ihm: »Warum kletterst du immer an den Wänden hoch? […] Du bist ein guter Mensch, doch du bist lächerlich: Man gibt dir zwei Groschen und du bedankst dich, als wenn man dein Leben gerettet hätte. Du meinst, das sei lobenswert, es ist aber nur widerwärtig« (ebd., dt., S. 623; russ., S. 636). Sehr zu Recht sagt er von sich selbst und dies gilt für Rogoschin und Nastassja ebenso: »Ich habe auch kein Gefühl für das Maß und das ist die Hauptsache; dies ist sogar die wichtigste Hauptsache« (ebd., dt., S. 625; russ., S. 638).

Doch ist in all dem ein verborgener Betrug, eine Lüge, gerade im Konflikt mit seiner Einfalt und Ehrlichkeit, wie es ihm Jewgeni Pawlowitsch Radomksi am Schluss erläutert, und darin liegt die wirkliche Tragödie Fürst Myschkins, aus Großmut die gefallene Frau retten zu wollen und Aglajas echte Liebe nicht voll erkannt zu haben:

> »Von Anfang an [...] hatte es bei Ihnen mit Lüge begonnen: Was mit Lüge begonnen, musste mit Lüge enden; das ist ein Gesetz der Natur [...]. Ich zog den Schluss, dass die Grundlage alles Vorgegangenen erstens in Ihrer sozusagen angeborenen Unerfahrenheit bestand [...] und hierauf in Ihrer ungewöhnlichen Herzenseinfalt; ferner in dem phänomenalen Fehlen des Gefühls für Maßhalten [...] und schließlich in der gewaltigen angeschwemmten Masse zerebraler Überzeugungen, die Sie infolge Ihrer ungewöhnlichen Ehrlichkeit bis jetzt für wirkliche Überzeugungen, natürliche und unmittelbare, halten!«

In seiner Beziehung zu Nastassja sei doch »etwas bedingt Demokratisches«, die Verführung der »Frauenfrage« gelegen. Im »Rausch des Entzückens« habe er sich auf die Möglichkeit gestürzt, »öffentlich einen großmütigen Gedanken zu verkünden, dass Sie, ein angestammter Fürst und ein reiner Mensch, eine Frau, die nicht durch ihre Schuld geschändet wurde, sondern durch die Schuld eines ekelhaften Großstadtverführers, nicht als ehrlos ansehen« (ebd., dt., S. 656–657; russ., S. 670–672). Der Konflikt wird zu Recht darin gesehen, dass sich Myschkin aus großmütigem Mitgefühl für die geschändete Nastassja einsetzt und, ohne es zu wissen, Aglaja mit Schmach bedeckte und vor der Nebenbuhlerin erniedrigte, wie es Radomski ausdrückt (ebd., dt., S. 657; russ., S. 672). Aus Angst vor ihrem (Nastassjas) Gesicht stimmt er schließlich zu, sie zu heiraten (ebd., dt., S. 659; russ., S. 674). Der Konflikt bleibt ungelöst. Radomski fragt sich selbst, was das wohl bedeute,

> »dieses *Gesicht*, das er fürchtete und das er so liebte? Und dabei konnte es gleichzeitig wirklich sein, dass er ohne Aglaja sterben müsste, so dass Aglaja vielleicht niemals erfahren würde, wie sehr er sie geliebt hatte! Haha! Wie ist das bloß möglich, zwei zu lieben? Zwei mit zwei irgendwie verschiedenen Lieben? Interessant ... Dieser arme Idiot! Und was wird wohl jetzt aus ihm werden!« (ebd., dt., S. 661; russ., S. 675).

Es ist seine Rettungsfantasie gegenüber Nastassja, die ihn dazu bewegt, sie trotz mörderischer Gefahr zu heiraten – und sie so Rogoschin wegzunehmen, also vor ihm zu retten:

> »Allein er glaubte aufrichtig daran, dass sie noch auferstehen könne. Er hatte ganz richtig Jewgeni Pawlowitsch gesagt, dass er sie aufrichtig und durchaus liebe, und in seiner Liebe zu ihr lag wahrhaftig etwas wie eine Neigung zu einem elenden und kranken Kinde, das man nur schwer und sogar unmöglich sich selber überlassen könne« (ebd., dt., S. 667; russ., S. 682).

»Seine Entscheidung zwischen beiden wird eher von der Überlegung beeinflusst, welche dieser Frauen ihn am dringendsten braucht«, sagt Kjetsaa (1993, S. 283). Aus der einen Liebe zu Nastassja opfert er sich ihr und zugleich opfert er seine andere Liebe zu Aglaja und möchte sich dieser trotzdem immer wieder erklären. Er verleugnet die Tragweite seines Entschlusses und tut die Heirat zu Nastassja als eine Formalität ab.

Ich glaube, der Kern in all dem liegt in der »doppelten Wahrheit«, der Spaltung von Ja und Nein: dass es in seiner Allmacht der Verantwortung trotz allem möglich sein könnte, das Unvereinbare zu versöhnen. Es ist eben das, was Jewgeni mit der Lüge meint: seine tiefe Neigung zur Verleugnung. Doch diese gilt meines Erachtens letztlich seiner eigenen Aggression. Diese drückt sich nur knapp vor seinem Anfall im Salon der Jepantschins aus. Ich werde später noch kurz darauf zurückkommen.

Diese fast völlig fehlende, verdrängte und verleugnete Aggression findet ihr Gegenstück – eine Art ungültig machende Fantasie – in seiner enormen Schuldbereitschaft, eine Allmacht der Verantwortung und Rettungsbereitschaft, die selbst von tragischer Dimension ist. Denn Aggressionsverleugnung und -verdrängung und die Schuldbereitschaft machen naiv. Wer sich für alles verantwortlich fühlt und sich immer zur Rettung und zum Mitleid aufgerufen sieht, muss das Offensichtliche, gerade auch alles Aggressive wie auch seine Grenzen und die Unvereinbarkeiten übersehen. Diese Naivität selbst schafft neue Anlässe sowohl für Scham wie für Schuld, da vieles schiefgehen muss.

9.8.2 »Kreuzbruder« und Mörder

Es ist seine fehlende Aggression, die bei Myschkins Gegengestalt, mit der er sich verbrüdert hat und deren Mordmesser er mehrfach mit knapper Not entgeht, so stark vorhanden ist, nämlich bei Parfen Rogoschin, von dem es bezeichnenderweise heißt: In seinem Lächeln sei »etwas Zerbrochenes und als wäre Parfen völlig außerstande, das Zerbrochene zusammenzuleimen, wie große Mühe er sich auch gäbe« (Dostojewski, 1956, dt., S. 235; 1997, russ., S. 240–241).

Er ist eine Gestalt, die innerlich mit Stawrogin und Wersilow eine seelische Einheit bildet und in Dostojewskis künstlerischem Schaffen ihnen folgt und sie weiterentwickelt. Alles, was über Stawrogin und Wersilow zum Verständnis gesagt wurde, lässt sich auf Rogoschin übertragen, wobei manches bei beiden Figuren viel deutlicher ausgeprägt wurde. Jedoch findet sich das unheilbar Zerbrochene bei allen dreien. Das Wesen konzentriert sich auf das, was Myschkin hellsichtig erkennt: »Nicht wahr, deine Liebe kann man von Wut kaum unterscheiden [...] allein wenn sie vergeht, wird vielleicht eine noch ärgere Not kommen [...].« »Dass ich sie morden würde?«

Der Fürst zuckte zusammen. »Für deine jetzige Liebe, für all die Qual, die du jetzt auf dich genommen, wirst du sie einmal sehr hassen.«

Kurz danach zitiert Rogoschin Nastassjas Urteil über ihn: »[I]n allem, was du tust, steckt Leidenschaft, alles steigerst du bis zur Leidenschaft.«

Myschkin versucht die Zweifel (vordringlich Rogoschins, aber doch wohl auch seinen eigenen) zu beschwichtigen, wenn er etwas später sagt: »Du bist misstrauisch und eifersüchtig, deshalb hast du auch stets alles Schlimme übertrieben, was du erfahren. Natürlich denkt sie gar nicht so schlimm von dir, wie du erzählst. Es würde ja sonst bedeuten, dass sie, indem sie heiratet, gewissermaßen bewusst ins Wasser springt oder ins Messer läuft. Wäre das denkbar? Wer geht denn bewusst ins Wasser oder läuft bei klarem Willen in ein Messer hinein?«

Rogoschin aber weiß es besser: »Darum heiratet sie mich ja, weil sie von mir bestimmt das Messer erwartet!« Seine Eifersucht ist wohl begründet: »Genauso, wie ich sie liebe, so liebt sie einen anderen. Dieser andere aber, weißt du, wer das ist? Das bist *du*!« Doch aus Angst, Myschkin zugrunde zu richten und ihn zu blamieren, finde sie es unmöglich, ihn zu heiraten: »Sie ist von dir weggelaufen, weil sie plötzlich darauf kam, wie sehr sie dich liebt [...]. Nur aus bösem Trotz denkt sie daran, mich zu heiraten« (ebd., dt., S. 243–246; russ., S. 249–252).

Rogoschins Liebe ist nicht auf Achtung für den Mitmenschen aufgebaut, sondern ganz auf Macht und Besitz. Darum ist er voller Eifersucht und muss zur Gewalt zuerst gegen den Nebenbuhler greifen, der zugleich auch sein »Kreuzbruder« und inniger Vertrauter ist. Danach muss er die Geliebte im Augenblick, da sie bereit ist, den Fürsten Myschkin zu heiraten, ermorden.

Erst jetzt, da dieser nicht mehr sein Rivale ist, kommt es zu einer Art Liebesnacht, Liebestod und Verschmelzung mit beiden – der verhüllten Leiche im Nebenzimmer und dem »Kreuzbruder« neben ihm auf den Bettkissen. Beide erwachen aus dieser perversen Vereinigung in Verwirrtheit und Wahnsinn, Rogoschin mit »Hirnfieber«, Myschkin mit dem geistigen Zerfall der epileptischen Krankheit.

9.8.3 »Die dämonische Schönheit«

Doch wie steht es mit Nastassja Filippowna, dieser »fantastischen und dämonischen Schönheit« (Dostojewski, 1956, dt., S. 656; 1997, russ., S. 671)? »Eine verlorene Frau! Eine Wahnsinnige!«, ruft General Jepantschin nach ihrer verrückten Geburtstagsnacht aus. Doch ihr Wesen wird von Ptizyn besser erfasst:

> »[M]an sagt, es gäbe etwas Ähnliches bei den Japanern [...] dort pflegt der Beleidigte zu seinem Beleidiger zu gehen und ihm zu sagen: ›Du hast mich beleidigt und ich bin nun dafür gekommen, mir vor deinen Augen den Bauch aufzuschlitzen‹, und schlitzt sich bei diesen Worten in der Tat vor den Augen des Beleidigers den Bauch auf und empfindet dabei offenbar eine ungewöhnliche Genugtuung, ganz als hätte er sich wahrhaftig an jenem gerächt« (ebd., dt., S. 201; russ., S. 207).

Der Fürst versucht dies Aglaja zu erklären – Aglaja, die er selbst liebt, die ihn in verstohlener, kapriziöser, machtsüchtiger Weise liebt und die zugleich von ihrer Nebenbuhlerin Nastassja geliebt, angebetet und gehasst wird.

Myschkin erklärt in subtiler Weise Nastassjas innere Konflikte und Konfliktlösungen:

> »Sie hat sich selber mit ihrer Erkenntnis der eigenen unverdienten Schmach schon viel zu sehr zerquält! Und wodurch ist sie denn schuldig geworden, oh mein Gott! Oh, es geschieht häufig, dass sie in Ekstase zu schreien beginnt, sie könne sich nicht der geringsten Schuld zeihen, sie sei ein Opfer der Menschen, das Opfer eines Wüstlings und Bösewichts; doch was immer sie Ihnen auch sagen sollte, merken Sie sich, dass sie die erste ist, die sich selber nicht traut, denn sie glaubt im Gegenteil mit ihrem ganzen Gewissen nur das eine, nämlich, dass sie ... dass sie selber alle Schuld trüge. Als ich dieses Dunkel in ihr zu verscheuchen versuchte, bereitete ihr das solche Leiden, dass mein Herz sich

nicht beruhigen kann, so lange es noch an diese entsetzliche Zeit denken wird. Es ist, als wäre mein Herz damals auf immer durchbohrt worden. Sie lief mir davon, aber wissen Sie auch weswegen? Nur um mir zu beweisen, wie niedrig sie sei. Am allerschrecklichsten jedoch ist dabei, dass sie selber vermutlich nicht einmal wusste, dass sie mir das beweisen wollte, sondern fortlief, weil es sie in ihrem Inneren antrieb, etwas Schmachvolles zu tun, nur um sich dann sagen zu können: ›Da hast du wieder neue Schande auf dich geladen, du bist mithin nichts als ein niedriges Geschöpf!‹ Oh, es mag sein, dass Sie das nicht begreifen werden, Aglaja! Begreifen Sie, dass für jene in dem ununterbrochenen Bewusstsein ihrer Schande eine grässliche, eine unnatürliche Genugtuung liegt, als könnte sie sich damit an jemandem rächen« (ebd., dt., S. 493; russ., S. 504).

Zu Recht fügt Aglaja, wie Rogoschin hinzu, dass Nastassja nur ihn, Myschkin, liebe, und ihre Liebesbriefe an Aglaja nur die eine Bedeutung haben: Es sei »mehr als Eifersucht«, sondern Liebe zu ihm und Selbstaufopferung, denn sobald Myschkin Aglaja heirate, werde sie sich selbst umbringen. Myschkin entgegnet: »Ihr Stolz wird mir nie meine Liebe verzeihen – und so werden wir beide zugrunde gehen! Das ist unnatürlich, aber ist denn nicht alles hierbei unnatürlich? Sie sagen, dass sie mich liebt, allein ist das denn überhaupt noch Liebe? [... Nein, das ist etwas anderes, das ist nicht Liebe!« (ebd., dt., S. 495; russ., S. 506–507).

Schließlich einige Worte aus Nastassjas Liebesbriefen an Aglaja: »[D] enken Sie nicht [...], dass ich zu jenen Wesen gehöre, denen es Genuss bereitet, sich selber zu erniedrigen, und sei es auch nur aus Stolz. [...] Allein ich weiß, dass ich nicht einmal aus einem Anfall von Stolz mich jemals erniedrigen könnte« (ebd., dt., S. 517; russ., S. 528). Vielmehr sei ihr Versuch, Aglaja mit Myschkin zu vereinigen »ihr Sündenerlass«. Sie selber existiere kaum mehr, Gott allein wisse, was anstelle ihrer jetzt in ihr lebe:

> »Ich lese das täglich in zwei schrecklichen Augen, die mich beständig anblicken [...]. Ich bin überzeugt, dass in seiner Schublade ein mit Seide umwickeltes Rasiermesser liegt [...]. Er schweigt; doch ich weiß, dass er mich so sehr liebt, dass er nicht anders kann, als mich hassen [...]. Ich könnte ihn vor Angst töten ... Aber er wird mich vorher töten« (ebd., dt., S. 517–518; russ., S. 529).

Doch ist noch etwas sehr Wesentliches anzufügen, etwas, das Aglaja mit der Hellsichtigkeit brennender Eifersucht auf Nastassja ihr in jenem fatalen Enddialog ins Gesicht schleudert:

> »Sie sind in sich selber verliebt bis … zum Wahnsinn […]. Sie konnten ihn, der so einfach ist, nicht liebgewinnen und haben ihn vielleicht sogar insgeheim verachtet und sich über ihn mokiert. Sie waren nur imstande, Ihre eigene Schande zu lieben und den unablässigen Gedanken daran, dass Sie geschändet wurden und dass man Sie beleidigt hat. Wenn es weniger Schmach in Ihrem Leben gäbe oder wenn sie überhaupt nicht da wäre, Sie würden viel unglücklicher sein« (ebd., dt., S. 642; russ., S. 656).

Das sagt sie aus Hass und verräterischer Eifersucht, aber sie trifft etwas ganz Wesentliches. Ganz ähnlich spricht Radomski von ihrem »unerträglichen, teuflischen Hochmut«, »diesem hungrigen, diesem gierigen Egoismus« (ebd., dt., S. 657; russ., S. 672).

Was bedeutet nun diese überaus fein beobachtete psychologische Sequenz? Als Erstes handelt es sich um das Gefühl, das aus der Traumatisierung erwächst: die unverdiente, nur durch ihre eigene Abhängigkeit und Hilflosigkeit begründete Schändung durch den Lebemann Totzki. Schändung aber bedeutet soziale Schande, unauslöschliche Beschämung in einer Gesellschaft, die das Opfer der Vergewaltigung und sexuellen Ausnützung verachtet und beschuldigt. Dieses Erste ist die von außen auferlegte und von innen auch geteilte Scham und Schande. Ein Zweites ist folgend der laute Protest, die Anklage und berechtigte Verallgemeinerung: Ich bin das Opfer der Menschen. Hinzu kommt ein Drittes, das wir bei Opfern von Gewalt und Vergewaltigung kennen: »Es ist alles mein Fehler, alles meine Schuld.« Die darin verborgene Allmacht der Verantwortung ist ein Schutz gegen die absolute Hilflosigkeit und das Schuldgefühl ist der Preis dafür. Nun werden aber in einer vierten Stufe alle Aggressionen in masochistischer Weise gegen das eigene Selbst gerichtet und alle Schuld und Schande, »die Niedrigkeit«, werden in wütender Selbstanklage und Selbstverurteilung der eigenen Person aufgeladen. Aktiv wird nun die eigene Schmach gesucht, die Beschämung vom anderen provoziert, um sie nicht einfach immer wieder passiv zu erleiden. Es ist der Abwehrmechanismus der Wendung vom Passiven ins Aktive. Doch kommt damit etwas Fünftes hinzu: Die Sexualisierung, die Lust an der Schmach, der Scham, der Schuld. Gleichzeitig geht es um Macht durch das Leiden, Rache am Anderen durch Selbsterniedrigung und Selbstbeschuldigung. Es ist diese Art der Selbstverliebtheit, das Schwelgen in der eigenen Schande, auf die Aglaja hinweist. Doch liegt darin soviel neue Demütigung und Schuld, dass das Endresultat die Selbstvernichtung sein muss: Und damit die gesuchte Bestrafung für die eigene Niedrigkeit, für die Sexualisierung und für die Schuld des Mörders, den sie selbst erniedrigt, gequält und abgewiesen hat. Nastassja hat ihm die Beschämung erneut aktiv zugefügt, die sie von fast allen, auch von ihm, erfahren hat. Der Einzige, der diesen Zirkel mit seiner tiefen Einsicht zu durchbrechen vermochte und den sie wirklich liebt und achtet, ist aber zugleich jemand, den sie nicht in diesen sadomasochistischen Abgrund reißen möchte – Fürst Myschkin. Deshalb versucht sie ihn, als Sechstes, mit Aglaja zu verkuppeln. Doch aus ihrer Eifersucht heraus sabotiert sie auch dies. Ihre Liebesbekenntnisse Aglaja gegenüber haben den gegenteiligen Effekt dessen, was sie angeblich beabsichtigt. Zusätzlich kommt, als Siebentes, die Verleugnung hinzu: Sie suche nicht die Selbsterniedrigung, der sich die Selbstentfremdung anschließt: »Ich existiere schon fast nicht mehr«, und das Bewusstsein des bevorstehenden Todes, den sie in dieser Selbstauslöschung schon vorweggenommen hat.

9.8.4 Fürst Myschkins Aggression

In der Szene, die Myschkins letzten großen Anfall mitten in der Familienrezeption der künftigen Schwiegereltern Jepantschin vorausgeht, verliert er mehr und mehr die Kontrolle über seinen Eifer und spricht in einer immer expansiveren Weise, bis er schließlich die kostbare, riesige chinesische Vase zerschmettert. Dies folgt auf die Warnung und sich selbst erfüllende Prophetie Aglajas und auf die ihm den Schlaf raubende Angst, dass genau dieses Malheur geschehen könnte.

Doch auch der Inhalt seiner Reden ist faszinierend, nimmt sie doch schon manches aus Iwan Karamasows Legende des Großinquisitors voraus. Zuerst schaltet er sich in das Gespräch anderer über seinen verehrten Pflegevater Pawlischtschew ein, indem er »mit ungewöhnlicher Erregung und über die Maßen scharf« den Katholizismus als einen unchristlichen Glauben anprangert. Dieser sei so viel schlimmer als der Atheismus; er predige einen verzerrten und verhunzten Christus, einen Antichrist:

> »Der römische Katholizismus glaubt, dass ohne die universale Staatsgewalt die Kirche sich nicht auf Erden erhalten könne und ruft: Non possumus! Meiner Ansicht nach ist der römische Katholizismus sogar nicht einmal eine Religion, sondern voll und ganz eine Fortsetzung des Weströmischen Reiches, und diesem Gedanken ist alles in ihm untertan, beginnend mit dem Glauben. Der Papst eroberte die Erde, den irdischen Thron, und ergriff das Schwert; und seither geht alles so weiter, nur dass sich dem Schwert die Lüge zugesellte, das Ränkewesen, der Betrug, Fanatismus, Aberglaube, Übeltat, man spielte mit

den allerheiligsten, gerechtesten, einfältigsten und feurigsten Gefühlen der Völker, man hat alles, aber auch alles auf Geld eingewechselt und auf niedrige irdische Macht. Und das sollte keine Lehre des Antichristen sein?!« (Dostojewski, 1956, dt., S. 616; 1997, russ., S. 629).

Myschkin ereifert sich immer mehr mit dem Widerspruch der anderen, sieht sowohl im Atheismus wie im Sozialismus eine Ausgeburt dieser Lügenlehre: »Dies ist ebenfalls eine Freiheit durch Vergewaltigung, dies ist ebenfalls Zusammenschluss durch Blut und Schwert!« (ebd., dt., S. 617; russ., S. 630). Er ruft zum Widerstand gegen den Westen auf und predigt ekstatisch weiter, ohne sich um die Einwürfe der anderen zu kümmern:

> »Weisen Sie ihm [dem russischen Menschen, L. W.] in der Zukunft die Erneuerung der ganzen Menschheit und ihre Auferstehung vielleicht nur durch den russischen Gedanken, den russischen Gott und Christus, und Sie werden sehen, welch ein gewaltiger und gerechter, weiser und sanfter Riese vor der ganzen erstaunten Welt, der erstaunten und erschreckten Welt aufwachsen wird, denn sie erwarten von uns ja nichts als nur das Schwert, das Schwert und die Gewalt, weil sie sich uns nach ihrem eigenen Bilde nicht ohne Barbarei vorstellen können« (ebd., dt., S. 619; russ., S. 632).

Die Gesellschaft sieht in diesem Ausbruch etwas Gefahrdrohendes, Beängstigendes, Bestürzendes. In seiner Erregung stößt er nun an die Vase und diese wankt und zerschellt. Seine Reaktion ist bemerkenswert: »[E]s war nicht Scham, nicht die Empfindung des Skandals, keine Furcht und auch nicht die Unverhofftheit waren es, die ihn am meisten berührten, sondern das Eintreffen der Prophezeiung!« (ebd., dt., S. 621; russ., S. 634). Eifrig widerlegt er die von ihm zitierten schlechten Meinungen über die Gäste. Selbst von seinem aggressiven Verhalten peinlicher Distanzlosigkeit sucht er das Gegenteil zu behaupten, ebenso seine furchtbar demütigende Bloßstellung von Aglaja, als deren Freier er eingeführt werden sollte. Das alles mündet schließlich in Myschkins epileptischen Anfall.

9.8.5 Körperliche Krankheit und leidende Seele

Die Medizin allein habe noch nie einen Menschen geheilt, sagt Arkadi im *Jüngling* (Dostojewski, 1957, dt., S. 536; 1972, russ., S. 344). Der todkranke Hippolyt im *Idioten* sagt: »Wissen Sie denn, dass, wenn nicht diese

Schwindsucht dazwischengekommen wäre, ich mich selbst getötet hätte ...« (Dostojewski, 1956, dt., modif., S. 339; 1997, russ., S. 347). Nach dem Durchbrechen seiner tiefsten Gefühle über seinen bevorstehenden Tod und angesichts des Großmuts von Myschkin, den er eben noch einen Heiligen genannt und der ihm all seine Hilfe angeboten hatte, erhebt er sich »mit dem Ausdruck der schrecklichsten Scham, die fast schon an Verzweiflung grenzte, auf dem Gesicht« und schreit ihm zu:

> »So wisst, wenn ich überhaupt jemanden hier hasse ... hasse ich Sie, Sie jesuitische, schleimige, kleine Seele, Sie Idiot, Sie mildtätiger Millionär, am meisten von allen, am meisten von allem auf der Welt! [...] Sie haben einen Sterbenden gezwungen, sich bitter schämen zu müssen, Sie, Sie, nur Sie sind schuld an meinem schändlichen Kleinmut! Ich würde Sie töten, wenn ich am Leben bleiben sollte!«

»Schämt sich seiner Tränen!«, flüstert Lebedew, der Hausherr (ebd., dt., modif., S. 341–342; russ., S. 349).

Wie wir nachvollziehen können, wird hier ein enger Sinnzusammenhang hergestellt zwischen tödlicher Erkrankung an Tuberkulose und Selbstmord, überwältigender Scham und Schambereitschaft und der daraus resultierenden mörderischen Wut. Sowohl die Affekte wie die somatische Erkrankung erscheinen in ihrer totalen Form.

9.8.6 Gewöhnlichkeit und Originalität

Es gibt schließlich im Roman noch eine andere Polarität: die zwischen der Maßlosigkeit der Hauptgestalten und der Alltäglichkeit, der Gewöhnlichkeit (Dostojewski, 1956, dt., S. 524, 1997, russ., S. 536):

> »Mangel an Originalität hat überall und in der ganzen Welt seit Anbeginn der Zeiten als die hervorragendste Qualität und die beste Empfehlung eines tüchtigen, sachlichen und praktischen Menschen gegolten [...]. Erfinder und Genies wurden fast stets [...] für nichts anderes als Narren gehalten« (ebd., dt., S. 372; russ., S. 378).

Lebedew sagt, freilich sehr zweideutig: »wenn ein Freund der Menschheit die sittlichen Grundlagen revolutioniert, so ist er ein Menschenfresser der Menschheit« (ebd., dt., S. 428; russ., S. 436). Und der immer noch sterbende Hippolyt sagt dem Streber Ganja, der sich versteckt auch um Aglaja bemüht:

»Dass ich Sie hasse, Gawrila Ardalionytsch, geschieht, wie erstaunlich Ihnen das vielleicht auch erscheinen möge – einzig aus dem Grunde, *einzig deswegen*, weil Sie Typus und Verkörperung, Personifizierung und Gipfel der allerdreistesten, allerselbstzufriedensten, allergemeinsten und widerlichsten Gewöhnlichkeit sind! Sie sind die aufgeblasenste Gewöhnlichkeit, die Gewöhnlichkeit, die keine Skrupel kennt und von geradezu olympischer Ruhe ist, Sie sind die routinierteste der Routinen! Nicht der geringste eigene Gedanke wird jemals in Ihrem Verstande und in Ihrem Herzen Leben gewinnen. Dafür aber sind Sie grenzenlos neidisch; Sie sind zwar fest davon überzeugt, der gewaltigste Genius zu sein, und dennoch packt in schwarzen Minuten auch Sie zuweilen ein Zweifel und dann zürnen Sie und dann werden Sie neidisch« (ebd., dt., S. 545; russ., S. 556).

Hippolyt sagt auch: »sich über nichts wundern, ist, sagt man, ein Anzeichen großen Geistes; meiner Ansicht nach jedoch kann das in gleichem Maße auch als ein Anzeichen großer Dummheit ausgelegt werden« (ebd., dt., S. 633; russ., S. 646). Ganz im Gegensatz zur Unfähigkeit, sich zu wundern, als ein Zeichen der äußersten Gewöhnlichkeit steht das Erstaunen. So ziehen sich denn auch die Worte für das Außergewöhnliche, Unerwartete, Erstaunliche durch den Roman hindurch. Sicher ist das zum Teil eine Technik, die Spannung des Lesers zu erhöhen – ähnlich dem Sensationellen für den Journalisten, und Dostojewski war auch ein Journalist. Zugleich aber gibt diese Stileigenheit dem Staunen und damit der Ehrfurcht wirkungsvollen Ausdruck. Dieses Staunen gilt für Dostojewski aber vor allem der Innenwelt und der Menschenwelt mehr als der Natur: »Wir wollen nicht vergessen, dass die Ursachen aller menschlichen Handlungen meist unendlich viel komplizierter und mannigfaltiger Natur sind, als wir sie hernach zu deuten imstande sind, und dass sie sich nur selten in fest umreißbaren Linien bewegen« (ebd., dt., S. 549; russ., S. 560–561).

9.8.7 Einstellungen statt Taten

Ich zitiere aus dem Werk von Kjetsaa (1993, S. 281ff.) zur religiösen Idee hinter der Gestalt »des absolut guten Menschen«, den Myschkin zu verkörpern die Aufgabe hat: Er sei

»anders als die andern, ein geheimnisvoller Außenseiter, fremd in dieser Welt [...]. Er vertritt eher Einstellungen als Taten und mit diesen Einstellungen

> ist er der Repräsentant einer Welt mit neuer Gesinnung. Unschuldig ist er wie ein Lamm, ein ›Idiot‹, der an ein Reich Gottes auf Erden glaubt. Leidenschaften wie Habgier oder Eifersucht sind ihm wesensfremd. Im Unterschied zu seiner Umwelt legt er auch keinen Wert darauf, sein ›Recht‹ auf Geld und Macht zu verfechten. Er gehört zu denen, ›die reinen Herzens sind‹, und empfindet Mitleid ohne Hass, Liebe ohne Grausamkeit, erbringt Opfer, ohne Stolz zu empfinden. Seine Haupttugend lässt sich am besten mit dem russischen Wort *Smirenije* charakterisieren, das für die Bezwingung aller Leidenschaften, für Demut und geistigen Frieden steht und daher den Gegenpol zur griechischen *Hybris* – Stolz, Eigennutz, geistiger Aufruhr – bildet. Am Fürsten Myschkin begegnen wir einer passiven Tugend, die man nur im demütigen Leiden erlangt. Durch die Verkündigung eines Ideals, das die Gesinnung über die Handlung stellt, indem Taten den Gefühlen, mit denen sie ausgeführt werden, untergeordnet sind, macht Dostojewski sich zum Fürsprecher einer Auffassung des Christentums, die auf einen westlichen Leser befremdlich wirken kann. […] Dass die Handlung der Gesinnung untergeordnet wird, hat natürlich Auswirkungen auf den Sündenbegriff. Die formalistische Auffassung, Sünde sei die Übertretung eines Gebots, muss der Ansicht weichen, Sünde sei fehlende Nächstenliebe. Folglich erscheinen sündhafte Taten als verzeihlicher denn sündhafte Gesinnungen. […] Im Roman […] geißelt er streitsüchtige Nihilisten und verstockte Atheisten. Es sind diese verlorenen Menschen, die nur an sich selbst und nicht an Gott glauben, Leute, an denen Christi Gebot der Liebe zu Gott und den Menschen spurlos vorübergegangen ist […].«

Diese »Unterlassungssünde« ist seiner Ansicht nach die eigentliche Todsünde (ebd., S. 283).

Diese sehr zutreffende Beschreibung der religiös-metaphysischen Bedeutung der Gestalt von Myschkin, auch der von Starez Sossima und Aljoscha sowie des Pilgrims Makar Dolgoruky lässt das eigentliche innere Drama dieses Romans aufleuchten: Einerseits haben wir diese luminöse Idealfigur des völlig unaggressiven, auf alle Macht und Selbstbestätigung oder Selbstdurchsetzung verzichtenden, natürlich asexuellen Menschen. Andererseits stellen sich ihr deren extreme Gegensätze von maßloser bis mörderischer Wut, von wilder Leidenschaft und Eifersucht, von brennendem Ressentiment und der Sexualisierung von Leiden und Gewalt entgegen.

Das eigentliche Drama scheint mir im Zweifel zu liegen: Ist dieses Ideal überhaupt richtig? Es ist nicht einfach die Frage, ob es überhaupt praktisch möglich ist – wie sie von Dostojewski gestellt wird –, sondern vielmehr, ob dieses Ideal selbst nicht schon eine seelische Vergewaltigung bedeute, die nicht ohne gewaltige innere und äußere Folgen bleibt. Ich zitiere eine gleiche Ansicht aus Sándor Márais *Die Glut* (2000, S. 113–114):

> »Man macht sich nicht mit dem schuldig, was man tut, sondern mit der Absicht, die hinter diesem Tun steckt. In der Absicht ist alles. [...] Die Handlung ist noch nicht die Wahrheit – sie ist immer nur eine Folge, und wenn man eines Tages als Richter auftreten und ein Urteil sprechen muss, darf man sich nicht mit den Tatsachen aus dem Polizeirapport begnügen, man muss auch das kennen, was die Juristen das Motiv nennen.«[55]

Mir scheint, diese Alleinbetonung der inneren Sündhaftigkeit unweigerlich zur übersteigerten Schuldhaftigkeit zu führen und damit zur neurotischen Grausamkeit sich selbst und auch anderen gegenüber. Sie ist eine Garantie zur Neurose, zur Idee der totalen Schuld, der Allmacht der Verantwortung und zur Erbsünde. Für unsere Patienten bedeutet es eine Wohltat, wenn die wichtige Grenze von Gut und Böse von Gefühlen, von der Fantasie, vom Gedanken hin zur Tat verschoben wird. Zudem wird diese Einstellung auch dem Gewaltverbrecher und seinem Bedürfnis nach Struktur nicht gerecht. Ist es nicht gerade so, dass, wenn man ein derart übersteigertes Ideal aufstellt, Enttäuschung, Scham und Wut überwältigend werden. In diesem Sinn gehören Dostojewskis Fremdenhass und Antisemitismus zusammen mit seinem Ideal von Aggressionslosigkeit und Reinheit. Die Brücke zwischen diesem Ideal und jenem Hass ist die totale Schuldhaftigkeit, oder wie wir sie auch benennen können, die unmessbare Verantwortlichkeit: »Wir sind für alle schuldig.«[56] So steht diesem Extrem-Ideal die von Dostojewski ebenfalls vertretene Ansicht gegenüber: »Ohne Krieg erstarrt der Mensch in Reichtum und Komfort und verliert die Fähigkeit, edel zu denken und zu fühlen; er verroht und verfällt in Barbarei« (Kjetsaa, 1993, S. 306). »Ein politischer, internationaler Krieg ist in jeder Hinsicht nützlich und auch vollkommen unverzichtbar ... Die Hochherzigkeit verkommt in langen Friedenszeiten und an ihre Stelle treten Zynismus und Langeweile« (ebd., S. 403).

Im Gegensatz dazu stehen seine Solidarität mit den Leidenden und die »Vision der Verbrüderung der Menschheit und ein[...] unerschütterliche[r] Glauben an den Wert von Idealen in einem materialistischen Zeitalter«

55 Ich verdanke Fr. I. Roski die Kenntnis dieses Romans.

56 »Seine Lehre von der universellen Sünde und Schuld des Menschen, nach der jeder Mensch an jedem und in allem schuldig ist, wird später, in den Brüdern Karamasow zu einem Hauptargument Sossimas« (Kjetsaa, 1993, S. 352–353).

(ebd., S. 406). Gerne zitierte Dostojewski ein Gedicht Tjutschews, worin es heißt: »Von der Kreuzlast tief gebeugt / segnete im Knechtgewand / unser Herr auf seinen Wegen / dich, du heimatliches Land« (ebd., S. 405).

Festzuhalten gilt: Der Roman *Der Idiot* als Ganzes spiegelt eine doppelte Wirklichkeit von totaler Idealisierung und ebenso umfassender Verleugnung wider, und das Verleugnete bricht schließlich in ebenso extremer Form durch und rächt sich.

9.9 *Der Jüngling* – Die Spaltung der Identität

Ich zitierte zuvor aus dem großen Roman *Der Jüngling* einen der beiden Protagonisten, Wersilow, den biologischen Vater des Jünglings Arkadi, und was er über seine eigene innere Doppelheit und Gespaltenheit sagte. Ich möchte diesem Vorgang und der Dynamik in diesem bedeutsamen, aber weniger bekannten Roman nachgehen. Die Handlung ist sehr komplex, deshalb beschränke ich mich auf das Studium der beiden Hauptgestalten: des Erzählers, des außerehelich geborenen Arkadi Makarowitsch Dolgoruki, und seines Erzeugers, Andrej Petrowitsch Wersilow.

Wie in seinen anderen Romanen *(Die Brüder Karamasow, Die Dämonen)* thematisiert Dostojewski auch im *Jüngling* den Vater-Sohn-Konflikt und die Frage nach den wahren und den falschen Vätern. Die zeitgenössische Gesellschaft wird geplagt von fundamentaler Unordnung und Verfall, die sich auch auf die junge Generation auswirken. Sämtliche sozialen Bindungen lösen sich auf, im Besonderen die Institution der Familie: Arkadi, dem es an einer sozialen Vaterfigur mangelt, wirbt mit seinem biologischen Vater Wersilow um dieselbe Frau, Katharina. Zeitgleich möchte Wersilows Tochter den Vater Katherinas heiraten und würde dadurch zu Schwiegermutter ihres eigenen Vaters werden. Trotz dieser Verzweigungen sind alle Figuren der Handlung voneinander isoliert.[57]

9.9.1 Arkadis Kampf gegen die Scham

Wie in allen Werken Dostojewskis sind auch in diesem Roman die Themen von Schuld und Scham, und vor allem die Abwehr gegen die Scham ganz zentral für das Verständnis der meisten Gestalten.

57 Die Beschreibung des Inhalts wurde von Beate Steiner zur besseren Verständlichkeit hinzugefügt.

Allgemein bemerkt spielt bei der Genese des Über-Ichs zwar, wie es seit Freud immer wieder in den Brennpunkt gerückt wurde, die Verinnerlichung der Elterngestalten eine bedeutsame Rolle. Aber Abwehrfunktionen kommen bei der Konstituierung dieser inneren Instanz in höchst vielschichtiger Weise hinzu, sodass das Ideal, an dem wir uns messen, oft einen ganz anderen Maßstab (statt verinnerlichter Normen) sowohl für Scham wie für Schuld fordert. Dazu zählen zum Beispiel das Messen an der Vollkommenheit, der Allmacht der Verantwortung, des Allwissens, der Grenzenlosigkeit, der Abwesenheit von Differenzen. Auch diese inneren Idealforderungen, »Normen«, stammen zum Teil sicherlich aus der Familienumgebung (sind mithin »gesellschaftlich«, wenn man darauf besteht), doch ihre Abwehrfunktion gegen (traumatische) Hilflosigkeit sticht massiv hervor, ganz unabhängig von diesem Introjektionsprozess. Nicht minder ist es ein Schutz, die Verachtung gegen das eigene Selbst zu richten, eben in Form der Scham, statt gegen den anderen: »Es ist weniger gefährlich, mich mit Hohn zu überschütten, als meinen Vater dafür zu beschimpfen, dass er mich ignoriert hat.« Diese übersteigerten Erwartungen und übertriebenen Normsetzungen an das eigene Selbst erkennen wir auch bei Arkadi. Hinzukommen Wendung vom Passiven ins Aktive oder der eigenen Grandiosität als Schutz gegen den Schmerz und die chronische Beschämung, unehelich und von den Eltern ausgestoßen zu sein, übersteigerte Erwartungen, die dann selbst wieder zu erneuter Selbstverhöhnung und Schambereitschaft führen.

Seine chronische Beschämung bestand nicht einfach nur in der Unehelichkeit, die durch die Namensgebung des Ehemannes der Mutter verhüllt wurde, sodass er, wie es zum Schluss heißt, »ein Glied einer zufälligen Familie« ist (Dostojewski, 1957, dt., S. 862; 1972, russ., S. 557), sondern in mehreren anderen Elementen: Der Name Dolgoruki (»Lange Hand« oder »Langarm«) ist einer der ehrwürdigsten in der russischen Geschichte, nämlich der eines staatsgründenden Fürstengeschlechts. Doch sein Namensvater ist ein Leibeigener seines biologischen Vaters, ein frommer Pilger. Stets wird Arkadi befragt, ob er »Fürst Dolgoruki« sei, und er entgegnet trotzig: »einfach Dolgoruki!« und erläutert nicht selten seine Illegitimität. Auch wurde er in der Privatschule verhöhnt und beschimpft wegen seines Standes und der mangelhaften Geldunterstützung. Er schämte sich zutiefst seiner ihn einmal dort besuchenden Mutter und ihrer Schlichtheit und Frömmigkeit. Ein anderer Grund für seine tiefe Scham lag darin, dass er von beiden Eltern fast vollständig vernachlässigt, kaum je besucht oder eingeweiht worden war. Er war ein Fremder in seiner eigenen Familie und war immer wieder zusätzlich verhöhnt und beschimpft worden von der die Angelegenheiten seines Vaters verwaltenden Tante Tatjana Prutkova (deren Namen sinnträchtig von »Rütchen« abgeleitet ist). Zugleich sehnte er sich nach seinen beiden Eltern in einer tiefen und völlig idealisierenden Liebe, die im Verlaufe der Erzählung immer wieder in Enttäuschung, Hass und Verachtung umschlug: »Oh, damals war bereits Hass, dumpfer Hass gegen alles in mein Herz eingedrungen und hatte es ganz durchtränkt« (ebd., dt., S. 517; russ., S. 332). Über die Mutter sagt er: »Wen man am meisten liebt, den kränkt man am ehesten« (ebd., dt., S. 536; russ., S. 344; übrigens Worte, die wir auch im *Don Quijote* angetroffen haben). Gegen Ende des Romans heißt es: »Ja, ich bin ein unehelicher Sohn und habe mich vielleicht wirklich dafür rächen wollen, dass ich ein unehelicher Sohn bin, und vielleicht wirklich an irgendeinem ›Gevatter Teufel‹, weil ja der Teufel selber nicht herausbringen könnte, wen hier die Schuld trifft!« (ebd., dt., S. 820; russ., S. 530).

Eine zusätzliche Beschämung liegt darin, dass er nie weiß, was sich wirklich abspielt, und doch wissen sollte und man dies auch von ihm erwartet. Er wird immer wieder in neue Geheimnisse verwickelt, die er aber nicht durchschaut, und doch wird es ihm als Schuld angekreidet und zum Vorwurf gemacht, als ob er Mitspieler und Verräter in diesen Intrigen wäre: »Vor allem empörte mich hierbei, dass dahinter wieder allerhand Geheimnisse und Dummheiten zu stecken schienen und dass diese Leute ohne Geheimtuerei und Hinterlist offenbar gar nicht auskommen konnten« (ebd., dt., S. 738; russ., S. 476). »[D]ie Geheimnisse häuften sich mit jedem Schritt, mit jeder Stunde« (ebd., dt., S. 753; russ., S. 435). So steck Arkadi in einem Dilemma, denn sowohl sein Wissen wie sein Nichtwissen werden als Ursachen für vermeintliche Schuld behandelt.

Nach der entsetzlichen Demütigung, »der Katastrophe« im Spielsalon, wo er fälschlicherweise als Dieb hingestellt wurde, irrt er völlig entfremdet durch die nächtliche, eisige Stadt: »Alles das – die Stadt, die Menschen, die noch vereinzelt gingen, das Trottoir, auf dem ich dahineilte – alles das *gehörte schon nicht mehr zu mir* ... Alles hatte sich mir gleichsam entfremdet, alles war auf einmal *nicht mehr mein.*« Etwas später:

> »War damals Zorn in mir? Ich weiß es nicht; vielleicht. Sonderbar, ich habe immer diesen eigentümlichen Charakterzug gehabt, vielleicht schon von meiner frühesten Kindheit an: Wenn man mir Böses getan, mich beleidigt, bis zur letzten Demütigung erniedrigt hatte, so war in mir jedes Mal sofort das unwiderstehliche Verlangen erwacht, mich passiv der Beleidigung zu unterwerfen oder womöglich den Wünschen der Beleidiger noch entgegenzukommen. ›Da

seht, ihr habt mich erniedrigt, ich aber erniedrige mich selbst noch mehr, seht und freut euch!‹«

Und später, ganz wie der Untergrundmann, selbst in der Wortwahl:

»›Wenn man einmal will, dass ich Diener sei, nun gut, dann bin ich Diener. Ihr glaubt, ich sei ein geborener Knecht – nun gut, dann bin ich eben ein Knecht!‹ Passiven Hass und untergründigen Grimm habe ich jahrelang mit mir herumtragen können. Und als ich bei Serschikow [den Spielern] wie ein Rasender schrie, ich würde sie alle anzeigen, das Roulette sei von der Polizei verboten – da kam, ich schwöre es, in diesem Schrei eben nur jener erwähnte Charakterzug zum Ausdruck: Man hatte mich erniedrigt, durchsucht, für einen Dieb erklärt, moralisch vernichtet – ›nun, so hört denn alle, dass ich nicht nur ein Dieb bin, sondern auch noch ein Denunziant!‹ Wenn ich jetzt daran zurückdenke, kann ich mir das nur so erklären; damals aber dachte ich natürlich durchaus nicht an eine Analyse meiner Gefühle. Ich schrie es einfach in den Saal hinein, ganz ohne vorgefasste Absicht, noch eine Sekunde vorher wusste ich nicht, dass ich das schreien würde: es schrie von selbst – denn es ist ein solcher *Zug* in meiner Seele« (ebd., dt., S. 506–508; russ., S. 325–326).

Arkadi besitzt ein entscheidendes Dokument, in dem sich die Tochter des Fürsten Sokolski dafür verwendet, ihren Vater wegen Geisteskrankheit entmündigen und einweisen zu lassen. Dieser Brief gäbe ihm große Macht über sie, die stolze Katerina Achmakowa. Er ist in sie verliebt, während sein Vater sie angeblich hasst. Es stellt sich aber heraus, dass es sich um eine massive Hassliebe handelt. Die ödipalen Dimensionen sind evident. Die Tante Tatjana keift ihn an: »Ach, scher dich zum Teufel, Narr! Bist ja selber wie ein Spatz verliebt! – Vater und Sohn in ein und dasselbe Objekt! Pfui, schamlose Kerle!« (ebd., dt., S. 747; russ., S. 481).

In einem Traum wirft er Katerina das belastende Dokument hin: »Bitten Sie mich nicht, da haben Sie es, ich brauche nichts von Ihnen! Ich räche mich für alle mir angetane Schmach durch Verachtung!« (ebd., dt., S. 580; russ., S. 373). Er selber deutet den Traum:

»Das kam daher, weil die Seele einer Spinne in mir war! Dieser Traum beweist, dass alles dies in meinem wollüstigen Herzen schon längst gekeimt hatte und in ihm lag, in meinem *Wunsch* lag, aber in meinem wachen Zustande hatte mein Herz sich dessen noch geschämt, und mein Geist hatte noch nicht gewagt, sich etwas ähnliches bewusst vorzustellen. Aber im Schlaf und Traum

> verriet und zeigte meine Seele, was in meinem Herzen war, zeigte es in deutlichen Bildern, der Wahrheit getreu und – in prophetischer Form« (ebd., dt., S. 582; russ., S. 374).

Er erweitert die Deutung kurz danach: »[I]ch habe mich wohl schon tausendmal über diese Fähigkeit des Menschen (und wie mir scheint, besonders des russischen Menschen) gewundert, das höchste Ideal neben der niedrigsten Gemeinheit in seiner Seele hegen zu können und beides mit vollkommener Aufrichtigkeit« (ebd., dt., S. 583; russ., S. 375). Auch das ist eine Form von innerer Spaltung. Zum selben Traum bekennt er eine andere psychopathologisch überaus wichtige Form der Doppelheit, jenes Ja und Nein, das Nebeneinander von Anerkennung und Verleugnung, das Freud mit dem phänomenologischen Begriff der Spaltung belegte:

> »Sonderbar: gerade jetzt, in diesem Augenblick, wo ich dies niederschreibe, scheint es mir, als hätte ich schon damals ganz genau und sogar alle einzelnen Gründe gewusst, weshalb es mich zu ihm [zu Lambert, seinem alten Schulfreund, der zu einem Erpresser und Bandenführer geworden war] zog, während ich doch gleichzeitig noch gar nichts wusste« (ebd., dt., S. 625; russ., S. 400).

Eine andere Form, sich der tiefen Selbstscham zu stellen, besteht im Sich-Klammern an eine grandiose Idee: »Meine Idee ist gleichbedeutend mit einem einsamen Leben im Winkel« (ebd., dt., S. 89; russ., S. 53) – ähnlich dem Kellerloch des Untergrundmenschen – auch wenn die Grandiosität seiner Ideen ihn schuldig werden ließ: »Ich weiß es selbst, dass ich vielleicht nur ein Konglomerat aller Ehrgeize bin und nichts weiter [...] Mag ich auch tausendmal vor mir selber schuldig sein ... Ich liebe es, mich vor mir schuldig zu fühlen« (ebd., dt., S. 101; russ., S. 61).

»Meine Idee ist: ein Rothschild zu werden« (ebd., dt., S. 126; russ., S. 76).

»Der ganze Zweck meiner ›Idee‹ ist – Einsamkeit« (ebd., dt., S. 137; russ., S. 83).

»Ja, mich hat mein ganzes Leben lang nach Macht gedürstet, nach Macht und Einsamkeit« (ebd., dt., S. 140; russ., S. 85).

Doch weshalb die Einsamkeit können wir uns fragen? Sie dient ihm als Schutz gegen sein nach außen verlagertes Gewissen:

> »Und wiederum ist mir fast schon in der Kindheit ein Charakterzug an mir aufgefallen: dass ich gar zu oft andere beschuldigte oder wenigstens geneigt

> war, andere zu beschuldigen; aber meinem Denken in dieser Richtung folgte auf dem Fuß ein anderer Gedanke, der für mich zu schwer zu ertragen war, der Gedanke: ›Bin ich nicht statt ihrer am Ende selbst der Schuldige?‹ Und wie oft habe ich dann mich allein umsonst beschuldigt? Und um solchen Fragen aus dem Wege gehen zu können, sehnte ich mich nach Einsamkeit und suchte sie« (ebd., dt., S. 139; russ., S. 84).

Hinzu kommt die Notwendigkeit sich gegen Beschämung zu schützen: Sobald er sich jemandem geöffnet und ihn liebgewonnen habe, habe dieser ihn sogleich betrogen und sich selbst wieder vor ihm verschlossen, »sogar mit Hohn über mich« (ebd., dt., S. 139; russ., S. 85). Später fährt Arkadi fort: »Doch die ›Idee‹ tröstete mich in der Erniedrigung und Schande; aber auch alle meine Gemeinheiten versteckten sich gleichsam hinter der Idee; sie machte mir alles gewissermaßen leichter; aber sie hüllte auch alles um mich herum wie in einen Nebel« (ebd., dt., S. 153; russ., S. 93). Arkadis Besessenheit mit der Idee schuf eine zweite Wirklichkeit, die zugleich die enttäuschende, beschämende, schuldhafte, einsam machende Realität zu verhüllen hatte, eine Realität, die ihn immer wieder ausschloss und vor all den geheimen Ränken ratlos und unwissend beließ und ihm zugleich dieses Unwissen zur Schuld und zum Hohn anrechnete.

Er sieht sich selbst als »einen verkörperten Fiebertraum« gegenüber der »goldenen Mittelmäßigkeit« (ebd., dt., S. 217; russ., S. 134). Was ihm sein Freund Krafft vor dessen Suizid mitteilt, spricht ihm (und wohl auch Dostojewski) aus der Seele: »[U]nsere Zeit ist das Zeitalter der goldenen Mittelmäßigkeit und der Gefühlsstumpfheit, der größten Vorliebe für Unwissenheit und Faulheit, ist das Zeitalter der Unfähigkeit zur Tat und des Verlangens, alles fertig vorzufinden. Kein Mensch denkt nach; selten bringt es jemand bis zu einer eigenen Idee« (ebd., dt., S. 102; russ., S. 61). Noch mehr ist es meines Erachtens die Ansicht Dostojewskis, wenn Arkadi sagt: »Ein Realismus, dessen Umkreis nur bis zur eigenen Nasenspitze reicht, ist gefährlicher als die unvernünftigste Fantasterei, weil er blind ist« (ebd., dt., S. 221; russ., S. 137). In den Worten des Vaters an ihn gerichtet: »Mein Freund, lass den Menschen immer ein wenig … dichten, es ist eine unschuldige Lust. Lass ihn sogar viel dichten« (ebd., dt., S. 322; russ., S. 204). Wir können Arkadi als einen Dichter, Fantasten und Narzissten betrachten, aber er ist auch unbarmherzig in seinem Wahrheitseifer, seiner Selbstentlarvung und Selbsterniedrigung. So nennt er es »ein heiliges Axiom«, wenn sein Freund Wassin ihm das Wort zuschiebt: »Teurer, als uns erhöhender Trug, ist mir die Finsternis niederer Wahrheit!« (ebd., dt., S. 290; russ., S. 183).

9.9.2 Die Sehnsucht nach dem Vater

Seine Sehnsucht nach dem Vater Wersilow und die Liebe für ihn und seine seelische Abhängigkeit von dieser Bindung an diesen fernen Geliebten bilden eine sich wiederholende innere Sequenz. Sie geht einher mit immer wieder neuer überwältigender Enttäuschung und daraus folgendem bitteren Hass und höhnischer Verurteilung. Arkadis sichtbares Opfertum und vermeintliche Unterwerfung verwandeln sich in geheime, verborgene Macht, erträumt, geplant und doch immer wieder zerschmettert. Ich zitiere einige relevante Passagen: »Ich weiß nicht: liebte ich ihn oder hasste ich ihn? Ich weiß nur, dass alle meine Zukunftspläne und Träume nur um ihn kreisten, er war der Mittelpunkt des ganzen Lebens, das noch vor mir lag« (Dostojewski, 1957, dt., S. 28–29; 1972, russ., S. 16). »[S]ollte er wirklich nicht fähig gewesen sein zu erraten [...], dass ich nur ihn brauchte, mich nur nach ihm mein ganzes Leben lang gesehnt habe, dass ich den ganzen Wersilow, den ganzen Menschen, den Vater brauchte [...]?« (ebd., dt., S. 213; russ., S. 132).

In Bezug auf seines Vaters Hochmut und Außenseiterexistenz (ob er diese so geschaffen oder ob sie ihm zugestoßen sei) sagt Arkadi

> »Ich musste unbedingt die ganze Wahrheit in kürzester Zeit erfahren; denn ich war gekommen – um diesen Menschen zu richten. Noch verbarg ich meine Macht vor ihm [diese bestand in seiner eigenen Idee und in eher kläglichen Fragmenten verborgenen Wissens über den Vater und Katerina], aber lange durfte das nicht mehr währen; denn ich wollte wissen, wofür ich mich zu entscheiden hatte: ihn anzuerkennen oder mich für immer von ihm loszusagen. Letzteres wäre mir zu schwer gewesen, und ich litt darunter ... Ich will endlich ein volles Geständnis ablegen: Dieser Mensch war mir teuer« (ebd., dt., S. 33; russ., S. 19).

> »Es ist wahr: das Erscheinen dieses Menschen in meinem Leben, das heißt sein Erscheinen auf einen kurzen Augenblick, noch in meiner ersten Kindheit war der schicksalsvolle Anstoß gewesen, der mein Bewusstsein geweckt hatte [...]. Und nun erwies es sich, dass dieser Mensch ... nur eine von mir geschaffene Fantasiegestalt war, ein Traum meiner Kinderjahre. Ich selbst hatte ihn mir so ausgedacht, in Wirklichkeit aber sah ich jetzt einen ganz anderen Menschen, der tief unter meinem Fantasiegebilde stand. Ich war zu einem reinen Menschen hergereist, nicht aber zu diesem. Und warum hatte ich mich in ihn verliebt, so auf ewig in ihn verliebt, in jenem kurzen Augenblick, als ich ihn damals in meiner Kindheit einmal sah?« (ebd., dt., S. 118–119; russ., S. 71–72).

»War es denn seine Schuld, dass ich mich in ihn verliebt und aus ihm ein fantastisches Idealbild geschaffen hatte? Ja, vielleicht liebte ich ihn überhaupt nicht einmal« (ebd., dt., S. 120; russ., S. 72). Wie der Vater ihn böse ansieht, jubelt er innerlich: »›Also endlich hat er auch mich *ernst* genommen!‹ dachte ich mit stockendem Herzschlag. Oh, wenn ich ihn nicht so geliebt hätte, sein Hass hätte mich nicht so gefreut« (ebd., dt., S. 266–267; russ., S. 169). Diese Aussagen zeigen, wie Arkadi – eine masochistische Konfliktlösung sucht. Er identifiziert sich mit seinem Vater und will seinen Beleidiger zum Duell auffordern: »Durch die Beleidigung des Vaters kann man sehr wohl sich selbst beleidigt fühlen«, sagt er rückblickend dem geforderte Fürst Sergei Sokolski (ebd., dt., S. 300; russ., S. 191).

Was der alte Fürst über Frauen sagt, gilt ebenso für Arkadis Unterwerfungshaltung seinem Vater gegenüber: »[D]as Leben eines jeden Weibes, was sie auch reden mag, ist ein ewiges Suchen, wem sie sich unterordnen könnte, ist gewissermaßen eine Sehnsucht nach Unterwerfung« (ebd., dt., S. 55; russ., S. 32).

9.9.3 Leiden als geheime Macht

Eine parallele Entwicklung zeichnet sich in Arkadis Gefühlen der angebeteten Katerina Nikolajewna Achmakowa gegenüber ab, der Tochter und gefährlichen Gegnerin des alten Fürsten:

> »Ich weiß nicht, ob eine Spinne die Fliege hassen kann, auf die sie es abgesehen und die sie schon so gut wie umsponnen hat? Süße kleine Fliege! Ich glaube, man liebt sein Opfer; wenigstens kann man es lieben. Ich jedenfalls liebe meinen Feind: Zum Beispiel gefällt es mir furchtbar, dass sie schön ist. Es gefällt mir ungeheuer, meine Gnädigste, dass Sie so hochmütig und erhaben sind: Wären Sie bescheidener, würde ich nicht dieses Vergnügen auskosten oder wenigstens kein so großes. Sie haben mich gewissermaßen angespien mit Ihrem Blick, aber ich triumphiere. Und wenn Sie mir tatsächlich ins Gesicht gespien hätten, so würde ich mich vielleicht wirklich nicht einmal darüber geärgert haben; denn Sie sind – mein Opfer, *mein* Opfer und nicht *seins.*«

Anzumerken ist hier: Arkadi bezieht sich mit »seins« auf seinen Vater, als dessen Spion Katerina den Jungen erlebt, und vielleicht ist er es auch in seiner, wie in ihrer Fantasie. »Wie bezaubernd dieser Gedanke ist! Nein, das Bewusstsein der eigenen *geheimen* Macht ist unvergleichlich angenehmer als offenkundige Überlegenheit und Herrschaft« (Dostojewski, 1957, dt., S. 69; 1972, russ., S. 41). In diesen Gedanken Arkadis steckt die hochsexualisierte Macht durch Leiden und Unterwerfung und unter der Maske des eigenen Opfertums, den anderen zu beherrschen und zu bezwingen sucht. Arkadi drückt es quasi so aus: Solle sie glücklich mit dem von ihr Erwählten werden, »ich aber – ich brauche nichts weiter als ein Ideal!« (ebd., dt., S. 398; russ., S. 254).

Später vertieft Arkadi diese Fantasie:

> »Ich träumte von einer Frau, einer stolzen Aristokratin, der ich Auge in Auge gegenüberstehen werde: Sie wird mich verachten, über mich lachen, wie über eine Maus, und wird nicht einmal ahnen, dass ich Herr über ihr Schicksal bin. Dieser Gedanke hatte mich schon in Moskau berauscht […]. Ja, ich hasste diese Frau, und doch liebte ich sie schon, liebte sie als mein Opfer« (ebd., dt., S. 121; russ., S. 73).

Unmittelbar darauf folgt der tiefsinnige Gedanken:

> »Ich will nur noch bemerken, dass hier in dem soeben Geschriebenen alles viel oberflächlicher klingt: In Wirklichkeit war ich tiefer und schamhafter. Vielleicht bin ich auch jetzt im Grunde meines Wesens schamhafter als in meinen Worten und Taten. Gebe Gott, dass es so sei! Vielleicht war es sehr falsch von mir, dass ich überhaupt angefangen habe, dies alles niederzuschreiben: Es bleibt doch so unendlich viel mehr in einem zurück, als was man in Worten auszudrücken vermag. Jeder Gedanke, selbst der unbedeutendste, ist, solange er in uns bleibt, immer tiefer als in Worten ausgedrückt: ausgesprochen erscheint er auch uns selbst lächerlicher und gleichsam – ehrloser. Wersilow sagte mir einmal, nur bei schlechten Menschen sei es umgekehrt. Die lügen eben nur, da haben sie es leicht. Ich dagegen mühe mich, die ganze Wahrheit zu schreiben; das aber ist furchtbar schwer!« (ebd., dt., S. 69–70; russ., S. 41).

Ebenso sagt er, nachdem er die Macht der Gefühle auch in den Ideen, »das Ideengefühl«, der Gruppe von politischen Dissidenten, wenn nicht Verschwörern, gegenüber verteidigt hatte, er habe sich seiner Begeisterung für dieses Ideengefühl geschämt. Doch sei mehr dabei:

> »Und dann hatte ich mich noch aus einem anderen Grunde zu schämen. Nicht der erbärmliche Wunsch, mich mit meinem Verstande hervorzutun, hatte mich veranlasst, meinen vorsätzlichen Eispanzer des Schweigens zu sprengen und mit dem Sprechen zu beginnen, sondern auch das Verlangen,

> mich ihnen an den Hals zu werfen. Dieses Verlangen, mich anderen ›an den Hals zu werfen‹, damit sie mich für einen wertvollen Menschen anerkennten und mich umarmten oder ungefähr so etwas (kurz, irgend so eine Schweinerei), halte ich für das Schmählichste und Ekelhafteste, dessen ich mich zu schämen habe« (ebd., dt., S. 88–89; russ., S. 53).

Und seiner Schwester bekennt er:

> »Sieh, Lisa, ich spreche es lieber offen aus: Das ist so eine meiner Eigenheiten, dass ich es nicht liebe, wenn man manches Empfindliche, was man so in der Seele hat, mit den Fingern anrührt ... oder sagen wir: Wenn man gewisse Gefühle oft anderen aufdeckt oder sie hervorzieht, damit alle sie betrachten können, so ist das doch eine Schande, nicht wahr? Deshalb ziehe ich es vor, ein finsteres Gesicht zu machen und zu schweigen« (ebd., dt., S. 307; russ., S. 195).

Hier zeigt sich ein weiterer Aspekt der Abwehr gegen Scham: Groll und abweisendes Verhalten. Dabei ist seine ganze Erzählung letztlich immer wieder das Aufdecken seiner »Schmach und Schande« (ebd., dt., S. 312; russ., S. 198). »Gerade damals fürchtete ich nichts so sehr wie überflüssige Gefühle« (ebd., dt., S. 537; russ., S. 345).

Diese Scham, die eigenen tiefsten und echten Gefühle und Wünsche auszusprechen, psychogenetisch ebenso wichtig wie Körper- und Sexualitätsscham, finden wir ganz besonders bei schwer traumatisierten Individuen (zur Mehrschichtigkeit traumatogener Scham siehe Wurmser, 1999, S. 287–288).

9.9.4 Arkadis Wandlung durch Selbstanalyse

In Gegensatz zu seinem Vater macht Arkadi selbst, dieses Produkt der Unordnung als Kind einer »zufälligen Familie« (Dostojewski, 1972, russ., S. 557) und der geheime Revolutionär und »Vertreter der Unordnung und des Neides« (Dostojewski, 1957, dt., S. 859; 1972, russ., S. 556), eine tiefe innere Wandlung durch.

Psychoanalytisch betrachtet sind die ödipalen Aspekte seiner Lebensgeschichte offenkundig: die Liebe zur Geliebten seines Vaters, obwohl seines Vaters Liebe durch mörderischen Hass und Verachtung verhüllt ist und seine eigene Verachtung, die er masochistisch gegen sich wendet. Die homosexuell getönte Verliebtheit in seinen Vater ist explizit und überdeckt seine maßlose Eifersucht, seinen Hass und, wie beschrieben, zugleich seine Enttäuschung.

Außerdem lässt sich manches in seiner ihn erfüllenden Scham auch mit Kastrationsfantasien in Verbindung setzen, gerade da sein (falscher) Name »Dolgoruki« phallische Bedeutung hat.

Noch prägnanter ist die Rolle des Geheimnisvollen im Thema dieser vielfältig inzestuös umwitterten Sexualität und deren Tabuisierung: Es richtig zu machen und das Richtige zu wissen, ist zwar von vitaler Bedeutung, aber zugleich ist es nicht in Worte gekleidet. Es ist zu erraten, aber nicht anzusprechen, angedeutet, aber nicht verstehbar. Der Roman *Der Jüngling* ist ein wunderbares literarisches Dokument für die Psychodynamik der »Doublebind«-Mitteilungen in der Familie als hoch pathologisches Beziehungstrauma. Daraus ergibt sich eine stark mit Angst besetzte Beziehungsdynamik, eine Gejagtheit und wilde Hetze, eine sich unbewusst ständig wiederholende Verwicklung in neue Schuld und neue Scham. Hinzu kommt der Rückzug aus den Beziehungen in einen Dämmerzustand des »weißen Fiebers« und schließlich die Identifizierung mit seinem idealisierten, asexuellen, nicht leiblichen Vater, Makar, unter dessen Namen er widerwillig seiner Idee, so reich wie Rothschild werden zu wollen, nachgejagt.

Jedoch wirkt das Niederschreiben der Lebensgeschichte auf Arkadi wie eine Selbstanalyse:

> »Als ich dann meine Aufzeichnungen beendet und die letzte Zeile niedergeschrieben hatte, fühlte ich plötzlich, dass ich mich selbst eben durch dieses nochmalige Durchleben der Ereignisse, indem ich mir alles ins Gedächtnis zurückrief und mir vergegenwärtigte und es dann noch niederschrieb – dass ich mich eben dadurch zu einem anderen Menschen umerzogen habe« (ebd., dt., modif., S. 847; russ., S. 548).

9.9.5 Die Spaltung in gegensätzliche Romangestalten – Verhunztes Menschenbild und Segensbild

Ich wähle für diese Polarisierung in gegensätzliche Gestalten, was in der Tiefe psychoanalytisch betrachtet, einen gewaltigen inneren Konflikt darstellen würde, den Sadisten und Verbrecher Lambert aus. Es handelt sich um Arkadis ehemaligen Schulkameraden, und Arkadis Namensvater und legitimen Ehemann seiner Mutter, den Leibeigenen und wandernden Pilger Makar Iwanowitsch Dolgoruki aus.

Als markanteste Kennzeichnung des »echten oder Vollblutschuften« Lambert heißt es,

> »der sagte mir mal, als er erst sechszehnjährig war, dass er, sobald er mit seiner Mündigkeit sein Erbe erhalte, als größtes Vergnügen sich die Wonne leisten werde, Hunde mit Brot und Fleisch zu füttern, wenn die Kinder der Armen Hungers sterben; und wenn sie nichts hätten, womit sie ihre Öfen heizen könnten, werde er einen ganzen Holzhof kaufen, das Holz auf freiem Felde aufstapeln und das Feld heizen, den Armen werde er auch nicht ein Scheit geben« (Dostojewski, 1957, dt., S. 92; 1972, russ., S. 55).

Dieser Extremfigur steht der Pilger Makar gegenüber, eine Gestalt, die ähnlich dem Starez Sossima in *Die Brüder Karamasow* und dem Mönch Tichon in den *Dämonen* Dostojewskis religiöse Ideale und zugleich das Beste des russischen Volkes verkörpert:

> »Ein Greis aber muss zufrieden sein zu jeder Zeit und sterben muss er in der vollen Blüte seines Verstandes, beseligt und vornehm, gesättigt von seinen Tagen, seiner letzten Stunde entgegenatmend und sich freuend, gleichwie eine Ähre zur Garbe hingeht, nachdem er sein Geheimnis erfüllt hat [...]. Alles ist ein Geheimnis, Freund, in allem ist das Geheimnis Gottes« (ebd., dt., S. 545; russ., S. 350).

Arkadi will ihm folgen: »Ich kann die anderen alle nicht lieben; sie haben keine Einsicht.« (ebd., dt., S. 354; russ., S. 345). Im russischen Text steht das Wort *Blágoobrázije,* das mit Einsicht übersetzt wurde. Es bedeutet aber »Segensbild«, auch Anstand, Würde, sogar Schönheit. »Ich suche das Segensbild« (ebd., dt., S. 553; russ., S. 355) ist auf Seite 553 zu lesen. Arkadi sagt über Makar zum Arzt: »[E]r hat immerhin etwas Feststehendes im Leben, wir aber, wie wir hier sind, wir haben überhaupt nichts Festes im Leben« (ebd., dt., S. 571; russ., S. 367)

9.9.6 Wersilows doppeltes Selbst

> »Ich kann auf die allerbequemste Weise zwei entgegengesetzte Gefühle zur gleichen Zeit empfinden – und das geschieht doch schon selbstverständlich nicht aus eigenem Willen.«
>
> *Dostojewski, 1957, dt., S. 327; 1972, russ., S. 207*

»Es ist nicht nur eine Natur in mir« (ebd., dt., S. 468; russ., S. 300), sagt zwar der junge Fürst Sokolski, aber es trifft wohl auch auf Wersilow und auf

Arkadi selbst zu: »[I]ch wusste es und wusste es auch wieder nicht« (über seine Involvierung mit den Aktienfälschern; ebd., dt., S. 471; russ., S. 302).

Wie sollen wir Arkadis Ausführungen über die jüdische Weltherrschaft (ebd., dt., S. 329; russ., S. 208–209) und über »den großen Gedanken«, »Steine in Brot zu verwandeln«, verstehen sowie »die Tugend ohne Christus [...], die Idee der ganzen heutigen Zivilisation« (ebd., dt., S. 331; russ., S. 210) oder seine Aussage: »Seinen Nächsten lieben und ihn nicht verachten – ist unmöglich« (ebd., dt., S. 333; russ., S. 212)? Was meint er, wenn er sich zum russischen »Typ des universal um alle leidenden Menschen« (ebd., dt., S. 714; russ., S. 461) zählt? Wie der Untergrundmann spricht er vom Suchen nach dem »lebendigen Leben« (ebd., dt., S. 340, 415; russ., S. 216). Was hat es auf sich mit der Aussage über seinen Vater zu der Schwängerung seiner Tochter Lisa durch den leichtsinnigen und in Verbrechen verstrickten Fürsten Sergei Sokolski: »Er weiß es natürlich, aber er will es nicht wissen, das ist schon so, das sieht ihm ähnlich!« (ebd., dt., S. 452; russ., S. 289)?

Dann aber sagt Wersilow sehr einsichtig seinem Sohn: »[I]ch habe schon lange gewusst, dass es bei uns Kinder gibt, die bereits in der frühesten Kindheit über ihre Familie nachdenken, weil die Unschönheit ihrer Väter und ihrer Umgebung sie kränkt.« Sie seien »von einem leidenschaftlichen, gar zu frühen und nahezu rachsüchtigen Durst nach dem Segensbild besessen« (ebd., dt., S. 708; russ., S. 457).

Er bekennt sich dazu, er würde »die Pflicht, unbedingt wenigstens einen Menschen in seinem Leben glücklich zu machen, und zwar praktisch, das heißt in Wirklichkeit«, zum Gebot erheben (ebd., dt., S. 724; russ., S. 466). Doch nannte ihn Katerina bezeichnenderweise einen »Buchmenschen« und sprach von »Papierleuten« (*bumažnyje ljudi* übersetzt als »abstrakte Menschen«; ebd., dt., S. 731; russ., S. 471). Ist all seine Menschlichkeit unecht, papieren, aus Kategorien erwachsen, eben abstrakt? Doch sein Sohn will in ihm einen Adligen, einen *gentilhomme* sehen, der allem Durchschnittlichen abhold ist, »einen Typus, der alles hingibt und zum Propheten wird, zum Verkünder des Weltbürgertums und des höchsten russischen Gedankens der ›Vereinigung aller Ideen‹« – ganz ähnlich wie es Dostojewski nach seiner Rückkehr aus dem sibirischen Exil (Ende 1859) selbst vertreten hatte:

> »Wir sehen voraus, und zwar mit Ehrfurcht, dass unser zukünftiges Wirken und Handeln in höchstem Maße von allgemeinmenschlichen Werten bestimmt sein wird und dass die russische Idee höchstwahrscheinlich sogar zur Synthese all jener Gedanken wird, die Europa mit so großer Festigkeit und

> Tapferkeit in seinen einzelnen Nationen zur Ausreifung gebracht hat; sämtliche Widersprüche und Feindseligkeiten dieser einzelnen Gedanken untereinander werden dann durch das russische Volk zu Einklang und Vollkommenheit geführt« (Kjetsaa, 1973, dt., S. 176–177).

So unrealisierbar diese Idee auch sein möge, sieht Arkadi allein schon darin »ein Gutes, dass er [Wersilow L. W.] sein Leben lang eine Idee verehrt hat und nicht das dumme Goldene Kalb« (Dostojewski, 1957, dt., S. 736; 1972, russ., S. 474). Dies steht jedoch im schroffen Gegensatz dazu, wie er zwei uneheliche Kinder zeugt und sie wieder und wieder verlassen und vernachlässigt hat. Er war ein abwesender Vater und ein abwesender, gedankenloser Ehemann, der mehrfach andere Frauen zu ehelichen trachtete.

Seine Hassliebe, seine sich in Hass verkehrende Leidenschaft für Katerina und sein Verlassen und seine Vernachlässigung von Arkadis Mutter, beschreibt er als einen dissoziativen Vorgang: »Es war wie eine Benommenheit [...], aber auch die segne ich jetzt! Ohne diese Blendung hätte ich in meinem Herzen vielleicht niemals die restlose und für ewig einzige Herrin meines Herzens gefunden, meine Märtyrerin – deine Mutter« (ebd., dt., S. 733; russ., S. 472). Zu Recht bleibt sein Sohn skeptisch: »Und ist denn so etwas überhaupt möglich [...], dass so ein zweijähriges Verhextsein auf einmal verschwindet wie ein Traum, wie ein Spuk, wie eine Vision?« (ebd., dt., S. 734; russ., S. 473).

Tante Tatjana bemerkte über Wersilow, nachdem er folgendes gesagt hatte: »Ich habe nicht das Recht, Richter über andere zu sein, weil ich selbst ›nicht zu leiden verstehe‹; um Richter über andere sein zu dürfen, müsse man sich das Recht dazu durch eigenes Leiden erst verdienen« (ebd., dt., S. 403; russ., S. 257). Und nachdem er seinem fulminanten und vernichtenden Anklagebrief an Katerina verfasst hatte: »Eben solche Verrückte schreiben's in ihrer Wut, wenn sie vor Eifersucht und Zorn blind und taub werden und ihr Blut sich in Gift verwandelt« (ebd., dt., S. 490; russ., S. 314).

Wersilow erklärt es selbst dadurch, dass er »an gewissen Anfällen und Verwirrungszuständen leide« (ebd., dt., modif., S. 492; russ., S. 316).

Sein Sohn bemerkt: »[E]r kann unheimlich werden, wenn er sich zu rächen anfängt. Er ist dann wie wahnsinnig« (ebd., dt., S. 683; russ., S. 440).

Insbesondere bezichtigt Arkadi seinen Vater der *Besobrázije,* der »Unschönheit« (Ich nannte es vorhin das verhunzte Menschenbild, das Gegenstück zur *blágoobrázije,* dem Segensbild): »Ich war der Richter, er – der Verbrecher« (ebd., dt., S. 579; russ., S. 372), und dieser schien sich seiner Schuld bewusst zu sein.

Doch das Entscheidende ist der Vorgang seiner inneren Spaltung. Es handelt sich um die Zeit unmittelbar nach der Totenfeier und Beerdigung von Makar, Arkadis Namensvaters. Wersilow war nicht erschienen; doch nun kommt er mit einem Strauß frischer Blumen für »Mama« und sagt: »Ich denke, er ist hier irgendwo im Zimmer.« Er meint den Verstorbenen und spricht dann davon, wie er auf dem Weg immer wieder den Blumenstrauß in den Schnee werfen und zertrampeln wollte, »ihn zu zerdrücken, weil er schön ist« (ebd., dt., S. 773–774; russ., S. 498–499).

> »Wissen Sie, mir ist so, als ob ich mich gleichsam spaltete. Es ist wirklich so, ich spalte mich geistig und habe eine schreckliche Angst davor. Es ist, als stünde neben einem ein Doppelgänger; man selbst ist klug und vernünftig; jener andere aber neben einem will unbedingt irgendeine Sinnlosigkeit begehen und manchmal sogar etwas äußerst Lustiges; und plötzlich wird man gewahr, dass man selbst derjenige ist, der dieses Lustige begehen will. Man will es, Gott weiß weshalb, man will es, ohne es zu wollen, man sträubt sich aus allen Kräften dagegen und will es doch mit aller Gewalt« (ebd., dt., S. 775; russ., S. 499–500).

Dann meint er zu Sonja, Arkadis Mutter: »Denke auch nicht, dass ich gekommen wäre, um dieses Heiligenbild zu zerschlagen, aber weißt du, Sonja, ich habe doch Lust es zu zerschlagen.« Dabei handelt es sich um eine Ikone, die der Pilger Makar von seinem Großvater ererbt hatte.

> »Als Tatjana Pawlowna vorhin ausgerufen hatte: ›Lass das, lass das Bild liegen!‹ – da hatte sie es ihm entwunden und in ihrer Hand behalten. Plötzlich aber, bei seinem letzten Wort, sprang Wesilow ungestüm auf, entriss es ihr im Augenblick, holte wütend aus und schleuderte es aus aller Kraft an die Kante des Kachelofens. Das Heiligenbild zersprang in genau zwei Stücke ... Da wandte er sich hastig zu uns, sein bleiches Gesicht wurde rot, fast purpurrot, und jeder Nerv seines Gesichts bebte und zuckte. ›Fass es nicht als Sinnbild auf, Sonja, ich habe nicht Makars Vermächtnis zerschlagen, sondern nur so ... etwas zerschlagen, um zu zerschlagen‹« (ebd., dt., S. 776–777; russ., S. 500–501).

> »Ich hatte das Gefühl, dass seine Tat dennoch ein *Sinnbild [allegorija]* gewesen war und dass er unbedingt mit irgend etwas ein Ende habe machen wollen, ein Ende wie mit diesem Heiligenbilde, und zwar so, dass wir es sähen, Mama und alle. Aber auch der ›Doppelgänger‹ war sicherlich neben ihm gewesen; daran war gewiss nicht zu zweifeln« (ebd., dt., S. 778; russ., S. 502).

Darauf erfährt Arkadi von seiner Halbschwester Anna, dass sein Vater Katerina einen Heiratsantrag gemacht habe, »auch wieder so ein Anfall von Raserei oder Außer-sich-Geraten [...], eben jener Doppelgänger« (ebd., dt., S. 779; russ., S. 503). Während Anna von der Ritterlichkeit und Heldenhaftigkeit ihres Vaters Wersilows spricht, ruft Arkadi: »Aber der Doppelgänger, sein Doppelgänger! [...] er ist doch wahnsinnig geworden« (ebd., dt., S. 781; russ., S. 504).

Wersilow symbolisiert in seiner äußeren Handlung den inneren Vorgang der Desintegration in zwei, gegensätzliche Persönlichkeiten, einen Vorgang, der noch viel massiver in Stawrogin und in Iwan Karamasow dargestellt wird. Arkadi verneint, dass es sich bei der Handlung seines Vaters um einen wirklichen Wahnsinn gehandelt habe. Vielmehr erklärt er sie mit »einer gewissen schadenfrohen Symbolik«. In der Willensspaltung sieht er »etwas wie ein Hass gegenüber den Erwartungen dieser Frauen, wie eine Wut auf ihre Rechte und ihre Richterschaft«, »und da zerschmetterte er denn in Gemeinschaft mit seinem Doppelgänger dieses Heiligenbild!« (ebd., dt., S. 845; russ., S. 546).

Psychoanalytisch betrachtet handelt es sich dabei um eine Symbolhandlung des Aufstandes gegen Über-Ich-Übertragungen auf Sonja (seine Geliebte und Mutter der Kinder Arkadi und Lisa) und Tatjana (Verwandte) und wohl auch auf den Namensvater Makar. Klinisch wird Identitätsspaltung typischerweise durch Über-Ich-Konflikte beherrscht, spezifisch durch gegensätzliche Ideale, Verpflichtungen, Loyalitäten und Werte. Arkadi spricht sofort von Wersilows Konflikt zwischen der Vergötterung von Katerina und seinem Unglauben an ihre sittlichen Werte. Noch stärker: Er will sie faktisch beleidigen, moralisch vernichten und schließlich auch erschießen. Er braucht sie wie Arkadi selbst als Ideal und zugleich als Objekt seiner mörderischen Wut. Seine Spaltung ist auch die zwischen der Sehnsucht nach Ordnung und dem wilden Aufstand dagegen. Anders ausgedrückt ist es der Konflikt zwischen dem Ideal menschlicher Vornehmheit und der Sehnsucht nach dem »lebenden Leben«, der Konflikt zwischen Idealisierung und mörderischer Leidenschaft. Zugleich ist es der Konflikt zwischen zwei idealen Frauengestalten: der demütigen, stillen Sonja, die ihm im Ehebruch von ihrem heiligen Ehemann zwei Kinder geboren, und der vitalen, stolzen, geheimnisvollen Fürstin Katerina, der »keuschen und freudvollen Schönheit«, wie sie Mochulsky (1973, S. 522) nennt. Er schwankt zugleich zwischen Glauben und Zweifel. Sein Ideal ist unauthentisch, eine »beflügelnde Lüge«. Wie Tolstoi ist er »der inspirierte Prediger der Idee vom Geistesadel, einer russischen Aristokratie des Geistes« (ebd, S. 525). Es ist das, was Nastassja Filippowna in ihren Briefen an Aglaja (im *Idioten*) so beschreibt: »In der abstrakten Liebe zur Menschheit steckt fast immer nur nackte Eigenliebe« (Dostojewski, 1973, S. 516).

In Dostojewskis eigenen Notizen heißt es über ihn:

> »Er hat ein erhabenes Ideal von Schönheit, Ketten sind ihm ein Ziel, denn das Ideal ist Demut, aber all seine Demut ist in Stolz gegründet … Die beschämendsten und schrecklichsten Erinnerungen sind für ihn nichts und führen nicht zur Reue, denn er hat ›seine Idee‹, das heißt das Ideal. Das Ideal ist unrein. Selbstbewunderung. Für ihn sind die Leute Mäuse.«

»[E]r predigt das Christentum, […] glaubt aber an nichts, ist im Grunde seiner Seele ein Atheist« (Mochulsky, 1973, S. 492–493). Seine Demut verkehrt sich in diabolischen Stolz. Die Integration gelingt ihm nicht.

Im Epilog heißt es denn auch über seine gespaltene Identität:

> »Er ist ein Edelmann aus ältestem vornehmem Geschlecht und gleichzeitig – ein Pariser Kommunard. Er ist ein echter Dichter und liebt Russland, doch dafür verneint er es auch vollständig. Er ist ohne jede Religion, aber er ist bereit, womöglich in den Tod zu gehen für etwas Unbestimmtes, das er selbst nicht einmal zu nennen vermag, woran er jedoch leidenschaftlich glaubt, gleich einer Menge russisch-europäischer Zivilisatoren aus der Petersburger Ära der russischen Geschichte« (Dostojewski, 1957, dt., S. 861; 1972, russ., S. 557).

Meine Deutung dieser rätselhaften Gestalt ist folgende: Ich sprach schon von dem Aufstand gegen seine Über-Ich-Übertragungen. Dabei handelt es sich, um eine Abwehr von tiefen Schuldgefühlen, genauso wie all seine Handlungen zugleich als selbstbestrafend und selbstzerstörerisch verstanden werden können – ganz ähnlich, wie es übrigens auch für Dostojewski selbst der Fall ist. Neben seiner nicht anerkannten Schuld all denen gegenüber, die er geschädigt, nicht beachtet, vernachlässigt hatte, allen voran der von ihm verführten Frau eines anderen und der beiden gemeinsamen Kinder, finden wir aber auch ein übersteigertes Scham- und Ehrgefühl. Es beinhaltet ein Pochen auf seine Nobilität, die Überlegenheit der Aristokratie und des Russentums, ein Schwelgen in messianischen Fantasien, den Anspruch darauf, das Russen- und Europäertum in erhabener Synthese vereinigen zu können, wie er es Arkadi bekennt:

> »Und da wurde, mein Freund, da wurde … diese untergehende Sonne des ersten Tages der europäischen Menschheit, die ich in meinem Traum gesehen

hatte, für mich, als ich erwachte, in der wachen Wirklichkeit sogleich zur untergehenden Sonne des letzten Tages der europäischen Menschheit! [...] Damals gab es in ganz Europa auch nicht einen einzigen Europäer! Nur ich allein hätte allen diesen Pariser Petroleumgießern ins Gesicht sagen können, dass ihre Zerstörung der Tuilerien ein – Fehler war; und nur ich allein hätte, umgeben von allen diesen nach Rache schreienden Konservativen, diesen Rächern ins Gesicht sagen können, dass die Einäscherung der Tuilerien zwar ein Verbrechen, aber dennoch vollkommen logisch war. Und das alles, mein Junge, weil nur ich allein, als Russe, damals in ganz Europa der *einzige Europäer* war [...] ich vermag es nicht, meinen Adel nicht zu achten. Bei uns in Russland hat sich im Laufe von Jahrhunderten ein gewisser höherer Kulturtyp herausgebildet, den man bisher überhaupt nicht gekannt hat und den es sonst in der ganzen Welt nicht gibt: der Typ des universal um alle leidenden Menschen. Das ist ein ausschließlich russischer Typ und da er sich in der höchsten Kulturschicht des russischen Volkes entwickelt hat, so habe ich ganz von selbst die Ehre, ihm anzugehören. In seiner Hut ist die Zukunft Russlands. Wir sind unser vielleicht im Ganzen nur tausend Menschen – vielleicht etwas mehr, vielleicht etwas weniger –, aber ganz Russland hat vorläufig nur zu dem Zweck gelebt, um dieses Tausend hervorzubringen« (ebd., dt., S. 712–714; russ., S. 459–461).

Die Spaltung Wersilows verstehe ich so: Einerseits ist er der *gentilhomme,* der vollkommene russisch-französische Edelmann, der alles tut, *comme il faut.* Schaut er jedoch kritisch auf sein Leben, lebt er ein »unordentliches«, völlig egozentrisches, ungezügeltes Dasein. Seine Innenschau müsste unweigerlich zu überwältigenden Schuld- und Schamgefühlen führen. Er wehrt diese aber ab mit der Fantasie des für alle anderen leidenden Menschen mit Erlöserallüren und einem erhabenen Ehrenkodex. Doch diese Fantasie kracht in dem Augenblick zusammen, als er mit dem Tod Makars frei wäre, sein Versprechen gegenüber Sonja, der Mutter seiner Kinder, zu erfüllen. Dies aber hieße auch, auf die stürmische Hassliebe gegenüber der Alternativfrau Katerina zu verzichten. Doch will er beides zugleich, will Ja und Nein. Seine zerstörerische, wahnsinnige und schließlich mörderische Wut ist die Nachaußenwendung sowohl der Schuld, die in seiner Vernachlässigung der von ihm Abhängigen liegt, wie Ausdruck seiner Scham für seine Unkontrolliertheit und Zügellosigkeit. Ein anderer Aspekt des Verhüllens von Schuld und Scham ist seine Geheimnistuerei, das unablässige Intrigenspiel, in dem sich besonders sein Sohn immer wieder verwickelt und sich aus seiner Ignoranz seinerseits schuldig machen muss.

Mochulsky sieht Wersilow zu Recht als eine Weiterentwicklung der Gestalt von Stawrogin. Was ich über ihn in Hinblick auf die tiefere Dynamik beschrieben habe, kann auch auf Wersilow angewendet werden, doch zeigen sich jene Züge weniger prononciert.

9.10 *Die Brüder Karamasow* – Das Ungerechtigkeitsgefühl und das große Verzeihen

Die Brüder Karamasow, Dmitri, Iwan und Alexej, stehen im Zentrum der Handlung des gleichnamigen Buches. Jeder von ihnen verkörpert verschiedene Facetten des menschlichen Daseins. Der impulsive Älteste, Dmitri, kämpft mit seinem Vater um Geld und Liebe. Die existenziellen Fragen nach Gott und Moral stellt sich der rational-zynische Intellektuelle, Iwan. Und zwischen diesen beiden versucht der junge Mönch Alexej (auch Aljoscha gen.) neben seinem Streben nach Vollkommenheit zu vermitteln. Den Brüdern werden durch das Gerichtsverfahren zum mysteriösen Mord an ihrem Vater, Fjodor, die Abgründe ihrer Seelen offenbart. Durch die Enthüllung von Geheimnissen, Emotionen und moralischen Dilemmata entfaltet sich eine komplexe Geschichte von Schuld, Vergebung und Erlösung. Die zerrütteten Familienbeziehungen dienen dabei als Anzeiger der Konflikte zwischen Hass, Glauben und Zweifel, Moral und Sünde.[58]

9.10.1 Die Dialektik der Werte

Überblicken wir die hauptsächlichen Wertprioritäten, die in diesem monumentalen Werk vertreten werden, könnte es hilfreich sein, sie in den folgenden Polaritäten zu sehen: Ähnlich wie in den anderen tragischen Romanen Dostojewskis lässt sich die eine umfassende Dialektik von Verschmelzung von mystischer Einheit und Union gegenüber Individuation, Autonomie und Selbstbehauptung, »Selbstliebe« hervorheben, oder »Eigenwillen« *(svojevólije)*, wie diese Seite von Dostojewski häufig benannt wird. Wir beobachteten sie schon in den Charakterextremen von Fürst Myschkin gegenüber Parfen Rogoschin und von Makar Dolgoruki gegenüber Arkadi und besonders Wersilow. In *Die Brüder Karamasow* sind es Aljoscha und in einer besonderen Weise auch Mitja gegenüber Iwan.

58 Die Beschreibung des Inhalts wurde von Beate Steiner zur besseren Verständlichkeit hinzugefügt.

Die zweite Polarität ist die zwischen dem Pochen auf Gerechtigkeit und dem Anspruch auf eine Vorrechtstellung, da einem so viel Unrecht und tiefe Beleidigung zugefügt worden sei. Es geht dabei um die Herrschaft des Ressentiments gegenüber der Demut, dem friedvollen Verzicht und der darin wohnenden großen Erleichterung in der Befreiung von der Beschäftigung mit dem Selbst. Das eklatante Beispiel für das erste ist Smerdjakow, für das zweite sind es Aljoscha und sein Meister, der Starez Sossima.

Die beiden Polaritäten sind nicht streng geschieden: Die Herrschaft des Beleidigtseins ist ein Vorrang des Selbstseins und Ausdruck der tiefen Vereinigung mit der göttlichen Welt. Die zweite Antithese ist gleichsam eine Sonderform der ersteren.

Eine dritte Polarität ist die masochistische Unterwerfung als eine Form geheimen Stolzes mit dem Zweck der Auslöschung der eigenen Demütigung, die Lust und die Macht im Leiden, gegenüber der grausamen Herrschaft als Antwort auf die Entehrung und dem Triumphieren in der Eifersucht, der Lust am Quälen. Dieser Gegensatz kommt in der Gegenüberstellung von Katerina Iwanowna und Gruschenka zum Tragen. Und doch schlägt der Vorrang der einen Seite bei beiden dramatisch in deren Gegenteil um. Bei beiden ist die Auslöschung der sexuellen Schande zentral, und in dieser Ungültigmachung der Beleidigung sind sie Smerdjakow ähnlich. Alles scheint auf die Ungerechtigkeit der Schändung gerichtet. Durch Großmut und Selbstaufopferung überdeckt Katerina die Scham und die darin wurzelnde brennende Eifersucht. Gruschenka bedient sich der wilden Sexualität ihrer verführerischen Expertise zum selben Zweck. Sie ist entfesselt, unbezähmbar, frech, sprunghaft, katzenhaft, grausam, einem kleinen wilden Mädchen ähnlich.

Doch ist die Antithetik komplizierter. Werden doch diese Wertkonflikte zu einem gewissen Ausmaß auch im Inneren der Einzelnen ausgetragen. Wären diese Gestalten einfach Repräsentanten jener psychodynamischen Ideen, erschienen sie wie Plakate, als Ideenträger und nicht in solch überzeugender Weise als lebende Personen. »Mit einem der Musik entlehnten Ausdruck hat Michail Bachtin seine Romane als ›polyphon‹ oder ›mehrstimmig‹ charakterisiert. Er schreibt, der Autor denke nicht geradlinig, sondern in wechselnden Perspektiven, mit den Stimmen verschiedener Figuren, die gleichberechtigt an einem großen Dialog teilnehmen« (Kjetsaa, 1993, S. 406–407).

Der Ankläger im Prozess gegen Mitja selbst weist auf die tragische Doppelheit in den Karamasow'schen Persönlichkeiten hin, wobei er sich zwar spezifisch auf Dimitri bezieht, doch auch allgemeinere Gültigkeit beansprucht (siehe Kap. 3.5.1).

Dieser individuelleren Untersuchung der tragischen Doppelheit und der tragischen Konflikte in den Hauptfiguren wenden wir uns nun zu.

9.10.2 Die »Märtyrerfrage«

Aljoscha beschreibt seiner Freundin Lisa Chochlakowa, wie er dem der Trunksucht ergebenen Stabskapitän Snegirjow zwei Hundertrubelscheine angeboten habe, die ihm von Katerina zum Zweck für den Schaden, den er Dimitri zugefügt hatte, anvertrauten worden waren. Sie erzählt auch wie dieser sie zuerst in seinem Elend sehnsüchtigst betrachtet und angenommen habe, doch unvermutet dann mit Entrüstung über die darin enthaltene Erniedrigung die Rubelscheine weggeworfen und zertrampelt hat. Doch ist sich Aljoscha sicher, dass der Stabskapitän sich nun stolz und triumphierend über diese Weigerung fühle, vor sich selber also seine Ehre bewiesen habe und die Abweisung darum am nächsten Tag rückgängig machen werde. Voll Erstaunen sagt Lisa, das offensichtlich aus psychischen Gründen gelähmte und an den Lehnstuhl gebundene Mädchen, über Aljoscha: »So jung und er weiß schon, was in der Seele ist.« Und kurz danach fragt sie ihn: »Findet sich da nicht Verachtung ihm gegenüber, diesem unglücklichen Mann … darin nämlich, dass wir jetzt seine Seele analysieren, ganz von oben herab, ah? Dass wir es mit Gewissheit entschieden haben, dass er das Geld annehmen werde, ah?«

»Nein, Lisa, Verachtung ist es nicht«, antwortet Aljoscha mit Bestimmtheit, als ob er auf diese Frage schon gefasst gewesen wäre, »ich dachte darüber schon selber auf dem Wege hierher nach. Erwägen Sie dies: wie kann das Verachtung sein, wenn wir ganz gleich sind wie er, wenn wir alle dieselben sind wie er? Deshalb, weil wir genauso sind, nicht besser. Und selbst wenn wir besser wären, wären wir genauso an seiner Stelle.« Und später sagt er ihr: »Sie lachen wie ein kleines Mädchen, doch bei sich denken Sie wie eine Märtyrerin.«

»Wie eine Märtyrerin? Wie das?«

»Ja, Lisa, Ihre Frage vor kurzem: Findet sich nicht bei uns Verachtung diesem Unglücklichen gegenüber, dass wir so seine Seele sezieren – das ist eine Märtyrer-Frage … Sehen Sie, ich weiß irgendwie nicht, wie ich das ausdrücken soll, aber jemand, bei dem solche Fragen erscheinen, der ist selber leidensbegabt« (Dostojewski, 2001, dt., modif., S. 293–295; 1988, russ., S. 235–237).

Was Aljoscha hier anmerkt, ist, dass das Analysieren des anderen überaus beschämend sein und »verachtungsvoll« erscheinen kann, wenn es nicht von der Überzeugung getragen wird, dass wir das Gleiche in uns selbst tragen. Und Vorsicht, Takt und Respekt, die uns an der Beschämung hindern, erwachsen, davon gehe ich aus, doch ihrerseits aus jener »Leidensbegabtheit« von der Aljosch spricht. Dieser Begriff scheint nicht so verschieden zu sein von dem Begriff »Masochismus«, den wir heute benutzen. Darin ist für mich ein Wissen um das Leiden und die Doppelbödigkeit des Daseins enthalten, das sich mit dem Respekt und der Achtung vereint, dem Sich-Einfühlen in das Leiden des anderen. Es beinhaltet, die eigene innere Konflikthaftigkeit zu verstehen und Machtausübung, Autoritätsbehauptung und Verurteilung zu meiden. Diese »Leidensbegabtheit« muss aber nicht immer Teil des Problems sein. Manchmal kann sie selbst zum Teil der Lösung werden.

Doch vertieft sich diese Frage. Dazu stelle ich den Dialog zwischen Aljoscha und Lisa in einen weiteren Zusammenhang (ebd., dt., stark modif., S. 443ff.; russ., S. 628ff.).

Lisa ist wieder einmal an den Rollstuhl gebannt. Herausfordernd sagt sie Aljoscha, den sie dringend zu sich gerufen hat, wie froh sie sei, dass sie ihn nicht mehr zum Mann haben wolle. Er wäre ja ein solcher Waschlappen, weil er selbst ihre Briefe an seinen Nebenbuhler überbrächte. Vor ihm schäme sie sich aber nicht und wolle sich auch nicht schämen. »Warum achte ich Sie nicht? Ich liebe Sie sehr, aber ich achte Sie nicht.« Sonst würde sie sich doch vor ihm schämen; ob er ihr das glaube?

Ja zum ersten, aber nein, er glaube ihr nicht, dass sie sich vor ihm nicht schäme. Warum sie nach ihm geschickt habe?

»Ich wollte Ihnen von einem Wunsch von mir berichten. Ich will, dass mich jemand völlig zerquäle, dass er sich mit mir verheirate und mich dann quäle, betrüge, mich verlassen und davon ginge. Ich will nicht glücklich sein.«

»Sie haben Unordnung liebgewonnen.«

»Ach, ich will Unordnung. Ich möchte immer das Haus anzünden.« Oder sie möchte jemanden töten. Einen Mann würde sie wie einen Kreisel behandeln, ihn drehen lassen und ihn mit der Peitsche schlagen. »Wozu in der Wirklichkeit leben, es ist besser zu träumen.« Ob er sich nun schäme, bei ihr zu sitzen?

Sie nehme das Böse für das Gute, sagt er, das sei eine momentane Krise, vielleicht ein Rest ihrer früheren Erkrankung. Sie besteht darauf, er müsse sie verachten. Es gebe Augenblicke, wo die Menschen das Verbrechen lieben, sagt Aljoscha. Sie stimmt ihm eifrig bei: »Alle lieben es, immer lieben sie es, nicht nur für Minuten«, doch lügen sie alle darüber: »Alle sagen, sie hassen das Schlechte, aber insgeheim lieben sie es immer.«

Aljoscha fragt, ob sie sich nicht schäme, dass sie sich zerstöre.

»Ich will mich zerstören«, bekräftigt sie, ohne auf seine Frage nach der Scham direkt zu antworten. Alle lieben Zerstörung und den Vatermord, und er gibt zu, da sei etwas Wahres daran. Sie ruft begeistert, wie sehr sie ihn dafür achte, dass er niemals lüge. Sie träume davon, wie sie von Teufeln umringt und bedrängt werde. Wenn sie sich bekreuzige, ziehen sich diese zurück; schmähe sie aber Gott, stürmen sie wieder auf sie ein. Aljoscha sagt zu ihrer Verblüffung, er habe manchmal denselben Traum gehabt.

Lisa stellt sich mehrmals die Frage: »Ich schäme mich gar nicht vor Ihnen, nicht ein bisschen. Warum schäme ich mich nicht vor Ihnen, überhaupt nicht?« Dann unterbricht sie sich und stellt eben jene Frage (siehe auch Kap. 9.5.1): »Aljoscha, ist es wahr, dass die Juden zu Ostern Kinder stehlen und schlachten?«

Er antwortet: »Ich weiß es nicht.«

Sie fährt fort: »Hier habe ich ein Buch und ich las über eine Gerichtsverhandlung: Ein Jude hatte einem vierjährigen Knaben zunächst alle Finger an beiden Händen abgeschnitten und ihn danach an der Wand gekreuzigt, er schlug ihn mit den Nägeln an die Wand und kreuzigte ihn, und dann sagte er vor Gericht, dass der Knabe bald gestorben sei, nach vier Stunden. Das ist bald! Er sagte: Er stöhnte, er stöhnte ständig, er selbst aber sei davorgestanden und habe sich daran ergötzt. Dies ist gut!«

»Gut?«

»Ja, gut. Ich denke manchmal, dass ich den selber gekreuzigt habe. Er hängt [an der Wand] und stöhnt, ich aber setze mich vor ihn hin und esse Ananaskompott. Ich esse sehr gern Ananaskompott. Sie auch?«

Aljoscha blickte sie schweigend an. Ihr bleich-gelbliches Gesicht verzerrte sich plötzlich, ihre Augen glühten.

»Wissen Sie, als ich das von jenem Juden las, zitterte ich die ganze Nacht in Tränen. Ich stelle mir vor, wie das Kindchen schreit und stöhnt (vierjährige Knaben verstehen doch schon), aber jener Gedanke an das Ananaskompott ging mir die ganz Zeit nicht aus dem Kopf. Am Morgen schickte ich einen Brief an einen Menschen [Iwan Karamasow], er solle *unbedingt* zu mir kommen. Er kam, und ich erzählte ihm sogleich über den Jungen und das Kompott, *alles* erzählte ich ihm, *alles,* und ich sagte, dies sei gut. Er lachte plötzlich auf und sagte, das sei wirklich gut. Danach stand er auf und ging hinaus. Er saß im Ganzen fünf Minuten hier. Verachtete er mich, verachtete er? Sagen Sie, sagen Sie es mir, Aljoscha, verachtete er mich oder nicht?« Sie richtete sich auf der Couchette mit funkelnden Augen auf.

»Sagen Sie«, sagte Aljoscha erregt, »haben Sie ihn selbst herbeigerufen, diesen Menschen?«

»Ich selbst.«

»Sie haben ihm einen Brief geschickt?«

»Ja, einen Brief.«

»Nur um ihn darüber zu befragen, über das Kindchen?«

»Nein, überhaupt gar nicht darüber, gar nicht. Doch wie er hereintrat, fragte ich ihn auch sogleich darüber. Er antwortete, brach in Lachen aus, stand auf und ging weg.«

»Dieser Mensch hat sich Ihnen gegenüber ehrenhaft benommen«, sagte Aljoscha still.

»Doch verachtete er mich? Machte er sich lustig?«

»Nein, denn er glaubt vielleicht auch an das Ananaskompott.«

»Er verachte alle, auch sie«, sagt Aljoscha, und sie findet beides: das Abschneiden der Finger und verachtet zu werden, gut und schön.

An dem Punkt schreit sie: »Aljoscha, retten Sie mich!«, springt von der Couchette auf und hält ihn stark in ihren Armen. Sie werde sich töten, alles sei ihr so ekelhaft. Warum könne er sie nicht lieben? Wie er ihr versichert, er liebe sie, entgegnet sie ihm, sie brauche nur seine Tränen, sonst solle man sie bestrafen und zertrampeln, denn sie liebe niemanden. Nachdem er gegangen ist, klemmt sie ihren Finger in den Türspalt und schlägt die Türe zu. Wie sie den blutenden, schwarzwerdenden Finger anschaut, flüstert sie: »Gemein, gemein, gemein, gemein« (Dostojewski, 2001, dt., S. 770–777; 1988, russ., S. 628–633; Übers. v. L.W.).

In dieser Passage des Romans finden wir eine faszinierende Abfolge von stark sexualisierten Wünschen, von trotziger Aggression und Quälen, einem Schwelgen in sadistischen Bildern, einem steten Provozieren eigener Demütigung und Beschämung. Worauf dann der verzweifelte Ruf folgt, doch und trotz allem geliebt und geachtet zu werden. Dann die brutale Selbstbestrafung, als ob sie sich nur achten könnte, wenn sie sich ganz dem körperlichen statt dem seelischen Schmerz hingäbe. Es handelt sich um eine Sequenz von Sadismus, Scham und körperlichem Schmerz, um dem tiefen inneren Schmerz und der Realisierung zu entgehen: »Ich liebe niemanden.« Mit dieser Aussage bekundet sie ihre eigene seelische Wirklichkeit: »Ich liebe niemanden, denn ich werde von niemandem geliebt und der seelische Schmerz darüber ist unerträglich, die Scham dafür ist überwältigend, und die Wut wäre nicht auszuhalten.«

Doch führt uns diese Beobachtung der Verleugnung der äußeren Realität wegen des emotionalen Schmerzes, der Scham und der Angst und deren Überdeckung durch Sexualisierung und weiteren Abwehrvorgängen zur Feststellung der doppelten Wirklichkeit, so wie wir sie mehrfach zuvor angetroffen haben.

Auch hier ist es übrigens wiederum das Quälen eines hilflosen Kindes, um das es Dostojewski in seinen Romanen immer wieder geht. Zum Teil bildet er damit seine eigene Traumatisierung ab, die in eine intensive sadomasochistische Verarbeitung eingebunden und sich auch in der ganzen Charakterhaltung widerspiegelt. Der ausgeprägte und in seinem Effekt mörderische Antisemitismus ist ein Teil dieser Verarbeitung.

9.10.3 Wollust des Wurmes und der Dithyrambus der Freude

Doch was steht hinter der sadomasochistischen Verarbeitung? Vielleicht erlaubt uns der weitere Zusammenhang eine Vertiefung dieser Märtyrerfrage, nämlich die Gespräche Dimitris mit Aljoscha.

Ich erwähnte früher schon das Wort des Anklägers von den zwei inneren Abgründen Dimitris (Kap.5.5.1), aber es ist ebenso, wie der Verteidiger sagt: Psychologie ist ein Stab mit zwei Enden (Dostojewski, 2001, dt., S. 964; 1988, russ., S. 789). Dimitri befindet sich in Ungewissheit, »ob ich in Gestank und Schande geraten bin oder ins Licht und in die Freude«, zerrissen zwischen dem »Ideal von Sodom« und dem »Ideal der Madonna«. »Freund, Freund, er [der Mensch] ist gefallen, gefallen [in der Erniedrigung] auch jetzt. Schrecklich viel hat der Mensch auf Erden zu ertragen, schrecklich viel Leid trifft ihn.« Habe ihn nun das Rezitieren von Schiller'schen Gedichten gebessert?

> »Niemals! Weil ich ein Karamasow bin. Weil ich, wenn ich schon in einen Abgrund stürze, dann schnurstracks und kopfüber stürze und sogar zufrieden bin, dass ich gerade in einer solch erniedrigenden Haltung falle, und das schön finde. Und in dieser Schande nun stimme ich plötzlich die Hymne an. Mag ich verflucht sein, mag ich schlecht und gemein sein, aber man lasse auch mich den Saum des Gewandes küssen, in das mein Gott sich hüllt. Mag ich auch zur selben Zeit dem Teufel folgen, so bin ich doch gleichwohl auch Dein Sohn, Herr, und ich liebe Dich und empfinde Freude, ohne welche die Welt nicht sein und nicht bestehen kann.«

Danach:

> »Wollust ward dem Wurm gegeben. Bruder, dieser Wurm bin ja ich und das ist auch eigens über mich gesagt. Und wir Karamasows sind alle von der gleichen Sorte, auch in dir, du Engel, lebt dieser Wurm und erregt Stürme in

> deinem Blut! Ja, Stürme, denn die Wollust ist ein Sturm, schlimmer als ein Sturm! Schönheit ist etwas Unheimliches und Furchtbares! Etwas Unheimliches, weil sie unerklärbar ist, und erklären kann man sie nicht, weil Gott uns nur Rätsel aufgegeben hat. Hier berühren sich die Ufer, hier wohnen alle Gegensätze[59] beisammen. Ich bin sehr ungebildet, Bruder, aber ich habe hierüber viel nachgedacht. Es gibt schrecklich viel Geheimnisse! Zu viele Rätsel lasten hienieden auf dem Menschen. Man muss sie lösen, so gut man's vermag, damit man mit heiler Haut [trocken aus dem Wasser] davonkommt. Schönheit! Ich kann es nicht ertragen, wenn sogar mancher hochherzige und kluge Mann bei dem Ideal der Madonna beginnt und bei dem Ideal Sodoms endet. Noch schrecklicher ist es, wenn jemand schon das Ideal Sodoms in der Seele trägt und doch auch das Ideal der Madonna nicht ablehnt, wenn vielmehr sein Herz davon brennt, ja, in Wahrheit, in Wahrheit brennt wie in den makellosen Jahren seiner Jugend. Nein, breit ist der Mensch, allzu breit sogar, ich würde ihn enger machen. Weiß der Teufel, was das ist! Was dem Verstand eine Schmach dünkt, das erscheint dem Herzen durchweg als Schönheit. Ist denn in Sodom Schönheit? Glaub mir, für die weit überwiegende Zahl der Menschen wohnt sie gerade in Sodom – kanntest du dieses Geheimnis oder nicht? Das Schreckliche ist, dass Schönheit nicht nur etwas Furchtbares, sondern auch etwas Geheimnisvolles ist. Hier ringt der Teufel mit Gott und das Kampffeld sind die Herzen der Menschen. Übrigens: wessen Herz voll ist, dem geht der Mund über [wörtl.: worunter man leidet, darüber spricht man auch]« (ebd., dt., S. 149–150; russ., S. 116–117)

In der Tat handelt es sich hier um die unauflösbare, rätselhafte und quälende Gegensätzlichkeit von Dimitris Seele und der menschlichen Seele überhaupt und auch diese rührt an dynamisch Tieferes, wenn er kurz zuvor sagt (ich bezog mich darauf schon in Kap. 1.3): »Aber sich verlieben heißt noch nicht lieben. Sich verlieben kann man auch, wenn man hasst« (ebd., dt., S. 145; russ., S. 113). Im Zusammenhang meint er Gruschenka, doch bezieht es sich indirekt auch auf Katerina und überhaupt auf seine Leidenschaft. Sie hat sehr viel mit Hass, Verachtung, Scham und Schande zu tun. Es gilt für die »Wollüstlinge«, wie es vor allem über ihn und seinen Vater (als Überschrift des ganzen dritten Buches im 1. Teil) heißt, was dem entspricht was wir unter »Perversion« (Stoller, 1975, S. 4) verstehen. Über diese »Wollüstlinge« sagt Iwan wiederholt: »Ein Scheusal wird das andere fressen, damit geschähe

59 Die dt. Übers. fügt hier »friedlich« hinzu. Ich glaube, dies verfehlt den Sinn: die unauflösbare und rätselhafte Gegensätzlichkeit.

ihnen beiden recht« (Dostojewski, 2001, dt., S. 195; 1988, russ., S. 153). Rakitin sagt zu Recht:

> »Wenn sich einer in etwas Schönes verliebt, in einen weiblichen Körper oder auch nur in einen Teil davon – nur ein Wollüstling kann das begreifen –, so wird er dafür seine eigenen Kinder hingeben, Verrat üben an Vater und Mutter, an Russland und dem Vaterland; obwohl er ehrlich ist, wird er hingehen und stehlen; obwohl er sanftmütig ist, wird er morden, obwohl er treu ist – verraten. Puschkin, der Sänger der Frauenfüßchen, hat diese Füßchen in Versen besungen; andere besingen sie nicht, können diese Füßchen aber nicht anblicken, ohne zu erzittern. Aber es sind ja nicht nur die Füßchen allein ... Hier, mein Lieber, hilft keine Verachtung, selbst wenn er Gruschenka wirklich verachten sollte: er verachtet sie und kann sich doch nicht von ihr losreißen« (ebd., dt., S. 111–112; russ., S. 86).

Doch Dmitri geht es um etwas viel Umfassenderes, Philosophischeres, um etwas, das Starez Sossima später ausspricht und das Dmitri dann in seiner tragischen Hymne im Gefängnis auszudrücken versucht. In Sossimas Worten:

> »Vieles auf Erden ist uns verborgen, doch stattdessen ist uns in unserem tiefsten Inneren das Gefühl unserer lebendigen Verbundenheit mit einer anderen Welt gegeben, einer erhabenen und höheren Welt. Die Wurzeln unserer Gedanken und Gefühle ruhen nicht hier, sondern in anderen Welten. Darum behaupten auch die Philosophen, das Wesen der Dinge ließe sich auf Erden nicht erkennen. Gott nahm die Samen aus anderen Welten und säte sie auf dieser Erde aus und alles ging auf, was aufgehen konnte, und es erwuchs Sein Garten. Doch alles, was aufgegangen ist, lebt und ist lebendig allein dank dem Gefühl seiner Berührung mit geheimnisvollen anderen Welten; erlahmt in dir dieses Gefühl und hört es auf, so stirbt auch, was in dir aufgekeimt war. Dann wirst du auch dem Leben gegenüber gleichgültig werden und es sogar hassen. So denke ich« (ebd., dt., S. 431–432; russ., S. 347–348)

Auf diese Aussage bezieht sich, davon gehe ich aus, Dmitri, wenn er von den beiden Ufern und den unauflöslichen Gegensätzen spricht und damit von der Doppelheit von sinnlicher Vereinigung und mystischer Verschmelzung. Diese Doppelheit ist aber gleichzeitig »unheimlich und furchtbar«, umso mehr da sie nicht nur Angst, sondern auch Hass und Verachtung, Scham und Schuld in sich birgt.

Hinter dieser überwältigenden Sehnsucht nach körperlicher und emotionell-geistiger Liebe verbirgt sich die Lebensgeschichte eines vernachlässigten und missbrauchten Kindes, das einsam und barfuß, in Lumpen im Garten aufgewachsen ist und für das eine Pfund Nüsse, das ihm der gütige Arzt Dr. Herzenstube geschenkt hatte und für die Sorge, die ihm der Diener Grigori und dessen Frau zuweilen angedeihen ließen, unauslöschlich dankbar ist. Und doch hausen hilflos-mörderische Wut und undisziplinierte Impulsivität dicht neben dieser Sehnsucht und Dankbarkeit, ist es doch gerade Grigori, den er mit dem Stößel niederschlägt und den er getötet zu haben wähnt.

So gewissenlos er zu Zeiten in seiner Impulsivität und seiner Wut der Verzweiflung in seiner Liebessucht und Leidenschaft zu sein scheint, so sagt er zu Recht: »Ich strafe mich für mein ganzes Leben, mein ganzes Leben bestrafe ich« (ebd., dt., modif., S. 541; russ., S. 437). Wenn etwas gegen sein Gewissen sei, werde er niemanden je täuschen, sagt Gruschenka beim Verhör (ebd., dt., S. 673; russ., S. 548).

> »Ich nehme die Qual der Beschuldigung und der öffentlichen Schande auf mich, ich will leiden und werde mich durch Leiden läutern! [...] Ich nehme die Strafe nicht deshalb auf mich, weil ich ihn [meinen Vater] getötet hätte, sondern dafür, dass ich hatte töten wollen und ihn vielleicht wirklich getötet hätte« (ebd., dt., S. 677; russ., S. 551).

Wie es für Wersilow und Arkadi im *Jüngling* heißt, sagt Dmitri über sich: »Es ist keine Ordnung in mir, keine höhere Ordnung [...]. Mein ganzes Leben war Unordnung, ich muss Ordnung schaffen« (ebd., dt., S. 544; russ., S. 440).

9.10.4 Die tragische Hymne

Im Gefängnis sagt Dmitri im Gespräch mit seinem Bruder Aljoscha:

> »Mein Bruder, ich habe in diesen zwei Monaten einen neuen Menschen in mir entdeckt; ein neuer Mensch ist in mir erstanden. Er war eingeschlossen in mir, aber er hätte sich niemals gezeigt, wenn es nicht diesen Donnerschlag gegeben hätte. Unheimlich! Aber was liegt daran, dass ich zwanzig Jahre lang in sibirischen Erzgruben mit dem Hammer das Eisenerz herausschlagen werde – davor fürchte ich mich überhaupt nicht. Vor etwas anderem habe ich jetzt Angst: dass mich der auferstandene Mensch verlässt. Man kann auch dort in den Erzgruben unter der Erde in solch einem Zwangsarbeiter und Mörder ein menschliches Herz finden und mit ihm zusammenkommen, denn auch dort

kann man leben und lieben und leiden! In so einem Zwangsarbeitermenschen kann das erfrorene Herz neugeboren werden und auferstehen, man kann sich Jahre lang um ihn kümmern und endlich die höhere Seele aus der Höhle ans Licht herausführen, das leidende Bewusstsein; man kann den Engel wiedererstehen, den Helden auferstehen lassen. Ihrer sind viele, hunderte, und wir alle sind für sie schuldig ... Es ist das Kindchen, dem ich nachgehe. Denn jeder ist für jeden anderen schuldig ... Wir werden in Ketten sein und keinen freien Willen haben, doch dann, in unserem großen Leid, werden wir von neuem zur Freude auferstehen, zur Freude, ohne die es dem Menschen unmöglich ist, zu leben, ebenso wenig wie Gott ohne sie sein kann ... Gott, lass den Menschen im Gebet zerschmelzen ... Wenn man Gott von der Erde vertreibt, begegnen wir ihm unter der Erde ... Und dann werden wir, wir Untergrundmenschen, aus dem Innern der Erde eine tragische Hymne für Gott anstimmen, bei dem Freude ist! Gott sei gegrüßt und so sei seine Freude! Ich liebe ihn!«

Und etwas später:

> »Ich habe so viel von dieser Kraft in mir, dass ich alles überwinden werde, alle Leiden, nur um mir immer wieder sagen und verkündigen zu können: Ich bin. Unter tausend Qualen – ich bin, in der Folter mich windend – doch ich lebe. Im Turm [oder am Pfahl] sitze ich, aber ich existiere, ich sehe die Sonne, aber sehe ich die Sonne nicht, so weiß ich, dass sie ist. Aber zu wissen, dass es die Sonne gibt – das ist schon das ganze Leben.« (Dostojewski, 2001, dt., 784ff.; 1988, russ., S. 639ff.).

Und dann fügt er gleich bemerkenswerterweise hinzu: »Dass diese Ideen in mir unbewusst tobten, war vielleicht gerade der Grund dafür, warum ich mich betrank und herumschlug und daher wütete« (Dostojewski, 1996a, S. 961).

Was hier angesprochen wird, ist das, was von George Eliot als »tragische Verwandlung« bezeichnet wird: Durch tiefes Leiden und durch Einsicht in die Konflikte eine tiefe Verwandlung, eine Fähigkeit zur Freude und zur Hingabe an etwas Übergreifendes, einen tieferen Sinn, einer ethischen Verbundenheit zu erlangen.

9.10.5 Smerdjakows Ressentiment

Bereits in Kapitel 9.2.2 habe ich in Verbindung zum Ressentiment über die weitreichende Bedeutung des Wortes »Stinker« berichtet und seine innerpsychischen Auswirkungen auf ein Kind, das routinemäßig so bezeichnet wird. Aus dieser Verhöhnung entsteht Aggression (Wurmser, 1999, S. 57–8), die gewöhnlich gegen sich selbst gewendet wird. Das gnaden- und rücksichtslose Gewissen erlaubt auf Dauer keine Lust und zertrümmert jeden Selbstwert und jede Selbstachtung. Im ersten Kapitel habe ich aufgezeigt, dass all diese Auswirkungen der erfahrenen Beschämung und Verachtung auch Merkmale des »tragischen Charakters« sein können. Jedoch gehört die Doppelheit des Selbst, also die Dominanz von dissoziativen, vertikalen Spaltungsphänomenen zu diesem Charakter dazu.

Vom Untergrundmann, dem Mann des Ressentiments, führt eine gerade Linie zu einer der Hauptfiguren in *Die Brüder Karamasow*, dem unehelichen Sohn und Mörder von Fjodor Pawlowitsch Karamasow, der nur unter dem Namen Pawel Smerdjakow, also Stinker, bekannt ist. Er hatte den Namen von seiner Mutter, der sprachlosen Idiotin Lisa, genannt Smerdjastschaja, »die Stinkende«. Sie war aber selbst peinlich reinlich und zwanghaft skrupulös. Er wuchs ohne Mutter auf, vom Diener Grigori und dessen Frau sowie seinem vermutlichen Vater, dem Schwager der Idiotin, erzogen, aber zugleich mit Misshandlung und Verachtung all seiner Rechte auf eigenes Denken, auf Fragen und Gefühle beraubt. Er wird nicht als Mensch gesehen. Sein Herr und Vater nennt ihn immer wieder »Bileams Eselin« und stellt ihn damit als Untermensch und in seiner Männlichkeit beraubt und entwürdigt dar. Als Kind quälte er Katzen zu Tode und gab ihnen dann ein religiöses Beerdigungszeremoniell, eine Art Henkersmesse. Er wird als »äußerst ungesellig und schweigsam«, als arrogant und menschenverachtend beschrieben, »ohne jegliche Dankbarkeit«, »ein scheues Kind«. Auch er war wie Dmitri ein misshandeltes und vernachlässigtes Kind, wohl noch viel mehr als dieser. Stellte er seinem Pflegevater eine unbequeme, nicht beantwortbare Frage, wurde er geschlagen, und dasselbe wiederholte sich in seinen Gesprächen später mit Iwan. »Er mag uns beide nicht, dieses Scheusal«, sagte Grigori seiner Frau Marfa, »er mag niemanden. Bist du denn überhaupt ein Mensch?«, wandte er sich plötzlich unmittelbar an Smerdjakow. »Du bist gar kein Mensch, der Nässe der Badestube bist du entsprossen, nun weißt du, was du bist« (Dostojewski, 2001, dt., S. 173; 1988, russ., S. 134). Es heißt daraufhin: »Smerdjakow konnte ihm diese Worte nie verzeihen.«

In seinem letzten Gespräch mit Iwan, unmittelbar vor seinem Suizid, sagt Pawel Smedjakow diesem, er werde jede Bezichtigung durch Iwan abstreiten und sagen, dieser habe es nur gegen ihn erfunden, »da man mich ohnedies all mein Lebtag wie eine Mücke behandelt hat und nicht wie einen Menschen« (ebd., dt., S. 837; russ., S. 683).

Sein Katzenmord, die folgenden Tierquälereien und schließlich auch der Mord an seinem mutmaßlichen Vater können als typisch perverse Doppelheit der Nachaußenwendung sowohl seines sadistischen Über-Ichs wie auch der Identifizierung mit dem Opfer dieser Grausamkeit und Verachtung gedeutet werden. Es würde sich, in diesem Verständnis, also um eine Abfolge von Schuld und Sühne, aber mit der Bedeutung der Abwehr gegen das Gewissen durch Externalisierung handeln. Sein Über-Ich ist derart archaisch brutal, das heißt analsadistisch, entsprechend seiner chronischen und schweren Traumatisierung durch Seelenblindheit und Seelenmord. Er ist ohne Mitgefühl, mit nur operativ wirksamer »Mentalisierung«.

Durch Verleugnung des ihm aufgezwungenen, falschen Selbst begegnet er seinen Quälern mit pedantischem Räsonieren und der Allmachtsfantasie: Der wirklich Gläubige, bei dem ideales Selbst und wirkliches Selbst zusammengehören und eins geworden sind, habe die wirkliche Macht, Berge zu versetzen und seine Schinder und Quäler zu zerquetschen. Da diese magische Macht aber nur von einem oder zwei Wüstenheiligen besessen werde, brauche er, Smerdjakow sich nicht dafür zu schämen, wenn er zu den Ungläubigen gehöre und unter Drohung jeder Loyalitätspflicht entsage.

Dmitris Verteidiger schildert ihn zutreffend:

> »Auf mich machte er einen ganz bestimmten Eindruck: Ich verließ ihn mit der Überzeugung, dass er ein entschieden boshaftes Geschöpf sei, über die Maßen ehrgeizig, rachsüchtig und voll brennendem Neid. […] er hasste seine Herkunft, er schämte sich ihrer und erinnerte sich zähneknirschend daran, dass er ›von der Stinkenden abstamme‹. Gegen den Diener Grigori und dessen Frau, die einstigen Wohltäter seiner Kindheit, war er unehrerbietig. Russland verfluchte und verlachte er. […] Mir will scheinen, dass er niemanden liebte, sich selber jedoch seltsam hochschätzte. Die Bildung erblickte er in guter Kleidung, in reinen Hemden und blankgeputzten Stiefeln. Da er sich […] für einen illegitimen Sohn Fjodor Pawlowitschs hielt, konnte er seine Stellung hassen, wenn er sie mit jener der legitimen Kinder seines Herrn verglich: Die hatten alles und er nichts, die hatten alle Rechte, sie hatten das Erbe, er aber war nur Koch« (ebd., dt., S. 979; russ., S. 801).

Es zeigt sich, für ihn, den Entwürdigten, gelten die sozialen und kulturellen Gesetze nicht mehr. Die Ungerechtigkeit ruft das brennende Ressentiment hervor und dieses erlaubt nun alle Schandtat, um die Waage von Recht und Unrecht, von Würde und Entwürdigung wieder auszugleichen. Smerdjakow darf sich aus seiner Sicht die Mordtat erlauben, die sich die anderen Söhne nur in Fantasie oder symbolisch zugestehen. Im Gegensatz zur Faszination am Leiden, der Sexualisierung von Qual und Erniedrigung bei Dmitri Karamasow und der ebenso zwanghaften endlosen Provokation von Erniedrigung beim Vater, der durch seine Clownereien immer wieder Demütigung und Hohn einlädt, geht Smerdjakow den Weg zur Außerkraftsetzung der Wirklichkeit und zum Mord. Dies steht im Gegensatz zu Iwans verzweifelter Rebellion gegen Ungerechtigkeit und sinnlosen Hass und im Kontrast zu Aljoschas übermenschlicher Güte und seinem Gutsein. Auf seine wilde Weise versucht Smerdjakow, die Balance der Gerechtigkeit wieder herzustellen. Darin gleicht er dem Untergrundmann in seinen versuchten, doch immer wieder vergeblichen und erneut erniedrigenden Konfrontationen mit denen, die ihn angeblich oder tatsächlich gekränkt haben: den unbekannten Offizier, die Schulkameraden.

Als Sohn wird Smerdjakow nicht anerkannt. Im Vatermord sagt er gleichsam: »Im Tod wenigstens erlebst du mich als verratenen Verräter.«

Dieselbe Verdinglichung, die er selbst erfahren hat, diese Verwischung der Grenze zwischen Mensch und Sache, lebendig und tot, konkret und abstrakt lässt sich in faszinierende Weise durch all seine Gespräche und Handlungen verfolgen. Er wurde in seiner Menschlichkeit und Innerlichkeit nicht gesehen und nun anerkennt er sie in niemand anderem. In der Tierquälerei wie im Vatermord gibt er einfühlungslos den anderen, Tier wie Mensch, den in ihm nicht anerkannten Schmerz weiter, wendet das passiv Erlebte ins Aktive. So wie er nie Liebe empfand, gibt es in seinem Leben eigentlich nur die Kategorien von Stark und Schwach. Für ihn gilt die rücksichtslose Härte und Stärke, die er in Iwans Philosophie sieht, dass es keinen Gott gebe und dass deshalb auch alles erlaubt sei. Dieses Leitideal, das in dem Augenblick zusammenstürzt, da ihn Iwan desavouiert, erhängt er sich, und zwar genau zum Zeitpunkt und in einer Weise, die den verdächtigten Dmitri nicht zu entlasten vermag.

9.10.6 Katja, das sexualisierte Ressentiment und die Großmut

»Ich liebe Sie wahnsinnig«, schreibt Katerina Iwanowna in ihrem Brief an Dmitri, nachdem sie imstande gewesen war, ihre Geldschuld an ihn zurückzuzahlen, »wenn Sie mich auch nicht lieben, einerlei, werden Sie nur mein Mann. Seien Sie nicht bange – ich werde Sie in nichts behindern, werde nur Ihr Möbel sein, der Teppich, auf dem Sie gehen ... Ich will Sie ewig lieben, will Sie vor sich selber retten« (Dostojewski, 2001, dt., S. 162; 1988, russ.,

S. 126). »Sie liebt ihre Tugend und nicht mich«, bemerkt Dmitri (ebd., dt., S. 163; russ., S. 127). Später sagt Katja zu Aljoscha:

> »Ich verfolge ja in dieser Sache nur ein einziges Ziel: Er soll wissen, zu wem er zurückkehren kann und wer sein teuerster Freund ist. Nein, er will es nicht glauben, dass ich sein treuester Freund bin, er will mich nicht wirklich kennenlernen, er sieht in mir nur das Weib [...], wie soll ich es nur anstellen, dass er sich vor mir nicht schämt, weil er diese dreitausend Rubel veruntreut hat? Das heißt, er mag sich vor allen andern schämen und vor sich selber, aber nicht vor mir. Gott sagt er wohl alles, ohne sich zu schämen. Warum weiß er denn immer noch nicht, wie viel ich um seinetwillen zu ertragen vermag?« (ebd., dt., S. 204; russ., S. 159–160).

Vor Aljoscha küsst sie dann ihrer Rivalin Gruschenka die Hände und verzückt die Lippen: »Sie war geradezu verliebt in sie« (ebd., dt., S. 206; russ., S. 162). Es ist eine ähnliche Szene, wie im *Idioten* Nastassja Filippowna gegenüber Aglaja. Hier aber beleidigt Gruschenka Katerina aufs äußerste, indem sie sich weigert, ihr auch die Hand zu küssen:

> »Nun vergessen Sie nur nicht, dass Sie mir die Hand geküsst haben, aber ich die Ihre nicht [...]. Gleich werde ich es auch Mitja erzählen, wie Sie mir die Hand geküsst haben, ich aber die Ihre nicht. Wie der da lachen wird!« (ebd., dt., S. 210; russ., S. 165).

Mitja deutet Katerinas Verhalten: »[S]ie hat sich wirklich, wirklich in Gruschenka verliebt, das heißt nicht in Gruschenka, sondern in ihren eigenen Traum, in ihre eigene Fantasie – ›denn dies ist *mein* Traum, *meine* Fantasie!‹« (ebd., dt., S. 214; russ., S. 169). Er schien sich über Katerinas Demütigung durch die »Königin der Schamlosigkeit« zu freuen.

Katerina besteht auf ihrer Fantasie nicht nur vor Aljoscha, sondern auch vor dem sie offenbar liebenden Iwan:

> »Sollte er jedoch mit jener Person unglücklich werden – und das wird unbedingt und sehr schnell geschehen –, so möge er zu mir kommen und er wird in mir einen Freund, eine Schwester finden ... natürlich nur eine Schwester und das wird für ewig so bleiben. Er wird sich endlich davon überzeugen, dass diese Schwester tatsächlich seine Schwester ist, die ihn liebt und ihm ihr ganzes Leben geopfert hat. Ich werde das erreichen, ich werde darauf bestehen, dass er mich endlich erkennt und mir alles sagt, ohne sich zu schämen!«,

rief sie wie in Ekstase.

> »Ich werde sein Gott sein, zu dem er betet – und das ist das mindeste, was er mir für seinen Verrat und für das schuldet, was ich gestern seinetwegen durchgemacht habe. Und er soll sein ganzes Leben lang sehen, dass ich ihm allezeit treu sein werde, ihm und meinem Wort, das ich ihm einmal gegeben habe, obwohl er mir untreu geworden ist und mich verraten hat. Ich werde … ich will ein Mittel zu seinem Glück werden – oder wie könnte man es nennen? … ein Instrument, das Triebwerk seines Glückes, und das fürs ganze Leben; er soll es fühlen sein ganzes Leben lang! Da haben Sie meinen Entschluss!« (ebd., dt., S. 257; russ., S. 204–205).

An der Oberfläche imponieren alle Aussagen Katerinas als Großmut, als altruistische Abtretung, eine wirksame Charakter-Abwehr gegen verzehrende Eifersucht. Zugleich ist es ein Synonym für ein masochistisches Opfertum mit der »überspannten« Fantasie von der »Macht durch Leiden«. Vor allem die Macht, den anderen durch die eigene Großmut sich schuldig fühlen zu lassen. Doch zeigt sich darin auch ihre Grandiosität: Sie will Gott sein, als Göttin will sie vor dem sie verschmähenden Liebhaber und dessen Buhle dastehen, als Gottheit, die ihm großmütig verzeiht. Ihre eigene sich wiederholende Erniedrigung (schon mit dem Kniefall vor Dmitri beginnend, als er ihr die rettende Geldsumme übergibt, ohne von ihr sexuell Vorteil zu nehmen) gleicht sie auf diese masochistische Weise immer wieder durch Machtfantasien aus. Doch steckt nicht nur indirekte Grausamkeit und Rache gegen Mitja darin, sondern auch mangelnde Einfühlsamkeit und Brutalität gegenüber Iwan, den sie durch ihre Haltung zurückweist.

Dieser bemerkt nicht ohne grimmige Ironie (»mit einer gewissen Bosheit«, »spöttisch«):

> »Ihr Leben, Katerina Iwanowna, wird zuerst in duldender Betrachtung Ihrer eigenen Gefühle, Ihrer eigenen aufopfernden Tat und Ihres eigenen Leids verlaufen, doch später wird dieses Leid sich mildern und Ihr Leben wird zu einem wonnevollen Betrachten eines ein für alle Mal gefassten und erfüllten, festen und stolzen Vorsatzes werden, eines tatsächlich in seiner Art stolzen, jedenfalls aber verzweifelten Vorsatzes, der von Ihnen ausgeführt wurde. Und dieses Bewusstsein wird Ihnen endlich volle Befriedigung gewähren und Sie mit allem übrigen aussöhnen« (ebd., dt., S. 258; russ., S. 205).

Aljoscha stellt in all dem entsetzt ihre Egozentrizität fest: »Er [Iwan] fährt nach Moskau, und Sie rufen aus, Sie seien froh darüber – das haben Sie mit

Absicht ausgerufen! Dann aber haben Sie sofort erklärt, Sie seien nicht froh darüber, sondern Sie bedauerten im Gegenteil, dass ... Sie einen Freund verlieren – aber auch das haben Sie nur in einer bestimmten Absicht gespielt ... wie im Theater, wie in einer Komödie!«

Sie wird über und über rot. Aljoscha greift den Gedanken wieder auf, nun auch in Bezug auf Mitja: »Meine Erleuchtung besteht in der Erkenntnis, dass Sie meinen Bruder Dmitri vielleicht überhaupt nicht lieben ... und nie geliebt haben ... Auch Dmitri liebt Sie vielleicht überhaupt nicht ... und hat Sie nie geliebt ... sondern achtet Sie nur.«

Stattdessen möchte er Katja und Iwan zusammenführen: »[Dmitri] soll Sie bei der Hand nehmen, dann soll er die Hand seines Bruders Iwan nehmen und beide Hände zusammenfügen. Denn Sie quälen Iwan nur deshalb, weil Sie ihn lieben ... Sie quälen ihn deshalb, weil Sie Dmitri nur aus Überspanntheit und nicht wirklich lieben, weil Sie sich das nur eingeredet haben.« Aljoscha brach ab und verstummte.

Katja entgegnet: »Sie ... Sie ... Sie sind ein kleiner Gottesnarr, das sind Sie!«

Iwan verneint es ebenfalls. Nie habe sie ihn geliebt, noch seiner Freundschaft bedurft: »Sie hielt mich in ihrer Nähe, um sich ununterbrochen an mir zu rächen. Sie rächte sich an mir für alle Beleidigungen, die sie stets und ständig in dieser ganzen Zeit von Dmitri zu ertragen hatte, von ihrer ersten Begegnung an ... Denn auch ihre erste Begegnung mit ihm trägt sie immer noch als eine Beleidigung in ihrem Herzen. So ist ihr Herz! Die ganze Zeit über habe ich nichts anderes getan als zugehört, wenn sie von ihrer Liebe zu ihm sprach. Ich reise jetzt ab, doch Sie müssen wissen, Katerina Iwanowna, dass Sie nur ihn wirklich lieben. Sie lieben ihn umso stärker, je mehr er Sie kränkt. Gerade darin besteht Ihre Überspanntheit. Sie lieben ihn gerade so, wie er ist. Sie lieben in ihm Ihren Beleidiger. Wenn er sich besserte, würden Sie sich sofort nicht mehr um ihn kümmern und überhaupt aufhören, ihn zu lieben. Aber Sie brauchen ihn, um ununterbrochen Ihre Treue bewundern und ihm seine Untreue vorwerfen zu können. Das alles kommt von Ihrem Stolz. Oh, es ist viel Demütigung und Erniedrigung dabei, aber auch das kommt von Ihrem Stolz [...]. Leben Sie wohl, Sie brauchen mir nicht die Hand zu geben. Sie haben mich zu bewusst gequält, als dass ich Ihnen in diesem Augenblick verzeihen könnte. Später werde ich Ihnen verzeihen, jetzt aber brauchen Sie mir nicht die Hand zu geben. ›Den Dank, Dame, begehr ich nicht!‹« (ebd., dt., S. 261–262; russ., S. 208).

Wir sehen hier Katerinas erotisierte Fixierung auf Kränkung und Demütigung, woraus ein sexualisiertes Ressentiment über diese Beschämung und ihre masochistische Antwort darauf resultieren. Die zwar indirekte, doch überaus peinigende Grausamkeit und Rache machen den Charakter Katerinas ebenso wie Nastassjas aus. Wir können in diesem Charakter den Schatten von Apollinaria Prokofjewna Suslowa, genannt Polina, die Geliebte Dostojewskis, erahnen, die ursprünglich als Schriftstellerin von ihm beschämt worden war und ihm das dann überreichlich heimzahlte.

Neben dem sexualisierten Ressentiment zeigt Katerina immer wieder echten Großmut und im Grunde auch echte Liebe gegenüber Mitja und doch ist es ihr vernichtendes Wort, das den Prozess gegen ihn zu seinen Ungunsten entscheidet. Wo sie liebt, da muss sie sich für die Beschämung rächen. Ihre altruistische Abtretung, die sich als Großmut und Liebe gibt, kippt jäh in rasende Eifersucht und in wilde mörderische Wut um.

Es ist dieses Umkippen, das in der Gerichtsverhandlung als »jähe Katastrophe« bezeichnet wird und zur Verurteilung von Dmitri führen muss, mit der Offenbarung des Briefes, in dem dieser ihr über seinen Mordwunsch gegen seinen Vater geschrieben hatte: »[I]ch wollte ihn vorher retten, weil er mich so hasste und so verachtete!«, rief Katja wie eine Irre. »Oh, er verachtete mich furchtbar, er verachtete mich immer und wissen Sie, wissen Sie, er verachtete mich von dem Augenblick an, da ich ihm damals zum Dank für dieses Geld zu Füßen fiel« (ebd., dt., S. 913; russ., S. 748).

Es sei ein Bekenntnis wie von jemandem, der das Schafott besteige, sagt der Erzähler.

> »Aber Katja war nun ebenso ein Charakter und dieser Augenblick war für sie gekommen. Das war die gleiche ungestüme Katja, die damals zu dem jungen Wüstling geeilt war, um ihren Vater zu retten, die gleiche Katja, die kurz vorher vor all diesen Zuhörern stolz und keusch sich und ihre Mädchenehre zum Opfer gebracht hatte, indem sie von ›Mitjas edler Tat‹ erzählte, um das Los, das ihn erwartete, wenn auch nur ein wenig, zu mildern. Auch jetzt brachte sie sich genauso zum Opfer, aber nun bereits für einen anderen [d.h. für Iwan, der sie liebte und den sie doch zumindest sehr distanziert gehalten hat], und vielleicht hatte sie erst jetzt, erst in diesem Augenblick zum ersten Mal gefühlt und erkannt, wie teuer ihr dieser andere Mensch war! Sie opferte sich aus Angst um ihn, weil sie sich plötzlich klar darüber wurde, dass er sich durch seine Aussage, er und nicht sein Bruder sei der Mörder, zugrunde richtete; sie opferte sich, um ihn, sein Ansehen, seinen Ruf zu retten! Und dennoch huschte ihr ein furchtbarer Gedanke durch den Kopf: Hatte sie gelogen, als sie ihre einstigen Beziehungen zu Mitja schilderte – das war die Frage. Nein, nein, es war keine absichtliche Verleumdung, wenn sie gerufen hatte, Mitja verachte sie wegen

> ihres Fußfalls! Sie glaubte selbst daran; sie war zutiefst überzeugt, vielleicht schon vom Augenblick dieses Fußfalls an, dass der treuherzige Mitja, der sie damals vergöttert hatte, sich über sie lustig mache und sie verachte. Und nur aus Stolz hatte sie sich damals selbst mit ihrer hysterischen und überspannten Liebe an ihn gehängt, aus verletztem Stolz, und diese Liebe hatte mehr nach Rachsucht ausgesehen als nach Liebe. Oh, vielleicht hätte diese überspannte Liebe sich in wahre Liebe verwandeln können, vielleicht wünschte Katja gar nichts anderes als das, doch Mitja hatte sie durch seine Untreue in tiefster Seele verletzt und ihre Seele vergab ihm nicht. Der Augenblick der Vergeltung war unerwartet gekommen und alles, was sich in der Brust des beleidigten Weibes so lange und so schmerzhaft angesammelt hatte, brach nun mit einem Mal und wiederum unerwartet hervor. Sie verriet Mitja, verriet aber auch sich selbst! Und natürlich löste sich die Spannung, sobald Katja sich nur hatte aussprechen können, und die Scham überwältigte sie« (ebd., dt., S. 915; russ., S. 749–750).

Dem folgt schließlich auch das überwältigende, ebenso globale Schuldgefühl: »Oh, an allem, an allem ist meine Raserei schuld! Ich, ich habe diese verdammte Szene vor Gericht vorbereitet! [...] Ich bin die Ursache von dem allen; ich allein bin schuld!« Sie sei auf jener Stufe unerträglichen Leids angelangt, »da selbst das stolzeste Herz mit Schmerz seinen Stolz zerbricht und niederstürzt, bezwungen vom Leide« (ebd., dt., S. 1004; russ., S. 822).

In diesen Passagen werden mit großer Einfühlung und Meisterschaft Selbstaufopferung, Scham und Liebessucht, die die darunterliegenden Aggressionen verhüllen, dichterisch dargestellt. Dostojewski verdeutlicht, wie versteckte Wut, Eifersucht und Rache in erneuter Beschämung, erneuter Selbstaufopferung, bis die Schamwut unkontrollierbar wird, und im Verrat und der Vernichtung gipfeln. Darüber hinaus zeigt er, wie das alles schließlich zu überwältigender neuer Scham und zur Zerknirschung und Buße führen muss. Es handelt sich um einen Circulus vitiosus, der auch sonst bei gewissen masochistischen Charakterstörungen nachweisbar ist.

9.10.7 Die Clownerei und die Lust am Beleidigtsein

Wir können die Analyse des Ressentiments weiter vertiefen, wenn wir auf den Vater Fjodor Karamasow schauen. Ich gehe von der Passage ziemlich am Anfang aus, in der Starez Sossima sich an ihn, den närrisch-brutalen Alkoholiker, wendet: »Vor allem, schämen Sie sich nicht so sehr Ihrer selbst, denn nur daher kommt das alles!«

Nach einigen sehr unpassenden Bemerkungen über die Brustwarzen der Mutter von Starez Sossima bestätigt Karamasow:

> »Sie haben mich soeben mit Ihrer Bemerkung: ›Schämen Sie sich nicht so sehr Ihrer selbst, denn nur daher kommt das alles‹, Sie haben mich mit dieser Bemerkung gleichsam aufgestochen wie ein Geschwür und in mein Inneres geschaut. Mir kommt es nämlich immer so vor, wenn ich mich unter Menschen begebe, als wäre ich niederträchtiger als alle anderen und als hielten mich alle für einen Hanswurst; da sage ich mir dann: Nun will ich mal tatsächlich den Hanswurst spielen, ich fürchte euer Urteil nicht, denn ihr seid alle bis auf den letzten noch niederträchtiger als ich! Gerade darum gebe ich mich als Hanswurst, aus Scham tue ich es, erhabener Starez, aus Scham« (Dostojewski, 2001, dt., S. 62; 1988, russ., S. 46–47).

Sossima ermahnt ihn in einer Passage, die ich als eine der wichtigsten psychodynamischen Sequenzen bei Dostojewski ansehe:

> »Und die Hauptsache, belügen Sie vor allem nicht sich selber. Wer sich selbst belügt und auf seine eigene Lüge hört, kommt schließlich so weit, dass er keine Wahrheit mehr, weder in sich noch außer sich, zu erkennen vermag und daher sich selber wie auch andere zu missachten beginnt. Wer jedoch niemanden achtet, hört auf zu lieben; um sich aber, wenn er keine Liebe hegt, zu beschäftigen und zu zerstreuen, ergibt er sich den Leidenschaften und rohen Lüsten und vertiert völlig in seinen Lastern; und das alles, weil er fortwährend log, sich selber wie auch anderen gegenüber. Wer sich selber belügt, wird sich auch eher beleidigt fühlen als andere. Es ist doch zuweilen sehr angenehm, sich gekränkt zu fühlen, nicht wahr? Und doch weiß der Mensch, dass niemand ihn gekränkt hat, dass er selber sich die Kränkung ausgedacht und zur Beschönigung übertrieben und gelogen hat, um sich selbst zu überzeugen; dass er sich an ein Wort geklammert hat und aus einer Mücke einen Elefanten gemacht hat – er weiß es selber, fühlt sich aber dennoch als erster beleidigt, bis zum Wohlbehagen, bis zum Empfinden eines großen Vergnügens beleidigt, und kommt gerade dadurch zu wahrer Feindschaft« (ebd., dt., S. 63; russ., S. 47).

Im Kapitel »Skandal« kehrt Fjodor Karamasow zurück, und, gedenkt seiner eigenen Worte. Denn vor Starez verlangt er,

> »sich für seine eigenen Gemeinheiten an allen zu rächen. Zugleich kam ihm in den Sinn, wie man ihn früher einmal gefragt hatte: ›Warum hassen Sie den

> und den so?‹ In einem Anfall seiner närrischen Schamlosigkeit hatte er damals geantwortet: ›Ich will Ihnen sagen warum: Er hat mir zwar nichts getan, dafür aber habe ich ihm gegenüber eine schändliche Gemeinheit begangen, und kaum hatte ich das getan, hasste ich ihn auch schon deswegen.‹ [...] Sein geheimstes Gefühl in diesem Augenblick ließ sich mit folgenden Worten ausdrücken: ›Rehabilitieren kann ich mich nun doch nicht mehr, so will ich denn hingehen und ihnen noch deutlicher, bis zur Schamlosigkeit deutlich zeigen, dass ich auf sie pfeife [spucke], dass ich mich durchaus nicht vor ihnen schäme« (ebd., dt., S. 121; russ., S. 94).

Auch hier ist es wieder Schamlosigkeit als Abwehr gegen Scham, Hass als Abwehr gegen Schuld, Wendung der Beschämung vom Passiven ins Aktive, somit andere zuerst einzuladen, zu provozieren, anstatt ihr Opfer zu werden.

Eine andere Sequenz ist ebenfalls aufschlussreich: Der Junge Iljuscha Snegirjow glaubt, seine Schwindsucht sei einem schweren Vergehen zuzuschreiben. Angestiftet von Smerdjakow hatte er einem hungrigen Hund ein mit einem Nagel gespicktes Brot hingeworfen: »Er lief und winselte, lief und winselte.« Er ist überzeugt, dass er den Hund getötet hat. Auf seinem Sterbelager weint Iljuscha »Ich bin nur davon krank, Papa, dass ich Schutschka damals umgebracht habe, dafür bestraft mich jetzt Gott.« Von diesem Gedanken kann man ihn gar nicht abbringen, sagt Aljoscha! »Wenn man ihm aber jetzt diesen Hund brächte und ihm zeigen könnte, dass er nicht gestorben sei, sondern noch lebe, dann würde er, so scheint es, vor Freude auferstehen. Wir haben alle auf Sie [Kolja Krassotkin] gehofft« (ebd., dt., S. 711; russ., S. 579). Seine Schuld wird als göttliche Bestrafung mit der tödlichen Erkrankung in kausalen Zusammenhang gebracht.

Unmittelbar darauf folgt eine Stelle tiefer psychodynamischer Einsicht: Der 14-jährige Kolja befragt Aljoscha nach Iljuschas Vater: »Sagen Sie mir noch, Karamasow: Was ist denn dieser Vater für einer? Ich kenne ihn, aber was für einer ist er in Ihrer Einschätzung, ein Narr, ein Bajazzo?«

»Oh nein«, ist Aljoschas Antwort, »es gibt Menschen, die tief empfinden, aber irgendwie niedergeschmettert worden sind. Das Narrenspiel ist bei ihnen eine Art trotziger Ironie denen gegenüber, denen sie es nicht wagen, die Wahrheit ins Gesicht zu sagen, da sie sich seit langem vor ihnen gedemütigt und eingeschüchtert fühlen. Glauben Sie mir, Krassotkin, dass ein solches Narrentum oft außerordentlich tragisch ist. Bei ihm verdichtet sich alles jetzt, alles auf Erden in Iljuscha und wenn Iljuscha stirbt, wird er aus Kummer entweder von Sinnen sein oder sich das Leben nehmen. Ich bin fast davon überzeugt, wenn ich jetzt auf ihn schaue.«

»Ich verstehe Sie, Karamasow, und ich sehe, Sie kennen den Menschen [die menschliche Natur].«

Auch hier fällt, wie bei Vater Karamasow, die Clownerie auf, als Charakterabwehr gegen Beschämung, im Sinne der chronischen Demütigung und der Angst. Selbst ist sie Ausdruck des Trotzes, des Sichaufbäumens gegen die Scham, doch, wie Aljoscha weise hinzufügt, ist sie eine zutiefst tragische Lösung. Denn in der Tat schämt sich der Sohn über das äffische Verhalten seines Vaters, selbst wenn dieser es tut, um den todkranken Sohn aufzuheitern: »Aber Iljuscha hatte es gar nicht gern, wenn der Vater Possen trieb und sich als Narr gebärdete. Obgleich der Junge sich darum bemühte, es nicht zu zeigen, dass ihm dies unangenehm war, erkannte er doch mit Schmerzen im Herzen, dass der Vater in der Gesellschaft erniedrigt war« (ebd., dt., S. 716; russ., S. 583).

9.10.8 Iwan: Der Aufstand gegen das Leiden und die Ungerechtigkeit – Der Stolz der Ehrlichkeit und der Wahrheit als Gegenkraft

Sigurd Fasting (zit. n. Kjetsaa, 1993, S. 408) sagt über Iwan:

> »Wie Raskolnikow will Iwan nur das vernunftbegabte Zwanzigstel seines Wesens akzeptieren, was ihn in einen tiefen inneren Konflikt stürzt. Als echter Karamasow hat er nämlich instinktiv einen ungeheuren Lebenshunger und eine unendliche Liebe zum Leben, doch diese irrationale Komponente seines Wesens steht im Widerspruch zu seiner Vernunft, die ihn von der Sinnlosigkeit des Lebens überzeugt und zur Auflehnung gegen Gott führt, bis hin zur Gotteslästerung.«

Wer aber nicht an Gott glaube, mache sich selbst zum Gott, und für den ist nun alles erlaubt. »Diesen Aspekt verkörpert der Lakai Smerdjakow, der aus Gefälligkeit für seinen ›Großinquisitor‹, dessen Vater, den Iwan verhassten alten Karamasow, umbringt« (ebd.).

Katja sagt über Iwan: »Oh, er hat ein tiefes, tiefes Gewissen. Er quälte sich mit seinem Gewissen« (Dostojewski, 2001, dt., S. 914; 1988, russ., S. 749). Aljoscha »begann, seine Krankheit zu verstehen: ›Die Qualen einer stolzen Entscheidung, ein tiefes Gewissen‹« (ebd., dt., S. 868; russ., S. 710; engl., S. 655). In der Tat sind sein ganzes Innenleben und sein Verhalten durch den Aufstand gegen die Ungerechtigkeit der Welt, am allermeisten gegen das Leiden der Kinder bestimmt.

»Nun aber stell dir vor, dass ich letzten Endes diese Gotteswelt nicht anerkenne, und wenn ich auch weiß, dass sie existiert, so gebe ich es durchaus nicht zu. Nicht Gott erkenne ich nicht an, verstehe mich recht, sondern die Welt, die Er erschaffen hat, die Gotteswelt erkenne ich nicht an, und ich kann mich nicht bereit erklären, sie anzuerkennen« (ebd., dt., S. 317; russ., S. 255).

»Der liebe Gott solle das im Abort eingesperrte, mit Exkrementen beschmierte Kind beschützen? ... kannst du es fassen, wozu dieser Aberwitz notwendig und geschaffen ist? Ohne ihn, heißt es, könne der Mensch auf Erden nicht leben, denn ohne ihn würde er Gut und Böse nicht erkennen. Doch wozu muss er dieses verdammte Gut und Böse erkennen, wenn es so teuer erkauft wird? Die ganze Welt mit ihrer Erkenntnis ist doch nicht die Tränen dieses kleinen Kindes wert. Ich spreche nicht von den Leiden der Erwachsenen, die haben vom Apfel gegessen und der Teufel soll sie holen. Aber die Kinder, die Kinder!« (ebd., dt., S. 326–327; russ., S. 263).

Es ist die Hiobsfrage, die Frage nach der Theodizee: Wie kann es einen Gott geben, wenn es so viel Leiden gibt? Wie kann Gott sowohl allmächtig wie gerecht sein, wenn es diese ungeheure Menge von unverdientem Leiden gibt, ganz besonders das Leiden von unschuldigen Kindern? Kann es eine metaphysische Rechtfertigung für diesen Widerspruch geben (dieselbe Frage wurde im Zohar in Kap. 7 gestellt)?

»Ich verzichte absolut auf alle höhere Harmonie. Sie ist nicht das eine Tränchen jenes gequälten Kindes wert, das mit seinem Fäustchen auf die Brust schlug und im stinkenden Abort mit seinen unerwiderten Tränen zum ›lieben Gott‹ betete! Es ist es deswegen nicht wert, da seine Tränen unerwidert werden. Sie müssen erwidert [eingelöst] werden, sonst kann es auch keine Harmonie geben. Wie aber, wie kann man sie einlösen? Ist das denn überhaupt möglich? ... Und wenn die Leiden der Kinder dazu gezählt werden, um die Summe des Leidens zu erfüllen, die unabdinglich ist für den Ankauf der Wahrheit, dann beteuere ich im Voraus, dass die ganze Wahrheit nicht eines solchen Preises wert ist [...]. Gibt es denn in der ganzen Welt ein Wesen, das verzeihen könnte und ein Recht dazu hätte? Ich will keine Harmonie, aus Liebe zur Menschheit will ich sie nicht. Ich will es lieber bei den ungerächten Leiden belassen. Lieber belasse ich es bei meinem ungerächten Leiden und bei meinem ungestillten Zorn, *selbst wenn ich nicht recht haben sollte*. Auch hat man die Harmonie zu hoch bewertet, es geht über meine Verhältnisse, soviel für den Eintritt zu zahlen. Darum beeile ich mich, meine Eintrittskarte zurückzu-

> geben. Und wenn ich ein ehrlicher Mann bin, so bin ich verpflichtet, sie so bald wie möglich zurückzugeben. Das tue ich auch. Nicht Gott lehne ich ab, Aljoscha, sondern ich gebe ihm nur ehrerbietigst die Eintrittskarte zurück« (ebd., dt., S. 330–331; russ., S. 265–266).

Sei er denn bereit, das Glück der Menschheit um den Preis des ungerechtfertigten Blutes auch nur eines zu Tode gequälten Kindes zu empfangen und danach für ewig glücklich zu bleiben? Nein, das sei nicht möglich, erwidert Aljoscha.

Dieser Ausdruck des Mitleids, dieser Protest gegen einen Gott, der die unermessliche Ungerechtigkeit des Daseins duldet, und damit die tiefreichende Verleugnung der Existenz Gottes überhaupt durch einen Menschen, der sich nach religiöser Hingabe sehnt, das darin sich bekundende brennende Ungerechtigkeitsgefühl, das Ressentiment also – all dies wird durch die unmittelbar folgende Erzählung des Besuches von Christus an der Stelle eines riesigen Autodafés in Sevilla vertieft.

9.10.9 Der Groß-Inquisitor

Dostojewski gab seinerzeit eine kleine Einführung zu der Legende vom Großinquisitor, als er sie im Dezember 1879 vor Studenten der St. Petersburger Universität vorlesen sollte. Er verarbeitet sie im fünften Kapitel des fünften Buches aus seinem Roman *Die Bruder Karamasow*. Ich zitiere dazu aus der Biografie von Kjetsaa (1993, S. 411):

> »Ein unter seinem Unglauben leidender Atheist verfasst in einer qualvollen Stunde ein seltsames, fantastisches Poem, worin er Jesus im Gespräch mit einem der bedeutendsten katholischen Priester schildert – dem Großinquisitor [ein Kardinal; B. S.]. Die große Qual des Verfassers besteht darin, dass er in dem Priester einen wahrhaftigen und aufrechten Diener Christi sieht, obgleich dieser sich mit seinem katholischen Weltbild deutlich von der alten apostolischen Rechtgläubigkeit entfernt hat. Eigentlich ist der Großinquisitor selbst ein Atheist. Das Ganze ist so zu verstehen: Wenn der Glaube an Christus verfälscht und mit den Zielsetzungen dieser Welt vermengt wird, dann geht auch der Sinn des Christentums verloren. Der Verstand fällt dem Unglauben anheim, und statt des großen Ideals Christi wird lediglich ein neuer Turm zu Babel errichtet werden. Während das Christentum eine hohe Auffassung vom einzelnen Menschen hatte, wird man die Menschheit dann nur noch als große

> Masse betrachten und unter dem Deckmäntelchen *sozialer* Liebe wird nichts als offenkundige Menschenverachtung gedeihen.«

Die »Dichtung« und »Fantasie« vom Großinquisitor folgt unmittelbar auf Iwan Karamasows gequälten Aufschrei über die Sinnlosigkeit der Leiden von Mensch und Tier. Bevor ich mich mit diesem Teil befasse, ist es angebracht, dass ich die Stelle aus dem Neuen Testament anführe, auf der diese Legende beruht. Ich zitiere aus Lukas, 4, 1–12:

> »Jesus aber kehrte voll des heiligen Geistes vom Jordan zurück und wurde während vierzig Tagen, vom Geist geleitet, in der Wüste umhergetrieben und vom Teufel versucht. Und er aß in jenen Tagen nichts; und als sie zu Ende waren, hungerte ihn. Der Teufel aber sagte zu ihm: Bist du Gottes Sohn, so gebiete diesem Stein, dass er Brot werde! Und Jesus antwortete ihm: Es steht geschrieben [Deuteron. 8:3]: ›Nicht vom Brot allein wird der Mensch leben.‹ Dann führte er ihn empor und zeigte ihm alle Reiche des Erdkreises in einem Augenblick. Und der Teufel sagte zu ihm: ›Dir will ich alle diese ihre Macht und Herrlichkeit geben; denn mir ist sie übergeben, und ich gebe sie, wem ich will. Wenn nun du mich anbetest, soll das alles dein sein.‹ Und Jesus antwortete und sprach zu ihm: ›Es steht geschrieben [Deuteron. 6,13–14]: Du sollst den Herrn, deinen Gott, anbeten und ihm allein dienen.‹ Darauf führte er ihn nach Jerusalem, stellte ihn auf die Zinne des Tempels und sagte zu ihm: ›Bist du Gottes Sohn, so stürze dich von hier hinab; denn es steht geschrieben [Psalm 91, 11–12]: Er wird seinen Engeln deinethalb Befehl geben, dich zu bewahren, und sie werden dich auf den Händen tragen, damit du deinen Fuß nicht etwa an einen Stein stoßest.‹ Da antwortete Jesus und sprach zu ihm: Es ist gesagt [Deut. 5, 16]: ›Du sollst den Herrn, deinen Gott, nicht versuchen.‹«

In Matthäus 4 endet es mit dem berühmte Wort Jesu: »Hebe dich von dannen, Satan *[Apage Satanas]*!«

Doch nun zurück zu Dostojewskis Legende, die Iwan Karamasow seinem Bruder Aljoscha erzählt: Der Kardinal Großinquisitor wirft Jesus, der den Menschen in Sevilla bei einer riesigen Hinrichtung, der sie beiwohnen, erscheint und Wunder bewirkt, ins Gefängnis und spricht dann zu seiner schweigenden Beute: »Warum bist du gekommen, uns zu stören?« (Dostojewski, 1988, russ., S. 271). Du hast den Menschen Freiheit gegeben, aber der Mensch will keine Freiheit; sie macht ihn nicht glücklich. »Nichts und niemals gab es etwas, das für den Menschen und die menschliche Gemeinschaft unerträglicher war als die Freiheit« (ebd., S. 274; dt. Übers., L.W.). Satan, »der Geist der Selbstvernichtung und des Nichtseins«, versuchte dich dreifach, stellte dir drei Fragen: Steine in Brote zu verwandeln und so die Menschheit zu nähren, von den Zinnen des Tempels herunterzuspringen, ohne Schaden zu nehmen, und über alle Reiche der Welt und ihre Großartigkeit zu herrschen. Wir geben diese den Menschen, »wir werden lügen, es geschehe in deinem Namen ... Sie werden ihre Freiheit uns zu Füßen legen und uns sagen: ›Versklavt uns lieber, doch nähret uns!‹« (ebd., S. 275).

»Es gibt nur drei Mächte, einzig und allein drei Mächte auf Erden, die es vermögen, das Gewissen dieser schwachmütigen Rebellen für immer zu besiegen und gefangen zu halten, und zwar zu ihrem Glück – diese Mächte heißen Wunder, Geheimnis und Autorität« (ebd., S. 277).

> »Ich sage dir, es gibt für den Menschen keine quälendere Sorge, als jemanden zu finden, dem er so rasch wie möglich jenes Geschenk der Freiheit, mit dem dies unselige Wesen geboren wird, übergäbe. Aber nur der erringt Macht über die Freiheit der Menschen, wer ihr Gewissen besänftigt. Mit Brot wird dir eine unbezweifelbare Flagge überreicht; gibst du Brot, wird sich der Mensch [vor dir] verneigen, denn es gibt nichts Unbezweifelbareres als Brot. Doch wenn gleichzeitig jemand sich hinter deinem Rücken seines Gewissens bemächtigt, oh, dann wirft er sogar dein Brot weg und folgt dem, der sein Gewissen verführt. Darin hattest du recht. Denn das Geheimnis des menschlichen Daseins liegt nicht darin, dass man einfach nur lebt, sondern darin, wofür man lebt. Ohne eine feste Vorstellung bei sich, wofür er lebt, willigt der Mensch nicht ein, zu leben, und zerstört sich eher, als auf Erden zu bleiben, selbst wenn überall um ihn herum Brote liegen ... [ebd., S. 276]. Vergaßest du, dass Beruhigung und sogar Tod dem Menschen teurer sind als die freie Entscheidung im Wissen von Gut und Böse? Nichts Verführerischeres gibt es für den Menschen als seine Gewissensfreiheit, aber es gibt auch nichts Quälenderes als diese ... Statt dich der menschlichen Freiheit zu bemächtigen, vergrößertest du sie und belastetest für immer das Reich der menschlichen Seele mit deren Qualen [ebd., S. 277] ... auch wir hatten das Recht, vom Geheimnis zu predigen und sie zu belehren, dass es nicht die freie Entscheidung ihrer Herzen ist, die wichtig ist, noch ist es die Liebe, sondern das Geheimnis, dem sie ohne Widerspruch und blindlings gehorchen müssen, selbst entgegen ihrem Gewissen. Und so haben wir auch gehandelt. Wir verbesserten deine Heldentat und stellten sie auf die Basis von Wunder, Geheimnis und Autorität ... [ebd., S. 279]. Denn wem gehört die Macht über die Menschen, wenn nicht denen, die Macht haben über ihr Gewissen und in deren Händen ihr Brot liegt« (ebd., S. 280).

Die Kirche verwandle sich in den Staat, im Gegensatz zu dem, was Iwan seinerzeit in einem Artikel und vor Starez Sossima vertreten hatte: dass der Staat sich in die Kirche verwandeln solle (Dostojewski, 2001, dt., S. 87; 1988, russ., S. 67)

Man müsse daher, fügt Iwan seiner Erzählung hinzu, »der Weisung des vernünftigen Geistes folgen, jenes furchtbaren Geistes von Tod und Zerstörung, und dafür denn auch Lüge und Täuschung annehmen« (Dostojewski, 1988, russ., S. 284).

Dostojewski schreibt in einem Brief, dass der Mensch, der wie Iwan Karamasow unter einem »Hirnfieber« leide, die Unterscheidungsfähigkeit zwischen dem Wirklichen und der Illusion verliere. Er fügt die sonderbare Doppelheit hinzu: »Er verleugnet die Realität der Illusion, wenn die Illusion verschwunden ist, doch steht er für ihre Realität ein. Von Unglauben gequält, begehrt er unbewusst zugleich, dass die Illusion keine Fantasie sein möge, sondern etwas Tatsächliches.« Mochulsky (1973, S. 594) erläutert weiter: »Der Teufel ist das Produkt von Iwans Unglauben: Aber angesichts des Grauens vor dem Nichtsein, das auf ihn einstürmt, klammert sich der Atheist an die Illusion der Realität: Er will, dass der Teufel etwas Tatsächliches sei.« Iwan werde zerrissen vom Konflikt zwischen der Liebe zum Leben und der atheistischen Vernunft. die letztere zersetze und zerstöre die erstere. Seine Tragödie bestehe darin, dass das rationale Bewusstsein keinen Sinn in der Weltordnung finden könne (ebd., S. 614–615): »Es ist nicht Gott, den ich nicht annehme. Versteh dies: Ich nehme nicht die Welt an, die er geschaffen hat, diese Welt Gottes.« Es ist eine Revolte im Hadern mit Gott, etwa im Sinn: Warum ist die Welt so ungerecht, so sinnlos? Wie kann ein Gott das zulassen? Er verzichtet auf Gott aus Liebe für die Menschheit. Er tritt auf gegen Gott als Anwalt für die leidende Schöpfung. Das aber ist die Religion des Großinquisitors, das Brot der Versuchung ist das Symbol des atheistischen Sozialismus. Freiheit bringe Zerstörung und Kannibalismus. Aljoscha sagt Iwan: »Dein Inquisitor glaubt nicht an Gott; hier liegt sein ganzes Geheimnis« (ebd., S. 618–619). Er verwirft das Gebot, Gott zu lieben, wird aber ein Fanatiker der Vorschrift der Liebe für den Nächsten. Doch seine atheistische Liebe wandelt sich unweigerlich in Hass. Wer den Glauben an Gott verloren hat, müsse auch den Glauben an den Menschen verlieren. Wer nicht an die Unsterblichkeit der Seele glaube, verwerfe auch die geistige Natur des Menschen. Am Ende schaffe der Inquisitor eine Menschenherde und vertrete einen grenzenlosen Despotismus (ebd., S. 620).

> »Ohne Freiheit ist der Mensch eine Bestie, die Menschheit eine Herde; aber Freiheit ist übernatürlich und überrational. In der Welt der Natur gibt es keine

> Freiheit; es gibt nur Notwendigkeit ... Unter diesem falschen Mitleid für die Leiden der Menschheit verbirgt sich ein teuflischer Hass gegen die menschliche Freiheit und das ›Bild Gottes‹ im Menschen« (ebd., S. 621).

Was als Menschenliebe beginne, ende in Despotismus. »Nirgendwo in der ganzen Weltliteratur wurde das Christentum mit solcher Kraft als die Religion der geistigen Freiheit vertreten« (ebd., S. 622).

Ich glaube, die beiden großen Gegensätze zwischen der Philosophie des Großinquisitors und der von Jesus bilden die beiden zentralen Konflikte: der Konflikt zwischen Macht und Liebe und der Konflikt zwischen absoluter äußerer oder innerer Autorität und innerer Freiheit. Beide Konflikte sind natürlich innig miteinander verbunden: Wo es das totalitäre Gewissen gibt, besteht keine Freiheit innerlich noch im Dialog. Und wo der Machtanspruch überhandnimmt, haben Respekt und Liebe für den anderen keinen Platz.

Nun bezieht sich aber jene Erzählung von der Versuchung durch den Teufel auf eine zentral wichtige Tradition der jüdischen Mystik: die von der gefährlichen mystischen Innenschau. Sowohl ethisch wie psychologisch ist das unbefugte Eindringen ins Göttliche, die Anmaßung von Allmacht, Allwissen und Sexualisierung des Geistigen überaus gefährlich, eine Grundsünde wie eine Todesgefahr. Um zu erklären, worum es dabei geht, muss ich weiter ausholen in Bereiche, von denen Dostojewski zwar nicht spricht, die aber in seinem tiefen Wissen mit anklingen.

In vertiefter Deutung sagt José Faur (1999), dass es sich um die mystische Versenkung in der Metapher des Eintretens in das Allerheiligste im Tempel handle. »Der Plan des Tempels diente als Modell für den esoterischen Diskurs« (ebd., S. 37). Wer auf die darin wohnende »göttliche Glorie« *(Schechina)* mit sexualisierten Gefühlen schaue, verwechsle seine Fantasien mit dem Göttlichen und verliere sich in Selbstbezogenheit und Abfall; im Verstehen von Moses Maimonides: Wer seine sexuellen Impulse nicht zu kontrollieren vermöge, könne kein Prophet sein (ebd., S. 38). Und damit komme ich zur Verbindung mit jener Stelle im Neuen Testament. Nach Faur beziehe sich nämlich diese Stelle in Matthäus 4, 5ff, in der Satan Jesus dazu versuche, sich von der Zinne in die Tiefe zu stürzen, auf eine mystische Versenkung: Es handle sich um den Abstieg aus »der oberen Kammer« in das Allerheiligste, als Symbol für Jesu Versuch, geistig das innerste Heiligtum zu betreten, auf diese Weise Zugang zum jüdischen esoterischen Wissen zu erlangen und damit die göttliche Gegenwart zu erspähen *(to take a peek at the Divine Presence)* und »sich die Augen daran zu erfreuen *[to delight (lazun) their eyes from Him]*«. Zu Recht verweigert sich Jesus dieser Verführung und vermeidet so das tragische Geschick jener drei Gelehrten, die den »Lustgarten«, den »Pardess«, der mystischen Versenkung betreten hatten und zugrunde gingen (Faur, 1999, S. 202–203; s. o. Kap. 7).

Es ist diese Gefahr, die immer wieder zur Warnung vor der mystischen Innenschau geführt hat, zum Beispiel auch zur Mahnung, niemand dürfe sich mit der Kabbala beschäftigen, der noch nicht vierzigjährig sei.

9.10.10 Einige Gedanken zum Teufel

Nun zur Begleitfigur des Großinquisitors, dem Teufel.

Der Verteidiger Mitja Karamasows sagt ganz am Schluss: »Jage die Natur zur Tür hinaus und sie wird durchs Fenster hereinfliegen« (Dostojewski, 2001, dt., S. 989; 1988, russ., S. 809).

In Mitjas (Dmitris) langem Dialog mit seinem Bruder Iwan Karamasow befasst sich der Teufel, der »Böse«, mit der Frage, was geschähe, wenn er aus der Welt verschwände, indem er zu den Engeln zurückkehrte und im himmlischen Chor das Hosianna mitsänge: »Alles in der Welt würde unmittelbar erlöschen und nichts würde mehr geschehen« (ebd., dt., S. 858; russ., S. 701). »›Nein, lebe‹, sagt man mir, ›denn ohne dich wäre nichts. Ginge auf Erden alles vernünftig zu, so würde überhaupt nichts geschehen. Ohne dich gäbe es keinerlei Ereignisse und Ereignisse müssen sein‹« (ebd., dt., S. 850; russ., S. 695).

Eine talmudische Legende (Joma 69b) malt diesen Gedanken genauer aus. Die Erzählung geht von dem Ritus aus, dass am Jom Kippur der Hohepriester das Allerheiligste des Tempels betritt und als einziger und dieses einzige Mal im Jahr den vollen Gottesnamen ausspricht, und befasst sich dann damit, wie das Böse, der Versucher, der böse Trieb *(jétzer hará)* aus dem Allerheiligsten des Tempels ausgebrochen sei, dann gefangen genommen wurde und was für Folgen die Gefangennahme dieser Teufelsfigur hatte. Das Ausgangszitat stammt aus Nehemia, 9, 4: »Und sie schrien zum Herrn mit lauter Stimme.« Der Talmudtext fragt: Was sprachen sie? Rav (nach R. Jochanan), sagte:

> »Wehe, wehe, er ist es, der das Heiligtum zerstört, den Tempel verbrannt, alle Frommen getötet und Israel aus seinem Lande verbannt hat, und noch immer springt er unter uns umher; du hast ihn uns ja wohl deshalb zugeteilt, damit wir durch ihn Belohnung erhalten [d. h. indem wir mit ihm ringen und uns für das Gute entscheiden], aber wir wollen weder ihn noch die Belohnung! Da fiel ihnen eine Tafel *[pitqa]* vom Himmel herunter, und darauf stand ge-

schrieben: Wahrheit [d.h. Bestätigung des eben Gesagten]. Rav Chanina sagte: ›Hieraus ist zu entnehmen, dass Wahrheit das Siegel des Heiligen, gepriesen sei er, ist.‹ Hierauf verweilten sie drei Tage und drei Nächte im Fasten, und er [der Böse] wurde ihnen ausgeliefert. Er kam aus dem Allerheiligsten des Tempels in der Gestalt eines feurigen, jungen Löwens [oder: ein Löwchen aus dem Feuer]. Der Prophet sprach zu Israel: ›Das ist der Trieb, die Sterne anzubeten *[jatzrá de'avodát kochavím]*‹. So heißt es [in Zecharja 5, 8]: ›Und er sprach: Dies ist das Böse *[zot harisch'áh]*‹. Als sie ihn ergriffen, löste sich ein Fäserchen von seinem Haare, da stieß er einen Schrei aus und seine Stimme reichte vierhundert Parasangen. Darauf sagten sie: ›Was machen wir jetzt? Vielleicht erbarmt man sich, behüte und bewahre, seiner im Himmel!‹ Es sagte ihnen der Prophet: ›Sperrt ihn in einen bleiernen Kessel ein und verschließt die Öffnung mit Blei, denn das Blei saugt die Stimme auf, denn so heißt es (in jener Stelle in Zecharja 5.8): »Und er sprach: Dies [tatsächlich in der Vision eine Frauengestalt] ist das Böse; und er warf es in das Gefäß [*Epha*, Wanne] und legte die Bleiplatte auf seine Öffnung.«‹ Sie sagten: ›Da dies eine Zeit der Gnade ist, wollen wir auch um Erbarmen in Bezug auf den Trieb zur Sünde *[jatzrá de'averá]* beten.‹ Sie flehten um Erbarmen, und er [der Geist des Bösen] wurde ihnen ausgeliefert. Er [vermutlich der Prophet] sagte ihnen: ›Bedenket, wenn ihr ihn tötet, geht die Welt unter.‹ Nachdem er drei Tage eingesperrt war, suchte man im ganzen Land von Israel ein am selben Tage gelegtes Ei und es fand sich keines. Sie sagten: ›Was machen wir nun? Töten wir ihn, so geht die Welt unter. Bitten wir aber um die Hälfte, so wird ja im Himmel nichts Halbes gewährt.‹ So blendeten sie ihn und ließen ihn frei. Dies hatte den Erfolg, dass er den Menschen nicht mehr zum Inzest reizt.«

So weit der Auszug aus dem Talmudtext (ich benutzte, neben dem Original, sowohl die deutsche wie die englische Übersetzung, Goldschmidt bzw. Epstein).

In dem Talmudtext handelt es sich explizit um das Thema der abgewehrten Wünsche, des Konflikts um die Triebe. Die Triebe haben ihre Wurzel in der Heiligkeit, kommentiert Rabbi Tzadok HaKohen von Lublin (1823–1900). Sie zu unterdrücken, ist unmöglich. Diese aber zu zähmen, sie in die Bahnen der Ordnung zu lenken, ist in der Deutung von Maimonides die Absicht von Leviticus (3. Buches Moses; Riskin, 2000, S. 24). Es handelt sich um die Heiligkeit und die Gefährlichkeit der Triebe und Affekte, um ihren inneren Widerspruch, mit dem wir als Analytiker wohl vertraut sind.

Doch beinhaltet das Thema des Teufels weit mehr als die Abwehr der Wünsche. Er symbolisiert nicht nur, wie Iwan Karamasow sagt, »alles, was niedrig, gemein und verachtenswürdig in mir ist« (Dostojewski, 2001, dt., modif., S. 865; 1988, russ., S. 707), sondern alle Gebote, Forderungen, Infragestellungen, die nicht zum Gottesbild passen. In der biblisch-talmudischen Sprache ist es die »Verehrung der Sterne« und damit des Mythisch-Zyklischen in der Natur auf Kosten der ethischen Ordnung von Gerechtigkeit und Liebe zwischen den Menschen. Diese »Verehrung der Sterne«, der mythischen Urkräfte, wird mit Blutschande und mit ungezügeltem Ehrgeiz, mit dem Willen zur Macht, mit Ressentiment und mit sinnlosem Hass, allesamt in der Gestalt des Bösen, des *Jetzer haRa* verdichtet. Zugleich heißt es, dass ohne ihn die Menschen nicht heiraten, keine Häuser bauen und keine Äcker pflügen würden. Diese Wendung ins Positive wird seltsamerweise mit der Blendung des Bösen begründet.[60] In anderen Worten: Das geblendete Böse ist die gute Sexualität. Ich deute es so, dass nur, was begrenzt und beschränkt ist, gut sein kann. Das Zuviel, das Maßlose, das Ungebändigte ist überaus gefährlich. Es ist die Polarität zwischen Ordnung und Chaos, wobei der Sinn des ganzen Gesetzes in dieser Achtung für die Grenzen, in der Heiligsetzung der Unterscheidungen liegt.

Bei Dostojewski kommt noch etwas anderes hinzu zur Bedeutung des Teufels, nämlich der Stolz, die Eigenliebe der Vernunft: »Du zürnst immer, du willst nichts anderes als Verstand«, sagt der Teufel zu Iwan (ebd., dt., S. 851; russ., S. 695).

Iwans Auseinandersetzung mit dem Teufel steht ganz im geistigen Zentrum des Romans. Dabei wird immer wieder Rückbezug auf einen früheren Dialog zwischen Iwan und dem Teufel genommen, wahrscheinlich auf die Legende des Großinquisitors selbst. Dort wie hier beginnt das Gespräch mit der wütenden Bestätigung der eigenen inneren Existenz des Gegners: »Manchmal sehe ich dich nicht und höre nicht einmal deine Stimme, wie das letzte Mal; aber ich errate immer, was du schwatzt, denn *ich selbst bin es, der da spricht, und nicht du!*«.

Der Teufel entgegnet: »Apropos, ich höre dir zu und wundere mich ein wenig: Du scheinst mich ja allmählich für etwas Wirkliches zu halten und nicht nur für ein Gebilde deiner Fantasie, wie du das letzte Mal so hartnäckig behauptet hast.«

»Keinen Augenblick halte ich dich für reale Wahrheit!«, rief Iwan wütend. »Du bist eine Lüge, du bist meine Krankheit, du bist ein Gespenst! Ich weiß nur nicht, womit ich dich vernichten könnte, und ich sehe, dass ich

60 Wie wir in Kap. 7 sahen, wird der Teufel später zumeist Samael genannt: »Gott der Blindheit« oder »der blinde Gott«.

noch einige Zeit werde leiden müssen. Du bist meine Halluzination. Du bist eine Verkörperung meines Ich, übrigens nur eines Teils davon ... meiner Gedanken und Gefühle, aber nur der abscheulichsten und dümmsten« (ebd., dt., S. 843–844; russ., S. 689–690). »Du bist ein Traum und existierst nicht« (ebd., dt., S. 854; russ., S. 698).

Im Gespräch mit Iwan spricht der Teufel wiederum: »Für mich gibt es zwei Wahrheiten.« Er meint die verborgene göttliche Wahrheit und die offenbare, weltlich-teuflische Wahrheit (ebd., dt., S. 859; russ., S. 702). »Meiner Ansicht nach«, sagt er, »muss man gar nichts zerstören, sondern man muss nur die Idee von Gott in der Menschheit zerstören ... Dann wird der Mensch sich im Geiste göttlichen, titanischen Stolzes erhöhen und wird sich als Mensch-Gott erweisen. Jede Stunde wird er kraft seines Willens und der Wissenschaft ohne Grenze die Natur besiegen. Dadurch wird der Mensch jede Stunde eine solch hohe Lust empfinden, dass diese ihm alle früheren Hoffnungen auf himmlische Lust ersetzen wird.« Stolz werde er dann die Vergänglichkeit des Daseins annehmen, stolz werde er dann auch seinen Nächsten ohne Hoffnung auf Belohnung im Jenseits lieben. Doch gebe es dann auch keine moralischen Hindernisse mehr, da er ja gottgleich sei: »Für Gott gibt es kein Gesetz! Wo Gott ist, dort ist schon Gottes Platz! Wohin ich komme, dort ist sogleich der erste Platz.« Alles sei nun erlaubt; es sei ihm gestattet, »jede frühere moralische Schranke des früheren Sklavenmenschen zu überspringen« (ebd., dt., modif., S. 860–861; russ., S. 703–704). So sagt der Teufel denn auch von sich: »Ich bin vielleicht der einzige Mensch in der ganzen Natur, der die Wahrheit liebt und aufrichtig das Gute wünscht« (ebd., dt., S. 858; russ., S. 701). Er sei daher gerade das Gegenteil von dem, was Mephistopheles in Goethes *Faust* (1962, Bd. I, S. 1336–1335) von sich behaupte: »Ein Teil von jener Kraft, / Die stets das Böse will, und stets das Gute schafft.«

Für Dostojewski und für weite und tiefe Traditionen des christlichen Abendlandes ist der Teufel daher auch eine Symbolisierung für den Stolz der Vernunft. Es sei eine Selbstvergötzung, das Denken über das Glauben zu stellen, und diese ende unweigerlich darin, dass alles dann erlaubt sei und es keine ethischen Grenzen mehr gebe. Ja, die unbeirrbare Suche nach der Wahrheit sei schon selbst des Teufels, das Infragestellen des als absolut Gesetzten sei Ausdruck sündhafter Selbstverliebtheit. Psychoanalytisch ausgedrückt, ist es ein Ausdruck von Narzissmus.

Dieser Stolz ist aber zugleich Rebellion, so wie es Aljoscha früher Iwan vorgeworfen hat. Sein Aufstand gegen Gott, sein »titanisch-gigantischer Stolz«, gründet in seinem Ungerechtigkeitsgefühl, das sich auf das Leiden in der ganzen Welt erstreckt.

Zugleich geht es dabei um einen Aufstand gegen das Gewissen, denn Gott und Gewissen, Unsterblichkeitsglaube und Moral werden von Dostojewski gleichgesetzt.

Dies aber führt zur Frage nach Iwans Schuld, so wie das Auftreten des Teufels eben zu diesem Zeitpunkt ihrer Kulmination. Nach seinem zweiten Besuch bei Smerdjakow denkt Iwan: »Wenn nicht Dmitri den Mord verübt hat, sondern Smerdjakow, dann bin ich natürlich mit diesem solidarisch, denn ich habe ihn angestiftet. Ob ich ihn angestiftet habe, das weiß ich noch nicht. Aber wenn er den Mord begangen hat und nicht Dmitri, so bin natürlich auch ich ein Mörder« (Dostojewski, 2001, dt., S. 818; 1988, russ., S. 668).

Und Smerdjakow bekräftigt Iwans Schuld bei dessen dritten und letzten Besuch, unmittelbar bevor Smerdjakow sich erhängt: »Also haben Sie ihn ermordet, wenn Sie durchaus alles wissen wollen [...]. Sie haben ihn ermordet; Sie sind der Hauptmörder und ich war nur Ihr Helfershelfer, Ihr treuer Diener, und habe diese Tat nach Ihrer Weisung begangen« (ebd., dt., S. 825; russ., S. 674). Und nochmals: »Darum will ich Ihnen heute Abend ins Gesicht beweisen, dass einzig Sie der Hauptmörder sind, und dass ich keineswegs der Haupttäter bin, obwohl ich den Mord begangen habe. Aber nach dem Gesetz sind Sie der wahre Mörder« (ebd., dt., S. 830; russ., S. 678).

Zwar protestiert der Teufel in Iwan: »Gewissen! Was ist Gewissen? Ich selber schaffe es. Weshalb quäle ich mich also? Aus Gewohnheit. Aus universell-menschlicher Gewohnheit seit 7000 Jahren. So lasst uns denn entwöhnen und Götter werden!« (ebd., dt., modif., S. 865; russ., S. 707).

Der Teufel sagt ihm denn auch: »[J]etzt sind [im Jenseits, d.h. Hölle] hauptsächlich moralische Qualen in Gebrauch, ›Gewissensbisse‹ und lauter derlei Unsinn. [...] was hat einer für Gewissensbisse, wenn er gar kein Gewissen hat? [...] Aber das Schwanken, aber die Unruhe, aber der Kampf des Glaubens mit dem Nichtglauben – das ist ja manchmal eine solche Qual für einen gewissenhaften Menschen, wie du einer bist, dass es besser wäre, sich gleich aufzuhängen [...] eine einzige solche Seele ist manchmal ein ganzes Sternbild wert« (ebd., dt., S. 852–853, 855; russ., S. 697).

Entsprechend sagt Iwan dann auch vor Gericht: »Er [Smerdjakow] hat ihn ermordet und ich stiftete ihn zu dem Mord an ... Wer wünschte nicht den Tod seines Vaters? [...] Man schneidet Grimassen voreinander, einer vor dem andern. Alles Lügner! Alle wünschen den Tod des Vaters. Ein Reptil frisst das andere« (ebd., dt., S. 908; russ., S. 744).

Iwan befindet sich in einem massiven, sich immer stärker verschärfenden Konflikt zwischen Revolte und Reue, zwischen seinem Aufbegehren aus diesem universellen Ressentiment heraus und seinem Schuldgefühl, das sich nun nach dem erfolgten Bekenntnis von Smerdjakow auch auf seine eigene Komplizenschaft am Mord an seinem Vater bezieht. Das Resultat dieses unerträglich werdenden Konflikts ist, dass die erste Seite des Konflikts, der Aufstand ihm als äußere Figur erscheint, als eine, die sein Gewissen relativiert und dann ganz aufzuheben versucht. Er sucht diese Versuchung zu verscheuchen, zu verhöhnen, zu bagatellisieren, aber es will ihm nicht gelingen. Denn zugleich wandert diese Seite mit ihm maskiert durch den Stolz der Vernunft, marschiert unter der Flagge der Menschenliebe und bläst die Trompete der Wahrheitsliebe.

So ist dies in der Tat eine zweite Deutung für die Natur des Teufels: Die Vernunft und Wahrheitssuche als höchster Wert, doch diese entlarvt als Ressentiment und als Hybris der Titanen, gipfelnd im Aufstand gegen Gott und Gewissen.

Dieser Aufstand endet, die Schuld wird von Iwan bewusst übernommen. Am schönsten wird diese innere Wandlung von Aljoscha am Ende des elften Buches im Roman ausgesprochen: »Iwans Krankheit war ihm nun verständlich geworden: ›Das sind die Qualen eines stolzen Entschlusses, das tiefe Gewissen.‹ Gott, an den Iwan nicht glaubte, und Seine Wahrheit hatten dieses Herz bezwungen, das sich noch immer nicht unterwerfen wollte« (ebd., dt., S. 868; russ., S. 710).

Dann gibt es aber meines Erachtens, eine noch tiefere Deutung der Gestalt des Teufels – die relevanteste für die psychoanalytische Arbeit: der Teufel als Geist der Verurteilung, des unbarmherzigen, bösen Gewissens. So gesteht Stawrogin in den *Dämonen*, »dass er hauptsächlich nachts von einer Art Halluzination heimgesucht werde und manchmal ein boshaftes, spöttisches und ›vernünftiges‹ Wesen neben sich sehe oder fühle, ›mit verschiedenen Gesichtern und Charakterzügen, aber immer ein und dasselbe, aber ich werde immer zornig‹« (ebd., dt., S. 488; russ., S. 621/2). Es handelt sich um eine Über-Ich-Gestalt, hier um einen radikal verurteilenden, höhnischen, sich vor allem auf Scham gründenden inneren Richter, der zwar innerlich ein Teil des Selbst ist, doch zugleich leicht veräußerlicht wird und als Quasi-Halluzination oder als wahnhafte Übertragung in der Therapie oder Analyse erlebt wird.

Dies ist aber auch ein Teufel, der sich mit Vorliebe als Gott verkleidet. Er klingt im antisemitischen Vorurteil an, das wir im Gespräch zwischen Lisa und Aljoscha angetroffen haben: Der Jude als Verkörperung eines angeblich lieblosen Gesetzes kreuzigt und verstümmelt und tötet das Kind. Der Jude als Teufel tritt als Symbol auf für das eigene unbarmherzige, rachsüchtige, ressentimentgeladene Über-Ich. Diese vernichtende Über-Ich-Gestalt bedient sich absoluter Kategorien, schwarz und weiß, göttlich und teuflisch, total rein und total schmutzig, vollkommen und wertlos – die Absolutheit des Urteils.

9.10.11 Aljoscha: Wahrhaftigkeit und Verleugnung

Die Grundprinzipien des Mönchs Sossima sind auch Aljoschas Ideale: die Totalität der Verantwortung, der damit verbundene Verzicht auf jedes Richten und das unbegrenzte Verzeihen, die mystische Vereinigung in der Liebe mit Mensch, Gemeinschaft, Natur und Gott. Zunächst in den Worten des sterbenden Bruders Sossimas: »Auch möchte ich dir noch sagen, Mutter, dass jeder von uns allen anderen gegenüber schuldig ist; aber ich bin am meisten schuldig. [...] du musst wissen, dass in Wahrheit jeder allen gegenüber die Schuld aller und an allem trägt« (Dostojewski, 2001, dt., S. 388; 1988, russ., S. 313).

Von Aljoscha wird schon einführend gesagt: »Es war etwas an ihm, das jedem die Überzeugung einflößte (auch in seinem ganzen späteren Leben), dass er nicht Richter über die Menschen sein wolle, dass er es von sich weise, andere zu verdammen, und um keinen Preis jemanden verurteilen werde. Es schien sogar, dass er alles gelten ließ und nie etwas auch nur im Geringsten verurteilte, obwohl er über vieles betrübt war [...]. Eine Kränkung trug er nie nach« (ebd., dt., S. 29–30; russ., S. 19–20). Er gleicht darin sehr dem Fürsten Myschkin. Auch bei Sossima frage ich mich, inwiefern Aggression so massiv vermieden und verdrängt werden muss, sodass der Gute durch sein *appeasement* dem Bösen indirekt Vorschub leistet und zugleich sich selbst tiefen Schaden zufügt (wir beobachteten dies auch bei Don Quijote)? – Wahrscheinlich in Form einer »seltsam überspannten Schamhaftigkeit und Keuschheit«, von der Dostojewski zwar spricht, aber sie nicht weiter analysiert ... Wie seine Mutter verfiel Aljoscha in einen »hysterischen Anfall jähen und lautlosen Weinens«, als er seinen Vater sich damit brüsten hörte, wie er die Ikone der Mutter schändete und diese als »kleine Schreierin« *(klikuša)* beschrieb (ebd., dt., S. 191; russ., S. 149). In Bezug auf Fürst Myschkin sagte ich schon, der Kern der Psychodynamik liege in der »doppelten Wahrheit«: das stete Bemühen und der Glauben, dass es in seiner Allmacht der Verantwortung trotz allem möglich sein könnte, das Unvereinbare zu versöhnen.

Viele Worte Sossimas gehören zu den großen Weisheiten der Menschheitsliteratur: »Der Gerechte scheidet dahin, doch sein Licht bleibt.« »Du aber arbeitest für das Ganze, du wirkst für die Zukunft«.

»Väter und Lehrer, ich frage mich: ›Was ist die Hölle?‹ Ich denke, sie ist der Schmerz darüber, dass man nicht mehr lieben kann« (ebd., dt., S. 434; russ., S. 349).

Zu Frau Chochlakowa sagt Sossima: »Vor allem vermeiden Sie die Lüge, jegliche Lüge, insbesondere die Lüge sich selbst gegenüber. Überwachen Sie Ihre Gedanken und beobachten Sie sie genau, zu jeder Stunde, in jeder Minute. Hüten Sie sich auch, Abscheu vor anderen oder vor sich selber zu hegen: Das, was Sie in Ihrem Inneren an Schlechtem erkennen, wird schon allein dadurch geläutert, dass Sie es in sich bemerkt haben. Meiden Sie auch die Furcht, denn die Furcht ist ja nur eine Folge der Lüge« (ebd., dt., S. 82; russ., S. 62).

Aljoscha zitiert Sossima: »Wer die Menschen liebt, der liebt auch ihre Freude […]. Alles, was wahr und schön ist, ist immer voll Allvergebung« (ebd., dt., S. 458; russ., S. 391).

Und zu Iwan meint er: »Ich glaube, jedermann sollte über alles auf der Welt das Leben lieben.« Iwan antwortet charakteristischerweise mit der Frage: »Soll man das Leben mehr lieben als den Sinn des Lebens?« (ebd., dt., S. 311; russ., S. 250).

Aljoschas ganze Haltung ist wie die des Starez Sossima von Verzeihung und Demut getragen. Daher wird wie aus den vielen Zitaten, die ich von beiden gegeben habe, eine grundsätzliche Einstellung ersichtlich, den anderen um Entschuldigung zu bitten, denn man sei grundsätzlich an allem und für alle schuldig. In Sossimas Worten:

> »Erst wenn er [der Mönch] einsieht, dass er nicht nur schlechter ist als alle Weltlichen, sondern auch schuldig ist vor allen Menschen, Schuld trägt an allen Sünden der Menschen, denen der ganzen Welt und denen jedes einzelnen, erst dann ist der Zweck unserer Gemeinschaft erfüllt. Denn ihr müsst wissen, meine Lieben, dass jeder einzelne von uns zweifellos Schuld trägt für alle und jeden auf Erden, nicht nur kraft der allgemeinen Weltschuld, sondern ein jeder einzeln für alle Menschen und für einen jeden Menschen hienieden. Diese Erkenntnis ist das krönende Ziel des mönchischen Weges, ja auch des Lebens jedes Menschen auf Erden« (ebd., dt., S. 224; russ., S. 177).

Hier frage ich mich, ob eine solche Totalität der Verantwortung und Schuldhaftigkeit, so nobel sie auch sein mag, nicht auch selbst wieder auf massiver Verleugnung aufgebaut ist? Läuft es nicht darauf hinaus, dass, wenn man für alles schuldig ist, man für nichts mehr wirklich schuldig ist, für nichts auch mehr konkrete Verantwortung übernehmen kann? Im *Idioten* schreibt Nastassja Filippowna: »In der abstrakten Liebe zur Menschheit steckt fast immer nur nackte Eigenliebe« (ebd., dt., S. 516; russ., S. 527). Ebenso wie die abstrakte Liebe für alle Menschen konkret zur Verachtung des einzelnen und zur Unerträglichkeit menschlicher Nähe führt, so sind sowohl Allverantwortung wie Allverzeihung mit einer tiefen Einstellung von Verleugnung verbunden. Sie üben zugleich auch ein tiefes Unrecht gegenüber dem eigenen Selbst aus, dem dann mit neurotischen Verdrehtheiten und Überspanntheiten begegnet wird

Obwohl Dostojewski dies auch einmal feststellt, nimmt er aber deutlich für dieses Ideal Partei. Das heißt, wer dem Bösen nicht wehrt, begünstigt es, und dies tritt nirgendwo deutlicher hervor als wenn Aljoscha gleichbedeutend mit Dostojewski die Ritualmordlüge über die Juden nicht abweist oder wenn er sich mit den chauvinistischen, imperialistischen und antisemitischen Kräften vorbehaltlos verbündet. Es sind die, die nicht lange danach die infamen »Protokolle der Weisen von Zion« fabrizierten, diese in weiten Umlauf brachten und dadurch direkt einen entscheidenden Beitrag zum Holocaust leisteten.

Noch etwas anderes scheint mir gerade auch in geschichtlicher Hinsicht überaus wichtig zu sein: die ethische Zentralität von Geständnis und Entschuldigung. Eine Linie scheint davon zu den sowjetischen Schauprozessen, der Hirnwäsche im maoistischen China und der Forderung im China der frühen 2000er nach einer Entschuldigung (z. B. in der Auseinandersetzung mit den USA über das gerammte Überwachungsflugzeug [2001]) zu führen.

9.10.12 Versuch einer Synthese

Wenn ich auf die hier besprochenen Werke zurückblicke und besonders, wenn ich an *Die Brüder Karamasow* denke, scheint es mir, dass das hauptsächliche Gefühl, das Dostojewskis Werk wie ein Kontrapunkt begleitet, der *core affect,* das Ressentiment ist, und zwar ein Ungerechtigkeitsgefühl, das vor allem in einem Gefühl der Scham, der Entwürdigung wurzelt. Diesem Ressentiment wohnt zugleich der Affekt der Aggressionen inne, das oft, doch nicht bei allen Personen, zu einem durchdringenden Schuldgefühl führt. Jede der Protagonisten versucht, auf seine Weise damit umzugehen: Iwan durch die Philosophie, die Vernunft, den Stolz auf das eigene Denken und

Selbst, letztlich durch die Selbstvergottung als Mensch-Gott, Sossima und Aljoscha durch die Religion, die Demut, die dem Selbst entsagende Liebe und das Verzeihen. Katja und Gruschenka versuchen es in sexualisierter, sado-masochistischer Weise, Katja vor allem in der Opferrolle, Gruschenka zumeist als die Quälerin, Smerdjakow durch die Rache und die Rückzahlung der erlittenen Entmenschlichung. Mitja (Dmitri) versucht die Aggressionen durch die Vereinigung mit einer hochidealisierten Frauengestalt und durch Alkohol zu verdrängen und schließlich der Vater Fjodor durch eine suchtartige Pansexualität, auch durch Alkohol und seine spezifische Art der Rache, nämlich den andern zu beschämen und immer neue Beschämung aktiv auf sich zu ziehen. Doch sie alle kämpfen in verschiedener Weise mit dem zugrundeliegenden Problem von Beschämt- und Gekränktsein. Und dasselbe beobachten wir bei allen Hauptfiguren in den Werken Dostojewskis. Dieses Grundthema beherrscht sein Schaffen, wie wir dies meines Wissens sonst bei keinem anderen Autor mit solcher Prägnanz und solch subtiler psychologischer Analyse untersuchen können.

Die Achse von Scham zu Ressentiment zu Schuld kann rückwärts weiter verlängert werden: Kindsmissbrauch, Seelenblindheit, Seelenmord, also chronische Traumatisierung als zugleich äußeres wie inneres Phänomen. Wie ein roter Faden zieht sich durch das ganze Werk Dostojewskis dieses Thema der Misshandlung der Kinder:

> »Siehst du, ich behaupte nochmals, dass viele Menschen eine besondere Vorliebe dafür haben, Kinder zu misshandeln, aber eben nur Kinder [...]. Gerade die Schutzlosigkeit dieser Geschöpfe verlockt ihre Peiniger, die engelgleiche Zutraulichkeit des Kindes, das nicht weiß, wo es sich verstecken und zu wem es gehen könnte – gerade das erhitzt das böse Blut des Peinigers. In jedem Menschen verbirgt sich zweifellos ein Tier – ein Tier, das in Wut geraten kann, ein Tier, das wollüstig erregt wird durch die Schreie des gepeinigten Opfers, ein Tier, das, von der Kette losgelassen, keine Hemmung kennt« (Dostojewski, 2001, dt., S. 326; 1988, russ., S. 262).

Parallel zu dieser ersten Linie in der inneren Entwicklung von

1. Traumatisierung
2. globale und in Konflikt stehende Affekte und Zusammenbruch der Affektregulation
3. Scham
4. Ressentiment
5. Schuld,

konstatiere ich eine zweite Entwicklungslinie:

1. totale traumatische Hilflosigkeit und Angst
2. Allmacht der Verantwortlichkeit
3. überwältigendes Gefühl der Schuldhaftigkeit
4. gewalttätige Aggression gegen das eigene Selbst und gegen die anderen.

Bei Dostojewski mag das Resultat der Schuldübernahme, nämlich Allschuldhaftigkeit und Allmacht der Verantwortung wirksam das Ressentiment entkräften, doch schafft sie, durch die daraus folgende masochistische Einstellung und die dargestellte Verleugnung, eine immer wieder neue Bereitschaft, den traumatischen Zustand zu wiederholen. Der tragische Zirkel schließt sich, die tragische Doppelheit spaltet das menschliche Dasein und sie entzweit Dostojewskis Person selbst in ihre so überaus schöpferischen und zugleich so verheerend quälenden Gegensätze.

10 Psychoanalytische Betrachtungen zum 11. September, Terrorismus und genozidalen Vorurteil

Ihre Wurzeln und Folgen

Am 11. September 2001 öffnete sich ein Abgrund. »Die Gewaltsamkeit der Angriffe gegen die Zwillingstürme und das Pentagon enthüllte einen Abgrund von Terror, der unser Dasein und Denken für Jahre und künftige Jahrzehnte verfolgen wird«, schreibt die Philosophin Giovanna Borradori (2003, S. 21). Imre Kertész, Überlebender des Holocaust und Nobelpreisträger für Literatur sagt bei der Feier zum Tag der deutschen Einheit in Magdeburg am 3. Oktober 2003: »Einige Jahre lang hat man einfach nicht gewagt, zur Kenntnis zu nehmen, dass sich an den südosteuropäischen Grenzen bereits die Abgründe der Apokalypse öffneten, die heute, gut zehn Jahre später, die ganze Welt zu verschlingen drohen« (Kertesz, zit. n. Barrodori, 2003). Ein Abgrund eröffnete sich besonders aber für die Menschen, die direkt vom Angriff auf Amerika betroffen worden waren:

> »Alle terroristischen Akte machen das Alltägliche unsicher, unverlässlich [...]. Wenn man sich nicht mehr darauf verlassen kann, dass die gewöhnliche Wirklichkeit nur das ist, als was sie erscheint, wird sie unheimlich [...]. Die Grenzen zwischen wirklich und unwirklich geraten ins Wanken, wenn das Unvorstellbare geschieht« (Coates et al., 2003, S. 25f.).

Dies trifft auf die weitere Umgebung der Angriffsstätten, aber auch für die ganze Nation zu: die Angriffe sind »kaum verheilte Wunden« und »sind Teil dessen geworden, was wir sind, eingeprägt in subtilen und störenden Weisen in die Einzelleben und in die kollektive Seele der Nation« (Bumiller, 2003). Sie haben aber auch einen tiefen Graben des Verstehens aufgerissen, der die Vereinigten Staaten nicht nur von weiten Teilen der islamischen Welt, sondern auch von Europa trennt: große Segmente der Bevölkerung dort glauben, es sei die CIA oder der Mossad, die hinter diesen Katastrophen stehen. Diese tiefe Spaltung in der Deutung, diese radikal und schmerzlich verschiedene Perspektive, die von einer weit verbreiteten Schadenfreude begleitet wird, erfordert Analyse.

Zugleich lassen die Terrorakte des 11. Septembers, und ähnliche über die ganze Erde hin begangene, Abgründe von Hass erblicken und vergrabene, aber virulente Angst in den Tätern erahnen, die ihren Ursprung in persönlichen, gesellschaftlichen, kulturellen und historischen Erniedrigungen und Beschämungen, im Verlust von Selbstachtung und Würde haben. Die entfesselte Aggression wird freilich verschiedenen äußeren Motiven zugeschrieben, aber gleichzeitig ist es ein brennendes Ressentiment, das ein inneres Element von enormer Spreng- und Zerstörungskraft bedeutet; als ob es aufschrie: »Unrecht wurde uns zugefügt. Wir sind die Opfer. Alles ist nun erlaubt, wenn es nur das Gleichgewicht des Rechts wieder herstellt.«

Dann stellen sich tiefe Fragen, die beantwortet werden müssen: Wie nämlich den traumatisierten Individuen, Familien und Gemeinwesen geholfen werden kann, welche Rolle eventuell militärische und politische Gegenhandlungen spielen, und was die psychodynamischen Auswirkungen überhaupt sind?

All diese Problemstellungen können von Psychoanalytikern nicht vermieden werden. Zu wissen, wie der Terror den »psychoanalytischen Raum« beeinflusse, wird zu einer dringlichen Aufgabe. Fragen in Bezug auf Krieg als Antwort stellen sich unweigerlich – oder ganz im Gegenteil, sollen die Terrorakte zumeist als Ergebnis der Handlungen des Westens angesehen und dort behoben werden? Oder wie es heute oft tönt: Frieden um fast jeden Preis? Oder im Gegensatz dazu: ein sogenannter Präventivkrieg? Wie kämpft man gegen Terror und verhindert neue Angriffe, ohne damit neue Scham und Ungerechtigkeit zu erzeugen und so zum Teufelskreis von Demütigung zu Ressentiment zu Gewalt und zu neuem Unrecht beizutragen? Es ist *eine* Sache, wie man die Ursachen angeht, was oft außerordentlich schwierig ist und es ist eine ganz andere Sache, wie man auf die unmittelbare Gefahr reagiert. Wir erinnern uns, was Freud sagte: Dass es bei einem Brand nicht die erste Aufgabe der Feuerwehr sei, nach der umgestürzten Lampe, die das Feuer erzeugt hat, zu suchen, sondern die Flammen zu löschen.

Vor einer Weile wurde ich gefragt, eine Reihe von eben erschienenen psychoanalytischen und philosophischen Büchern zum Thema des 11. Septembers und damit zu Terrorismus, Gewalt, Krieg, Genozid und vor allem auch den Auswirkungen auf die Opfer und deren Behandlung für das *Journal of the American Psychoanalytic Association* zu rezensieren. Zu den zugesandten Werken fügte ich mehrere andere hinzu, die die Thematik vertieften. Aus der Fülle der darin gesammelten Erfahrungen, Beobachtungen und Theorien wähle ich diejenigen aus, die sich spezifisch mit Hintergrund und Motivation von Terrorismus und genozidalen Absichten und Handlungen sowie den Reaktionen und der Behandlung der Opfer beschäftigen und füge meine eigenen Auswertungen und Erwägungen hinzu.

Indes scheint es mir angebracht, nach einigen einführenden Bemerkungen, die den Terrorismus umschreiben sollen, diese Betrachtungen von der Seite der Opfer und ihrer Therapeuten her zu beginnen. Danach werde ich zu psychoanalytisch fundierten Studien der Täter voranschreiten, mit einigen breiteren kulturellen und philosophischen Analysen des 11. Septembers und seines Hintergrunds fortfahren und mit eigenen psychoanalytischen Folgerungen schließen.

10.1 Was ist Terrorismus?

Zunächst: Was ist Terror im Gegensatz zu Gewalt schlechthin oder zu Kriegsführung? Ich gebe einige Definitionen, zunächst die der Politikwissenschafterin Jessica Stern – einer Professorin in Harvard, die mit enormem Mut, tiefer Einsicht und breiter Bildung persönlich mit vielen Mitgliedern und Führern terroristischer Organisationen eingehend gesprochen hat. Sie interviewte Leiter der »Save the Babies«, »Army of God« und Neonaziorganisationen in den USA, solche von Hamas und Islamic Jihad in Palästina, jüdische Extremisten in Israel und Jihadis in Pakistan, Kaschmir und Indonesien. Gerade die detaillierten Interviews geben dem Psychoanalytiker viel Stoff zum Verständnis der psychodynamischen Hintergründe. Nun zu ihrer Definition:

> »[...] nur zwei Charakteristika von Terrorismus sind von kritischer Bedeutung, um ihn von anderen Formen der Gewalttätigkeit zu unterscheiden. Fürs erste richtet er sich [spezifisch] auf Nichtkämpfer *[noncombatants]*. Dieses Charakteristikum des Terrorismus unterscheidet ihn von mancher Kriegsführung. Zum zweiten brauchen Terroristen die Gewalt zu dramatischen Zwecken: Angst im Zielpublikum auszulösen ist oft wichtiger als das konkrete Ergebnis. Diese absichtliche Schaffung von Grauen ist das, was Terrorismus von einfachem Mord oder Angriff unterscheidet.«

So definiert sie ihn »als Gewalthandlung oder deren Androhung gegen Unbewaffnete in der Absicht, sich zu rächen und eine weitere Umgebung einzuschüchtern oder sonst wie zu beeinflussen« (Stern, 2003).

Der Psychoanalytiker Salman Akhtar fasst den Begriff Terrorismus etwas anders: Er »bezieht sich auf den gewaltsamen Ausdruck einer politischen Agenda durch eine organisierte Gruppe von Individuen, die im Geheimen operieren und aneinander durch Hass eines gemeinsamen Feindes und Liebe für ein gemeinsames politisches, ethnisches oder ideologisches Ziel gebunden sind« (Akhtar, 2002, S. 89). Dabei muss betont werden, dass »Terrorismus selbst nicht eine Ideologie oder politische Doktrin, sondern eine Methode ist« (Nachmani, 2003, S. 155).

Lord Alderdice, der Sprecher des nordirischen Parlaments und zugleich Psychiater und Psychoanalytiker, hat persönliche Erfahrung mit der Behandlung nicht nur von Opfern, sondern von Tätern des Terrors in Nordirland. Er differenziert zwischen »Terrorismus, dessen Absicht es ist, eine radikale Veränderung in einem Gemeinwesen zu schaffen, und die Terrortaktiken, die gewisse Diktaturen benutzen, um an der Macht zu bleiben und den Status quo aufrecht zu erhalten« (Alderdice, 2002, S. 13). Ebenso unterscheidet Akhtar zwischen »Terrorismus von oben« und »Terrorismus von unten« (ebd., S. 88). In der Tat, so können wir hinzufügen, verwischen sich diese Linien, wenn Diktaturen auswärtige Terrorgruppen in ihrem Kampf gegen Demokratien finanzieren und unterstützen und dabei lokale Beschwerden und Missstände ausnutzen, wie das nun fast typischerweise der Fall ist.

Eine philosophische Analyse des Terrors wird von der in New York lebenden Philosophin Giovanna Borradori (2003) gegeben. Sie hat ein Buch mit Interviews mit Jürgen Habermas und Jacques Derrida zum 11. September und ihren eigenen tiefsinnigen Kommentaren dazu veröffentlicht. Ich werde noch ausführlicher darauf zurückkommen. Sie zitiert Hannah Arendt:

> »Der ›totale Terror‹, wie er in den Vernichtungslagern und den Gulags ausgeübt wurde, ist nicht ein Mittel zum Zweck, sondern ›das Wesen des totalitären Regimes‹. Umgekehrt besteht dessen Wesen nicht in der physischen Ausrottung von jedem, der als anders wahrgenommen wird, sondern in der Vernichtung der Unterschiede der Menschen, nämlich ihrer Individualität und Fähigkeit für autonome Handlung.«

Sie sah in der Verdinglichung den definierenden Kern des Totalitarismus und seines totalen Terrors, der nicht auf die Opfer der Massenmorde beschränkt bleibt, sondern auch für die Täter selber gilt.

10.2 Wie verstehen wir die Auswirkungen des Terrors auf seine Opfer und wie behandeln wir diese?

Zu Recht ist der Ausgangspunkt für manche Studien in diesen Büchern der Traumabegriff. Nicht nur ist er zentral für die Opfer des Terrors, sondern er bildet auch eine Brücke zur zugrundeliegenden Dynamik der Täter, wie wir später sehen werden. Der argentinische Analytiker Vinar bemerkt, wie wilde Gewalt den virtuellen und symbolischen Ort, »wo Menschen miteinander engagiert oder involviert sind«, angreife und der durch Gewalt bewirkte unsymbolisierte und nicht-repräsentationale Terror ein zentrales und ethisches Dilemma für die psychoanalytische Praxis darstelle (Vinar, 2003, S. 29ff.). Eine Antwort darauf wird von Myrna Gannagé (2003, S. 42f.), einer Psychologin in Beirut, Libanon, aufgrund ihrer Arbeit mit Kindern, die das Massaker von Kana im Südlibanon überlebt hatten, erteilt: »Es war innerhalb der Therapie, dass die Erzählungsstruktur wieder den Zeitfaktor in die Repräsentation einführte, die Spuren in Gedanken und das Wiedererleben in Erinnerung verwandelte [...]. Die Behandlung dieser Kinder stellte das Symbolisierungspotential durch Spielen und Zeichnen wieder her.« Trauerrituale genau wie Gedenkrituale – das Aufstellen von Mahnmalen und Einschreiben der Namen der verlorenen Gemeinwesen – können sehr wesentlich beim Heilungsprozess helfen, beschreibt Garwood in Hinsicht auf die Holocaustüberlebenden (S. 369). Worum es sich hier handelt, ist die Wiederherstellung und Stärkung der *symbolischen Prozesse.*

Mordechai Benyakar, der mit Terroropfern in Israel und Argentinien gearbeitet hat, warnt zu Recht: »In diesen Situationen besteht eine gefährliche Tendenz, das Augenmerk ganz auf die Kausalität der Geschehnisse zu richten. Meiner Meinung nach besteht hingegen unsere Hauptfunktion darin, uns mit der Behinderung der psychischen Fähigkeit zu deren Verarbeitung zu befassen« (Benyakar, 2003, S. 96), das heißt den psychoanalytischen Raum wiederherzustellen, indem man sich auf die innere und subjektive Auseinandersetzung mit dem Trauma und dessen Deutung konzentriere. Dabei würde ich mich allerdings fragen, ob nicht auch der Versuch, den Sinn der äußeren Ereignisse selbst und ihrer Verknüpfungen zu verstehen, einen wesentlichen Teil des Durcharbeitens darstellt, wie es auch bei der Arbeit mit sonst schwer traumatisierten Menschen der Fall ist, wo es sehr helfen kann, sowohl die Familiendynamik wie die innere Erfahrung zu analysieren. Dies wird aus anderen Beiträgen ersichtlich: Dvora Miller-Florsheim aus Israel spricht von der phobischen Vermeidung der »sozialen und politischen Gegenübertragung« bei gemeinsamem nationalem Trauma und schildert ihr eigenes schmerzhaftes Ringen damit (Miller-Florsheim, 2002, S. 73, 75, 81). Die *Komplementarität des Fokus auf das Innere und des Fokus auf die traumatisierende Außenwelt* scheint mir hier entscheidend; es ist kein Entweder-oder.

Aufgrund der Bindungstheorie ist die Kernidee des von Susan Coates und

Kolleg*innen (2003) zusammengestellten Werkes vom psychoanalytischen Zentrum in der Columbia Universität in New York folgende: Man könne sich Trauma und menschliche Bezogenheit als umgekehrt proportional vorstellen:

> »Je größer die Stärke der menschlichen Bindungen sind, die einen Menschen an den andern knüpfen, und je mehr diese Bindungen zu Zeiten von Gefahr zugänglich bleiben, desto geringer ist die Wahrscheinlichkeit, dass der Mensch schwer traumatisiert wird und um so wahrscheinlicher ist es, dass er sich hernach davon erholt.«

Es handle sich daher um die *Wichtigkeit der menschlichen Verbindung als Schutz gegen späteres Trauma und als Heilmittel* (Coates et al., 2003, S. 3f.). Sie stellt die Frage: »Könnte der einfache Verlust von menschlicher Verbundenheit für das Kind ein Trauma darstellen, das dem Kriegstrauma gleichkommt?« (ebd., S. 6). Daher lässt denn auch die Haltung der Mutter die Antwort des Kindes auf schweres äußeres Trauma voraussagen: »Mütter, die vor Erinnerungen an das Trauma zurückscheuen und in einem emotional erstarrten Zustand, der ihre Fähigkeit zur Nähe einengt, waren nicht in der Lage, ihren Kindern bei der Durcharbeitung der traumatischen Erfahrung behilflich zu sein.« Dabei bestätigt sich auch die Wichtigkeit der elterlichen Fähigkeit zur Reflektion, das heißt zur Symbolisierungsfähigkeit als Schutzfaktor (Coates, Schechter & First, 2003, S. 32, 39, 41). Dieser letzte Punkt wird besonders von Fonagy und Target betont (Fonagy & Target, 2003, S. 99–113; Covington et al., 2002, S. 329–351): »Die reflektive Funktion schützt« (105). Was Traumatisierung am meisten kennzeichne, sei das Schwanken zwischen dem Modus der psychischen Äquivalenz und dem des Spielens-als-Ob *(pretend mode)*. Wie ich weiter oben ausführte, nimmt der erstere an, »dass alles im eigenen Inneren in der körperlichen Welt draußen existiere und dass alles in dieser Außenwelt ebenso im Innenleben vorkomme«. Umgekehrt wird infolge von schwerem Trauma »das Prinzip des Als-Ob-Modus, in dem die Fantasie von der wirklichen Welt abgeschnitten ist, so ausgedehnt, dass nichts Implikationen für etwas anderes hat« – der Zustand der Dissoziation (Fonagy & Target, 2003, S. 105f.). »Elternfiguren mit ungelösten Erfahrungen von Trauer und Trauma scheinen Desorganisation in den Bindungsbeziehungen der Kleinkinder zu verursachen«; das heißt es ist nicht die Tatsache des Traumas per se, sondern dessen mangelnde Verarbeitung (ebd., S. 333). »Der dissoziative Kern gestattet die *direkte Übermittlung unbewusster traumatischer Fantasien von Mutter oder Vater auf das*

Kind« (ebd., S. 345). Ganz im Einklang mit dieser Ansicht beziehen sich manche Artikel in diesen Büchern, wie schon erwähnt, auf die *Zerstörung des symbolischen Denkens* und damit auf den Angriff auf Metapher und Imagination.

Das Ausmaß der Traumatisierung durch den 11. September ist viel größer als nur für die direkt davon Betroffenen: »Wir befinden uns noch immer inmitten einer der ausgedehntesten Krisen psychischer Gesundheit in unserem Gedenken, mit gewaltigen Problemen der öffentlichen Gesundheit, die durch diese Ereignisse geschaffen wurden« (Glick, 2003, S. VII). »Ungefähr 200.000 (27%) der Kinder in den öffentlichen Schulen erfüllen die Kriterien für eine oder mehrere von den psychiatrischen Störungen, die zu erwarten sind« (Hoven et al., 2003, S. 66f.). Das bedeutet aber, dass »die Erfordernisse im Gesundheitssystem zur Priorität in der nationalen Vorbereitung gemacht werden müssen« (Herman et al., 2003, S. 239–253).

10.3 Was sind die Ziele des Terrors und die Motivationen von Terroristen?

»Der Versuch, ›den Terroristen‹ als eine verrückte, emotionell bedürftige, verarmte und geisteskranke Person zu schildern, ist irreführend und im Grunde falsch«, sagt der israelische Psychoanalytiker Shmuel Erlich (Erlich, 2003, S. 46). Gewiss, aber damit ist sie dennoch auch nicht, was wir als normal und geistig gesund bezeichnen würden.

Wir können mit Gewinn wieder auf die Erfahrungen von Jessica Stern hören; obwohl sie sich mit religiös motivierten Terroristen befasst, können ihre Einsichten weitgehend auf solche, die aus ideologischen oder nationalistischen Gründen handeln, extrapoliert werden:

> »Meine Interviews weisen darauf hin, dass man sich religiösen Terrorgruppen teilweise darum anschließt, um sich zu verwandeln und das Leben zu vereinfachen. Sie beginnen mit dem Gefühl der Erniedrigung und der Wut darüber, dass sie von einem Anderen als zweitklassig angesehen werden. Sie nehmen die neue Identität als Märtyrer für ein angeblich geistiges Vorhaben *[cause]* an [...]. Was dann geschieht, scheint ein Übergang in eine Art Trance zu sein, in der die Welt säuberlich zwischen Gut und Böse, Opfer und Unterdrücker geschieden wird [...]. So seltsam es tönen mag, ist ein Zustand der Transzendenz eine der vielen Anziehungen religiöser Gewalt für Terroristen, über die Befriedigung hinaus, so ihre Ziele zu erreichen« (Stern, 2003, S. 281–282).

Was Jessica Stern am meisten überraschte, war die Tatsache, »dass die Slogans oft nicht nur Angst und Demütigung maskierten, sondern auch Raffgier – Gier nach politischer Macht, Land, Geld. Oft scheinen die Devisen verwundete Männlichkeit zu verbergen« (ebd., S. XIX). Es sind diese Gefühle, die die Führer absichtlich zu intensivieren suchen, um heilige Kriege anzufachen. Jene *Trance und Ekstase* hat unverkennbar stark sexuellen Charakter: »Juble in Freude [...] eine Hochzeit mit der Schwarzäugigen erwartet deinen Sohn im Paradies«, proklamiert der Abschiedsbrief eines Hamas-Suizidbombers an seine Mutter (ebd., S. 54).

Gegenüber dem marxistischen Credo von der Vorrangigkeit sozioökonomischer Faktoren behauptet Stern aufgrund von breit angelegten statistischen Untersuchungen, dass es nicht nur nicht wahrscheinlich sei, dass Armut allein zur Ursache von Gewalt werde, sondern dass Reichtum und Bildung *positiv* mit Terrorismus korrelieren. Gleiches könne auch über die Anfacher von totalitären Bewegungen gesagt werden.

Salman Akhtar sieht in ihnen tief traumatisierte Individuen, die als Kinder chronische körperliche Misshandlung und tiefe seelische Beschämung erlitten haben und die sie dann dadurch zu bewältigen suchen, dass sie »Passivität in Aktivität, Masochismus in Sadismus und Opfersein in Täterschaft umkehren« (Akhtar, 2002, S. 90). Darüber hinaus und in Übereinstimmung mit Stern erkennt Shmuel Erlich in Terrorakten, dass sie nicht nur Hass, Zerstörungslust und Entbehrung ausdrücken, sondern auch das Bedürfnis, die eigenen Begrenzungen aufzuheben und mit etwas Größerem zu verschmelzen. Doch erfolge dies, indem die wirklichen Bedürfnisse und die Existenz des Anderen verachtet und ausgelöscht werden (Erlich, 2003, S. 52, 45).

Fonagy und Target erklären dies weiter: »Man kann die Ziele des Terrorismus in einer Weise sogar als Wunsch der Aggressoren verstehen, ihre Opfer der Fähigkeit zur Mentalisierung zu berauben und dadurch zwischenmenschlichen Austausch zu unterminieren und soziale Verwirrung zu schaffen« (Fonagy & Target, 2003, S. 106).

Ringstrom (2002) führt denselben Gedanken weiter:

> »Diese pathologische Zielsetzung bezweckt, [allgemein] die Fähigkeit zu lähmen, Situationen in ihrer Komplexität zu betrachten; ein Maß an symbolischem Funktionieren zu vernichten, welches Reflektion und die Revision von Ideen angesichts neuer Informationen ermöglichen würde; und komplexere Denkweisen damit zu ersetzen, dass Ideen mit Ikonen oder konkreten Objekten (d. h. ›Dinge‹ mit ›Worten‹) gleichgesetzt werden. Diese [Um-

> wandlungen] dürfen nicht in Frage gestellt oder geprüft werden und gleichen ›symbolischen Gleichsetzungen‹.«

Er fügt etwas sehr Wichtiges hinzu: »Der Geisteszustand der Traumatisierung, den der Terrorist zu schaffen sucht, ist wahrscheinlich eine Widerspiegelung seines eigenen seelischen Zustands: Terrorismus wird zum Teil durch eine Art maligner projektiver Identifizierung getrieben.« Er bezieht sich dabei auf etwas, was auch Warren Poland (1996) beschrieben hat: »eine perverse Form von Empathie, die die Fähigkeit voraussetzt, in das Innere des künftigen Opfers einzutreten, um am besten zu wissen, wie Unheil angerichtet werden kann [...]. Krieg um jeden Preis ist die Mission des Terroristen«, wie er in Bezug auf den palästinensischen Terror bemerkt (Ringstrom, 2002, S. 44f.). Dieser Krieg richte sich insbesondere gegen ein selbstgerechtes Behagen *(complacency)*, indem er die Fundamentalbeziehungen in der Gesellschaft, ihre ökonomischen, sozialen und politischen Strukturen maximal zu zerstören sucht (Amsel & Marshall, 2003, S. 81).

Ein anderer wichtiger Aspekt liege in der theatralischen Qualität der terroristischen Handlungen: Es sind »dramatische Ereignisse, die darauf abzielen, durch ihre symbolische Bedeutung zu treffen« (Jürgensmeyer, zit. n. Varvin, 2003, S. 102). Sverre Varvin (2003, S. 102) fügt hinzu:

> »Sie fungieren als bloße Gewaltakte, die ihre Rechtfertigung in utopischen Ideen einer homogenen Gesellschaft oder Gemeinschaft auf der Basis religiöser, quasireligiöser oder idealistischer politischer Vorstellungen suchen, diese sind verbunden mit Hass auf ›die Anderen‹, Ideen der Reinigung und einem Todeskult. Ein allen gemeinsames Merkmal ist die Entmenschlichung der Opfer, handle es sich nun um Kinder, Frauen oder Soldaten.«

André Haynal hat sich besonders mit dem Fanatismus, der jedem Terror zugrunde liegt, befasst. Terroristen sehen sich als die Besitzer der einen und einzigen Wahrheit – eine narzisstische Überhöhung. »Jede Möglichkeit des Zweifels oder Infragestellens – das heißt jede Analyse der (äußeren oder inneren) Realität wird verhindert. [...] Im regressiven Zustand des Fanatikers reduziert sich alles auf einfache Alternativen: es gibt nur das Gute oder nur das Böse« (Haynal zit. aus einer Mitschrift eines Vortrags, 2003, in Lindau). Wie Stern spricht auch er vom Glücksgefühl des Fanatikers, solange er im System des Fanatismus bleibt. Ich würde es als die Ersetzung des archaischen absolutistischen Über-Ichs durch eine äußere als konkret erlebte, doch als Ideal gesetzte Autorität sehen. Sie wird als ungeheure Befreiung erlebt, dies umso mehr, wenn man sich dadurch einer Gruppe der Elite zuzählen kann. Der Fanatiker ist frei – von seinem Über-Ich in der Hingabe an diese gottgleiche, durch die Gruppe und deren Führer repräsentierte Instanz. Haynal zitiert Arthur Koestler zu Recht und Eissler schrieb früher etwas Ähnliches, »dass es in der modernen Geschichte nicht die aggressiven Triebe als solche waren, die am teuersten zu stehen kamen, sondern gerade die sogenannte ›nicht-egoistische Hingabe‹. Wie Karl Kraus bemerkte: das Gegenteil von ›gut‹ ist ›gut gemeint‹.«

Wir kennen es klinisch: Absolut gesetzte Ideale, nach denen der innere Richter misst, führen zur Verzweiflung. Doch wird solche Absolutsetzung einem äußeren Gott in ganz konkreter Weise zugemessen und von Gruppe und Führer übernommen (wie es Freud schon eingehend beschrieben hat), ist der Schritt zum Fanatismus nicht weit, und die Schranke zum Mord öffnet sich.

Twemlow und Sacco finden, Terroristen seien nicht schon von sich aus gewalttätig, sondern würden dies als Opfer eines Netzes psychologischer und ideologischer Legitimierung. In Anlehnung an Haynal charakterisieren sie ihre fanatische Grundhaltung mit vier Kriterien:

1. Ein auf Bezwingung ausgerichteter Narzissmus: in dem der Fanatiker intolerant gegen andere Meinungen ist und wobei die Personenhaftigkeit des Anderen geleugnet wird, indem die Sache den Vorrang einnimmt vor der Person. Neid herrscht vor, denn was anderen gehört, wird als »meines« beansprucht.
2. Eine pathologische Gewissheit welche der Vernunft unzugänglich ist und wofür man sich mit irrationalem Eifer und Hingabe einsetzt; manche denken, (diese blinde Leidenschaft) verdecke eine tiefere Vernichtungsangst.
3. Verachtung für den Gegner oder für Nichtgläubige, wobei Demütigung als hauptsächliches Werkzeug zur Erzwingung von Fügsamkeit benutzt wird. Und
4. Übermäßig vereinfachte Theorien und Kausalketten: Der fanatische Geisteszustand führt zu vereinfachten kognitiven Vorgängen und übersteigerter Besetzung gewisser Ideen. Oft bietet Religion ein fruchtbares Medium für fanatische Glaubenssysteme, manchmal mit einer impliziten fanatischen Unterwerfung unter ein nicht-menschliches Wesen (Twemlow & Sacco, 2002, S. 101–102).

In diesen Definitionen und Umschreibungen finden sich bereits Hinweise auf die psychodynamischen Motive hinter dem Terrorismus. Stern führt ihre eigenen Ansichten zur Motivation in einer Aussprache mit einem kaschmirischen Militanten, der seine Organisation verlassen hatte, aus:

> »Was wirklich zählt, sage ich, ist das, was als Demütigung wahrgenommen wird, sowie relative Entbehrung und Angst – seien sie persönlich, seien sie kulturell, oder beides. Der ganze Rest besteht aus Slogans und Vermarktung. [...] Heilige Kriege lassen sich nur lancieren, wenn es ein reiches Angebot junger Männer gibt, die sich erniedrigt und zu kurz gekommen erleben; wenn Führer auftreten, die sich darauf verstehen, aus diesen Gefühlen Kapital zu schlagen, und wenn ein Segment der Gesellschaft, aus welchen Gründen auch immer, dazu bereit ist, Geld dafür zu spenden. [...] Heilige Kriege lassen sich nur fortsetzen, wenn Organisationen und Individuen psychologisch oder finanziell von ihnen profitieren. [...] Ein geschickter Führer kann die Gefühle des Verratenseins und den Rachewunsch verstärken und ausnützen [...] Gewalt stellt die Würde erniedrigter Jugend wieder her« (Stern, 2003, S. 235f., 264).

Für sie ist daher offensichtlich die Achse von Scham und Ressentiment das Zentralmotiv.

Im gleichen Sinn erklärt Alderdice:

> »Terroristen sehen sich selbst als Leute, die ein schreckliches Unrecht berichtigen, eine Beschämung, eine tiefe Missachtung, die ihnen, ihrem Gemeinwesen oder ihrer Nation angetan worden war und die sich, trotz ihrer Schwäche, mit großem Mut und Risiko für sich selbst, der heroischen Aufgabe widmen, dieses Unrecht wieder gutzumachen (Alderdice, 2003, S. 14)«.

Wie Stern erblickt auch er in Erniedrigung und erfahrener Respektlosigkeit die Triebkraft ihrer Bitterkeit und Gewalttätigkeit. In ihrer Schwäche »suchen sie organisatorisch starke Autoritäten zur massiven Überreaktion zu provozieren, die dann deren Status und moralische Autorität sowohl innen- wie außenpolitisch schädigt« (Alderdice, 2003, S. 12). Dies erzeugt das teuflische Dilemma im Umgang mit genozidalem Terror: Jeder Gegenschlag droht mehr Ungerechtigkeit und allgemeine Feindseligkeit zu schaffen. Aber sich anderseits des Machteinsatzes zu enthalten, wirkt sich selbst auch wieder verheerend auf die Opfer des Terrors aus und wird zum Beweis dafür genommen, dass das Opfer schrecklich schwach und gedemütigt sei. Dies ermutigt seinerseits noch mehr Terror auszuüben. Rache ist gewöhnlich nicht die richtige Antwort, doch eine rationale Gegenwehr, die versucht, die Gefahr, wenn nötig, auch mit militärischer Gewalt zu beseitigen. Manche sind der Ansicht, dass es weniger schlimm sein kann, einen genozidalen Totalitarismus mit Krieg zu bekämpfen, als ihn triumphieren zu lassen. Das Übel der absoluten Gewaltherrschaft sei größer und gefährlicher als das Übel des Krieges, ihn zu zerstören. In diesem Kampf seien die durch die Gewaltherrschaft Unterdrückten die geheimen Verbündeten der Kräfte, die darauf aus sind, jene zu stürzen (David Wurmser, pers. Mitteilung). Selbst hier muss man bedenken, welche neuen Gegenkräfte gegen diese Befreiung mobilisiert werden und wie man mit kluger Voraussicht einem Teufelskreis entgeht.

10.4 Was ist die Scham- und Schulddynamik und worin besteht die Rolle des Über-Ichs im Terrorismus?

Konflikte in Bezug auf Werte und Autorität, Konflikte über Schuld und Scham, über Gefühle von Gerechtigkeit und Ungerechtigkeit, alles Fragen der inneren Über-Ich-Instanz: Sie ziehen sich wie ein roter Faden durch die Untersuchungen des Terrorismus. Wie in einer griechischen Tragödie wird wenigstens als Bekenntnis ein einziger Wert zum Ausschluss aller anderen verfolgt und vor allem auf Kosten jeder Empathie mit Eliminierung aller moralischen Zweideutigkeiten und mit Entmenschlichung ihrer Gegner – all dies im Dienste eines Ideals: »der Verlockung, die Welt durch Mord zu reinigen« (Stern, 2003, S. XXVI–XXIX).

Ähnlich Jessica Stern, aber mit einer wichtigen Hinzufügung, behauptet der Analytiker Arno Gruen (2000, S. 137f.), der sich besonders mit Rechtsextremisten befasst hat und 2000 eine wichtige psychoanalytische Untersuchung von Nazitätern und deren Nachkommen und Neonazis veröffentlicht hat, dass »hinter jedem Terrorismus und jeder Gewalttätigkeit [...] eine innere Leere [stehe], die ihre Ursache darin hat, dass sich keine Identität bilden konnte, die im Mitgefühl und in der Empfindsamkeit für den eigenen Schmerz und den des anderen wurzelt.« Fehle ein solches Fundament, entstehe eine Identitätsstruktur, die nur auf Identifikationen mit Autoritäten und auf Gehorsam beruhe und die Entwicklung einer wirklichen eigenen Identität verhindere. »Für solche Täter gibt es keine Opfer, es gibt nur Besiegte. Sie nehmen ihrem Opfer das menschliche Antlitz – so, wie man es ihnen selbst einst genommen hat.« Die lieblose, gleichgültige und grausame Haltung der Eltern (oder Ersatzpersonen) wird vom Kind übernommen und in der Folge wird »das Eigene [...] als etwas Fremdes abgespalten« (Gruen, 2000, S. 14). Stattdessen nimmt man Rache an der angeblichen Schwäche der Anderen: deren Schmerz, deren Zartheit an Empfindungen, deren Weiblichkeit, oder von Affekten schlechthin – als Abwehr der eigenen höchst schambesetzten Schwäche. Es sei typisch, dass sie während ihrer Untaten lächeln oder lachen, Ausdruck von Hohn für den Schmerz der Anderen. Andererseits ist »der eigene Wille [...] schlecht und muss zerstört werden« (ebd., S. 23–29); er wird durch den absoluten Willen des Führers ersetzt. In einem absurden Verkehrungsprozess wird »Gehorsam [...] zur Freiheit umgedeutet und die freiwillige Knechtschaft zu einem bewundernswerten autonomen Akt« umgekrempelt (ebd., S. 31). In einer halluzinatorischen Einheit mit dem drohenden, grausamen, allmächtigen Anderen werden die eigene Identität und das Leben aufgeopfert, in einem Zustand, den wir bei Stern als tranceähnlichen Glückszustand und Gefühl der Transzendenz erwähnt fanden – ein neues Identitäts- und Lebensgefühl, das für das entfremdete, falsche Selbst glorreich einspringt. Gruen findet dies bei jedem gewalttätigen Rechtsextremisten:

> »Er muss andern Schmerz zufügen, um sich selbst zu spüren, und dann die Schmerzen im anderen bestrafen, so wie einst die eigenen Schmerzen bestraft wurden [...] Man demütigt andere und macht sie – so der Wunsch – zu jenem Sklaven, der man selbst ist, den man aber verleugnen muss« (ebd., S. 64).

Wir können dies als Kompromissbildung verstehen, nämlich zwischen dem Wunsch nach einer eigenen Identität und der Bestrafung für das eigene Schwachsein und die Identitätslosigkeit. Terrorismus ist »das Mörderische der Identitätslosen«, stellt Gruen fest (ebd., S. 173). Obwohl er dynamische Unterscheidungen zwischen Rechts- und Linksextremisten macht, kommt er zum Schluss, es sei schließlich »gleichgültig, ob die Ideologie eine rechte oder linke ist. Sie dient letztlich nur der Rationalisierung, um die Unterdrückung oder Zerstörung des anderen zu legitimieren. Gewalt und Gewalttätigkeiten werden so zu einer eigenen Quelle eines vermeintlichen Lebendigseins« (ebd., S. 104f.).

Gruen zitiert Albert Speer:

> »Ich erinnere mich, wie er sich in der Reichskanzlei die Filme vom brennenden London, vom Feuermeer über Warschau, von explodierenden Geleitzügen vorführen ließ und welche Gier ihn jedes Mal erfasste. Nie aber habe ich ihn so außer sich gesehen wie gegen Ende des Krieges, als er wie in einem Delirium sich und uns den Untergang New Yorks in Flammenstürmen ausmalte. Er beschrieb, wie sich Wolkenkratzer in riesige, brennende Fackeln verwandelten, wie sie durcheinander stürzten, wie der Widerschein der berstenden Stadt am dunklen Himmel stand« (Speer, zit. n. Gruen, 2000, S. 132).

Gruen fügt hinzu, dass nur Tod und Zerstörung Hitler dazu brachten, sich lebendig zu fühlen. Seine Götterdämmerungsfantasie wurde zur Realität der Terroristen des 11. Septembers.

> »Solche Menschen glauben, dass ihr Heldentod sie mit Gott vereinen wird. Auf diese Weise entkommen sie der Verantwortung für das Leben und zerstören es. Diese Menschen sind für ›Gott‹, aber gegen die Schöpfung. [...] Das terroristische Selbstopfer für Gott ist ein Fluch des Gehorsams« (Gruen, 2000, S. 133f.).

Sie suchen Geborgenheit und Erlösung in einer höheren Autorität. Indem sie das Leben anderer vernichten, erleben sie ihre Allmacht, in dem Sinn, dass sie Macht gewinnen über ihr eigenes Leben als Abwehr gegen ihre tiefe Hilflosigkeit (ebd., S. 141). Ein wichtiger Aspekt ist der Hass gegen Frauen und ihre Verachtung gegen Sexualität, die ihre Wurzeln in einer tiefen Angst vor der allmächtig verschlingenden Mutterfigur hat. Die Idealisierung einer Führergestalt rette sie vor der unbewusst gefürchteten allmächtigen Mutter. Angst verwandle sich in Hass und Wut, die überdeckt werden durch die Verehrung für die Madonna als Mutterbild. Reale Frauen können dieses Fantasieideal nicht erreichen; sie müssen daher vergewaltigt und erniedrigt werden. Amerika wird mit weiblichen Soldaten und der Entmännlichung der Männer gleichgesetzt; es sei ein Land der Weiberherrschaft. Das ist die Ansicht Osama bin Ladens wie die der anti-amerikanischen Propaganda seit mehr als einem Jahrhundert.

Wenn ich Gruens Ausführungen in meinen Worten wiedergebe, formuliere ich so: Das wahre Selbst wird gehasst und im Fremden verfolgt, anstelle einer echten Identität tritt die Identifizierung mit einer totalitären, keine Zweifel und Fragen duldenden, keinen inneren Konflikt ertragenden Autorität, die nur in absoluten Gegensätzen denkt und handelt. Dies bedeutet, in Begriffen des Strukturmodells, das Untertauchen des Ichs in einer archaischen, analsadistischen, ressentimentgeladenen Über-Ich-Figur, die mit Notwendigkeit ein falsches Selbst fordert (dies ist übrigens nicht weit von Fonagys Formulierungen entfernt). Es ist ein Über-Ich, das nur in der Wertskala von stark und schwach, von Ehre und Scham misst – nicht in der von Liebe und Schuld für die Verletzung des Nächsten. Ein derartig schambasiertes Über-Ich befiehlt Unterwerfung unter eine ebenso absolutistische äußere Über-Ich-Gestalt, eine völlige Verleugnung aller Gefühle von Nähe und Mitleid und eine exklusive Betonung des »Wertes« einer stählernen Rücksichtslosigkeit, die mit Stärke gleichgesetzt wird. Diese »Sucht nach

Stärke« ist zugleich »die Sucht nach einem Erlöser« (ebd., S. 74). Erlöser wovon jedoch? Ich glaube, von der unerträglichen Last des unerbittlichen inneren Richters, indem er, dieser Erlöser, den Terroristen von jeglicher Schuld befreit, aber noch viel mehr ihn von dem durchdringenden Gefühl von Schande und Hilflosigkeit erlöst.

Klinisch wissen wir aber auch, wie sich aufgrund der »Abwehr der Verantwortlichkeit« das misshandelte Kind selbst für all das Unheil haftbar und schuldig erklärt. Eine wichtige Abwehr dieses tiefen, lebenslangen Schuldgefühls ist die Wendung der Aggression gegen andere (ebd., S. 107). Dies aber ist, wie Gruen überzeugend darstellt, viel mehr das Problem einer gesamten Kultur, die blinde Unterwerfung unter eine Form von Autorität fordert, als nur das von individueller Pathologie.

Andere stimmen damit überein. Terrorismus ersteht aus der Gruppenmythologie über ursprüngliche Kränkungen und Zurücksetzungen, die in historischem Trauma verwurzelt sind und oft über Generationen übermittelt werden. Assmann spricht hier sehr zu Recht vom *kulturellen Unbewussten.*[61] Nachmani (2003, S. 156f.) führt dazu aus, dass

> »Gruppen, die eine derart maligne Regression durchlaufen, dann sehr auf Ideen von Blut fixiert sind. Teilweise hat dies mit dem Deuten von Blut als Befleckung und als weiblich zu tun. Weiblich ist nicht mehr Mutter, sondern Abfall, und Blut ist der Beweis dafür […]. Neue äußere Objekte werden zur Begründung eines neuen Über-Ichs unter einem neuen Führer benutzt.«

Diese Kultur von Kränkung, Rache und Reinigung durch Blutopfer und Blutreinheit und des entsprechenden Über-Ichs wird den Kindern schon früh eingeimpft, ja eingebläut – wie wir dies nicht nur aus der jüngsten Vergangenheit in Serbien und bei den Jihadis, sondern auch von der Nazizeit und dem Spanien Don Quijotes kennen. In islamischen Schulen in Ramal-

61 »Die Kultur, und nicht die Biologie, ist das Medium der Übertragung […]. Nicht die Kultur ist Ausdruck oder Symptom einer psychischen Grundausstattung, sondern umgekehrt: In den je individuellen psychischen Strukturen prägen sich kulturell vermittelte Übertragungen aus.« Am konkreten Fall der jüdischen Geschichte sieht er die Bibel als posttraumatische Erinnerungsarbeit: »Das auslösende Trauma ist die Zerstörung Jerusalems und die babylonische Gefangenschaft. Um diese Katastrophe seelisch verarbeiten zu können, fantasiert die Exilgeneration eine Schuld, durch die die Vätergeneration den Zorn Gottes auf das Volk heraufbeschworen habe« (Assmann: »Sigmund Freud und das kulturelle Gedächtnis«, *Vortrag,* in Nürnberg, 3. Juli, 2003 [publiziert in der Psyche 2004, aber da habe ich nur die Druckfahnen ohne Seitenzahl]).

lah marschieren sechsjährige Kinder zu den Worten: »Oh, mein Gott, bitte nimm mir mein Leben – ich werde ein Schahid [Märtyrer] werden« (Stern, 2003, S. 61).

Die dahinterliegende kulturelle Zentralität von Scham und Ressentiment wird von Dr. Eyad Sarraj, einem palästinensischen Psychiater, trefflich erfasst:

> »Was das [palästinensische] Volk zu solchem Handeln treibt, ist eine lange Geschichte von Demütigung und ein Rachedurst, den jeder Araber hegt. Seit der Etablierung des Staates Israel 1948 und der damit verbundenen Entwurzelung von Palästinensern hat ein tiefes Schamgefühl in der arabischen Psyche Wurzeln geschlagen, das das Gefühl bewirkt, man sei es nicht wert zu leben. Der ehrenhafte Araber sei der, der sich weigert, die Scham zu ertragen und in Würde stirbt« (zit. n. Twemlow & Sacco, 2002, S. 105).

Es ist dem Schulmörder vergleichbar: »Der einsame Mensch schlägt mit absoluter Wut drein« (109). So kommt es denn dazu, dass

> »Verachtung die Empörung des Feindes nur noch anstachelt […] Sowohl die Schulschützen wie die Suizidbomber schauen anscheinend auf sich selbst als Boten, die eine Art von Erlösung oder Gerechtigkeit suchen […] Suizidbomber werden als Helden in ihren unterdrückten und verwundeten Kulturen angesehen« (Tewemlow & Sacco, 2002, S. 111–114).

Die gleichen Ideen finden sich in der spanischen Kultur des 16. und 17. Jahrhunderts wieder, ebenso wie dann in der deutschen des 19. und 20. Jahrhunderts, weisen aber auch auf Ursprünge in den Opferkulten des Altertums und der Bibel zurück.

Ron Britton sieht suizidalen Terrorismus als »ein Mittel, um göttliche Billigung und Selbstglorifizierung zu erlangen […] die Fixierung richtet sich auf eine aus der Kindheit stammende Imago einer idealisierten Elterngestalt, die eher als Gott denn als Mensch dargestellt wird« (Britton, 2002, S. 31–32).

Ausgehend von Freuds Beobachtungen (1921) stellt Hannah Segal in Bezug auf die Rolle des Über-Ichs in der Begehung von Kriegsverbrechen fest:

> »Wenn wir das individuelle Über-Ich in ein gemeinsames Gruppen-Über-Ich überführen, können wir offenbar ohne Schuldgefühle Gräuel verüben, die wir in unserem individuellen Leben nicht ertragen könnten. Ich denke, dass das Ausmaß von Dehumanisierung, dem wir in solchen Gruppenhandlungen wie

dem Genozid begegnen, wir beim Einzelnen nur im Psychotiker oder dem kriminellen Psychopathen antreffen« (Segal, 2002, S. 268).

Aus seinen eigenen Beobachtungen in Serbien trägt Alexander Vuchov eine besonders eindrückliche Beschreibung und psychoanalytische Untersuchung aus erster Hand bei, indem er zusätzlich den sehr bedeutsamen Faktor der verdrängten und pervertierten Sexualität in Betracht zieht. Ich kann nur ein paar Zitate anführen:

> »alle drei Seiten [im jugoslawischen Bürgerkrieg] berichteten Fälle, wo Gefangene zu homosexuellen, homosexuell inzestuösen und heterosexuell inzestuösen Akten gezwungen wurden. Es scheint, als ob die Mitglieder einer auserwählten Nation in den anderen eine Personifikation ihrer eigenen perversen und inzestuösen Fantasien sähen, und dass sie deshalb sowohl deren Demütigung und Horror, wie ihre Umwandlung ihrer Fantasien in Realität genössen […]. Andere dazu zu zwingen, das zu tun, was wir fantasieren, erniedrigt sie und erhebt uns« (Vuchov, 2002, S. 160).

Die Vollstrecker der Hinrichtungen zwangen gleichfalls andere dazu, sich an den Gräueltaten zu beteiligen: »Die Scham für einen begangenen Akt findet zuweilen seltsame Wege der Annullierung […] Sie wollten ihr eigenes Böses mit anderen teilen, um die paar normalen Leute unter ihnen zu besudeln, die nicht am Verbrechen teilnahmen.« Dehumanisierung und Genuss des Allmachtsgefühls gesellten sich zur perversen Überzeugung: »Um sich machtvoll zu fühlen, muss man jemand anderen erniedrigen und seine Werte des Erschaffens müssen ausgelöscht werden« (Vuchov, 2002, S. 58).

Die Nation

> »wurde zum Symbol von göttlicher Zeit, Raum und Leben, wovon wir bewusst keine Erfahrung besitzen. Die einzige Realitätsprüfung bestand in einer angenehmen Fantasie […] Die Idee des Lebens in einer Gesellschaft ohne Spannungen und Neid ähnelt der Fantasie des Lebens im Mutterleib, oder von einem Leben im Himmel, ehe die Frucht vom Baum der Erkenntnis gepflückt worden war« (Vuchov, 2002, S. 67).

Ich frage mich, ob die Mentalität der Jihadis und anderer gegenwärtiger Terrororganisationen nicht die gleiche, *allen Vernunftkategorien von Selbsterhaltung widersprechende Mentalität* wie die der Nazis zeigen, und ob es nicht sowohl auf die Nazis wie auf die gegenwärtigen, auf völlige Zerstörung der Juden und/oder des Westens abzielenden Gruppen zutrifft, dass für sie das Leben nicht das höchste Gut ist, da sie von dieser Über-Ich-Pathologie angetrieben werden: Nämlich der Hoffnung auf Annahme durch eine ins Mythische überhöhte Richter- und Ideal-Instanz als Erlösung besonders von Scham. Sie überholt alle mögliche Rationalität und setzt sie außer Kraft. Bei dieser inneren Autorität kommt es nur auf Stärke und Härte und totale Vernichtung des Gegners an. Dieser wird dann projektiv zum Träger all dessen, was im eigenen Selbst verachtet wird, als unannehmbar erscheint und zerstört werden muss, ohne Rücksicht auf das eigene Überleben. Solche Erwägungen zu Über-Ich-Aspekten von Terror und Ausrottung lassen sich auch auf die Opfer von extremer Verfolgung anwenden.

Alfred Garwood, selber ein Überlebender des Holocausts, beschäftigt sich mit dem *Schuldgefühl der Überlebenden* als einer ungeheilten Wunde. Er beschreibt vier wesentliche Komponenten des Traumas bei Holocaustüberlebenden, die sich in ihrer Psyche eingebrannt haben: Vernichtungsdrohung, Machtlosigkeit, Objektverlust und Folter. Teil der Terrorisierung bestand darin, die Juden spüren zu lassen, dass sie angeblich für ihr eigenes Schicksal verantwortlich seien und dies umfasste die Überzeugung, »dass der Preis für ihr eigenes Überleben der Tod ihrer Lieben und der anderen Juden gewesen sei« (Garwood, 2002, S. 356–357). Das tragische Ergebnis davon war, dass

> »angesichts ihrer kumulativen Verluste und den unausweichlichen, doch unmöglichen Wahlentscheidungen, von den verfügbaren inneren Mechanismen zur Annahme oder Abwehr der Machtlosigkeit *Selbstvorwurf* und die daraus folgende Schuld fast unvermeidbar waren. In meiner Sicht hatte der *Selbstvorwurf des Überlebenden* die primäre und hauptsächliche Funktion, den Schmerz und das Grauen der unerträglichen Hilflosigkeit angesichts der Vernichtungsgefahr und des überwältigenden Verlusts zu mindern. Zu totaler Passivität und Hilflosigkeit angesichts des Holocausts gezwungen zu sein, war vielleicht die verheerendste Erfahrung des Überlebenden« (ebd., S., 357f.).

Gruppen von Überlebenden »finden sich in heilender Weise zusammen kraft einer gewöhnlich unausgesprochenen Anerkennung der gemeinsamen Wunden und Verluste, ohne Scham, Erklärung oder Rechtfertigung ihrer Not« und durch Feiern des Gedenkens als eines fundamentalen Aktes der Wiedergutmachung (ebd., S. 368f.).

Ich versuche zusammenzufassen: Wie ich in der Analyse der Werke von Dostojewski beschrieben habe, können wir auch hier bezogen auf Terrorismus zwei Entwicklungslinien unterscheiden:

1. Traumatisierung in Form von Kindesmissbrauch, Seelenblindheit, Seelenmord → globale und in Konflikt stehende Affekte und Zusammenbruch der Affektregulation → Scham → Ressentiment → Schuld; und
2. totale traumatische Hilflosigkeit und Angst → Allmacht der Verantwortlichkeit → überwältigendes Gefühl der Schuldhaftigkeit → gewalttätige Aggression gegen das eigene Selbst und schließlich gegen die anderen.

Das Resultat dieser Schuldübernahme als Allmachtsvorstellung der eigenen Schuld und der eigenen Verantwortung wird der völligen traumatischen Hilflosigkeit entgegengestellt. Sie mag wirksam das Ressentiment entkräften, doch schafft sie, durch die daraus folgende masochistische Einstellung und die dargestellte Verleugnung, eine immer wieder neue Bereitschaft, den traumatischen Zustand zu wiederholen, womit sich der Zirkel schließt. In unserem Zusammenhang können wir erkennen, wie diese beiden Linien der Entwicklung immens zur terroristischen mörderischen Destruktivität beitragen.

10.5 Was wissen wir über den kulturellen Hintergrund?

In einem ausgezeichneten Aufsatz im *Merkur* (Juli 2003) schreibt Volker Gerhardt, dass »die monokausalen Erklärungen der Kulturkritik zu kurz [greifen], ganz gleich, ob sie die Wissenschaft, die Technik, den Kapitalismus, den Eurozentrismus oder die USA zur ersten Ursache erklären [...] Der methodologische Primitivismus der monokausalen Reduktionismen ist kaum zu unterbieten.« Wer darin schwelgt, bleibe in Verschwörungstheorien stecken (Gerhard, S. 561).

Alderdice behauptet zu Recht, dass »die psychoanalytische Zugangsweise einen Raum für Reflektion schaffen kann, der zu wertvoll ist, als dass er auf die Arbeit mit Individuen und kleine Gruppen beschränkt bleiben soll«. Er fügt hinzu, dass »die Weltengemeinschaft, gerüstet allein mit nichtanalytischen Erklärungen von Gewalt, den Terrorangriffen wie denen des 11. Septembers 2001 keinen Sinn geben kann« (Alderdice, 2002, S. 6, 10).

Ringstroms Ansicht nach befinden wir uns in einem Kulturkrieg, und wir als Psychoanalytiker können erkennen, dass dieser Krieg auch einen Zusammenstoß zwischen unterschiedlichen inneren Haltungen und Wertsystemen bedeute. Wie viele andere Kommentatoren sieht auch er ihn als einen Kampf zwischen extremistisch fundamentalistischen Kräften und der

Modernität: »Modernität wird beispielhaft verkörpert und verteidigt durch das, was wohl als der machtvollste evolutionäre Ausdruck der westlichen Kultur anzusehen ist – die Verfassung der Vereinigten Staaten von Amerika«, und er spezifiziert:

> »Was Modernität über solipsistischen Relativismus hinaushebt, ist das Einverständnis, dass, wo immer verschiedene Deuter frei ihre Meinungen vertreten können, sich ständig entwickelnde dialogische Wahrheiten wahrscheinlich das Feld behaupten werden. [...] Diese Prinzipien sind für den Fundamentalisten unannehmbar. [...] Alles, was nicht mit den Glaubensinhalten des Fundamentalisten übereinstimmt, muss ausgerottet werden« (Ringstrom, 2002, S. 36ff.).

Er sieht Amerika gegenwärtig »verschlungen durch Übertragungszuschreibungen« (ebd., S. 40).

Michael Ignatieff äußert sich zur verheerenden Wirkung davon, wenn den Kategorien der Vorrang vor den Menschen gegeben wird und wenn die Grenze der Absolutheit um Gruppen mit kleineren Differenzen gezogen wird (zit. n. Covington, 2002, S. 181):

> »Intoleranz ist die absichtliche Weigerung, dem individuellen Unterschied Beachtung zu schenken und ein perverses Bestehen darauf, dass die individuelle Identität der Gruppe untergeordnet wird. [...] Duldung hängt kritisch von der Fähigkeit ab, sich selbst und andre zu individualisieren, sich und andere zu ›sehen‹ oder anders ausgedrückt, die Aufmerksamkeit auf die ›größere‹ Differenz zu richten, die nämlich individuell ist, und die ›geringere‹ Differenz, die kollektiv ist, zu relativieren.«

Kapur nennt dies die Gefahr des »absolutistischen Denkens« (Kapur, 2002, S. 326); und Habermas erklärt die gefrorenen Züge der fundamentalistischen Mentalität als »Verdrängung von schlagenden kognitiven Dissonanzen« (Habermas, in Borradori, 2003, S. 32).

Gewisse Autoren, wie Hinshelwood und Segal, betonen die Rolle von Externalisierung und Projektion im Wechselspiel der Gegner. So sieht Segal den Terror des 11. Septembers als Spiegelbild des Terrors, der durch die Macht Amerikas in Waffen, Finanz und Technologie ausgeübt werde. Es sei Allmacht gegen Allmacht, Terror gegen Terror. Alle Formen der Absolutheit stellen eine vernichtende Bedrohung dar.

»Unser Verstand wird durch eine wahnhafte innere Welt von Allmacht, absolut Bösem und Heiligkeit bedroht«; zu diesen Absolutismen zählt sie

Gott Mammon (Segal, 2002, S. 283). So stellt sie eine Art moralischer Äquivalenz zwischen dem islamistischen Terrorismus und dem Abwehrkampf dagegen her: »Selbst ein ›Kreuzzug gegen Terrorismus‹ für Freiheit und Demokratie ist so gefährlich und illusorisch wie andere fundamentalistische Glaubenshaltungen, dass wir das Paradies finden, wenn wir das Böse, das wir anderen zuschreiben, zerstören« (ebd., S. 284).

Meiner Meinung nach stellt diese Sichtweise ein ernsthaftes Problem dar. Ganz offensichtlich drückt sie eine Wahrheit aus, aber eben nur eine Teilwahrheit. Ist nukleare Bewaffnung, oder eben die Antwort auf einen Angriff wie den des 11. Septembers oder der Suizidbomber einfach nur das Ergebnis innerer Prozesse? Gibt es nicht auch das, was Freud als »Realangst« bezeichnet hat, die Angst vor etwas Wirklichem? Gibt es nicht Persönlichkeiten von umgreifender Gefährlichkeit und Bedrohlichkeit für Zivilisation und Kultur wie Hitler oder Stalin oder Saddam Hussein oder Osama bin Laden, besonders wenn sie Massenvernichtungswaffen besitzen oder die akute Gefahr besteht, dass sie solche erwerben? Wir schätzen diese Gefahr vielleicht falsch ein. Wir können die reale Bedrohung massiv unter- oder überschätzen, irregeführt durch solche Ängste und angetrieben von inneren Dämonen, wie von Segal geschildert, und sicher gibt es eine »unausweichliche Zirkularität« von Destruktivität auf allen Ebenen und gewiss wohnt damit eine unvermeidlich tragische Dimension aller menschlichen Existenz inne, die jeder linearen Kausalität spottet, wie es Papadopoulos schreibt (Papadopoulos, 2002, S. 293ff.). Doch entkräftet dies eine Politik der Verteidigung? Und wenn man einem Angriff wie der Invasion von Kuwait oder dem 9/11 die Stirn bietet? Viele in Europa vertreten in der Tat vehement diese Meinung. Doch scheint mir, dass eine absolutistische Stellungnahme dazu wie zu so manchem anderen, in einem Bild aus dem Talmud, dem Klatschen mit einer Hand entspricht.

Im Gegensatz zu solchen Bemühungen, eine Allgemeinerklärung für den Terrorismus und spezifisch für den 11. September zu finden, untersucht Dan Diners Buch *Feindbild Amerika* (2002) einen Faktor, nämlich die enorm motivierende Macht des Antiamerikanismus und seine lange und dauerhafte Geschichte. Dieser findet sich zunächst in Deutschland, aber auch wie dieser zu einer dominanten Kraft durch Westeuropa und über die ganze Welt des Islam geworden ist. Während die Psychodynamik in diesen beiden Kulturbereichen bei Weitem nicht identisch ist, kann man zu einem gewissen Maß das verallgemeinern, was der Autor spezifisch über das deutsche Schrifttum der letzten 250 Jahre schreibt: »Amerika ist europäische Gegenwelt – ein Kontinent komplementär zur abendländischen Zivilisation und

Projektionsfläche für all jene Bilder und Metaphern, die der Entgegensetzung zu Europa entspringen [...] die USA werden zur notorischen Projektionsfläche abgespaltener Anteile von Selbsthass« (Diner, 2002, S. 16). Es ist diese »antimodernistische Reaktionsbildung«, die jetzt große Teile von traditionellen Gesellschaften, die der Globalisierung unterliegen, erfasst. Doch schon zurzeit der Aufklärung »richteten sich Fantasiegebilde eines von Amerika ausgehenden Niedergangs vornehmlich auf vermeintliche Naturphänomene« (ebd., S. 18) – Degeneration in der Natur, etwa die, dass es in Amerika keine Nachtigallen gibt und es voll sei von missgebildeten Tieren und Menschen. Oder aber es handelt sich um die politische Degeneration, wie sie sich in Ideen von Gleichheit und Freiheit verkörpern, oder sehr wesentlich im Zurücktreten des Staates: »ein Gemeinwesen als bloße Gesellschaft – ganz ohne Staat.« Diese Beschreibung de Tocquevilles irritierte die Europäer sehr. Denn für sie war und ist der Staat die Voraussetzung für Ordnung und Wohlfahrt (ebd., S. 20). Verzerrte Wahrnehmung der Realität und Ressentiment vermischen sich in einer weltweiten antiamerikanischen Ideologie: »ein Land ohne ›Autorität im traditionellen Sinne‹«, ein Land ohne soldatische Tugenden und Kampfgeist, was durch massiven Einsatz von Technologie überdeckt werde, »die monströseste Form der Frauenmacht, die die Geschichte kennt«. In Amerika sei alles verschwunden, was für das Gefühlsleben von Belang sei – »die Tragik, der Rang und auch die Liebe.« Der Amerikaner sei der Typ des »gewalttätigen Geschäftsmanns«; alles, was sich nicht auf einen »ökonomischen Wertnenner« bringen lasse, halte er für ausgesprochen nebensächlich (Mathias, zit. n. Diner, 2002, S. 32). Dies sind alles Urteile des viel gelesenen Leo Mathias, 1964.

Diner bemerkt, dem durch Ressentiment verblendeten Bewusstsein gelte Amerika als »Paradigma der Entfremdungserlebnisse der Moderne« (Diner, 2002, S. 33). In seinen Metaphern und der ideologischen Fundierung im Ressentiment gleicht der Antiamerikanismus dem Antisemitismus und seit der Mitte des 19. Jahrhunderts sind sie miteinander denn auch eng verwoben. So spricht Hoffmann von Fallersleben vom Fetisch der Freiheit in Amerika, vom Krämervolk am Teetisch, von Schachergeist und Eigennutz (Fallerleben, zit. n. Diner, 2002, S. 49). »Das romantische Denken pflegte die Neue Welt als Hort der Geldgier, als das Babel eines schier grenzenlosen Utilitarismus und abstoßender Kulturlosigkeit hinzustellen« (Diner, 2002, S. 44). Das Bild, das der Dichter Lenau von Amerikas »schnödem Materialismus und kultureller Oberflächlichkeit« zeichnete, übte in Europa einen großen Einfluss aus: »Die Nachtigall hat Recht, dass sie bei diesen Wichten nicht einkehrt [...] Es kommt mir vor wie ein poetischer Fluch« (Lenau, zit. n.

Diner, 2002, S. 45, 47). Seine Schlussfolgerungen zieht er aufgrund eines Aufenthalts in Amerika von einigen Monaten, bei dem er kein Glück mit seinen eigenen Finanzspekulationen hatte. Seine eigene Habgier und Ausbeutung projiziert er auf die Neue Welt. Gleich ihm werden prominente Dichter des jungen Deutschlands nicht müde, »Geld als den Götzen der Entfremdung [...] [und] Amerika als Metapher der Entfremdung« (Diner, 2002, S. S. 51) hinzustellen. Dann gibt es immer wieder die angebliche Antithese von der europäischen Kultur als historisch gewachsener und der amerikanischen Zivilisation als einer einfachen Nachahmung und Konstruktion, in Clémenceaus Wort, Amerika sei »die Entwicklung von der Barbarei zur Dekadenz ohne Umweg über die Kultur« (Clémenceaus, zit. n. Diner, 2002, S. 36). In einem Epos von Kürnberger von 1855 heißt die Gegenüberstellung so: »deutscher Tiefsinn gegen ›routinierte Flachheit‹; deutsches Gemüt versus ›amerikanische Höflichkeitskälte‹; ›deutsche Religion‹ wider ›trockenen Sektenkram‹ [...] Der Amerikaner – ›Gott der Materie‹; der Deutsche – die Inkarnation des Geistigen« (Kürnberger, zit. n. Diner, 2002, S. 55).

Nach dem ersten Weltkrieg gesellte sich ein neues Bündel von Vorwürfen und Metaphern hinzu – amerikanische Heuchelei, Wilsons Verrat, Amerika als Bastion der jüdischen Weltherrschaft. So findet der Geopolitiker Karl Haushofer 1918 (S. 77): »[...] die Amerikaner sind wirklich das einzige Volk der Erde, das ich mit einem tiefen instinktiven Hass betrachte, wie ein falsches, gefräßiges, scheinheiliges, schamloses Raubtier [...].« Die Ströme von Antiamerikanismus und Antisemitismus fließen nun völlig zusammen, und in den 1920er Jahren kamen sie sowohl von der Rechten wie von der Linken (ebd., S 79) – ein Phänomen, das wir auch heute auf globaler Ebene wieder beobachten können (Fiamma Nirenstein, 2003). Die Frauen haben angeblich die Herrschaft über Amerika errungen. »Die ›Inferiorität des Mannes‹ sei also ›Hauptkennzeichen der amerikanischen Gesellschaftsordnung‹. Die Juden ihrerseits werden als die ersten Puritaner, als ›Erfinder der Arbeit‹ hingestellt. Insofern sei es nicht verwunderlich, wenn sich im Materialismus ›jüdischer und amerikanischer Geist‹ träfen« (Diner, 2002, S. 8). Diese Weisheit stammt vom berühmten und weit gelesenen Philosophen, Hermann Keyserling (1930, S. 83). Mehr und mehr wird all dies als Produkt einer jüdischen Verschwörung zur Weltherrschaft verstanden, »Onkel Sam hat sich in Onkel Shylock verwandelt« (ebd., S. 105). Schon 1939 brauchte der Nazipropagandist Zischka, als Merkmal für die Politik des Westens, das gegenwärtige Schlagwort »[kein] Blut für Öl«. 1986 weiß der Psychoanalytiker Horst-Eberhard Richter zu berichten, dass die Deutschen nach dem

Zweiten Weltkrieg ihre Überidentifizierung mit Hitler und dem Nazismus einfach auf ein neues Objekt verschoben haben, nämlich auf die siegreichen USA, in einer »bis ins Unbewusste hinabreichenden psychischen Amerikanisierung, die weite Teile unserer Gesellschaft kennzeichnet« (Richter, o. J., S. 117). Amerika wird als Hitlerersatz und -äquivalent behandelt und man erkennt im Gegensatz zum eigenen Land in Amerika die Herrschaft eines »alltäglichen Faschismus« (ebd., S. 129).

Zwar gab es ehrliche Beteuerungen des Entsetzens, des Mitgefühls und der Solidarität nach der Katastrophe des 11. Septembers, aber zugleich auch weltweite Reaktionen von Freude und Jubel, und nicht nur durch die ganze muslimische Welt, mit der Botschaft »Amerika ist schuld, Amerika ist bestraft worden – für seine Verbrechen, für seinen Reichtum, für seinen ›way of life‹« (Diner, 2002, S. 164). Hervorragende Kulturrepräsentanten ergingen sich in ihrer »erstaunlichen Freude angesichts der Zerstörung der Supermacht, oder besser: angesichts ihrer Selbstzerstörung, ihres Selbstmordes als Kunstwerk«, wie der französische Publizist Jean Baudrillard im *Spiegel* schrieb (zit. n. Diner, 2002, S. 171). Ich füge hier ein weiteres Zitat von ihm hinzu. Es wird erwähnt von einem führenden Experten des Mittleren Ostens und Professor an der Johns Hopkins Universität, Fouad Ajami, in seinem Aufsatz »The Falseness of Anti-Americanism« (2003), der dem Werk Diners sehr ähnlich ist, nämlich diese Panegyrika:

> »Wie wir von diesem Ereignis [dem 11. Sept.] geträumt haben, wie die ganze Welt ohne Ausnahme von diesem Geschehnis geträumt hat, denn niemand kann es vermeiden, von der Zerstörung einer Macht zu träumen, die hegemonisch geworden ist [...] Jene sind es, die gehandelt haben, aber wir erwünschten die Tat.«

Prof. Ajami kommentiert: »Indem er Vorsicht und falsche Sympathie beiseite warf, sah Baudrillard die schrecklichen Angriffe auf die Vereinigten Staaten als ein ›Objekt des Begehrens‹.« Diner beschreibt, wie Sibylle Tönnies nach der Schilderung der Katastrophe in sentimental poetischen Worten bekennt: »Dieses Bild erzeugt ein majestätisches Gefühl«, und wie der Komponist Stockhausen es als das »größte Kunstwerk«, das es je gegeben habe, feierte (Diner, 2002, 170). Zugleich damit erschienen denn auch bald die Verschwörungstheorien, über CIA, FBI und Mossad, die ich eingangs erwähnte. Diese finden nun weit verbreitet Glauben, in der arabischen Welt bis zu 80–90%, in Europa zwar weniger, aber immer noch bei einer bedeutenden Minderheit.

Diner schildert, wie der »allgegenwärtige Schatten Amerikas« sich über die »beängstigend neue und hypermoderne Welt lege«, da es wohl die »dynamischste und vitalste Variante der Moderne« sei – die soziologische Erfindung von »Amerika als Zerrspiegel der Moderne«, zugleich mit der »als schockartig empfundenen Erfahrung des Verlustes europäischer Zentralität« (ebd., S. 186–187), während es für den Islam die Akkumulation narzisstischer Kränkungen durch die säkulare Welt des Westens ist, die ihre Errungenschaften einer Kultur der Selbstreflektion, des Sich-selbst-infrage-Stellens und der Selbsterkenntnis verdankt. Auch heute noch wird Amerika als die Zeit der Zukunft erblickt, »Amerika ist mehr Zeit als Ort« (ebd., S. 192). Es ist ein umgekehrtes Spiegelbild der »Alten Welt«.

Diner fasst sein richtungsweisendes Exposé zusammen, indem er zum »inzwischen weltweit eingefressenen antiamerikanischen Ressentiment« zurückkehrt:

> »Es richtet sich also gegen ein Land, das als imperiale Republik mehr ist als ein Nationalstaat und weniger als die Universalität der Menschheit. Dieses Ressentiment gefällt sich in einer vornehmlich antimaterialistischen Pose, und der Abscheu richtet sich gegen die in Amerika vorherrschende Ethik des Utilitarismus und des regulierten Eigennutzes, dem es vorgeblich nur ums Geschäft und den Profit geht. Diesem großen Verderber der Menschheit wird ein ›Idealismus‹ vermeintlich höherer Sittlichkeit und Reinheit entgegengestellt, der das amerikanische Streben nach Glück als eine weltweit ins Leere laufende Entzauberung aufhalten soll« (Diner, 2002, S. 199).

In dieser Weltanschauung verbinde sich die Bejahung von Materialismus, die von traditionellen Gesellschaften als schamlos empfunden wird, mit einem ungezügelten Verbrauchertum.

Dieser europäische Antiamerikanismus geht nun Hand in Hand mit seinem islamistischen Zwilling, der direkt den 11. September herbeigeführt hat, einher. Diese islamische Version wird sehr treffend von einem Experten des Islams und Mittleren Ostens, Bernard Lewis, analysiert. Er beschreibt, wie das glühende Ressentiment in der Muslimwelt gegen den Westen im Allgemeinen, gegen Israel und die Juden im Besonderen, dem Abstieg des »Hauses des Islams« und der Aszendenz des

> »Hauses des Unglaubens« (oder des »Kriegshauses«) zuzuschreiben sei. Dieser Abstieg und Fall begann äußerlich im 13. Jahrhundert, zuerst in Spanien, dann im Balkan und in Russland, später in Südasien, und nahm immer dramatischer Geschwindigkeit an. Die steigende Flut von Rebellion gegen

den Westen ist zumindest teilweise »begründet durch ein Gefühl der Demütigung – einem steigenden Gewahrsein unter den Erben einer alten, stolzen und lange dominanten Zivilisation, von denen, die sie als minderwertig betrachteten, überholt, überwunden und überwältigt worden zu sein« (Lewis, 1990).

> »So wird das Ressentiment gegen Israel die einzige Anklage, die frei und ohne Gefahr in den muslimischen Ländern ausgedrückt werden kann, in denen die Medien entweder ganz im Besitz der Regierung sind oder von ihr strikt beaufsichtigt werden. Israel dient als nützlicher Sündenbock für die Klagen über die ökonomische Entbehrung und politische Unterdrückung, unter der die meisten muslimischen Völker leben, und als eine Möglichkeit, die darauf resultierende Wut abzulenken« (Lewis, 2003, S. 931).

Fouad Ajami (2002) sagt in ähnlicher Weise über die Quellen eines derartigen »Radikalismus und Antiamerikanismus« (und implizit vom Hass auf Israel und die Juden):

> »eine tiefe Entfremdung zwischen Herrscher und Beherrschtem, eine Wut infolge der Enttäuschungen der Jungen, eine Sündenbockmentalität, die auf Amerika alle Schuld abwälzt an den Krankheiten der arabischen Welt, die angesichts einer modernen Zivilisation, die sie weder bemeistern noch verwerfen kann, aufgewühlt und erregt ist« (S. 9f.).

Das erfolgreiche Sichdurchsetzen des jüdischen Staates gegen eine gewaltige Disproportion von fünf Millionen gegen 300 Millionen ist tatsächlich die fünfte und letzte der großen Beschämungen der islamischen Welt. In dieser Furie von antiwestlichem und antijüdischem Ressentiment, dem wir heute begegnen, spielt die Scham über solche historische Demütigung die Hauptrolle. Dieser muslimische Hass »ist eine Verwerfung der westlichen Zivilisation als solcher, nicht so sehr dafür, was sie tut als dafür, was sie ist, und für die Prinzipien und Werte, die sie bekennt und ausübt« (Lewis, 2003, S. 26). Jede Beschwichtigung *(appeasement)* einer vorgebrachten Anklage *(grievance)* vertieft nur die Verachtung, ohne damit den Hass zu stillen, und so wird jedes Problem prinzipiell unlösbar. »Womit wir jetzt konfrontiert sind, ist nicht nur eine Beschwerde über diese oder jene amerikanische Politik, sondern vielmehr eine Verwerfung und Verurteilung zugleich wütend und verächtlich von all dem, was Amerika in der modernen Welt repräsentieren soll« (ebd., S. 76).

Die übergreifende Frage, die sich daher stellt, ist die: Wie lässt sich dieses Versagen der Moderne in der islamischen, und vor allem der arabischen Welt verstehen, das dann umgekehrt ständig zu tieferer Scham, giftigerem Ressentiment und massiverer Gewalt führt? Es würde hier zu weit führen, sich tiefer mit dieser Frage zu beschäftigen, doch wähle ich lediglich zwei Beantwortungsansätze aus, zunächst diese eine konzise und zugleich umfassende Antwort aus dem Buch von Lewis von 2001 (S. 159):

> »Für den westlichen Beobachter, der in der Theorie und Praxis der westlichen Freiheit geschult ist, ist es gerade der Mangel an Freiheit, der so viele der Schwierigkeiten der Welt des Islams begründet – an Freiheit des Denkens von Beschränkung und Indoktrinierung, frei zu sein, zu fragen und zu untersuchen und zu reden; Freiheit der Ökonomie von korruptem und vorherrschendem *mismanagement;* Freiheit der Frauen von der Unterdrückung durch Männer; Freiheit der Bürger von Tyrannei [...]. Sollten die Völker des Mittleren Ostens auf ihrem gegenwärtigen Weg weiter schreiten, wird wohl der Suizidbomber zur Metapher für die gesamte Region, und es wird keinen Ausweg geben aus der abwärts führenden Spirale von Hass und Trotz, von Zorn und Selbstmitleid, von Armut und Unterdrückung, die früher oder später in erneuter Beherrschung durch andere kulminieren wird.«

Die zweite Antwort stammt vom liberalen tunesischen Intellektuellen Al-Afif Al-Akhdar und ist besonders auch von großem psychoanalytischem Interesse. Er fragt sich, »warum andere Völker das Leben lieben, während wir Tod und Gewalt, Schlachten und Selbstmord lieben und es dann noch Heldentum und Märtyrertum nennen [...]«. Die Antwort auf manche dieser Fragen liege »in einer widersprüchlichen und explosiven Mischung einer kollektiven narzisstischen Wunde und eines religiösen Narzissmus, die in uns eine kollektive geistige Lähmung verursacht haben«. Eine historische narzisstische Verwundung sei eine Frustration, die das Opfer zur Selbstverachtung treibe, ein Schlag, der das Opfer veranlasse, sich selbst als ein Nichts zu sehen. Es sei eine symbolische Kastration, die ein zerschmetterndes Scham- und Minderwertigkeitsgefühl verursache.

> »Die Araber erlebten ihre Niederlagen durch europäischen Imperialismus und durch Israel sowohl auf der bewussten wie auf der kollektiven unbewussten Ebene [...] als eine nationale Demütigung, deren Scham nur durch ›Blut, Rache und Feuer‹ getilgt werden könne, wie das arabische nationale Motto heißt« (Al Akhdar, 2003).

Die zweite Quelle ist, wie Al-Afif Al-Akhdar weiter ausführt, der religiöse Narzissmus: »Es ist eine Denkverzerrung, die den, der an eine auf Wundertaten basierte Religion glaubt, zur Überzeugung führt, dass seine Nation ›die beste für Menschen erschaffene Nation‹ sei« (ebd.). Er sieht, wie ein radikaler Konflikt besteht zwischen den Ansprüchen eines extremen, religiös begründeten Ethnozentrismus: die beste Nation zu sein, dessen heilige Stätten als das Zentrum des Alls angesehen werden, und den immer neuen Niederlagen, die zeigen, »dass wir die letzte unter den Nationen sind«. Dieser Konflikt resultiere in einer schweren und allgemeinen Krise: »Dieser widerspruchsvolle Diskurs ist die Quelle vieler unserer psychologischen, sozialen und politischen Übel und unserer schweren Identitätskrise« (ebd.). Eine Lösung für diesen Konflikt sei endloser Jihad; eine andere wäre die Rückkehr zu einer rationalen Form des Islam, *Mu'tazila* (9. und 10. Jahrhundert), das heißt ein Übergang von der Autokratie zu einem Staat, der durch das Gesetz geleitet werde, vom traditionellen *shari'a*-Gesetz zu einem Vernunftgesetz, von der Ära der Rechte von Allah zu einer Ära der Menschenrechte und am allerwichtigsten: von einer Kultur des Hasses des Anderen und der Rache zu einer Kultur der Achtung für den Anderen und des Dialogs, von einer Kultur des Fanatismus zur religiösen Toleranz, von einer Kultur des blinden Glaubens zu einer Kultur des Fragens, und von einer Kultur der absoluten Wahrheit zu einer Kultur der relativen Wahrheit (ebd.).

Was noch hinzugefügt werden muss (und beide Autoren, Lewis und Al-Akhdar, bemerken dies auch), ist der schreckliche, geistzerstörende Einfluss einer Erziehung, die alles Denken, Fragen und Wissen systematisch unterdrückt und damit den Weg zu einer wissenschaftlichen und künstlerischen Entwicklung der Jungen zu einer Zeit verbaut, in der die Kultur und Zivilisation immer mehr Wissen und Verstehen verlangt. Eine solche Welt, die dem Wissen gegenüber feindselig eingestellt ist, bleibt damit ständig weiter zurück und schafft somit immer tiefere Demütigung.

10.6 Was trägt die Philosophie zu den Reflexionen über den 11. September bei?

»Meine ist die Geschichte einer Philosophin zu einer Zeit des Terrors«, steht ziemlich am Anfang von Giovanna Borradoris Buch. Es umfasst nicht nur ihre Interviews mit Habermas und Derrida und ihre Erklärungen und Kommentare dazu, sondern beginnt mit ihrem eigenen bewegenden Bericht von jenem Tag des Grauens und der Angst, ihrer Einkehr beim philosophischen

Denken im Sturm der Gefühle und mit einer Untersuchung zur Beziehung von Geschichte und Philosophie. Sie bezieht sich auf Hannah Arendts »Artikulation der Philosophie als Antwort auf historisches Trauma« (Borradori, 2003, S. 174).

Sowohl Habermas wie Derrida, so Borradori,

> »verlangen eine planetare Antwort, die den Übergang vom klassischen internationalen Recht, das noch immer im Modell des Nationalstaates, wie es das 19. Jahrhundert aufgestellt hat, verankert ist, zu einer neuen kosmopolitischen Ordnung, in der multilaterale Institutionen und kontinentale Bündnisse die hauptsächlichen politischen Handlungsfaktoren wären« (ebd., XIV).

Borradori differenziert ihre Stellungnahmen:

> »Während für Habermas Terrorismus die Auswirkung des Traumas der Modernisierung ist, die sich weltweit mit pathologischer Geschwindigkeit verbreitet hat, sieht Derrida den Terrorismus als Symptom eines traumatischen Elements, das der modernen Erfahrung selbst innewohnt, deren Fokus immer auf der Zukunft liegt, die etwas pathologisch als Versprechen, Hoffnung und Selbstbestätigung verstanden wird« (ebd., S. 22).

Habermas klagt den Westen, namentlich Amerika an. Zwar gibt er zu, dass der islamische Fundamentalismus »eine Abwehrreaktion gegen die Angst vor einer gewalttätigen Entwurzelung der traditionellen Lebensweisen ist« und dass »der Westen insgesamt als Sündenbock dient für die eigenen, sehr realen Verlusterlebnisse der arabischen Welt, erlitten von Völkerschaften, die während beschleunigten Modernisierungsprozessen aus ihren Kulturtraditionen gerissen wurden«. Doch stellt er sogleich den Gegenstandpunkt auf: »Ein materialistischer Westen begegnet anderen Kulturen, die ihr Profil der Prägung durch eine der großen Weltreligionen verdanken, nur mittels der provokativen und trivialisierenden Unwiderstehlichkeit einer nivellierenden Konsumkultur« (Habermas, zit. n. Borradori, 2003, S. 32). Er sieht die Ursachen des Problems vor allem in ökonomischen Begriffen. Indem er den Beitrag des Westens zu dieser Spirale der Gewalt betont, denkt er, dass »ohne eine politische Zähmung eines entfesselten Kapitalismus die verheerende gesellschaftliche Schichtung der Welt nicht behandelbar ist« (ebd., S. 36). Das Sprechen vom »Zusammenstoß der Zivilisationen« maskiere oft die vitalen materiellen Interessen des Westens. Nach Habermas liege die Antwort in einem Übergang zu dem, »was Kant als einen Staat der Weltbürgerschaft vorweggenommen hat« (ebd., S. 38). Während dieses Konzept in der UN Form annehme, ist ihm deren Schwäche auch klar. So spricht er von einem Konflikt »zwischen der legitimen, aber schwachen Autorität der internationalen Gemeinschaft und der tatsächlichen Stärke der Nationalstaaten, die zu einer Militäraktion fähig sind, aber ihre eigenen Interessen verfolgen«, ein Konflikt in der Tat zwischen Gerechtigkeit und Macht (ebd., S. 39). Obwohl er das skandalöse und sich wiederholende Versagen der internationalen Institutionen angesichts von genozidalen Massakern und Terror zugibt, besteht er darauf, dass die hauptsächliche Errungenschaft der Ordnung nach dem Zweiten Weltkrieg bewahrt werden solle: das Verbot von »Angriffskriegen« inklusive solcher der Präemption ungeachtet der Möglichkeit oder Unmittelbarkeit und Schwere von Drohungen. Eine solche entschlossene Verbannung sei der entscheidende Schritt vorwärts zu einem kosmopolitischen Rechtszustand. Amerikas Verstoß gegen diesen Bann habe seine »normative Autorität« zerstört. Schutz und Rettung vor der »von Staaten unabhängigen terroristischen Gewalt« sollen nach Habermas einzig und allein mithilfe internationaler Geheimdienste und Strafverfolgungen sowie der Kontrolle der finanziellen Transaktionen und logistischen Verbindungen gesucht werden.

Auf einer tieferen philosophischen Ebene postuliert Habermas, dass sich »in der Angst der technologisch hochgerüsteten Supermacht vor dem Terror [...] die kartesische Angst eines Subjekts zu verdichten [scheint], das sich selbst und die Welt ringsum zum Objekt zu machen versucht, um alles unter Kontrolle zu bringen« (Habermas, 2003). Dieses Bestreben stehe in radikalem Konflikt mit der vorgegebenen zivilisierenden Mission dieser Supermacht, die Welt im Einklang mit liberalen Prinzipien zu verbessern.

»Die Betonung von rationaler Argumentation als letztlicher Bedingung für Gerechtigkeit ist das Zentralthema der philosophischen Methode von Habermas«, erläutert Borradori (2003, S. 50). »Für Habermas bezeichnet der Begriff der Moderne eine Denk- und Handlungsweise, die mit kommunikativer Rationalität einhergeht« (ebd., S. 69). In einer Überreaktion der USA und anderer sieht er die Gefahr, dass sie in paradoxer und tragischer Weise zum Ergebnis habe, dass »der globale Terrorismus sein höchst politisches Ziel der Delegitimierung der Autorität des Staates erreiche« (Habermas, zit. n. Borradori, 2003, S. 56). Da Terrorismus in einer kommunikativen Pathologie begründet sei, fordert Habermas die liberalen Demokratien auf, »Kommunikationskanäle wiederherzustellen, denn der entfesselte Kapitalismus und die rigide Stratifizierung der Weltgesellschaft bilden die Wurzel des Zusammenbruchs des Dialogs« (ebd., S. 64). Habermas sieht daher in ökonomisch-ideologischen Faktoren die letzten Ursachen – im Gegensatz zu anderen Ansichten wie der Huntingtons, dass die Kultur »die treibende und mobilisierende Kraft in den heutigen Konflikten« sei (ebd., S. 65). Für Habermas »ist die *Ursache der Erkrankung der Kommunikation*, die durch Globalisierung herbeigeführt werde, *nicht kulturell, sondern ökonomisch*« (ebd., S. 64).

Tatsächlich scheint dies zum guten Teil das Schisma im heutigen geopolitischen Denken und der Antithese von Rechts und Links, von konservativ und liberal auszumachen: der Vorrang von ökonomischen und gesellschaftlichen Werten gegenüber dem Vorrang von kulturellen und religiösen Werten.

Was hat der Psychoanalytiker zu dieser Auseinandersetzung hinzuzufügen? Der Disput ist nämlich einer, der auch unser Feld gespalten hat: Außenkräfte gegen innerliche, Trauma gegenüber Trieben, Erfahrung gegen angeborene Disposition. Freud antwortete darauf mit dem zentralen erklärenden Begriff von der »Ergänzungsreihe«, lange bevor dieses Komplementaritätskonzept epistemologische Würde in der Physik in Bohrs Komplementaritätsprinzip und Heisenbergs Unschärfebeziehung erlangte. Wenn dies auf die vorliegende philosophische Debatte angewandt wird, erscheint die Komplementarität und Ebenbürtigkeit der beiden Anschauungen einen Ausweg zu bieten. Auf praktischerer Ebene gilt dies auch für die Auseinandersetzung über die Anwendung von militärischer Gewalt gegen Terrorismus gegenüber dem Vertrauen auf internationale Institutionen. Die beiden richten sich auf verschiedene Werte: die kurzfristige Wirksamkeit von Stärke, sogar von Gegengewalt im Dienst sowohl des Selbstschutzes wie der Verbreitung von liberalen, demokratischen Werten, also der Demokratisierung und Rechtsstaatlichkeit, gegenüber der Abschwörung von Gewalt zugunsten eines internationalen Rechtssystems. Auch hier müssen wir abwägen, was in einem gegebenen Fall die spezifisch beste Form des Gleichgewichts dieser sich ergänzenden Werte und davon abgeleiteten Haltungen darstellen könnte – anstelle der heute so gängigen Schwarzweiß-Malerei und Disjunktion inklusive der Proklamation von Habermas.

Trotzdem, wenn wir dies als Analytiker sorgfältiger erwägen, erscheint diese Dualität von Motivationsgruppen als unzureichend. Ich werde auf eine spezifisch psychoanalytische Erweiterung dieses Dialogs zurückkommen: *tertium datur.*

Derrida geht von der selbstdestruktiven Kraft aus, »dem unbarmherzigen Gesetz, das den *Autoimmunprozess* reguliert«, und zwar in dreifacher Form: im Kalten Krieg, am Ende des Kalten Kriegs und im Krieg gegen den Terrorismus. In Bezug auf den ersten behauptet er, die USA stelle sich als »die letzte angebliche Einheit von Kraft und Recht« hin. Doch dies erweise sich in sich selbst als selbstzerstörerisch, nämlich als »Kalter Krieg im Kopf«: »[D]ie Aggression, deren *Objekt* sie ist, kommt *von innen*«, indem sie selber die Waffen zu ihrer Zerstörung den Terroristen gegeben habe. Die zweite Autoimmunität liege darin, dass »die Wunde [des 11. Septembers] offen bleibe wegen unseres Terrors vor der *Zukunft* und nicht allein vor der Vergangenheit« (Derrida in Borradori, 2003, S. 95–96). Was aber die dritte Autoimmunität angehe, so bewirken alle Abwehrmaßnahmen und alle Formen des Kriegs gegen den Terrorismus, dass sie die Ursachen des Bösen, das sie zu eliminieren behaupten, wieder neu schaffen. Er spricht vom »Circulus vitiosus der Verdrängung« (ebd., S. 100) und dem »Bin Laden-Effekt«: »der Gebrauch des Schlimmsten an technokapitalistischer Modernität im Dienst von religiösem Fanatismus« (ebd., S. 113). Wie Habermas sieht auch Derrida den Ausweg aus diesem Labyrinth der Zirkularität in der Autorität von internationalem Gesetz, in universeller Souveränität, in absolutem Gesetz, das über wirksame autonome Ausführungsmacht verfüge, doch keinesfalls zu einem Superstaat werde (ebd., S. 114f., 120).

Derrida sieht einen Europa leitenden, durch die Aufklärung begonnenen Prozess der »Aufhebung der Autorität religiöser Doktrin über das Politische«, »wenngleich er noch uneben, unerfüllt, relativ und komplex« sei. Demgegenüber sei es genau diese religiöse Doktrin, die sowohl die amerikanische Demokratie wie die Welt des Islam beherrsche: »sie regiert *de facto* zwar nicht das Prinzip, aber die vorherrschende Wirklichkeit der amerikanischen politischen Kultur [...] die heute eine gewisse amerikanische Hegemonie darstelle«, behauptet er. So stelle der sogenannte »Krieg gegen den Terrorismus« »zwei Gruppen mit einer starken religiösen Identifikation einander gegenüber«: »Das würde also eine *Konfrontation zwischen zwei politischen Theologien* bedeuten, die seltsamerweise beide dem gleichen Stamm oder gemeinsamen Boden der Abrahamitischen Offenbarung, wie ich sie nennen würde, entstammen« (ebd., S. 117). Die *wirkliche* Front im gegenwärtigen Ringen bestehe indes, so Derrida, zwischen den USA und Europa, zwischen einer politischen Theologie, das heißt den USA, und »dem einzigen säkularen Spieler auf der Weltbühne«, das heißt Europa (ebd., S. 170).

Derridas zentrale Behauptung vom fundamentalen Antagonismus zwischen amerikanischer politischer Theologie und europäischem Säkularismus steht beinahe 180° den Schlussfolgerungen Diners und meinen eigenen Beobachtungen entgegen. Es war die Französische Revolution im Gegensatz zur amerikanischen, die nicht nur das Pathos von *liberté, fraternité, égalité* proklamierte und nicht nur Erbe der humanitären Impulse der Aufklärung war, aber auch die utopischen, messianischen Totalitarismen des 19. und

20. Jahrhunderts inspirierte, die weitgehend von der amerikanischen Szene fehlten. Jedoch ergriffen sie zum großen Teil die Länder in Europa und Asien und werden nun expressis verbis von den islamistischen und säkular-nationalistischen Revolutionen in der arabisch-muslimischen Welt weitergetragen. Mit eingeschlossen ist darin ihr virulenter Antisemitismus (wie es die stehende Ovation der Führer der 57 Länder in der »Islamischen Konferenz« zeigte, als der Präsident der Konferenz, Mahathir Mohammed von Malaysia, behauptete, dass die Juden die Welt beherrschten und andere für sich in den Krieg schickten und für sich sterben ließen). In diesen Totalitarismen von Rechts und Links, die sich von der Französischen Revolution herleiten, wird die Formel reinterpretiert: dass *égalité* sich auf die Gleichheit der Individuen als Partikel von Klassen und Massen beziehe, wobei es nicht Gleichheit der Gelegenheiten, sondern der Resultate sein müsse. *Fraternité* solle die der Massen und Völker, nicht der Einzelnen sein und *liberté* gelte nicht für die Mehrheit der Personen, sondern für das sogenannte Selbstbestimmungsrecht der Völker und Nationen, ihrer Führer und von Superstaaten in ihrer absoluten Souveränität. Etwa genauso hat es Schigaljow in Dostojewskis *Dämonen* postuliert, wenn er die Teilung der Menschheit in zwei ungleiche Teile verlangt: »Einem Zehntel wird die Freiheit der Person und unbegrenzte Rechte über die anderen neun Zehntel verliehen. Diese müssen ihre Person verlieren und sich in etwas wie eine Herde verwandeln. [...] Sie sind alle Sklaven und gleichberechtigt in ihrer Sklaverei.« Was Pjotr Werchowenski bestätigt: »Das Grundprinzip ist Gleichberechtigung. [...] Alles wird auf einen gemeinsamen Nenner reduziert, vollständige Gleichheit [...] Vollständiger Gehorsam, vollständige Unpersönlichkeit« (Dostojewski, 1994, russ., S. 365, 417f.). All dies ist schon vorgebildet im jakobinischen Terror und weist auch auf Aufklärungsideen zurück. Imre Kertész stellt zu Recht fest,

> »dass diese totalitären Mächte schließlich auf dem Boden Europas entstanden [sind]; [...] ihre Wurzeln [haben] sich aus der vergifteten Erde der europäischen Kultur genährt, und es ist die große Frage, ob die europäische Vitalität wohl ohne Hilfe der Vereinigten Staaten von Amerika zu ihrer Bewältigung ausgereicht hätte« (Kertész, 2003).

10.7 Psychoanalytische Schlussfolgerungen

Ich versuche nun, in psychoanalytischen Begriffen einige der hauptsächlichen Ideen in diesen neun repräsentativen Büchern, auf die ich mich bezog, zusammenzufassen. Vor allem möchte ich sagen, dass einer der größten Beiträge, den die Psychoanalyse zu dieser Debatte beitragen kann, die a priori Idee ist, alle intraindividuellen, familiären und soziokulturellen Vorgänge in Begriffen von *Konflikt und Komplementarität* zu begreifen – von Kräften, die sich zwar bekämpfen, die sich aber auch wechselseitig bestimmen und so ergänzen.

Ein führendes Element in der Wirkung von Terrorismus auf seine Opfer ist die *kognitive Regression* infolge schwerer Traumatisierung: das Ersetzen von »Repräsentation« durch »Präsentation« – der Prozess der *Desymbolisierung*. Die Fähigkeit, das Erleben in Worte zu fassen, es somit zu symbolisieren, ist angeschlagen und ein beträchtlicher Teil der Aufgabe des Psychotherapeuten und Psychoanalytikers besteht darin, passende Metaphern und Erzählungsstrukturen zu finden, um Symbolisierung wieder zugänglicher zu machen.

Terror ist ein Problem ersten Grades der öffentlichen Gesundheit und beeinflusst tief die eigene Arbeit des Analytikers. Den *analytischen Raum* weitmöglichst zu schützen und zur Untersuchung des Innenlebens offen zu halten, ist die Hauptaufgabe, aber die *Anerkennung und Exploration der äußeren Ereignisse* und ihrer Kausalverknüpfungen kann von der psychoanalytischen Arbeit nicht ausgeblendet werden.

Schweres historisches Trauma lebt im *kulturellen Gedächtnis* des Volkes weiter, wird von Generation zu Generation übermittelt, vor allem in der Form von Überlebensschuld und Überlebensscham, die die Nachkommen sühnen sollen.

Dies leitet über zum Hintergrund des Terrorismus: Eine Kultur, die ihre Kinder missbraucht und *blinden Gehorsam gegenüber der Autorität* einbläut, schafft Suizidbomber. Sie erzeugt stets von neuem Trauma, ist aber selbst verwurzelt in historischem Trauma. Sie versucht, die durch unablässige persönliche Beschämung geschaffene und von historischen Kränkungen verstärkte *Wut auf einen äußeren Gegner* umzulenken auf einen Feind, der eben jene Werte symbolisiert, die antithetisch all dem gegenüberstehen, was die Kultur an Ehre beansprucht und deren Defizienz sie tief als demütigend erlebt. Von einem psychoanalytischen Gesichtspunkt aus ist die Pathologie eines *archaischen, schamorientierten Über-Ichs,* das aus schwerer körperlicher und emotioneller Traumatisierung stammt, ebenso wichtig wie geschichtliches Unrecht, ökonomisches Zu-kurz-Kommen, religiöser Fanatismus oder die durch die Moderne gestellte Überforderung. Einerseits wird der *Schamanteil* des Selbst *projiziert* auf das Opfer. Dieses soll nun als Symbol für das Selbstbild von Schwäche und Opfersein gequält und zerstört werden. Anderseits wird das Über-Ich selbst als strafende und vergebende *absolute Autorität* auf Führergestalten, auf Gruppen, die Terror inspirieren und organisieren, und besonders auf Gott projiziert. Terrorismus kann daher als eine bedeutende Form *der Externalisierung des inneren Konflikts mit einem archaischen Über-Ich*, das von alldurchdringendem Ressentiment beseelt wird, verstanden werden. Wobei sich hier das »Innere« sowohl auf das des Individuums wie das der Familie, der Gruppe und des großen Gemeinwesens bezieht. Die Geschichte des Terrorismus ist eine Erzählung von Scham und Ressentiment und ihrer Ausbeutung für Macht und Profit. Der dafür nötige Fanatismus ist ein absolutistisches Denken, das in den totalen Affekten chronischer Traumatisierung und der sich daraus ergebenen Globalität der Abwehrformen wie in der Absolutheit der Über-Ichforderungen begründet ist. Kognitive Dissonanzen, moralische Ambiguitäten und damit innere Konflikte auf allen Ebenen sind Anathema. Fanatismus ist ein Kampf gegen inneren Konflikt, ein Versuch, ihn gänzlich abzuschaffen. Konflikt wird »gelöst« durch Spaltung im Freud'schen Sinn: dem Nebeneinander-Bestehen von Verleugnung und Anerkennung. Wie beim Opfer des Terrors wird auch beim Täter von Terrorakten und Massenmorden die Affektregression als Folge ihrer eigenen akuten oder chronischen Traumatisierung von der kognitiven Regression begleitet, die sich besonders als allgemeine *Desymbolisierung und Konkretisierung* manifestiert. Es geschieht eine Abschaffung der Unterschiede, der Verlust der Metaphorik, wie es Kirillow in den *Dämonen* sagt: »Dann wird es vollkommene Freiheit geben, wenn es keinen Unterschied macht, ob man lebt oder nicht lebt. Das ist das Ziel von allem« (Dostojewski, 1994, russ., S. 107).

Religion verspricht *Vereinigung mit einer transzendenten Autorität* und Erlösung von der Schuld, die sich auf die Massivität der inneren Aggressionen, die Allmacht der Verantwortlichkeit und die Scham über Hilflosigkeit und Schwäche bezieht. Diese reichen tief sowohl in die kulturelle Tradition wie in geschichtlich fundiertes Ressentiment zurück, werden aber durch die persönliche Kindheit und Familiengeschichte entscheidend geprägt, und zwar in der Form von innerem Opfersein. Die eigene Identität wird durch ein unterjochendes, unerbittliches Über-Ich mit einem absolutistischen Ideal ersetzt. Die Opferhaltung, die so sehr hochgespielt wird, ist primär die, die dem moralischen Masochismus innewohnt: die unbarmherzigen Angriffe eines traumatogenen, archaischen Über-Ichs, das viel mehr mit Scham als mit Schuld operiert. Äußere Demütigungen erwecken seine innere Brutalität und entfesseln seine heftige Aggression gegen jeden und alles, die als Ursache dieser Scham angesehen werden. Der terroristische Akt, besonders durch

Suizid, ist ein Akt der Versöhnung gegenüber einer solchen Über-Ich-Autorität. Sie wird besonders durch die Gottheit verkörpert, die dann Verzeihung und Erlösung verspricht.

Ein notwendiges Element dabei ist die *Abwehr durch Dehumanisierung des anderen*, vor allem in Form von »*Kategorisierung*«: Die Kategorie, der der Mensch zugehört, sei es Klasse, Nation, Religion, Rasse oder Geschlecht, wird als das Wesentliche angesehen und der Person übergestülpt und so ihr Eigenwert ausgeklammert. Die Kategorien von Freund und Feind, der Zugehörigkeit zur eigenen Identität und der des Fremden, werden den Personen aufgezwungen. Diese Kategorien machen blind für ihren Eigenwert und ihr Dasein als Selbstzweck. Durch erlittene *Seelenblindheit* und vor allem Seelenmord herrschen eine allgemeine Atmosphäre der Entmenschlichung aller Beziehungen und besonders auch der Sexualität.

Wenn *Ressentiment*, das ätzende Gefühl erlittener Ungerechtigkeit, sich mit dieser Konkretisierung verbündet, kommt es zu den ideologischen Massenkatastrophen. Die Ursache solchen Ressentiments wird gewöhnlich verschoben von dem, der die Verletzung zugefügt hat, auf Kategorien von Symbolisierung, die ganz andere Dimensionen miteinbeziehen und aus dem eigenen Inneren der Terroristen stammen.

Es ist typisch, dass Sexualisierung einen entscheidenden Anteil hat an der Reaktion auf Traumatisierung, genauso wie es dabei eine intensive, aber stark verdrängte Anstauung von Aggression gibt. Tatsächlich besteht eine tiefe Äquivalenz von Aggression, sexueller Erregung und traumatogenen, das heißt überwältigenden und miteinander in Konflikt stehenden Affekten. Insbesondere sind Macht und Gewalt erotisiert worden. Das bei der Ausübung von Massakern und Suizidbombardierungen vorhandene erotisch, ekstatische Element kann nicht überschätzt werden. Dies geschieht vor allem im Zusammenhang mit gesellschaftlicher und religiöser *massiver* Entwertung der genitalen Sexualität und des Weiblichen und damit der Angst vor der überwältigenden großen Mutter. Religion und Ideologie werden so die Behälter von Scham und Schuld, von Verdrängung der Sexualität und der radikalen Entwertung der Frau, aber auch von der Erlösung von all diesen – in einer grandiosen Kompromissbildung.

Der durch das kategoriale Denken gestempelte andere und fremde Mensch wird zum Träger all dessen, was als böse, schmutzig oder anderweitig als gefährlich im Selbst unterdrückt wird. Er wird zum Teufel. Als Inbegriff des Bösen erhebt sich diese traumatische Macht des Ressentiments mit seiner inhärenten Verdinglichung, Objektifizierung und Dehumanisierung des anderen, und damit dessen Verachtung und Beschämung. Es fand seine extreme

Verwirklichung im Holocaust und den anderen Totalitarismen, und wir treffen ihn heute wieder im globalen Terrorismus an. Der Fremde wird zum Blutopfer zur Beschwichtigung des inneren Richters, indem die verurteilende Gottheit versöhnt wird.

Endlich fühlen wir, wie Lou Andreas-Salomé in *Ródinka. Russische Erinnerung* (1923, S. 249f.), einer Novelle, die sie Anna Freud widmete, es über das von ihr verlassene Russland ausdrückte: Es sei, als ob »eine andere Welt bedeckt würde, überdeckt, hinweggeleugnet – die nicht da war – noch nicht, und doch schon gespenstige Wirklichkeit, eine Wirklichkeit uns im Rücken«.

Literatur

Abrams, J. Z. (1999). *A Beginner's Guide to the Steinsaltz Talmud*. J. Aronson.

Ajami, F. (2003). The Falseness of Anti-Americanism. *Foreign Policy, 138,* 52–61. https://doi.org/10.2307/3183656

Akhtar, S. (2002). Forgiveness: Origins, Dynamics, Pschyopathology, and technical Relevance. *The Psychoanalytic Quarterly, LXXI*(2), 175–212. https://doi.org/10.1002/j.2167-4086.2002.tb00010.x

Akhtar, S. (2002). The psychodynamic dimension of terror. In C. Covington, P. Williams, J. Arundale & J. Knox (Hrsg.), *Terrorism and War. Unconscious Dynamics of Political Violence.* Kamac Books.

Alderdice, J. (2002). Introduction. In C. Covington, P. Williams, J. Arundale & J. Knox (Hrsg.), *Terrorism and War. Unconscious Dynamics of Political Violence.* Kamac Books.

Alderdice, J. (2003). Terrorism and the Psychoanalytic Space. In J. A. Cancelmo, I. Tylim, J. Hoffenberf & H. Myers (Hrsg.), *Terrorism And The Psychoanalytic Space. International Perspectives From Ground Zero* (S. 12–17). Pace University Press.

Amsel, L. & Marshall, R. D. (2003). Clinical Management of Subsyndromal Psychological Sequelae of the 9/11 Terror Attacks. In S. W. Coates, J. L. Rosenthal & D. S. Schlechter (Hrsg.), *September 11. Trauma and Human Bonds.* Analytic Press.

Aragno, A. (2009). Meaning's Vessel. A Metapsychological Understanding of Metaphor. *Psychoanalytical Inquiry, 29,* 3–47.

Aristoteles. (1894, 1909). *Ethica Nicomachea (*mehrfach nachgedruckt, hrsg. v. I. Bywater). Oxford Classical Texts.

Aristoteles. (1909). *The Nicomachean Ethics* (Übers. v. F. H. Peters). Keagan Paul, Trench, Trübner & Co.

Aristoteles. (1956). *Aristotelis. De anima* (u. Mit. v. D. W. Ross). Oxford University Press.

Aristoteles. (1987). *The Poetics*. Harvard University Press.

Aristoteles. (2011). *De anima. Über die Seele* (hrsg. v. G. Krapinger). Reclam.

Arlow, J. A. (1979). Metaphor and the psychoanalytic situation. *Psychoanalytic Quarterly, 48*, 363–385.

Arlow, J. A. (1984). Disturbances of the Sense of Time, with Special Reference to the Experience of Timelessness. *Psychoanalytic Quarterly, 53*, 13–37.

Arlow, J. A. (1991). Character perversion. In ders., *Psychoanalysis. Clinical Theory and Practice* (S. 318–336). International Universities Press.

Arlow, J. A. (2002). Transference as Defense. *JAPA, 50*, 1139–1150.

Armstrong, C. J. (1985). *Spain. The Root and the Flower. An Interpretation of Spain and the Spanish People.* University of California Press.

Assmann, J. (2000). *Herrschaft und Heil. Politische Theologie in Altägypten, Israel und Europa.* Carl Hanser Verlag.

Assmann, J. (2001). *Cherubinischer Wandersmann.* Reclam.
Assmann, J. (2001). *Ma'at. Gerechtigkeit und Unsterblichkeit im alten Ägypten.* C.H. Beck Verlag.
Assmann, J. (2002). *Das kulturelle Gedächtnis. Schrift, Erinnerung und politische Identität in frühen Hochkulturen* (4. Aufl.). C.H. Beck.
Assmann, J. (2002a). Das kulturelle Gedächtnis. *Erwägen, Wissen, Ethik, 13,* 239–247.
Assmann, J. (2002b). *Tod und Jenseits im alten Ägypten.* C.H. Beck.
Assmann, J. (2003). *Die mosaische Unterscheidung oder der Preis des Monotheismus.* Carl Hanser.
Assmann, J. (2006). *Monotheismus und die Sprache der Gewalt.* Picus.
Assmann, J. (2010). *Religio duplex. Ägyptische Mysterien und europäische Aufklärung.* Insel.
Augustinus, A. (2003). *De trinitate* (hrsg. v. J. Kreuzer). Meiner.
Bach, S. (1994). *The Language of Perversion and the Language of Love.* J. Aronson.
Bach, S. (2001). On Being Forgotten and Forgetting One's Self. *Psychoanalytic Quarterly, LXX*(4), 739–756.
Balsam, R.H. (2003). The Vanished Pregnant Body in Psychoanalytic Female Developmental Theory, *JAPA, 51*(4), 1153–1179.
Balzac, H. de. (1874). *Œuvres complètes* (Bd. 17). V.A.
Barth, B. (1990). Die Darstellung der weiblichen Sexualität als Ausdruck männlichen Uterusneides und dessen Abwehr. *Jahrbuch der Psychoanalyse, 26,* 64–101.
Bass, A. (1997). The problem of concreteness. *Psychoanalytic Quarterly, 66,* 642–682.
Beá, J. & Hernandez, V. (1984). Don Quixote: Freud and Cervantes. *The International Journal of Psychoanalysis, 65*(2), 141–153.
Beardsley, M.C. (1967). Metaphor. In P. Edwards (Hrsg.), *The encyclopedia of philosophy* (S. 284–289). Macmillan.
Benyakar, M. (2003). The Setting and the Psychoanalytic Field in Social Disasters, War and Terrorism. In J.A. Cancelmo, I. Tylim, J. Hoffenberf & H. Myers (Hrsg.), *Terrorism And The Psychoanalytic Space. International Perspectives From Ground Zero* (S. 92–101). Pace University Press.
Blum, H.P. (1983). The position and value of extratransference interpretation. *JAPA, 31,* 587–618.
Borradori, G. (2003). *Philosophy in a Time of Terror. Dialogues with Jürgen Habermas and Jacques Derrida.* University of Chicago Press.
Braun, M. (1976). *Dostojewskij – Das Gesamtwerk als Vielfalt und Einheit.* Vandenhoeck & Ruprecht.
Brentano, C. (1988). Zu Bacharach am Rhein. Die Lore Lay. In G.E. Grimm (Hrsg.), *Gedichte und Interpretationen. Deutsche Balladen* (S. 137–148). Reclam.
Bristol, C. (2004). History of a Childhood Neurosis and Its Relation to the Adult Superego. *Psychoanalytic Inquiry, 24*(2), 286–308. https://doi.org/10.1080/07351692409349084
Bristol, R.C. (2019). An Essay on Narrative, Reality, and Imagination. *Psychoanalytic Inquiry, 39*(7), 476–484. https://doi.org/10.1080/07351690.2019.1659025
Britton, R. (2002). The eleventh of September massacre. In C. Covington, P. Williams, J. Arundale & J. Knox (Hrsg.), *Terrorism and War. Unconscious Dynamics of Political Violence.* Kamac Books.
Brontë, C. (1853). *Villette.* Smith, Elder & Co.
Brouček, J.F. (1991). *Shame and the Self.* Guilford Press.
Buber, M. (1947). *Dialogisches Leben.* Gregor Müller Verlag.
Buber, M. (1958). *Schuld und Schuldgefühle.* Lambrecht Schneider.

Buber, M. (1965). *Urdistanz und Beziehung.* Lambrecht Schneider.

Bumiller, E. (2003, 7. Sept.). Unbekannter Beitrag. *New York Times.*

Byrnes, R.F. (1998). Konstantin Petrovich Pobedonostsev. *Encyclopedia Britannica.* https://www.britannica.com/biography/Konstantin-Petrovich-Pobedonostsev

Byron, W. (1978). *Cervantes: A Biography.* Doubleday.

Carroll, L. (1864). *Alice in Wonderland.* Macmillan Publishers.

Cassirer, E. (1942, 1961). *Zur Logik der Kulturwissenschaften. Fünf Studien.* Wissenschaftliche Buchgesellschaft.

Cassirer, E. (1956). *Philosophie der symbolischen Formen* (Bd. 1–3). Wissenschaftliche Buchgesellschaft.

Cassirer, E. (1962). *An Essay on Man.* Yale University Press.

Cassirer, E. (1963). *The individual and the cosmos in Renaissance philosophy.* Harper Torchbooks.

Celan, P. (1975). *Gedichte II.* Suhrkamp.

Cervantes, M. de & Braunfels, K. (2000). *Don Quijote.* DTV.

Cervantes, M. de & Grossman, E. (2003). *Don Quixote.* Ecco.

Cervantes, M. de. (1989). *Don Quixote de la Mancha.* Editorial Juventud.

Cervantes, M. de. (2016). *Die Irrfahrten des Persiles und Sigismunda.* Die Andere Bibliothek.

Chernus, I. (1982). *Mysticism in Rabbinic Judaism. Studies in the History of the Midrash.* De Gruyter.

Chernus, I. (1982). Vision of God in Merkabah Mysticism. *Journal for the Study of Judaism in the Persian, Hellenistic, and Roman Period, 13*(1/2), 123–146.

Chodorow, N.J. (2003). Too late: Ambivalence about Motherhood, Choice, and Time. *JAPA, 51*, 1181–1198.

Coates, S.W., Rosenthal, J. & Schechter, D.S. (Hrsg.). (2003). *September 11. Trauma and Human Bonds.* Analytic Press.

Coates, S.W., Schlechter, D.S. & First, E. (2003). Brief Intervention with Traumatized Children and Families After September 11. In S.W. Coates, J.L. Rosenthal & D.S. Schlechter (Hrsg.), *September 11. Trauma and Human Bonds.* Analytic Press.

Coen, S. (2003). The thrall of the negative and how to analyze it. *JAPA, 51*, 465–489.

Coen, S. (2004, Juni). *How to play with patients who would rather remain remote.* [Vortrag]. American Psychoanalytic Association.

Coleridge, S.T. (1798). *The Rime of the Ancient Mariner.* https://www.gutenberg.org/files/151/151-h/151-h.htm

Cooper, A.M. (1988). The narcissistic-masochistic character. In R.A. Glick & D.I. Meyers (Hrsg.), *Masochism. Current Psychoanalytic Perspectives* (S. 117–139). Analytic Pess.

Cooper, A.M. (1991). The unconscious core of perversion. In G.I. Fogel & W.A. Meyers (Hrsg.), *Perversions and near-perversions in clinical practice. New psychoanalytic perspectives* (S. 17–35). Yale University Press.

Covington, C. (2002). The benign and malignant other. In C. Covington, P. Williams, J. Arundale & J. Knox (Hrsg.), *Terrorism and War. Unconscious Dynamics of Political Violence.* Kamac Books.

Covington, C., Williams, P., Arundale, J. & Knox, J. (Hrsg.). (2002). *Terrorism and War. Unconscious Dynamics of Political Violence.* Kamac Books.

Crespo, F.L. (1987). La Folie-à-deux de Don Quijote y Sancho. *Rivista de Psycoanálisis de Madrid, 6*, 51–68.

Crow, J.A. (1985). *Spain. The Root and the Flower. An Interpretation of Spain and the Spanish People.* University of California Press.

Dan, J. (1986). *Jewish Mysticism and Jewish Ethics*. University of Washington Press.
Dan, J. (1989). *Jewish Mysticism. Bd. I. Late Antiquity*. J. Aronson.
Dan, J. (1989). *Jewish Mysticism. Bd. II. The Middle Ages*. J. Aronson.
Dan, J. (1999). *Jewish Mysticism. Bd III. The Modern Period*. J. Aronson.
Dickens, C. (1857). *Little Dorrit*. Bradbury & Evans.
Diner, D. (2002). *Feindbild Amerika. Über die Beständigkeit des Ressentiments*. Propyläen.
Domin, H. (1987). *Gesammelte Gedichte* (3. Aufl.). Fischer.
Dostojewski, F.M. (1864). *Zapiski iz podpol'ja. Epocha*.
Dostojewski, F.M. (1919, 1956). *Der Idiot* (dt. Übers. v. J. v. Guenther). Otto Walter. [Russische Ausgabe: *Idiot*. Oformelnije, 1997.]
Dostojewski, F.M. (1919) *Die Brüder Karamasow*. Übers. v. H. Ruoff/ R. Hoffmann. DTV.
Dostojewski, F.M. (1919). *Bessy*. Gumanitarnoye Agenstvo, Akademicesky Projekt.
Dostojewski, F.M. (1919). *Der Doppelgänger*. Piper.
Dostojewski, F.M. (1919). *Notes from the underground* (Aufzeichnungen aus dem Untergrund). Russische Ausgabe, 1982.
Dostojewski, F.M. (1957). *Der Jüngling* (Übers. v. E.K. Rahsin). Piper.
Dostojewski, F.M. (1962). The Possessed (Übers. v. A.R. MacAndrew). Signet Classics.
Dostojewski, F.M. (1966). *Gesammelte Briefe 1833–1881* (Übers., hrsg. u. kom. v. F. Hitzer, unter Benutzung der Übertragung von A. Eliasberg). Piper.
Dostojewski, F.M. (1969). *Tagebuch eines Schriftstellers. Notierte Gedanken* (8. Aufl., Übers. v. E.K. Rahsin). Piper.
Dostojewski, F.M. (1982). *Notes from the Underground*. Rowman & Littlefield.
Dostojewski, F.M. (1983). *Igrok. Zentral'no-ernozemnoje kniznoje izdatel`stvo*. Voronez.
Dostojewski, F.M. (1994). *Demons* (Übers. v. R. Pevear & L. Volokhonsky). Vintage Classics.
Dostojewski, F.M. (1994). *Schuld und Sühne*. Aufbau.
Dostojewski, F.M. (1996a). *Die Dämonen* (Übers. v. E.K. Rahsin, Nachwort v. A. Flaker). Piper.
Dostojewski, F.M. (1996b). *Die Dämonen* (Übers. v. M. Kegel). Artemis & Winkler.
Dostojewski, F.M. (1997). *Der Spieler* (Übers. v. E.K. Rahsin). Piper.
Dostojewski, F.M. (o.J.). *Aufzeichnungen aus dem Untergrund*. Piper.
Drob, S.L. (2000). *Symbols of the Kabbalah. Philosophical and psychological perspectives*. J. Aronson.
Eagle, M.N. (2011). Psychoanalysis and the enlightenment vision: An overview. *JAPA, 59*, 1099–1118.
Edelson, M. (1985). *Hypothesis and Evidence in Psychoanalysis*. University of Chicago Press.
Eliot, G. (1872). *Middlemarch*. William Blackwood and Sons.
Ellenberger, H.F. (1970). *The Discovery of the Unconscious. The History and Evolution of Dynamic Psychiatry*. Basic Books.
Erlich, S. (2003). Terror, Trauma and Identity Formation.
Eschbach, C. (2004). Toward an Understanding of Womb Envy: Developmental and Clinical Perspectives. In L. Wurmser & H. Jarass (Hrsg.), *Jealousy and Envy. New Views about Two Powerful Feelings* (S. 49–74). Taylor & Francis Group.
Euripidis. (1984). *Euripides Fabulae* (Bd. 1, hrsg. v. J. Diggle). Oxford University Press.
Faur, J. (1992). *In the Shadow of History: Jews and Conversos at the Dawn of Modernity*. SUNY-Press.
Faur, J. (1999). *Homo Mysticus. A Guide to Maimonides´s Guide for the Perplexed*. Syracuse University Press.
Fenichel, O. (1985). *Aufsätze* (Bd. II). Ullstein.
Fenton, P.B. (1998). Abraham Maimonides (1187–1237). Founding a Mystical Dynasty. In

M. Idel & M. Ostow (Hrsg.), *Jewish Mystcal Leaders and Leadership in the 13th Century* (S. 127–154). J. Aronson.
Ferenczi, S. (1932, Sept.). *Sprachverwirrung zwischen den Erwachsenen und dem Kind. Die Sprache der Zärtlichkeit und der Leidenschaft* [Vortrag]. XII. Internationaler Psychologischer Kongreß, Wiesbaden. https://www.sfu.ac.at/wp-content/uploads/PTW-GSG-Ferenczi_Sprachverwirrung_zw_Erw_Kind.pdf
Fernández de Avellaneda, A. (1968). *Leben und Taten des weisen Junkers Don Quixote de la Mancha* (Übers. v. F. J. Bertuch, Nachwort v. W. Bahner). Insel.
Finkelstein, L. (1990). *Akiba. Scholar, saint and martyr*. J. Aronson.
Fischer, G. & Riedesser, P. (1999). *Lehrbuch der Psychotraumatologie*. Ernst Reinhardt.
Fischer, G. & Riedesser, P. (2003). *Lehrbuch der Psychotraumatologie* (3. aktual. u. erw. Aufl.). Reinhardt UTB.
Flick, V. (1987, 09./10. Mai). Das Ende einer Legende. *Neue Zürcher Zeitung*.
Fonagy, P. (1997). *Attachment and borderline personality disorder: A theory and some evidence*. [Vortrag]. New York.
Fonagy, P. & Target, M. (1996). Playing with reality. *International Journal of Psychoanalysis, 77*, 217–234.
Fonagy, P. & Target, M. (2003). Evolution of the Interpersonal Interpretive Function. Clues for Effective Preventive Intervention in Early Childhood. In S. W. Coates, J. L. Rosenthal & D. S. Schlechter (Hrsg.), *September 11. Trauma and Human Bonds*. Analytic Press.
Fonagy, P., Gergely, G., Jurist, E. L. & Hepworth, M. (Hrsg.). (2002). *Affektregulierung, Mentalisierung und die Entwicklung des Selbst*. Klett-Cotta.
Fonagy, P., Gergely, G., Jurist, E. L. & Target, M. (2002). *Affect Regulation, Mentalization, and the Development of the Self*. Other Press.
Fonagy, P., Moran, G. S. & Target, M. (1993). Aggression and the psychological self. *International Journal of Psychoanalysis, 74*, 471–486.
Fonagy. P., Gergely, G., Jurist, E. L. & Target, M. (2004). Entwicklungsaufgaben der normalen Adoleszenz und adoleszenter Zusammenbruch. In P. Fonagy, G. Gergely, E. L. Jurist & M. Target (Hrsg.), *Affektregulierung, Mentalisierung und die Entwicklung des Selbst* (S. 320–342). Klett Cotta.
Fraiberg, S. (1982). Pathological Defenses in Infancy. *Psychoanalytic Quarterly, 51*, 612–635.
Franck, J. (2009). *Die Mittagsfrau*. Fischer.
Freedman, H. & Simon, M. (Übers., Hrsg.). (1982). *The Midrash Rabbah*. Sconcino Press.
Freud, A. (1954). Discussion of Stone's 'Widening Scope of Indications for Analysis'. In dies., *The Writings of Anna Freud* (Bd. IV, S. 373). International University Press.
Freud, S. (1905). *Der Witz und seine Beziehung zum Unbewussten*. Deuticke.
Freud, S. (1910). Der Gegensinn der Urworte. *GW VIII*, 212–221.
Freud, S. (1914). Zur Geschichte der psychoanalytischen Bewegung. *GW X*, 43–113.
Freud, S. (1914c). Zur Einführung des Narzißmus. *GW X*, 137–170.
Freud, S. (1915). Einige Charaktertypen aus der psychoanalytischen Arbeit. *GW X*.
Freud, S. (1916d). Einige Charaktertypen aus der psychoanalytischen Arbeit. *GW X*, 364–391.
Freud, S. (1919). Ein Kind wird geschlagen. *Internationale Zeitschrift für Psychoanalyse, 5*(3), 151–172.
Freud, S. (1919h). Das Unheimliche, *GW XII*, 229–268.
Freud, S. (1921c). Massenpsychologie und Ich-Analyse. *GW XIII*, 71–161.
Freud, S. (1923). Das Ich und das Es. *GW XIII*, 235–290.
Freud, S. (1926d). Hemmung, Symptom und Angst. *GW XIV*, 111–205.

Freud, S. (1927e). Fetischismus. *GW XIV*, 311–317.

Freud, S. (1937c). Die endliche und die unendliche Analyse. *GW* XVI, 59–99.

Freud, S. (1939a, 1934–1938). Der Mann Moses und die monotheistische Religion. Drei Abhandlungen. *GW* XVI, 103–246.

Freud, S. (1940a 1938). Abriß der Psychoanalyse. *GW XVII*, 63–123

Freud, S. (1954). Totem und Tabu. *GW IX*.

Freud, S. (1960). *Jokes and their Relation to the Unconscious*. Norton.

Freud, Sigmund (1914c). Zur Einführung des Narzißmus. *GW X*, 137–170.

Freud. S. (1940a, 1938). Abriß der Psychoanalyse. *GW XVII*, 63–123.

Friedman, M. (1988). *Martin Buber's Life and Work*. Wayne State University Press.

Friedman, M. (1999). *Begegnung auf dem schmalen Grat. Martin Buber – ein Leben*. Agenda.

Fuentes, C. (2003, 2. Nov.). Tilt. The errant knight of La Mancha rides again in a new English translation. *New York Times Book Review, 15*.

Gannagé, M. (2003). Children and War. Consequences and Treatment. In J.A. Cancelmo, I. Tylim, J. Hoffenberf & H. Myers (Hrsg.), *Terrorism And The Psychoanalytic Space. International Perspectives From Ground Zero* (S. 37–44). Pace University Press.

Gannagé, M. (2003). In J.A. Cancelmo, I. Tylim, J. Hoffenberf & H. Myers (Hrsg.), *Terrorism And The Psychoanalytic Space. International Perspectives From Ground Zero* (S. 45–53). Pace University Press.

Garwood, A. (2002). Thee holocaust and the power of powerlessness. Survivors guilt an unheald wound. In C. Covington, P. Williams, J. Arundale & J. Knox (Hrsg.), *Terrorism and War. Unconscious Dynamics of Political Violence*. Kamac Books.

Gerigk, H.-J. (2001). Nachwort. In F.M. Dostojewski, *Die Brüder Karamasow* (Übers. v.H. Ruoff & R. Hoffmann). DTV.

Gill, M.M. (1963). *Topography and systems in psychoanalytic theory*. International Universities Press. https://doi.org/10.1037/13109-000

Gilman, S. (1979). A Generation of "Conversos", *Romance Philology*, *33*(1), 87–101.

Glick, R.A. (2003). Preface. In S.W. Coates, J.L. Rosenthal & D.S. Schlechter (Hrsg.), *September 11. Trauma and Human Bonds*. Analytic Press.

Goethe, J.W. (1790). *Torquato Tasso*. Deutsches Textarchiv. https://www.deutschestextarchiv.de/goethe_torquato_1790/173

Goethe, J.W. (1961). *Gesamtausgabe*. dtv.

Goethe, J.W. (1962). *Goethe. Auswahl in drei Bänden* (hrsg. v.H. Becker). Bibliographisches Institut.

Goethe, J.W. (1962). *Goethes Werke in zwei Bänden*. Droemersche Verlagsgesellschaft.

Goethe, J.W. (1962). *Schriften zur Literatur. Zweiter Teil*. dtv.

Goldschmidt, L. (2004). *Sefer Jesirah. Das Buch der Schöpfung* (Nachdruck). Aurinia.

Green, A. (1993). Die tote Mutter. *Psyche, 47*(3), 205–240.

Green, A. (2004). *A Guide to the Zohar*. Stanford University Press. https://doi.org/10.1515/9780804782913

Grinberg, L. & Rodriguez, J.F. (1984). The influence of Cervantes on the future creator of psychoanalysis. *International Journal of Psychoanalysis, 65*, 155–168.

Grossman, L. (1992). An Example of 'Character Perversion' in a Woman. *Psychoanalytical Quarterly, 61*, 581–589.

Grossman, L. (1993). The perverse attitude toward reality. *Psychoanalytical Quarterly, 62*, 422–436.

Grossman, L. (1996). 'Psychic Reality' and Reality Testing in the Analysis of Perverse Defences. *International Journal of Psychoanalysis 77*, 509–517.

Gruen, A. (2000). *Der Verrat am Selbst – Die Angst vor Autonomie bei Mann und Frau*. dtv.

Habermas, J. (2003, 17. April). Was bedeutet der Denkmalsturz? *Frankfurter Allgemeine Zeitung*.

Habermas, J. & Derrida, J. (2004). *Philosophie in Zeiten des Terrors*. Philo Fine Arts.

Hegel, G.W.F. (1986). *Werke in 20 Bänden* (hrsg. v.E. Moldenhauer & K.M. Michel). Suhrkamp.

Herman, D.B., Pape Aaron, B. & Susser, E.S. (2003). An Agenda of Mental Health in a Time of Terror. In S.W. Coates, J.L. Rosenthal & D.S. Schlechter (Hrsg.), *September 11. Trauma and Human Bonds*. Analytic Press.

Hoffman, I. (1994). Dialectical Thinking and Therapeutic Action in the Psychoanalytical Process. *Psychoanalytical Quarterly, 63*(2), 187–218.

Holton, G. (1973). *Thematic Origins of Scientific Thought*. Harvard University Press.

Hopper, E. (1991). Encapsulation as a Defence Against the Fear of Annihilation. *International Journal of Psychoanalysis, 72*(4), 607–624.

Horovitz, S. (2014). *Sifre on Deuteronomy* (hrsg. v.L. Finkenstein). The Jewish Theological Seminary Press.

Hoven, C.W., Mandell, D.J. & Duarte, C.S. (2003). Mental Health of New York City Public School Children After 9/11: An Epidemiologic Investigation. In S.W. Coates, J.L. Rosenthal & D.S. Schlechter (Hrsg.), *September 11. Trauma and Human Bonds*. Analytic Press.

Ibsen, H. (1866). *Brand*. Thieles Bogtrykkeri. https://www.ibsen.uio.no/DRVIT_Br%7CBrht.xhtml

Ibsen, H. (1887). *Die Wildente. Schauspiel in 5 Akten*. Fischer.

Ibsen, H. (1891). *Hedda Gabler*. Otto Hendel.

Ibsen, H. (1907). *John Gabriel Borkman*. Fischer.

Ibsen, H. (1973). *Dramen* (2 Bde.). Winkler.

Idel, M. & Ostow, M. (Hrsg.). (1998). *Jewish mystical leaders and leadership in the 13th century*. J. Aronson.

Ingold, F.P. (1999, 20. Dez.). Unbekannter Artikel. *Neue Zürcher Zeitung*.

Janz, C.P. (1978–1979). *Friedrich Nietzsche. Biographie* (Bd. 1–3). Carl Hanser Verlag.

Jastrow, M. (1950). *Dictionary of Talmud Babli, Yerushalmi, Midrashic Literature and Targumim*. Pardes Publishing House.

Jewish Publication Society. (Hrsg.). (2011). Tanakh. The Holy Scriptures. The New JPS Translation according to the Traditional Hebrew Text. Proverbs 9. *Sefaria*. https://www.sefaria.org/Proverbs.9?lang=bi&with=About&lang2=en

Kafka, F. (1931). Der Jäger Gracchus. In M. Brod & H.-J. Schoeps (Hrsg.), *Beim Bau der Chinesischen Mauer. Ungedruckte Erzählungen und Prosa aus dem Nachlaß*. Kiepenheuer.

Kafka, F. (1946). *Der Prozess*. Schocken.

Kafka, F. (1970). *Vor dem Gesetz*. In P. Raabe (Hrsg.), *Sämtliche Erzählungen*. Fischer.

Kant, I. (1983). Metaphysik der Sitten. In ders. *Werke* (Bd. 7). Wissenschaftliche Buchgesellschaft.

Kapur, R. (2002). Omagh. The Beginning of the reparative Impulse? In C. Covington, P. Williams, J. Arundale & J. Knox (Hrsg.), *Terrorism and War. Unconscious Dynamics of Political Violence* (S. 315–328). Kamac Books.

Keller, U. & Sharandak, N. (2010). *Sofja Tolstaja. Ein Leben an der Seite Tolstojs*. Suhrkamp.

Kertész, I. (2003, 4. Okt.). Unbekannter Artikel. *Neue Zürcher Zeitung*.

Keyserling, H. (1930). *Amerika. Der Aufgang einer Neuen Welt*. Deutsche Verlagsgesellschaft.

Kilborne, B. (2002). *Disappearing Persons: Shame and Appearance*. State University of New York Press.
Kjetsaa, G. (1986). *Dostojewski. Sträfling – Spieler – Dichterfürst*. Katz Verlag.
Kjetsaa, G. (1993). *Dostojewski*. Heyne.
Krause, R. (1998). *Allgemeine psychoanalytische Krankheitslehre*. Kohlhammer.
Kris. E. (1975). *The Selected Papers*. Yale University Press.
Kubie, L.S. & Israel, H.A. (1955). »Say You're Sorry«. *The Psychoanalytic Study of the Child, 10*(1), 289–299. https://doi.org/10.1080/00797308.1955.11822560
Kunzke, D. (2011). Grundmerkmale interpersonaler, intersubjektiver und relationaler Ansätze als Ausdruck aktueller Entwicklungstendenzen in der Psychoanalyse. *Psyche, 7*(65), 577–616.
Lagerkvist, P. (1944/1951). *Dvärgen*. Bonniers.
Lagerlöf, S. (1891). *Gösta Berlings Saga*. Albert Bonniers Förlag.
Lagerlöf, S. (2009). *The Saga of Gosta Berling*. Penguin Classics.
Lakoff, G.A. & Johnson, M. (1979). *Metaphors we live by*. University of Chicago Press.
Lansky, M.R. (2001). Hidden Shame, Working Through, and the Problem of Forgiveness in the Tempest. *JAPA, 49*(3), 1005–1033. https://doi.org/10.1177/00030651010490031301
Lansky, M.R. & Bley, C.R. (1995). *Posttraumatic Nightmares. Psychodynamic Explorations*. Analytic Press.
Laytner, A. (1990). *Arguing with God*. J. Aronson.
Lewis, B. (2001). *What went wrong? Western Impact and Middle Eastern Response*. Oxford University Press.
Lewis, B. (2003). *The Crisis of Islam. Holy War and Unholy Terror*. The Modern Library.
Lifton, R.J. (1986). *The Nazi doctors*. Basic Books.
Looper, T. (1973). *Byron and the Bible. A Compendium of Biblical Usage in the Poetry of Lord Byron*.
Lynd, H.M. (1958). *In Shame and the Research for Identity*. Routledge.
Magris, C. (1981, 18./19. Nov.). Dostojewski und das Judentum. Nr. 277, S. 67. *Neue Zürcher Zeitung*.
Maier, J. (1995). *Die Kabbalah. Einführung – Klassische Texte – Erläuterungen*. C.H. Beck.
Mann, T. (1943). *Josef und seine Brüder*. Bermann-Fischer.
Mann, T. (1977). *Meerfahrt mit „Don Quijote". Essays* (Bd. 1). Fischer.
Márais, S. (2000). *Die Glut*. Piper.
Miller-Florsheim, D. (2002). From Containment to leakage, from the collective to the unique. Therapist and patient in shared national trauma. In C. Covington, P. Williams, J. Arundale & J. Knox (Hrsg.), *Terrorism and War. Unconscious Dynamics of Political Violence*. Kamac Books.
Milton, J. (1640–1665). *Paradise Lost* (Bd. 10). o.V.
Milton, J. (1941). *The Complete Poetical Works* (hrsg. v. H. Fletcher). Riverside Press.
Mochulsky, K. (1973). *Dostoevsky. His Life and Work*. Princeton University Press.
Modell, A.H. (2003). *Imagination and the Meaningful Brain*. MT Press.
Modell, A.H. (2005). Emotional memory, metaphor, and meaning. *Psychoanalytical Inquiry, 25*, 555–568.
Modell, A.H. (2009). Metaphor – The bridge between feelings and knowledge. *Psychoanalytical Inquiry, 29*, 6–11.
Nachmani, G. (2003). Marginalized Groups. Challenges to Health Identity. In J.A. Cancelmo,

I. Tylim, J. Hoffenberf & H. Myers (Hrsg.), *Terrorism And The Psychoanalytic Space. International Perspectives From Ground Zero* (S. 155–158). Pace University Press.
Newman, L. I. & Spitz, S. (Hrsg.). (2000). *The Talmudic Anthology. Tales and Teachings of the Rabbis.* Behrman House.
Newton, I. (2012). *Philosophiae Naturalis Principia Mathematica* (3. Aufl., Übers. u. Anm. v. I. Bruce). https://www.17centurymaths.com/contents/newtoncontents.html
Nietzsche, F. (1925). *Also sprach Zarathustra.* Musarion.
Nietzsche, F. (1964). *Götzendämmerung. Der Antichrist, Ecce Homo, Gedichte.* Alfred Kröner.
Nietzsche, F. (1976). *Die Fröhliche Wissenschaft.* Alfred Kröner.
Nietzsche, F. (1976). *Jenseits von Gut und Böse.* Alfred Kröner.
Nietzsche, F. (1976). *Morgenröte.* Alfred Kröner.
Nietzsche, F. (1976). *Zur Genealogie der Moral.* Alfred Kröner.
Novick, K. K. & Novick, J. (1996). *Fearful Symmetry. The Development and Treatment of Sadomasochism.* J. Aronson.
Novick, K. K. & Novick, J. (2003). Two systems of self-regulation and the differential application of psychoanalytic technique. *American Journal of Psychoanalysis, 63*(1), 1–20.
Noy, P. (1982). A Revision of the Psychoanalytic Theory of Affect. *Annual of Psychoanalysis, 10,* 139–185.
Ostow, M. (1995). *Ultimate Intimacy: The Psychodynamics of Jewish Mysticism.* Taylor & Francis Ltd.
Papadopoulos, R. K. (2002). Destructiveness, atrocities and healing. Epistemological and clinical reflections. In C. Covington, P. Williams, J. Arundale & J. Knox (Hrsg.), *Terrorism and War. Unconscious Dynamics of Political Violence.* Kamac Books.
Person, E. S. (1993). Introduction. In E. S. Person, A. Hagelin & P. Fonagy (Hrsg.), *On Freud's Observations on Transference-Love* (S. 1–44). Yale University Press.
Pevear, R. (1994). Introduction. In F. M. Dostoevsky, *Demons* (Übers. v. R. Pevear & L. Volokhonsky). Vintage Classics
Pirandello, L. (1964). *The Late Mattia Pascal.* Andre Deutsch
Pirandello, L. (1988). So ist es (wenn es Ihnen so scheint). In ders., *Gesammelte Werke* (Bd. 10). Ullstein.
Plato. (1925). *Plato in Twelve Volumes* (Bd. 9; Über. v. H. N. Fowler). Harvard University Press, William Heinemann Ltd. https://www.perseus.tufts.edu/hopper/text?doc=Perseus%3Atext%3A1999.01.0174%3Atext%3DPhaedrus%3Asection%3D247b
Platon. (Hrsg.). (1991). *Sämtliche Werke in zehn Bänden* (Hrsg. K. Hülser & F. Schleiermacher; Griechisch/Deutsch). Insel.
Poland, W. S. (1996). *Melting the Darkness. The Dyad and Principles of Clinical Practice.* J. Aronson.
Poland, W. S. (2000). The analyst's witnessing and otherness. *JAPA, 48*(1), 17–93.
Poland, W. S. (2002). The interpretive attitude. *JAPA, 50*(3), 807–826.
Polanyi, M. (1965). On the Modern Mind. *Encounter, 24,* 12–20.
Polanyi, M. (1965). The Structure of Consciousness. *Brain: a journal of neurology, 88*(4), 799–810.
Pope, A. (1717). *The Works of Mr. Alexander Pope. Eoisa to Abelard* (Bd. 2, S. 416–435). W. Bowyer. https://archive.org/details/worksofmralexan02pope/mode/2up
Raschi (Rabbi Schmu'el ben Jitzchaq). (1946). *In Pentateuch with Rashi's commentary.* Shapiro, Vallentine & Co.
Reed, G. (2001). The disregarded analyst and the transgressive process: Discontinuity, countertransference and the framing of the negative. *JAPA, 49*(3), 909–931.

Reed, G.S. (1997). The Analyst's Interpretation as Fetish. *JAPA, 45*(4), 1153–1181.

Renik, O. (1992). Use of the Analyst as a Fetish. *Psychoanalytical Quarterly, 61*, 542–563.

Renik, O. (1999). Playing one's cards face up in analysis: an approach to the problem of self-disclosure. *Psychoanalytical Quarterly, 68*, 521–540.

Ringstrom, P.A. (2002). Thoughts in September 11th, 2001. In C. Covington, P. Williams, J. Arundale & J. Knox (Hrsg.), *Terrorism and War. Unconscious Dynamics of Political Violence*. Kamac Books.

Riskin, S. (2008). Unbekannter Kommentar. *Jerusalem Post*.

Rolland, R. (1922). *Das Leben Tolstois*. Rütten & Loening.

Rorty, R. (1989). *Contingency, irony, and solidarity*. Cambridge University Press. https://sites.pitt.edu/~rbrandom/Courses/Antirepresentationalism%20(2020)/Texts/rorty-contingency-irony-and-solidarity-1989.pdf

Ross, W.D. (1956). *Aristoteles De anima*. Oxford University Press.

Rothstein, A. (1999). Some implications of the analyst feeling disturbed while working with disturbed patients. *Psychoanalytical Quarterly, 68*(4), 554–558.

Rubenstein, R.L. (1978). *The cunning of history. The Holocaust and the American future*. Harper Colophon.

Ruh, K. (1989). *Meister Eckhart. Theologe, Prediger, Mystiker*. C.H.Beck.

Sandemose, A. (1933). *En flyktning krysser sitt spor*. Aschehoug.

Sandemose, A. (1973). *Ein Flüchtling kreuzt seine Spur*. Volk & Welt.

Schachter, J. (2002). *Transference – Shibboleth or Albatross?* The Analytic Press.

Schafer, R. (1992). *Retelling a Life. Narration and Dialogue in Psychoanalysis*. BasicBooks. https://web.english.upenn.edu/~cavitch/pdf-library/Schafer_Narrating.pdf

Schiller, F. (1877a). *Das verschleierte Bild zu Sais. Schillers Werke* (Bd. 1, hrsg. v.J.G. Fischer, S. 146–147). Deutsche Verlagsanstalt.

Schiller, F. (1877b). *Kassandra. Schillers Werke* (Bd. 1, hrsg. v.J.G. Fischer, S. 122–123). Deutsche Verlagsanstalt.

Schimmel, A. (1996). Sura. In ders., *Der Koran* (Übers. v.M. Henning). Reclam.

Schimmel, A. (2001). *Rumi's World. The Life and Work of a Great Sufi Poet*. Shambhala. https://archive.org/details/rumisworldlifewo0000schi

Schlant, E. (1999). *The Language of Silence. West German Literature and the Holocaust*. Routledge.

Schmithüsen, J. (2004). Die Zeit steht still in rasender Eile. Eine psychoanalytische Einzelfallstudie zu frühem Trauma und Zeiterleben. *Psyche, 58*, 293–320.

Scholem, G. (1935). *Die Geheimnisse der Schöpfung. Ein Kapitel aus dem Sohar*. Schocken.

Scholem, G. (1949). *Zohar. The Book of Splendor. Basic Readings from the Kabbalah*. Schocken.

Scholem, G. (1954). *Major Trends in Jewish Mysticism*. Schocken.

Scholem, G. (1957). *Die jüdische Mystik in ihren Hauptströmungen*. Suhrkamp.

Scholem, G. (1960). *Zur Kabbala und ihrer Symbolik*. Rhein-Verlag.

Scholem, G. (1965). *On the Kabbalah and its Symbolism*. Schocken.

Scholem, G. (1973). *Judaica 3*. Suhrkamp.

Scholem, G. (1974). *Kabbalah*. Dorset Press.

Scholem, G. (1991). *On the Mystical Shape of the Godhead. Basic Concepts in the Kabbalah*. Schocken.

Scholem, G. (2002). *Es gibt ein Geheimnis in der Welt. Tradition und Säkularisation*. Jüdischer Verlag Suhrkamp.

Scholem, G. (2015). *Jewish Gnosticism, Merkabah Mysticism, and the Talmudic Tradition.* The Jewish Theological Seminary Press.

Schorsch, I. (2021). *»Better a Scholar than a Prophet«. Studies in the Creation of Jewish Studies.* Mohr Siebeck.

Segal, H. (2002). Science is the real crime. In C. Covington, P. Williams, J. Arundale & J. Knox (Hrsg.), *Terrorism and War. Unconscious Dynamics of Political Violence.* Kamac Books.

Seligmann, S. (1980). *Die Zauberkraft des Auges und das Berufen. Ein Kapitel aus der Geschichte des Aberglaubens.* J. Couvreu.

Shengold, L. (1989). *Soul Murder. The Effect of Childhood Abuse and Deprivation.* Yale University Press.

Shengold, L. (1995) *Soul Murder. Seelenmord – die Auswirkungen von Missbrauch und Vernachlässigung in der Kindheit.* Brandes & Apsel.

Silberman, N. A. (2000). *Heavenly Powers. Unraveling the Secret History of the Kabbalah.* Castle Press.

Silesius, A. (2001). *Cherubinischer Wandersmann.* Reclam.

Slochower, H. (1949). Ernst Cassirer's Theory of History as Illustrated in His Treatment of Renaissance Thought. In P. A. Schlipp (Hrsg.), *The Philosophy of Ernst Cassirer* (S. 631–659). Evanston.

Spitz, R. A. (1956). Countertransference: Comments on Its Varying Role in the Analytic Situation. *JAPA, 4*(2), 256–265. https://doi.org/10.1177/000306515600400203

Spitz, R. A. (1967). *Vom Säugling zum Kleinkind.* Klett-Cotta.

Steiner, B. & Bahrke, U. (Hrsg.). (2013). *Der »innere Richter« im Einzelnen und in der Kultur. Klinische, soziokulturelle und literaturwissenschaftliche Perspektiven. Léon Wurmser zum 80. Geburtstag.* Psychosozial-Verlag.

Steinsaltz, A. (ca. 1950–2010). Bava Metzia. The Williams Edition. *Sefaria.* https://www.sefaria.org/Steinsaltz_on_Bava_Metzia?tab=contents

Steinsaltz, A. (o. J.). *The Talmud.* Random House.

Stern, D. (1985). *The Interpersonal World of the Infant. A View from Psychoanalysis Developmental* Psychology. Basic Books.

Stern, J. (2003). Cyclones, Bi-Cycles, and Psychoanalysis: The Witch-of-Us? complex and The Wizard of Oz. *Journal of the American Psychoanalytical Association, 51*(4), 1241–1261.

Stoller, R. F. (1975). *Perversion. The erotic form of hatred.* Pantheon.

Stoller, R. J. (1991). *Perversion: The erotic form of hatred.* Pantheon.

Stone, L. (1961). *The psychoanalytic situation.* International Universities Press.

Szondi, P. (1978). Versuch über das Tragische. In J. Bollack, H. Beese, W. H. Fietkau, H. Stierlin, H.-H. Hildebrandt, G. Mattenklott & S. Metz (Hrsg.), *Schriften* (Bd. 1, S. 149–260). Suhrkamp.

Terras, V. (1998). *Reading Dostoevsky.* University of Wisconsin Press.

Theologischer Verlag Zürich. (Hrsg.). (2007). Zürcher Bibel. *Bibelserver.* https://www.bibleserver.com/ZB/Prediger7,13

Ticho, E. A. (1974). Donald W. Winnicott, Martin Buber and the Theory of Personal Relationships. *Psychiatry, 37,* 24–253.

Tishby, I. (1989). *The Wisdom of the Zohar. An Anthology of Texts.* Littman Library and Jewish Civilization.

Titus, H. M., Smith, M. S. & Nolan, R. T. (1986). *Living Issues in Philosophy* (8. Aufl.). Wadsworth Publishing.

Tolstoi, L. N. (1911). *Gesammelte Werke. Auferstehung* (Bd. 1–2, Übers. v. W. Czumikow). Diederichs.

Tolstoi, L.N. (1993). *Auferstehung*. Penguin.
Twemlow, S.W. & Sacco, F.C. (2002). Relfections on the making of a terrorist. In C. Covington, P. Williams, J. Arundale & J. Knox (Hrsg.), *Terrorism and War. Unconscious Dynamics of Political Violence.* Kamac Books.
Varvin, S. (2003). Mental Space and Survival in Times of Terror. In J.A. Cancelmo, I. Tylim, J. Hoffenberf & H. Myers (Hrsg.), *Terrorism And The Psychoanalytic Space. International Perspectives From Ground Zero* (S. 102–113). Pace University Press.
Vennemann, J. (2001) Der böse Blick. In A. Michels, P. Müller & A. Perner (Hrsg.), *Jahrbuch für klinische Psychoanalyse. Angst* (Bd. 3, S. 166–172).
Vinar, M. (2003). Social Catastrophe and Mental Space. In J.A. Cancelmo, I. Tylim, J. Hoffenberf & H. Myers (Hrsg.), *Terrorism And The Psychoanalytic Space. International Perspectives From Ground Zero* (S. 28–32). Pace University Press.
Vuchov, A. (2002). Beyond bombs and sanctions. In C. Covington, P. Williams, J. Arundale & J. Knox (Hrsg.), *Terrorism and War. Unconscious Dynamics of Political Violence.* Kamac Books.
Walcott, D. (1986). *Collected Poems 1948–1984. Love After Love.* Farrar Straus & Giroux.
Wilhelm, R. (1921). *Kungfutse. Gespräche (Lun Yü).* Diederichs.
Wurmser, L. (1977). A defense of the use of metaphor in analytic theory formation. *Psychoanalytic Quarterly, 46,* 466–498.
Wurmser, L. (1986). Die innere Grenze. Das Schamgefühl – ein Beitrag zur Über-Ich-Analyse. *Jahrbuch der Psychoanalyse, 18,* 16–41.
Wurmser, L. (1989). *Die zerbrochene Wirklichkeit: Psychoanalyse als das Studium von Konflikt und Komplementarität.* Springer.
Wurmser, L. (1993). *Das Rätsel des Masochismus. Psychoanalytische Untersuchungen von Über-Ich-Konflikten und Masochismus.* Springer.
Wurmser, L. (1993). *Flucht vor dem Gewissen. Analyse von Über-Ich und Abwehr bei schweren Neurosen.* Springer.
Wurmser, L. (1997a). *Die Maske der Scham. Die Psychoanalyse von Schamaffekten und Schamkonflikten.* Springer.
Wurmser, L. (1997b). *Die verborgene Dimension. Psychodynamik des Drogenzwangs.* Vandenhoeck & Ruprecht.
Wurmser, L. (1999). *Magische Verwandlung und tragische Verwandlung. Die schwere Neurose: Symptom, Funktion, Persönlichkeit.* Vandenhoeck & Ruprecht.
Wurmser, L. (2001a). *Die Ideen- und Wertewelt des Judentums: Eine psychoanalytische Sicht.* Vandenhoeck & Ruprecht.
Wurmser, L. (2001b). Pathologische Eifersucht. Dilemma von Liebe und Macht. *Forum der Psychoanalyse, 22,* 3–22.
Wurmser, L. (2001c). *Die Ideen- und Wertewelt des Judentums. Eine psychoanalytische Sicht.* Vandenhoeck & Ruprecht.
Wurmser, L. (2003). *Blutrituale, Blutopfer und magische Verwandlung. Zur Psychoanalyse des Sadomasochismus.* Vortrag Würzburg
Wurmser, L. (2004) *Betrachtungen eines Psychoanalytikers zu Don Quijote.* Vortrag Lindau.
Wurmser, L. (2011). *Scham und der böse Blick.* Kohlhammer.
Wurmser, L. (2012). *Der innere Widerspruch im Monotheismus und die Frage der Menschlichkeit.* Vortrag Basel.
Wurmser, L. & Gidion, H (1999). *Die eigenen verborgensten Dunkelgänge: Narrative, psychische und historische Wahrheit in der Weltliteratur.* Vandenhoeck & Ruprecht.

Yehudah he-Hasid, R. D. ben. (1982). *The Book of Mirrors. Sefer Mar'ot ha-Zove'ot* (Bd. xiv; Hrsg. D. C. Matt). Scholars Press.

Yerushalmi, Y. H. (1993). *Freud's Moses. Judaism Terminable and Interminable.* Yale University Press.

Zohar. (1956). *Aramäische Ausgabe in 5 Bänden.* Soncino Press.

Zohar. (2003–2017). Pritzker Edition (übers. u. komm. v. D. C. Matt). Stanford University Press.

Zohar. (2009). Pritzker Edition (Bd. 5; übers. u. komm. v. D. C. Matt). Stanford University Press.

Zunz, L. (Übers.). (1997). *Die Heilige Schrift. Tanach – Torah – Newiim – Ketuwim. Die 24 Bücher der Heiligen Schrift. Hebräisch-Deutsch. Nach dem Masoretischen Text.* Goldschmidt.

Zwingli, H. (1995). *Schriften* (Hrsg. v. Th. Brunnschweiler, 4 Bde.). Theologischer Verlag.